内科医・小児科研修医のための

小児救急治療ガイドライン

改訂第**4**版

編集
市川光太郎　天本正乃
北九州市立八幡病院小児救急・小児総合医療センター

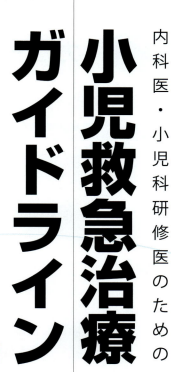

診断と治療社

カラー口絵

・本誌本文中にモノクロ掲載した図のうちカラーで掲示すべきものを並べた.
・各口絵直下に当該図の本文掲載ページを示した.

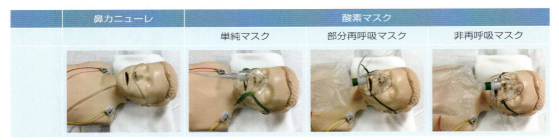

口絵① 鼻カニューレと酸素マスクの特徴(p.25 表5)

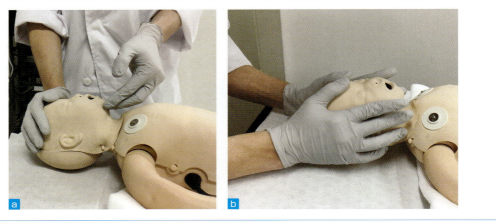

口絵② 用手による気道確保(p.26 図3)
a：頭部後屈あご先挙上法　b：下顎挙上法

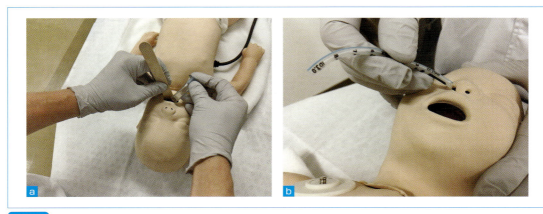

口絵③ エアウェイの挿入(p.26 図4)
a：口咽頭エアウェイの挿入　b：鼻咽頭エアウェイの挿入

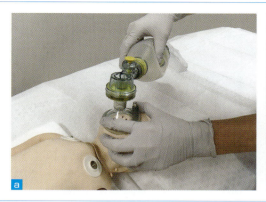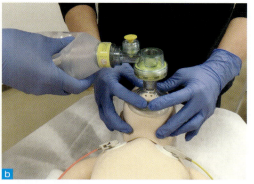

口絵④ マスクの保持(p.27 図 5)
a：EC 法（片手でマスクを保持する方法）　b：両手でマスクを保持する方法

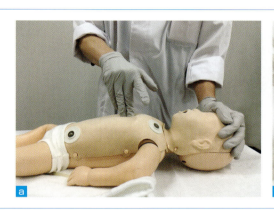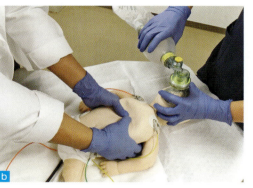

口絵⑤ 乳児の胸骨圧迫(p.29 図 8)
a：救助者が 1 人（二本指圧迫法）　b：救助者が 2 人（胸郭包み込み両母指圧迫法）

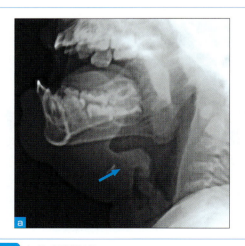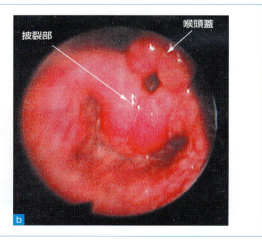

口絵⑥ 急性喉頭蓋炎(p.203 図 3)
a：サクランボ状に発赤腫脹した喉頭蓋を認める（↑部分）　b：Hib による急性喉頭蓋炎

iii

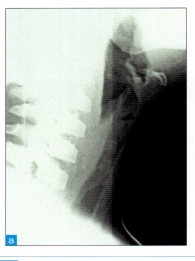
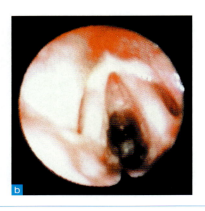

口絵⑦ 黄色ブドウ球菌による細菌性気管支炎(p.204 図4)
a：気管内に剥離した粘膜，偽膜を示す不規則な濃淡陰影を認める
b：声門下に黒く変色した粘膜・偽膜，気管内分泌物を認める

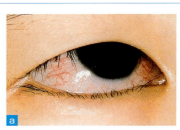

a：眼球結膜充血

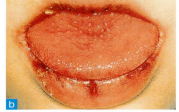

b：口唇の紅潮とイチゴ舌

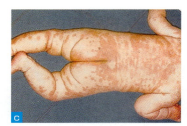

c：発疹

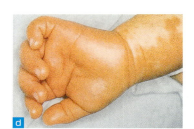

d：手の紅斑

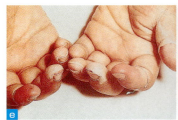

e：膜様落屑

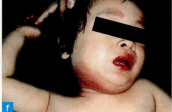

f：頸部リンパ節腫脹

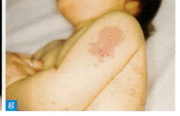

g：BCG接種部位の発赤

口絵⑧ 川崎病の症例写真(p.252 図1)
〔川崎病学会：川崎病の症例写真．http://www.jskd.jp/info/photo.html〕（日本川崎病学会掲載許可済）

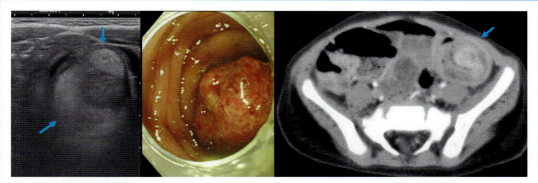

初回の超音波検査像　　　先進部の結腸ポリープ　　　重積先端部
腫瘤が通常より大

口絵⑨ ポリープが先進した腸重積症（結腸結腸型）(p.277 図 4)

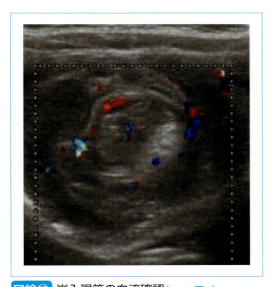

口絵⑩ 嵌入腸管の血流確認(p.278 図 6)
上行結腸に回腸が嵌入，浮腫があるがともに血流がみられる

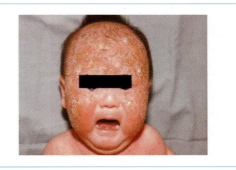

口絵⑪ 乳児アトピー性皮膚炎(p.292 図 3)
〔市川光太郎先生より提供〕

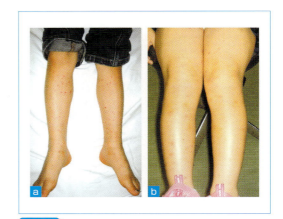

口絵⑫ 皮膚症状(p.300 図 2)
a：両側下肢に隆起した小紅斑を認める．
b：両側下肢に隆起した紫斑を認める．

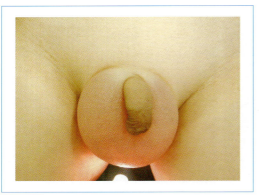

口絵⑬ 陰嚢水腫（p.366 図1）

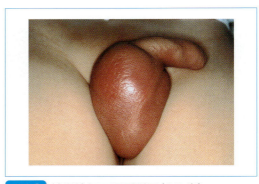

口絵⑭ 精巣捻転の局所所見（13歳）（p.378 図1）
右精巣は挙上・横位を呈し，発赤・腫脹が著明である．

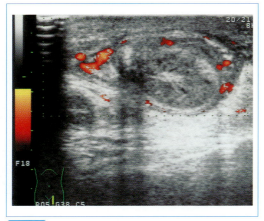

口絵⑮ 精巣捻転の超音波カラードプラ所見
（p.378 図2）
左精巣は正常な超音波構築を示さず，精巣周囲の血流を認めるものの，精巣実質への血流を認めない．

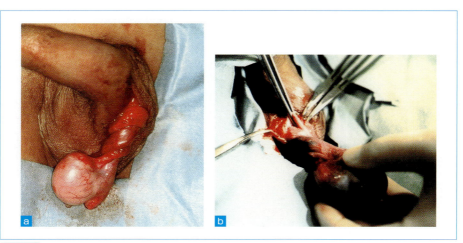

口絵⑯ 精巣捻転の術中所見（p.380 図5）
a：14歳（発症後6時間，720度内旋）．左精巣の血流は温存され救済可能であった．
b：15歳（発症後24時間，360度内旋）．右精巣はすでに虚血性壊死に陥り，精巣摘出を余儀なくされた．

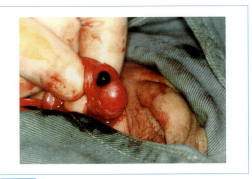

口絵⑰ 付属小体捻転の手術所見（4歳）
(p.380 図 6)

発症後12時間の右精巣上体垂捻転．精巣捻転症との鑑別が困難であったため，試験切開した．

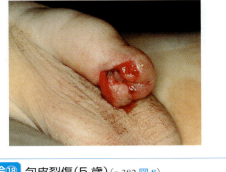

口絵⑱ 包皮裂傷（5歳）(p.382 図 8)

すべり台で腹ばいで滑降した際に受傷．小児では包茎のため包皮裂傷が多い．

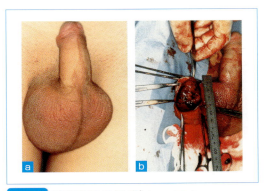

口絵⑲ 精巣破裂（15歳）(p.382 図 9)

a：外陰部所見　b：手術所見
サッカーボールが股間に当たり受傷．超音波検査で精巣白膜断裂を確認し緊急手術．精巣実質組織の壊死・出血あり，白膜縫合を施行．

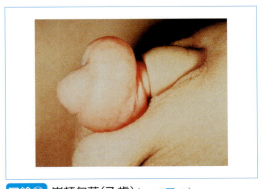

口絵⑳ 嵌頓包茎（7歳）(p.382 図 10)

包皮に高度の浮腫がみられ，包皮翻転は不能である．

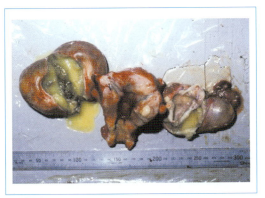

口絵㉑ 皮様嚢胞腫（摘出組織所見）(p.388 図 8)

これは成人の皮様嚢胞腫で，子宮と両側卵巣を摘出した．腫瘍内部には脂肪や毛髪が存在する．若年婦人に多い卵巣腫瘍である．

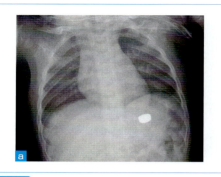 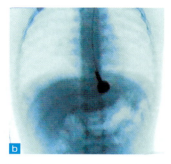 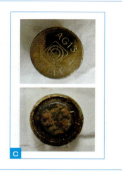

口絵㉒ ボタン電池を誤飲した 10 か月児の例(p.393 図 2)

10 か月の患児．新品のボタン電池が 1 つ足りないことに気がつき誤飲した可能性があり受診．摂取後数時間は経過しているが正確な時間は不明．
a：X 線検査にて胃内に電池を確認
b：摂取時間が不明であったため胃内であったが X 線透視下にマグネットチューブを用いて摘出
c：摘出した電池（アルカリ）は一部腐食していた．

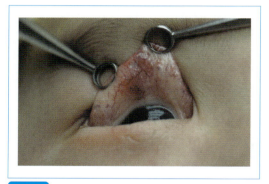

口絵㉓ 溺死（眼瞼結膜の溢血点）(p.421 図 2)

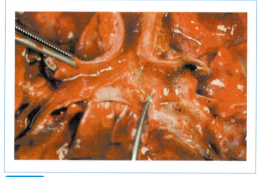

口絵㉔ 溺死（気管内液体貯留）(p.421 図 3)

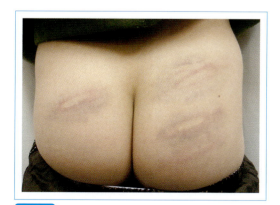

口絵㉕ 臀部の二重条痕(p.460 図 5)

7 歳 8 か月男児．
継父からシュノーケルで殴られて受傷．
〔北九州市立八幡病院小児救急・小児総合医療センター〕

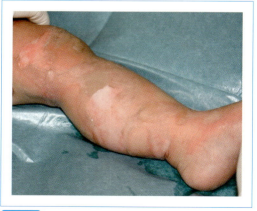

口絵㉖ 左下肢の II 度熱傷(p.425 図 3)

下腿の一部は創底が白く DDB を疑う

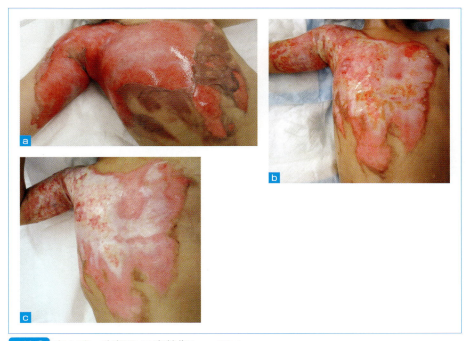

口絵㉗ 右上腕・胸部のⅡ度熱傷（p.425 図4）
SDBの部分は上皮化してきているが，DDBの部分は上皮化に時間を要している
a：初日　b：3日目　c：6日目

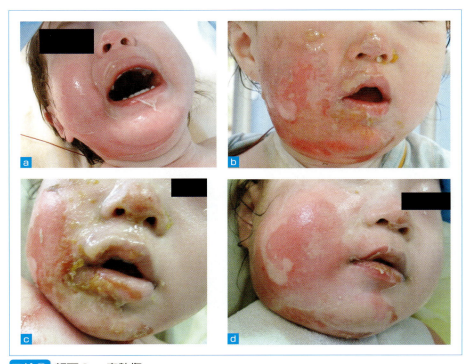

口絵㉘ 顔面のⅡ度熱傷（p.427 図6）
浸出液と腫脹を認める
a：初日　b：2日目　c：3日目（洗浄前）　d：3日目（洗浄後）

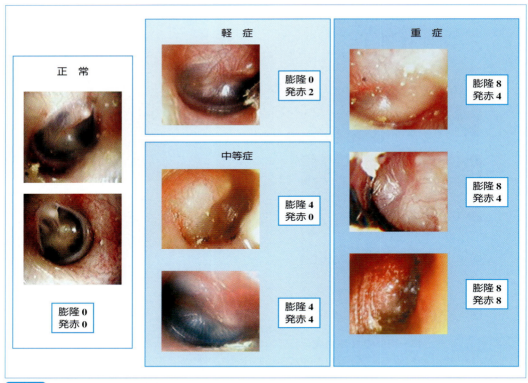

口絵㉙ 急性中耳炎の鼓膜所見（p.464 図1）

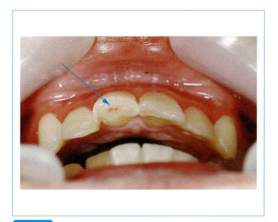

口絵㉚ 右上前歯の歯髄露出（p.480 図1）
唾液中の細菌により汚染されるため，早期に治療が必要である．

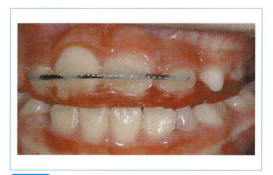

口絵㉛ ワイヤーによる固定とシーネ
（p.482 図3）
シーネにより咬合の負担を分散する．

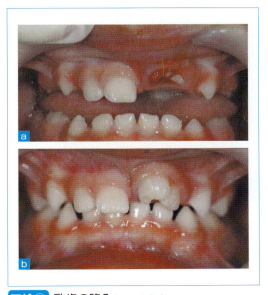

口絵㉜ 乳歯の陥入(p.483 図6)
陥入した乳前歯(a)が経過観察中,再度萌出する(b)

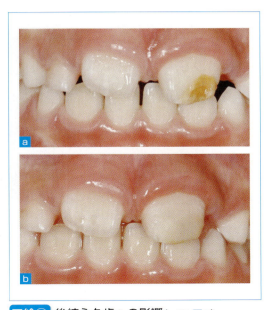

口絵㉝ 後続永久歯への影響(p.483 図7)
図6と同じ患児,受傷5年後に萌出した上顎永久前歯に外傷の影響と推測される形成不全を認める(a),修復を行った後(b)

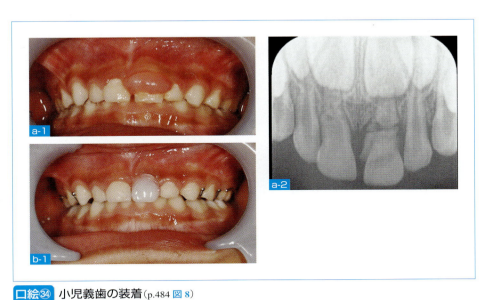

口絵㉞ 小児義歯の装着(p.484 図8)
3歳の患児.歯の破折の放置が原因で歯肉に炎症を認める(a-1,a-2).抜歯後小児義歯を装着し問題なく過ごしている(b-1).

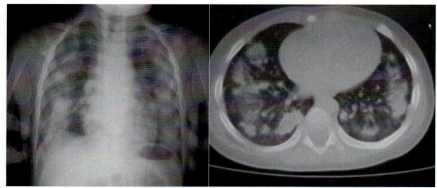

胸部X線(左)・CT(右)における著明な肺出血像

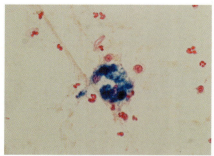

胃液のヘモジデリン染色
ヘモジデリンを貪食したマクロファージを証明して確診．

口絵㉟ **Column 6**「喉が切れた」と片づけられた肺ヘモジデローシスの血痰！(p.191)

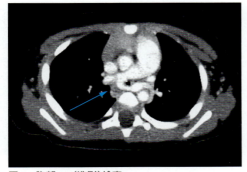
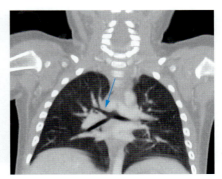

図1　胸部CT（造影）検査
pulmonary sling＋気管分岐異常
〔北九州市立八幡病院小児救急・小児総合医療センター〕

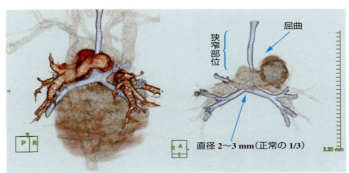

図2　3D-CT像
pulmonary sling＋気管分岐異常
〔北九州市立八幡病院小児救急・小児総合医療センター〕

口絵㊱　Column 7　先天性喘鳴のはずが，pulmonary sling だった？（p.206）

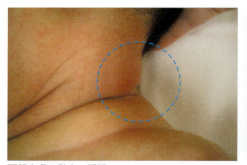
頸部皮膚の発赤・腫脹
腫瘤は弾性硬，表面滑，可動性（−），発赤（＋）

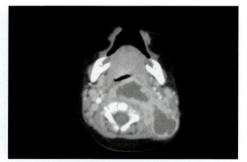
頸部 CT：hygroma
入院後，咳嗽は減ったものの，哺乳力低下，睡眠時の呼吸障害が強くなった．頭頸部 CT を行うと，頸部側面から中央にかけて，多房性のシストがあり，気道圧迫あり！

口絵㊲　Column 9　発赤・腫脹しているし，頸部化膿性リンパ節炎のはずが…！（p.221）

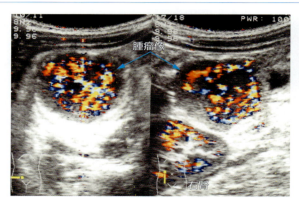
図1
空気整復完了後に回盲部に異常陰影認めたため，即刻超音波検査を行うと，血流に富んだ腸管内腫瘤が判明．

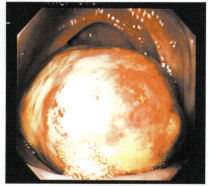
図2
切除術施行直前の内視鏡検査にて認めた，回盲部の腸管内腫瘤．

口絵㊳　Column 12　年長児の腸重積症は必ず器質的疾患はあるものと考えるべし！（p.280）

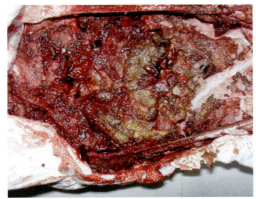

図1 ブルーベリージャム様血便
突然の不機嫌と下記の血便で緊急受診した11か月男児，翌日には貧血となる程の出血がみられ，同日シンチ（図2）で確診して，緊急手術を行った．

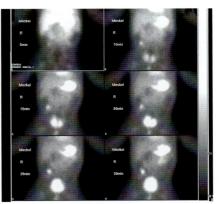

図2 Tcシンチによる Hot spot

口絵㊵ **Column 13 腸重積ではイチゴジャム，Meckel憩室ではブルーベリージャムの血便が！**（p.281）

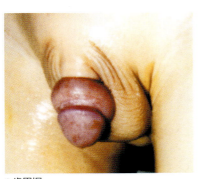

3歳男児
母親が調子に乗って（？）剥いていたら，戻らなくなって緊急来院．どうしても整復できずに，夜半に環状切除縫合術を行った．

口絵㊵ **Column 17 母親指導はもしものことも一言加えていたほうがよい！**（p.384）

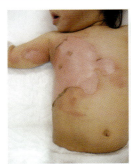
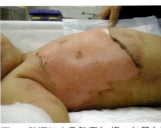

図1 熱湯による熱傷（1歳9か月女児）
〔北九州市立八幡病院小児救急・小児総合医療センター〕

疑問点：
①1歳9か月でミルクを飲ませるだろうか？
②ミルクを冷やさず，温めるのは変ではないか？
③届かないと思った高さであれば，顔なども熱傷するのでは？
④熱傷面が一様の重症度で，境界も明瞭といえるのでは？
⑤加熱液体をこぼしたにしては，splash burnが少ない？
⇒しかし，母親は泣き崩れている！

口絵㊶ **Column 20 虐待を疑う熱傷とは？**（p.431）

改訂第 4 版の序

　市川光太郎先生のご逝去から約半年がたとうとしています．最近になってふとした瞬間，市川先生のご不在を改めて実感するようになりました．新しい病院で新しい研修医を迎えたこの春，喪失感から立ち直り市川先生が命を削りながら作って来られた小児救急の理想を形にして第一歩を踏み出さなくてはいけないと気持ちを新たにしています．

　市川先生は常々，小児の救急受診は軽症で当たり前，重症化する手前ですくい上げ適切な治療を提供しお返しする，地域格差なくどこに住んでいても適切な医療が受けられる，明け方，夜間にしか受診できない家庭が存在する今の子供を取り巻く環境を理解する，それが本来の小児救急のあるべき姿であると言われてきました．

　また昨今は心身障害を有した複合疾患の増加に心を痛め，次への取り組みを開始されていました．虐待を主とした不適切な養育環境で育てられ誰にも気づかれない，救われない要保護児童，医療難民となりがちな思春期の子供達の自殺企図や不登校など，今までともすれば一般小児科医が避けようとしてきた，遠い位置にあると思われてきた現実を，小児救急の現場で確かに自覚すること，救急現場はそういった生命の危機をかかえる子供達の最初の受け入れ先になってきていることを強調されてきました．虐待を気づく観察力，洞察力，知識を身につけ，小児救急における 1 つの学問として発展させ，声なき子供達の叫びを絶対に見逃すなと何度も言われてきました．小児救急に係わる行政には地域毎の温度差は間違いなく存在し，また熱い思いはあっても医師数の地域格差により小児救急を小児科医のみが担うことが不可能な地域など自治体が抱える様々な問題も山積みです．

　常に謙虚に！

　これからの日本を，世界を，引き継いでいく次の世代を守り慈しみ，そして今後の小児救急医療を担っていく小児科医が，今おかれているそれぞれの場所で市川マインドを心の片隅にとどめて頂けることを切に望んでいます．そして市川光太郎先生が病の床から最後まで情熱を注ぎ監修をされ続けたこの書が末永く子供の医療に携わるすべての医療従事者の一助として側に置いて頂けることを心から願っております．

令和元年 5 月
北九州市立八幡病院　副院長
北九州市立八幡病院小児救急・小児総合医療センター
天本正乃

改訂第 3 版の序

　社会の年齢構造の変化により，医療環境が 2025 年を迎えるにあたって大きく様変わりせざるを得ないと危機感が漂い始めている．また政策医療により，入院医療から在宅医療の充実へ大きくベクトルが変わろうとしている．小児医療においても，ワクチン等の増加と普及で，危急感染症の様相も変化してきている．こと小児救急医療においては，侵襲的細菌感染症が減少したため，救急診療における医療側の精神的背景が随分と軽くなった気がしている．あと 10 年後の 2025 年には，成人・老人医療のみならず，小児医療・小児救急医療も大きく様変わりしているであろう．

　しかし，相変わらず小児救急医療における地域格差は強く，小児科専門医が少なく，すべての保護者の要望に応えられていない現状は続いている．ただ，一時期のような専門医志向の昂揚は感じなくなり，小児救急医療においても ER 医や一般救急医の努力等もあり，小児科専門医志向が以前ほどではなくなっているのではないかと思われる．小児科医に限らない多くの小児救急医療提供者の真摯な医療姿勢が，家族に受け入れられてきているのであろう．今こそ地域の医療関係者と連携し，小児救急医療講習会等を行いながら，地域の小児救急医療のさらなるボトムアップをすることが求められているのかもしれない．

　ここで，小児救急医療の専門性の多様性という観点から考えてみると，小児の災害医療の専門性の確立と拡充が，今後，喫緊の課題である．また，在宅医療児の増加に伴う救急医療対応の確立や小児救急医のアウトリーチの充実などが求められる．一方では，虐待を含めた不適切養育の子どもの増加に伴う，要保護児童・要支援児童等への救急対応も否応なく求められるであろう．加えて，子どもの疾病構造も単なる身体的疾患(bio-morbidity)から，心身複合的障害を有した疾患(co-morbidities, new morbidity)に激変してきている．すなわち，思春期の子どもへの救急対応も小児科医が率先して行うべきである．医療難民といわれる思春期の子どもの自殺が年々増えていることは小児科医としてはいても立ってもいられないことであり，ある意味で小児科医の面目を果たしていないといっても過言ではないであろう．このような子どもたちの心身の変化，そして保護者の不安の多様性を理解し，子どもたちの将来的な健全成育を目標に，長期的視野に立っての継続性のある小児救急医療提供も行われるべき時に来ている．

　以上のような多様なニーズが小児救急医療に求められていることからも，小児救急医療実施者は可能な限り「総合小児救急医療」を行うべきである．確かに疾患の重篤度で救急医療は初期～高次と分類はされているが，こと小児救急医療においてはそのような次元ごとの対応ではなく，総合的に対応すべきである．土台，子どもの傷病が重篤にならないようにすることが保護者の務めであり，われわれ小児医療関係者もその予防に力を入れるべきである．この観点からいけば，小児救急医療現場に軽症の子どもが殺到するのは当然であり，このことを少なくとも小児救急医療者が「不要不急の受診者」という喩えはすべきではないと考える．子どもの傷病をいかに軽症で済ましてあげるかが小児救急医療の大きな柱である．このことを心に刻んで，

小児救急医療に対峙すべきである．

　総合小児救急医療という視点からは，小児内科的救急疾患のみならず，事故外傷中毒症例等の初期対応にも関わり，子どもの成長における将来的な受益を考慮した対応が必要である．このためには，ER 医，一般救急医や小児外科医，集中治療医などと協働で医療を行い，お互いの医療技術の交換を行い，保護者をも巻き込んで，包括的な総合小児救急医療提供に努めるべきである．つまり，専門の「小児科救急」ではなく，総合的な「小児救急」としての医療姿勢を小児救急医療提供者は有して対応すべきである．

　本書はこのような考えに立って企画され，多くの第一線の小児救急医療者に賛同していただき，わが国の子どもたちを健全に育て次世代に託すという気概で執筆されている．救急医療現場で子どもを診る際には，小児科医も非小児科医もその職種，経験年数によらず，是非とも本書を座右の書としていただき，ことあるたびに読み返していただきたい．そのことがわが国の子どもたちの未来を護ることになると信じ，また本書の活用によって，不安だらけの保護者の安心も一緒にプロダクトされることを願っている．最後に，執筆の諸先生方に感謝するとともに，多くの子どもたちとその保護者の幸せを心から祈っている．

平成 27 年 2 月

市川光太郎

改訂第 2 版の序

　小児救急医療の充実に向けて，関係機関の努力，そして医療側，保護者側の理解の深まりは最近とみに強くなって，その背景は追い風と称されている．確かに保険診療点数等における処遇の改善もみられる．10 年前には，医療者であれば誰でも診療可能である小児初期救急医療であり，十分にその役割は果たしていると当時の厚生省の救急医療問題検討委員会の中間報告でなされたことを思い浮かべれば，ずいぶんな進歩ともいえる．しかし，それ以上に時代背景は高度化・専門化していることも事実であり，小児救急現場にもその波は押し寄せている．そして，外国との比率でも幼児死亡率は決してよくないことがこの数年強調され，その原因がどこにあるのか検討され始めた．すなわち，わが国の小児救急医学が学問的体系化されることなく，一般小児科医・内科医の片手間に行われ続けてきたことに大きな一因があると思われる．従来の応急診療ではなく，いかに成人救急と同じように救急マインドを持って，最上・最良の完結可能な救急医療提供を行うかが重要である．この点を医療提供側が認識してその対応に努めないと，単に小児救急は不要不急の患児ばかりであると言い続けても保護者との意識の乖離は埋まらないし，かえって医療への信頼感の失墜に拍車がかかると思われる．

　小児救急医療においては区別がつけにくいという特性もあり，初期～高次救急医療までその提供は連続性をもって対応されるべきであり，その医学的な質の向上，あるいは医療社会学として，人的資源の確保などの課題の解決が必要である．しかし，小児科医不足と言いながらも，これまでの小児科医の小児救急医療への関わりは決して十分といえるものではなく，応急診療としての関わりの域を出ていない．小児科医は，養育姿勢などへの関心を含んだ予防医学をはじめとして，もっと小児救急医療に幅広く関与していくべきである．特に，小児内科的救急疾患のみならず，事故・外傷・中毒症例等の初期対応にも関わり，子どもの成長における将来的な受益を考慮した対応が必要である．このためには，ER 医・救急医や小児外科医，集中治療医などと協働で医療を行い，お互いの医療技術の交換を行い，包括的な小児救急医療提供に努める時期にきていると考えられる．つまり，「小児科救急」ではなく「小児救急」としての医療マインドをもっと多くの小児科医が持ち，実践すべきである．

　一方，わが国の養育環境は決して楽観できるものではなく，劣悪化した養育環境が不安視されている．このような負の養育環境で育たざるを得ない子どもたちの疾病構造も，単なる身体的疾患（bio-morbidity）から心身複合的障害を有した疾患（co-morbidities, new morbidity）に豹変してきている．このような子どもたちの心身の変化，そして保護者の不安の多様性を理解して，子どもたちの将来的な健全成育を目標に，連続性のある小児救急医療提供も行われるべき時に来ている．すなわち，これからは小児救急医療に関わる医療人として幅広い視野と技術を身につけるとともに，子どもの将来を思いやり，育児不安におののく保護者へ安心感を与えることを心がけた総合的な小児救急医療の提供を目指していくべきである．つまり，小児科専門医であることが重要なのではなく，ER 医・救急医であろうとも，研修医であろうとも，急な傷病

を通して，子どもたちの養育背景と将来的な健全育成を見据えた医療提供，保護者と協働した医療提供ができるかどうかが重要である．この観点は専門医志向の強い保護者も認識すべき点であり，その理解は理想の小児救急医療提供には不可欠である．

　このような総合小児救急医療の一環として，小児救急医療に携わる医師は，小児科医であっても，非小児科医であっても，内科的救急疾患のみならず事故外傷の子どもたちの初期対応にも積極的に関わることが求められ，さらにもう一点，診断治療のみに専念するのではなく，なぜこんな事故を起こしたのか，起こったのか，どこに問題があるのか，などの検討が求められる．このように傷病発生までのプロセスを推察し，社会医学的な問題の有無を判断し，そして傷病罹患の反復をさせないための患児・保護者への指導などが行える総合小児救急医療を提供することが，今後の重要な責務である．

　最後に，現場の最先端で活躍している執筆陣の活きた文章から，治療法のみならず，救急医療提供の根幹，あるべき姿を読み取っていただき，将来を担う子どもたちとその不安な保護者のための真の総合小児救急医療の提供に多くの小児救急医療関係者が近づける入門書として，改訂第2版としてリニューアルされた本書が活用されることを心から願っている．

平成 23 年 3 月

市川光太郎

初版の序

　平成10年頃からいわれ始めた小児救急医療の提供に関する小児科医不足の問題は，新臨床研修医体制の開始と相まって，産科をはじめとする多くの診療科の医師不足の社会問題化の火種になった感がある．他の診療科の特殊性もさることながら，小児救急医療における保護者の要望の昂揚（特に専門医志向，完結医療志向など）はその診療提供体制の完璧さ，すなわち，常に一般日常診療と同様の質の提供が求められているといえる．しかし，わが国の現状で，保護者の要望に応えるだけの小児科医は存在しない．この点に関しては，提供側，受療側（保護者）双方の歩み寄りによる相互理解が最も必要であると思われる．

　実際に，小児科医自身のさらなる小児救急医療への取り組みはいうまでもなく重要な課題であり，開業小児科医も勤務小児科医も効率よくかつ幅広く小児救急医療に参画できる体制づくりを構築していく必要がある．このためには，小児科学会そして厚生労働省が打ち出している集約化・重点化による地域単位での小児救急医療提供体制を確立させていくことが，新体制づくりの一方策であることには違いない．集約化・重点化を地域に則してモディファイし，よりよい体制を構築する努力を行っていくべきである．

　しかし，地域の子どもたちを健全に育てるという広い視野に立てば，医療者に限らず，すべての大人たちが子どもの健全育成にもっと関心を寄せるべきである．そのように考えれば，子どもたちの診療を行う医療者は小児科医が中心として牽引すべきであり，長期的には小児科医が増える方策も必要であるが，所詮，小児科医不足で微々細々にわたって常に小児科医のみで診療することは現時点では不可能に近い．短期的視野に立てば，いかに多くの非小児科医の医療者に小児医療に関わっていただくかも考慮すべき課題であり，小児科医による診療を志望する保護者のコンセンサスを得た非小児科医の診療を提供できることも，地域によっては小児救急医療の提供に不可欠な選択肢となるであろう．

　しかしながら，このようなハード面や体制面の問題を医療提供側だけの理論で模索しても，現実的な解決にはつながらないような気がしてならない．すなわち，小児科医による診療を強く志望する保護者であっても，実際には満足できる医療を提供してもらえれば，小児科医でなければならないという観念は保護者からなくなるのではないかと思っている．保護者の不安に十分に応えて満足できる医療提供が行われれば，小児科医にこだわらない感覚・意識に変わっていくのではないかと思われる．この観点に立てば，画一された診療技術が提供され，より満足できる医療提供が行われる必要性のあることがおわかりいただけると思う．わが国の小児救急医療自体，もともと各地域の先人たちの多くの努力で築き上げてきた診療スキルが，三々五々に伝承されて行われてきているといえる．このような状況のなかで，子どもたちに総合診療の一環として小児救急医療提供を行うことは，健全育成にとって不可欠である．このためには，小児科医に限らず小児救急医療現場に立つ全医師が，より普遍的な考え方に基づき，より体系的に医療提供ができるような小児救急医療の全国画一的な診療ガイドラインが不可欠である．

こうしたソフト面を礎として，軽症は救急医療の対象ではないという誤解を捨てて，子どもたちの傷病の苦しみを軽症で終わらせてあげるという小児医療の基本姿勢を小児救急医療の実践に活かすことが，再度医療者の社会的信頼を回復するために不可欠な意識改革であると考えている．

わが国の小児救急医療の学問的探求やその診療技術をリードしている執筆陣が新たに書き下ろした本書は，今，保護者にも非小児科医にも，そして小児科医自身にも求められている小児救急医療の画一的な治療ガイドラインたりうることは間違いないと確信している．

是非とも本書がわが国の小児救急医療提供の現場で大いに活用され，一人でも多くの子どもたちの傷病の苦しみが短時間で済むようになることと，多くの保護者に満足と安心感を与えることを心から願ってやまない．

平成 19 年 9 月

市川光太郎

執筆者一覧

● **編　集**

市川光太郎	北九州市立八幡病院小児救急・小児総合医療センター
天本正乃	北九州市立八幡病院小児救急・小児総合医療センター

● **執　筆** (五十音順，肩書略)

阿部世紀	長野県立こども病院麻酔科
天本正乃	北九州市立八幡病院小児救急・小児総合医療センター
荒木　尚	埼玉医科大学総合医療センター高度救命救急センター
有吉孝一	神戸市立医療センター中央市民病院救命救急センター
伊崎智子	九州大学大学院医学研究院小児外科学分野
石井榮一	愛媛大学大学院医学系研究科小児科学
石井雅宏	産業医科大学小児科
石橋紳作	北九州市立八幡病院小児救急・小児総合医療センター
泉　維昌	茨城県立こども病院小児総合診療科
泉　裕之	板橋区医師会病院小児科
市川光太郎	北九州市立八幡病院小児救急・小児総合医療センター
伊藤陽里	京都中部総合医療センター小児科
稲垣二郎	北九州市立八幡病院小児救急・小児総合医療センター
井上信明	国立国際医療研究センター国際医療協力局人材開発部
植松悟子	国立成育医療研究センター総合診療部救急診療科
浮山越史	杏林大学医学部小児外科学
尾内一信	川崎医科大学小児科学教室
太田邦雄	金沢大学医薬保健研究域小児科
大田千晴	東北大学病院小児科
大部敬三	聖マリア病院小児科
大前禎毅	京都第二赤十字病院小児科
岡田賢司	福岡看護大学基礎・基礎看護部門基礎・専門基礎分野
岡本吉生	香川県立中央病院小児科
奥山眞紀子	国立成育医療研究センターこころの診療部
長村敏生	京都第二赤十字病院小児科
郭　義胤	福岡市立こども病院腎疾患科
笠井正志	兵庫県立こども病院感染症内科
加納恭子	熊本赤十字病院小児科
神薗淳司	北九州市立八幡病院小児救急・小児総合医療センター
河野　剛	聖マリア病院小児科
北村真友	長野県立こども病院小児集中治療科
久保　実	石川県立総合看護専門学校
黒崎知道	くろさきこどもクリニック
河野正充	和歌山県立医科大学耳鼻咽喉科・頭頸部外科
興梠雅彦	北九州市立八幡病院小児救急・小児総合医療センター
齊藤　修	東京都立小児総合医療センター救命・集中治療部集中治療科
志馬伸朗	広島大学大学院医系科学研究科救急集中治療医学
島袋　渡	地域医療機能推進機構九州病院小児科
下野昌幸	産業医科大学小児科

杉山正彦	埼玉県立小児医療センター総合診療科
髙野健一	北九州市立八幡病院小児救急・小児総合医療センター
田口智章	九州大学大学院医学研究院小児外科学分野
竹迫倫太郎	南港病院小児科
竹島泰弘	兵庫医科大学小児科
種市尋宙	富山大学大学院医学薬学研究部小児科学
田村卓也	手稲渓仁会病院小児科
津田文史朗	つだ小児科医院
靍 知光	聖マリア病院臨床・教育・研究本部
寺井 勝	千葉市立海浜病院小児科
富田一郎	北九州市立八幡病院小児救急・小児総合医療センター
仲野道代	岡山大学病院小児歯科
中林洋介	前橋赤十字病院集中治療科・救急科
中村太地	金沢大学医薬保健研究域小児科
永井功造	愛媛大学大学院医学系研究科小児科学
西尾利之	にしお小児科クリニック
西村奈穂	国立成育医療研究センター集中治療科
西山和孝	北九州市立八幡病院小児救急・小児総合医療センター
新田雅彦	大阪医科大学小児科学教室・救急医学教室
浜田洋通	東京女子医科大学八千代医療センター小児科
林 拓也	埼玉県立小児医療センター集中治療科
林 卓郎	兵庫県立こども病院救急総合診療科
林 眞夫	久留米総合病院健康管理センター
平井克樹	熊本赤十字病院小児科
平野慶子	岡山大学病院小児歯科
平本龍吾	松戸市立総合医療センター小児医療センター
保富宗城	和歌山県立医科大学耳鼻咽喉科・頭頸部外科
増﨑英明	長崎大学名誉教授
松裏裕行	東邦大学医学部小児科学講座（大森）
松永健司	南港病院小児科
松藤 凡	聖路加国際病院小児外科
明神翔太	姫路赤十字病院小児科
村田祐二	仙台市立病院救急科・小児科
安井昌博	大阪母子医療センター血液・腫瘍科，輸血・細胞管理室
柳井真知	神戸市立医療センター中央市民病院救命救急センター
山内勝治	近畿大学奈良病院小児外科
山口孝則	福岡市立こども病院腎・泌尿器センター
山本英一	愛媛県立中央病院小児科
吉村翔平	聖路加国際病院小児外科
吉元和彦	熊本赤十字病院小児外科
米倉竹夫	近畿大学奈良病院小児外科
李 知子	兵庫医科大学小児科
渡井 有	昭和大学病院小児外科

目　次

カラー口絵	ii
改訂第 4 版の序	xvii
改訂第 3 版の序	xviii
改訂第 2 版の序	xx
初版の序	xxii
執筆者一覧	xxiv

Ⅰ　総　論

A	小児救急医療の特徴	市川光太郎	2
B	小児救急外来トリアージ	市川光太郎	6
C	小児呼吸管理の基本	西村奈穂	14
D	小児心肺脳蘇生の基本	新田雅彦	21

Ⅱ　主要徴候

A	ショック	志馬伸朗	34
B	多臓器不全	齊藤　修	40
C	重篤感染症・SIRS/sepsis	柳井真知	52
D	意識障害	河野　剛	61
E	けいれん重積	石井雅宏，下野昌幸	69
F	不整脈	久保　実	75
G	呼吸困難	田村卓也	83
H	胸　痛	中村太地，太田邦雄	86
I	高熱・不明熱	明神翔太，笠井正志	90
J	脱　水	岡本吉生	99
K	腹痛・下血	鷦　知光	105
L	嘔吐・吐血	山内勝治，米倉竹夫	111
M	紫斑・出血傾向	安井昌博	121
N	発　疹	富田一郎，天本正乃	128

Ⅲ　おもな救急疾患

A	中枢神経系疾患		
1.	急性脳炎・急性脳症	大前禎毅	136
2.	化膿性髄膜炎	長村敏生	148
3.	熱性けいれん	石橋紳作	157
4.	無熱性けいれん	天本正乃	162
B	呼吸器疾患		
1.	下気道感染症	尾内一信	167
2.	百日咳	岡田賢司	176
3.	気管支喘息・喘息性気管支炎	種市尋宙	182
4.	気　胸	吉元和彦	192
5.	急性細気管支炎	加納恭子，平井克樹	196

目　次

6.　クループ症候群・急性喉頭蓋炎 ……………………………………… 黒崎知道　201
7.　急性呼吸窮迫症候群 …………………………………………………… 北村真友　207
8.　頸部感染症 ……………………………………………………………… 市川光太郎　213
9.　生後 3 か月未満児の発熱 ……………………………………………… 大田千晴　222

C　循環器疾患

1.　先天性心疾患の救急医療 ……………………………………………… 松裏裕行　229
2.　心筋炎・心筋症 ………………………………………………………… 山本英一　236
3.　感染性心内膜炎 ………………………………………………………… 寺井　勝　242
4.　川崎病 …………………………………………………………………… 浜田洋通　249

D　消化器疾患

1.　イレウス …………………………………………………… 吉村翔平，松藤　凡　256
2.　急性虫垂炎 ……………………………………………………………… 渡井　有　262
3.　感染性胃腸炎 …………………………………… 松永健司，竹迫倫太郎　267
4.　腸重積症 ………………………………………………………………… 久保　実　274
5.　急性腹症 ………………………………………………………………… 浮山越史　282

E　アレルギー疾患

1.　アナフィラキシー・食物アレルギー ………………………………… 津田文史朗　289
2.　IgA 血管炎（アレルギー性紫斑病） ………………………………… 泉　裕之　299

F　代謝・内分泌疾患

1.　低血糖・代謝性アシドーシス …………………………… 李　知子，竹島泰弘　303
2.　糖尿病 …………………………………………………………………… 泉　維昌　309
3.　甲状腺疾患 ……………………………………………………………… 林　眞夫　316

G　血液疾患

1.　貧　血 …………………………………………………………………… 興梠雅彦　321
2.　出血性疾患 ……………………………………………………………… 稲垣二郎　327
3.　腫瘍性疾患 ……………………………………………………………… 神薗淳司　333
4.　ウイルス関連血球貪食症候群 ………………………… 永井功造，石井榮一　343

H　泌尿器・生殖器疾患

1.　急性腎不全・急性腎障害 ………………………………… 島袋　渡，郭　義胤　350
2.　急性腎炎 ………………………………………………………………… 大部敬三　358
3.　ネフローゼ症候群 ……………………………………………………… 西尾利之　364
4.　尿路感染症 ……………………………………………………………… 髙野健一　371
5.　外科的泌尿器・生殖器疾患 …………………………………………… 山口孝則　377
6.　子どもの産婦人科救急疾患 …………………………………………… 増﨑英明　385

I　境界・事故関連の傷病

1.　誤飲・誤嚥 ……………………………………………………………… 西山和孝　391
2.　頭部外傷 ………………………………………………………………… 荒木　尚　395
3.　腹部外傷 ………………………………………………………………… 杉山正彦　406
4.　四肢外傷〜特にその応急処置〜 ……………………………………… 井上信明　412
5.　溺　水 …………………………………………………………………… 有吉孝一　419
6.　熱　傷 …………………………………………………………………… 西山和孝　423
7.　中　毒 …………………………………………………………………… 林　卓郎　432
8.　熱中症 …………………………………………………………………… 平本龍吾　445
9.　児童虐待 ………………………………………………………………… 市川光太郎　452
10.　急性中耳炎・急性鼻副鼻腔炎 ………………………… 河野正充，保富宗城　463
11.　ヘルニア嵌頓 …………………………………………… 伊崎智子，田口智章　476

xxvii

12. 歯の損傷	平野慶子，仲野道代	480
13. 精神症状および心理社会的問題	奥山眞紀子	486
14. 思春期危急疾患	市川光太郎	493
15. 突然死への対応	村田祐二	502
16. 予防接種	岡田賢司	509

付録　小児救急現場における使用薬剤一覧

1. 心肺蘇生薬と集中治療薬	阿部世紀	518
2. 抗けいれん薬	伊藤陽里	520
3. 喘息治療薬	林　拓也	523
4. ステロイド薬	中林洋介	524
5. 鎮静・麻酔薬	植松悟子	526

索　引 529

Column 執筆／市川光太郎

Column 1	腹痛・嘔吐時にはすぐに末梢循環状態，脈拍，血圧，SpO₂ のチェックを！	39
Column 2	溶連菌性膿痂疹は Kaposi 水痘様発疹と酷似！	134
Column 3	炎症反応軽微な細菌性髄膜炎は皮膚洞を探せ！	156
Column 4	胸部 X 線の読影は慎重にかつ CTR も常に計測するくせをつけるべき！	173
Column 5	血痰に，ヘモジデリン貪食細胞陽性！	174
Column 6	「喉が切れた」と片づけられた肺ヘモジデローシスの血痰！	191
Column 7	先天性喘鳴のはずが，pulmonary sling だった？	206
Column 8	斜頸はよく遭遇するが，時に珍しい疾患が！	220
Column 9	発赤・腫脹しているし，頸部化膿性リンパ節炎のはずが…！	221
Column 10	3 か月未満児の発熱はどこまで検査するの？	228
Column 11	再び寄生虫疾患が増えている!?	260
Column 12	年長児の腸重積症は必ず器質的疾患はあるものと考えるべし！	280
Column 13	腸重積ではイチゴジャム，Meckel 憩室ではブルーベリージャムの血便が！	281
Column 14	重症食物アレルギー児のアナフィラキシー発作の原因はダニだった！	298
Column 15	貧血，血小板増多，高蛋白血症で見つかった Castleman 病	332
Column 16	病巣不明熱の精査では腹部造影検査も不可欠かも!?	357
Column 17	母親指導はもしものことも一言加えていたほうがよい！	384
Column 18	母親は育児で孤軍奮闘している！ 育児ストレスへの配慮が不可欠！	405
Column 19	誰も知らない，子どもの骨折！ 誰かがしたはずなのに！	418
Column 20	虐待を疑う熱傷とは？	431
Column 21	銀杏中毒では催吐は禁忌！	444
Column 22	耳鼻科で押さえつけられたから頭が腫れた!?	474
Column 23	なぜ，そこまでするの？ 自傷	492
Column 24	ガス壊疽感染症!? 母親を心配させるための自傷行為だった！	501

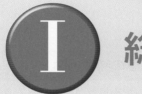

I 総論

I 総論

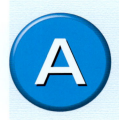

小児救急医療の特徴

北九州市立八幡病院小児救急・小児総合医療センター　市川光太郎

1 小児疾患の変貌と社会観念の変化による小児救急医療への影響は？

近年，小児疾患の病態が様変わりして，いわゆる bio-morbidity から，心身両面の障害を伴った co-morbidities，あるいは new morbidity といわれる疾患病態へ変わってきた．このような背景を受けて，小児医療における小児科医の役割はさらに重要視されるとともに，そのニーズが高まっているといえる．

少子化時代であるにもかかわらず，小児の救急受診は増加する一方であるが，この背景には，専門医志向として小児科専門医による診療の要望が強くなっていることがある．単に身体的治療のみに終始する医療では保護者は満足できない状況にあり，この点は特に救急医療においても強いであろう．

高質な小児救急医療の提供を目指す限りは，このような病態変化を配慮しての対応が基本となる．すなわち，救急医療といえど，その場限りの診療ではなく，子どもの将来を見据え，養育背景の是非を含めた心身両面での長期的視野に立った治療が必要であり，医療提供側の意識改革が必要である．

また，完結医療を望む声が強く，応急診療所（急患センター）での応急処置ですむ時代ではなくなった．保護者にとっては，急患センターであろうが医療機関はどこでも同じであり，どんな時間でもベストの診療が受けられるとの意識が強い．このような背景から，保護者の意識と医療者側の応急診療という意識とのギャップが年々広がっており，いかにこの点も認識して救急診療にかかわるかが求められているといえる．

2 小児救急疾患の特徴とは？

診療する側にとって小児救急疾患はある意味では，成人医療ですみ分けされてきた臓器対応別診療科のような対応は困難であり，横断的あるいは総合的な対応を必要とする疾患群と考えられる．

> **Point**
>
> 小児救急疾患の特徴
> ▶軽症疾患が多いがゆえに，診療側に慢心が生まれやすく，重篤な疾患を看過しやすい．
> ▶主訴が不明瞭で非特異的であり，確定診断が初診時には困難なことが多い．
> ▶病勢の進行が速く，緊急度・重症度の予知が困難であり，一気に悪化する症例もまれではない．
> ▶小児は年齢幅以上に発達幅が広く，全身的かつ広範な対応が求められる．
> ▶育児不安など保護者にかかわる社会医学的要素が極めて強く，診療や治療方針に影響が起こりやすい．
> ▶いわゆる bio-morbidity な疾患から，co-morbidities，new morbidity といわれるような心身の複合的疾患へその病態が変容し，psycho-social emergency が増加している．

以上のような特徴があり，その対応にはある意味での専門性が必要な部分が多いと思われる．さらに心身ともの総合的対応や小児の健全育成を見据えての対応が必要であり，その場限りの対応では不十分な疾患が多いともいえる．

❸ 小児救急医療提供の本質とは？

　小児救急医療はいろいろな角度において，成人救急医療とは異なる点が多い．この点を理解したうえで，救急医療提供が行われなければならない．

> **💡 Point**
>
> **小児救急医療提供の本質**
> ▶重症化させないためにも，早期治療を行い，軽症で終わらせるようにする．ただし，このことは結果として軽症での受診が増加することになる点を，十分に理解しておく必要がある．
> ▶多くの軽症疾患から，そこに隠れている緊急・重症疾患を見抜く専門性が必要である．
> ▶家族の不安が強いなど社会医学的要素での受療行動が主体となっており，純医学的な考え方による線引きがむずかしいことへの医療側の理解も必要である．
> ▶発育・発達過程であるために，年齢や体格などでは一律な医療（薬剤量など）は行えない．
> ▶発育・発達を熟知し，養育環境の善悪の評価と生活指導が必要である．

　以上のような本質があると考えられ，この点を十分に理解したうえで，小児救急医療あるいは時間外小児医療に携わる必要があると思われる．

❹ 小児救急医療の特徴に基づく保護者のニーズはどのように変化したか？

　「小児救急医療は時間外診療の延長である」，あるいは「患者は軽症者ばかりなのでどんな医師でも診療可能で，特別な医療機器も不要である」といわれ続けてきた感がある．平成9年の厚生省救急医療体制基本問題検討委員会の答申でも，小児初期救急医療は全医師で十分対応されている，と明言されている．しかし現実には，その当時からすでに，不幸にも緊急度や重症度の高い患児の治療に遅れが生じていたことも事実である．すなわち，小児救急は軽症ばかりで受診不要例が多いという考えはいわゆる医療提供側の理論であり，育児不安・急病不安におののく多くの保護者・家族に通用するものではない．確かに小児救急医療に軽症者が多いことは事実である．小児救急医療の質が，成人の事故外傷を中心として発展した救命救急医療を主とする高度救急医療とは，救急度・重症度という観点で異なるのは事実であろう．しかし，成人の高度救急医療と同じ土俵での比較は危険であり，社会医学的にも同じ立場での比較は不可能と考えられる．

　小児救急医療の本質を見極めれば，いかに傷病に苦しむ患児を軽症ですませるか，終わらせるかという点に大きな特徴があり，救急医療という大枠のなかでは立派な予防的救急医療の一端を担っているといえよう．逆に社会医学的救急医療の観点からは，軽症例が多いなかからより緊急度の高い患児を見抜き，かつその重症化の予知を行い，そして軽症で食い止める小児救急医療こそが，真の救急医療の一面を成しているといえる．このような考えに立つことが医療提供側，特に小児救急医療提供者に求められており，医療側がよくいう「不要・不急の受診」「なぜ時間外に受診するのか？」「なぜ朝まで待てないのか？」の答えは，まさにこの点にあるものと思われる．すなわち，専門的知識のない，あるいは育児不安の強い一般保護者の多くがわが子の急病・苦痛を心配すればするほど，その受療行動は一刻も早く安心が欲しいという短絡的行動にならざるを得ない．

　このような保護者の増加には，少子化時代でかつ親自身が小児期から成人するまで子どもとの接触歴がないままで育つなど，現代の親が幼少期から小さな子どもたちとのかかわりを経験しなくなった社会構造の変化が強く影響しているものと思われる．よって，現代では多くの保護者において，わが子の発達の把握や急病の程度の評価，また乳幼児の疾病罹患や事故遭遇に影響を与える養育環境の善し悪しの評価がむずかしくなっている．多くの保護者がわが子を健全に育てる責務を再認識しなければならない時代ともいえ，その啓発を社会全体で行うべきであろう．しかし，医療提供側が医療行為の行い

やすさだけからの問題啓発でもって，これらの保護者を簡単に批判することは身勝手な理論であり，複雑な社会文化的要素を考慮すれば，医療提供側だけでは解決できない，解決してはいけない面があると思われる．

いずれにせよ，わが子の急病はできるだけ軽症で終わらせたいという強い要望が保護者にあり，時間外・夜間受診行動につながっているものと考えられる．朝まで待てない，あるいは日中診察にて適切な診断治療説明を受けているにもかかわらず，夜間になると急病不安感がつのり，日勤帯診療まで待てずに時間外初期救急医療を受けるという受療行動が起こっている．

一方，小児の意思表示の未熟さは，小児救急に成人とは異なる特殊性を与えている．すなわち，訴えの不明瞭さゆえに疾患の緊急度・重症度判断あるいは重症化の予知が困難であり，病勢の進行が速く，重症化しやすいという特徴である．さらに発達年齢に特徴的な救急疾患や事故がみられることや，それらが反復しやすいこと，流行性疾患が多いこと，養育環境などを含めた育児方法の誤解や大人全体の無意識下における養育環境の劣悪化などにより，容易に罹患・反復しての救急疾患が多いこと，診断検査治療においても患児の協力の得られにくさから困難性を有していることなどが，小児救急疾患の特殊性といえる．この小児救急疾患の特殊性こそが，救急医療・時間外医療であっても保護者が小児科専門医診療を強く望む大きな一因と考えられる．加えて，保護者の子どもの急病への不安は医療側が想像している以上に強く，かつ高揚しているといえる．このような受診環境のなかで，受診する患児の純医学的な緊急度・重症度判断ではなく，保護者・家族の急病不安を汲み取っての社会医学的の重症度判断を医療側が求められていることも，小児救急疾患の特殊性となっている．こうした社会医学的な一面において，小児科専門医に最も理解してもらえるという期待感が，小児科専門医の診療希望へつながっていると予想される．

❺ 小児救急医療の理想像はどうあるべきか？

わが国の社会において，特に大人たちが気づかぬまま，小児の養育環境の粗悪化・劣悪化が起こっていることは事実である．この養育環境の変化に伴う小児の易罹患性，反復罹患性の増加は成人よりも明白であり，その自己予防も子ども自身には不可能である．したがって，いかに保護者に養育環境の劣悪化の改善を指導・啓発するかという予防医学的な側面をも，小児救急医療自体は担っているといえる．これらの健全育成のための養育環境の整備は極めて重要であり，理想的な養育環境を整えるためには子どもたちの発育・発達に合わせて，綿密な指導が必要とされている．その適切な指導は，専門医である小児科医の identity に深くかかわるものであり，保護者への適切な指導教育は小児科医によるものが望ましいともいえるであろう．

また，発達年齢と救急疾患・事故外傷には強い相関性がある．小児の発達の特徴を把握することは，総合的な小児救急医療の質的向上をもたらすものであり，その実践が医療提供側に求められている．育児不安の強い保護者は救急医療といえど，このような総合的な社会医学的診療を望んでいると考えられ，「なぜ小児科専門医の診療を希望するのか？」という保護者の行動に対する答えはこの点にもあると考えられる．実際に，小児初期救急医療の実践は小児総合診療の実践対応の一環であることを，小児科医自身がもっと再認識すべきである．単に急病・事故外傷の救急治療にとどまらず，その予防医学や日常生活上の注意などの啓発活動を含めた，患児の将来的な quality of life を見据えた救急医療対応が望まれている．このような全人的な医療提供を，もっともっと全小児科医が率先して行う必要がある．これこそ，患者家族が求めている小児救急医療の質にほかならないといえる．

保護者が小児救急医療を小児科専門医に求めている今こそ，小児科専門医が子どもたちの健全育成に，あるいは子どもたちが生き生きとできる社会の形成，さらには社会の未来のためにも非常に重要かつ不可欠な専門職種・医療専門

家であることを，自身のdutyとして率先して示すべきである．そして，小児科医の必要性に対する社会的コンセンサスが得られたときに初めて，小児科医が子どもたちの真のadvocatorになることができると考えられる．夜間・時間外救急医療であっても常に，小児科医の診療を求める保護者の心情に対して，医療側がその重圧を避けるため，"救急疾患ではなく不要な受診"などと決して敬遠してはならない問題と思われる．種々の不安を抱えて小児救急医療現場に殺到する保護者に，いろいろな形での「癒し」を与える医療ができることが，小児救急医療の理想像であると考える．

　このような保護者に満足度の高い救急医療を提供するにあたって，現行のような兼任体制での小児救急医療の実施は，医療側のモチベーションが高まらない最大の原因と考えられる．医療側のストレス増加のみならず，保護者とのトラブルや医療過誤などとも直結する問題である．いかにモチベーションの高い小児救急専任医としての医療活動が行える体制を構築するかが，余裕ある小児救急医療の実施において重要である．小児救急専任医として医療活動が一定期間行える状況を作り出すことは，小児科医のモチベーションアップのみならず，一般救急医や他科医の参入を容易にするであろうし，保護者の小児科専門医志向にも変化を起こすことが期待される．いずれにせよ，小児救急医療に対する保護者のニーズの高まりに対して，医療側がどのような形で応えるのかが問われている状況である．つまり，いかに質の高い，ゆとりのある医療提供が行えるかを積極的に模索する時代といえる．その一つとして，医療側と受療側とが協働し，大事な医療資源である小児救急医療体制の拡充を行うことが重要であろう．

　しかし，前述のような小児救急専任医による救急医療実施の前に，一般医師など小児救急医療に日頃あまりかかわらない医師群による小児救急医療提供も，わが国の現状では避けられない事実である．保護者が小児科医診療を強く要望するなか，他科医における小児救急医療実施において，その質の確保も十二分に対応していくべき問題である．医療界全体が小児救急医療の実施において，保護者からの信頼を確保し続けることが最も重要である．地域を，国を担ってくれる子どもたちの健全育成のための支援の一環としての小児医療・小児救急医療の提供に，医療界自体が心構えにおいても医療技術においても責任を持って対応していくことが望まれているといえる．

❻ よりよい小児救急医療提供のために

　保護者からのハイレベルな要求に翻弄されている小児救急医療現場であるが，実際に，わが子の病気が軽症であることが保護者の願いであり，その願いに応えるのが小児救急医療提供者であるといえる．このような意識への変換が，われわれ全医療提供側に求められている．加えて，少子化や育児不安の強さや傷病自体の変化（new morbidity化）を考えれば，小児救急医療の提供自体が患児・保護者の癒しにつながることこそ，小児救急医療の最終目標と考えられる．このような観点からも，いかに医療提供側が余裕ある救急診療を行うかが，良質・高質の小児救急医療の提供を行えるかに直結していると思われる．兼任で小児救急医療を応急診療として担うのではなく，可能な限り，専任として小児救急医療を学究する姿勢が望まれる．これにより，小児救急医療で散発している医療事故も減るであろうし，実際に医療側と受療側の信頼関係が再構築され，ひいては育児不安の大きい保護者が小児救急医療を通して自己の不安が解消され，癒しを得る体制ができていくものと予測される．いずれにせよ，小児科専門医であろうと非小児科医であろうと，小児救急医療に従事する限りは，このような専任体制あるいは小児救急を専攻するという，救急医療に高いモチベーションで臨むことができる診療体制が構築されることを願うばかりである．

Ⅰ 総　論

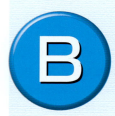

B　小児救急外来トリアージ

●北九州市立八幡病院小児救急・小児総合医療センター　市川光太郎

　小児救急医療としての受療行動は，保護者のわが子の傷病に対する不安感に駆られての行動であり，その傷病の緊急度・重症度には極めてばらつきが多い．とはいえ現実には軽症者がほとんどであり，なかに緊急度の高い症例がまれに紛れ込んでいるとされている．すなわち，小児救急外来では緊急度の評価を優先して行うことが求められ，それを行うことが理想的である．
　小児救急医療における医療側の診療姿勢は，よりよい診療結果（診断と治療）と家族の満足度（家族の不安感の解消）を得るために極めて重要である．いかにモチベーションを高めた診療姿勢を保てるかがポイントである．
　そのうえで，実際に成人医療とは異なる部分も少なくなく，いかに子どもの発達・発育の状況，養育・家庭環境，さらには保護者の性格などをすばやく踏まえて診察するかが重要となる．いずれにせよ，子どもは嘘をつかないし，余計なことをいわないので，目つき，表情，顔色，息遣い，筋トーヌス，姿勢，泣き声など，全身でわれわれ診察医の五感に訴えているといえる．救急外来で診療する際には，子どもたちのために，われわれは余裕ある体制の下，あらゆる五感を研ぎ澄ましておかねばならない．そのためのツールとして，Canadian pediatric triage and acuity scale（C-TAS）がある．すなわち，以前は pediatric assessment triangle（PAT）といわれ，現在は initial impression（第1印象，表1）と呼称されている外観・呼吸・循環の評価〜バイタルサイン，さらに2次評価へと進めていくガイドラインである．これにより患児の緊急度評価が可能となり，何よりも医療者同士，医療者と保護者におけるコミュニケーションでの共通言語となり，患児評価の基本が得られる．

　一方，救急外来診療においても，子どもの養育背景，身体的・心理的背景の把握は不可欠である．養育背景としては，子どもと主たる養育者を中心とした family tree は無論のこと，主たる養育者の育児姿勢や育児不安の種類・程度などを把握するとともに，急病などの悩みの相談相手がいるかどうかなどにも気を配る．身体的背景としては，身長・体重の標準偏差を必ず把握する．また，幼児〜就学児以降では患児の性格から心理状態などの把握が求められる．
　以上のような養育背景〜子どもの心身の背景を把握しての総合的対応が，救急医療においても必須である．傷病の緊急度判断に始まる治療の正確性は無論のこと，傷病治療にとどまらず，養育者の不安解消にも配慮して対応することが求められている．

❶ 救急外来トリアージの前に「一見の診断学」を再認識しよう！

　子どもは体調の変化を身体全体で表現することが多いので，その診断ポイントを理解しておけば，救急外来での一見の診断にて，その緊急度や傷害部位が予測できることも少なくない．保護者の訴えは傾聴すべきであるが，下記の一見の診断学のコツを十分理解して訓練を積むことである．
①顔つき・目つき：患児の体調をよく表す．
②意識レベル：保護者への反応により，意識レベルを評価する．
③泣き声：泣き声の強さで全身状態を把握することが可能である．
④特有な姿勢・体位：筋トーヌスの問題であり，グッタリとした虚脱状態ではショックなど

B 小児救急外来トリアージ

表1 initial impression から予想される疾患群

PAT	脳障害・全身性疾患	呼吸障害	呼吸不全	代償性ショック	非代償性ショック	心肺不全
Appearance T(tone)：ぐったりしていないか？ I(interactiveness)：興味を示すか？ C(consolability)：機嫌は？ 　　　　　　　遊んでいるか？ L(look/gaze)：視線は合うか？ S(speech/cry)：会話は可能か？ 　　　　　　泣き方は？	○	－	○	－	○	○
Breathing 呼吸数は？　浅いか深いか？ 努力呼吸は？	－	○	○	－	－	○
Circulation P(pallor)：蒼白(不適切な血流) M(mottling)：まだら皮膚(血管収縮・拡張が混在) C(cyanosis)：チアノーゼ(低酸素血症)	－	－	－	○	○	○
○：症状を認める場合 －：症状を認めない場合	おもな病因	**一次的脳機能障害** ・SBS，SIS ・頭部外傷 **全身性疾患** ・敗血症 ・低血糖 ・薬物誤飲 など	・喘息 ・細気管支炎 ・クループ ・気道異物 ・肺炎 など	・重症喘息 ・胸部外傷 ・肺挫傷 ・緊張性気胸 ・血胸 ・肺出血 など	・脱水 ・下痢 ・嘔吐 ・下血 など	・重症胃腸炎 ・イレウス ・熱傷 ・腹部外傷 ・重症感染症 など	・多発外傷 ・心肺停止 ・SIDS ・ALTE など

SBS，SIS：乳幼児揺さぶられ症候群　　SIDS：乳幼児突然死症候群　　ALTE：乳幼児突発性危急事態

を考える.

⑤皮膚の色調：まだら(大理石紋様)皮膚，蒼白，チアノーゼなどの有無で呼吸循環機能や四肢冷感，毛細血管再充満時間(CRT)にて末梢循環状態の評価を行う.

以上，一見の診断学は見方を変えると，まさしくトリアージそのものでもある.

❷ initial impression は一見の診断学のスキル！

initial impression(表1)は一見の診断学を体系的に行うスキルとして，また小児救急医療現場でのトリアージの基本として有用である. 常に initial impression を小児救急診療における全身評価の基本とすることが求められ，この実践

にて適切な救急外来トリアージが可能となる. すなわち軽症の多い小児救急外来では，子どもの傷病の程度把握において，医療提供側は安易に慢心しやすい. トリアージにはこのピットフォールへの陥りやすさを阻止してくれるという大きなメリットがある. 時間軸でフィジカルアセスメントを反復することがトリアージの基本であることを考えても，救急外来での全身評価の第一歩は initial impression であるに違いない.

Point

▶小児救急診療の全身評価において，傷病の診断名や重症度の判断より，その時点での緊急度評価判断が最優先されるべき

I 総論

表2 緊急度分類 1

項目 ＼ Level	I 蘇生 0分	II 緊急 15分	III 準緊急 30分	IV 準々緊急 60分	V 非緊急 120分
意　識	GCS＝3〜9	GCS＝10〜13	GCS＝14〜15	GCS＝14〜15	GCS＝14〜15
呼　吸	R.R＞＋/－2SD SpO₂＜90%	R.R＞＋/－1SD SpO₂＜92%	R.R＞NR SpO₂＜92〜94%	R.R＝NR SpO₂＞94%	R.R＝NR SpO₂＞94%
循　環	H.R＞＋/－2SD	H.R＞＋/－1SD Capi.ref.＞4s.	H.R＞NR Capi.ref.＞2s.	H.R＞NR Capi.ref.＜2s.	H.R＞NR Capi.ref.＜2s.

※ SpO₂ は SpO_2、R.R、H.R はそのまま表記

である.

▶評価判断には，外観，呼吸状態，循環状態の3項目の即座（30秒間）のチェックが不可欠である.

▶意識・身体所見の概略として appearance はその5項目の頭文字TICLSで　評価し，呼吸状態として呼吸の強弱，呼吸数の増減，努力呼吸の有無を，循環状態として皮膚色（まだら，蒼白，チアノーゼなど）をチェックする（表1）.

▶A（Appearance），B（Breathing），C（Circulation）を即座に評価して，原因傷病の緊急度と病態の推測をするように努める必要がある（表1）.

▶この PAT の評価は時間ごとに繰り返すべきであり，その反復評価で，病勢の進行が早い，あるいは重症化の予知が困難とされている小児の病態把握と，より正確な対応が可能となる.

initial impression に基づく具体的かつ詳細な病態〜疾患の評価・推定を表1に示す. initial impression の評価を通して，このような疾患群を常に推察する.

❸ initial impression〜バイタルサインのチェックがトリアージには不可欠！

　子どもの全身評価においてはその年齢，発育度，体格などを考慮しての対応が不可欠であり，バイタルサインも年齢によりその正常値が異なることを知っておく必要がある. すなわち，バイタルの主項目である心拍数の年齢別正常値とSD値，および呼吸数の年齢別正常値とSD値

（表2〜4）は常に手元においてチェックする必要がある. このようなバイタルサインのチェックは initial assessment（初期評価）として，airway（気道確保されているか），breathing（有効な換気が行えているか）， circulation（脈は触れるか，循環状態はどうか），disability（意識障害はあるか），exposure（皮疹や外傷痕はないか，低体温はないか）の5項目を ABCDE 評価として 10分間ほどで行うことが求められている.

💡 Point

▶体温，心拍数，呼吸数，血圧をバイタルサインの4項目として，正確に評価する.

▶airway では気道の評価と管理を行うが，気道開通がない場合には頭部後屈顎先挙上や下顎突き出しなど用手的気道確保を行い，気道開通がある場合には胸郭の動きを観察する.

▶breathing では呼吸数の評価，呼吸障害の評価（吸気性，呼気性），呼吸音の評価を行う. すなわち，喘鳴（吸気性，呼気性），呻吟，肺雑音を評価するが，呼吸音を伴わない努力呼吸では気道の完全閉塞を強く疑わねばならない.

▶circulation では心拍数の評価と心音の強弱，不整脈の有無，さらには血圧測定，そして CRT（正常は 2〜3 秒以下）の測定が求められる.

▶disability では意識障害の有無を評価するが，客観的に GCS（表4）や AVPU（表5）を，あるいは JCS（表6）を用いて行う. 意識障害を呈する病態は様々であり，中枢性疾患のみならず，総合的に全身評

8

表3 緊急度分類2

呼吸数	I 蘇生	II 緊急	III 準緊急	IV 準々緊急・V 非緊急	III 準緊急	II 緊急	I 蘇生
	>2SD	1〜2SD	<1SD	正常範囲	<1SD	1〜2SD	>2SD
0〜3か月	<10	10〜20	20〜30	30〜60	60〜70	70〜80	>80
3〜6か月	<10	10〜20	20〜30	30〜60	60〜70	70〜80	>80
6〜12か月	<10	10〜17	17〜25	25〜45	45〜55	55〜60	>60
1〜3歳	<10	10〜15	15〜20	20〜30	30〜35	35〜40	>40
6歳	<8	8〜12	12〜16	16〜24	24〜28	28〜32	>32
10歳	<8	8〜12	10〜14	14〜20	20〜24	24〜26	>26

心拍数	I 蘇生	II 緊急	III 準緊急	IV 準々緊急・V 非緊急	III 準緊急	II 緊急	I 蘇生
	>2SD	1〜2SD	<1SD	正常範囲	<1SD	1〜2SD	>2SD
0〜3か月	<40	40〜65	65〜90	90〜180	180〜205	205〜230	>230
3〜6か月	<40	40〜63	63〜80	80〜160	160〜180	180〜210	>210
6〜12か月	<40	40〜60	60〜80	80〜140	140〜160	160〜180	>180
1〜3歳	<40	40〜58	58〜75	75〜130	130〜145	145〜165	>165
6歳	<40	40〜55	55〜70	70〜110	110〜125	125〜140	>140
12歳	<30	30〜45	45〜60	60〜90	90〜105	105〜120	>120

〔Warren DW, Jarvis A, LeBlanc L, et al. : Revisions to the Canadian Triage and Acuity Scale paediatricguidelines（PaedCTAS）. CJEM2008 ; 10 : 224-243 より改変〕

表4 Glasgow Coma Scale（GCS）

		年長児・成人 Jennett, 1977		乳幼児改訂版 James, 1986	
E. 開 眼 (eye opening)	自発開眼		4	自発開眼	4
	声かけで開眼		3	声かけで開眼	3
	痛み刺激で開眼		2	痛み刺激で開眼	2
	開眼せず		1	開眼せず	1
F. 言 語 (verval response)	見当識良好		5	機嫌よく喃語を喋る	5
	混乱した会話		4	不機嫌	4
	不適切な言葉		3	痛み刺激で泣く	3
	言葉にならない音声		2	痛み刺激でうめき声	2
	発生せず		1	声を出さない	1
M. 運 動 (motor response)	命令に従う		6	正常な自発運動	6
	疼痛部位の認識可能		5	触れると逃避反応	5
	痛み刺激で逃避反応		4	痛み刺激で逃避反応	4
	異常な四肢の屈曲反応		3	異常な四肢の屈曲反応	3
	異常な四肢の伸展反応		2	異常な四肢の伸展反応	2
	動かさない		1	動かさない	1

・開眼，発語，運動反応の程度によって各項目の合計点で評価する．最重症：3点，最軽症：15点
・最低収縮期血圧：1歳未満＞60mmHg，1歳以上：＞70＋（2×年齢）mmHg

価して原因を究明していく必要がある（表7）.

▶exposure では，外傷痕や皮疹の有無，低体温などの評価のために全身裸にして診察する必要性を求めている.

以上のように, initial impression〜initial assessment は重症度の把握というより，緊急度の把握に不可欠であり，小児救急における全身評価，すなわちフィジカルアセスメントは緊急度の評価にほかならない．実際に当センターでは緊急度レベルを5段階に分けているが，この0分（蘇

Ⅰ　総　論

表5 AVPU スケール

分　類	刺　激	応答タイプ	反　応
Alert 覚醒している	普通の環境	適切	年齢相応の正常な周囲への反応
Verbal 言葉刺激に反応する	簡単な指示 または音刺激	適切	名前に反応する
		不適切	非特異的または錯乱
Painful 痛み刺激に反応する	痛み	適切	痛みから逃れようとする
		不適切	無目的か，痛みの局在と無関係な発声や動き
		病的	病的な動きをみせる
Unresponsive 反応がない	どのような刺激にも 全く反応なし	病的	病的姿勢をとる

表6 3-3-9 度方式（Japan Coma Scale：JCS）と Glasgow Coma Scale（GCS）

3-3-9 度方式（JCS）		Glasgow Coma Scale　（GCS）			
		Eye（開眼）	Voice（発語）	Movement（運動能）	計
Ⅰ	0	自発的に（4）	見当識あり（5）	命令に従う（6）	15
	1				
	2		会話混乱（4）		14
	3				
Ⅱ	10	声掛けにより（3）			13
	20		不適正言語（3）		12
	30	疼痛により（2）	理解不明の語（2）	疼痛部認識（5）	9
Ⅲ	100	反応なし（1）	反応なし（1）		7
	200			逃避屈曲反応（4）	6
				異常屈曲反応*1（3）	5
				四肢伸展反応*2（2）	4
	300			反応なし（1）	3

＊1：除皮質硬直肢位
＊2：除脳硬直肢位

生）から 15 分（緊急），30 分（準緊急），60 分（低緊急 or 準々緊急），120 分（非緊急）という時間はその時間内に診療するという意味と，その時間内に initial impression とバイタルの再評価をするという意味が含まれている（表2～4）．この実践がトリアージの基本であり，全身評価には最も重要なポイントである．

　実際に当センターで使用している問診表～トリアージ表を図1，図2に示すが，従来の問診票は A4 用紙の上半分（図1）を用いており，問診票を書き終えたら医療従事者（昼間は研修医，夜間時間外は看護師）が下半分（図2）のトリアージ表を作成し，緊急度区分をチェックす

る．この緊急度区分に応じて，救急外来診療を行っている．実際にトリアージ専用の看護師を配置（看護単位として独立）するには至っておらず，救急部配属の看護師すべてがトリアージ可能な状態へ日々研修している状況である．

❹ initial impression～initial assessment で緊急度評価～初期治療を行い，患児の状態が落ち着いていたら secondary assessment へ

　初期評価を完了し，迅速に生理学的，あるいは解剖学的異常に対応したあと，状態の安定した患児に対しては secondary assessment として，

B　小児救急外来トリアージ

表7	意識障害の鑑別疾患（AIUEO TIPS）

A：Alcohol（アルコール）：年長児では考慮．
　　Abuse（虐待）：年少児では常に考慮が必要．
I：Infection（感染）：脳炎・髄膜炎および敗血症など重症感染症．
U：Uremia（尿毒症）：O-157 感染でみられる溶血性尿毒症症候群など．
E：Electrolytes（電解質）：体液を大量に喪失する状態で起こりうる．
　　Encephalopathy（脳症）：インフルエンザ脳症に代表される．
O：Overdose Ingestion（過量服薬）：薬物は常に考慮しておく．

T：Trauma（外傷）頭部に限らず胸部外傷（低酸素），出血性ショックを考慮．
I：Insulin/Hypoglycemia（インスリン/低血糖）：糖尿病患児，ケトン血性，低血糖症など考慮すべき．
　　Intussusception（腸重積*）：絞扼性イレウスでは意識障害が起こる．
P：Psychogenic（心因性）：過換気や詐病などでも意識障害を起こす．
S：Seizures（けいれん）：有熱性けいれん，無熱性けいれんなどの重積が多い．
　　Stroke/Shock（脳血管障害/ショック）：もやもや病，動静脈奇形など脳血管異常での出血や，ショックの場合
　　にも低血圧で意識障害となる．
　　Shunt（シャント）：脳室・腹腔内シャント児のシャント不全なども忘れない．

＊：内因性オピオイド，エンドトキシンが関与している可能性あり．
〔北九州市立八幡病院小児救急センター〕

焦点を絞った病歴聴取と診察を行い，追加の評価を行うことが求められる．

　病歴聴取のポイントとして，signs/symptom（徴候/症状），allergy（アレルギー），medications（薬物療法歴），past medical problems（既往歴），last food or liquid（最後の飲食時間），events leading to the injury or illness（傷病の原因）の6項目をSAMPLEとして，聴取把握する（表8）．病歴聴取と並行して，さらに細かな身体所見の評価をしていく．つまり，大泉門の膨隆やリンパ節腫大，皮疹/粘膜疹，流涎の有無，吐物/便の正常，呼気臭，眼底/鼓膜所見などを評価することが必要である．

　このsecondary assessmentは，初期対応が終わって，外来観察後の帰宅前，もしくは入院した場合には入院後すぐ病室で評価するという具合に，患児の状態が落ち着いていることが前提である．患児の病態をさらに深く評価するという点で不可欠であり，救急外来診療の最終ラインと考えるべきである．

⑤ トリアージを通して，子どもの傷病を co-morbidities, new morbidity として総合評価することが重要

　子どもの疾病への対応の基本となるトリアー

ジにおいて，緊急度を重要視するのは無論のことだが，傷病の成因や経緯に，純医学的なものだけでなく社会医学的要素が大きいことを認識して診療開始することが不可欠である．本人の意識・無意識にかかわらず，心理・精神的異常をきたしている子どもが救急医療現場でも少なくない．小児救急医療における全身評価の一面として，単に身体的疾患の診断・治療のみに終始することなく，子どもの心理・精神状態の評価と保護者の不安・心情の把握を常に行い，総合評価することが望まれている．つまり，子どもの傷病の病態・構造が年長児のみならず乳幼児に至るまで，単なる身体的異常（bio-morbidity）の時代から，いわゆる身体的疾患に加え，精神心理的異常を重ねもった（co-morbidities, new morbidity）時代に変貌してきたとの認識が必要である．単に身体的な医学評価のみにとらわれずに，養育環境～健全育成の観点から子どもの将来を見据え，社会医学的な緊急度・重症度の高い症例を看過しないことが重要である．このような症例は，地域社会の関連施設を利用した育児・養育支援体制に救急医療受診を契機に載せていく必要があるし，小児医療者はそのリーダーとしての自覚を持つ必要がある．いずれにせよ，救急医療現場であっても，患児の傷病の背景にある，保護者の養育熱意を含めた社会医

I 総論

・下記の黒枠内にご記入下さい．
・担当スタッフが，受診者の"初期評価"に伺います．
・初期評価後，"緊急性の高い"受診者を優先して診療する場合があります．ご理解下さい．

保護者および患者さんは、この欄への記載をお願いします．

氏名 姓) 名)		発疹	なし あり
年齢(月) 歳 か月 日	性別 男・女	耳の下の腫れ	なし あり
生年月日 S・H 年 月 日	体重 kg	流行している病気	
来院時 月 日 時 分（24時間表記）			

どのようなことが心配で来院されましたか？
いつから，どのような症状ですか？（下の欄に自由にお書き下さい）

自宅での体温
℃

今までにかかった病気や治療中の病気はありますか？　　ない・ある ⇒ 病名

アレルギーと診断されたことがありますか？該当する場合は記載して下さい．
　　　喘息　　じんま疹　　アトピー性皮膚炎　　薬物

かかりつけ医師（病院）はありますか？＿＿＿＿＿＿＿病院＿＿＿＿＿＿＿小児科・内科
今回の症状で他病院での処方はありますか？　　なし・あり
※処方内容がわかれば，診察時に教えて下さい．※いつも飲んでいる薬がある場合は，診察時に教えて下さい．

図1 北九州市立八幡病院小児救急センター　問診票
〔北九州市立八幡病院小児救急センター〕

---

initial impression

・この初期評価は，医療スタッフが記載します．
・担当スタッフは，該当する項目に✓を入れる．

この欄は、医療スタッフが記載します．

Appearance　外観

Tone 筋緊張	動かない 抵抗しない
Interactiviness 周囲への反応	音や声に無関心 遊ばない
Consolability 精神的安定	興奮 不安 泣き止まない
Look Gaze 視線 注視	視線が合わない ぼんやり
Speech Cry 会話 啼泣	会話ができない 泣かない

Work of Breathing　呼吸状態

	喘鳴
	努力性呼吸
	陥没呼吸
	呻吟　鼻翼呼吸

Circulation to skin　皮膚への循環

	末梢冷感
	蒼白
	まだら皮膚

| HR | bpm | SpO₂ | % | RR | | BT | ℃ | Capi.R | |

| トリアージレベル：院内トリアージプロセスを参照 | | | | | トリアージ時間 | 時 分 | 医療スタッフサイン |
| I | II | III | IV | V | 診察開始時間 | 時 分 | |

図2 トリアージプロセスの概要と問診表
〔北九州市立八幡病院小児救急センター〕

表8 小児SAMPLEの構成要素

構成要素	説　明
Signs/Symptoms （徴候/症状）	症状，疼痛，発熱の起こり方と性質 年齢にふさわしい苦痛の徴候
Allergy（アレルギー）	既知の薬物への反応，その他のアレルギー歴
Medications（薬物療法）	使用中の薬剤の正確な薬品名と用量 最後に使用した時間と用量 鎮痛薬/解熱薬を使用した時間と用量
Past medical problems （既往歴）	妊娠歴，労働歴，出産歴 病歴，外傷歴，予防接種歴
Last food or liquid （最後の飲食）	最後に飲食や授乳をした時間
Events leading to the injury or illness （外傷や疾病の原因）	現在の事象を引き起こす鍵となった出来事 発熱の既往

学的問題にも視点を置くことを忘れないようにする必要がある．

おわりに

　小児救急医療における全身評価の基本的ツールとしてトリアージは重要であり，そのポイントは緊急度の評価である．そこで，総合的な視点で子どものフィジカルアセスメントを行うとともに，保護者の表面的言動に惑わされず，正確なトリアージに基づいた診療を行い，その結果を長期的視点に立った健全育成への支援につなげることである．

　いずれにせよ，煩雑化する小児救急外来における医療者と子ども・保護者，医療者同士のコミュニケーションスキルにおける重要な共通言語がトリアージである．トリアージをすることにより，待つ子ども・保護者も，待たせる（診療する）医療者も，安心感を持って救急診療という医療接遇が可能になる点は極めて有用である．

I 総論

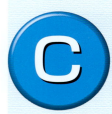

C 小児呼吸管理の基本

国立成育医療研究センター集中治療科 西村奈穂

本項では，小児と成人の解剖的・生理学的違いを知り，気道・呼吸管理を行うこと，そして各病態を把握し，病態に応じた呼吸管理法を選択することがテーマである．

呼吸障害は小児の心停止の最も多い原因であり，気道と呼吸の評価は最優先事項である．呼吸窮迫，呼吸不全を的確に認識し早期に介入を行うとともに，病勢を把握し，適切な時期に適切な施設へ紹介を行うことも重要である．

1 各論

a 小児の気道の解剖と生理学

小児の気道は発達過程にあり，年齢によって異なっている．8〜14歳頃までにほぼ成人と同じになるといわれている．各年齢によって体重や身長，バイタルサインの正常値(表1)[1]も異なる．そのため，呼吸管理をするうえでもその正常値を知るとともに，様々なサイズのデバイス準備と適切なサイズの選択が必要となる．

表1 小児のバイタルサイン評価表

年齢	呼吸数(/分) 正常範囲	脈拍数(/分) 正常範囲
0〜3か月	30〜60	90〜180
3〜6か月	30〜60	80〜160
6〜12か月	25〜45	80〜140
1〜3歳	20〜30	75〜130
3〜6歳	16〜24	70〜110
6〜10歳	14〜20	60〜90

〔Warren DW, Jarvis A, LeBlanc L, *et al*.: Revisions to the Canadian Triage and Acuity Scale paediatricguidelines (PaedCTAS). *CJEM* 2008；**10**：224-243 より改変〕

小児は頭が大きく，首が短い．仰臥位になったときなどは首が前屈しやすく(図1)[2]，乳児は相対的に舌が大きいため，口腔内の多くの容積を占めることと併せて，気道閉塞をきたしやすい．鼻腔は狭く，特に新生児期は鼻呼吸であり，分泌物や出血などによる鼻腔の閉塞により容易に気道閉塞をきたす．

また成人と比較して，声門は頭側（早期産児第3頸椎，乳児第4頸椎，成人では第5頸椎）前方に位置しており，喉頭蓋は大きく柔らかく，喉頭蓋の支持組織も弱い．気管の最狭窄部は成人では声門部であるが，小児では輪状軟骨に囲まれた部分である．

小児の気道は細く，わずかな径の変化でも気道抵抗が著しく増大する．Poiseuilleの法則では，気流抵抗は気道半径の4乗に反比例することから，わずかな分泌物や浮腫により，気道抵抗は増大する(図2)[2]．

【Poiseuille の法則】
$$R = \frac{8 \times \eta \times l}{\pi \times r^4}$$
R：抵抗，η：流体の粘度，l：導管の長さ，r：導管の半径

小児は代謝率が高く，体重当たりの酸素需要が多い．乳児の体重当たりの酸素消費量は，成人の約2倍以上である．無呼吸や肺胞換気が不十分な状態にあると，急速に低酸素血症や組織低酸素に陥る．

b 小児評価（気道・呼吸に関して）

小児の心停止はほとんどの場合，進行性の呼吸不全やショックが原因となることが多い．いったん心停止が起こると，適切な蘇生処置が行われたとしても転帰は不良である．早期に呼吸不全やショックの認識をするための体系的ア

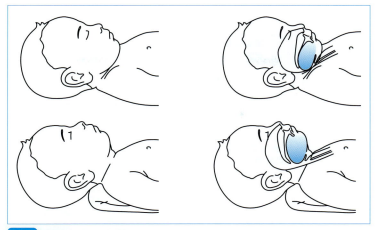

図 1　姿勢による気道狭窄
〔American Heart Association：PALS プロバイダーマニュアル AHA ガイドライン 2015 準拠，シナジー，2018；152 を参考に作成・一部改変〕

	正常時	浮腫	径	抵抗
乳児	4 mm	2 mm	75%↓	16 倍↑
成人	8 mm	6 mm	44%↓	3 倍↑

図 2　小児と成人の浮腫による気道の変化
〔American Heart Association：PALS プロバイダーマニュアル AHA ガイドライン 2015 準拠，シナジー，2018；119〕

プローチが必要(図 3)[2)]である．

1）第 1 印象(初期評価)

2〜3 秒で意識レベル，呼吸，皮膚色を観察し，致死的状態かどうかの判断を行う．

反応がなく，呼吸がないか死戦期呼吸のみで脈拍触知不能の場合は応援を呼び，救急システムに通報，胸骨圧迫からただちに心肺蘇生法(CPR)を開始する．

脈拍はあるが呼吸をしていないか不十分な場合には，気道確保を行い，換気を開始する．酸素が近くにある場合には酸素投与を開始し，モニター，パルスオキシメータの装着を行う．小児と乳児に対しての人工呼吸は 3〜5 秒に 1 回(12〜20 回/分)，1 回 1 秒以上かけて行う．

呼吸・脈拍が十分な場合には，評価を進める．

2）1 次評価

1 次評価は ABCDE〔A：airway(気道)，B：breathing(呼吸)，C：circulation(循環)，D：disabit(神経学的評価)，E：exposur(全身観察)〕アプローチに沿って行う．

気道の評価は，上気道の開通性に関して以下の徴候から判断する．陥没呼吸を伴う吸気努力の増加がないか，異常呼吸音がないか，呼吸努力はあるが呼吸音が聞こえないといった所見が

I 総論

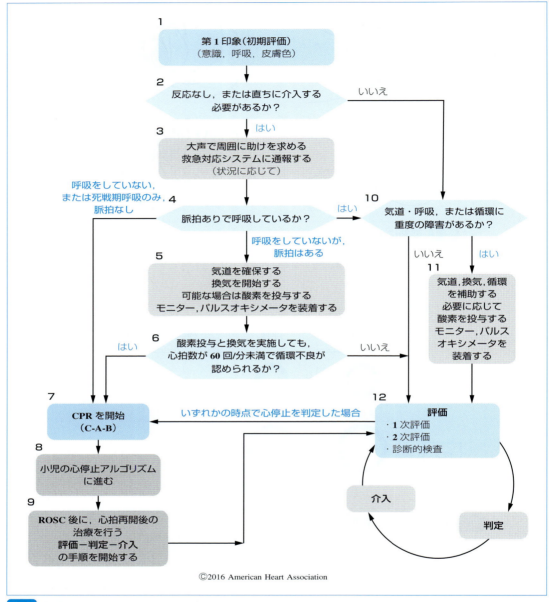

図3 体系的アプローチアルゴリズム
〔American Heart Association：PALS プロバイダーマニュアル AHA ガイドライン 2015 準拠，シナジー，2018；30〕
＊ROSC：return of spontaneous circulation（心拍再開）

ないかを評価し，上気道が閉塞している場合には，気管挿管を含め高度な処置が必要かどうかについて判断する．

呼吸の評価には，呼吸数と呼吸パターン，努力呼吸の有無，胸郭の拡張の程度と気流，聴診による肺・気道音，パルスオキシメーターによる酸素飽和度の評価が含まれる．

3）2次評価

1次評価を終え，小児を安定させる適切な介入を実施したあとに2次評価を実施する．焦点を絞った病歴聴取および身体診察を行い，継続的な再評価を行う．

1次評価と2次評価に検査やモニタリングなど診断的検査を加えて総合的評価を行い，呼吸

障害のタイプと重症度の判定を行い，その判定に沿った介入を行う．評価-判定-介入は繰り返し行われる．

呼吸障害は以下の4つにタイプ分類される．

・上気道閉塞
・下気道閉塞
・肺組織病変
・呼吸調節の障害

呼吸障害は単独で起こる場合だけではなく，複数が混在することもある．

また呼吸障害は重症度により呼吸窮迫と呼吸不全に分類される．

呼吸窮迫は，呼吸数の異常，努力呼吸，呼吸仕事量の増加をきたした状態である．一方で呼吸不全は，酸素化，換気，またはその両方が障害された状態である．呼吸窮迫と呼吸不全の線引きはむずかしく，小児の呼吸窮迫は，急速に進行し呼吸不全となり，最終的に呼吸停止，心停止に至る可能性がある．いったん心停止に至った場合の予後は不良であり，呼吸窮迫の段階での早期の認識，適切な介入をすることにより心停止を予防すべきである．

C 呼吸窮迫・呼吸不全に対する初期介入

初期介入の方法には酸素投与，気道確保，バッグバルブマスク（BVM）による補助換気がある．

引き続き必要に応じて非侵襲的人工呼吸，侵襲的人工呼吸を考慮する．

酸素投与の方法には，低流量酸素投与と高流量酸素投与があり，それぞれ投与できる酸素吸入濃度が異なるため，使用状況や必要酸素濃度で投与方法を決定する（表2）[3]．

気道確保の方法には体位調整，吸引，頭部後屈や顎先挙上，下顎挙上，エアウェイの使用などの簡単な処置と，ラリンジアルマスク（LMA）などの声門上気道確保器具のほか，確実な気道確保の方法として気管挿管，緊急時の外科的気道確保，気管切開などの高度な処置がある．

気道が確保されていても自発呼吸がない，不十分である場合にはBVM換気を行うことで，酸素化と換気が可能である．適切なBVM換気が行われていれば，心停止時であっても気管挿管は必ずしも早期に行う必要はない．

エアウェイは経鼻と経口がある．経鼻エアウェイも経口エアウェイも上気道の確保をする際に用いられる．経鼻エアウェイは頭蓋底骨折や出血傾向が著しい場合には使用できない．経口エアウェイは意識がない人では使用できるが，覚醒している場合には咽頭反射を誘発するために使用できない．適正サイズは経鼻では鼻先から下顎角，経口では口角から下顎角までといわれている．不適切なサイズのエアウェイの使用は上気道閉塞を助長することもあるため，挿入後は必ず聴診をして気道閉塞が解除されているのかどうかを確認する必要がある．

LMAは声門上気道確保器具の一種であり，口から挿入し喉頭を覆って換気を行う．気管挿管に比較して操作が簡便である，挿入時筋弛緩薬を使用しなくてもよいなど利便性がある一方で，誤嚥の可能性があり，高圧で換気をしなくてはならないような場合には適応にはならない．気道確保困難の場合のCVCI（cannot ventilate, cannot intubate）の際の換気の一手段として有用である．またLMAガイド下に挿管も可能である．

BVMには自己膨脹型バッグと流量膨脹型バッグがある．自己膨脹型バッグはガス供給が不要であり，場所を選ばずに使用できることと操作が簡便であるという利点がある．流量膨脹型マスクは酸素供給が必要で，バルブの調整など操作がやや複雑ではあるが，高濃度酸素投与ができることや肺のコンプライアンスがわかりやすいこと，呼気終末陽圧（positive endexpiratory pressure：PEEP）がかけられるといった利点があるため小児では好んで使用される．

フェイスマスクは口と鼻全体を覆い，目にかからないサイズのものを選択する．マスク換気

表2 酸素投与方法

デバイス	FIO$_2$（%）	酸素流量（L/分）
鼻カニューレ	24〜50	<6
フェイスマスク	<60	6〜10
ベンチュリマスク	<60	様々
リザーバー付き非再呼吸式マスク	95〜100	15

Shaffner DH, Nichols DG（ed）：Life Support technology. Rogers' Text Book of Pediatric Intensive Care. 5th ed, LWW, 2015；566

を行う際には E-C クランプ法を用い頸部の軟部組織を圧迫して気道閉塞をきたさないように注意する.

d 気管挿管の適応

気管挿管の適応（表3）[4]は，初期介入でも気道閉塞，酸素化障害，換気障害が改善しない場合である．意識障害は舌根沈下による気道閉塞や気道反射の消失をきたす可能性がある．

また呼吸状態が不安定であり今後症状が進行する場合にも気管挿管の適応となりうる．画像評価中の鎮静や院内・病院間の搬送など十分な観察や処置が行えない環境でも気管挿管を考慮する．

気管挿管を行う場合には適切な挿管チューブのサイズを選択し適切な挿入長とする．目安としてはカフなしチューブの場合は，チューブ内径＝（年齢/4）＋4 mm，カフ付き気管チューブの場合はチューブ内径＝（年齢/4）＋3.5 mm，経口挿管の口角からの挿入長＝内径（mm）×3 cmもしくは挿入長＝（身長（cm）/10）＋5 cmとする．挿管チューブのサイズの選択を表4に示す．

小児では，解剖学的に成人と異なり気管は円錐形で最小径が声門下部に位置するという理由や適切なカフ付き気管チューブが存在しなかったため，カフなしチューブを選択してきたという歴史がある．そのため小児の気管挿管，人工呼吸管理ではカフ周囲のリークを許容する管理とし，換気量や呼気二酸化炭素分圧のモニタリングは困難，自発呼吸のトリガーも小児であるために困難であった．呼吸器条件を高くする必要がある際には，リークを減らすべく太いサイズに変更する必要があった．

近年小児でも気管最小径は成人同様に声門部であるという知見とともに，小児でも使用しやすいチューブが開発され，小児でもカフ付き気管チューブを使用して人工呼吸管理をすることが増えてきている．

カフ付き気管チューブの場合にはカフなしチューブより1サイズ小さいものを選択することが多い．挿入長についてはチューブについているブラックラインが声帯を越えることでカフによる声帯損傷を予防することができる．カフ

表3 気管挿管の適応

- ・呼吸不全
- ・$FIO_2 > 0.6$ で $PaO_2 < 60$ mmHg（先天性チアノーゼ疾患除く）
- ・$PaCO_2 > 55$ mmHg（急性）
- ・呼吸努力が強い場合
- ・上気道閉塞
- ・ショックなど循環動態不安
- ・気道反射消失
- ・神経筋疾患
- ・重症代謝性アシドーシス
- ・頭部外傷による頭蓋内圧上昇
- ・深鎮静が必要な場合
- ・気道保護
- ・治療のため

Madden MA（ed）: Pediatric Fundamental Critical Care Support. 2nd ed, SCCM, 2013 ; 2-18

表4 挿管チューブサイズ

年齢 or 体重	内径（mm）	
	カフなし	カフ付き
<1 kg	2.5	
<2 kg	2.5	
<3 kg	3	
>3 kg	3	3
6か月	3.5	3*
1歳	4	3.5*
2歳	4.5	4
3歳	4.5	4
4歳	5	4.5
5歳	5	4.5
6歳	5.5	5
7歳	5.5	5
8歳	6	5.5
10歳	6.5	6
12歳	7	6.5

＊6〜12か月については製品によりメーカー推奨月齢が多少異なる.
〔国立成育医療研究センター：麻酔科マニュアルより改変〕

付き気管チューブを選択する場合には，X線の位置のみならず挿管時のブラックラインの位置も考慮して日々のチューブ管理を行う．またカフ圧測定を行い気管損傷を予防する．カフ付き気管チューブについては，各製品によりカフ位置や大きさ，形が異なるため，特に乳児のサイ

ズ選択については添付文章を参照されたい．

気管挿管時の口頭展開の際，2歳くらいまではストレートの喉頭鏡のほうが使用しやすいといわれているが，明確なルールはなく曲の喉頭鏡を使用してもよい．挿管困難時だけでなくビデオ喉頭鏡を用いて気管挿管を行うこともある．

気管挿管の経路には経口と経鼻がある．経鼻挿管のほうが安定しやすく事故抜管が少ないという利点があるが，循環動態が不安定な場合や出血傾向が顕著な場合には経鼻挿管は相対的禁忌となる．また頭蓋底骨折の可能性がある場合も経鼻挿管の適応とはならない．

チューブの挿入長については，視診聴診を行うとともに $EtCO_2$ や SpO_2 の確認を行い，最終的には X 線にて確認を行うが，第 2 胸椎下端から第 3 胸椎上端に先端が来るようにする．新生児や乳児では首の屈曲によってチューブの先端位置は変わるため，チューブ位置を変更する際には十分に注意する必要がある．

BVM 換気をした際も気管挿管を行った場合にも胃の膨張により換気が障害されることがあるため，胃管を挿入し胃内の空気を適宜ドレナージする必要がある．

DAM（difficult airway management）は，トレーニングを積んだ麻酔科医でも，マスク換気もしくは気管挿管，あるいはその両方の困難をきたす場合と定義されている．当科で使用しているアルゴリズムを示す（図4）．気道確保の方法だけでなく，人を集める際の必要連絡先や，準備物品を普段から準備しておく必要がある．

気道緊急となり気管挿管ができない場合，LMA でも換気ができない場合には，外科的気道確保の適応となる．緊急時の外科的気道確保には輪状甲状靱帯穿刺，輪状甲状靱帯切開がある．

輪状甲状靱帯穿刺は全年齢で対象となり，輪状甲状靱帯切開は 12 歳以上が適応となる．輪

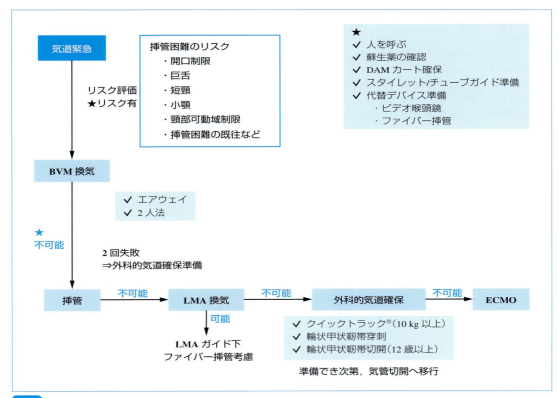

図4 予期せぬ気管挿管困難アルゴリズム
〔国立成育医療研究センター：PICU マニュアルより改変〕

状甲状靭帯穿刺は，静脈留置針でも行えるが，1 歳以上（10 kg 以上）であれば穿刺キットの使用が可能となる．穿刺キットは穿刺針，注射器，コネクタなどがセットになっており，様々な物品を組み合わせる必要がないため便利であるため準備しておくとよい．外科的気道確保は一時的なものであり，可能な限り速やかに気管切開に移行する．

気管挿管ができない，もしくは高い確率で予測されるときには，気道に熟知した麻酔科医を呼ぶとともに耳鼻科医を呼んで緊急気管切開の準備を進め，かつ体外式膜型人工肺（ECMO）導入についても準備を始める必要がある．

予期せぬ挿管困難症例はそれほど頻繁に遭遇するわけではないため，物品を整備したカートの準備や off-the-job トレーニングによる訓練を定期的に行い，緊急時にそなえることも必要である．

おわりに

小児呼吸管理の基本として初期対応について述べた．気道と呼吸の評価は最優先事項であり，早期認識と早期介入により予後良好な転帰を得られるよう日頃から心がけておく必要がある．

文献

1) Warren DW, Jarvis A, LeBlanc L, *et al*.：Revisions to the Canadian Triage and Acuity Scale paediatric guidelines（PaedCTAS）．*CJEM* 2008；**10**：224-243
2) American Heart Association：PALS プロバイダーマニュアル AHA ガイドライン 2015 準拠，シナジー，2018
3) Shaffner DH, Nichols DG（ed）：Life Support technology. Rogers' Text Book of Pediatric Intensive Care. 5th ed, LWW, 2015；566
4) Madden MA（ed）：Pediatric Fundamental Critical Care Support. 2nd ed, SCCM, 2013；2-18

参考文献

・Bachur RG, Shaw KN（ed）：Pediatric Emergency Medicine. LWW, 2015
・Furman BP, Zimmerman JJ：Pediatric Critical Care. 5th ed, Elsevier, 2017
・Pino RM, Albrecht MA, Bittner EA, et al. 稲田英一（監訳）：MGH 麻酔の手引き．第 7 版，メディカルサイエンスインターナショナル，2017
・INTENSIVIST：特集 PICU：4（3）；2012

I 総論

D 小児心肺脳蘇生の基本

●大阪医科大学小児科学教室・救急医学教室　新田雅彦

1 はじめに

　心停止に陥り，脳血流が約4分途絶えると，脳神経細胞の回復は期待できない．脳細胞はほかの臓器細胞レベルのうち最も虚血に弱く，一旦心停止に陥ると良好な神経学的予後を得るには困難が多い．心停止を予防し，予防できなかった心停止を早期に認識し，質の高い心肺蘇生を行うことが重要である．本項では，小児科研修医や内科医を対象として，小児に対する蘇生の基本と小児に対する評価法について，JRC蘇生ガイドライン[1]や救急蘇生法の指針[2]，また，欧米で小児科研修医が学ぶPALS（Pediatric Life Support）[3]のエッセンスについて解説する．

2 小児心肺脳蘇生の基本

a 救命の連鎖

1）子どもの心停止の原因と予防の重要性

　子どもの死亡数は少なく，また減少傾向で，平成29年の15歳未満の子どもの死亡数は10年前に比べ約3分の2に減少し約2,000名であった．過去の1歳以降の死亡原因の第1位は「不慮の事故」であったが，事故防止の努力などにより死亡数は減少傾向にあるが依然発生数は多い．乳幼児突然死症候群（sudden infant death syndrome：SIDS）・不慮の事故・自殺は，予防可能であり未然に防ぐことが重要である．特に不慮の事故では，0歳が約4分の1を占め，0〜6歳までが全体の約6割に至る．0歳では窒息が圧倒的に多く，1歳以上では交通事故が最も多く，溺水，転倒・転落，火事・やけどによる死亡が多い．

　また，内因系の死亡の場合であっても，疾病の予防，疾病や基礎疾患の悪化の予防により，心停止に至らぬ努力が重要である．

2）救命の連鎖（図1[1]）

　「救命の連鎖」とは，心停止患者あるいは心停止が切迫している患者を救命し，社会復帰に導くための4つの要素：①心停止の予防，②早期認識と通報，③一次救命処置（心肺蘇生とAED），④二次救命処置と心拍再開後の集中治療，からなり，それぞれが有機的に機能することにより，良好な転帰がもたらされる．わが国では，小児と成人が隔てなく包括され，蘇生のアルゴリズムも同様のコンセプトに基づき作成されている．

　早期認識と通報は，心停止の早期認識，救急医療システムへの通報，院内での蘇生チームの始動を含めた概念のみならず，心停止となりえる呼吸障害やショックの病態を早期に認識し，心停止を予防するための初期対応を行う概念も包括している．

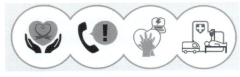

図1 救命の連鎖
〔日本蘇生協議会（監修）：小児の蘇生．JRC蘇生ガイドライン2015．医学書院，2016；175-242 より引用・改変〕

一次救命処置（basic life support：BLS）は，心肺蘇生と電気ショック，気道異物除去を包括した概念で，BLS アルゴリズムは市民用と医療従事者用に分けられ，成人と共有のアルゴリズムを使用する．小児・乳児に対しては，その特性を加味し，乳児においては手技のみが成人と異なる．

二次救命処置（advanced life support：ALS）と心拍再開後の集中治療は，効果的な心肺蘇生法（CPR）の実施と心停止に至った原因の検索と是正，心拍再開後の脳保護を目的とした治療を含む．

b 生理学的病態

1）心停止に至る病態

小児の心停止に至る病態は様々で，呼吸原性心停止と心原性心停止に分類される．呼吸原性心停止は，低酸素血症とアシドーシスが遷延し心停止に至る．一方，心原性心停止は，致死性な不整脈が突然に生じ心停止に至る．小児では呼吸原性心停止が多いとされ，低酸素血症とアシドーシスの主たる原因は，呼吸障害とショックである．

2）呼吸障害とショック，心肺機能不全

呼吸障害とは，呼吸数や呼吸仕事量の異常などを呈する状態である．酸素化や換気が，生理的な代償機転により正常に維持できている状態である「呼吸窮迫」と呼吸窮迫が悪化し，酸素化や換気が正常に維持できなくなった状態である「呼吸不全」に分類される．

ショックとは，組織の酸素需給が不均衡となりアシドーシスが生じる全身性の循環障害である．ショックには，年齢相当の血圧が保たれている「代償性ショック」と代償性ショックが悪化し，代償機能が破綻し低血圧に至る「非代償性ショック」に分類される．代償性ショックから非代償性ショックへの進行は，数時間を要することがあるが，非代償性ショックから心肺機能不全・心停止に至るまでの時間は加速度的に進行し，数分であることもあり，早期の治療が重要である（p. 34，Ⅱ章 A ショック参照）．

c 小児の評価法

1）はじめに

小児の生理学的病態，呼吸障害やショックを早期に認識し，病態を悪化させることなく，初期治療を開始することが，心停止の予防と救命率の改善につながる．そのためには，系統的な評価が行えるスキルが求められる．小児の評価についてのアプローチを表 1[2] に示す．

2）第一印象

目の前に患者さんが現れた際の，意識・呼吸・循環の3要素で構成される見た目と聴覚の情報からの印象．意識の見た目は，開眼・瞬目の有無・視線，活気の程度，疎通性，精神状態（異常興奮，意識レベルの低下），泣き声・しゃべり方・声などを包括して得られる印象．呼吸の見た目は，顔色，息づかい，胸郭の動きやパターン，狭窄音（吸気性・呼気性喘鳴）などを包括して得られる印象．循環の見た目は，皮膚の色，意識状態などである．

視野に入ってきた瞬間，「生きている」と感じられなければ，「生命徴候なし」として，反応の確認から始まる BLS アルゴリズムに進む．「生きている」と感じられれば，「生命徴候あり」とし，心停止が切迫する不安定な状態か，安定している状態かを感じ取る．不安定な状態なら，人・酸素・モニターを依頼し，一次評価（ABCDE アプローチ）へ進む．安定している場合は，問診，身体診察に進む．

表 1　小児の評価

臨床評価	
第一印象	生理的な問題と緊急度の判定
一次評価	ABCDE アプローチに沿った迅速で実践的な評価．呼吸機能，心機能，神経機能を評価する（バイタルサインの評価とパルスオキシメータを含む）
二次評価	焦点を絞った病歴聴取・身体診察
診断的評価	診断に有用な検体検査，画像検査，そのほかの検査

〔日本救急医療財団心肺蘇生法委員会（監）：小児の救命処置．改訂5版　救急蘇生法の指針2015　医療従事者用．へるす出版，2016；111-163〕

3）一次評価（ABCDE アプローチ）‥‥‥‥‥

　一次評価とは，ABCDE のどの項目に異常があるかを迅速に判断する．およそ，30 秒から数分以内に完了する．1 次評価の評価項目については表2[4)]に示す.

　気道の評価では，気道の開通性を，胸部・腹部の動きを観察，気流音・呼吸音を聴診し，陥没呼吸を伴う呼吸努力，異常な呼吸音より，分泌物，舌根沈下，気道浮腫などの上気道狭窄の有無を判断する.

　呼吸の評価では，呼吸数・胸壁の動き，鼻翼呼吸・陥没呼吸・シーソー呼吸・頭部の首振りなどの努力呼吸の有無，呼吸音の異常，SpO_2の値により呼吸障害の重症度や病型を判断する.

　循環の評価では，脈拍数／脈の速さ，末梢皮膚の状態（色調・温度），毛細管再充満時間（CRT），血圧の値からショックの有無と重症度を判断する．ショックにおける血行動態を図2[2)]に示す．脈拍の触知は，末梢の脈と中枢の脈（乳児：上腕動脈・大腿動脈，小児：内頸動脈）を触知する．CRT は，心臓と同じ高さで末梢の皮膚や爪を指などで圧迫し，圧迫解除後の色調がもとに戻るまでの時間を測定する．2 秒以下が正常とされる．血圧測定の際は，適切なマンシェットのサイズを選択する．上腕長の約 3 分の 2 を覆う.

　神経の評価では，JCS（Japan Coma Scale）やGCS（Glasgow Coma Scale）が使われるが，下記の AVPU スケールの 4 段階で簡潔に評価する（p. 10，I 章 B **小児救急外来トリアージ**参照）.

　また，瞳孔を確認し，切迫脳ヘルニア徴候を詳記に認識する．外表所見と体温の評価では，出血斑の有無，外傷の有無，特に虐待を示唆す

表2 一次評価と初期対応

一次評価の項目	症状・病態	初期対応
A（airway：気道）		
気道の開通性	分泌物	→ 吸引（口腔・鼻腔）
	舌根沈下	→ 肩枕・エアウェイ，BVM を準備
	気道浮腫	→ 呼吸しやすい体位を維持，BVM を準備
B（breathing：呼吸）		
呼吸数/胸壁の動き	呼吸窮迫	→ 酸素投与，BVM を準備
努力呼吸の有無		
呼吸音の異常	呼吸不全	→ ＋BVM で補助換気
SpO_2		
C（circulation：循環）		
脈拍数/脈の強さ	代償性ショック	→ 酸素投与，輸液路確保，急速輸液
末梢皮膚（色調/温度）		
毛細血管充満時間（CRT）	非代償性ショック	→ ＋骨髄路，急速輸液の反復
血圧		
D（disability：神経）		
意識レベル（AVPU）	意識レベル低下	→ ABC に対する対応，血糖測定
瞳孔所見	切迫脳ヘルニア	→ ＋切迫脳ヘルニアへの対応
（径・左右差，対光反射）		
E（exposure：外表所見と体温）		
外表所見	活動性出血	→ 圧迫止血
体温	低体温	→ 保温，加温
	高体温	→ 受動冷却，体表冷却

BVM：バッグバルブマスク

〔日本小児科学会：小児診療初期対応コース（Japan Pediatric Life Support）．http://www.jpeds.or.jp/modules/activity/index.php?content_id=221 を元に作成〕

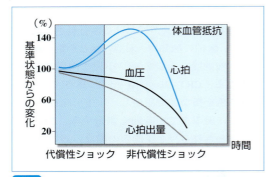

図2 ショックの重症化に伴う血行動態の変化

〔日本救急医療財団心肺蘇生法委員会（監修）：小児の救命処置．改訂5版救急蘇生法の指針2015 医療従事者用．へるす出版，2016；111-163 より引用〕

表3 年齢別の収縮期血圧の下限値

年齢	収縮期血圧の許容下限値
1か月未満	60 mmHg
1か月～1歳未満	70 mmHg
1歳～10歳未満	70＋2×年齢 mmHg
10歳以上	90 mmHg

〔日本救急医療財団心肺蘇生法委員会（監修）：小児の救命処置．改訂5版救急蘇生法の指針2015 医療従事者用．へるす出版，2016；111-163〕

表4 致死的な状態の徴候

一次評価	致死的な状態の徴候
A（airway：気道）	完全気道閉塞，重度の気道閉塞
B（breathing：呼吸）	無呼吸，著明な呼吸仕事量の増加，徐呼吸
C（circulation：循環）	微弱な脈拍，脈拍が触れない，循環不良，低血圧，徐脈
D（disability：神経）	反応なし，急激な意識レベルの低下
E（exposure：外表所見と体温）	重度の低体温，大量出血，点状出血または紫斑

〔American Heart Association：PALS プロバイダーマニュアル AHA ガイドライン2015準拠．シナジー，2018〕

るような説明のつかない傷がないかどうか観察する．また，観察時は体温喪失に留意する．

　以上の評価に基づき，ABCDE の異常，呼吸障害の重症度を区分（呼吸窮迫，呼吸不全），ショックの重症度を区分（代償性ショック，非代償性ショック），切迫する脳ヘルニアの有無を判定し，ABC の安定化，すなわち呼吸障害，ショックの治療を開始する．呼吸不全の明確な目安はなく，SpO_2 や症状で判断し，一方，低血圧性ショックの目安は，収縮期血圧の許容範囲未満とする（表3[2]）．年齢別の呼吸数，心拍数についてはⅠ章Ｂ 小児救急外来トリアージ（p.9）を参照されたい．一次評価の過程で，致死的な状態の徴候（表4[3]）を認めた場合は，評価を中断して蘇生を優先し，蘇生アルゴリズムに従う．

　さらに，呼吸障害，ショックは病態により4つに分類される．小児では，呼吸障害が多く，ショックは少ない傾向にある．特に，心原性・心外閉塞性・拘束性ショックに対して早期に認識できないことがしばしばあり，ショックを認識した際は，ポイントオブケア超音波検査などを使いショックの原因検索を行う．

d 呼吸障害の治療

1）はじめに

　小児呼吸器系の解剖学・生理学的特徴として，気道は，舌や後頭部が大きいため体位や意識障害などにより容易に閉塞しやすく，軟部組織が脆弱，成人に比べ狭小，呼吸筋疲労が起こりやすく，予備能が少ないなどがある．一方，酸素需要量は多く（乳児の体重あたりの酸素需要量は成人の約2倍），これらのため容易に呼吸障害をきたしやすい．呼吸障害の治療として，体位の工夫，吸引，酸素投与，エアウェイ，バッグバルブマスク（BVM）換気は必要最小限のスキルとして習熟しておきたい．また，治療を行った際は必ず再評価を行う．

2）体　位

　呼吸が楽になる体位を自ら取ることを妨げてはいけない．また，泣かせたり，興奮させたりしないように心がける．特に上気道閉塞の際は，刺激や体位により，容易に気道閉塞が悪化するため，無用に泣かせるなどの刺激や仰臥位にしてはいけない．

　仰臥位では，後頭部が大きいため頭部が前屈することや舌根の沈下などにより，上気道閉塞が生じやすくなる．肩のラインと外耳孔の高さが同じになるように，肩枕などを用いると気道を確保しやすい．小児では頭の下にタオルを，

乳児では肩の下にタオルや肩枕を入れて，気道が開通しやすい体位を保つ．

3）吸　引

適応として，口咽頭や鼻咽頭にある分泌物や血液，吐物による上気道閉塞の際に用いる．軟性吸引カテーテルやヤンカーを用いる．径が細いカテーテルほど高い吸引圧が必要となる．口腔あるいは鼻腔より中咽頭まで愛護的に挿入する．合併症として，低酸素血症，迷走神経刺激による徐脈，咽頭反射による嘔吐，軟部組織の損傷などある．

4）酸素療法

酸素の投与方法は，酸素マスク，鼻カニューレなどで投与する．酸素マスクには単純マスク，部分再呼吸マスク，非再呼吸マスクがある．鼻カニューレ，酸素マスクの特徴と注意点を表5にまとめる．呼吸原性心停止の原因は組織低酸素であるため，呼吸障害やショックの際は，十分な酸素投与が重要である．

5）用手気道確保やエアウェイ

体位や肩枕で気道確保ができない場合，BVMなどで人工呼吸を行う際は，用手気道確保やエアウェイを用いて気道を確保する．

用手で頭部後屈あご先挙上（図3a），下顎挙上（図3b）により気道を確保する．用手での気道確保が困難な際は，エアウェイを用いる．

意識がなく，咳・咽頭反射がない場合は，口咽頭エアウェイを用いる．サイズは口角から下顎角までの長さで，舌圧子を用いて挿入する（図4a）．

鼻咽頭エアウェイは，咳・咽頭反射が残っている場合でも使用可能だが，頭蓋底骨折が疑われる場合は使用しない．挿入の際は，先端の切り口を鼻中隔側に向け（図4b），鼻出血を生じないように愛護的に挿入し，挿入長は外鼻孔から外耳孔までの距離を目安とする．挿入後は先端の位置確認を行う．市販のエアウェイもあるが，挿管チューブを切断して使用してもよい．

6）マスクの選択とBVMの使い方

小児の体型にあったマスクを選択する．サイズの目安は，鼻根部から下顎を覆うサイズを選択する．シリコンタイプのマスクよりエアクッションタイプのマスクのほうがフィッティングに優れている．マスクを顔にフィットさせるには，EC法（親指と人指し指でCの字を描くようマスクを把持し，残りの指で下顎を挙上：図5a）を用い，マスクの周りからエアリークがないようにする．EC法は，決して力を入れすぎることなく，下顎挙上の際に軟部組織を圧迫しないよう気をつける．

BVMは自己膨張式バッグと呼ばれ，酸素供給源がなくても使用できる．高濃度の酸素を供給するためにはリザーバーを使用する．換気をする際は，リザーバーが膨らんでいることを確

表5 鼻カニューレと酸素マスクの特徴　　　　　　　　　　　　　　　　　　（口絵①参照）

	鼻カニューレ	酸素マスク		
		単純マスク	部分再呼吸マスク	非再呼吸マスク
酸素流量	1〜2 L/分	6〜10 L/分	10〜15 L/分	
特徴	食事，飲水が可能	FiO₂ 0.35〜0.6	FiO₂ 0.5〜0.6	FiO₂ 0.6〜0.95
注意点	・4 L/分以上で使用しない ・1 L/分未満では微量流量計を使用 ・口呼吸や1回換気量の違いで，吸入酸素濃度が異なる	・5 L/分未満で使用しない（再呼吸の防止のため）	・マスクをしっかり装着させる	

I 総論

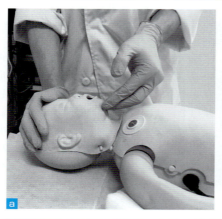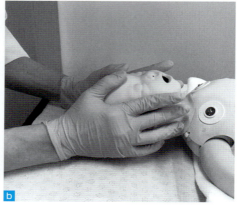

図3 用手による気道確保　　　　　　　　　　　　　　　　　　（口絵②参照）
a：頭部後屈あご先挙上法　b：下顎挙上法

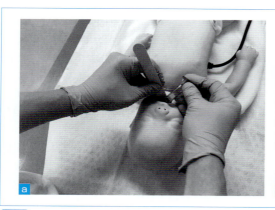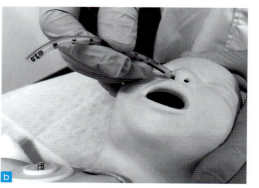

図4 エアウェイの挿入　　　　　　　　　　　　　　　　　　　（口絵③参照）
a：口咽頭エアウェイの挿入　b：鼻咽頭エアウェイの挿入

認し，胸壁の上がりをみながら呼吸に合わせて換気する．頭部後屈の際は，過剰に後屈させると気道閉塞を助長するため，エア入りや胸壁の上がりをみながら微妙に調節する．また，過剰な換気量で換気することなく，また過換気にならないよう注意が必要である．

マスクの密着が不十分で換気が困難な場合は，両手でマスクを保持して密着をより確実に行う（図5b）．また，頸椎損傷が疑われる場合は，頭部後屈を行わず，下顎挙上法により2人の救助者により行う．

e ショックの治療

1) はじめに

ショックの治療は，組織の酸素需給の不均衡の改善である．組織への酸素供給量は心拍出量と動脈血酸素含有量の積である．心拍出量は心拍数と1回拍出量で，動脈血酸素含有量はヘモグロビンに結合した酸素と血漿に溶存した酸素で規定される（図6）．ショックの治療には，心拍出量，動脈酸素飽和度，ヘモグロビンが介入点となる．よって，ショックの初期治療は，高濃度の酸素投与，前負荷としての細胞外液のボーラス投与があげられる．また，治療を行った際は必ず再評価を行う．

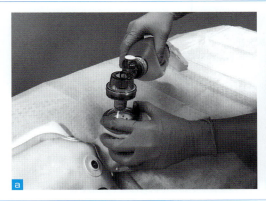
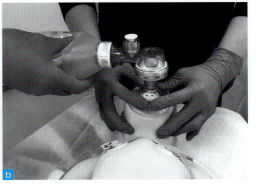

図5 マスクの保持 （口絵④参照）
a：EC法（片手でマスクを保持する方法）　b：両手でマスクを保持する方法

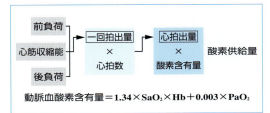

図6 酸素供給量を規定する因子

表6　急速輸液の投与量と投与時間の指標

ショックのタイプ・疾患	輸液量	投与速度
循環血液量減少性ショック, 血液分布異常性ショック	20 mL/kg （必要に応じて繰り返す*）	5～10分かけて投与
心原性ショック	5～10 mL/kg （必要に応じて繰り返す）	10～20分かけて投与
Ca拮抗薬, β遮断薬を使用するケース	5～10 mL/kg （必要に応じて繰り返す）	10～20分かけて投与
糖尿病ケトアシドーシス 代償性ショックを伴うDKA	NS 10～20 mL/kg	1～2時間以上かけて投与

＊20 mL/kgの等張晶質液を2, 3回ボーラス投与したにもかかわらず，灌流が不十分な場合：濃厚赤血球10 mL/kgを投与

〔American Heart Association：PALSプロバイダーマニュアル AHAガイドライン2015準拠．シナジー，2018より引用・改変〕

2）輸液について

　組織の酸素需給の不均衡を改善する初期治療として，細胞外液の急速輸液があげられる．前負荷を高め，心拍出量を増大させ酸素供給を高める．急速輸液のための静脈路確保は，できるだけ太い外径の留置針を用いる．また静脈確保に困難な際は，骨髄針を使用する．急速輸液の投与量と時間について表6[3]に示す．

f 蘇生アルゴリズム

1）小児に対する心肺蘇生：BLSのアルゴリズム（図7[1]）

　BLSのアルゴリズムは，成人・小児問わず基本は同じである．胸骨圧迫の強さの表現が異なること（小児は胸の厚さの約3分の1），医療従事者が2人以上で蘇生する場合は成人と小児では圧迫換気比が異なること（小児で救助者が2名以上の場合は15：2），乳児において人工呼吸や胸骨圧迫（図8a, b）の手技が異なることがあげられる．アルゴリズムのポイントは，胸骨圧迫の開始が遅れないこと，質の高い胸骨圧迫を行うこと，小児の場合は人工呼吸付きの心肺蘇生を行うことである．

　自動体外式除細動器（automated external defibrillator：AED）は，乳児も使用可能で，未就学児は小児用モード・小児用パッドを使用するが，小児用モード・パッドがない場合は成人用を用いる．小児用パッドは，イラストの通りに貼付することが原則である．また，成人用のパッ

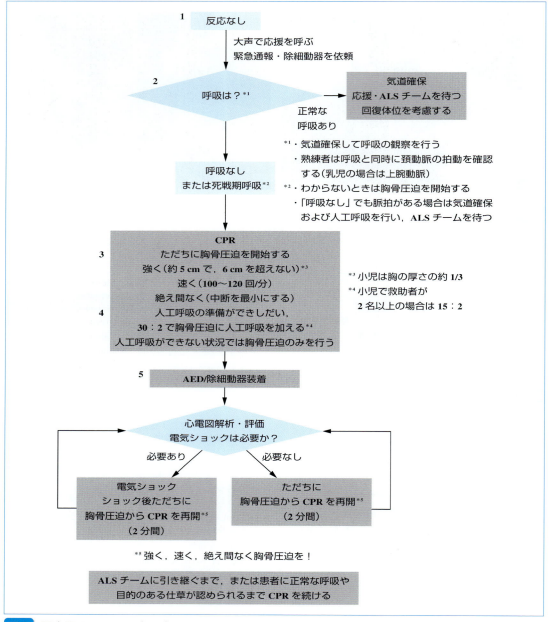

図7 医療用BLSアルゴリズム
〔日本蘇生協議会（監修）：小児の蘇生．JRC蘇生ガイドライン2015．医学書院，2016；175-242 より引用・改変〕

ドを使用する際は，パッド同士が触れ合わないように，必要に応じて前胸部と背面に貼付する．

2）心停止アルゴリズム

心停止のアルゴリズムも成人と同一であるが，電気ショックのエネルギー量，血管収縮薬や抗不整脈薬の投与量などに相違がある（表7[2]）．蘇生中は質の高い胸骨圧迫を継続し，治療を行うのと同時に，心停止の原因（表8[2]）について検索し是正する．

3）徐脈（徐拍）アルゴリズム（図9[1]）

循環不全を伴った徐脈は心停止に至る徴候の1つである（表4[3]）．小児の徐脈の原因は低酸素や換気不全が多い．心拍数60/分未満あるいは急激な低下，かつ循環不全を認める場合，十

D 小児心肺脳蘇生の基本

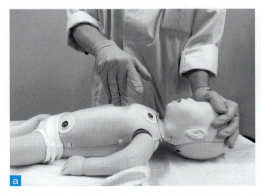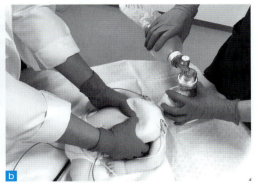

図8 乳児の胸骨圧迫　　　　　　　　　　　　　　　　（口絵⑤参照）
a：救助者が1人（二本指圧迫法）　b：救助者が2人（胸郭包み込み両母指圧迫法）

表7 二次救命処置における治療

	治療	適応・方法
電気ショック	エネルギー量 4 J/kg	VF/無脈性 VT 2回目以降も同量
血管収縮薬	アドレナリン 0.01 mg/kg（最大 1 mg）	心停止，CPR で改善しない徐脈 10倍に希釈して 0.1 mL/kg を投与 3〜5分ごとに投与
抗不整脈薬	アミオダロン 2.5〜5 mg/kg（最大 300 mg） リドカイン 1〜1.5 mg/kg（最大 3 mg/kg まで）	VF/無脈性 VT
ブドウ糖液	0.5〜1 g/kg	低血糖の是正
そのほかの薬物	心停止に対するアトロピン，重炭酸 Na および Ca のルーチン投与は行わない	

〔日本救急医療財団心肺蘇生法委員会（監）：小児の救命処置．改訂5版　救急蘇生法の指針2015　医療従事者用．へるす出版，2016；111-163 を元に作成〕

表8 心停止の可逆的な原因（4つのTと4つのH）

	心停止の可逆的な原因
4H	Hypoxia（低酸素症） Hypovolemia（循環血液量の減少） Hypo/Hyperkalemia/metabolic（低 K 血症，高 K 血症，代謝性アシドーシス） Hypothermia（低体温）
4T	Tension pneumothorax（緊張性気胸） Tamponade（cardiac：心タンポナーデ） Toxins（中毒） Thrombosis（coronary：急性冠症候群，pulmonary：肺血栓塞栓症）
小児で考慮すべき原因	Hypoglycemia（低血糖） Trauma（外傷）

〔日本救急医療財団心肺蘇生法委員会（監）：小児の救命処置．改訂5版　救急蘇生法の指針2015　医療従事者用．へるす出版，2016；111-163 を元に作成〕

分な酸素を投与する．適切な酸素化や換気にもかかわらず，循環不全を伴った徐脈が継続する場合は胸骨圧迫を開始する．また，第1選択薬はアドレナリンである．この段階で心肺蘇生を行った場合，その後に心停止に陥り心肺蘇生を行った場合に比べ転帰は優れる．

このほか，頻拍アルゴリズムもあり成書を参照されたい．

g 搬送（院内，院外）での心がけ

蘇生が行われ安定化されたあと，検査のための院内の移送や高次医療機関に搬送される場合は注意が必要である．移送や搬送中に病態が悪化することもあり，限られた環境での対応が迫られ，急変に備えた準備が必要である．酸素，輸液や薬剤，医療機器のバッテリーの確認など，挿管されている場合はチューブトラブルなどの際の準備などが含まれる．また，移送・搬送中は，バイタルサインの評価を繰り返し，モニター

Ⅰ　総　論

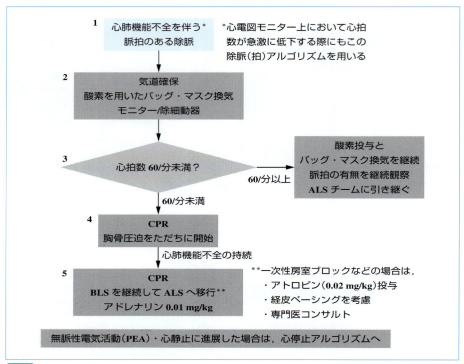

図9　小児の徐脈アルゴリズム
〔日本蘇生協議会(監修)：小児の蘇生．JRC蘇生ガイドライン2015．医学書院，2016；175-242〕

を継続する．
　高次医療機関への搬送依頼の際は，先方との良好なコミュニケーションを確立することが重要である．依頼搬送の際は，生理学的病態に基づいた評価，たとえば，「呼吸不全の患者さんの搬送依頼です」「ショックの患者さんの搬送依頼です」などと伝えると，先方の依頼元の状況に対する理解が深まる．

h 蘇生をめぐる倫理的問題

1) 心停止中の予後評価と蘇生中止

　心停止後の蘇生を行っても，治療に反応しない場合も少なくない．予後判断に有用な単独の指標は現在のところ存在しない．予後は，発生場所(院内・院外)，患者背景，心停止の原因，心電図の初期波形，目撃の有無，無処置のまま経過した時間(無灌流の時間)，CPRの有効性と継続時間(低灌流の時間)，治療内容などにより影響を受ける．年齢，初期波形がショック適応か否かは予測判断の補助としてもよい．
　わが国では，蘇生の中止，医学的無益について十分に議論されず，医学的に無益と思われる場合でも蘇生の中止や延命措置の差し控えがむずかしい．蘇生の中止や延命措置の差し控えが生じた際には，グリーフケアを実践し，家族の心情を配慮しながら寄り添うことが重要である．

2) 原因検索

　死亡した患児に対して，心停止の原因検索を進めることは重要である．外因性では事故や虐待に対する検証，内因性の疾患では，特に乳児の場合，代謝異常やイオンチャネル異常症，SIDS，感染症などの鑑別，また心原性心停止の場合，イオンチャネル異常症の検索，AEDが使用された場合の心電図波形や学校心臓検診とも情報を共有し検索する必要がある．可能なら死因検索のための解剖が望まれる．解剖ができない場合でも，死亡時画像診断(autopsy imaging：Ai)や先天性代謝異常症の鑑別のためのmetabolic autopsyや心原性心停止の原因鑑別のためのイオンチャネル異常症の検索を考慮する．表9[5]に死因検索のために必要な検体と保

表9 死因検索のために必要な検体と保存方法

保存検体	採取量・保存方法	目的とする検査
血清・血漿	最低 0.5 mL，−20℃ 以下	アミノ酸分析
全血	EDTA 管：3〜4 mL，4℃(凍結禁)	遺伝子検索
濾紙血	1 スポット以上，常温乾燥．長期保存は−20℃ 以下	アシルカルニチン分析，脂肪酸代謝異常症検索，ライソゾーム病など酵素活性
尿	最低 0.5 mL，−20℃ 以下	有機酸分析
髄液	−20℃ 以下	ウイルス分析，感染症
皮膚	5 mm 角，常温で滅菌生食に浸し 2 日以内に培養開始	ミトコンドリア呼吸鎖異常症など，各種酵素活性，遺伝子検索
心筋・肝臓・骨格筋	1 cm³ 程度，−80℃，ホルマリン禁	ミトコンドリア呼吸鎖異常症など，各種酵素活性，遺伝子検索
胆汁	−20℃	アシルカルニチン分析，脂肪酸代謝異常症検索
鼻汁ぬぐい液・咽頭ぬぐい液，便など	冷蔵で早期の提出が望ましい．長期保存は−80℃．ただし，ウイルスにより検出できない場合あり	ウイルス分析など
各種培養		感染症検索

〔日本小児科学会子どもの死亡登録・検証委員会：小児死亡時対応講習会．厚生労働科学研究費「小児死亡事例に関する登録・検証システムの確立に向けた実現可能性の検証に関する研究」，2019 より作成・一部改変〕

存方法について示す．

わが国では，チャイルド・デス・レビュー制度は発展途上であり，平成 30 年 12 月に成育基本法が成立され，今後は充実することが期待される．

 蘇生ガイドラインの作成と実践

わが国の蘇生ガイドラインは，2010 年より日本蘇生協議会（Japan Resuscitation Council：JRC）により出版された．蘇生ガイドラインは国際蘇生連絡協議会（International Liaison Committee on Resuscitation：ILCOR）が作成した国際コンセンサスに基づき，わが国の医療事情が配慮され作成されている．また，JRC 蘇生ガイドライン 2015[1] では，2010 年のガイドラインを基礎に，GRADE（Grading of Recommendations Assessment, Development and Evaluation）システムを取り入れ，システマティックレビューやガイドライン作成のための世界基準の手法を用いて作成されている．ガイドラインの実践の手引きとして，救急蘇生法の指針[2] が出版されており，JRC 蘇生ガイドラインとともに参照されたい．さらには，日本小児科学会会員に対してガイドラインの啓蒙と普及を目的とした小児診療初期対応コース（Japan Pediatric Life Support：JPLS）[4] も開催されており，受講を検討されたい．

文献

1) 日本蘇生協議会（監修）：小児の蘇生．JRC 蘇生ガイドライン 2015．医学書院，2016；175-242
2) 日本救急医療財団心肺蘇生法委員会（監）：小児の救命処置．改訂 5 版 救急蘇生法の指針 2015 医療従事者用．へるす出版，2016；111-163
3) American Heart Association：PALS プロバイダーマニュアル AHA ガイドライン 2015 準拠．シナジー，2018
4) 日本小児科学会：小児診療初期対応コース（Japan Pediatric Life Support：JPLS）．
   http://www.jpeds.or.jp/modules/activity/index.php?content_id=221
5) 日本小児科学会子どもの死亡登録・検証委員会：小児死亡時対応講習会．厚生労働科学研究費「小児死亡事例に関する登録・検証システムの確立に向けた実現可能性の検証に関する研究」，2019

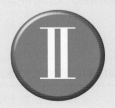

主要徴候

Ⅱ 主要徴候

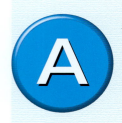

Ⅱ 主要徴候
A ショック

● 広島大学大学院医系科学研究科救急集中治療医学　志馬伸朗

1 定　義

　ショックとは，組織灌流障害により組織の代謝需要と比較して酸素と栄養が十分に供給されないことにより，細胞の酸素不足や代謝性（乳酸）アシドーシスなどが進行し，細胞，組織，臓器機能の異常から生命維持に危機が迫った急性全身性の病的状態である．

　ショックは，小児の心停止の主要原因の1つであり，進行すれば短時間で心肺停止に至る病態であるため，早期認識と迅速な対応が重要である．

　酸素供給量を規定する因子は，動脈血中酸素含有量と心拍出量である．ショックにおいては，心拍出量の低下が酸素供給量低下の要因となる．心拍出量は1回拍出量と心拍数に規定され，1回拍出量は①心収縮力，②心臓前負荷，③心臓後負荷，により規定される．これら4因子のどこに原因があるために心拍出量が低下するのかを評価する．

　なお，血流分布異常性ショックにおいては，全体としての心拍出量は低下していない（時には増加している）にもかかわらず，血流分布の異常により組織への灌流が十分に保たれない病態も生じうる．

2 ショックの評価：重症度と所見

　ショック重症度は，血圧が保たれる代償性ショックと，血圧が低下した低血圧性ショックに分類される．代償性ショックの段階での早期認識と治療介入が重要である．

a 代償性ショック（compensated shock）

　心拍出量の低下に際して，生体は心拍数を増加させ，末梢血管抵抗を上昇させて血圧を維持する．これを代償性ショックという．この場合，血圧は低下しないものの，頻脈（乳幼児＞200 bpm，就学前小児＞150 bpm，学童期小児＞120）と，末梢血管抵抗上昇を示す身体所見（末梢冷感，毛細血管再充満時間（CRT）の延長＞2秒，末梢脈の触知不良，脈圧減少，大理石様皮疹，意識状態の変化など）が生じる．臨床的には末梢皮膚所見による代償性ショックの早期発見が重要である．

b 低血圧性ショック（hypotensive shock）

　代償性ショックが進行し，頻脈，末梢血管抵抗の増加による代償機転の限界を超え，またこれらに伴う2次的な心負荷が生じることで血圧の維持が困難となる状態を低血圧性ショックと呼ぶ．低血圧性ショックは，ショックの晩期症状である．

　過度の頻脈，後負荷増大，および拡張期血圧の低下により特に心筋酸素需給バランスが破綻すると，心拍数は低下傾向に転じる．この状態は不可逆性ショック＝切迫心停止であり，分単位で心停止に至る．

3 ショックへの一般的介入

a 輸　液

　前負荷が低下するタイプのショックでは，循環血液量を補充する治療介入が行われる．初期輸液製剤として，糖を含まない等張晶質液（生

理食塩水，乳酸リンゲル液，酢酸リンゲル液，重炭酸リンゲル液など）を使用する．生理食塩水はやや高張であり，Cl濃度が154 mEq/Lと高く，緩衝剤を含有しないために，大量投与に際して高Cl血症と関連腎障害，アシドーシスの懸念がある．

いわゆる1号液（開始液）は，不適であり用いない．Na濃度が77〜90 mEq/Lの低張性電解質輸液製剤であるため，血管内容量の急速補正には不向きであるとともに，低Na血症を惹起する危険性がある．また，糖質を含むために，大量投与に際して高血糖の危険性もある．

膠質輸液（アルブミン製剤，代用血漿製剤など）は，等張晶質液より優れるとしたエビデンスに乏しいうえ，高価であり，また，生物製剤である（アルブミン製剤），緩衝液を含まない（アルブミン製剤），腎障害リスクが上がる（代用血漿剤）などの問題から第1選択として使用する意義に乏しい．

急速輸液を行うためには，できるだけ太い静脈路を複数確保する．末梢輸液路の確保が困難であれば，骨髄路あるいは中心静脈路の確保も考慮する．骨髄路確保は，静脈路確保より成功する率が高く，合併症も高くない．血圧や乳酸値の継続評価のために，観血的動脈圧ラインを早期に確保する．

輸液投与の指標として確立されたものはない．過剰な輸液によりショック患者の予後を悪化させる懸念もあるため，年齢別血圧（**表1**[1]）あるいは乳酸値に加え，心臓超音波検査による心収縮力：見た目の駆出率（正常値50〜70%），輸液反応性（下大静脈径や呼吸性変動，あるいは左室拡張末期径）などが参考になる．

b 循環作動薬など

循環作動薬は，①心収縮力の補助，②前負荷の軽減あるいは増加，③後負荷の軽減あるいは増加，④心拍数の増減，の目的に応じて使い分ける．

心収縮力を補助する目的では，アドレナリン，ドブタミンあるいはホスホジエステラーゼⅢ阻害薬（ミルリノン，オルプリノン）が用いられる．末梢血管を収縮させ前負荷あるいは後負荷を増す目的ではノルアドレナリンが，逆の目的

表1	低血圧の閾値
年齢層	低血圧（mmHg）
1週まで	60
1週〜1か月	65
1か月〜1歳	70
2〜5歳	75
6〜12歳	85
13〜18歳	90

※または，$70+1.6 \times$［年齢］（1歳以上）．
年齢別の低血圧閾値となる収縮期血圧を示す．
〔日本版敗血症診療ガイドライン2016作成特別委員会：日本版敗血症診療ガイドライン2016．日集中医誌2017；24（suppl）：S1-S232, 2017を参考に作成〕

ではニトログリセリン，ニトロプルシド，ホスホジエステラーゼⅢ阻害薬などが用いられる．心拍数はアドレナリンβ_1受容体刺激薬（アドレナリン，ドブタミン）あるいは，遮断薬（ランジオロール）による調節する．なお，陽圧換気は左心室の前後負荷を軽減し，右心室の前負荷を減じるが後負荷を増加させる．

一般的に，特に新生児期，乳児期の心筋は未熟であり，後負荷の増加に対する影響が大きいとされ，末梢血管拡張薬による後負荷軽減が指向される．

心原性ショックの中で，体肺血流不均衡が存在する先天性心奇形病態においては，特に肺血管抵抗の調節が循環管理において重要な意義をもつと考えられるが，本項では詳述しない．

輸液負荷および循環作動薬に抵抗性のショックに対しては，早期のショックからの離脱を目的にステロイドの補充療法（ヒドロコルチゾン5 mg/kg/日）を考慮してもよい．

c 気管挿管と人工呼吸

小児のショックにおいて，呼吸不全になる前に，酸素投与，気管挿管や人工呼吸を行うことが有用か否かについては，直接的にその有用性を検討した研究がない．ショックに伴う意識障害，頻呼吸やアシドーシスと呼吸仕事量の増大は呼吸補助の必要性を示唆する所見であるし，急速大量輸液に伴う肺水腫悪化の懸念について常に留意しながら，呼吸補助のタイミングを計る．動脈血酸素飽和度を低くも高くもない範囲

Ⅱ　主要徴候

（92〜97％）に保つことは受け入れられる.

　一方，ショックが極度に進行した状況での気管挿管操作に際しては，徐脈や心停止の危険を伴う.しかし，挿管前のアトロピン投与の有用性は明らかではない.ケタミンは，重症患者の気管挿管時において比較的低血圧や徐脈などの合併症が少ない鎮静薬である.

d 低血糖，低 Ca 血症への対処

　小児では，筋肉や肝臓内のグリコーゲン貯蔵が少なく，ショック時に低血糖となりやすい.組織低灌流と低血糖の合併は中枢神経系の不可逆的合併症を含む不良な転帰に関連すること，低血糖は是正が可能なことを考慮すれば，早期に発見し是正することが重要である.初回採血時に血糖値を測定し，新生児で<45 mg/dL，乳児期以降で 60 mg/dL であれば糖液のボーラス投与により補正する.初回ブドウ糖補正量は体重当たり 0.5〜1 g であり，糖液濃度と投与量を乗じて体重当たり 50 となるような初回補正投与をすればよい.

　イオン化 Ca を測定し，低値であれば Ca 製剤の静脈内投与により対処する.

e 治療介入の目標

　ショック患者の治療における目標は確立したものはない.一般的には，臨床的ショック症状（心拍数，血圧，CRT，乳酸値など）の改善が目標となる.心臓超音波所見も参考にする.上大静脈酸素飽和度（$ScvO_2$）70％以上を目標としたプロトコール主導の治療を行うと生存退院を向上させたとの報告がある.ただし，このためには中心静脈カテーテルの留置を必要とするため，その侵襲性も踏まえて適応を考慮する.非侵襲的で簡便な CRT と $ScvO_2$ は比較的相関するので，代用に値する.

❹ ショックの型ごとの治療介入

　ショックには 4 つの大きな型と，各型のなかで細分される類型がある.類型ごとに治療介入が異なる.心臓超音波と身体所見によりおおまかな迅速分類を試みる（表2）.

a 循環血液量減少性ショック（hypovolemic shock）

　小児のショックのなかで最も多く，出血性と非出血性（出血以外の体液量の減少）に分けられる.本態は血管内容量減少による前負荷低下であり，治療の主体は急速輸液あるいは輸血である.初回は等張晶質液 20 mL/kg を 5〜20 分でボーラス投与し，循環動態の再評価を頻回に繰り返しつつ必要に応じ再投与する.出血性の場合，40〜60 mL/kg の等張性電解質輸液製剤の投与で循環動態が安定しない，あるいはヘモグロビン値<7 g/dL では輸血を考慮する.

b 血流分布異常性ショック（distributive shock）

　過剰な血管拡張と，血管内での容量分布不均衡により有効循環血液量が減少する病態であり，敗血症性ショック，神経原性ショック（脊髄損傷など），アナフィラキシーショックに分けられる.血管拡張による相対的な循環血液量不足に伴い前負荷は低下し，敗血症性ショックでは心収縮力の低下を合併しうる.

1）敗血症性ショック

　早期の適切な微生物検体採取と，抗菌薬療法の開始，感染巣コントロールといった感染症の基本診療が重要である.加えて，早期にショックからの回復を図るため初期大量輸液（最初の15 分で等張性電解質輸液製剤を 20 mL/kg ずつ，最大 60 mL/kg まで，あるいは呼吸障害や肝腫大が出現しない範囲で）を行う.それでもショックが遷延する場合，末梢血管抵抗の上昇した冷ショック（cold shock）であればアドレナリン（0.03〜1.0 μg/kg/分）を，末梢血管抵抗の低下した温ショック（warm shock）であればノルアドレナリン（0.03〜1.0 μg/kg/分）を追加投与する.カテコラミン不応性の冷ショックに対してはミルリノンを考慮する.

　副腎皮質機能不全がある，あるいは疑われる患者では，昇圧目的でのヒドロコルチゾンの補充療法（5 mg/kg/日）も考慮される.ポリミキシン B 固定化吸着カラムを用いたエンドトキシン吸着療法を含む血液浄化法や，体外式人工膜型肺（ECMO）を用いた循環蘇生の効果は確立さ

A ショック

表2 ショックの型の迅速鑑別

	心臓超音波検査			身体所見	
	心収縮力	下大静脈径/呼吸性変動	そのほかの所見	末梢循環	頸静脈
循環血液量減少性	→	狭小/大きい		冷たい	虚脱
血液分布異常性	→あるいは↓	狭小/大きい		暖かい→冷たい	虚脱
心原性	↓	拡大/小さい	先天性心内外奇形など[*1]	冷たい	怒張
閉塞性	→	拡大/小さい	右心系拡大：肺塞栓，気胸 心タンポナーデ：心嚢液貯留など	冷たい	怒張

*1 初期評価時に細かな心内外奇形診断に拘りすぎて介入を遅らせないよう注意する.

れていない.

2）神経原性ショック

神経原性ショックでは，交感神経系の遮断に伴う血管拡張による低血圧と徐脈を認める．急速大量輸液に加え，末梢血管収縮作用を期待してノルアドレナリン（0.03〜1.0 μg/kg/分）やバソプレシン（0.3〜1.5 mU/kg/分），徐脈であればアドレナリン（0.03〜1.0 μg/kg/分）を考慮する.

3）アナフィラキシーショック

アドレナリン投与（0.01 mg/kg，最大 0.3 mg）を原液で筋肉内投与する．循環虚脱を認める場合は循環血液量減少性ショックに準じた初期輸液を行い，低血圧が遷延する場合はアドレナリン持続静脈内投与（0.03〜1.0 μg/kg/分）も考慮する．ヒスタミン H_1/H_2 受容体拮抗薬やステロイドの有効性を支持するエビデンスはない.

c 心原性ショック（cardiogenic shock）

心収縮力低下，不整脈などにより心拍出量低下を呈する病態であり，心筋炎・心筋症，不整脈（上室性・心室性），先天性心疾患，心筋梗塞，心臓手術後，心外傷などが原因となる．過剰急速輸液は病態を増悪させる危険性もあり，等張晶質液 5〜10 mL/kg を 10〜20 分以上かけ再評価を繰り返しながら慎重に投与する．強心薬投与による心収縮改善，あるいは末梢血管拡張薬による後負荷軽減を目的としてアドレナリン（0.03〜1.0 μg/kg/分），ドブタミン（5〜20 μg/kg/分），ミルリノン（0.25〜0.75 μg/kg/分）を投与する．心臓手術後患者心原性ショックに対してミルリノンが有効との報告がある．心原性ショック患者に対してどのカテコラミンまたは血管作動薬が転帰改善に有効か否かは，現時点では不明である.

頻脈性あるいは徐脈性不整脈に対しては，各々の特異的治療を行う（p. 75，II 章 F 不整脈参照）.

d 閉塞性ショック（obstructive shock）

物理的閉塞による心拍出障害を呈する病態であり，肺塞栓，心タンポナーデ，緊張性気胸，重症大動脈縮窄症，大動脈弓離断症などが原因疾患としてあげられる．原因となる物理的閉塞の解除が根本治療であり，肺塞栓症に対しては血栓溶解療法あるいは除去術，心タンポナーデに対して心嚢ドレナージや心膜開窓術，緊張性気胸に対して胸腔穿刺やドレナージ，などを行う．重症大動脈縮窄離断は閉塞性ショックと心原性ショックを合併する．手術が根本的治療であるが，術前には動脈管開存目的でプロスタグランジン E_1 製剤を使用する．根治的特異的治療前に輸液負荷を行うことは緊急的処置として妥当である.

Ⅱ　主要徴候

 保護者への説明のポイント

- ●ショックは重篤な病態であり，心肺停止の前段階である．
- ●治療が奏効せず進行すれば，死に至る可能性がある．
- ●集中治療室あるいはこれに準じた病床での全身管理が必要である．
- ●循環不全に加えてほかの臓器不全（呼吸不全，腎不全など）も併発するため，気管挿管・人工呼吸管理を含めた全身管理やモニタリングのために，様々な侵襲的処置が必要となる．
- ●安全に処置を行うため，あるいは呼吸，循環補助を適切に行うために鎮痛・鎮静を要するので，患児と意志疎通がとりにくくなる．

 参考文献

・日本蘇生協議会（監修）：小児の蘇生．JRC蘇生ガイドライン2015；HP．
http://www.japanresuscitationcouncil.org/wp-content/uploads/2016/04/6f3eb900600bc2bdf95fdce0d37ee1b5.pdf#search=%27心肺蘇生＋ガイドライン＋小児の蘇生%27
・American Heart Association：PALSプロバイダーマニュアル AHAガイドライン2015準拠．シナジー，2018
・宮坂勝之（翻訳・編集）：日本版PALSスタディガイド　小児二次救命処置の基礎と実践（改訂版）．エルセビアジャパン，2013
・日本版敗血症診療ガイドライン2016作成特別委員会：日本版敗血症診療ガイドライン2016．日集中医誌2017；24（Suppl）：S1-S232, 2017

Column 1 腹痛・嘔吐時にはすぐに末梢循環状態，脈拍，血圧，SpO₂のチェックを！

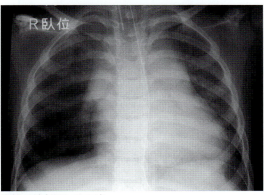

胸部 X 線（CTR 60.6％）
左軸偏位，Q 波（−），QRS の Wide 化（±）
V1〜4；陰性 T 波，V2〜4；著明な ST 上昇

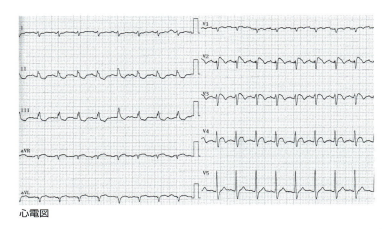

心電図

腹痛・嘔吐は急性心筋症の初発症状として忘れるな！

 5 歳女児．朝から少し機嫌が悪かったが，幼稚園には普通どおりに登園した．昼前から腹痛を訴え，嘔吐を反復したため，家族に連絡．顔色が悪いため近医受診．嘔吐が持続しているため，順番を早めて先に点滴を開始しようとした途端にけいれんが起こり，そのまま心肺停止状態となる．すぐに AED をかけて，心拍再開するとともに救急車要請，救急搬入となる．搬入時，レベル GCS 4（E1，V1，M2）で血圧測定不可，心エコーでの EF43％，トロポニン 12.90 ng/mL，血糖 470 mg/dL，血液ガス；pH 6.854，HCO₃⁻ 8.6 mEq/L，BE−25.4．心筋症を疑い処置を行うも，体外循環（PCPS）の準備中に再度心停止が起こり，帰らぬ人となった．腹痛・嘔吐は心筋症の初発症状であることを忘れずに，冷や汗，生あくび，心拍数，血圧，SpO₂，末梢循環のチェック評価を行うことが不可欠！

（市川光太郎）

II 主要徴候

B 多臓器不全

● 東京都立小児総合医療センター救命・集中治療部集中治療科　齊藤　修

医療技術の進歩は，数多の生命を救ってきた．しかしそれとは裏腹に，われわれが対峙しなければならない子どもの併存疾患はますます複雑性を帯びるようになり，問題が多臓器に及ぶ場合も少なくない．それは傷病による直接障害の場合もあれば，患児自身の免疫応答の結果の場合もある．いずれにしても今なお，ひとたび多臓器不全に陥れば，その原因のいかんにかかわらず，多くの子どもの生命が奪われることに変わりはない．

本項がこうした子どもたちを救う一助となれば幸甚である．

1 多臓器不全とは

日本救急医学会では多臓器不全（旧来表記では multiple organ failure：MOF）を，救命例では可逆的であることから多臓器障害（multiple organ dysfunction syndrome：MODS）と表し，重症傷病が原因となり制御不能な炎症反応（過剰なサイトカイン）による2つ以上の臓器・系の進行性機能障害と定義する．また中枢神経，心，肺，肝，腎，消化管などの主要臓器に限らず，免疫，内分泌系といった様々な生理学的システムの機能障害を包括し[1]，臨床経過や原因となる傷病が多彩であることから「syndrome（症候群）」と表現したとしている．また，2017年 Pediatric intensive care medicine の特集号において，用語のむずかしさを述べつつも，New and progressive MODS（NPMODS）という新たな概念が示された．New MODS とは，PICU 入室時に臓器不全が無い，ないしは単臓器不全のみの症例が新たに多臓器不全を生じたものとし，progressive MODS は，既に多臓器不全を呈した症例においてさらなる臓器不全が加わったものとして再定義された[2]．本項では，これら臓器不全，障害に対して以下 MODS と総称し，述べていくこととする．

2 疫 学

表1[1]にこれまでに報告された小児 MODS の発生率，死亡率を示す．MODS の定義，観察期間などの相違はあるものの，小児集中治療室の平均死亡率（米国 2.4～2.8%）[2]に比して，いずれも高い値を示し，特に肝・骨髄移植のそれが際立つ結果であることは，家族への説明の際には重要な事項であると考えられる．

また，成人同様，障害を示す臓器数が多いほど死亡率の増加に直結するとされ[3,4]（図1，図2），臓器不全が1つ増える度に死亡率は 2.25 倍に，敗血症性ショック時には 50 倍に増すなどの報告がある[5]．その他リスク因子として抗菌薬の投与の遅れ，乳幼児などの若年，MODS 発症のタイミング（PICU 入室直後より遅れた発症），免疫不全，外傷・熱傷が挙げられる．一方で少ないながらも全身炎症反応症候群（systemic inflammatory response syndrome：SIRS）を呈さない MODS 症例も少なからず存在し[2]，乳幼児における単臓器の障害が成人同様の全身性の炎症反応を惹起するとは限らないなど[6,7]，成長過程にある小児は MODS の程度も年齢ごとに異なる可能性が報告されている[8]．

3 MODS の評価

MODS を表す場合，原因のいかんにかかわらず，生体内の複数の臓器が機能障害を示しつ

表1 小児MODSの疫学

	著者	発表年	n	発生率(%)	死亡率(%)
小児集中治療室	Khilnaniら	1987	1,722	17	26
	Tanら	1995	283	6	56
	Leteurtreら	1996	1,806	53	12
	Proulxら	1998	777	11	51
	Typpoら	1999	44,693	19	10
	Leteurtreら	2002	594	45	19
	Tantaleanら	2003	276	57	42
	Wilkinsonら	2003	831	27	26
	Typpoら	2009	44,693	19	10
	Leteurtereら	2013	3,671	57	6
敗血症	Wilkinsonら	1998	726	24	47
	Leclercら	2000	593	45	19
	Kutokoら	2001	80	73	19
	Gohら	2001	495	17	57
	Proulxら	2003	1,058	18	36
先天性心疾患	Seghayeら	1998	460	4	56
外傷	Calkinsら	2002	534	3	17
肝・骨髄移植	Keenansら	1998	121	55	94
	Feickertら	2000	114	27	72
	Lamasら	2002	49	90	69

〔Proulx F, Jayal JS, Mariscalco MM, et al.: The pediatric multiple organ dysfunction syndrome. *Pediatr Crit Care Med* 2009; 10: 12-22 より改変〕

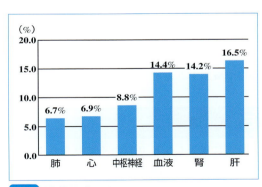

図1 臓器別死亡率

〔Typpo KV, Petersen NJ, Hallman DM, et al.: Day 1 multiple organ dysfunction syndrome is associated with poor functional outcome and mortality in the pediatric intensive care unit. *Pediatr Crit Care Med* 2009; 10: 562-570〕

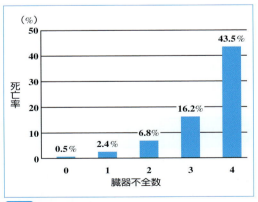

図2 臓器不全数別死亡率

〔Typpo KV, Petersen NJ, Hallman DM, et al.: Day 1 multiple organ dysfunction syndrome is associated with poor functional outcome and mortality in the pediatric intensive care unit. *Pediatr Crit Care Med* 2009; 10: 562-570〕

つある，そのベクトルで表現されなければならない．すなわち，各臓器に異常があるかないかと明確な区分をする，あるいは診断名を確定させることに固執するのではなく，機能不全に向かいつつあるその「傾向」と「強さ」を客観的に捉えることが重要である．「傾向」と「強さ」は，言い換えると「緊急度」と「重症度」ということになる．それらを統合，各臓器をトリアージし，いかに治療するかが重要である（図3）．

これまでも，重症敗血症・敗血症性ショックに由来したMODSは，さかんに議論されてきた．一方で，複雑な血行動態を有する先天性心疾患周術期における急性腎傷害（acute kidney injury：AKI）や，骨髄移植後の急性呼吸窮迫症候群（acute respiratory distress syndrome：ARDS），多発外傷・広範囲熱傷による播種性血管内凝固（disseminated intravascular coagulation：DIC）も，感染の関与がなくてもSIRSを端緒としたMODSの範疇に入る場合が少なくない．こうした病態群に対して，等しくその「傾向・強さ」を再現可能な方法で経時的に評価するために，様々なスコアリングシステムやカテゴリー区分を用いることも重要である．

小児でMODSを包括的に表現できるスコアリングは成人ほどではないが，近年（daily）PELODスコア[9]，PELOD-2[10]（表2）やP-MODSスコア[11]（表3），成人向けSOFAスコアの応用などが開発されている．こうしたスコアを経時的に用いることにより，MODSの総体的な病勢ベクトルを経時的，客観的に評価する姿勢が，われわれには求められる．

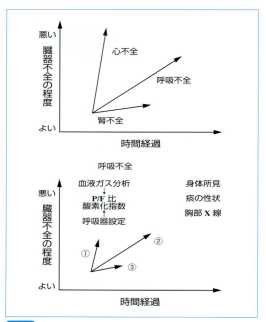

図3 小児MODSの概念図

多臓器不全を評価する際は，個々の臓器障害の緊急度，重症度を見極めることが重要である．原因の除去を前提として，緊急度，重症度各々が最も重度のものより介入する（矢印の傾きが「緊急度」，長さが「重症度」を表す）．たとえば
①緊急度は高く，迅速な解除が要求される気道閉塞（ただし，解除さえできれば重病度は高くない）
②一両日中に挿管が必要そうな細菌性肺炎・ARDS（呼吸器管理は長引く＝重症度は高い）
③侵襲のある介入を要しない長引く喘息発作
をイメージした．

④ 治療アルゴリズム

どのようなフェーズであろうとも，MODSと認識された場合の治療アルゴリズムは，救命処置と何ら変わらない．すなわち，感染巣などの原因除去を最大限に行うことを前提とし，最良の神経学的転帰（D）を得るために，確かな気道（A），呼吸（B），循環（C）の維持が優先されるべきである（すなわちABCD順，ちなみに近年の1次救命処置は，ABCから胸骨圧迫を重んじるCAB順となっている）．以下にABCDアプローチによる（臓器ごと）評価・介入方法に

ついて概説する．

⑤ 気　道

最初に優先して確立しなくてはならないのは，気道である．通常，気道閉塞をMODSに含めることはしないが，いかなる治療介入においても最も影響のある阻害因子となるため，常に起点におかなくてはならない．すなわち気道に問題を認めたならば，（必要であれば）直ちに吸引を施行しながら，頭部後屈顎先挙上（または下顎挙上），口咽頭・鼻咽頭エアウェイ，ラリンジアルマスク，気管挿管といった気道確保方法の中から，適時，病勢が向かうであろう全身像を推し量り，最適な方法を速やかに選択す

表2 PELOD-2 スコア

	スコア	0	1	2	3	4	5	6
中枢神経	GCS	≧11	5〜10			3〜4		
	対光反射	両側反応あり					両側固定	
心血管	乳酸値（mmol/L）	＜5.0	5.0〜10.9			≧11.0		
	平均動脈圧							
	＜1か月	≧46		31〜45	17〜30			≦16
	1〜11か月	≧55		39〜54	25〜38			≦24
	12〜23か月	≧60		44〜59	31〜43			≦30
	24〜59か月	≧62		46〜61	32〜44			≦31
	60〜143か月	≧65		49〜64	36〜48			≦35
	≧144か月	≧67		52〜66	38〜51			≦37
腎	クレアチニン（μmol/L）		（mg/dL 換算）		（mg/dL 換算）			
	＜1か月	≦69	0.78	≧70	0.79			
	1〜11か月	≦22	0.25	≧23	0.26			
	12〜23か月	≦34	0.38	≧35	0.40			
	24〜59か月	≦50	0.57	≧51	0.58			
	60〜143か月	≦58	0.66	≧59	0.67			
	≧144か月	≦92	1.04	≧93	1.05			
呼吸	$PaO_2(mmHg)/F_1O_2$	≧61		≦60				
	$PaCO_2(mmHg)$	≦58	59〜94		≧95			
	侵襲的人工呼吸器	なし			あり			
血液	白血球数（×10^9/L）	＞2		≦2				
	血小板数（×10^9/L）	≧142	77〜141	≦76				

〔Leteurtre S, Duhamel A, Salleron J, *et al.* : PELOD-2 : an update of the PEdiatric logistic organ dysfunction score. *Crit Care Med* 2013 ; 41 : 1761-1773〕

表3 P-MOD スコア

スコア		0	1	2	3	4
乳酸（mmol/L）		＜1	1〜2	2〜5	5〜7.5	＞7.5
P/F		＞150	100〜150	75〜100	50〜75	＜50
ビリルビン	（μmol/L）	＜8.5	8.5〜34.2	34.2〜85.5	85.5〜171	＞171
	（mg/dL）	＜0.5	0.5〜2.0	2.0〜5.0	5.0〜10.0	＞10.0
フィブリノゲン	（μmol/L）	＞4.40	3.70〜4.40	3.0〜3.70	2.20〜3.0	＜2.20
	（mg/dL）	＞150	125〜150	100〜125	75〜100	＜75
BUN	（μmol/L）	＜7.10	7.10〜14.3	14.3〜21.4	21.4〜28.5	＞28.5
	（mg/dL）	＜20	20〜40	40〜60	60〜80	＞80

範囲 0〜20

〔Graciano AL, Balko JA, Rahn DS, *et al.* : The Pediatric Multiple Organ Dysfunction Score（P-MODS）: development and validation of an objective scale to measure the severity of multiple organ dysfunction in critically ill children. *Crit Care Med* 2005 ; 33 : 1484-1491〕

Ⅱ　主要徴候

る（**表4**）[12]．仮に当初は開通性に問題を認めないとしても，輸液負荷による肺水腫（すなわち分泌物増多），意識レベルの変容による舌根沈下など他臓器への介入途中に突如，閉塞を生じることも想定しなくてはならない．こうした場合，当然，他臓器への介入途中であろうともまず気道への介入を優先しなければならない．

気道の開通性を評価する一定の基準はないが，クループスコアのように疾患特異的なものを使用してもよいかもしれない（**表5**）[13]．また次項に述べる呼吸の評価と同じく，子どもが表現する様々な呼吸窮迫・不全徴候を一つ一つ丁寧に追うことも重要である（**表6**）．

❻ 呼　吸

呼吸窮迫時，呼吸筋の酸素消費は，全身の酸素需要の30%にも及ぶため[14]（通常5%未満），呼吸補助そのもののみならず，循環，中枢神経を補助・保護するためにも，確固たる気道を前提とした呼吸補助は重要となる．ただし，重要なことは，不確かな気道（深すぎる固定長の気管チューブも含む）に対して呼吸器の調節（身体所見による評価，血液ガス分析の採取も含む）や循環管理はナンセンスだということである．いくら血液ガス分析を行い呼吸器を調整しても，胸壁心臓超音波評価にて血管作動薬を工夫しても，確かな気道確保なしでは徒労に終わる．

近年，Berlin新基準が導入されたARDS[15]における死亡率は，重症の場合45%，中等症，軽症でも32，27%にのぼる．不均一な病因が指摘されているなかでも，管理の原則は，必要最低限の酸素化・換気を担保しつつ，人工呼吸器関連肺障害（ventilator-induced lung injury：VILI）を最小限に抑えるために1回換気量を制限，高圧を回避することとされる[16]．こうした肺保護換気戦略を行う場合は，圧規定式換気にて呼気終末陽圧（positive end-expiratory pressure：PEEP）を10〜15 cmH$_2$O程度，吸気圧を30 cmH$_2$Oとするのがよい．また呼吸性アシドー

表4 気道確保の最適手段

表4 a 挿管チューブのサイズ

年　齢	内径（mm）	経口固定長（cm）
＜1 kg	2.5	7
＜2 kg	2.5	8
＜3 kg	3.0	9
＞3 kg	3.0	10
6か月以降1歳未満	3.5	10.5〜11
1	4.0	12
2	4.5	13
3	4.5	13
4	5.0	15
5	5.0	15
6	5.5	16
7	5.5	16
8	6.0	17
10	6.5	19
12	7.0	20
12歳以降	7.5	21

または経口固定長＝5＋身長（cm）÷10（cm）

表4 b ラリンジアルマスクエアウェイのサイズ

サイズ	体　重
1	新生児・乳児〜5 kg
1 1/2	乳児5〜10 kg
2	乳児・小児10〜20 kg
2 1/2	小児20〜30 kg
3	小児30〜50 kg

〔Steward DJ, Lerman J, Cot'e CJ：気道の管理，小児麻酔での技術と手技：宮坂勝之，山下正夫（共訳・訳者付記）：小児麻酔マニュアル（第5版）．克誠堂出版，2005；76-98〕

表5 クループスコア

意識状態	正常：0点	失見当識，混乱：5点		
チアノーゼ	なし：0点	興奮時のみ：4点	安静時もあり：5点	
喘 鳴	なし：0点	興奮時のみ：1点	安静時もあり：2点	
空気の入り	正常：0点	減少：1点	著しく減少：2点	
陥没呼吸	なし：0点	軽度：1点	中等度：2点	高度：3点

mild（軽度）：0〜2点，moderate（中等度）：3〜7点，severe（重症）：8〜17点

〔Westley CR, Cotton EK, Brooks JG：Nebulized racemic epinephrine by IPPB for the treatment of croup：a double-blind study. *Am J Dis Child* 1978；132；484-487〕

表6 子どもが表す呼吸窮迫・不全徴候

症状

鼻翼呼吸	吸気ごとに鼻翼を拡大させる呼吸
陥没呼吸	呼吸筋を使って吸気を増やそうとするが，肺の弾性力の低下または気道抵抗の上昇のために胸郭，頸部などが内側に向かって凹む呼吸
吸気性喘鳴	上気道（胸腔外）の気道閉塞を表す
呼気性喘鳴	下気道（胸腔内）の，特に末梢気道の閉塞を表す
呻 吟	末梢気道や肺胞の虚脱を防ごうと呼気終末に喉頭を狭め（結果，「うっー」とうなるようになる），呼気終末陽圧（PEEP）を維持しようとする呼吸
シーソー呼吸	吸気時に胸郭が陥没し，腹部が拡張する．呼気には逆の動きとなる

程 度	陥没部位
軽症〜中等症	肋骨弓下
	胸骨下
	肋間
重 症	鎖骨上
	胸骨上
	胸骨

シスが重度の場合は，重炭酸補充（追加）を行い，pH>7.20程度で循環への影響を低く抑えるように努める．ただし現在までのところ，小児における最適な低容量換気（成人では一般に1回換気量6 mL/kg程度が目安といわれる）は不明であり，かつ循環とのバランスを考慮した最良のPEEP値は，成人においてさえ十分に示唆される状況ではない[17〜19]．

通常の呼吸管理で酸素化を維持しえない場合は，救命治療として一酸化窒素吸入療法（inhaled nitric oxide：iNO，10〜20 ppm）[20]，高頻度振動換気法（high-frequency oscillatory ventilation：HFOV，10〜15 Hz，MAP 25〜30 cmH$_2$O前後）[21,22]，腹臥位療法[23,24]，サーファクタント補充療法[25]などが選択枝としてあげられるが，いずれも酸素化の若干の改善を示すものの，十分にその有効性を示すには至っていない．最近ではむしろこうした管理よりも，呼吸不全が重度であれば，体外式膜型人工肺（ECMO）が可能な施設への早めの転送が重要であるとされる[26]（図4）．

酸素化を中心とした呼吸障害の評価指標は様々に開発されており，いずれも有用で普段より使い慣れていることが重要である（表7）が，子どもの呼吸不全徴候の端緒は非常に微細であるために，表6で表した症状1つ1つを丁寧に追う診療も必要である．

7 循　環

蘇生時，「強く速く絶え間ない」胸骨圧迫や，胸壁の戻りをしっかり行うことはいずれも，いち早く冠血流を支え，全身への灌流圧，すなわち主要臓器(特に心臓・脳)へ酸素を含有した血流を回復・維持することに主眼をおいた救急処置である．MODS発症時の循環管理の原則も，迫り来る時間経過の単位が違うだけで(蘇生時は秒から分単位，MODS時は長ければ日単位)，障害を受けている心臓を用いていかにして各臓器の代謝需要を満たすかという点で，本質的には同義となる．すなわち，重症頭部外傷で生じた頭蓋内圧亢進・意識障害，腸管浮腫・腹水で生じた腹部コンパートメント症候群(abdominal compartment syndrome：ACS)による急性腎障害・乏尿，いずれの場合も，原因(血腫，腹水)を除去しつつ，主要臓器へ必要最低限の有効灌流血液量を，心機能そのものも障害を受けているなかで迅速に立て直すことが求められる(図5)．

一般にショックに陥った子どもは，1回拍出量を容易に増やすことができないため，心拍数を上げることで低下した心機能を補う．成人と異なりすでに頻拍傾向にある子どもの心拍数が2倍になることはないが，年齢に応じた心拍数を把握し，頻拍に敏感となることから小児の循環管理が始まるといえる(p. 52，II章C **重篤感染症・SIRS/sepsis** 参照または**表8**[27])．一方，循環評価として，しばしば胸壁心臓超音波や各種の侵襲的モニタリングの値(前負荷として中心静脈圧，左室拡張末期容量，1回拍出量変動，心収縮能として左室駆出率)が語られるが，1つ1つのパラメータだけで子どもの前負荷や心

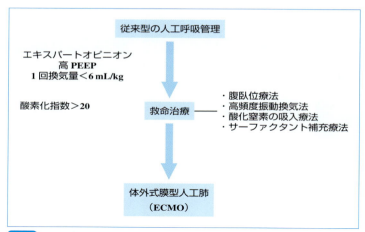

図4 呼吸補助戦略

現在までのところ，各救命治療にその有効性は十分に証明されていない．そのため，各施設のプロトコルに沿ってPEEPや1回換気量を調整し，VILIを最小限とするよう努めることとなる．重症例は，ECMOを含めた呼吸不全管理が可能な施設への早めの転送が肝要である．

表7 呼吸障害の評価指標

①$AaDO_2 = F_iO_2 \times (760-47) - P_aCO_2 / 1.0 - P_aO_2$

②$Oxygenation\ Index\ (OI) = F_iO_2 \times MAP\ (cmH_2O) \times 100 / PaO_2\ (mmHg)$

③$Compliance\ (mL/cmH_2O) = \Delta Volume / \Delta Pressure = Tidal\ volume / PIP - PEEP$

④$P/F\ ratio = PaO_2 / F_iO_2$

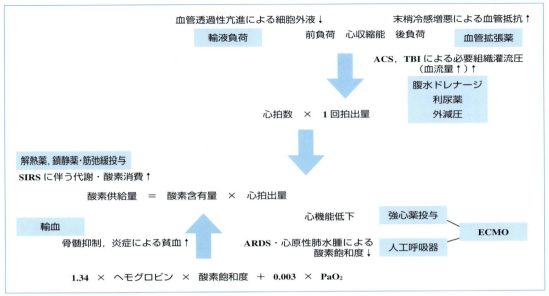

図5 酸素供給量とMODSによる酸素供給量の低下に対する介入方法
健常成人の場合，酸素供給量はおおよそ 1,000 mL/分にも及ぶ（Hb 15 g/dL，SaO₂ 97%，心拍出量 5 L/分とした場合）．

表8 心拍数の域値

	HR	組織灌流圧*
満期産児	120〜180	55
1歳まで	120〜180	60
2歳まで	120〜160	65
7歳まで	100〜140	65
15歳まで	90〜140	65

*平均動脈圧−中心静脈圧（または腹腔内圧）
II章C重篤感染症・SIRS/sepsis のSIRS基準も参照
〔Brierley J, Carcillo JA, Choong K, et al. : Clinical practice parameters for hemodynamic support of pediatric and neonatal septic shock : 2007 update from the American College of Critical Care Medicine. *Crit Care Med* 2009 ; 37 : 666-688〕

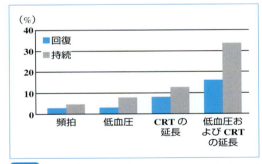

図6 搬送チーム到着までに循環パラメータが回復，持続した場合の死亡率

〔Carcillo JA, Kuch BA, Han YY, et al. : Mortality and functional morbidity after use of PALS/APLS by community physicians. *Pediatrics* 2009 ; 124 : 500-508〕

表9 循環不全を表す臨床症状

- 頻拍
- 皮膚冷感，蒼白，まだら模様，発汗
- CRTの遅延
- 末梢の脈拍が微弱，脈圧減少
- 乏尿，無尿
- 嘔吐，イレウス症状
- 意識レベルの変容

機能そのものを正しく推し量るのは総じて困難である．またScvO₂（中心静脈血酸素飽和度）を頻回測定するよりも，毛細血管再充満時間（CRT）を経時的に追ったほうが利益があるかもしれないとする報告もある[28]．このため，子どもの循環を推し量るものは結局，臨床症状から得られる各種身体所見（表9）とパラメータの「組合せ」を用いることが重要である[29]．ここ

では，臨床症状の改善こそが子どもの生存率を高めると強調したい（図6）[29]．

こうした状況を総合的に加味し，最初にしなくてはならないのは，最適な前負荷の確立である．投与量は病態により様々であるが，重症敗血症・敗血症性ショックの場合，100 mL/kg に及ぶこともまれではない．こうしたなか，Rivers らによる early goal-directed therapy（EGDT）[30]や，PALS（American Heart Association：Pediatric Advanced Life Support Provider Manual.）で示されるアルゴリズム（EGDT, PALS アルゴリズム）は，治療のタイムライン，目標値（EGDT 中心静脈圧≧8 mmHg，平均動脈圧≧65 mmHg，$ScvO_2$≧70%）を明確にし，輸液負荷[31]に対する十分なエビデンスのない小児においてさえ，発表当時から今日まで大きな貢献を果たしたと考えられる．一方で近年，重症敗血症の治療方法が広く各施設に浸透，成熟していくなか，ステレオタイプのプロトコルに警鐘を鳴らす報告も出現するようになった[32]．もちろん治療に成熟していない施設は，一定のプロトコル遵守が救命率の向上に寄与すると考えられるが，個々の症例，施設に応じて柔軟に対応することも必要であろう[33]．初期輸液に対する考え方も，その後の ARDS, AKI に対応できる施設であっても，ショック離脱後，速やかに水分制限に方針を切り替えるメリハリ[34]や，ショック遷延が予想される場合には初期輸液が極まる前に中心静脈ライン，強心薬の選択を行うなどの工夫が，生存率やその後の有病率を下げることにつながる．

強心薬の使用方法も結局，施設として慣れ親しんだものを投与するのがよい場合が多い．単剤で生存率の寄与まで報告するものは多くなく[35]，EGDT のように様々な介入方法（初期輸液，輸血など）を組み合わせたバンドルとして取り組むのがよいと思われる．むしろ呼吸，循環管理ですら，鎮静，輸血，栄養療法と同等に全身管理の一つとして包括されるべきものと考える．

⑧ 中枢神経

障害を受けた中枢神経に対する治療方法は，一般には存在しない．われわれができることは，原因の追及・除去をしつつ，神経学的バイタルサイン（Glasgow Coma Scale：GCS，瞳孔所見），中枢神経所見などを追いながら，前述からの ABC を確実に確立する支持療法だけである．それにより脳灌流圧（cerebral perfusion pressure：CPP）＝平均動脈圧（mean arterial pressure：MAP）－頭蓋内圧（intracranial pressure：ICP）を保ち，虚血等の障害に伴う2次損傷を防ぐことが重要である．

頭部外傷以外に頭蓋内圧をモニタリングする利益は認められないため，脳炎・脳症のように著しい脳浮腫をきたす内因性疾患に対する適正な CPP は不明であるが，重症頭部外傷を参考に CPP を50〜70 mmHg を1つの目安とする[36]．また，Na を中心とした血漿浸透圧とともに低体温療法（現在では目標体温管理〔targeted temperature management[37]〕）の有用性が検討されているが，残念ながら子どもにおいても生命予後には影響しない[38]．

⑨ 腹腔臓器

肝，腎，腸管なども MODS の対象臓器として考慮されなければならない．詳細はほかに譲り，本項では腹部コンパートメント症候群（abdominal compartment syndrome：ACS）に限定して述べることとする．

ACS は，腹腔内出血や腸管浮腫，腹水など様々な原因により，腹腔内圧が上昇，その結果，腹腔内，後腹腔内臓器の血流減少（肝，腎不全），心臓への静脈灌流の減少，後負荷の増加（循環不全），さらには腹満から来る横隔膜の挙上（呼吸不全）などと MODS と密接に関連する（図7）．

腹腔内圧（intra-abdominal pressure：IAP）は，膀胱内圧で代替され測定される場合が多い．専用尿道カテーテルもあるが，小児用の細径の製品が利用できない場合は，図8 のように自作する必要がある．通常，仰臥位にて腸骨稜中腋窩線でゼロ点補正を行い，クランプ後 1 mL/kg の生理食塩水で膀胱を満たし（最大 25 mL），呼気時に測定する．多すぎる生理食塩水の注入や，腹壁筋の緊張，頭位挙上は過大評価へとつながる．IAP≧12 mmHg で腹腔内圧上昇（intra-

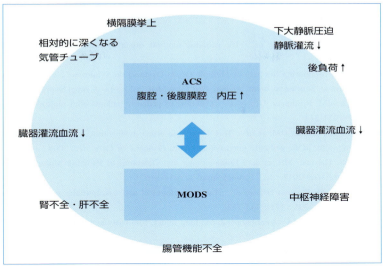

図7 ACSとMODSの関係

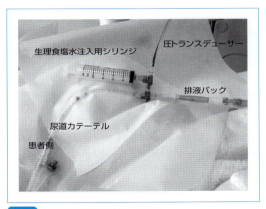

図8 膀胱内圧測定（自作例）

abdominal hypertension：IAH）と定義し，臓器不全を合併したIAP≧20 mmHgをACSと定義する[39]．最適な腹腔内灌流圧（abdominal perfusion pressure：APP＝MAP－IAP）についての報告は乏しいが，おおよそ60 mmHg以上を目安とする．開腹減圧術も含めて十分な有効性を示す治療介入方法は乏しく，原因の除去が最も重要である．

おわりに

多臓器不全に限らず，重篤な病態へ陥った子どもの生存の機会を増す方法は，あらゆる微細な変化を見逃さないという精緻な観察へ回帰することである．この極めて単純な診療スタイルを，長期戦に備えてチームメンバーと共有するために，MODSの緊急度，重症度を正しく表現する力が問われている．本項がこうしたチーム内の共通言語として活かされ，少しでも多くの子どもたちに利益がもたらされることを切に願う．

> **保護者への説明のポイント**
> - MODSの死亡率は高く，転帰不良を視野に入れた説明を十分に行う．
> - 各臓器の緊急度，重症度を明確に示し，全体像，傾向を説明するよう心がける．

文献

1) Proulx F, Joyal JS, Mariscalco MM, et al.: The pediatric multiple organ dysfunction syndrome. *Pediatr Crit Care Med* 2009 ; 10 : 12-22
2) Typpo KV, Lacroix JR : Monitoring Severity of Multiple Organ Dysfunction Syndrome: New and Progressive Multiple Organ Dysfunction Syndrome, Scoring Systems. *Pediatr Crit Care Med* 2017 ; 18(3_suppl Suppl 1): S17-S23
3) Wilkinson JD, Pollack MM, Ruttimann UE, et al.: Outcome of pediatric patients with multiple organ system failure. *Crit Care Med* 1986 ; 14 : 271-274
4) Typpo KV, Petersen NJ, Hallman DM, et al.: Day 1 multiple organ dysfunction syndrome is associated with poor functional outcome and mortality in the pediatric intensive care unit. *Pediatr Crit Care Med* 2009 ; 10 : 562-570
5) Watson, RS, Crow SS, Hartman ME, et al.: Epidemiology and Outcomes of Pediatric Multiple Organ Dysfunction Syndrome. *Pediatr Crit Care Med* 2017 ; 18 (3_suppl Suppl 1): S4-S16
6) Kornecki A, Tsuchida S, Ondiveeran HK, et al.: Lung development and susceptibility to ventilator-induced lung injury. *Am J Respir Crit Care Med* 2005 ; 171 : 743-752
7) Kneyber MC, Zhang H, Slutsky AS : Ventilator-induced lung injury. Similarity and differences between children and adults. *Am J Respir Crit Care Med* 2014 ; 190 : 258-265
8) Bestati N, Leteurtre S, Duhamel A, et al.: Differences in organ dysfunctions between neonates and older children : a prospective, observational, multicenter study. *Crit Care* 2010 ; 14 : R202
9) Leteurtre S, Martinot A, Duhamel A, et al.: Development of a pediatric multiple organ dysfunction score : use of two strategies. *Med Decis Making* 1999 ; 19 : 399-410
10) Leteurtre S, Duhamel A, Salleron J, et al.: PELOD-2 : an update of the PEdiatric logistic organ dysfunction score. *Crit Care Med* 2013 ; 41 : 1761-1773
11) Graciano AL, Balko JA, Rahn DS, et al.: The Pediatric Multiple Organ Dysfunction Score (P-MODS): development and validation of an objective scale to measure the severity of multiple organ dysfunction in critically ill children. *Crit Care Med* 2005 ; 33 : 1484-1491
12) Steward DJ, Lerman J, Cot'e CJ：気道の管理，小児麻酔での技術と手技：宮坂勝之，山下正夫（共訳・訳者付記）：小児麻酔マニュアル（第5版）．克誠堂出版，2005；76-98
13) Westley CR, Cotton EK, Brooks JG : Nebulized racemic epinephrine by IPPB for the treatment of croup : a double-blind study. *Am J Dis Child* 1978 ; 132 : 484-487
14) Roussos C, Macklem PT : The respiratory muscles. *N Engl J Med* 1982 ; 307 : 786-797
15) ARDS Definition Task Force : Acute respiratory distress syndrome : the Berlin Definition. *JAMA* 2012 ; 307 : 2526-2533
16) The Acute Respiratory Distress Syndrome Network : Ventilation with lower tidal volumes as compared with traditional tidal volumes for acute lung injury and the acute respiratory distress syndrome. *N Engl J Med* 2000 ; 342 : 1301-1308
17) Brower RG, Lanken PN, MacIntyre N, et al.: Higher versus lower positive end-expiratory pressures in patients with the acute respiratory distress syndrome. *N Engl J Med* 2004 ; 351 : 327-336
18) Mercat A, Richard JC, Vielle B, et al.: Positive end-expiratory pressure setting in adults with acute lung injury and acute respiratory distress syndrome: a randomized controlled trial. *JAMA* 2008 : 299 : 646-655
19) Meade MO, Cook DJ, Guyatt GH, et al.: Ventilation strategy using low tidal volumes, recruitment maneuvers, and high positive end-expiratory pressure for acute lung injury and acute respiratory distress syndrome : a randomized controlled trial. *JAMA* 2008 ; 299 : 637-645
20) Adhikari NK, Burns KE, Friedrich JO, et al.: Effect of nitric oxide on oxygenation and mortality in acute lung injury : systematic review and meta-analysis. *BMJ* 2007 ; 334 : 779
21) Ferguson ND, Cook DJ, Guyatt GH, et al.: High-frequency oscillation in early acute respiratory distress syndrome. *N Engl J Med* 2013 ; 368 : 795-805
22) Young D, Lamb SE, Shah S, et al.: High-frequency oscillation for acute respiratory distress syndrome. *N Engl J Med* 2013 ; 368 : 806-813
23) Curley MA, Hibberd PL, Fineman LD, et al.: Effect of prone positioning on clinical outcomes in children with acute lung injury : a randomized controlled trial. *JAMA* 2005 ; 294 : 229-237
24) Guérin C, Reignier J, Richard JC, et al.: Prone positioning in severe acute respiratory distress syndrome. *N Engl J Med* 2013 ; 368 : 2159-2168
25) Willson DF, Thomas NJ, Markovitz BP, et al.: Effect of exogenous surfactant (calfactant) in pediatric acute lung injury : a randomized controlled trial. *JAMA* 2005 ; 293 : 470-476

B 多臓器不全

26）Peek GJ, Mugford M, Tiruvoipati R, *et al*. : Efficacy and economic assessment of conventional ventilatory support versus extracorporeal membrane oxygenation for severe adult respiratory failure（CESAR）: a multicentre randomised controlled trial. *Lancet* 2009 ; 374 : 1351-1363

27）Brierley J, Carcillo JA, Choong K, *et al*. : Clinical practice parameters for hemodynamic support of pediatric and neonatal septic shock : 2007 update from the American College of Critical Care Medicine. *Crit Care Med* 2009 ; 37 : 666-688

28）Raimer PL, Han YY, Weber MS, *et al*. : A normal capillary refill time of $\leq$ 2 seconds is associated with superior vena cava oxygen saturations of $\geq$ 70%. *J Pediatr* 2011 ; 158 : 968-972

29）Carcillo JA, Kuch BA, Han YY, *et al*. : Mortality and functional morbidity after use of PALS/APLS by community physicians. *Pediatrics* 2009 ; 124 : 500-508

30）Rivers E, Nguyen B, Havstad S, *et al*. : Early goal-directed therapy in the treatment of severe sepsis and septic shock. *N Engl J Med* 2001 ; 345 : 1368-1377

31）Carcillo JA, Davis AL, Zaritsky A : Role of early fluid resuscitation in pediatric septic shock. *JAMA* 1991 ; 266 : 1242-1245

32）ProCESS Investigators : A randomized trial of protocol-based care for early septic shock. *N Engl J Med* 2014 ; 370 : 1683-1693

33）Andrews B, Muchemwa L, Kelly P, *et al*. : Simplified severe sepsis protocol : a randomized controlled trial of modified early goal-directed therapy in zambia. *Crit Care Med* 2014 ; 42 : 2315-2324

34）Boyd JH, Forbes J, Nakada TA, *et al*. : Fluid resuscitation in septic shock : a positive fluid balance and elevated central venous pressure are associated with increased mortality. *Crit Care Med* 2011 ; 39 : 259-265

35）Hoffman TM, Wernovsky G, Atz AM, *et al*. : Efficacy and safety of milrinone in preventing low cardiac output syndrome in infants and children after corrective surgery for congenital heart disease. *Circulation* 2003 ; 107 : 996-1002

36）Kochanek PM, Carney N, Adelson PD, *et al*. : Guidelines for the acute medical management of severe traumatic brain injury in infants, children, and adolescents--second edition. *Pediatr Crit Care Med* 2012 ; 13（Suppl 1）: S1-82

37）Nielsen N, Wetterslev J, Cronberg T, *et al*. : Targeted temperature management at 33 ℃ versus 36 ℃ after cardiac arrest. *N Engl J Med* 2013 ; 369 : 2197-2206

38）Hutchison JS, Ward RE, Lacroix J, *et al*. : Hypothermia therapy after traumatic brain injury in children. *N Engl J Med* 2008 ; 358 : 2447-2456

39）Carlotti AP, Carvalho WB : Abdominal compartment syndrome : A review. *Pediatr Crit Care Med* 2009 ; 10 : 115-120

Ⅱ 主要徴候

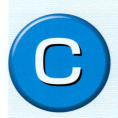

C 重篤感染症・SIRS/sepsis

神戸市立医療センター中央市民病院救命救急センター　柳井真知

1 鑑別のフローチャート（図1）

重症感染症，敗血症の主要な原因の鑑別，および考慮すべき重要な起因菌について図1にまとめた．

2 診断（検査）治療のポイント

a SIRS/sepsis の定義

定義が明確でないまましばしば菌血症や重症感染症を漠然とさす言葉として使われてきた"sepsis＝敗血症"は，1991年の ACCP/SCCM（the American College of Chest Physicians and the Society of Critical Care Medicine）会議で初めて「感染症に SIRS（systemic inflammatory response syndrome）を伴う病態」と明確に定義された[1]．その後，SIRS 基準の特異度の低さが問題となり，2001年の SCCM/ACCP/ESICM（the European Society of Intensive Care Medicine）/ATS（the American Thoracic Society）/SIS（the Surgical Infection Society）International Sepsis Definitions Conference では，SIRS の代わりに22項目の細項目からなる新しい敗血症の定義が提唱され，2012年 Surviving Sepsis Campaign ガイドライン（SSCG）でも引き継がれた[2,3]．しかし，実際の臨床領域で評価するには煩雑であり迅速な病勢の把握には適していないという現実的な問題があった．このような背景から，2016年，quick SOFA（意識障害，呼吸回数≧22回/分，収縮期血圧≦100 mmHg のうち2項目以上＋感染症のとき敗血症を疑う），乳酸値を指標とした新たな敗血症，敗血症性ショック（輸液蘇生後も平均血圧≦65 mmHg を維持するのに血管作動薬が必要，かつ乳酸値≧2 mmol/L）判断基準が示され，臨床現場で活用されている[4]．しかし小児敗血症においては，2005年の International Consensus Conference on Pediatric Sepsis で提示された基準以降，本項執筆時点で新たなものは提示されていないため，本項でもこの診断基準に従い論を進める[5]（表1～3[5,6]）．感染症の判断は発熱や気道症状，発疹，腹痛，筋肉痛，項部硬直や頭痛，尿路症状，白血球数の増減，血小板数の増減，免疫不全疾患などの基礎疾患の有無などから疑う．しかし病初期には感染症か非感染症病態かの区別が困難なことも多く，また敗血症の場合わずかな治療の遅れが不良な予後につながるため，敗血症の存在を前提として鑑別を進めながら初期治療を開始する必要がある．

b 重症度の判断

敗血症と判断したら，感染源の特定を試みつつ（図1），迅速に重症度を把握する必要がある．重症敗血症は敗血症に循環不全または急性呼吸窮迫症候群（acute respiratory distress syndrome：ARDS）または表3に示す複数の臓器障害を伴う状態を指す．敗血症性ショックは，敗血症に特に循環不全を伴う状態と定義される（表1～3）．ただし循環不全の判断基準としてあげられている収縮期血圧の低下は，代償機構が破綻した最終段階の状態であるため血圧低下まで漫然と経過をみていては救命の機会を失う．一つの指標にとらわれず，頻脈や毛細血管再充満時間（CRT）の延長，意識レベルや尿量など全身状態から循環不全のサインを早期に認識し遅滞なく治療を始めることが大切である．

保護者からは，現病歴以外にワクチンの接種

C 重篤感染症・SIRS/sepsis

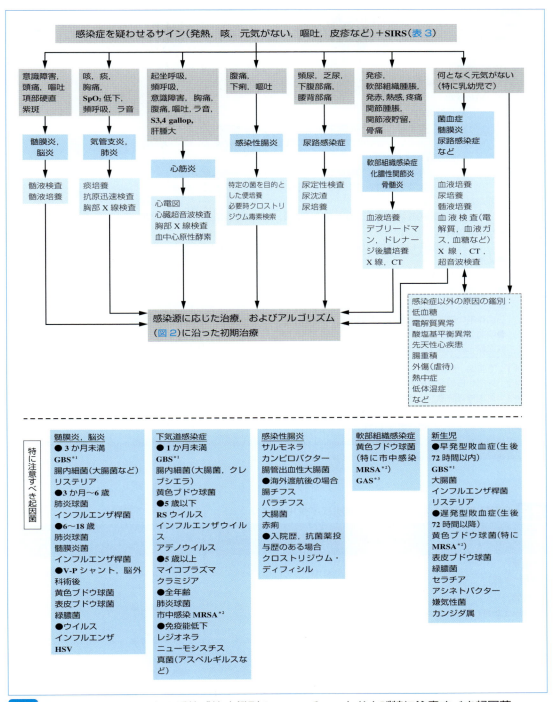

図1 敗血症の原因となりうる重篤感染症鑑別のフローチャートおよび特に注意すべき起因菌

＊1：Group B *Streptococcus*（B群溶血性レンサ球菌）
＊2：Methicillin-resistant *Staphylococcus aureus*（メチシリン耐性黄色ブドウ球菌）
＊3：Group A *Streptococcus*（A群溶血性レンサ球菌）

Ⅱ　主要徴候

表1 小児の SIRS，敗血症の定義

●SIRS：下記 4 項目のうち 2 項目以上を満たす．ただし①，④のいずれかを必ず含む必要がある

①体温異常
　　深部体温*¹＞38.5 ℃ または＜36 ℃
②心拍数異常
　　心拍数増加
　　　　年齢相応の平均心拍数から 2SD を超えて増加*²
　　　　あるいは説明のつかない心拍数増加が 0.5～4 時間にわたり持続
　　心拍数低下（1 歳未満）
　　　　年齢相応の心拍数から 10 パーセンタイル未満に低下，
　　　　あるいは説明のつかない心拍数減少が 30 分にわたり持続*³
③呼吸数異常
　　年齢相応の呼吸数から 2SD を超えて増加，または急性期に人工呼吸管理を要する*⁴
④白血球数異常
　　年齢相応の白血球数から増加，または減少*⁵，あるいは幼若白血球＞10％
●敗血症
SIRS＋感染症（疑いを含む）
●重症感染症
敗血症＋以下の 1 つ：
心血管系の臓器不全，急性呼吸窮迫症候群（ARDS），その他の複数の臓器不全（表3）
●敗血症性ショック
敗血症＋心血管系の臓器不全（表3）

＊1：直腸温，膀胱温，口腔温，中心静脈カテーテルでの測定体温が該当
＊2：外部からの疼痛刺激や慢性の投薬がある場合は除外
＊3：迷走神経刺激，β遮断薬内服，先天性心疾患がある場合は除外
＊4：神経筋疾患を持つ場合，全身麻酔後は除外
＊5：化学療法後の白血球数減少は除外

（Goldstein B, Giroir B, Randolph A: International pediatric sepsis consensus conference: definitions for sepsis and organ dysfunction in pediatrics. *Pediatr Crit Care Med* 2005；6：2）

表2 SIRS の基準となる小児の年齢別バイタルサイン

年　齢	頻　脈 （回/分）	徐　脈 （回/分）	多呼吸 （回/分）	白血球数 （×10³/μL）	収縮期血圧 （mmHg）
新生児 （0 日～1 週）	＞180	＜100	＞50	＞34	＜59
新生児 （1 週～1 か月）	＞180	＜100	＞40	＞19.5 または ＜5	＜79
乳　児 （1 か月～1 歳）	＞180	＜90	＞34	＞17.5 または ＜5	＜75
幼　児 （2～5 歳）	＞140	該当なし	＞22	＞15.5 または ＜6	＜74
児　童 （6～12 歳）	＞130	該当なし	＞18	＞13.5 または ＜4.5	＜83
若年者 （13～18 歳）	＞110	該当なし	＞14	＞11 または ＜4.5	＜90

〔Goldstein B, Giroir B, Randolph A：International pediatric sepsis consensus conference: definitions for sepsis and organ dysfunction in pediatrics. *Pediatr Crit Care Med* 2005；6：2-8, Gebara BM：Values for systolic blood pressure. *Pediatr Crit Care Med* 2005；6：500-501 を元に作成〕

C 重篤感染症・SIRS/sepsis

表3 小児の臓器不全の定義

■循環の異常

1時間で40 mL/kg以上の等張輸液を投与しても

・低血圧が持続（年齢相当の血圧の5パーセンタイル未満に低下，または年齢相当の収縮期血圧の2SD未満に低下）

・血圧を正常域に保つために血管作動薬が必要（ドパミン>5μg/kg/分，あるいは量にかかわらずドパミン，アドレナリン，ノルアドレナリンを使用）

・次のうち2つを認める

　　　　➢説明のつかない代謝性アシドーシスBE<−5.0 mEq/L

　　　　➢乳酸値の上昇正常上限>2倍

　　　　➢乏尿<0.5 mL/kg/時

　　　　➢毛細血管再充満時間（CRT）の延長>5秒

　　　　➢中心体温と末梢体温の差>3℃

■呼吸の異常

・PaO₂/FiO₂<300（チアノーゼ性心疾患や既存の肺疾患を除く）

・PaCO₂>65 mmHgまたはベースラインのPaCO₂から20 mmHg以上上昇

・SpO₂≧92%を維持するためにFIO₂ 50%以上が必要

■神経の異常

・GCS（Glasgow Coma Scale）≦11

・GCS 3ポイント以上の低下を伴う急激な意識状態の悪化

■血液の異常

・血小板数<8万/μL，慢性血液腫瘍患者では過去3日間の最高値から50%以上低下

・INR（international normalized ratio）>2

■腎機能の異常

・年齢相応の正常上限の2倍以上への血清クレアチニン上昇またはベースラインのクレアチニンの2倍以上への上昇

■肝機能の異常

・総ビリルビン≧4 mg/dL（新生児を除く）

・年齢相応の正常上限の2倍以上へのALT上昇

〔Goldstein B, Giroir B, Randolph A: International pediatric sepsis consensus conference: definitions for sepsis and organ dysfunction in pediatrics. *Pediatr Crit Care Med* 2005；6：2〕

状況，感染症や免疫不全，心疾患，悪性腫瘍などの既往歴，体内留置人工物の有無，受診前抗菌薬使用状況などを聴取しておく必要がある．

緊張性気胸や心タンポナーデなど，そのほかのショックの鑑別も忘れず行う．

C 治療のポイント

迅速な敗血症の認識と重症度判定，初期治療介入が重要である．直ちに気道確保，酸素投与を開始し，静脈路確保を行い輸液投与を開始する．American College of Critical Care Medicineによる2017年の小児敗血症治療指針，およびAHA PALSガイドライン2015年に基づく治療アルゴリズムおよび治療目標を図2a，bに示す[7,8]．新しい治療指針の特徴は敗血症の認識から60分以内に行うべき初期蘇生の強調である．60分以内に行うべき項目である輸液，血液培養採取，抗菌薬投与，血管作動薬開始判断をすべて行うことが重要であり，これらのバンドル（まとめてすべて行う）の実行による生命予後改善効果も報告されている[9]．

1）抗菌薬治療と感染源コントロール

異なる場所2か所以上からの2セット以上の血液培養を抗菌薬投与前に必ず採取する．さらに疑われる感染巣からの培養検体（尿，痰，髄液など）を採取する．小児では血液培養検体の採取が困難であることも多いが，起因菌の同定は最終的な抗菌薬決定，治療方針決定に必須であるため必ず採取する．基本的には小児用好気性ボトルを2セット使用するが，嫌気性感染を

Ⅱ 主要徴候

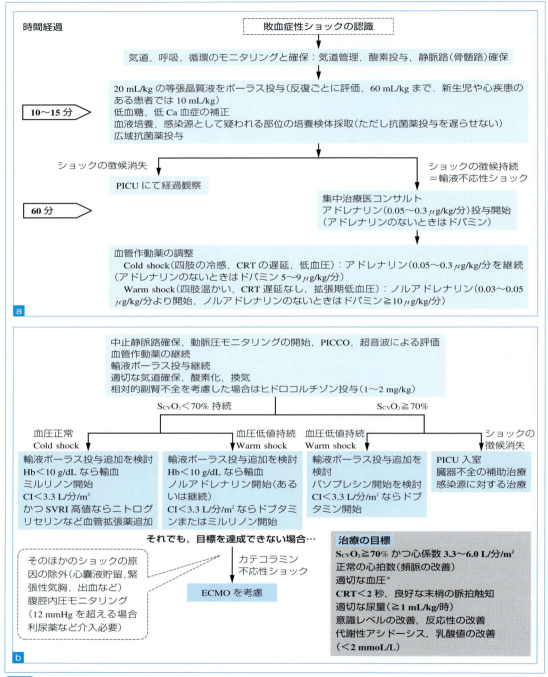

図2 小児敗血症性ショックの初期治療アルゴリズム
　　a：最初の60分の蘇生，b：60分以後の治療

＊：1か月未満では60 mmHg以上，1か月〜1歳未満では70 mmHg以上，1歳〜10歳未満では70＋年齢×2 mmHg以上，10歳以上では90 mmHg以上

〔Davis AL, Carcillo JA, Aneja RK, et al.: American College of Critical Care Medicine Clinical Practice Parameters for Hemodynamic Support of Pediatric and Neonatal Septic Shock. Crit Care Med 2017；45：1061-1093, American Heart Association Get with the Guidelines-Resuscitation I.：PALSプロバイダーマニュアル　AHAガイドライン2015準拠．シナジー，2018；221より改変〕

C 重篤感染症・SIRS/sepsis

表4 小児の体重別推奨血液培養採取量

体重(kg)	推奨血液培養採取量（mL）		総血液採取量（mL）	採取した血液の全血に占める割合(%)
	1セット目	2セット目		
≦1	2		2	4
1.1〜2	2	2	4	4
2.1〜12.7	4	2	6	3
12.8〜36.3	10*	10*	20	2.5
>36.3	20*	20*	40	1.8

＊：成人用ボトル(好気性＋嫌気性)を使用

〔Kellogg JA, Manzella JP, Bankert DA : Frequency of low-level bacteremia in children from birth to fifteen years of age. *J Clin Microbiol* 2000 ; 38 : 2181-2185〕

疑う場合は成人用の嫌気性ボトルを使用する．小児では＜10 CFU/mL の低レベル菌血症が存在しうるため，全血当たり4％程度の血液が必要とされている[10]．小児の体重別推奨血液培養採取量を表4[10]に示す．敗血症の認識から60分以内に抗菌薬投与を開始する．抗菌薬の選択および投与量については流行状況や患者背景，標的臓器への移行性，臓器障害を考慮する．詳細は各論および成書に譲るが，感染源不明の敗血症性ショックで一刻も早い抗菌薬投与が求められる場合は，カルバペネム系に加えてメチシリン耐性黄色ブドウ球菌感染リスクの高い患者であれば，抗MRSA薬を併用した広域の抗菌薬カバーで治療を開始し培養結果に合わせてde-escalationするのが妥当と考えられる．また，ドレナージ可能な感染巣があればドレナージを行い全身状態が許す限り最大限のソースコントロールを行うことも重要である．

2）輸 液

20 mL/kg の初期輸液を5〜10分で急速投与し，ひとまず60 mL/kg まで60分以内に投与する．等張晶質液(生理食塩水，あるいはリンゲル液)が簡便かつ安価であり第一選択となるが，60 mL/kg の晶質液投与でもショックを離脱しない患者や極端な低アルブミン血症の患者ではアルブミン製剤も選択肢となる．静脈路は初期に末梢静脈路確保が困難な場合は骨髄路を選択すべきであるが，できるだけ早く中心静脈路などの安定した静脈路を確保し，輸液ルートを変更する．小児重症患者では発熱や頻呼吸による不感蒸泄の増加，経口摂取量の低下により脱水であることが多く，十分な輸液は初期蘇生のカギである．AHA ガイドライン2015準拠のPALSガイドラインでは，初期60分の蘇生以降も追加の輸液投与の検討を推奨している[11]．しかし，後述のごとく敗血症性ショックの小児では心機能の障害を伴っている場合も多いため，20 mL/kg の急速投与を終えるたびにバイタルサインや身体所見の再評価を行い，肺水腫や心不全徴候(肺のラ音，肝腫大など)がみられれば投与量の減量や投与速度の減速が必要である．

3）血管作動薬(図2a, b)

上記の輸液を行っても，十分な循環動態の改善(CRT＜2秒，尿量≧1 mL/kg/時，年齢相応の血圧)が得られない輸液不応性ショックの場合，アドレナリンを開始する．中心静脈路は確実で有効な静脈路であるが，循環動態が確保されないまま中心静脈路確保まで血管作動薬開始を待ってはならず，末梢静脈路や骨髄路から投与してよい．輸液不応性の小児敗血症性ショック患者に対するドパミンとアドレナリン投与を比較した無作為化比較試験で，アドレナリン投与群に有意な生命予後改善効果や臓器不全改善効果が認められたという研究結果を背景として，アドレナリンが小児敗血症性ショックの第一選択の血管作動薬となった[12,13]．小児敗血症患者では，成人に比べ末梢血管拡張の warm shock(末梢が温かい)よりも，心筋障害による cold shock(末梢が冷たい)，つまり心拍出量低下を主体とした病態が多いことが知られている．そ

57

のため，心収縮力を維持する β 作用と血管緊張を維持する α_1 作用の両者を有するアドレナリンが小児で効果を発揮すると予測される．血管作動薬開始とともに，動脈圧や心拍出量，中心静脈酸素飽和度（$ScvO_2$）の連続的モニタリング，超音波による心機能，血管内容量評価を行う．warm shock の徴候が続く小児であればノルアドレナリンを追加し，バソプレシンの併用を考慮する．

心収縮力の低下が続く患者ではホスホジエステラーゼ（PDE）III 阻害薬（ミルリノン），ドブタミンを開始する．さらに cold shock の状態が続き，血管収縮が強く疑われる患者では，ニトログリセリンなど血管拡張薬の追加を検討する．

4）そのほかの治療

1）〜3）の柱となる治療を行ってもショックの離脱が得られない場合，以下の補助治療を検討する．

a）人工呼吸管理

呼吸窮迫，呼吸不全に対して酸素投与や気道確保を行うことはいうまでもないが，ショックも人工呼吸管理開始の適応となる．非侵襲的陽圧換気，あるいは気管挿管による人工呼吸管理を行う．詳細は各論や成書に譲るが，適切な薬剤を使用した迅速気管挿管が必要となる．低血圧を悪化させやすいプロポフォールなどは避け循環動態に影響しにくいケタミンなどを禁忌がない限り選択する．挿管後は肺保護換気を行う．呼吸管理中は適切な鎮静を行う．

b）ステロイド

輸液や血管作動薬に反応せず，Waterhouse-Friderichsen 症候群をきたしている可能性が考えられる，ステロイド内服を要する基礎疾患を持っている，下垂体，副腎機能不全の基礎疾患がある，など相対的副腎不全をきたしている可能性が考えられる患者では，ストレス量のヒドロコルチゾン（量には諸説あり，50〜100 mg/m²/日あるいは 2〜4 mg/kg/日，あるいは 1〜2 mg/kg/日，持続または間欠静脈内投与，最大 200 mg/日）が有効な可能性がある．血中コルチゾル濃度測定は有用かもしれないが必須ではない．2008 年 SSCG の弱い推奨（2C）から 2012 年の SSCG では強い推奨となった（1A）[3,14]．ただ

しステロイドそのものによる感染リスクの増大や高血糖，筋力低下といった負の作用も無視することはできず，日本版敗血症診療ガイドライン 2016 においては，小児敗血症への投与は推奨しない（2D）としており，議論の余地を残す[11,15]．

c）血液製剤

小児患者でも，無作為化比較試験の結果から成人と同様，$ScvO_2$ が 70％ 未満の状態が続く敗血症性ショック患者では，Hb＞10 g/dL を目標として赤血球輸血を行うことが推奨されている[16]．ショック離脱後は Hb＞7 g/dL を目標とする．血小板輸血については成人同様，出血傾向がなくても 1 万/μL 未満であれば予防的に，出血のリスクが高ければ 2 万/μL 未満で行う．

d）血糖コントロール

成人と同様に 180 mg/dL 以下を血糖値の目標としてコントロールを行うことが勧められているが強い推奨ではない．小児敗血症患者における血糖コントロールの生命予後改善効果や真の目標血糖値の検討はまだ不十分である．新生児，乳児は特に低血糖のリスクが高いため，10％ ブドウ糖溶液で 6 mg/kg/分程度のブドウ糖を維持投与することが望ましい．極端な低血糖や高血糖を避けることが，全年齢において求められる．

e）栄　養

新生児，乳児では低血糖を避ける．できるだけ早く経腸栄養を開始する．経腸栄養が無理な場合は，頸静脈栄養を考慮する．

f）利尿薬，腎代替療法

ショックを離脱後，体液過剰が存在する場合は，利尿薬の使用を考慮してもよい．10％ 以上の体液過剰が改善しない場合は持続または間欠的血液透析を考慮する．

g）予　防

小児の下肢深部静脈血栓については，ルーチンの予防策推奨はない．多くは中心静脈カテーテル関連の静脈血栓であるため，長期留置を避けるなどの注意が必要である．ストレス潰瘍予防についても同様に，ルーチンの推奨はない．

5）治療の目標（図 2b）

循環不全からの離脱，臓器不全の改善が目標である．具体的には $ScvO_2 \geqq 70％$ かつ心係数 3.3

～6.0 L/分/m², 正常の心拍数(頻脈の改善), 適切な血圧(1か月未満では60 mmHg以上, 1か月～1歳未満では70 mmHg以上, 1～10歳未満では70＋年齢×2 mmHg以上, 10歳以上では90 mmHg以上), CRT<2秒, 良好な末梢の脈拍触知, 適切な尿量(≧1 mL/kg/時), 意識レベルの改善, 反応性の改善, 代謝性アシドーシス, 乳酸値の改善(<2 mmoL/L)が指標となる.

上記の治療を行っても循環不全が続く場合, 体外式膜型人工肺(ECMO)の導入を考慮し適切な施設へ搬送する.

おわりに

小児の重症敗血症による死亡率は25%と依然として高く[17], 一刻を争う重篤病態である. 敗血症の可能性を常に念頭におくこと, 直ちに気道, 呼吸, 循環管理を開始し, 抗菌薬投与, 血液培養検体採取, 輸液および血管作動薬を中心とした初期蘇生治療を時間と明確な目標を意識して行うこと, 集中治療医, 専門医, 他職種の協力を仰ぎチームとして集学的治療を行うことが重要である.

保護者への説明のポイント

- 心停止に至りうる重症の病態である.
- 重症多臓器障害により, 人工呼吸やECMO, 腎代替療法などの侵襲的治療が必要となる場合がある.
- 適切な治療が可能な医療機関へ搬送する可能性がある.
- 適切な治療を行っても重篤化する場合もあり, 死亡する場合や重度の後遺障害を残す場合がある.
- 家族や交友関係内での感染状況調査を行ったり, 感染拡大予防を指導する場合がある.

文献

1) American College of Chest Physicians/Society of Critical Care Medicine Consensus Conference : definitions for sepsis and organ failure and guidelines for the use of innovative therapies in sepsis. *Crit Care Med* 1992 ; 20 : 864-874
2) Levy MM, Fink MP, Marshall JC, et al. : 2001 SCCM/ESICM/ACCP/ATS/SIS International Sepsis Definitions Conference. *Crit Care Med* 2003 ; 31 : 1250-1256
3) Dellinger RP, Levy MM, Rhodes A, et al. : Surviving sepsis campaign : international guidelines for management of severe sepsis and septic shock : 2012. *Crit Care Med* 2013 ; 41 : 580-637
4) Singer M, Deutschman CS, Seymour CW, et al. : The Third International Consensus Definitions for Sepsis and Septic Shock (Sepsis-3). *JAMA* 2016 ; 315 : 801-810
5) Goldstein B, Giroir B, Randolph A : International pediatric sepsis consensus conference : definitions for sepsis and organ dysfunction in pediatrics. *Pediatr Crit Care Med* 2005 ; 6 : 2-8
6) Gebara BM : Values for systolic blood pressure. *Pediatr Crit Care Med* 2005 ; 6 : 500-501
7) Davis AL, Carcillo JA, Aneja RK, et al. : American College of Critical Care Medicine Clinical Practice Parameters for Hemodynamic Support of Pediatric and Neonatal Septic Shock. *Crit Care Med* 2017 ; 45 : 1061-1093
8) American Heart Association Get with the Guidelines-Resuscitation I. : PALSプロバイダーマニュアル AHAガイドライン2015準拠. シナジー, 2018 ; 221
9) Evans IVR, Phillips GS, Alpem ER, et al. : Association Between the New York Sepsis Care Mandate and In-Hospital Mortality for Pediatric Sepsis. *JAMA* 2018 ; 320 : 358-367
10) Kellogg JA, Manzella JP, Bankert DA. : Frequency of low-level bacteremia in children from birth to fifteen years of age. *J Clin Microbiol* 2000 ; 38 : 2181-2185
11) 日本版敗血症診療ガイドライン2016作成特別委員会：日本版敗血症診療ガイドライン2016. 日本集中治療医学会雑誌 2016 ; 24 : S1
12) Ventura AM, Shieh HH, Bousso A, et al. : Double-Blind Prospective Randomized Controlled Trial of Dopamine Versus Epinephrine as First-Line Vasoactive Drugs in Pediatric Septic Shock. *Crit Care Med* 2015 ; 43 : 2292-2302

Ⅱ 主要徴候

13）Ramaswamy KN, Singhi S, Jayashree M, *et al*. : Double-Blind Randomized Clinical Trial Comparing Dopamine and Epinephrine in Pediatric Fluid-Refractory Hypotensive Septic Shock. *Pediatr Crit Care Med* 2016 ; 17 : e502-e512

14）Dellinger RP, Levy MM, Carlet JM, *et al*. : Surviving Sepsis Campaign : international guidelines for management of severe sepsis and septic shock : 2008. *Crit Care Med* 2008 ; 36 : 296-327

15）Markovitz BP, Goodman DM, Watson RS, *et al*. : A retrospective cohort study of prognostic factors associated with outcome in pediatric severe sepsis : what is the role of steroids?. *Pediatr Crit Care Med* 2005 ; 6 : 270-274

16）de Oliveira CF, de Oliveira DS, Gottschald AF, *et al*. : ACCM/PALS haemodynamic support guidelines for paediatric septic shock : an outcomes comparison with and without monitoring central venous oxygen saturation. *Intensive Care Med* 2008 ; 34 : 1065-1075

17）Weiss SL, Fitzgerald JC, Pappachan J, *et al*. : Global epidemiology of pediatric severe sepsis : the sepsis prevalence, outcomes, and therapies study. *Am J Respir Crit Care Med* 2015 ; 191 : 1147-1157

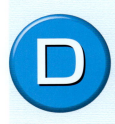

II 主要徴候
D 意識障害

聖マリア病院小児科 河野 剛

1 診断・治療のポイント

Point

▶意識清明とは覚醒している状態，自己と周囲に対して判断できる状態であり，通常は簡単に障害されない．意識障害患者は常に緊急を要する状態であり，診断・治療は困難を伴うことが多い．集中管理を行える施設に転送することを念頭に，Pediatric Advanced Life Support（PALS）に準じバイタルサインをチェックし，検査や鑑別診断の抜けがないように，また過剰な検査を避ける意味でも病初期からエビデンスに沿った体系的なアプローチが求められる．

▶状態は移り変わるため，経時的に患者の覚醒状態や自発運動，眼球運動，瞳孔，呼吸状態をチェックし，外界の刺激に対する反応をみることで意識状態を他覚的にとらえる[1〜3]．

2 初期対応

呼吸不全や循環障害があれば生命予後を左右するとともに，脳傷害を助長する．PALSに準じ，状況に応じて気道確保，酸素投与，血管確保と大量輸液，昇圧薬投与，気管内挿管，人工換気および心臓マッサージなどの救急処置を行う．AVPU（Awake, Responds to Voice, Responds to Pain, Unresponsive）score（p. 10，I章B **小児救急外来トリアージ**参照）を使用し，迅速に児の意識レベルも把握する．

3 診断

a 病歴の聴取

家族や周囲にいた人から，①症状は急激，緩徐か，今回が初めてか，繰り返し起こっているか，②程度は進行しているか，③発症前の発熱，感冒様症状，けいれん，嘔吐，下痢，頭痛などの有無，④基礎疾患の有無（糖尿病，高血圧，腎疾患，肝疾患，心疾患，先天代謝異常，熱性けいれん，てんかん，水頭症と脳脊髄液シャントなど），⑤家庭にある薬品，毒物（解熱薬，鎮静薬，向精神薬），誤飲の可能性について聞く．

b 意識障害の程度判定

意識障害の病態生理と時間的因子を加味して，急性と亜急性，慢性に分けられる．また大きく意識の清明度の変化と意識の内容の変化（意識の変容）に分類される．

意識レベル（清明度の変化）としては，GCS（Glasgow Coma Scale）[4]，JCS（Japan Coma Scale，3-3-9度方式）がある（p. 9，I章B **小児救急外来トリアージ**参照）．

1）特殊な意識障害
a）無動性無言

自発的な運動や発語が全くなく，反応を示さないが，眼は動かし追視する．痛み刺激に対しての逃避反応はみられる．睡眠・覚醒のリズムは保たれる．眼は動かし瞬目する．脳幹・視床の病変による網様体賦活系の部分的障害による．

b）失外套症候群

大脳皮質の広汎な機能障害によって，不可逆的に大脳皮質機能が失われた状態．眼は動かす

が，無動・無言の状態．睡眠と覚醒の調節は保たれる．

c）遷延性意識障害

単に状態を表現した言葉で，障害部位，原因は様々である．大脳の精神活動を全く行っていない状態．脳幹機能は保持．

d）脳　死

大脳・脳幹を含めた脳機能が不可逆的にすべて失われた状態．深昏睡であり，脳幹反射は失われ，自発呼吸はない．脳波は平坦．この状態が不可逆的に持続していることを確認して初めて「脳死」と判定される．小児の脳死の判定基準が作成されているが，今後の社会的なコンセンサスを得ながら十分討議を重ねて進めていくことが必要である．

c　診察所見

バイタルサインの評価に引き続き，チアノーゼや黄疸の有無，新生児，乳児では不機嫌や大泉門膨隆の有無を確かめる．外傷や出血の有無の確認もする．項部強直，Kernig 徴候などの髄膜刺激症状の有無も確認する．頭部以外の外傷の有無（ひっかき傷，打撲骨折，タバコのあと）も確認し，被虐待児を鑑別する．

d　神経学的所見

中枢神経の責任病変に応じて特徴的な変化が現れるため，以下の1）呼吸パターン，2）瞳孔，3）姿勢・肢位の異常，4）眼球頭反射（人形の目現象）などをチェックする．

1）呼吸パターン

a）Cheyne-Stokes 呼吸：呼吸振幅の漸増に引き続く無呼吸を周期的に繰り返す．

b）群発呼吸：呼吸が群発して不規則な休止を間にはさみ，あえぎ声のようなパターン．

c）失調性呼吸：深い呼吸と浅い呼吸が不規則に生じる．

いずれも予後不良で危険．a）〜c）を認めたら挿管を検討し，早急に転院，転送する．

2）瞳　孔

瞳孔状態も責任病巣の判定に有用である．散瞳，縮瞳，瞳孔不同は重症を表す．

3）姿勢・肢位の異常

①片麻痺姿勢．②除皮質肢位：両上肢屈曲・

内転，両下肢伸展（尖足）位．③除脳肢位：四肢は強く伸展，内旋した姿勢．さらに重症になると，④弛緩肢位になる．除皮質―除脳―弛緩の順に重症．

4）眼球頭反射（人形の目現象）

両手で患者の頭を持って，かつ親指で両眼瞼を静かに持ち上げ，頭を最初に一側に回転させる（その位置に頭を3〜4秒固定し，患者の眼球がどうなるかを観察）．次に180度反対の方向に頭を回転する．完全に意識清明な患者では，眼球はもとの部位をみるような位置になる．脳死では眼球は頭と一緒に動く．

4　鑑別診断

第1の要点は，意識障害の原因が頭蓋内病変か，頭蓋外病変かの判定である．髄膜刺激症状の有無，巣症状（眼球偏位，瞳孔，脳神経症状，麻痺，反射の左右差）の有無が参考となる．急性脳症では局所症状や項部硬直が乏しく，発熱やけいれん，意識障害などの症状で発症することが多い．

第2の要点は，頭蓋内圧亢進による脳幹圧迫の有無およびその進展状況を把握することで，脳浮腫対策が必要である．原因および疾患分類を示す（表1）[1]．

養育者の話し方，対応でつじつまの合わないこと，頭部外傷，および頭部以外の外傷の有無に注意する．網膜出血と意識障害があれば，乳幼児揺さぶられ症候群（shaken baby syndrome：SBS，non-accidental trauma）を鑑別する．

5　検　査

緊急の臨床検査には血液検査，検尿，胸部X線，心電図などの一般検査と神経学的補助検査がある．神経学的補助検査では頭部 MRI が最も役に立つ．脳波で，全汎性高振幅徐波の所見が診断に役立つことがあるが，けいれん消失，抗けいれん薬投与直後では鑑別が困難である．頭蓋内圧亢進の症状や局在性神経症状を呈する症例では，腰椎穿刺は脳ヘルニアを起こす危険がある（図1[5]の23）．けいれんが頻発する児，呼吸障害を認める児では CT・MRI 検査時に

D　意識障害

表1　意識障害をきたす小児の鑑別疾患

I.　中枢神経に起因するもの

A.　外傷
　　頭蓋内出血（硬膜下，硬膜外，くも膜下），脳挫傷，
　　脳振盪
　　びまん性脳浮腫，びまん性軸索損傷

B.　けいれん，てんかん
　　けいれん重積，非けいれん性てんかん重積，けい
　　れん後の状態

C.　髄膜炎（ウイルス，結核含む細菌，真菌），脳膿瘍，
　　硬膜下膿瘍，硬膜外膿瘍

D.　脳炎
　　一次性脳炎（ヘルペスウイルス，節足動物媒介脳
　　炎，その他のウイルス）
　　二次性脳炎（急性散在性脳脊髄炎，脳梁膨大部に
　　一過性拡散低下を伴う脳炎，自己免疫性脳炎など）

E.　脳症（二相性脳症，壊死性脳症，出血性ショック
　　脳症症候群，Reye症候群，可逆性後頭部白質脳症
　　症候群）

F.　腫瘍（浮腫，出血，脳脊髄液還流障害）

G.　血管障害
　　脳梗塞（血栓性，出血性，塞栓性），静脈洞血栓症，
　　くも膜下出血，血管奇形，動脈瘤

H.　水頭症
　　閉塞性（腫瘍，その他），脳脊髄液シャント障害

I.　その他
　　片頭痛（脳幹性前兆を伴う片頭痛）

II.　全身性疾患に基づくもの

A.　バイタルサイン異常
　　低血圧，高血圧，低体温，高体温

B.　低酸素
　　呼吸器疾患，重症貧血，メトヘモグロビン血症，
　　一酸化炭素中毒，低酸素性脳症

C.　循環器疾患　心筋炎，不整脈（Adams-Stokes症候
　　群），起立性低血圧

D.　毒物・薬物
　　抗ヒスタミン薬，バルビツール酸，ベンゾジアゼ
　　ピン，睡眠薬，フェノチアジン
　　抗うつ薬，抗けいれん薬，アルコール（エタノー
　　ル），殺虫剤など

E.　代謝異常
　　低血糖，高血糖（糖尿病ケトアシドーシス，高浸
　　透圧性非ケトン性昏睡）
　　代謝性アシドーシス，アルカローシス，アセトン
　　血性嘔吐症，低・高Na血症，低・高Ca血症，低・
　　高Mg血症，低P血症，尿毒症，肝不全，先天代
　　謝異常症，内分泌疾患（先天性副腎皮質過形成，
　　副腎不全）

F.　重症感染症
　　敗血症

G.　その他
　　腸重積，溶血性尿毒症症候群，脱水，熱中症，心
　　因性

表2　PCPC（Pediatric Cerebral Performance Category Scale）

	category	score
・年齢相応の機能 ・学童期の児は普通学級に通える状態	normal	1
・意識は覚醒しており，年齢相応のやりとりが可能 ・学童期の児では普通学校に通うが，年齢相応の学年より下の学年になる ・軽度神経学的異常の可能性	mild disability	2
・意識はあり，依存せず年齢相応の日常生活を行うための十分な大脳の機能が保たれている ・学童期では特別なクラス（特別支援学級）に通い，学習障害がある可能性	moderate disability	3
・意識はあるが，学童児では障害が強く，日常生活は強度に依存	sever disability	4
・脳死以外のあらゆる程度の昏睡 ・意識がない状態（覚醒したとしても周囲に対して反応はしない） ・大脳機能的に不応答 ・脳皮質の機能を示す所見なし（言語刺激での覚醒なし） ・いくつかの反射反応，自発的開眼，睡眠覚醒サイクルはみられる可能性	coma / vegetative state	5
・無呼吸 ・無反応 ・平坦脳波	brain death	6

〔Fiser DH：Assessing the outcome of pediatric intensive care. *J Pediatr* 1992; 121: 68-74〕

は，血管確保のうえ，気道の確保が十分できる体制またはあらかじめ気管内挿管などをして，バイタルサインをモニターする．

6 治 療

意識障害をもつ子どもの治療は基本的にチーム医療であり，適切な施設へのトリアージも考えながら判断する（各疾患に対する診断・治療の詳細については他項を参照）．急激な状態の悪化に対応できるよう，医師側も体制を作ってケアにあたるようにする[6]．図1は2015年にupdateされた英国で使用されている意識障害の初期マネージメントのガイドラインであり，体系的にエビデンスに基づいた診断・治療を進めていくことができる[4,6]．検査値は，現在日本で使用されている単位に換算して示している．な

お図1のほかのガイドラインを参照となっている箇所については本書の他項を参照されたい．

7 予 後

予後評価に関しては，標準化されている詳細な知能検査（Binet式，Wechsler系，海外で用いられているBayley乳幼児発達検査など）があるが，煩雑なためトレーニングを必要とする．PCPC（Pediatric Cerebral Performance Category Scale，表2[7]）とPOPC（Pediatric Overall Performance Category Scale）は観察者の印象を基にした簡単なスコアである．同じスコアでもばらつきが大きく詳細に欠けることが指摘されているが，現在様々な臨床研究を含め，広く使用されている．

 保護者への説明のポイント

- 意識障害をきたして来院した児は重篤であり，緊急を要する場合が多く，急激に状態が悪化することもあり，経過中にも可能な限り，児の情報を知らせるとともに，保護者からの情報を入手する．
- どのような検査を行うのか，検査の結果，症状の経過も適宜伝える．
- 医療チーム内であらかじめ検討会を開き，スタッフ間の理解・認識を一定にして，情報の共有をしておく．

文献

1) 松石豊次郎，村上義比古，永光信一郎：意識障害．小児診療 1991；54(Suppl)：488-497
2) 松石豊次郎：意識障害．加藤裕久，満留昭久，原 寿郎，ほか（編），ベッドサイドの小児の診かた．第2版，南山堂，2001；786-798
3) Plum F, Posner JB：The diagnosis of stupor and coma. 3rd ed, F. A. Davis Co., 1980
4) The Management of a child（aged 0-18 years）with a decreased conscious Level. The Paediatric Accident and Emergency Research Group 2008；http://www.nottingham.ac.uk/paediatric-guideline/
5) Royal College of Paediatrics and Child Health：Management of children and young people with an acute decrease in conscious level. A nationally developed evidence-based Guideline for practitioners. 2015 Update. https://www.rcpch.ac.uk/resources/management-children-young-people-acute-decrease-conscious-level-clinical-guideline
6) 松石豊次郎：意識障害．内科医・小児科研修医のための小児救急医療治療ガイドライン．市川光太郎（編），診断と治療社，2004；79-84
7) Fiser DH：Assessing the outcome of pediatric intensive care. J Pediatr 1992；121：68-74

> 対象：生後 4 週から 18 歳まで（新生児病棟に入院している早期産児は除く）
> 意識障害の定義：AVPU（the Alert, Voice, Unresponsive Scale）score で A（覚醒）以外
> 　　　　　　　　GCS で 14 以下

1）気道，気道保護
1. GCS＜8，AVPU score で痛みで反応なし⇒改善傾向でなければ気管挿管を考慮.

2）呼吸の評価と酸素の必要性
2. SpO_2≦95%⇒酸素投与（evidence level 1a）.

3）毛細血管での血糖測定
3. 15 分以内に行うことを考慮.
4. 54 mg/dL 以下では低血糖のスクリーニング検査を考慮し，すぐに補正.

4）モニタリング
5. 初回評価時に心拍，呼吸数，SpO_2，血圧，身体所見，体温の記録を考慮.
6. 同項目について 1 時間ごとに記録を考慮.
7. SpO_2，心電図の持続モニタリングを考慮.
8. GCS，modified GCS，もしくは AVPU を使用して意識レベル評価，記録を考慮.
9. GCS≦12 もしくは AVPU で V（言語刺激で反応）以下の場合，15 分ごとの評価を考慮.
10. GCS＞12 もしくは AVPU で A（覚醒）の場合，30 分ごとの評価を考慮.
11. GCS，AVPU score が悪化する際は迅速な評価が必要.

5）評価
12. 以下について記録を考慮.
    嘔吐，頭痛，発熱，けいれん，いつから意識変容・障害を認めるか，外傷，薬剤摂取，家庭にある薬剤（誤飲の可能性），家庭での乳児期死亡例の有無，症状の持続期間
13. 虐待の可能性を考慮.

6）原因と特定
14. 以下の疾患を考慮し，1 時間以内に治療を開始（evidence level *1b，†2b）.
    ●ショック*（循環血液減少性，血液分布異常性，心原性）　●敗血症*　●代謝疾患*　●頭蓋内感染症*
    ●頭蓋内圧亢進*　●けいれん*　●薬物中毒，毒物*　●外傷†　●高血圧　●脳梗塞／出血
    ●急性水頭症　●けいれん後の回復期（けいれん後の状態）

7）原因精査（core investigation）
15. 初診の際に以下の検査を考慮.
    ●毛細管血での血糖　●血液ガス分析（末梢，静脈，動脈）pH，pCO_2，BE，乳酸
    ●血糖（血漿）（毛細管血で正常であっても）　●血清尿素窒素，電解質　Na，K，Cl
    ●肝機能　AST，ALT，ALP，Alb，TP　●血漿アンモニア　●血算　●血液培養
    ●検尿（試験紙法）ケトン，糖，蛋白，亜硝酸，白血球
    ●尿 10 mL をその後の検査（薬物検査を含む）のため保存
16. 薬物中毒，毒物を疑う際は血漿を保存することを考慮.
17. モニターが装着されたら採尿法の選択（パック尿，導尿など）を考慮.
注意：2005 年版で述べられていた，1～2 mL 血漿，血清を遠心分離後，冷凍保存することは 2015 年版では core investigation からは削除されており，その後の検査とされている.

8）腰椎穿刺，頭部画像検査
18. HSV 含むウイルス性脳炎，結核性髄膜炎を考えるとき，禁忌でなければ髄液検査を行う（evidence level 1b）.
19. 臨床診断が敗血症／細菌性髄膜炎，もしくは原因不明の際，禁忌でなければ髄液検査を考慮.
20. 髄液初期検査として鏡検（WBC など），髄糖（血漿と比較），HSV-PCR 検査を行う.
21. 髄圧（可能なら），グラム染色，培養と薬剤感受性，蛋白，HSV 以外のウイルス PCR，臨床的に疑うなら結核の検査も考慮，精査のためにサンプルを保存しておくとよい.
22. 臨床的に疑う際は結核のための培養も考慮.
23. 以下のとき，腰椎穿刺は延期，中止を考慮.
    ●頭蓋内圧亢進徴候（瞳孔散大，片側 or 両側），対光反射遅延，消失，徐脈（＜60/分），高血圧（mBP＞年齢別 95 パーセンタイル），異常呼吸様式，異常姿位　●GCS＜8　●GCS の悪化　●局所神経徴候　●10 分以上のけいれんを認め，GCS≦12　●全身性髄膜菌感染症の臨床所見　●CT or MRI で脳脊髄液還流障害を示唆させるとき（出血，膿瘍，腫瘍，脳ヘルニアなど）
    凝固障害がある児では注意する. 注意：2005 年版の人形の目現象消失は削除.
24. CT では頭蓋内圧亢進は除外できない. ほかの禁忌事項がある際に CT 画像が正常であっても腰椎穿刺を施行できる根拠とはならない.
25. 意識レベルの低下した児に腰椎穿刺を行うかどうかの判断は熟練した小児科医，小児科診療に慣れた小児科以外の指導医により決定.
26. 頭蓋内圧亢進を考える際，状態が安定していればすぐに頭部 CT，MRI を行う（evidence level 1b）.
27. 頭蓋内膿瘍を疑う，もしくは原因不明の際も頭部 CT，MRI を考慮.
28. 診断が未確定であれば，可能であれば 48 時間以内に頭部 MRI を考慮.

図1　意識障害を認める小児に対する管理（2015 年改訂版）

1～95 の通し番号が付いている．Evidence level は Oxford Centre for Evidence-Based Medicine Levels of evidence に準じ（　）に記載，数字が小さいものほど evidence level が高い．無記載は evidence level 5．Expert opinion によるものか evidence level 低いものは "考慮" という表現になっている．

9）原因への対応

29．検査結果を待つ間に，存在しうる様々な原因に対して，同時進行での対応を考慮．

10）循環性ショック

30．まだら，末梢冷感，末梢での脈拍減弱の1つ以上あれば，循環不全を考慮し，さらに精査．

31．以下のどちらかがあれば循環性ショックを考慮．
　　●収縮期血圧＜年齢別の5パーセンタイル以下　　●尿量低下＜1 mL/kg/時

32．ショックがある場合は，以下の徴候を確認することを考慮．
　　敗血症，外傷（失血，緊張性気胸，心タンポナーデ），アナフィラキシー（蕁麻疹，wheezing，喘鳴，口唇 or 舌の腫脹），心不全（肝腫大，末梢性浮腫，経静脈怒張，心雑音）

33．原因精査のための初期検査（core investigation）を考慮．

34．ショックであれば等張液 20 mL/kg をボーラス投与する（Evidence level 1b）．

35．ケトアシドーシス or 頭蓋内圧亢進＋ショック⇒等張液 10 mL/kg のボーラス投与を考慮．

36．輸液ボーラス投与後の反応を評価することを考慮．
　　頻拍，毛細血管再充満時間（CRT）延長，意識レベルの改善，血圧上昇，乳酸の低下，and/or 血液ガス分析による base excess の改善，尿量の増加

37．反応により 60 mL/kg まで or 以上の輸液ボーラス投与を考慮．

38．40 mL/kg 以上の輸液ボーラス投与を行った場合，気管挿管と呼吸器管理を考慮．

39．40 mL/kg 以上の輸液ボーラス投与で反応（－）⇒循環補助薬開始を考慮し，PICU へ移動．

40．40 mL/kg の輸液ボーラスで反応（－）⇒PICU or それに準ずる場所でモニタリング考慮．

11）敗血症

41．以下の2つ以上が存在する際は敗血症を疑う（evidence level *2b）．
　　●体温 38℃ 以上，35.5℃ 以下*　●頻拍*　●多呼吸*
　　●WBC＞12,000/μL，＜4,000/μL もしくは圧迫しても消えない紫斑*．

42．ほかの疾患の鑑別のためにも core investigation を考慮．

43．以下の検査を追加考慮．胸部 X 線，検尿で WBC or 亜硝酸が陽性であれば尿培養，髄膜炎菌と肺炎球菌に対する血液 PCR，凝固障害が疑われるなら凝固検査，皮膚炎症部での培養，関節穿刺，流行地への渡航歴があればマラリアに対する thick/thin film.

44．治療：適切な培養を採取後に広域抗菌薬静脈投与を考慮．

45．1時間以内に熟練した小児科医による review を考慮．

46．Surviving Sepsis Campaign Guideline と Sepsis Six care pathway を参照．

注意：Surviving Sepsis Campaign : International Guidelines for Management of Severe Sepsis and Septic Shock. Critical Care Medicine 2013.
　　　J Tong, A. P., R Daniels G218（P）The Paediatric Sepsis 6 Initiative. Arch Dis Child 2014 ; 99.

12）外傷

47．病歴と身体所見の確認，記録．

48．失神による外傷の可能性，ほかの原因疾患の精査のため core investigation を行う．

49．外傷歴がある場合，Advanced Paediatric Life Support と NICE Head injury Guidelines に従う．

注意：Advanced Life Support Group. Advanced Paediatric Life Support : The Practical Approach. BMJ Books. 2011.
　　　National Institute of Clinical Excellence（2014）. Head injury ; Triage, assessment, investigation and early management of head injury in children, young people and adults［CG176］.

13）代謝性疾患

13.1　低血糖

50．血糖（血漿）54 mg/dL 以下の場合，core investigation のときに採取した際の保存検体から以下の検査を考慮．
　　血漿インスリン，コルチゾール，成長ホルモン，遊離脂肪酸，β-ヒドロキシ酪酸，アシルカルニチンプロファイル，尿，血漿有機酸分析．

注意：2015 年版では乳酸は保存血からでなく core investigation で提出と変更．British Inherited Metabolic Disease Group（BIMDG）Recurrent Hypoglycaemia Guideline を参照．

51．10% ブドウ糖　2 mL/kg　ボーラス投与を考慮．投与後に血糖を再検する．

52．血糖を 72～126 mg/dL に保つように 10% ブドウ糖の持続静脈投与の開始を考慮．

53．その後の管理については内分泌・代謝疾患の専門医への相談を考慮．

13.2　糖尿病ケトアシドーシス

糖尿病ケトアシドーシス，高浸透圧非ケトン性昏睡に関しては NICE guideline on Diabetes in Children and Young People，British Society of Paediatric Endocrinology and Diabetes DKA Guideline を参照．

13.3　高アンモニウム血症

54．血漿 NH$_3$＞170 μg/dL であれば，代謝専門医に相談考慮．
　　駆血帯せず静脈採血 or 動脈採血行い，すぐに提出．10 分以上経過する際は氷で冷却必要．

注意：2005 年版の NH$_3$＞340 μg/dL は削除され，エビデンスはないが British Inherited Metabolic Diseases Group guidance に沿い NH$_3$＞170 μg/dL で治療開始前に代謝専門医に相談を行い，さらなる精査を進めることを推奨．

14）頭蓋内感染症

14.1 細菌性髄膜炎

55. 以下の徴候と症状がある際，細菌性髄膜炎を考える（evidence level 2b）.
　　●圧迫で消失しない発疹　●項部硬直　●ショック　●背部硬直　●大泉門膨隆　●光過敏
　　●Kernig 徴候　●Brudzinski 徴候　●Toxic/moribund state（危急的状態）
　　●不全麻痺　●脳神経，瞳孔不同を含む局所神経障害
　　詳細は NICE guidance（Bacterial meningitis and meningococcal septicaemia）を参照.
56. core investigation と禁忌事項がなければ腰椎穿刺を考慮.
57. NICE guidance（Bacterial meningitis and meningococcal septicaemia）に従い治療.

14.2　ウイルス性脳炎

58. 以下の1つ以上で HSV を含むウイルス性脳炎の可能性を考慮.
　　●局所神経徴候　●6 時間以上の変動する意識レベル　●ヘルペス性病変との接触歴
　　●明らかな原因（−）で遷延するけいれん　●原因を示唆させる明らかな臨床徴候がない
59. HSV DNA に対する髄液 PCR 陽性により HSV 脳炎を確認（evidence level 1b）.
注意：頭部 MRI では鑑別できず，脳波所見もほかの疾患を否定するには非特異的すぎる.
60. HSV 脳炎を疑う場合，アシクロビル静脈投与を行う（evidence level 1b）.
　　1～3 か月児：20 mg/kg×3 回/日，3 か月～12 歳：500 mg/m²×3 回/日，＞12 歳：10 mg/kg×3 回/日．腰椎穿刺が禁忌であれば治療優先．投与量は British National Formulary for Children（BNFC）に従う.
61. 診断が確定 or 強く疑われる際は小児感染症と神経専門医に相談して治療期間を決定（通常 21 日まで）．詳細に関しては BNFC を参照.
注意：14 日間の投与でも髄液中に大多数で DNA が残存するが再発の頻度に影響するかは不明（International Herpes Management Forum 2004）．BNF は 1～3 か月の児では最低 21 日間（3 か月以上は 21 日間まで）投与としている.

14.3　頭蓋内膿瘍

62. 局所神経徴候±敗血症の徴候，頭蓋内圧亢進徴候があるときに考慮.
63. 頭部画像検査で診断を考慮.
64. 血液培養後に広域抗菌薬の投与を考慮し，小児脳神経外科医に相談.

14.4　結核性髄膜炎

65. 以下の際に考慮.
　　●肺結核を認めるものとの接触　●髄圧が高い，髄液の混濁もしくは黄色である，髄液細胞数がわずかに増加（＜500），リンパ球優位に増加，髄糖/血糖＜0.3，髄液蛋白が高い（1～5 g/L）
66. NICE tuberculosis guideline に従い治療.
67. 禁忌でなければ（⇒23）core investigation（⇒15～17）と腰椎穿刺（⇒20～22）を考慮.
注意：結核菌インターフェロンγ遊離試験，ツベルクリン反応テストは救急の場では施行できないため今回の改定には含まれていない.

15）頭蓋内圧亢進

68. 診断と管理に関しては NICE guidance（Bacterial meningitis and meningococcal septicaemia）に従う.
69. PICU と相談後に core investigation と頭部画像検査（CT もしくは MRI）を考慮.
70. 以上の結果を考慮し，原因不明の場合はさらに精査.
71. 脳ヘルニアを防ぐため以下のように頭部の位置をとるように考慮.
　　●患児の頭部を正中に固定　●頭部挙上 20°
72. 頭蓋内圧亢進が確定している場合，
　　●頸部への中心静脈ライン挿入は避ける.
　　●低張液の維持輸液を避ける（維持輸液量は施設の方針に従う）.
73. マンニトール or 高張食塩水の投与基準，量については施設別に決定するよう考慮.
74. 画像検査の前に，PaCO₂ を 33.8～37.5 mmHg に保つため鎮静，気管挿管，換気を考慮.
注意：PaCO₂ は NICE guideline に従い改定.

16）高血圧性脳症

75. 高血圧を認める際は，頭蓋内圧亢進徴候，乳頭浮腫を考慮し，四肢の血圧をチェック.
76. core investigation の結果，特に血尿，蛋白尿，クレアチニン，尿素窒素を評価.
注意：高血圧は複数回の測定で年齢別 95 パーセンタイル以上．高血圧に対するアプローチが異なるため頭蓋内圧亢進と高血圧脳症の鑑別をする.
77. 高血圧以外に意識障害の原因がない⇒小児腎疾患専門医 or 集中治療医に相談考慮.

17）けいれん重積

78. 5 分以上けいれんを認めたら治療を考慮．注意：2005 年版は 10 分以上であった.
79. APLS と NICE guidance に従う（ミダゾラム，ジアゼパムを使用する）.
注意：A.L.S.G Advanced Paediatric Life Support- The Practical Approach. BMJ. 2004.
80. てんかんの診断（−）であればすぐに core investigations（けいれん＞5 分）考慮.
81. 血漿 Ca，Mg をチェック（けいれん＞5 分）考慮.
82. 以下を認め，抗けいれん薬投与でもけいれん持続する際は小児集中治療医に相談考慮.
　　●血清 Na＜125 mEq/L　●血漿 Ca＜6.8 mg/dL，イオン化 Ca＜0.75 mmol/L
　　●血漿 Mg＜1.59 mg/dL（0.65 mmol/L）
注意：2005 年版で述べられていた血清 Na＜115 mEq/L の場合は 3% 食塩液 5 mL/kg を 1 時間かけて静脈投与，血漿 Ca＜6.8 mg/dL，イオン化 Ca＜0.75 mmol/L の場合は 10% グルコン酸 Ca 0.3 mL/kg を 5 分以上かけて静脈投与，血漿 Mg＜1.3 mEq/L（0.65 mmol/L）の場合，硫酸 Mg 50 mg/kg を 1 時間かけて静脈投与するという内容は削除された．現在，国際的に認められている guidance はないため，各施設で小児集中治療医に相談して対応することを勧めている.

II 主要徴候

18）けいれん後の状態
83．けいれん後，最初の1時間で詳細な病歴，身体所見聴取を考慮．
84．毛細管血で血糖が正常であることを確認する以外はけいれん後1時間は検査を行わないことを考慮．
85．けいれん後，1時間以内に覚醒しない場合は再評価を考慮．
　　呼吸，気道保護に関しては1～2を参照．
86．けいれん後1時間でも意識状態の改善がない場合はcore investigationを考慮．

19）アルコール中毒
87．疑う場合は血中アルコール濃度測定を考慮（evidence level 3b）．
88．アルコール中毒の児ではAPLSのABCDに沿う対応を考慮，core investigationを行う．
89．アルコール中毒が疑われる場合は以下についての治療の必要性を考慮．
　　●低血糖に対してブドウ糖の静注，ブドウ糖／生理食塩水の維持輸液
　　●呼吸不全±嚥下性肺炎
　　●低血圧
　　●麻薬，ベンゾジアゼピン，パラセタモールなど，他の薬剤の同時服用
　　催吐薬は使用しない（嚥下性肺炎のため）．
90．可能性のあるすべての物質，薬剤を明確にすることを考慮し，その地区の中毒センターに連絡．詳細に関しては The Royal College of Psychiatrist's Practice standards for young people with substance misuse problems を参照．

20）原因不明
91．core investigationの結果でも原因が不明の場合，専門医（症状により神経，代謝疾患の専門医）と相談し，以下の追加の検査を考慮．
　　●頭部CTまたはMRI検査　●腰椎穿刺　●尿薬物検査　●尿有機酸，血漿アミノ酸分析
　　●血漿乳酸
92．core investigation，CT，MRI or 髄液検査の結果を確認後，脳波を考慮．
　　そのほかの鑑別疾患
　　虐待（ゆさぶりなど），過量投与（鎮静，麻酔，鎮痛薬，CO中毒，虐待，自虐），
　　そのほか，橋本病脳症（甲状腺抗体，甲状腺機能チェック）
　　詳細に関しては以下を参照．
　　NICE guideline When to suspect Child Maltreatment, The Royal College of Psychiatrist's Report-Managing Self Harm in Young People, The Royal College of Psychiatrist's Practice Standards-Young people with substance misuse problems.

21）good practice points
　　蘇生中や意識消失を認める児の初期の対応中に，
93．両親，保護者が希望するなら児の傍に付き添うのを許可する．
94．両親，保護者に可能性のある診断や必要な治療に関して情報提供をし続ける．
　　注意：提供する情報は個々のケースに応じて調整されるべきである．
95．両親，保護者に，もしわかるのであれば可能性のある予後に関して情報提供し続ける．

〔Royal College of Paediatrics and Child Health : Management of children and young people with an acute decrease in conscious level. A nationally developed evidence-based Guideline for practitioners 2015 update. https://www.rcpch.ac.uk/resources/management-children-young-people-acute-decrease-conscious-level-clinical-guideline より著者訳，一部改変〕

II 主要徴候

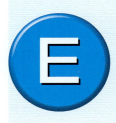

E けいれん重積

● 産業医科大学小児科 石井雅宏, 下野昌幸

1 診断のポイント

a 定義と考え方

けいれん重積とはけいれんが一定時間持続する状態か, けいれんが断続的に持続し, 発作間の意識が回復しない状態を指す. 一定時間の厳密な定義は存在しないが, 一般的にはけいれん状態が30分以上持続する状態をいう. しかし近年, 早期治療介入, 治療予後の見地からはより短い時間で定義する考え方が提唱されている. 具体的には早期治療介入のタイミングとして発作持続時間を5分ないしは10分とする提案であり, 国際抗てんかん連盟(ILAE)の2015年の新しい定義ではこれらに基づいて提案されている. けいれんが長時間持続すると, 身体に様々な変化をきたす. これらはけいれんにより起こる一次的障害, 心不全や呼吸不全に伴う二次的障害である(表1). けいれん重積への対応の基本は, これらの障害を起こさないように早期にけいれんを止め, 原因検索を行うことである. けいれん重積に陥る可能性のあるけいれんを, 本項では「けいれん重積」と考えて記載する.

b 分類

ILAEの定義ではけいれん重積を①症候, ②原因, ③脳波相関, ④年齢, の4軸によって分類している. 症候分類ではまず, 運動症状を認めるタイプとそれを伴わないタイプに分け, 運動症状を伴うタイプをさらに全般性, 焦点性, 未決定の3つに分類する. 原因分類はすでに原因が明らかである症候性か, まだ明らかでない潜因性に分けられる. 脳波相関は全般性, 片側性, 両側独立性, 多源性などの分類がされる. 年齢は1か月から2歳までの乳幼児期, 3歳から12歳までの小児期, 13歳以上の成人期に分けている.

この分類とは別に, 臨床現場でよく使われるのが「難治性けいれん重積」という分類である. 様々な定義が存在するが, 一般的には静注抗けいれん薬を2種類使用しても60分以上けいれんが持続するのが難治性けいれん重積, 全身麻酔を使用しても24時間以上発作が持続もしくは繰り返すのが超難治性けいれん重積と定義される.

表1 けいれん重積に伴う身体の変化

中枢神経	代謝異常
脳梗塞	混合性アシドーシス
脳出血	高血糖
低酸素性虚血性障害	低血糖
呼吸	その他
不規則呼吸	咬舌
誤嚥	骨折
肺水腫	虚血性肝障害
心血管系	虚血性腎障害
高血圧	腎不全
低血圧	膵炎
心不全	
心停止	
播種性血管内凝固(DIC)	

Point

▶ けいれん重積が危急的事態であるのは, それ自体により起こる一次的障害, 心不全や呼吸不全による二次的障害を起こすからである.

▶ 来院時にけいれんしていれば重積と考

え，治療介入する．

❷ 治療および原因検索

ⓐ 初期治療

患児にモニター装着を行ったのち，A（Airway：気道），B（Breathing：呼吸），C（Circulation：循環）の評価を行い，異常があれば，気道確保，換気補助，酸素や循環作動薬の投与を適切に行う．次にけいれんや意識障害の評価になる．

けいれんが持続している場合は静脈確保を行い，ジアゼパムやミダゾラムの投与を行う．この際静脈確保が困難な場合にはジアゼパムの直腸内投与やミダゾラムの頬粘膜投与，鼻腔内投与，筋注のいずれかを行う．静脈確保に固執し，薬剤投与が遅れることは厳に慎むべきである．

上記薬剤でもけいれんが止まらないときはセカンドラインの薬剤としてホスフェニトイン，フェノバルビタールの静注を試みる．これらでも発作が持続する場合はチアミラールの静注やミダゾラムの持続静注を行うが，高率に呼吸抑制を認めるので，ICU での管理の検討や酸素や気管挿管の準備が不可欠である．

ⓑ その後の治療

けいれん重積では，けいれんを止める治療と，原因の検索を並行して行わなくてはならない[1~3]．原因を改善しなければけいれんは止まりにくく，また基礎疾患の種類がけいれん重積の予後自体を大きく左右するからである．けいれんを起こす基礎疾患は年齢により異なり，新生児期,乳幼児期,学童期に大別される（**表2**[4]）．これらの原因検索を進めていかなくてはならないが，この項では救急で行える検査についてあげる．

まず，病歴の聴取が重要なのは当然である．発達は正常か，周産期に問題はなかったか，下痢をしていないか，周囲の流行疾患は何か，突発性発疹には罹患したか否か等々を問診し，原因検索の幅を狭める．**表3**[2]にけいれん重積の救急外来での最低限の検査項目をあげた．

血小板数低下や肝逸脱酵素上昇は急性脳症の可能性を示唆し，電解質異常，低血糖，高アンモニア血症があれば代謝異常症の可能性を考えなくてはならない．WBC や CRP の高度上昇があれば髄膜炎のチェックは必須になる．また薬物中毒は救急の場ではすぐに検査できないが，後日の検体では診断がむずかしいため，採血量を少し多めにとり，保存しておく．

ⓒ 後日の検査

後日行いたい検査を，**表3**に示した[3]．大別して代謝異常検索のための代謝産物や遺伝子検査，てんかんの検査である脳波検査，脳先天異常や脳腫瘍の有無をみるための頭部 MRI/MRA の3つである．

表2 小児のけいれん重積の原因

新生児～1か月
　低酸素性虚血性脳症
　頭蓋内出血
　低血糖
　髄膜炎・脳炎
　電解質異常症
　家族性良性けいれん
　代謝異常症
　脳先天異常

1か月以降の乳児～幼児期
　てんかん
　髄膜炎・脳炎
　先天異常（脳，血管，神経皮膚症候群）
　代謝異常症
　乳児良性けいれん
　胃腸炎に伴うけいれん
　憤怒けいれん
　熱性けいれん
　中毒（薬剤，薬物）
　脳腫瘍

学童期
　てんかん
　先天異常（脳，血管，神経皮膚症候群）
　頭部打撲
　転換性障害
　代謝異常症
　中毒（薬剤，薬物）
　脳腫瘍

〔椎原弘章：けいれん重積を起こす疾患は何を教えるか．小児内科 2006；38：128-130〕

E けいれん重積

表3 けいれん重積の検査

	救急外来で実施する項目	原因精査時に実施する項目
血算	赤血球，白血球，血小板	
生化学	総蛋白，アルブミン，AST，ALT，LDH，CPK，Na，K，Cl，Ca，BUN，Cr，CRP，NH₃，血糖	Mg，Cu，Zn，ビタミン B_6，セルロプラスミン，カルニチン分画，極長鎖脂肪酸
血液ガス		乳酸，ピルビン酸
髄液	圧，細胞数，培養，塗抹，糖，蛋白	乳酸，ピルビン酸
尿一般	比重，蛋白，潜血，ケトン体	
特殊検査	頭部 CT	頭部 MRI 脳波，ABR，MCV 眼底検査

取り置き検体		
凍結保存血清	⇨	薬物濃度測定，有機酸分析，アミノ酸分析
凍結保存尿	⇨	有機酸分析，薬物反応，アミノ酸分析
濾紙に吸わせた血球	⇨	遺伝子解析，タンデムマス，アシルカルニチン分画

〔日本てんかん学会（編）：てんかん専門医ガイドブック　てんかんにかかわる医師のための基礎知識．診断と治療社，2014より改変〕

Point

① けいれんを止める．
② バイタルを安定させる．
③ 原因を追及する．
以上のことを同時に行っていくが，①→②→③の順に行うことが通常である．

③ けいれん重積の治療法の選択

　全般性強直間代けいれん重積の場合，90〜120分以上持続すると非代償期に入り，脳神経の損傷が始まる[1]．心拍出量低下，高 K 血症，脳浮腫が顕著になり，けいれんがさらに止まりにくくなり，また不整脈や心停止の原因になる．よって，来院した時点でけいれんしていれば，直ちに図 1[2,5] の順番で各種の薬剤を使用する．初期輸液は生理食塩水を 10〜20 mL/kg/時で開始する．静脈ルート確保ができない場合は，骨髄針使用を考慮する．心電図または SpO_2，血圧をモニターし，静脈内に薬剤を投与する．以下にあげる薬剤は，投与速度が緩徐であれば効果が少なく，急速すぎると呼吸停止，不整脈，血圧低下や心停止などの副作用が出るため，投与速度にも注意が必要である．

a ジアゼパム（DZP，ホリゾン®，セルシン®）静注

　ジアゼパムの静注を 0.2〜0.3 mg/kg/回使用する（最大量 0.5 mg/kg/回）．これで 70% 以上の症例はコントロール可能である．5 分超過しても収束しないもしくは再発する場合は，同量で再投与を行う．ルート確保ができない場合，0.3〜0.5 mg/kg での直腸内投与が可能である．坐薬より効果が速い．筋肉注射は壊死を起こすことがあるため，禁忌である．白濁するため，希釈や輸液との混合は避ける．副作用としての呼吸抑制は，少量でも起こることがある．短時間で回復するので，あらかじめ用手換気の準備が必要である．

b ミダゾラム（MDL，ドルミカム®）[6]

　ジアゼパムの静注と同様，ベンゾジアゼピン系である．まず 0.15 mg/kg を緩徐に（1 mg/分）静注する．5 分経過しても収束しないもしくは再発した場合はその後 0.1〜0.3 mg/kg の範囲で追加投与する．総量は 0.6 mg/kg は超えないようにする．ルート確保ができない場合，0.2〜0.5 mg/kg で頬粘膜投与や筋肉内注射，0.2 mg/kg で鼻腔内投与も可能である．副作用は DZP に

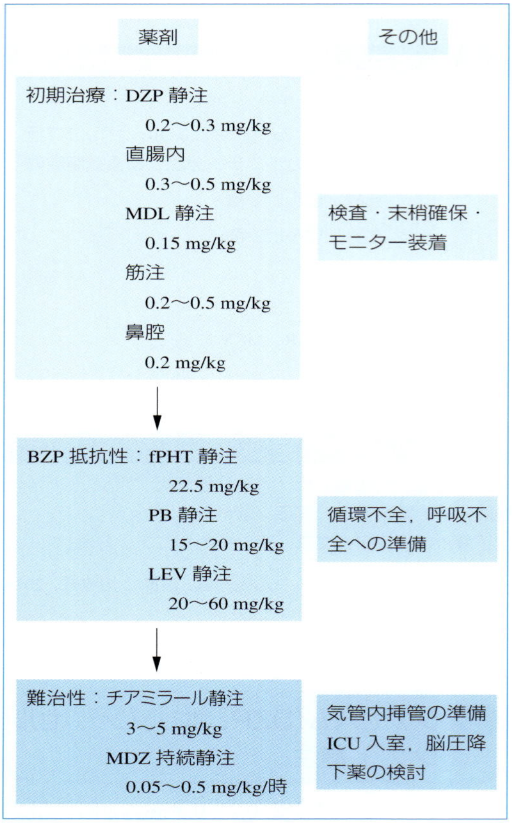

Ⅱ　主要徴候

を行い，異変があれば投与速度を遅くしたり，改善なければ投与を中止すべきである．

d フェノバルビタール（PB，ノーベルバール®）静注[8]

初期量として，15〜20 mg/kg/回を 100 mg/分の速度を超えないように 10 分で投与する．呼吸抑制と傾眠傾向が出現するので注意が必要である．フェノバルビタールとホスフェニトインの効果については同等と考えられている．そのうえで，筆者の施設ではけいれん重積後の意識回復の評価が重要と考え，循環器系に問題がない児であればホスフェニトインを優先して使用している．

e チアミラール（チトゾール®）静注

ⓐ〜ⓓで発作が再発するとき，チアミラール静注を行う．初期量として，3〜5 mg/kg/回を 15 分で投与する．有効であれば，1 mg/kg/時の持続投与に切り替える．発作が止まらなければ，脳波でバーストサプレッションの出現を目安に最大 10 mg/kg/時まで増量する．増量に伴い高率に呼吸抑制や，血圧低下が出現するため，集中治療室で人工呼吸管理やカテコラミンを併用できる準備もする．

f ミダゾラム持続静注

けいれんがⓐ〜ⓓに抵抗性の場合ミダゾラム持続静注を選択する場合もある．投与速度は 0.05〜0.5 mg/kg/時で開始する．脳波モニタリングで発作が消失するのを目安に，5〜10 分おきに 0.05 mg/kg ずつ増量する（最大 2 mg/kg/時）．24〜48 時間維持したのち減量中止をする．量が増えてくると高率に呼吸抑制をきたすため集中治療室で人工呼吸管理やカテコラミンを併用できる準備もする．なおミダゾラム投与で脳波が脳波でバーストサプレッションに達することはまれである．

ⓔやⓕの治療を開始した場合，意識レベルの評価がむずかしく急性脳炎・脳症の合併の率も高くなる．そのため脳浮腫が起こる可能性が高く，よって酸素投与，解熱，鎮静・鎮痛，体位のほかに脳圧降下薬として 20% マンニトール 1.5〜5 mL/kg/回を 30 分 DIV（点滴静脈注射）で

図1 けいれん重積への対応

〔日本てんかん学会（編）：てんかん専門医ガイドブック てんかんにかかわる医師のための基礎知識．診断と治療社，2014；xiii より改変〕

準ずる．

ⓐ，ⓑでコントロールできない場合はホスフェニトイン，フェノバールの静注を考慮する．

c ホスフェニトイン（fosPHT，ホストイン®）静注[7]

ホスフェニトインは 22.5 mg/kg/回で 3 mg/kg/分（150 mg/分を超えない）の速度で静注する．フェニトインと異なり，pH の変化で結晶を形成することはない．ホスフェニトインのフェノバールより有利な点としては意識低下が起こりにくいことである．ただし，心停止，一過性の血圧低下，呼吸抑制が起こることがあり，洞性徐脈や高度刺激伝導障害の患児には投与禁忌である．投与中は心電図装着と間欠的に血圧測定

E　けいれん重積

2〜4回/日を目安に当施設では併用している.

　身体の一部位の部分性けいれん重積や全般性の非けいれん性重積では,呼吸や循環は比較的安定している.しかし,しばしば全般性強直間代けいれん重積に移行するため,上記の治療を行う.部分性けいれん重積はてんかん,辺縁系脳炎,ヘルペス脳炎,Rasmussen症候群によることが多く,この場合,それぞれの特殊治療がけいれん改善に有効である.

　レベチラセタム静注は小児けいれん重積ガイドライン2017ではベンゾジアゼピン系薬剤が無効であるときに考慮する薬剤としてホスフェニトインやフェノバルビタールと同等のところに位置づけられている.わが国では使用経験が十分ではないが,海外ではベンゾジアゼピン系でけいれんが止まらない場合に70%近くが有効であったとの報告があり,ほかの抗てんかん薬との相互作用が少なく,期待できる薬剤であると思われる.投与量は20〜60 mg/kgを15分以上かけて静注する.

> **Point**
> ▶抗てんかん薬は投与速度が緩徐であれば効果が少なく,急速すぎると呼吸停止,不整脈,血圧低下や心停止等の副作用が出るので,投与速度に注意が必要である.
> ▶フェノバール以降の治療を必要とするときは,治療で意識レベルの評価がむずかしくなり,1人でなく複数の医師で行う必要がある.

❹ 効果判定

　臨床的には,持続,断続するけいれん発作が抑制されたかどうかが,1番の指標になる.けいれんが止まれば,バイタルサインも安定する.寝息を立てて寝ている状態,対光反射が認められる場合,けいれん性重積は収束したと考えてよい.そうでない場合,けいれん発作はなくても非けいれん性重積が続いていることがある.原疾患の影響や使用した抗けいれん薬の影響で患者の意識状態の把握ができない場合もあり,このときは脳波を治療の指針とする.

> **Point**
> ▶効果判定はけいれん停止,バイタルの安定,脳波記録から総合的に判断する.

❺ 危険予知因子

　けいれん重積した患児は,基本的に全例入院させて経過観察をするべきである.けいれん重積の予後不良因子として最も重要なのは原因である.原因分類で急性脳炎・脳症,細菌性髄膜炎,低酸素症,脳血管障害といった急性症候性のものと進行性脳症を原因とするものは予後が悪い.われわれの施設で考える予後不良因子を表4[9]にあげた.問診上,初発けいれん,1歳未満の児は注意を要する.これらの症例では診察で十分な情報が得られないことが多く,重症化するかどうかの判断が困難である.精神運動発達の退行を随伴する児は,基礎に代謝異常症

表4　けいれん重積の重症化予知

問診上の因子
　初発
　1歳未満
　精神運動発達の退行
　随伴症状(嘔吐,下痢等)から予測される基礎疾患の重症度
　顔色不良等のnot doing well徴候
バイタルサイン(意識レベル,呼吸,脈拍,血圧,体温)の異常
神経学的所見の異常
　筋トーヌスの低下の持続
　病的反射の出現
　発作間欠期の異常肢位
　眼底の異常
血液検査の異常
　血算・一般生化学・尿の異常
　高アンモニア血症
　高血糖,低血糖
　アシドーシスの進行
特殊検査
　頭部CT異常
　脳波異常:高振幅徐波,刺激に反応乏しい低振幅徐波

〔村上貴孝:入院の適応は何を目安にするか.小児内科2006;38:189-191〕

や変性疾患をもつ可能性が高く，この場合は原疾患を見据えた治療が重要である．精神運動発達異常がある場合，遅滞なのか退行なのかを把握しなくてはならない．けいれん重積前の臨床症状にも十分注意を払う必要がある．下痢・嘔吐が先行する場合は，ウイルス感染，嘔吐や発熱は化膿性髄膜脳炎，血便や顔色不良は溶血性尿毒性症候群に伴うけいれん重積を鑑別する必要がある．なんとなくいつもとは違う，顔色が不良，元気がないなどの保護者の訴えをよく聞き，not doing well の徴候を見逃さない．バイタルサインの異常，筋トーヌスの低下や病的反射などの診察手技が唯一の重症化の判断材料になることもあり，しっかりとした神経学的診察手技を身につける必要がある．重症化を予知するためには，血液，尿検査も重要である．適切な治療を行っても血液・生化学の異常値が改善されない場合は，悪化を考える．見かけ上けいれんは止まっていても Glasgow Coma Scale 8 未満(p. 9，I章 B **小児救急外来トリアージ**参照)，四肢の不随意運動や肢位異常が出現する，病的反射が出現する，脳波で刺激に反応しない高振幅徐波や低振幅徐波が出現する場合は，救命できるかどうかの緊急事態である．時期を逸さず，早急に高度医療施設に転送しなくてはならない．また，二相性脳症のようにいったん意識レベルが回復しても再増悪する可能性があるので，改善傾向であっても意識レベルの評価を含めた神経学的所見の観察は発症1週間程度は継続しなくてはならない．

Point

▶適切な治療を行い，見かけ上けいれんは止まっていても原疾患の悪化がある場合があり，救命できるかどうかの緊急事態である．

▶時期を逸さず，ICUをもつ高度医療施設に転送する．

保護者への説明のポイント

- けいれん重積が止まっても，「もう大丈夫です」などと軽率な発言はしない．
- 心配を煽るような説明も慎む．
- バイタルが正常化し，原因も見当がついた時点で，上級医と一緒に説明するのが望ましい．

文献

1) Aicardi J：Status epileptics. In Diseases of the nervous system In childhood. 2nd edition, London：Mac Keith press, 1998；598-604
2) 日本てんかん学会(編)：てんかん専門医ガイドブック　てんかんにかかわる医師のための基礎知識．診断と治療社，2014
3) 青天目　信：けいれん重積の治療と再発防止．小児内科 2013；45：219-223
4) 椎原弘章：けいれん重積を起こす疾患は何を教えるか．小児内科 2006；38：128-130
5) 日本小児神経学会(監)：小児けいれん重積治療ガイドライン 2017，診断と治療社，2017；xiii
6) 白井謙太朗：ミダゾラムの使い方と注意点．小児内科 2018；50：480-482
7) 金村英秋：フェニトイン，ホスフェニトインの使い方と注意点．小児内科 2018；50：483-486
8) 川上康彦：静注用フェノバルビタール製剤の使い方と注意点．小児内科 2018；50：487-490
9) 村上貴孝：入院の適応は何を目安にするか．小児内科 2006；38：189-191

Ⅱ 主要徴候

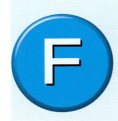

F 不整脈

● 石川県立総合看護専門学校　久保　実

1　鑑別のフローチャート（図1）

　不整脈の症状には脈の欠落感，動悸，胸痛，めまい，失神などがあるが，無症状のことも多い（表1）．不整脈が続くと，乳幼児では不機嫌，不活発，哺乳力低下がみられる．時に緊急治療を要する症状として，失神，意識障害，けいれん，ショックなどがみられ，自動体外式除細動器（AED）などによる心肺蘇生法（CPR）が必要となる．めまい，失神，けいれんの場合は脳神経症状として対処されることが多いが，頻度は決して高くはないものの，必ず不整脈によるものを鑑別する．不整脈を疑った場合，心電図をモニターすると同時に，12誘導心電図を記録する．心電図チェックのポイントを表2に示した．

　まず，運動との関連を検討する．触診または聴診で，頻脈か徐脈か，あるいは不整脈がないかを確認し，心電図モニターを装着する．運動や興奮によって誘発された疑いが強い場合，頻脈でwide QRSであれば，運動誘発性（カテコラミン誘発性）心室頻拍を考える．

　Torsades de pointesという特殊な心室細動なら，QT延長症候群が疑われる．QT延長症候群では，運動，特に水泳によって徐脈が出現し，失神を起こすことがある．

　頻脈でnarrow QRSの場合は洞性頻脈と考えられるが，蕁麻疹や発疹，呼吸困難，血圧低下を伴う場合は，運動誘発性アナフィラキシーを疑う．

　運動との関連がないか不明の場合で，心拍数が小児で180/分（乳児では200/分）を超えるような極端な頻脈では，まず上室頻拍を考える．上室頻拍では，最初にATPのボーラス静注を試みる．洞調律に戻ったときにデルタ波が顕性化し，WPW症候群と診断できることもある．

　心拍数が極端に多くなくても，narrow QRSの頻脈では，ATPのボーラス静注が鑑別診断に有効である．心房粗動では鋸歯状波（F波）の存在が明らかとなり，f波があれば心房細動と診断できる．P波の有無や連結状態から，洞不全症候群を鑑別する．

　安静時で180/分以下のnarrow QRSの頻脈では洞性頻脈と考えられるが，起立性低血圧や心因性反応のほか，甲状腺機能亢進症を疑う．

　Wide QRSであれば心室頻拍であるが，小児では高K血症をきたす基礎疾患がなければまれである．感冒様症状が先行または伴えば，心筋炎を考慮する．心筋炎では伝導障害や期外収縮のほか，ST変化や心拡大，心機能低下がみられたり，突然死で発症することもある．

　心室期外収縮のうち30心拍以上持続するものを持続性心室頻拍とするが，必ずしも心拍数は180/分を超えない．心拍数が70～120/分で持続するものは，促進心室固有調律と考えられる．

　胸痛では発熱，頻脈および胸部X線から，肺炎や胸膜炎と診断されることもある．心筋炎や心筋症では胸痛を訴えないことも多い．微細な心電図変化を見逃さず，疑いがあれば心臓超音波検査を行う．

　小学校高学年～中学生では，胸痛を訴える児は少なくない．胸部X線，心電図，心臓超音波検査で異常がなければ特発性胸痛が最も多いが，筋肉痛や骨折の鑑別も必要である．

　失神やけいれんでは徐脈性不整脈のことも多い．QT延長症候群のほか，高度の房室ブロックや洞不全症候群を考慮する．

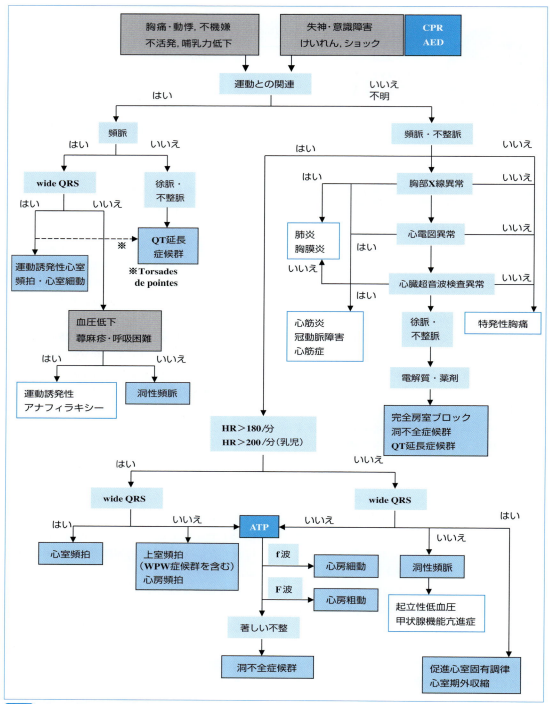

図1 小児不整脈の鑑別診断

甲状腺機能低下症も徐脈となり，低Ca血症で房室伝導遅延やQT延長が，低K血症ではQT延長，房室ブロック，心室細動などが，高K血症では洞房ブロック，房室ブロック，心室頻拍などがみられる．膠原病母体〔全身性エリテマトーデス（systemic lupus erythematosus：

SLE）など〕は，胎児期からの先天性房室ブロックのリスクである．

薬剤もまた，不整脈の原因となる．ジギタリス薬や種々の抗不整脈薬のほか，抗うつ薬，マクロライド系抗菌薬，抗ヒスタミン薬などでのQT延長が知られている．

2 ガイドラインなどでの記載

日本小児循環器学会から「小児不整脈の診断・治療ガイドライン」[1]が発行されている．

3 診断・治療のポイント

a 頻脈性不整脈

1）発作性上室頻拍（図2，図3)[1]

a）診　断

上室頻拍は，小児において最も頻度の高い非心停止時の不整脈である．通常はリエントリー機序により発生し，心拍数は200/分を超え，時に300/分にも達することがある．上室頻拍はQRSの幅が狭い頻拍である．P波とQRS波の関係による鑑別の要点は図4[2]に示した．P波がQRSに先行する場合，P波が同一なら洞房結節リエントリー頻拍，異所性P波なら異所性心房頻拍を考える．P波がQRSに埋没して認められないか，陰性P波がQRSの直後に連続してみられる場合は，房室結節リエントリー頻拍（通常型），陰性P波がQRSの後ろに存在する場合は，房室結節リエントリー頻拍（稀有型），または房室リエントリー頻拍である．洞性頻脈では，P波が安静時心電図と同一であること，R-R間隔が変動する（洞性不整脈）こと，P-R間隔は延長しないことなどから鑑別する．

b）治　療

現在，ほとんどの上室頻拍はカテーテルアブレーションで根治できるので，薬物治療は発作の停止に主眼が置かれる．発作の停止にはまず，迷走神経手技（表3）を行う．眼球圧迫は網膜剥離の危険性があるので行わない．薬物療法の第一選択はアデノシンで，0.1〜0.2 mg/kg（最大0.5 mg/kg）をボーラス注射する．

表1 不整脈の症状

頻脈性不整脈	徐脈性不整脈	期外収縮
・動悸 ・前失神/失神 ・呼吸困難 ・頸部緊迫感/拍動感 ・胸部不快感 ・狭心症 ・倦怠感 ・けいれん ・頻脈停止後の多尿	・前失神/失神 ・便意を伴う悪心 ・一過性脳虚血発作 ・精神的錯乱 ・呼吸困難 ・倦怠感 ・けいれん	・動悸 ・"ぱたぱた飛ぶ"感じ ・1〜2秒間の心停止感 ・胸痛/頸部痛

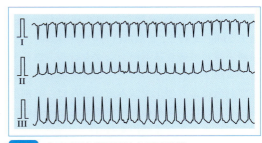

図2　上室頻拍（異所性心房頻拍）

表2 心電図チェックのポイント

①P波に続くQRS波があるか，QRSに先行する（対応する）P波があるか．
②P波の欠損はないか，電気軸はどうか．
③P波，QRS波のリズムはどうか．欠損，変動はないか，予想された時間より早期に出現していないか．
④頻脈か，徐脈か．
⑤QRS波形は単一か，多形性か．異常QRSの有無は．対応するP波はあるか．
⑥基線の揺れはないか．f波，F波はないか．
⑦PQ時間は正常か，QRS幅は正常か．
⑧QRS波，T波の形は正常か．T波の増高や平低化はないか．
⑨STの上昇，下降はないか．
⑩ペースメーカー波形など，人工的な波形はないか．

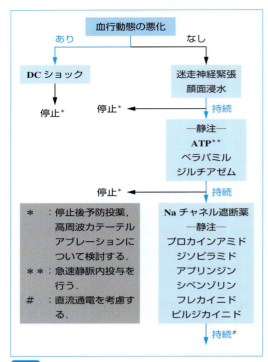

図3 上室頻拍の治療
〔日本小児循環器学会：小児不整脈の診断・治療ガイドライン．http://jspccs.umin.ac.jp/site/html/guideline/pdf/guide-line_cure.pdf を参考に作成〕

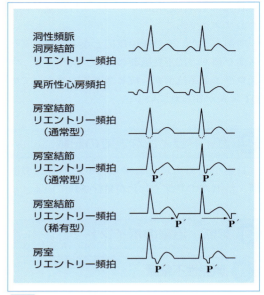

図4 下方誘導（II，III，aVF）におけるP波とQRS波の関係
〔Chou TC：Electrocardiography in clinical practice：Adult and Pediatric. 4th edition, WB Saunders, 1996；374-395 より改変〕

表3 迷走神経手技

迷走神経を刺激することで房室結節の伝導性を抑制するための手技
(1) valsalva手技（息こらえ）
(2) アイスバッグ（ice bag）法
　氷水に浸したタオルや氷嚢などを顔全体に押しつける．
　洞調律に戻ったら直ちに手技を止める．
(3) 顔面浸水法：
　冷水に顔を浸し息をこらえる
(4) 頸動脈マッサージ
(5) 眼球圧迫（Ashner法）：禁忌！

以上の治療に抵抗性で循環不全がある場合は，電気的徐細動（R波に同期させて1〜2 J/kg 最大2J/kg）を行う．薬剤抵抗性のものに対して，診断を兼ねて経食道ペーシングを行う．胸骨上縁から臍までの長さのカテーテルを挿入し，高頻度刺激により停止を試みる．さらに，薬剤抵抗性あるいは，薬剤の服用を希望しない患者に対してはカテーテル焼灼を行う[1]．

2）心房粗動（図5）

a）診　断

鋸歯状波と表現される粗動波を認める．房室伝導が2：1伝導の場合，粗動波がQRSやT波に重なって見逃しやすい．II，III，aVF誘導を注意深く観察する．さらにアデノシンのボーラス注射を行うと，鋸歯状波が明らかとなる．房室伝導が一定であればR-R間隔も一定であるが，房室伝導が変化（3：1，4：1など）すると，R-R間隔は不規則になる．

b）治　療

血行動態が不安定な場合，心不全やショック（血圧低下）をきたしている場合など不安定な血行動態では，静脈麻酔後，電気的除細動により速やかに粗動を停止させる．血行動態が安定している場合，心室レートが100/分以上ではまず，レートコントロールを目的として房室結節を抑制する薬物（β遮断薬・ジゴキシン・ベラパミル・ジルチアゼム・ベプリジル）を投与する．2歳以下Caチャネル遮断薬は心血管系の虚脱をきたすことがあるため，投与に注意する．

F　不整脈

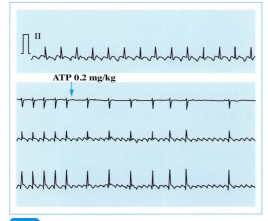

図5　心房粗動

アデノシン 0.2 mg/kg のボーラス注射により鋸歯状波が明確となる．アデノシン，ジゴキシン，フレカイニドは無効で，電気的除細動を施行した．

3）心房細動

a）診　断

R-R 間隔が全く不整で，基線にさざ波様の細動波が認められる．

b）治　療

心房細動の治療は，①心室レートのコントロール（レートコントロール），②除細動（リズムコントロール），③抗凝固療法などを個々の症例に応じて組み立てる．

血行動態が破綻してショック・急性肺水腫など緊急治療が必須の場合は電気的除細動（DC）を行うが，血栓塞栓症のリスクがあるため，抗凝固療法が不十分であればレートコントロールを優先する．

4）心室頻拍（図6，図7[1]）

a）診　断

QRS が幅広の頻拍で，波形が洞調律と異なる．脚ブロックあるいは心室内変更伝導を伴った上室頻拍や，副伝導路を介する房室リエントリー頻拍を鑑別する必要があるが，P 波が QRS と関係なくみられたり（房室解離），補充収縮や癒合収縮が存在すれば，心室頻拍と診断できる．

b）治　療

頻拍停止には，右脚ブロック・左軸偏位（RBBB＋LAD）型では Ca チャネル遮断薬静注，効果がなければ β 遮断薬や解離の遅い Na チャネル遮断薬（slow drug：ジソピラミド，フレカ

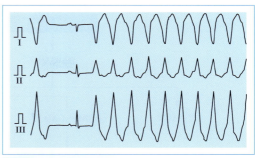

図6　非持続性心室頻拍

イニドなど）を静注する．左脚ブロック・右軸偏位（LBBB＋RAD）では β 遮断薬，効果がなければ Ca チャネル遮断薬や，解離速度の遅い Na チャネル遮断薬を静注する．

それ以外の心室頻拍には，解離速度の速い Na チャネル遮断薬（fast drug：リドカイン，メキシレチンなど）を静注する．リドカインは 1～2 mg/kg を希釈し，5～10 分かけて静注する．2～3 回まで繰り返せるが，効果がなければメキシレチン（メキシチール®）2～3 mg/kg を希釈して 5 分以上かけて静注，またはジソピラミドやプロカインアミドを試みる．

通常の抗不整脈薬が無効の場合には，アミオダロンやニフェカラントが適応になる．

循環不全を呈しているときは，電気的徐細動（R 波に同期させて 1～2 J/kg）を行う．

5）Torsades de pointes

a）診　断

心室頻拍の一種で，QRS が螺旋状にねじれたようにその極性と振幅が周期性に次々と変わる不整脈である．発作は通常短く，しばしば無症状であるが，通常の心室頻拍に比べ血行動態悪化が強く，発作が遷延すれば失神発作をきたす．さらに，心室細動への移行の危険性が高い．小児科領域では，先天性 QT 延長症候群に伴うことが多い．

b）治　療

QT 延長症候群での Torsades de pointes や運動誘発性（カテコラミン誘発性）心室頻拍による失神発作（目撃者のある心停止患者として扱う）では，AED により停止を図る．

79

Ⅱ　主要徴候

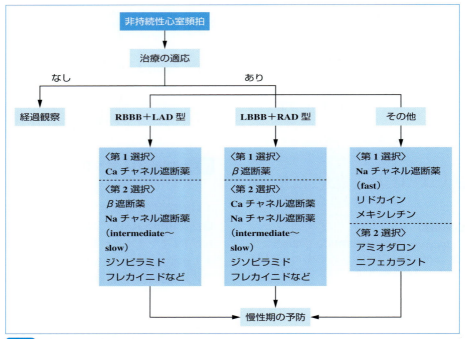

図7 非持続性心室頻拍の停止
〔日本小児循環器学会：小児不整脈の診断・治療ガイドライン．http://jspccs.umin.ac.jp/site/html/guideline/pdf/guideline_cure.pdf を参考に作成〕

b　徐脈性不整脈

1）洞(機能)不全症候群(図8)

a）診　断

洞結節の刺激生成障害や洞房伝導障害に基づく不整脈で，Rubentein の分類がよく用いられる．

Ⅰ型：P波のレートが50/分以下の洞性徐脈．高度洞性徐脈のなかには，副交感神経優位によるもの，スポーツ心臓，甲状腺機能低下症や神経性食思不振症などによるものがあり，鑑別を要する．

Ⅱ型：P波が途切れることがある(洞停止あるいは洞房ブロック)．小児では洞性徐脈に接合部補充収縮を伴い，いわゆる補充収縮と洞調律が交互にみられるタイプのものが多い．

Ⅲ型：徐脈頻脈症候群では，頻脈性上室性不整脈(心房細動，上室頻拍など)が自然停止した後にP波が3秒以上出現しない(overdrive suppression)．短時間心電図では正確な診断は困難なことが多く，Holter心電図が必要である．

b）治　療

治療は，徐脈をきたす可逆性の原因がある例では，可及的に原因の除去を行う．また，症状が徐脈によることが確認された場合には，薬物治療，一時的ペーシング，あるいはペースメーカー植え込みの適応となる．

薬物治療としては，交感神経系の刺激あるいは副交感神経系の抑制により，心拍数の増加を図る．ただし，薬物治療はペースメーカー治療と比較し，微妙な心拍数のコントロールが困難，経口投与された場合の効果が一定でない，年長児に対する陽性変力作用のあるイソプロテレノールなどの投与による動悸，心臓外臓器に対する作用，などの問題点がある．

2）完全房室ブロック(図9)

a）診　断

完全房室ブロックでは，房室伝導系の途絶のために心房の興奮が心室まで伝播されない．その結果，心室拍数は心房拍数より少ない．心電図上，P波とQRS波は無関係に出現する房室解離がみられる．先天性完全房室ブロックは，

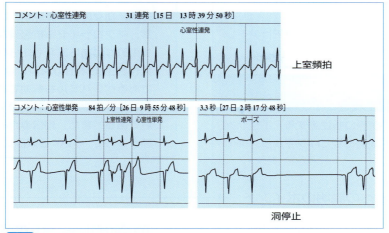

図8 洞(機能)不全症候群

母親の SLE や Sjögren 症候群などの膠原病が関与しているものが多く，母親の SS-A(Ro)抗体が高率に陽性である．心奇形を伴う場合は，修正大血管転位や多脾症候群が多い．

後天性完全房室ブロックの原因としては，特発性，心筋炎，膠原病，神経筋疾患，リウマチ熱，心疾患心内修復術後などがある．急性心筋炎などで突然本症が出現すると，めまい，失神，突然死を起こす．

b) 治　療

治療は，一時的にイソプロテレノールによる薬物治療が奏効することもあるが，ペースメーカー植え込みが必要である．

4 処　置

1. 上室頻拍発作の停止：迷走神経手技(表3)
2. 上室頻拍発作の停止：ATP のボーラス注射
   アデノシン(アデホス®，トリノシン®) 0.1〜0.2 mg/kg(最大 0.5 mg/kg)を希釈せずにできるだけすばやく静脈注射し，5% ブドウ糖などでフラッシュする(ボーラス注射)．作用時間が短いため，無効であれば繰り返し使用できる．投与する末梢静脈は中心静脈に近いほうが効果的で，下肢よりは上肢や頸部のほうがよい．
3. AED：目撃者のある心停止患者には，速やかに機器の指示に従って行う．
4. 電気的除細動：静脈麻酔後，心電図 R 波に

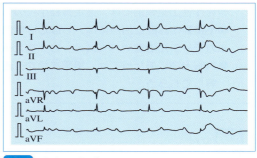

図9 完全房室ブロック

同期して電気的除細動(DC)(1〜2 J/kg：成人では 50 J)により速やかに頻拍発作および心房・心室細動を停止させる．

Point

▶ 症状が不整脈によるものか否かを判断する．

▶ 不整脈の診断は 12 誘導心電図によって行う．特に P 波の認識が重要で，P 波形，P 波電気軸，P 波と QRS 波の関係に注目する．

▶ 既往歴，基礎疾患や薬物服用の有無をチェックする．特に心筋炎，膠原病(母体)，先天性心疾患に注意する．

▶ 小児心停止患者における心室細動(VF)または無脈性心室頻拍(VT)の頻度は約 10% あり，心停止例では AED 使用を考

慮する．
▶心停止における薬剤の第一選択はアドレナリンである．

ほか，種々の抗不整脈薬，さらに抗うつ薬，マクロライド系抗菌薬などの **QT** 延長の恐れのある薬剤も知られている．
▶発作性上室頻拍の治療には，**Ca** 拮抗薬であるベラパミルも有効であるが，ベラパミルは **1** 歳未満の新生児・乳児では禁忌である．また，副伝導路の不応期を短縮するので，**WPW** 症候群には用いない．

 Pitfall

▶薬剤性の不整脈にも注意する．不整脈を引き起こす薬剤としてはジギタリス薬の

 保護者への説明のポイント

- 不整脈診断には心電図が必要不可欠である．頻脈・徐脈発作時には，最も近い医療機関で発作時心電図を撮るように指導する．
- どういう不整脈なのか，刺激伝導系の図を用いて説明する．
- 発作性上室頻拍では，迷走神経手技の有用性と限界を説明する．
- 不整脈の診断と治療には，しばしば専門家への紹介が必要であることを伝える．
- カテーテル治療やペースメーカー植え込みについての情報も適切に提供する．
- 内服治療にあたっては，怠薬をせず，運動制限が必要な場合はそれを守ることの重要性を理解してもらう．

文献

1) 日本小児循環器学会：小児不整脈の診断・治療ガイドライン．http://jspccs.umin.ac.jp/site/html/guideline/pdf/guideline_cure.pdf
2) Chou TC : Electrocardiography in clinical practice : Adult and Pediatric. 4th edition, WB Saunders, Philadelphia, 1996 ; 374-395

Ⅱ 主要徴候

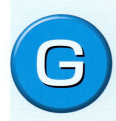

G 呼吸困難

● 手稲渓仁会病院小児科　田村卓也

　呼吸困難とは，呼吸運動に努力を要し困難を伴う状態のことを意味する．通常は自覚症状の1つであるが，本人が訴えられない乳幼児では，日常生活の制限や努力呼吸などから他覚的に捉えていくことが一般的である（表1）．また，小児では年齢により呼吸数の正常値が違うという点にも注意が必要である（p. 14，Ⅰ章総論C **小児呼吸管理の基本**参照）．

1 鑑別のフローチャート

　まずは症状や身体所見から，呼吸困難の病因を上気道，下気道，心原性などに分類することが重要である（表2）[1]．上気道狭窄については，発症様式などの問診が鑑別のキーポイントとなってくる．そのうえで，犬吠様咳嗽や発熱の有無から鑑別していくとよい（図1）[1]．下気道病変については，呼吸音の左右差と肺雑音を中心に鑑別を進めていく（図2）[1]．

2 診断・治療のポイント

　まずはPALSの体系的アプローチ[2]に準じて呼吸循環を中心とする生理学的異常とその重症度評価を行っていくことが重要である．つまり，第1印象として意識状態や活気，特異な体位（起坐呼吸，三脚体位）の有無，努力呼吸や聴診器なしで聴取可能な喘鳴，皮膚色などを数秒で評価する．その時点で，明らかな努力呼吸やチアノーゼなどを認めた際には緊急度が高い可能性があり，速やかに各種モニタリングを行い，酸素投与，人を集めるなどの対応が必要となる．また，聴診器なしで聴取するような喘鳴は中枢気道由来の可能性が高いため，迅速かつ慎重な対応を心がける．

　次に，ABCDEに沿った1次評価を行う．ど

表1　乳幼児の呼吸困難

症状	不機嫌 哺乳低下 眠れない 活気低下 意識障害
呼吸様式	喘鳴 多呼吸，無呼吸 肩呼吸，陥没呼吸，鼻翼呼吸 呻吟 呼気延長

表2　病因と身体所見

病因	身体所見
上気道病変	三脚位（tripod posture） 鼻翼呼吸 吸気延長 陥没呼吸（おもに鎖骨上窩，胸骨上窩） 声の変化（嗄声，くぐもった声） 吸気性喘鳴 犬吠様咳嗽
下気道病変	陥没呼吸（おもに肋間，肋骨弓下） 鼻翼呼吸 呼気延長 呼気性喘鳴 呻吟 ラ音
心原性	ギャロップリズム 心雑音 ラ音 肝腫大 浮腫

〔Weiner DL：Acute respiratory distress in children：Emergency evaluation and initial stabilization. Up To Date 2018；https://www.uptodate.com より引用改変〕

83

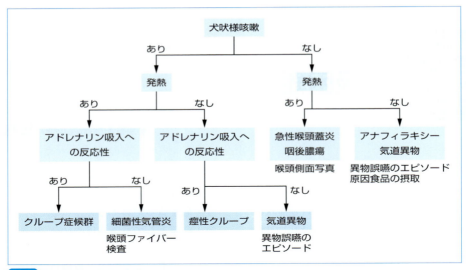

図1 上気道病変の鑑別

〔Weiner DL : Acute respiratory distress in children : Emergency evaluation and initial stabilization. Up To Date 2018 ; https://www.uptodate.com より引用改変〕

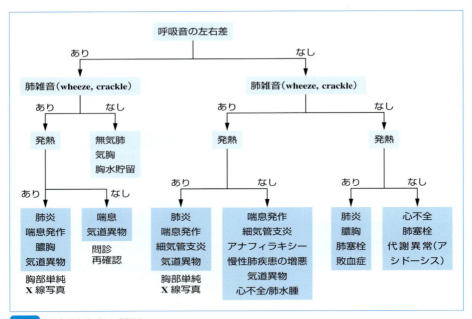

図2 下気道病変の鑑別

〔Weiner DL : Acute respiratory distress in children : Emergency evaluation and initial stabilization. Up To Date 2018 ; https://www.uptodate.com より引用改変〕

うしてもBに焦点が向きがちであるが，Cの評価として心不全徴候がないかどうか，またEの評価としてアナフィラキシーを疑わせるような皮膚所見がないかどうかなど，ABCDEに沿って進めていくことで見落としなく診察が行える．そのうえで，呼吸循環ともに緊急度がそれほど高くないことが確認できれば，問診などに従ってフローチャートを利用した鑑別を進めていくことになる．

問診のポイントとしては，発症となるような

契機があったのか，その後の進行の度合い，咳嗽の様子，体位や時間による変化などである．なお，上気道狭窄，下気道病変ともに感染性と非感染性に分けて考えていくと日常臨床では鑑別を進めやすいため，発熱の有無や先行する呼吸器症状の有無についてはより積極的に聞きだしていく．一方，非感染性疾患が疑われた際には，問診がさらに重要となり，それぞれの疾患のキーワード(気道異物：突然発症の呼吸器症状，アナフィラキシー：原因食物や薬物を摂取後分単位で進行する症状，喘息発作：既往やアトピー素因)が確認されれば，鑑別は容易となってくる．しかし，小児では気道感染症が気管支喘息の最大の増悪因子であること，末梢気道の異物は肺炎などの合併症を伴った時期に受診することがあるなど，非感染性疾患においても発熱を伴うことが多いことは認識しておいたほうがよい．

また身体診察においては，気道狭窄が軽度であったり，咳嗽を避けるために浅在性の呼吸パターンとなり呼気性喘鳴が聴取されないことがある．成人であれば深呼吸や強制呼気を促すことで診察が容易となるが，年長児であってもこのような指示に従えないことは多い．風車やティッシュペーパーを患児の顔の前にかざし，強く吹くように指示すると深呼吸や強制呼気を促すことができる．乳幼児では，呼気相に合わせて胸部や腹部を軽く圧迫し，呼気流速を高めることで軽度な気道狭窄を認識することが可能であるが，嫌がられたり，息ごらえをされ，うまくいかないことも多い．また，治療的な診断として，アドレナリン吸入やβ刺激薬吸入への反応性を確認することも鑑別に有用である．

❸ 処 置

前述のとおり，第1印象が悪い，つまり呼吸不全の患者においては迅速な対応が必要となる．病態や鑑別を進める前に，酸素投与やモニタリング，場合によっては緊急での気道確保が必要となる．特に，上気道狭窄は緊急度が高くなる可能性が高い病態であるが，患者の不安や啼泣により呼吸状態が悪化する点に気を配りながら，迅速に処置を進めていかなければならない．また，このような状態においては，気道確保がむずかしい可能性が高く麻酔科医や耳鼻科医などの協力のもと処置を進めていくことが重要である．

また，検査としては喉頭ファイバー検査，咽頭喉頭単純写真，胸部単純X線写真，胸部CT検査などがあげられるが，いずれも患者の状態が許す範囲で行うこと，また検査中に啼泣などで状態の変化がありうることを念頭に検査を進めていく．

保護者への説明のポイント

- 保護者が感じている呼吸障害の重症度と，他覚的に得られる呼吸障害の重症度にギャップがないかを確認して具体的に重症度を伝える(特に幼少児では，他覚所見と自覚症状が乖離することがある)．
- 呼吸状態について簡易の観察ポイントとして，食べたり飲んだりできているか，眠れているかなどをあげて，それらができなくなっているときには再診するように指導する．
- 喘息発作などの反復する病態では，呼吸障害の重症度とその観察ポイント(陥没呼吸など)について一緒に目の前で確認しておくと次回以降の受診に活かせることが多い．

文献

1) Weiner DL : Acute respiratory distress in children : Emergency evaluation and initial stabilization. Up To Date 2018 ; https://www.uptodate.com
2) American Heart Association : PALS プロバイダーマニュアル AHA ガイドライン 2015 準拠，シナジー，2018 ; 29-67

II 主要徴候

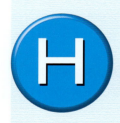

H 胸痛

● 金沢大学医薬保健研究域小児科 中村太地，太田邦雄

日常診療において胸痛を主訴に一般外来または救急外来を受診する小児の頻度は0.25〜0.6%を占めており，胸痛は決してまれな症候ではない[1]．好発年齢は11〜14歳であるが幼児でもみられ，性差はない．胸痛の約半数は安静時に起こり，およそ3分の1は労作時の胸痛で，失神を伴うのは全体の1%である[2]．成人では胸痛を主訴とする来院患者のおよそ半数が重症の心疾患を有していることから，小児でも本人や家族が心原性の胸痛を心配して受診するケースが少なくない．しかしその原因の多くは良性のものであり，心原性の胸痛は5%未満にすぎない．小児のおもな胸痛の原因と頻度を表1[3]に示すが，94〜99%が筋骨格系や心因性などのよくみられる疾患によるものである．ただし特定の診断に至らない場合も20〜50%程度存在し，それらは特発性胸痛とされる．しかしながら，その場合においても通常は経過観察でよいことが多く，経年的に症状が消失するといわれている．

1 診察・検査の流れ

胸痛の原因検索のアルゴリズムを示す（図1[4]）．

2 診断・治療のポイント

胸痛で受診する小児では病歴に問題がなく，身体所見に異常を認めない，もしくは筋骨格系の原因を示唆する所見のものが大半を占める．追加の検査は心疾患を除く原因疾患が特定できれば通常は必要ないと考えられる．ただし一般的に胸痛を主訴に外来を受診する場合，強い不安を抱いているケースが多く，一概に検査は不要とはいえず個々の症例で対処すべきである．

a 問診と診察

まず詳細な問診の聴取と診察を行うが，注意点として心疾患や突然死の家族歴は必ず確認しておく．両親や祖父母の狭心症の既往の有無も診断に役立つことがある．また胸痛の性状・部位，持続時間，頻度および出現するタイミングなどを確認する．注意すべき胸痛として古典的狭心痛，背部への放散痛（大動脈解離），呼吸苦を伴う胸膜痛（気胸，肺塞栓など），運動時痛（心筋虚血，冠動脈形態異常，心筋症），臥位で増悪する鋭い胸骨痛（心膜炎）などがある．

一方，胸壁の圧痛を認め，深呼吸で痛みが増悪する場合は肋軟骨炎をはじめとする筋骨格系の胸痛を考える．そのほか，最近の心理的なイベントの有無（心因性），発熱・咳嗽の有無（呼吸器感染），夜間または運動時の咳嗽（喘息），食事に関連した胸焼け（胃食道逆流）などについて確認する．

表1 小児胸痛のおもな原因と頻度

原因	頻度(%)
特発性	12〜61
筋骨格系	7〜69
呼吸器	13〜24
胃腸疾患	3〜7
心因性	5〜9
心原性	2〜5

〔Thull-Freedman J : Evaluation of Chest Pain in the Pediatric Patient. Med Clin N Am 2010 ; 94 : 327-347 より引用〕

H 胸痛

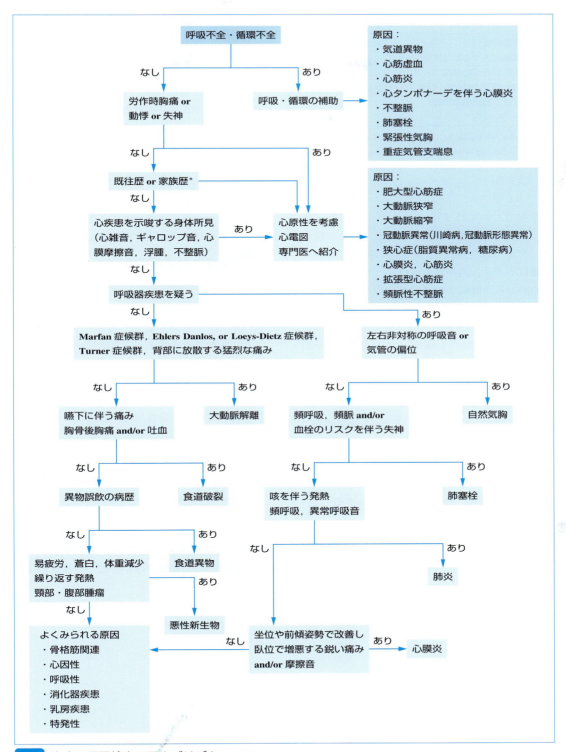

図1 胸痛の原因検索のアルゴリズム

〔Geggel RL, Endom EE. : Nontraumatic chest pain in children and adolescents : Approach and initial management. UpToDate Inc. https://www.uptodate.com/contents/nontraumatic-chest-pain-in-children-and-adolescents-approach-and-initial-management?topicRef=96737&source=see_link より改変して引用〕

表2 小児循環器医へのコンサルトが必要な場合

- 心疾患の既往
- 運動時の失神または胸痛
- 凝固能亢進または高コレステロール血症
- 35歳以下の突然死，若年発症の虚血性心疾患，遺伝性不整脈の家族歴
- 膠原病の既往

〔Collins SA, Griksaitis MJ, Legg JP. : 15-minute consultation : A structured approach to the assessment of chest pain in a child. Arch Dis Child Educ Pract Ed 2014 ; 99 : 122-126 より引用〕

診察においてはまずバイタルサインを確認し，発熱や高血圧の有無をチェックする．聴診ではラ音の聴取（喘息），呼吸音に問題のない多呼吸は心不全，過換気症候群などを想起する．左右非対称な呼吸音の減弱が認められれば気胸を念頭に診察を行う．心音の聴取では収縮期心雑音（左心系狭窄疾患，肥大型心筋症），奔馬調律（心筋炎，拡張型心筋症），心膜摩擦音（心膜炎）の有無に注意する．呼吸器疾患，心疾患，異物誤飲の可能性が残る場合はさらに追加の検査を行う．

 心電図，胸部X線，心臓超音波検査

心電図では不整脈の有無，左室肥大やストレインパターン（肥大型心筋症），全誘導でのST上昇（心膜炎），低電位（心嚢液貯留），aVL誘導における深いQ波（左冠動脈肺動脈起始），右室肥大や右軸偏位（肺高血圧，肺塞栓）の有無を確認する．胸部X線では呼吸器疾患をはじめ，心拡大の有無や肺野の血管陰影についてもチェックする．心臓超音波検査では心内構造の異常がないかみるとともに肺高血圧の有無や左心系の狭窄の有無，心嚢液貯留について調べる．また冠動脈の異常（起始や走行の異常，冠動静脈瘻，冠動脈瘤）の有無についても確認する．そのほか，心筋虚血や心筋炎では血中トロポニンの上昇を認めるが通常は必要ではない．

C 胸痛に対する初期対応

心原性および呼吸原性に関してはそれぞれの原因疾患に対する対応となる．小児循環器専門医へのコンサルトが必要となる場合を**表2**に示す．肋軟骨炎を代表とする胸壁痛は通常鎮痛薬に反応することが多いが必ずしも必要ではない．心因性が想定される場合は必要に応じて精神科医に相談する．病歴及び身体所見に異常がない場合には，特発性胸痛の診断になるが症状が繰り返す場合は再度受診が必要な旨を説明し帰宅させる．

保護者への説明のポイント

- 小児では成人と異なり，胸痛の原因として心疾患の割合が少ないことを説明する．
- 胸痛の原因としては胸壁由来の筋骨格系によるものが多く，予後良好であることを説明する．
- 詳細な問診と診察，必要であれば追加の検査を行い心疾患の可能性がないかどうかを家族に説明する．
- たとえ問診と診察で問題がなくても，症状を繰り返す場合には再診してもらうよう説明する．

文献

1) Johnson JN, Driscoll DJ : Chest Pain in Children and Adolescents. Allen HD, Shaddy RE, Penny DJ, et al. : Moss and Adams' Heart Disease In Infants, Children, And Adolescents（9th ed.）, Wolters Kluwer, 1627-1632, 2016
2) Saleeb SF, Li WY, Warren SZ, *et al*. : Effectiveness of screening for life-threatening chest pain in children. *Pediatrics* 2011 ; 128 : e1062-1068
3) Thull-Freedman J : Evaluation of Chest Pain in the Pediatric Patient. *Med Clin N Am* 2010 ; 94 : 327-347
4) Geggel RL, Endom EE : Nontraumatic chest pain in children and adolescents : Approach and initial management. UpToDate Inc. https://www.uptodate.com/contents/nontraumatic-chest-pain-in-children-and-adolescents-approach-and-initial-management?topicRef=96737&source=see_link
5) Collins SA, Griksaitis MJ, Legg JP. : 15-minute consultation: A structured approach to the assessment of chest pain in a child. *Arch Dis Child Educ Pract Ed* 2014 ; 99 : 122-126

Ⅱ 主要徴候

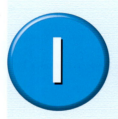

1 高熱・不明熱

姫路赤十字病院小児科　明神翔太
兵庫県立こども病院感染症内科　笠井正志

① 鑑別のフローチャート

急性発熱の診断について鑑別のポイントを図1に示した．

② 診断・治療のポイント

発熱は一般的に直腸温38℃以上と定義することが多い．発熱の原因は大きく感染性・炎症性・腫瘍性・その他の4つに分類することができるが，小児の急性発熱の原因はどの年代においても自然軽快するウイルス感染症（普通感冒・胃腸炎など）や軽症な細菌感染症（中耳炎，咽頭炎，副鼻腔炎など）であることが多い．実際の診療においては治療可能な重症感染症を見落とさないことが重要である．まずは詳細な病歴聴取を行うことが熱源を特定する際に重要である．身体診察の際にはまずは酸素飽和度も含めたバイタルサインを確認したうえで，熱源を探すために頭から四肢の先端まで詳細に診察を行う．この時点で明らかに全身状態が不良な場合は，年齢や予防接種歴に関係なく入院としたうえで敗血症評価を実施する．全身状態が良好であり，病歴や診察で熱源が明らかであれば検査は不要な場合も多く，治療はその病態に応じて行う．熱源が明らかでない場合は，症例に応じて検査を行っていく必要がある．小児の発熱に対する対応は患者の年齢によって大きく異なるため，以下は患者の年齢に応じたマネージメントの詳細を記載する．

③ 新生児発熱（日齢0～28）[1-3]

新生児発熱の約10%に重症細菌感染症が関与しており，約1%が細菌性髄膜炎といわれている．しかしながら新生児は症状が非特異的なことが多く，身体診察のみでは重症細菌感染症が潜んでいるかどうかを判断することはむずかしい．このため生後1か月以内の熱源不明の発熱児は，原則全例入院とし血液検査・尿検査・腰椎穿刺，および各種培養検査を施行すべきである．

熱源がはっきりせず重症細菌感染症が否定できない場合，血液・尿・脳脊髄液の各種培養を採取したうえでエンピリカルに抗菌薬治療を始める．細菌性髄膜炎が否定されている場合は，B群溶血性レンサ球菌（group B Streptococcus：GBS）や大腸菌，ほかのグラム陰性菌や頻度は低いがリステリア菌などをターゲットにアンピシリンとゲンタマイシンの2剤を経静脈投与することが多い．細菌性髄膜炎が疑われる，または否定できない場合はアンピシリンとセフォタキシムを選択する（ただしESBL〔extended-spectrum β-lactamase：基質特異性拡張型βラクタマーゼ〕産生大腸菌の割合が高い地域では，セフォタキシムよりもメロペネムやセフェピムを選択する）．髄液検査で単核球優位の細胞数増多を認める場合や，母体の単純ヘルペスウイルス感染症の病歴が明らかな場合は経験的にアシクロビルを追加することを考慮する．入院後は慎重に観察を継続し，患者の全身状態が良好でかつ各種培養検査が48時間以上陰性で経過すれば，抗菌薬を中止し退院を考慮してよい（p. 223，Ⅲ章B9 **生後3か月未満児の発熱**の項も参照）．

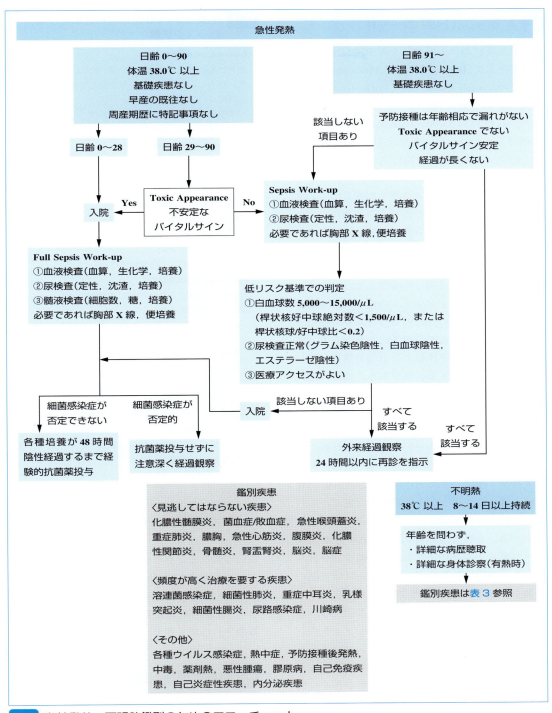

図1 急性発熱・不明熱鑑別のためのフローチャート

〔Kliegman RM, Stanton BMD, ST. Geme J, et al.：Nelson Textbook of Pediatrics（20th ed），Elsevier, 2015；1277-1287, Kliegman RM, Lye PS, Bordini BJ, et al.：Nelson Pediatric Symptom-Based Diagnosis, Elsevier, 2017；701-725, Fisher RG, Boyce TG, Correa AG：Moffet's Pediatric Infectious Diseases：A Problem-Oriented Approach（5th ed），Wolters Kluwer health, 2017；271-320 を元に作成〕

④ 早期乳児（日齢 29～90）[1～3]

　早期乳児における低リスク群を抽出するための基準として，Boston Criteria[4]，Philadelphia Protocol[5]，Pittsburgh Guidelines[6]，Rochester Criteria[7] が提唱されている（表1）[4～7]．これらをまとめると，白血球数 5,000～15,000/μL（桿状核好中球絶対数＜1,500/μL，または桿状核球/好中球比＜0.2），尿検査正常，施行されている場合は X 線・便検査・髄液検査の異常がない，のすべてを満たす場合に低リスク群と判断してよいとされる．しかしこれらの低リスク基準はいずれも感度は極めて高いが特異度が低いという性質があり，重症細菌感染症の児を見落とす機会を減らすという意味では有用だが，盲目的に低リスク基準を適応するのは危険である．日本国内には学会主導のガイドラインや低リスク基準が存在しないことから，このような海外で提唱されている低リスク基準を参考にしながらも，実臨床では患児の全身状態と社会的背景にも注目して総合的に判断する必要がある．初診の際に低リスク基準を満たさない，もしくは少しでも不安要素がある場合は，入院のうえで各種培養が 48 時間以上陰性で経過するまでの間，エンピリカルに抗菌薬投与を行ったほうが無難である．

　大腸菌・GBS・リステリア菌はこの月齢の乳児にも感染症を起こしうるが頻度は低くなる．一方で肺炎球菌・髄膜炎菌による感染症の頻度があがる．生後 4 週以降の重症 HSV 感染症はまれである．エンピリカルに抗菌薬投与を行う場合は，細菌性髄膜炎が否定的であれば上記の菌種を想定してセフトリアキソン，またはセフォタキシム（±アンピシリン）を選択する．細菌性髄膜炎が否定できない場合はセフォタキシム（またはセフトリアキソン）とバンコマイシンを投与する．エンピリカルに抗菌薬投与を行うのであれば，血液・尿・髄液の培養を必ず採取しておくべきである．細菌性髄膜炎の乳児の 15～20% が血液培養陰性であるといわれており，血液培養陰性で細菌性髄膜炎を否定することはできない．髄液所見における低リスクとは髄液白血球数＜5～10/μL，かつグラム染色で細菌を認めないことと定義され，髄液細胞数・糖・

表1　生後 29～90 日の有熱児における低リスク基準

Boston Criteria[4]

全身状態が良好で身体診察に異常がなく，医療アクセスがよく，以下の検査結果を満たす場合
- CBC：白血球＜20,000/μL
- 尿検査：好中球エステラーゼ陰性
- 髄液検査：細胞数＜10×10⁶/L

Philadelphia Protocol[5]

全身状態が良好で身体診察に異常がなく，以下の検査結果を満たす場合
- CBC：白血球＜15,000/μL，I/T 比（好中球全体の中の桿状核球の割合）＜0.2
- 尿検査：白血球＜10/HPF，グラム染色陰性
- 髄液検査：細胞数＜8/μL，グラム染色陰性
- 胸部 X 線：浸潤影なし
- 便検査：赤血球，白血球陰性

Pittsburgh Guidelines[6]

全身状態が良好で身体診察に異常がなく，以下の検査結果を満たす場合
- CBC：白血球 5,000～15,000/μL，末梢血桿状核球＜1,500/μL
- 尿検査：白血球＜9/μL，グラム染色陰性
- 髄液検査：白血球＜5/μL，グラム染色陰性，トラウマタップであれば白血球：赤血球≦1:500
- 胸部 X 線：浸潤影なし
- 便検査：下痢がある場合，白血球＜5/HPF

Rochester Criteria[7]

全身状態が良好で身体診察に異常がなく，以下の検査結果を満たす場合
- CBC：白血球 5,000～15,000/μL，桿状核球＜1,500/μL
- 尿検査：白血球＜10/HPF（40 倍）
- 便検査：下痢がある場合，白血球＜5/HPF

蛋白の値などをもとに細菌性髄膜炎の可能性について総合的に判断する必要がある（p. 222，Ⅲ章 B9 **生後 3 か月未満児の発熱**，p. 228，コラム「**3 か月未満児の発熱は，どこまで検査するの？**」の項も参照）．

⑤ 早期乳児期以降（生後 3～36 か月）[1～3]

　予防接種の普及に伴いこの年代における菌血症のリスクは減ったため，有熱児のアプローチは個別化して考える必要がある．3～36 か月の小児の 30% は感染のフォーカスをうかがわせる局所所見がないといわれており，その原因はウイルス感染が大多数を占める．

この年代において一見して熱源が不明な重症細菌感染症の原因として最も頻度が高いのは尿路感染症（urinary tract infection：UTI）である。尿路感染症の既往のある場合や、腎尿路形態異常・膀胱尿管逆流現象（VUR）の指摘がある場合、12～24か月の女児、12か月未満の男児で、特に体温が39.0℃以上ある場合は尿路感染症のスクリーニングのために尿検査と尿培養（カテーテル尿）を実施するべきである。このような状況下で尿検査にて白血球エステラーゼ陽性や膿尿を証明できた有熱児は尿路感染症疑いとして扱う。早期乳児、全身状態不良、経口摂取不良の場合、腎泌尿器系の基礎疾患がある場合は入院で経静脈的抗菌薬投与を開始する。

細菌性肺炎では一般的に頻呼吸や聴診所見の異常、酸素飽和度の低下、努力呼吸の出現などがみられることが多いが、低月齢児ではその限りではないこともあり注意が必要である。臨床的に肺炎を疑う所見はないが白血球≧20,000/μL だった5歳未満の小児の20～30％に放射線画像所見のある肺炎が指摘されたという観察研究[8]や、3～36か月の児で白血球＞25,000/μL だった場合に28％にX線で肺炎像を認めたという観察研究[9]が存在する。インフルエンザ菌b型（Hib）・肺炎球菌などの予防接種が普及した後も同様に白血球高値と肺炎の関連が指摘されており[10]、明らかなフォーカスが不明であってもX線で肺炎像のスクリーニングは行ったほうがよいだろう。

潜在性菌血症は、有熱児において血液培養が陽性であるが全身状態は比較的良好で感染のフォーカスが明らかでない場合と定義される。肺炎球菌ワクチンの普及に伴い肺炎球菌菌血症の頻度は大きく減少し、近年その起因菌としては大腸菌・髄膜炎菌・非チフス性サルモネラ菌・黄色ブドウ球菌・A群溶血性レンサ球菌（group A *Streptococcus*：GAS）などがみられる。予防接種が不十分、または完了していなければHibも考慮する必要がある。潜在性菌血症の危険因子には体温39℃以上、白血球数15,000/μL、好中球数上昇、桿状核数上昇、赤血球沈降速度上昇、CRP上昇などがある。

この年代の小児において、菌血症・肺炎・腎盂腎炎のリスクは体温＞40℃や白血球数＞25,000/μL がある場合に上昇するとされるが、潜在性菌血症を予測するために十分感度のよい検査や臨床所見は存在しない。髄膜炎を否定するためには髄液検査を施行することが唯一の方法であることを念頭におき、病歴や身体診察から髄膜炎を疑った場合は髄液検査を施行する必要がある。

2歳未満の児の全身状態を把握するために1982年に提唱されたスコアリングシステムに急性疾患観察尺度（acute illness observation scales：AIOS）[11]がある（表2）。重篤な疾患である可能性は、合計スコアが10以下では2.7％、16以上で92.3％とされる。合計スコアによらずこのうち5点以上のものが1項目以上あれば精査の対象として考えるべきだろう。

全身状態が不良な場合は入院としたうえで、血液検査・尿検査およびこれらの培養、必要であれば髄液検査と培養を実施し、敗血症・髄膜炎の評価を行う。抗菌薬の選択は地域の抗菌薬感受性パターンに基づいて選択すべきであるが、入院症例ではセフォタキシムやセフトリアキソンなどの第3世代セフェム系薬、またはアンピシリンとゲンタマイシンの組み合わせなどで治療を開始し、培養結果に基づき最適治療を行うことが多い。

表2　急性疾患観察尺度（AIOS）

観察項目	正常（1点）	中等度障害（3点）	重度障害（5点）
啼泣の質	強い、正常な声調	すすり泣く	弱い、甲高い
親への反応	すぐに泣き止む	泣いたり泣かなかったり	泣き続ける、反応なし
状態の変化	覚醒、刺激で覚醒	長く刺激すると覚醒	覚醒しない
皮膚色	ピンク色	手足が蒼白	蒼白、大理石紋様
水分補給	皮膚・眼・口は浸潤	口が若干乾燥	眼と口が乾燥、ツルゴール低下
周囲への応答	笑顔みせる	わずかに笑顔みせる	笑顔なし、無表情

〔McCarthy PL, Sharpe MR, Spiesel SZ, *et al.*：Observation scales to identify serious illness in febrile children. *Pediatrics* 1982；70：802-809〕

Ⅱ　主要徴候

Hib と肺炎球菌の予防接種がすんでおり全身状態が良好な場合は，検査や治療を行わず外来でフォローアップとしてよいが，再診は 24 時間以内か症状増悪時・新たな症状が出現したときと家族には指導をしておく．Hib と肺炎球菌の予防接種が完了していない 36 か月未満の小児は，全身状態が良好であっても直腸温＞39℃かつ白血球＞15,000/μL であれば入院を前提として各種培養を採取したうえでエンピリカルな抗菌薬の投与が推奨される．

❻ 乳児期以降（生後 36 か月以降）

この年代の小児では全身状態が保たれており，医療アクセスがよいようであれば，原則として検査は必要なく外来で経過観察としてよい．この年齢においても全身状態とバイタルサインの安定を確認すること，予防接種歴を確認することは必須であり，発熱のフォーカスを探すために詳細な診察を行う．見落としてはならないのは抗菌薬投与が必要な細菌感染症（化膿性髄膜炎，急性喉頭蓋炎，菌血症，重症肺炎，急性心筋炎，腹膜炎，化膿性関節炎，脳炎・脳症など）と川崎病である．鼓膜所見を確認し中耳炎を，尿所見を確認し尿路感染症を見落とさないようにする．病歴と身体診察からフォーカスがはっきりせず，全身状態がよくない場合は入院で敗血症評価を行う．麻疹・風疹をはじめとした感染症法により報告が義務づけられている疾患や，学校保健安全法により指定されている疾患については正確に診断し，出席停止などの対応を適切に行う．

❼ 不明熱[2]

小児の不明熱は，38℃ 以上の発熱が 8～14 日間持続し，診断努力にかかわらず熱源が不明な場合と定義することが多い．診断の際には詳細な病歴聴取と身体診察を繰り返すことが重要である．不明熱の鑑別疾患は非常に多岐にわたる（**表 3**）[2]．ほとんどの不明熱は感染症によるものであり，小児不明熱患者に関するシステマティックレビューでは，原因の 51％ が感染症で，9％ が膠原病や血管炎，6％ が悪性疾患，11％

が川崎病などを含むほかの原因であり，23％ に診断がつかなかったと報告されている．不明熱における感染症の鑑別としては，先進国では尿路感染症・結核・骨髄炎・猫ひっかき病，発展途上国ではブルセラ症・腸チフスなどを考慮する必要がある．不明熱の患者は頻度の低い疾患が原因であることよりも，コモンディジーズの細菌感染やウイルス感染が非典型的な症状を呈しているということのほうが多い．

ⓐ 病歴聴取

病歴聴取では発熱のあった時間，誰が測温したのか，測温の方法などを確認する．運動後や午後の体温上昇は生理的に起こりうる．有熱時の患児の様子も重要であり，体温上昇時に発汗を伴わないときは無汗性外胚葉形成不全症や詐熱の可能性がある．

熱型を確認し，稽留熱・弛張熱・間欠熱・回帰熱・周期熱・波状熱などに分類する．稽留熱または弛張熱は 1 日の中で熱の変動に乏しい熱型であり，腸チフス・野兎病・リケッチア症などでみられる．間欠熱は 1 日の中で最低 1 回は体温が正常化するもので，結核・膿瘍・リンパ腫・若年性特発性関節炎（juvenile idiopathic arthritis：JIA）・マラリアなどでみられる．回帰熱は数日から 1 週間程度の発熱期と有熱期を交互に繰り返す熱型で，鼠咬症・ライム病・マラリア・ブルセラ症・亜急性細菌性心内膜炎・アフリカトリパノソーマ症・リンパ腫などで認められる．周期熱は無症状の期間をはさんで，半日から数週間持続する，一般的な感染症で説明のつかない発熱のエピソードが周期的に出現するもので，周期性好中球減少症・家族性地中海熱・周期性発熱症候群・PFAPA 症候群などでみられる．波状熱は 1 日の中での熱変動を表現しているものではなく，週単位・月単位で日付を超えて有熱期と無熱期を繰り返すもので，ブルセラ症や Hodgkin リンパ腫の Pel-Ebstein 熱などが特徴的とされる．熱型と発熱期間はともに診断に際して特異的なものではないが，1 年以上続く不明熱の患者はほぼ間違いなく感染症ではなく，詐熱や膠原病・肉芽腫性疾患・家族性疾患・悪性疾患などを考えるべきである．41℃ を超えるような高体温を認める場合は，悪性

表3 小児不明熱の鑑別疾患

膿瘍	局所感染症	ウイルス感染症	腫瘍性疾患	過敏性疾患
腹腔内膿瘍	胆管炎	CMV	心房粘液腫	薬剤熱
脳膿瘍	感染性心内膜炎	ハンタウイルス	コレステロール肉芽腫	過敏性肺炎
歯性膿瘍	乳様突起炎	肝炎ウイルス	Hodgkin 病	血清病
肝膿瘍	骨髄炎	ヒト免疫不全ウイルス	炎症性偽腫瘍	Weber-Christian 病
骨盤内膿瘍	椎体炎	EBV	白血病	
腎周囲膿瘍	肺炎		リンパ腫	**その他**
直腸膿瘍	腎盂腎炎	**寄生虫感染症**	褐色細胞腫	Addison 病
横隔膜下膿瘍	副鼻腔炎	アメーバ症	神経芽腫	アレルギー性肺胞炎
腸腰筋膿瘍		バベシア症	Wilms 腫瘍	Castleman 病
	スピロヘータ感染症	ジアルジア症		慢性肝炎
細菌感染症	ライム病	マラリア	**肉芽腫性疾患**	周期性好中球減少症
放線菌症	回帰熱	トキソプラズマ症	Crohn 病	尿崩症
猫ひっかき病	レプトスピラ症	旋毛虫症	肉芽腫性肝炎	詐熱
ブルセラ症	鼠咬症	トリパノソーマ症	サルコイドーシス	血球貪食症候群
カンピロバクター	梅毒	内臓幼虫移行症	多発血管炎性肉芽腫症	好酸球増加症候群
ツラレミア				乳児性皮質骨増殖症
リステリア	**真菌感染症**	**リウマチ・膠原病**	**家族性・遺伝性疾患**	炎症性腸疾患
マイコプラズマ	ブラストミセス症	Behçet 病	無汗性外胚葉形成不全症	川崎病
鼠咬傷	コクシジオイデス症	皮膚筋炎	自律神経性ニューロパチー	亜急性壊死性リンパ節炎
サルモネラ	ヒストプラズマ症	JIA	Fabry 病	金属ヒューム熱
結核		リウマチ熱	家族性自立神経失調症	膵炎
Wipple 病	**リケッチア症**	全身性エリテマトーデス	家族性地中海熱	周期性発熱症候群
エルシニア	Q 熱	血管炎	自己炎症性疾患	中毒
クラミジア	ロッキー山発疹熱		高トリグリセリド血症	肺塞栓
鼠径リンパ肉芽腫	マダニ媒介性チフス		魚鱗癬	血栓性静脈炎
オウム病	アナプラズマ病		鎌状赤血球クリーゼ	甲状腺機能亢進症
	エーリキア症		脊髄・脳損傷	

〔Kliegman RM, Lye PS, Bordini BJ, *et al.*：Nelson Pediatric Symptom-Based Diagnosis, Elsevier, 2017；717-718 を参考に作成〕

高熱・神経遮断薬性悪性症候群・薬剤熱・熱中症などの，視床下部を含む中枢神経系の機能異常が存在する可能性がある．一方で 36℃ を下回る低体温は多くが環境温によるものだが，重症敗血症・甲状腺機能低下症などによる場合がある．

皮疹の病歴はライム病・JIA・リウマチ熱の診断に有用である．異食症の病歴は内臓幼虫移行症やトキソプラズマ症に関連する．ペットや野性動物との接触の病歴がある場合は各種の人獣共通感染症を考慮する必要がある．食事歴も詳細に確認する必要があり，飲用水として普段

何を使用しているか，狩猟肉の使用がないかどうか，未滅菌の乳製品の摂取がないかどうかなどを確認する．

旅行歴があれば詳細に確認することが重要である．渡航先の国名だけでなく具体的な都市名・渡航目的・宿泊環境・活動内容・感染症に対する予防行為の有無（蚊帳・昆虫忌避薬の使用など）・動物や昆虫との接触の有無・飲用水や食事の内容などを確認する．渡航先での流行感染症に関する情報は厚生労働省検疫所のホームページ（FORTH）[12]，米国疾病予防管理センターのホームページ（Travelers's Health の項）[13]，

英国国民保健サービスの運営する fitfortravel[14] などが参考になる.

既往歴があれば詳細に聴取する. 体重減少があればリンパ腫・結核・炎症性腸疾患などの慢性疾患の可能性を考える. 消化器症状の有無にかかわらず体重増加不良のみが炎症性腸疾患の症状であることもある. 過去と現在の薬剤使用歴があれば確認する. 頭部外傷後に視床下部機能不全や中枢性発熱を生じることがある.

b 身体診察

可能な限り有熱時に身体診察を行う.

眼球周囲の診察を行う際には視力・外眼運動・視野・注視などに注意し, 検眼鏡検査と必要であれば細隙灯顕微鏡検査を行う. 結膜炎や虹彩炎・網様体炎・強膜炎は Epstein-Barr ウイルス(EBV)やレプトスピラ症, リケッチア感染症, 猫ひっかき病などの様々な感染症の症状としてみられうる. 結膜炎・ぶどう膜炎は川崎病・全身性エリテマトーデス(systemic lupus erythematosus:SLE)・結節性多発動脈炎・JIA の症状として出現することがある. サルコイドーシスの眼底所見として網膜血管周囲炎・血管周囲結節やろう様網脈絡膜滲出斑, 光凝固斑様の網脈絡膜萎縮病巣などがみられる. サイトメガロウイルス(CMV)網膜炎では白色滲出物を伴う脈絡網膜炎を呈する. ヒストプラズマ症では網膜や脈絡膜に微小な萎縮病変やまれだが肉芽腫を形成する. トキソプラズマ症は繰り返す脈絡網膜炎の原因となる. 細菌性心内膜炎の症状としても網膜病変が出現する. 結核患者で脈絡膜の結節病変が出現し, 潰瘍性眼瞼結膜病変が出現することがある. JIA や Behçet 病・炎症性腸疾患では細隙灯顕微鏡検査で虹彩網様体炎が明らかになることがある.

前額洞と上顎洞の叩打痛を確認し, 副鼻腔炎の可能性を評価する. 鼻腔内は炎症による粘膜肥厚や膿性分泌物がないかどうかを確認する. 鼓膜に発赤などの所見がないかどうか耳鏡で確認する.

口腔内に異常病変がないかどうか, 炎症所見や歯の圧痛がないかどうかを評価する. Behçet 病では口腔内アフタが有名である. 歯牙や歯肉の評価により歯膿瘍が明らかになることがあ

る. EBV や野兎病, レプトスピラ症, CMV では滲出性または非滲出性の咽頭炎を呈する. PFAPA 症候群は周期性発熱・アフタ性口内炎・咽頭炎・頸部リンパ節腫脹などが特徴である. 2 歳以上の児における口腔内カンジダ感染症はまれではあるが吸入ステロイド薬を使用している場合は年長児でも起こることがある.

頸部はリンパ節腫脹や甲状腺腫大がないかどうかを評価する. 単一の有痛性リンパ節腫脹は猫ひっかき病の症状である可能性がある. 複数の頸部リンパ節腫脹は CMV 感染症や EBV 感染症, 全身性 JIA などでみられる.

心音と呼吸音は慎重に聴診を行う. 心雑音を契機に感染性心内膜炎やリウマチ熱の診断に至る場合がある. 心膜摩擦音は JIA・SLE・リウマチ熱・悪性疾患・ウイルス性心内膜炎を示唆する.

腹部診察の際には腫瘤や肝脾腫がないかどうか確認する. 腹腔内膿瘍や肝脾腫・炎症性腸疾患があるときに腹部圧痛が認められるかもしれない. 直腸診を行い, 便潜血の有無を調べることも有用である. 性的に活発な世代の女児に対しては内診を行うことも考慮する. 内診の際に子宮周囲の疼痛がある場合は骨盤内炎症性疾患の可能性がある.

筋骨格系の診察を行う際には, 筋力低下や関節の可動域制限・骨関節の疼痛や発赤・腫脹の有無を評価する. 骨の易刺激性や触診における疼痛, 廃用性の偽性麻痺は骨髄炎の症状かもしれない. 骨痛は骨髄への腫瘍細胞の浸潤による症状であることがある. 発熱と関節痛が同時に生じる疾患として, インフルエンザのようなウイルス感染症・リケッチア症・高安動脈炎・皮膚筋炎・リウマチ熱・JIA・ライム病・川崎病・SLE・結節性動脈周囲炎・Behçet 病などがある.

全身の皮膚に皮疹が出現していないかどうかを確認する. JIA では有熱時にサーモンピンク色の紅斑が出現する. 皮膚筋炎では上眼瞼のヘリオトロープ疹と手指関節背面の隆起性のある紫紅色の丘疹(Gottron 徴候)が有名である. SLE では鼻・頬骨周囲の蝶形紅斑や, 太陽光による光線過敏が認められる. 川崎病による皮疹は多様な性状をとりうるが, びまん性の丘疹性皮疹

であることが多い．心内膜炎では手掌や足底の無痛性微小紅斑や出血斑として出現するJaneway病変や，有痛性のOsler結節がみられることがある．ライム病では通常遊走性紅斑が認められる．

C 不明熱診断のためのアプローチ[3]

①投薬があればいったんすべて中止してみる．薬剤熱であれば被疑薬の中断後，その薬剤の半減期の5倍の時間が経った後に解熱が得られるとされる．

②解熱薬の使用なしで24〜48時間の熱型を確認してみる．有熱時に身体診察を繰り返す．

③血液培養は亜急性感染性心内膜炎を除外するのに有用であるほか，予期せぬ菌血症を発見するきっかけになりうる．

④血算，ツベルクリン反応またはインターフェロンγ遊離試験（IGRA），赤血球沈降速度，尿培養などを行う．便潜血は炎症性腸疾患の簡易なスクリーニングとして実施可能だが初期には陰性であることもある．

⑤熱源精査目的に胸部X線と腎臓超音波検査は必ず行う．

⑥EBVやCMVの血清学的検査を行う．その他の微生物を狙った血清学的検査は場合に応じて行う．

⑦フェリチンは血球貪食症候群のスクリーニングに有効である．ほかにはトリグリセリドの上昇，フィブリノゲンの低下を認める．

⑧骨髄穿刺は悪性疾患や血球貪食症候群のスクリーニングだけでなく，抗酸菌・真菌・細菌感染症の診断にも有用なことがある．

⑨腰椎穿刺は無菌性髄膜炎や抗菌薬で修飾された細菌性髄膜炎の存在を明らかにするかもしれない．

⑩画像検査は有用で，頸部CT検査は深部膿瘍を明らかにする場合があるし，胸部CT検査で胸腺膿瘍が明らかになるかもしれない．腹部CT検査や超音波検査で腹腔内腫瘤や膿瘍が明らかになることがある．熱源が不明な場合の炎症のフォーカスを調べる目的に核医学検査を行なってもよい．心臓超音波は心内膜炎の除外に必須であり，川崎病の冠動脈病変を発見することができるかもしれない．

⑪肝臓やリンパ節の異常な腫大がある場合は生検と病理学的検査の実施を検討する．

⑫抗菌薬の経験的投与は多くの場合有益ではなく，それ以降の培養検査の結果解釈をむずかしくする．生命の危機があるような差し迫った状況でない限りは，診断がつくまでの間は抗菌薬の投与は見送るほうが無難である．

❽ 処 置

発熱のマネジメントにおける大原則はその原因を明らかにすることである．診断がつけばその原因に応じた治療を行う．解熱薬の使用は発熱による患児の不快感を改善することがおもな目的であり，解熱薬の使用が熱性疾患の予後を改善するというエビデンスはない．小児に使用する解熱薬はアセトアミノフェンを第一選択とし，イブプロフェンはその代替薬として使用する．Reye症候群との関連から小児の解熱目的にアスピリンは通常使用しない．アセトアミノフェンは通常10 mg/kg（最大1 g）を頓用で使用する．アセトアミノフェンは内服後30〜60分程度で効果が出現し，3〜4時間で効果はピークに到達し，通常4〜6時間で効果は消失する．常用量では副作用が少なく安全に使用することのできる薬剤だが，ごくまれにStevens-Johnson症候群・中毒性表皮壊死症・急性全身性発疹性膿疱症のような副作用の報告もあるため，内服中に何らかの皮膚症状が出現した場合は内服を中止し医療機関を受診するように指導する．

保護者への説明のポイント

- 生後1か月未満の発熱は重症細菌感染症のリスクが高く必ず入院が必要である．
- 生後2か月以降の発熱は患児の経過と症状により対応が大きく異なる．入院とならない場合でも解熱するまでは毎日外来で経過観察をする必要がある．
- 原因不明の発熱が持続する場合は，熱型の確認と有熱時の症状を記録しておく．
- 発熱により患児の活動性が低下する，水分摂取が減るなど，発熱に伴う不利益があるようであれば解熱薬はよい適応である．
- 解熱薬を飲ませるために眠っている患児を起こす必要はない．
- 解熱薬は患児の体重に合わせて処方するので，同胞に処方されたものや過去に使用していたものをそのまま使用しない．

文献

1) Kliegman RM, Stanton BMD, ST. Geme J, et al.：Nelson Textbook of Pediatrics（20th ed），Elsevier, 2015；1277-1287
2) Kliegman RM, Lye PS, Bordini BJ, et al.：Nelson Pediatric Symptom-Based Diagnosis, Elsevier, 2017；701-725
3) Fisher RG, Boyce TG, Correa AG：Moffet's Pediatric Infectious Diseases：A Problem-Oriented Approach（5th ed），Wolters Kluwer health, 2017；271-320
4) Baskin MN, O'Rourke EJ, Fleisher GR：Outpatient treatment of febrile infants 28 to 89 days of age with intramuscular administration of ceftriaxone. J Pediatr 1992；12：22-27
5) Baker MD, Bell LM, Avner JR：Outpatient management without antibiotics of fever in selected infants. N Engl J Med 1993；329：1437-1441
6) Herr SM, Wald ER, Pitetti RD, et al.：Enhanced urinalysis improves identification of febrile infants ages 60 days and younger at low risk for serious bacterial illness. Pediatrics 2001；108：866-871
7) Dagan R, Powell KR, Hall CB, et al.：Identification of infants unlikely to have serious bacterial infection although hospitalized for suspected sepsis. J Pediatr 1985；107：855-860
8) Bachur R, Perry H, Harper MB.：Occult pneumonias：empiric chest radiographs in febrile children with leukocytosis. Ann Emerg Med 1999；33：166-173
9) Brauner M, Goldman M, Kozer E.：Extreme leucocytosis and the risk of serious bacterial infections in febrile children. Arch Dis Child 2010；95：209-212
10) Rutman MS, Bachur R, Harper MB.：Radiographic pneumonia in young, highly febrile children with leukocytosis before and after universal conjugate pneumococcal vaccination. Pediatr Emerg Care 2009；25：1-7
11) McCarthy PL, Sharpe MR, Spiesel SZ, et al.：Observation scales to identify serious illness in febrile children. Pediatrics 1982；70：802-809
12) 厚生労働省検疫所．https://www.forth.go.jp/index.html
13) Centers for Disease Control and Prevention. https://wwwnc.cdc.gov/travel
14) National Services Scotland（NHS），fitfortravel. https://www.fitfortravel.nhs.uk/home.aspx

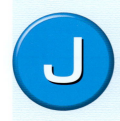

II 主要徴候

J 脱　水

●香川県立中央病院小児科　岡本吉生

1 脱水とは

　脱水という言葉は，しばしばdehydrationと英訳され，広義には体液量が減少している状況全体を意味する．しかし体液は細胞外液と細胞内液から成立しており，体液量が減少している病態や治療を考えるうえでは，不足が体液コンパートメントのどの部分に存在しているのかを認識する必要がある．おもに「細胞外のみに体液不足がある場合」と「細胞外と細胞内の両方に体液不足がある場合」の二つに分類できる．前者を volume　depletion（＝循環血漿量減少），後者は狭義の dehydration（＝真の脱水）とよばれている．両者の治療は全く異なり，前者は細胞外液の補充をするため等張液が投与されるが，後者は細胞内液の補充も必要となるため，自由水を含む低張液を使用する必要がある[1]．臨床の現場で「脱水」という言葉を使用する場合には広義であるのか狭義であるのかを明確に意識する必要がある．

2 なぜ小児は脱水になりやすいか

　小児は成人と比べて脱水になりやすい．理由としては，体に占める総水分量の割合が大きいこと，体重あたりの必要な水分量及びエネルギー量が多いこと，腎臓の尿濃縮力が未熟であること，そして自発的な水分摂取の要求ができないことや急性胃腸炎などの脱水になりやすい疾患に罹患しやすいことなどがあげられる．

3 脱水の評価

a 脱水の認識

　脱水（広義）を認識することがまずは重要となる．保護者への問診も含めた病歴や身体所見から脱水の有無を推測する．脱水を示唆する身体所見としては，口腔粘膜の乾燥，涙の減少，眼球陥没，大泉門の陥没，皮膚乾燥やツルゴール低下などがあげられる．さらに脱水もショック（循環障害）の1つであることを留意する必要があり，心拍数，血圧，毛細血管再充満時間（CRT）などのいわゆる循環の異常を示唆する徴候の有無，そして意識状態，さらには呼吸状態（努力性呼吸を伴わない多呼吸＝quiet tachypnea）なども脱水を示唆する所見として重要となる．

b 脱水の重症度評価

1）脱水の重症度評価を行う臨床的意義

　脱水を認識できた後は次のステップとして，より適切な治療介入を行うための重症度評価を行う必要がある．

2）まずショックの有無を確認

　重症度の評価を行う前に，まずショックであるか否かを明確に認識する必要がある．緊急度だけでなく，治療選択をはじめ管理方法が異なるからである．ショックを有する場合，まずは緊急的に治療介入（細胞外液の是正など）する必要がある．

　ショックには低血圧性ショックと代償性ショックがあり詳細は p.34，II章A **ショック**に譲るが，代償性ショックは血圧が保たれているため一見ショックと認識しにくいが，頻脈やCRT の延長や四肢冷感などの循環障害を呈す

Ⅱ　主要徴候

る場合には，ショックとして対応する必要がある．

3）脱水の重症度評価

　脱水の重症度はおおむね3つに分類される（最小限〔ごく軽度〕の脱水または脱水なし，軽度～中等度の脱水，重度の脱水）．重症度をできるだけ正確に評価することはより適切な治療法を選択することにつながる．重症度評価としては体重減少の程度での分類が教科書的ではあるが，病前の体重が不明である場合など臨床の現場では使用しにくい．よって体重以外の所見で重症度を推測する必要がある．（表1[2]）

　わが国の小児急性胃腸炎診療ガイドライン[2]の中に，より重症な脱水を示唆するような注意すべき臨床症状として，危険信号（Red Flag）という項目が提示されており参考となる（表2[2]）．

4）脱水の重症度評価と治療との関連

　重症度の評価が治療法にどのようにかかわるかについてだが，まず緊急度（介入を急ぐか否か）判断の参考となり，さらに治療方法の選択においては重要な根拠となる．脱水の治療方法として経口輸液療法（ORT）と経静脈輸液療法（IVT）があるが，重症度が軽度までであればORTのみで対処可能とされる．重度やショックの場合にはまずIVTが選択されるが，軽度

～中等度の場合にはORTのみで対応可能とされる[3]．

C　脱水の分類

1）脱水の分類を行う臨床的意義

　上記のように脱水の重症度（ショックの有無も含む）を評価することは脱水の治療計画を策

表2　危険信号（Red Flag）

1. 見た目に調子が悪そう，もしくはだんだん調子が悪くなる
2. ちょっとした刺激に過敏に反応する，反応性に乏しいなどの反応性の変化
3. 目が落ちくぼんでいる
4. 頻脈
5. 多呼吸
6. 皮膚緊張（ツルゴール）の低下
7. 手足が冷たい，もしくは網状チアノーゼ
8. 持続する嘔吐
9. 大量の排便

> 1～7は重症脱水を示唆する徴候であるが，重症脱水以外でも認められることがある．
> 8および9は今後，脱水が進行する可能性がある兆候である．

〔日本小児救急医学会　診療ガイドライン作成委員会編：小児急性胃腸炎診療ガイドライン．2017；11より一部改変〕

表1　脱水の重症度評価

症状	最小限の脱水または脱水なし（体重の3%未満の喪失）	軽度～中等度の脱水（体重の3%以上9%以下の脱水）	重度の脱水（体重の9%を超える喪失）
精神状態	良好，覚醒	正常，疲れている，落ち着きがない，刺激に過敏	感情鈍麻，嗜眠，意識不明
口渇	飲水正常，水を拒否することがある	口渇があり，水を欲しがる	ほとんど水を飲まない，飲むことができない
心拍数	正常	正常より増加	頻脈，ほとんどの重症例では徐脈
脈の状態	正常	正常より減少	弱い，または脈がふれない
呼吸	正常	正常または早い	深い
眼	正常	わずかに落ちくぼむ	深く落ちくぼむ
涙	あり	減少	なし
口・舌	湿っている	乾燥している	乾ききっている
皮膚のしわ	すぐに戻る	2秒未満でもとに戻る	戻るのに2秒以上かかる
毛細血管再充満時間（CRT）	正常	延長	延長，またはもとに戻らない
四肢	暖かい	冷たい	冷たい，斑状，チアノーゼあり
尿量	正常から減少	減少	ほとんどなし

〔日本小児救急医学会　診療ガイドライン作成委員会編：小児急性胃腸炎診療ガイドライン．2017；16より一部改変〕

定するためには重要であるが，特に IVT を選択する場合には輸液量や輸液組成を考える必要があるため，重症度だけでなく脱水の分類も判定する必要がある．

脱水の分類にはいくつかの分類が教科書には記述されている．そのなかで，体液量が減少している病態や治療を考えるうえでは，不足が体液コンパートメントのどの部分に存在しているのかを考えると理解しやすい．

2）Volume depletion と Dehydration

上述の体液コンパートメントにおける分類において，すべての脱水症では細胞外の体液不足は存在しているため，細胞内の体液不足の有無で分類を考えることになる（細胞内の体液不足を有している＝狭義の dehydration，有していない＝volume depletion）．脱水の病態的意味としては，Na が不足する Na バランスの異常と水が不足する水バランスの異常とのコンビネーションであるとも理解することができる．Na と水が同程度に失われる場合は細胞外の浸透圧である血漿浸透圧は下がらないため等張となる．そのため細胞内から細胞外へ水分は移動せずその結果，細胞内は体液不足にならない．つまり細胞外のみの体液不足（＝volume depletion）となる（または Na のほうが水より多く失われる場合も低張となり，その場合は逆に細胞外から細胞内へ水分が移動する．いずれにしろ細胞内の体液不足にはならない）．Na より水が多く失われた場合は，上記とは逆に血漿浸透圧は上がり高張となり，細胞内から細胞外へ水が移動してしまう．その結果細胞外だけでなく細胞内の体液不足も加わってしまう（＝狭義の dehydration）．

3）高張性，等張性，低張性脱水

脱水の分類にて，高張性脱水，等張性脱水，低張性脱水と分類する古典的な方法があるが，

これは細胞外（＝血管内）の血清浸透圧で分類したものであり，上記の体液コンパートメントによる分類で考えると，高張性脱水は狭義の dehydration，等張性脱水または低張性脱水は volume depletion ということになる（表3）．体液コンパートメントによる分類を日本語で示すと言葉に引きずられて混乱をきたす可能性もあるが，volume depletion を塩類欠乏性脱水，狭義の dehydration を水欠乏型脱水と述べている教科書もある．

4）脱水の分類と血清 Na 濃度と関連

脱水の分類と血清 Na 濃度との関連についてであるが，血清 Na 濃度は Na 喪失だけでなく，脱水発症までの飲水の種類や量，ADH（抗利尿ホルモン）分泌の関与などにも影響されるため厳密には血清 Na 濃度で脱水の分類をすることはむずかしいこともある．ただし臨床の現場では，血清 Na 濃度が高い（145 または 150 mEq/L 以上）場合は高張性脱水，正常（135～145 または 130～150 mEq/L）の場合は等張性脱水，低い（135 または 130 mEq/L 未満）場合は低張性脱水と近似して考えてよいと思われる．

5）シンプルに分類

結論としては，脱水の分類に関しては体液コンパートメントにおける分類つまり「細胞外のみに体液不足がある場合（＝volume depletion）」と「細胞外と細胞内の両方に体液不足がある場合（狭義の dehydration）」の2つに分類する方法が治療を計画するうえではシンプルで理解しやすいと思われる．

❹ 脱水症の対処と治療計画

ⓐ 治療介入の手順

脱水の治療選択肢として ORT と IVT がある．まず治療介入において重要なことは，脱水を認識したらすぐにショックの有無を評価判断して，ショックであれば急ぎで IVT を行うだけでなく，人員，モニター，高流量酸素投与などのいわゆるショックの対応管理も忘れてはならない．ショックでない場合あるいはショックから改善した場合には，脱水の重症度評価を行い，脱水の補正が ORT で可能であるのか，IVT

表3 脱水症の分類

分類	細胞外液量	細胞内液量	血清Na濃度	病態
dehydration	↓	↓	↑	高張性脱水
volume depletion	↓↓	→	→	等張性脱水
	↓↓	→～↑	↓	低張性脱水

が必要であるのかを判断し，もしIVTが必要であれば，輸液量や輸液組成を計画するために，さらに脱水の分類を行う（図1）．

b ORTについて

ORTは脱水の治療として有用であり，脱水のタイプや年齢を問わない．脱水の重症度が軽度までであればORTのみで対処可能とされ，軽度～中等度の場合にはORTのみで対応可能とされる．重度やショックの場合にはまずIVTが選択されある程度安定すればORTへ移行させる．逆にORTが適切でない状態としては，ショック状態，重度の脱水，意識障害，嘔吐頻回，イレウスなどの解剖学的異常，高度な腎障害などを有している場合である．脱水の補正は少量頻回摂取を心がけ，不足していると考えられる量（軽度～中等度の脱水では概ね50～100 mL/kg）を約4時間かけて行う．ORTの経口補水液として欧米の勧告レベルに合致するものでわが国にて入手可能であるのはオーエスワン®（OS-1）とソリタ®-T配合顆粒2号である[2]．本項でのORTはあくまで脱水の治療であり，脱水の予防としてのORTとは区別して考える必要がある．

c IVTについて

1）IVTとは

重度やショックの場合にはまずIVTが選択される．IVTは補充輸液と維持輸液に分けることができる．補充輸液は体内の不足した水分や電解質などを補うための輸液療法で初期輸液（ショックの場合には急速初期輸液）と緩速均等輸液に分けられる．維持輸液は文字通り維持するための輸液療法となる．

2）輸液製剤の種類

輸液製剤の種類には血漿浸透圧275～290 mOsm/L（or kg）とほぼ等しい等張液とそれより低い浸透圧の低張液の2種類がある．製剤としての浸透圧と実際に静脈内投与したあとでの体内での浸透圧は必ずしも一致しない．実際の輸液効果として考える際には，体内での浸透圧を参考にすることに留意する．たとえば通常の低張液はブドウ糖を配合して製剤的には浸透圧を等張にしているが，ブドウ糖は代謝されると水になるため，体内に入ると結果的に浸透圧は低くなる．

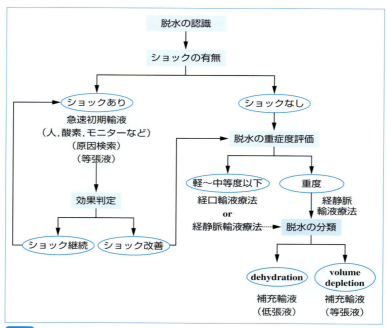

図1 脱水治療の進め方

また等張液だからといって，輸液として投与した場合に，細胞外（血管内）にすべてとどまるわけではない．体液分布を考慮した場合，生理食塩水の場合には理論的には 1/4 がとどまると考えられる．ちなみに液そのものは等張である 5% ブドウ糖液の場合は細胞外（血管内）に入るとすぐに代謝されるため，張度は 0 となり，水のみを輸液しているのと同様となり細胞外（血管内）に 1/12 しかとどまらない．主要な輸液製剤の分類について**表4**に示す．

3）輸液製剤の選択

輸液製剤の決定には，どこの体液コンパートメントの不足であるかを知る必要があるため，脱水の分類が参考となる．あくまで原則であるが，細胞外のみに体液不足がある場合（＝volume depletion）には等張液を，細胞外と細胞内の両方に体液不足がある場合（狭義の dehydration）には細胞内の補充も必要となるために低張液が選択される．またショックの場合は，volume depletion や狭義の dehydration のどちらの分類であっても，大前提として細胞外の体液不足が存在しており，それがショックの病態にかかわっているため，まずは等張液にてショックの離脱をはかる．また症例ごとに状態や輸液経過などを勘案して，電解質，ブドウ糖やアルカリ化剤などの必要性についても考慮して最終的な輸液製剤の決定を行う．

4）輸液量について

脱水症の治療としては，まずは補充輸液にて体内の不足した水分や電解質などを補うことになる．ショックを有する場合には急速に輸液を行い（＝急速初期輸液）ショックからの離脱をは

かる（一般的には 10〜20 mL/kg を 5〜20 分で投与，効果なければ繰り返す）．ショックではない場合（あるいはショックから改善した場合）には段階的に不足分を補充していく．欠乏量の推測には病歴と臨床所見からの脱水の重症度評価などが参考となる．欠乏量の補充は一気に行うのではなく，まずは初期輸液を数時間行い（一般的には 10〜20 mL/kg/時間とされる），尿量などが確保できれば，その後 24 時間程度かけて輸液を行う（＝緩速均等輸液）．完全に不足した分を補充できた段階で次は維持輸液を行うことになる．初期輸液後の緩速均等輸液の輸液量としては＜欠乏量の 1/2 ＋維持量−初期輸液量＞となるが，医原性の低 Na 血症などのリスクなど考慮して，維持量の設定は Holliday の式[4]の必要水分量（**表5**）の 1/2〜1/3 程度に設定するほうが安全と考えられる．下痢や嘔吐などの on going loss を認める場合にはその喪失量も考慮して設定する必要がある．また全身状態が改善して経口摂取が可能な状態になれば，速やかにORT へ移行することが輸液による合併症を避けるという観点からも望ましい．

輸液量などの計算はあくまで概算であり，開始後に再評価を行い，適宜修正を行うことも忘れてはならない．

5）IVT における留意点

IVT の重要な合併症として，医原性の低 Na 血症がある．IVT を必要とする状況では非浸透圧性の抗利尿ホルモン（ADH）分泌が亢進している可能性が高い．そういった状況に対して低張液を過剰に投与するなどの理由によって，低 Na 血症が進行しまうことがあり注意を要する．

表4 主要な輸液製剤の分類

分類	製剤名	Na (mEq/L)	K (mEq/L)	Cl (mEq/L)	Ca (mEq/L)	乳酸 (mEq/L)	ブドウ糖 (%)	生食に対する浸透圧比（製剤として）	浸透圧 (mOsm/L)（体内での）
等張液	生理食塩水	154	-	154	-	-	0	1	308
	乳酸リンゲル液	130	4	109	3	28	0	1	273
	糖加乳酸リンゲル液	130	4	109	3	28	5.0	2	280
低張液	1号液	90	-	70	-	20	2.6	1	180
	2号液	84	20	66	-	20	3.2	1	208
	3号液	35	20	35	-	20	4.3	1	110
自由水	5% ブドウ糖液	-	-	-	-	-	5.0	1	0

表5 Holliday の式（体重別維持輸液量）

体重	必要水分量	
	1日あたり	1時間あたり
0〜10 kg	100 mL/kg	4 mL/kg
10〜20 kg	1000 mL＋50×[体重(kg)−10]mL	40 mL＋2×[体重(kg)−10]mL
20 kg 以上	1500 mL＋20×[体重(kg)−20]mL	60 mL＋1×[体重(kg)−20]mL

〔Holliday MA, Segar WE：The maintenance need for water in parenteral fluid therapy. *Pediatrics* 1957；19：823-832 より引用〕

IVT 開始後の再評価によって適宜修正を行うことだけでなく，輸液のみですべて補正しようとせず，必要最小限の輸液を行い，速やかに経口補液へ切り替えていくことが合併症を防ぐために重要である．

また血糖についても留意が必要となる．低年齢の脱水では低血糖を合併しやすいことや特に初期輸液などの場合にはブドウ糖を含まない輸液が選択されることが多いため低血糖の可能性を常に意識する必要がある．また輸液の種類によっては高血糖も問題となることもあり，常に血糖のチェックは忘れてはならない．

おわりに

脱水に対する認識から治療介入までの流れについて述べた．進め方について概略を図1にまとめて示す．

保護者への説明のポイント

- 医療機関への受診が必要な脱水症の症状（危険信号：Red Flag）[1]についてしっかりと理解してもらう（表2）．
- 脱水がある場合にはお茶や水などでなく，必ずオーエスワン®(OS-1)などの経口補水液を使用するよう説明する．
- 経口補水の基本は少量頻回（開始時は1回5 mL 程度を5分おきに）であることを理解して実行してもらう．
- スポーツ飲料は一般的に Na 濃度が低く，糖濃度も高くかつ高浸透圧であるため脱水がある場合には適さないことを伝える．
- 脱水の際の経口補水は決して予防ではなく治療であることもしっかりと認識してもらうことが重要である．

文献

1) Mange K, Matsuura D, Cizman B, et al.：Language guiding therapy：the case of dehydration versus volume depletion. *Ann Intern Med* 1997；127：848-853
2) 日本小児救急医学会診療ガイドライン作成委員会編：小児急性胃腸炎診療ガイドライン 2017 年版．2017
3) Spandorfer PR, Alessandrini EA, Joffe MD, et al.：Oral versus intravenous rehydration of moderately dehydration children：a randomized, controlled trial. *Pediatrics* 2005；115：295-301
4) Holliday MA, Segar WE：The maintenance need for water in parenteral fluid therapy. *Pediatrics* 1957；19：823-832

Ⅱ 主要徴候

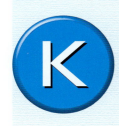

K 腹痛・下血

● 聖マリア病院臨床・教育・研究本部　靏　知光

　腹痛や下血は小児の救急疾患のなかでは比較的頻度の高い症状である．しかし，頻度が高いゆえに，診断に難渋することもまれではない．いわゆる「ポンポン痛い」といえる年齢以上はともかく，新生児・乳幼児はそれさえも訴えることができないし，たとえ腹部に何かがあると思っても，重症例や緊急手術症例を見逃さないためには多くの経験を要する．

　本項では，一般的に腹痛・下血を訴える患児をみたとき，どのような疾患を頭に浮かべ，どのような手順で診断していくのかを述べる．さらに，そのなかで絶対に見逃してはならない疾患やその対処法についても詳述する．

1 主要な疾患とその特徴

a 腹痛を主訴とする疾患

　小児の場合，疾患によって発症年齢分布に特徴がある．したがって，急性腹症をきたす疾患をおおまかな年齢別に知っておくことが診断に役立つ．新生児・乳児の疾患は下血をきたす疾患で後述するため，ここではおもに幼児期以降に発症する疾患を中心に述べる．表1に腹痛をきたす疾患とそのおおまかな発症年齢を記す．

1) 腸重積症

　乳児期後半～1歳過ぎに多く発症する．腹痛を訴えることはできないことが多く，発熱など感染徴候の後，急に不機嫌になり嘔吐・腹部膨満・血便（イチゴゼリー様）を認める．現在は腹部超音波検査で比較的容易に診断可能であり，非観血的にほとんどが整復可能である．しかし，症状発現から長時間経過した症例や6か月以下の症例は整復困難なことが多く，決して無理をせず観血的整復に移行すべきである．また幼児～年長児が腹痛とともに発症することもあり，この場合重積した先進部に器質的病変（ポリープ，Meckel憩室，腸管重複症など）がある可能性が高いので整復後には十分な精査が必要である．

2) 鼠径ヘルニア

　還納困難例で時間が経過した場合は，腹痛や嘔吐をきたす．腸管ではなく大網が脱出しても，腹痛を訴えることがある．特に男児では，腹部

表1 腹痛をきたす疾患と発症年齢の特徴

疾患名	好発年齢	疾患名	好発年齢
腸重積症	新生児～幼児	便秘症	新生児～学童
鼠径ヘルニア	新生児～学童	Meckel憩室	乳児期以降
感染性胃腸炎	幼児期以降	胆道拡張症	乳児期以降
腸回転異常症	全年齢	IgA血管炎	乳児期以降
急性虫垂炎	学童期	腫瘍性病変	全年齢
腹部外傷	幼児期以降	尿膜管遺残症	全年齢
卵巣茎捻転	乳児期以降	急性陰嚢症	幼児～学童
消化管穿孔	全年齢	尿路先天異常	新生児～学童

105

以外の鼠径部や陰嚢の診察を忘れずに行う.

3）感染性胃腸炎（急性胃腸炎）

感染性胃腸炎と一言でいっても，後述するO-157などによる重症細菌性腸炎などの特殊な腸炎から，軽症のウイルス性胃腸炎まで様々である．ここでは後者の意味で記している．小児の腹痛のおよそ90%以上は軽度の便秘と本症であるといっても過言ではない．初期の虫垂炎とは鑑別が困難なので，腸炎として帰宅させるときも，必ず虫垂炎などの疾患の可能性に言及し経過に注意して再来を勧めることが重要である[1].

4）腸回転異常症

新生児～乳児の胆汁性嘔吐といえば，まず頭に浮かべるべき疾患である．しかし，年長児や時には成人になって症状発現する症例もあり，その場合の主訴は腹痛・嘔吐のイレウス症状である．新生児期の重症例を除けば，中腸軸捻転の程度にもよるが，比較的待機して十分な精査を行える．上部・下部の消化管造影や腹部超音波検査・CTなどで確定診断が得られる.

5）急性虫垂炎

外科医にとっては，「アッペにはじまりアッペに終わる」と言われるように，簡単なようで最もむずかしい疾患であるといってよい．経験上，いまだに初期の見逃しが多いのも事実である．小・中学生の年齢層がそのほとんどを占めるが，幼児にも時々発症し，そのほとんどが穿孔・腹膜炎症例である．筆者の経験した最低年齢症例は1歳であるが，穿孔して汎発性腹膜炎を呈していた．現実問題，初期の虫垂炎と感染性胃腸炎の鑑別は，経過をみないと意外に困難である．慣れたら腹部超音波検査で腫大した虫垂を容易に描出できるが，鑑別が困難なときや腹膜炎を疑うときは，躊躇なくCTで確認するほうがよい．手術は以前と異なり，準緊急扱いでよく，十分な輸液による脱水補正と抗菌薬投与で待機可能である[2].

現在手術もほとんど腹腔鏡下で行われており，術後の回復も早い．また，膿瘍を形成した症例には，強力な化学療法の後に腹腔鏡下にinterval appendectomyを行うことが多い[3].

6）腹部外傷

明確な受傷機転が判明しているときは，腹腔内臓器の精査をすれば比較的容易に診断が可能である．肝・脾・腎・膵などの実質臓器損傷のほか，小腸穿孔や十二指腸壁内血腫などの腸管損傷，腸間膜損傷の可能性を考えること．むしろ恐いのは，目撃者のいない鈍的外傷や虐待を見逃すことである．体表面の創傷や，受傷部位などにも注意が必要である[4,5].

7）卵巣茎捻転

新生児期に大きな卵巣嚢腫が発見されることは多いが，経過観察していると，ほとんどは自然消失していく．急性腹症で来院するのは年長児に多く，奇形種などのこともある．右側は虫垂炎との鑑別を必ず行うこと，また，画像診断と実際の局在は嚢腫が移動して左右逆転していることがあるので，注意が必要である.

8）消化管穿孔

新生児期の胃破裂や腸閉鎖に伴うもの以外では，年長児の胃・十二指腸潰瘍穿孔を覚えておく．まれな症例では，診断が困難で腹腔鏡で観察して判明するものもある．筆者は頻回の嘔吐の後，胃破裂をきたした2歳児の経験があるが，まずfree airの証明が重要である．わずかなfree airはCTでmicro bubble signとして描出されるので，読影には注意が必要である．free airは明らかではないが，腹部所見に異常を感じたら，入院させて経過観察するのが安全である.

9）便秘症

意外に多く，悩ませられる病態である．新生児～乳児はHirschsprung病との鑑別が必要である．一時的なものと慢性的なものがあり，後者では中長期にfollow-upすることもある．一時的なものは，1回の浣腸で嘘のように症状がなくなる．外来ではまずこのようなcommon diseaseから考えることが重要である.

10）Meckel憩室

症状発現するのは乳児期以降，あらゆる年齢層である．憩室炎，イレウス，下血，腸重積など多彩な症候で発見されるが，診断困難なことも多い．異所性胃粘膜があればシンチグラフィなどでも診断可能な場合もあるが，描出率は高くなく，診断も困難である．急性虫垂炎として手術され，そのまま見逃されたトラブルケースが過去にあったことを知っておくべきである.

11）胆道拡張症

従来いわれている3主徴は腹痛・黄疸・腹部腫瘤だが，これがすべて揃うのは20〜30%である．腹痛は急性膵炎の症状といわれており，診断は腹部超音波検査で比較的容易である．しかし総胆管拡張のない症例もあるので，磁気共鳴胆道膵管造影（MRCP）や内視鏡的逆行性胆管膵管造影（ERCP）での膵管胆道合流異常の精査が必要となる．

12）IgA血管炎

Henoch-Schönlein purpura（HSP）ともいわれ，多彩な全身症状の1症候として腹痛を訴える．腹痛は腸間膜血管の炎症といわれており，高度の発赤・浮腫がおもに終末回腸に起こることも多く，これも急性虫垂炎との鑑別が困難なときがある．ほかの症状と総合的に診断可能な場合が多く，筆者は急性陰嚢症→腹痛→下肢の関節炎→両下肢紫斑の順で症状が出現して診断に難渋した経験がある．

13）腫瘍性病変

腹腔内や後腹膜の腫瘍性病変もときに腹痛をきたす．急性腹症を発症しやすいのは腸間膜や後腹膜のリンパ管腫が多く，一般に悪性腫瘍では進行症例や肝芽腫破裂以外腹痛は少ない．

14）尿膜管遺残症

乳児期には下部腹壁の巨大膿瘍で発症することもあるが，むしろ比較的年長児の臍炎・臍周囲膿瘍として発症する頻度が高く，成人例もある．膿瘍が形成されると臍下部に著明な自発痛・圧痛を認め，臍からのドレナージで症状が改善することが多い．一般には抗菌薬で炎症を抑えたあと，根治術を施行する．

15）泌尿器疾患

急性陰嚢症は学童期に多く，精巣上体炎や精索捻転などは下腹部痛を訴えることがあるの

で，診察時に問診に注意する．恥ずかしがって「玉が痛い」といえない年長男子が意外に多いので，注意が必要である．また，種々の尿路先天異常も水腎症や感染から腹痛をきたすことがある．

b　おもに下血を主訴とする疾患

ここでは新生児特有の疾患は疾患名の列挙にとどめ，詳細は他項に譲る．表2におもに下血を主訴とする疾患と好発年齢を列挙した．

1）腸重積症

前述のとおり，イチゴゼリー様の血便を認める．本症を疑い，血便を認めなかったら1度浣腸を試みて確認したほうがよい．

2）壊死性腸炎

新生児のなかでも低出生体重児に多い．病変は回腸末端から右側結腸に多い．基本的には保存的治療で経過をみるが，穿孔例には外科的手術が必要である．

3）腸回転異常症（中腸軸捻転）

前述した，本症のなかでも新生児期に高度の中腸軸捻転を呈する症例は，捻転した腸管が壊死に陥り，下血とショック状態を引き起こす．開腹時に腸管壊死が広範囲な場合，捻転を解除したあと1度閉腹，末梢循環改善薬を投与しながら12〜24時間後に再開腹する second look operation を行う場合もある．

4）裂　肛

生後半年から3〜4歳頃までに，オムツやトイレットペーパーに時々血が付着するという保護者の訴えで来院することが多い．ほとんどが女児で，12時の位置を診察すると裂肛（切れ痔）が確認できる．繰り返している症例では12時方向に鶏冠のような皮膚の膨隆があり，これは一般に見張りイボとよばれる．治療は排便コン

表2　下血をきたす疾患と発症年齢の特徴

疾患名	好発年齢	疾患名	好発年齢
新生児メレナ	新生児	細菌性腸炎	全年齢
腸重積症	新生児〜幼児	Meckel 憩室	乳児〜幼児
壊死性腸炎	新生児	消化管ポリープ	幼児〜学童
腸回転異常	新生児	消化性潰瘍	幼児〜学童
裂肛	乳児〜幼児	潰瘍性大腸炎，Crohn 病	学童

II　主要徴候

トロールのみで問題ない.

5）細菌性腸炎

　感染性胃腸炎のなかでも特殊な細菌感染が原因の場合は，重篤な症状〔高度の下痢・下血・細菌性ショック・播種性血管内凝固（DIC）〕を呈するので，迅速な診断と処置が必要である．なかでもO-157を代表とする病原性大腸菌によるものは溶血性尿毒症症候群（hemolytic-uremic syndrome：HUS）を合併するので，集中治療が必要となるときもある．筆者はクロストリジウム・ディフィシル感染症（Clostridium difficile infection：CDI）による重篤な劇症腸炎を経験したので，基礎疾患がある免疫能低下患児などには要注意である.

6）Meckel憩室

　本症は多彩な症状で発症するが，下血の場合は出血部位が回腸後半なので比較的鮮血に近い状態のことが多く，大腸ポリープなどと鑑別がむずかしい．下血は間欠的なことが多いので，待機的に精査する時間はあるが，術前診断は困難である.

7）消化管ポリープ

　下血のほかに年長児の腸重積の原因になることがある．本症は便に血液が混じる血便と排便後の鮮血と両方が認められ，時には大量出血もある．特殊なものにPeutz-Jeghers症候群や家族性ポリポーシスがあるが，詳細は他項に譲る.

8）消化性潰瘍

　胃・十二指腸潰瘍は決して成人だけの疾患ではない．年長児の学童には十二指腸潰瘍の穿孔症例もある．潰瘍自体の出血は吐血のこともあるが，タール便を呈する症例もある．穿孔例は外科的手術が必要だが，出血だけなら内視鏡的止血術（クリッピング）や保存的治療で治癒する．原因として以前よりストレス説がいわれてきたが，近年ではH. pylori感染が大きいといわれる．H. pyloriの検査は必ず行うべきであり，陽性の場合は本人の除菌とともに家族も検査したほうがよい[6].

9）炎症性腸疾患（潰瘍性大腸炎・Crohn病）

　両者とも非特異的な炎症性腸炎を起こす疾患で，難治性である．学童期以降の年長児に多く，高度な腹痛・下痢・血便の持続がおもな症状である．診断は下部消化管造影や大腸内視鏡下の生検で行う．長期にわたる内科的治療と栄養管理が重要であるが，近年効果的薬剤が開発されて予後は大きく改善されている.

❷　腹痛・下血患児の診察手順と疾患との関係

　図1，図2に腹痛と下血に分けて，どういう流れで診断を考えていくかのフローチャートを示す．腹痛・下血という症候は1疾患で同時に起こりうるので，一部重複する疾患もあるが，図表はあえて分けて示している．実際の診察では血液検査や画像診断の順序が絡んでくるのでさらに複雑になるため，このフローチャートはこの順序で診断を進めるというより，腹痛・下血患児のおおまかな診察手順と疾患の関係性および全体像として理解してもらいたい.

ⓐ　初診時の心構え

①急ぐのか？　ゆっくりでいいのか？　を何よりも最初に判断すること．診察を始める前の状況から，患児を見ただけで判断すること.
②幼児期以降は，とにかく落ち着かせて安心させること．保護者も不安で慌てているため，落ち着かせて問診を取ること.
③問診を取りつつ，前述した疾患と年齢の関係を落ち着いて思い浮かべること.
④外科的疾患が強く疑われたときは，早めに小児外科に連絡をしてできる限り一緒に診察したほうがよい.

ⓑ　診察上のワンポイントアドバイス

①年長女児やその家族にはあらゆる心配りをすること．思春期以降の女児では，卵巣出血や時に妊娠ということもありうる．ナイーブな問題なので，特にコミュニケーションには気を遣うこと．最近では10代前半の女児の妊娠例もめずらしくないので，注意すること.
②"アッペ"をなめると必ずしっぺ返しを受ける．急性腹症のなかでも，急性虫垂炎ほど一般的なのに未だに診断がむずかしいものはない．特に発症初期や逆に穿孔したものは見逃しやすい．虫垂炎の可能性があるかないかを常に考えること．腸炎と診断して帰宅させる場合も，虫垂炎の可能性と再診の必要性には

K 腹痛・下血

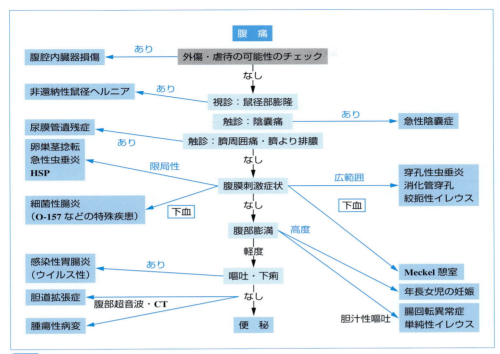

図1 腹痛をきたす疾患に対する診断フローチャート

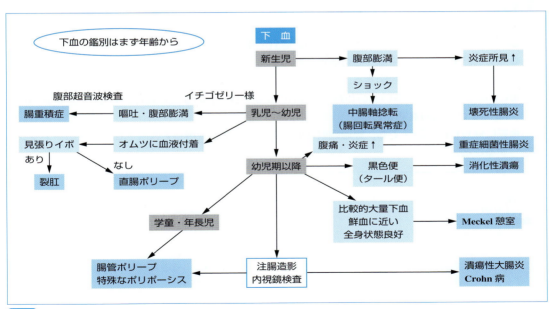

図2 下血をきたす疾患に対する診断フローチャート

言及しておくべきである[2].

③視診の重要性を忘れないこと．HSP の両下肢紫斑，鼠径部や陰嚢に異常がないか，年長児の腸重積がきたら唇と口腔内，掌蹠（特に四肢末端）の色素沈着の有無を必ず確認すること（Peutz-Jeghers 症候群）．また乳児の女児の鼠径ヘルニアと化膿性鼠径リンパ節炎の鑑別は極めてむずかしいので要注意．

④急性陰嚢症は必ず超音波検査で血流を確認すること．また，泌尿器科医への早めの連絡を心がけたい．

⑤絞扼性イレウスでも，初期はアシドーシスや CPK が異常を示さないこともある．まれな内ヘルニアなどもあるので，躊躇せず造影 CT で腸管の血流状態を確認すること．

C 血液検査や画像診断のコツ

①腹部鈍的外傷の場合，腸管穿孔があっても初期には free air を認めないことが多い．また小児の場合，腹部単純 X 線写真ではわからない free air には CT が有用である．

②急性虫垂炎は腹部超音波検査で病変部の描出が可能だが，肥満児や穿孔・高度腹膜炎症例で病変部が不明瞭な場合は，迷わず造影 CT を撮影すること[2]．

③卵巣疾患では画像と実際の病変部が左右逆転している場合があるので，注意が必要である．

おわりに

小児救急医療の現場ではけいれんや心肺系疾患と同等に腹痛や下血を呈する疾患は重要で，症例数も多く，さらに軽症〜重症まで程度も様々である．また，外科手術を行って初めて診断がつくまれな症例も多々ある．

さっきまで元気だった患児が数分でショックや心肺停止になる症例もあるし，小児は病状の進行が思った以上に早いものである．患児の病態を過小評価せず，常に慎重に診察に臨まれたい．

保護者への説明のポイント

- 単におなかが痛いと子どもが訴えても，意外に重症のこともあることを理解してもらう．
- 腸炎と診断しても，虫垂炎の可能性にも必ず言及しておくこと．おかしいと思ったらすぐ再来してもらうように説明する．
- CT などは被ばくが多いといわれているが，今はメリットのほうが大きいので，十分な IC（Informed Consent）をすること．
- 家に帰りたいと訴えても，経過観察が必要と思われたら説得して入院させ，フォローアップすること．

文献

1) 小児急性胃腸炎診療ガイドライン・日本小児救急医学会診療ガイドライン作成委員会（編）：エビデンスに基づいた子どもの腹部救急診療ガイドライン 2017．日本小児救急医学会，2017；13-14
2) 小児急性虫垂炎診療ガイドライン・日本小児救急医学会診療ガイドライン作成委員会（編）：エビデンスに基づいた子どもの腹部救急診療ガイドライン 2017．日本小児救急医学会，2017；55-64
3) 靏　知光：急性虫垂炎．市川光太郎（編），小児救急看護マニュアル．中外医学社，2006；101-112
4) 靏　知光，田中宏明，中村秀裕，ほか：腹部外傷の初期治療．小児外科 2005；37：161-165
5) 靏　知光：受傷機転が不明で診断に難渋した腹部鈍的外傷による空腸完全断裂．小児外科 2009；41：575-578
6) 靏　知光：上部消化管出血．里見　昭（編），小児科臨床ピクシス 21 小児外来で役立つ外科的処置．中山書店，2010；182-183

II 主要徴候

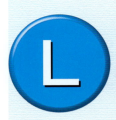

L 嘔吐・吐血

近畿大学奈良病院小児外科 山内勝治, 米倉竹夫

1 嘔吐

a 鑑別のフローチャート

図1, 図2, 図3を参照[1〜4]. 診断上のポイントを以下に記す.

b 診断(検査)・治療のポイント

■嘔吐を主訴に来院する小児の診察・評価の重要なポイントは，嘔吐の病態把握に努め，緊急を要する疾患を除外したあとは，鑑別診断を急がないことである．

■来院時の病態を速やかに評価し，系統的な問診と診察を徹底する．

■ピットフォールに陥らないようにするため，症状改善が得られない限りは監視下におき，再評価と診療を繰り返すことが重要である．

1) 患者評価[1,5]

外観の評価を含めた小児評価トライアングル(pediatric assessment triangle：PAT)と迅速な1次評価を進め，系統的な診察と焦点を絞った診察を心がける(図4[2])．この際に見逃してはならない3つの要点を以下に記す．

a) 敗血症・髄膜炎
発熱と呼吸数・心拍数の上昇

b) ショック・重症脱水
皮膚色，毛細管再充満時間による評価

c) 低血糖
アニオンギャップ上昇，アシドーシス・ケトーシスの合併

2) 嘔吐の性状[2,3]

小児期にみられる嘔吐の原因は多種多様であり，年齢や食事との関連，ストレスの有無，経過の長さや反復性，吐き方や嘔吐量などからその原因を割り出していくことも大切である．真の嘔吐は胃や食道内容物の口からの強い吐き出しであり，悪心を伴うことが多い．一方，逆流に伴う嘔吐は内容物を吐き出す努力を必要としないものであり，真の嘔吐とは異なる症状である．また，嘔吐物の性状から原因疾患を推測することは比較的簡単に行えるため，必ず行うべきである．最近では嘔吐物の写真を携帯電話などで撮影してもらうことで，経時的変化がみられる血液の混入や胆汁混入の判別に有用である．

一方，新生児にみられる嘔吐は泡沫状の粘稠な吐物の場合には食道閉鎖症を，羊水様吐物の場合には初期嘔吐を念頭におく．胃酸の影響のない，凝固を認めない吐物や，pHが中性の吐物ではアカラシアや食道狭窄症を疑い，胆汁混入のない嘔吐物では胃食道逆流症や肥厚性幽門狭窄症を疑う．胆汁性嘔吐の場合にはVater乳頭より遠位側腸管の通過障害を疑い，十二指腸閉鎖，小腸閉鎖，腸回転異常症(中腸軸捻転)，腸重積，内ヘルニアなどの腸閉塞疾患を念頭におく(十二指腸閉鎖ではVater乳頭より近位部の閉鎖では胆汁の混入をみないことも留意する)．ミルクアレルギーも胆汁性・非胆汁性嘔吐のどちらもみられることがある．

血性嘔吐(吐血)については吐血の項を参照．

3) 随伴症状[2,3]

嘔吐には嘔吐以外に何らかの随伴症状を伴っていることも多く，嘔吐の原因を推量する場合には，これらを正確に把握することも重要である．特に全身状態不良，不機嫌・不活発，吐血，激しい腹痛，食欲不振，発熱を認めるような場合には病的嘔吐であり，速やかに診断・治療を

II 主要徴候

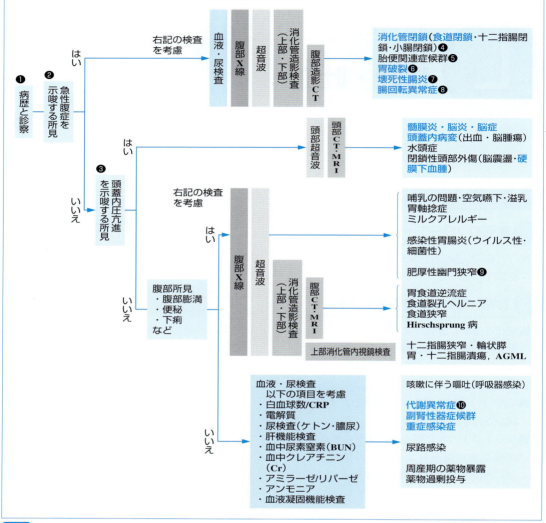

図1 嘔吐（新生児）
太字は緊急性の高い疾患

進めなければならない．

腹痛は随伴症状として多くみられる症状であり，急性胃腸炎，腸重積，虫垂炎，消化性潰瘍，急性膵炎，食物アレルギーなど消化器系の疾患であることが多い．また，これらの疾患では下痢を伴うこともある．先天性消化管閉塞疾患や腸重積，腸閉塞などでは腹部膨満を認めることが多い．一方，脳腫瘍，脳炎・脳症，頭蓋内出血性病変など中枢性疾患の場合には頭痛，けいれん，意識障害や麻痺などの中枢神経症状が認められる．

発熱は感染性疾患で認められ，消化管や中枢神経系以外にも，循環器（心筋炎）や呼吸器，尿路系の感染症などでも認められ，鑑別診断として重要である．

4）年齢別疾患特徴[3]

a）新生児期

新生児期から乳児初期にみられる嘔吐はそれ以降の嘔吐とは異なり，重篤な疾患の可能性が高いことに留意する．

出生後間もなくより嘔吐を繰り返す場合には消化管閉塞疾患，頭蓋内圧亢進症，代謝異常症，重症感染などを念頭におく．産科退院後に出現してくる嘔吐では溢乳や過剰哺乳，ミルクアレ

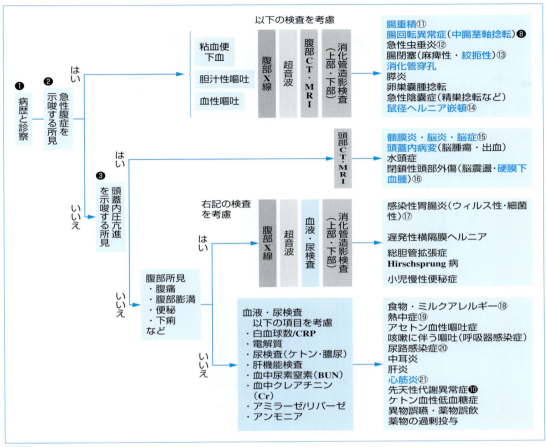

図2 嘔吐（乳幼児）
太字は緊急性の高い疾患

ルギー，呼吸器感染症，尿路感染症，中枢神経感染症のほか，肥厚性幽門狭窄症，腸回転異常症，Hirschsprung 病などの外科的疾患がある．

b）乳幼児期

ウィルスによる感染性胃腸炎が最も多いが，これら感染症の流行期であっても髄膜炎や腸重積などの緊急かつ重篤な疾患が隠れていないか注意が必要である．まれではあるが，鼠径ヘルニア嵌頓による腸閉塞もあるため，腹部だけでなく鼠径部や陰部を含めた診察が重要である．

c）学童・思春期

この時期も急性期症状としての嘔吐は感染性胃腸炎が最も多い．また，急性虫垂炎による嘔吐も頻度が多いが，典型的症状（右下腹部痛や便秘）が初期からすべてみられることはまれであるため，注意を要する．長期に渡り反復する嘔吐の場合では周期性嘔吐や心因性嘔吐，食行動の異常などが増えてくる．起立性調節障害，自律神経調節障害，摂食障害，神経性食思不振症など心理的対応が求められる疾患に留意する．

5）検　査

検尿・血液検査は脱水の程度，電解質異常，感染徴候，ケトン尿の有無などの全身状態の把握に有用である．輸液路を確保する際には血液検体を採取することも重要である．

a）消化管疾患を疑う場合には

腹部 X 線撮影は最も有益な情報が得られる．背臥位正面が基本であるが必要があれば立位やデクビタス位を加える（困難な場合には腹部 CT 検査で代用可能）．

腹部超音波検査（US）も非侵襲的で簡便に行

Ⅱ 主要徴候

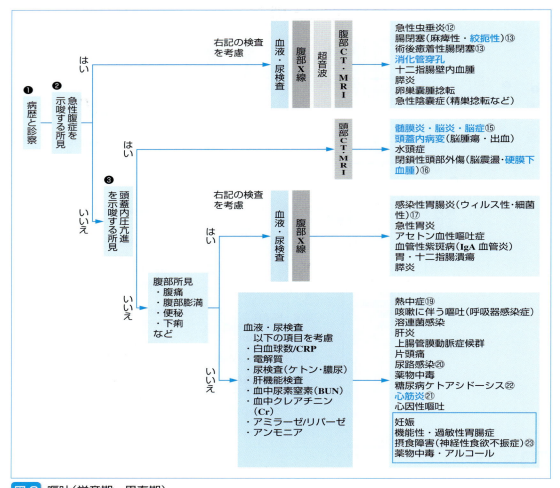

図3 嘔吐（学童期・思春期）
太字は緊急性の高い疾患
☐は思春期以降に多くみられる疾患

えることから，スクリーニング検査から経時的観察まで可能な非常に有用な画像検査である．特に腸重積，急性虫垂炎，腹腔内液体貯留，腹腔内腫瘍性病変の描出に優れている．

消化管穿孔や消化管通過障害，腹腔内腫瘍病変を疑い精査を進める場合には腹部CT検査や腹部MRI検査は有用である．特に消化管穿孔で腹腔内遊離ガス像が極少量である場合や，腸管壁気腫像や門脈内ガス像の描出に腹部CT検査は有用である．さらに腸閉塞では消化管通過障害の部位特定や，絞扼を疑う場合には造影CTを施行することで，腸管血流の状態を推定することや病変部位の特定が可能である．

b）中枢性疾患を疑う場合には

髄膜炎を疑う場合には積極的に髄液検査を施行する．頭蓋内病変を疑う場合には画像評価として頭部CT・MRI検査を施行する．

c）代謝性疾患を疑う場合には

血液ガス分析，電解質，血糖，アンモニア，乳酸，血・尿中アミノ酸分析などを施行し，さらに2次的検査のため，尿・髄液などを凍結保存する．

C 処置（治療）

■嘔吐の治療（対症的）は嘔吐を止めることではなく，嘔吐により惹起される脱水・電解

L　嘔吐・吐血

```
┌─────────────────────────────────────────────────────────────┐
│                                                               │
│           ┌─────────────────────────────────────────────┐     │
│           │ PAT（pediatric assessment triangle）の評価     │     │
│           │ ・外観（appearance）の評価                      │     │
│           │  ┌──────────────────────────────────────────┐ │     │
│           │  │ 筋緊張（Tone）                             │ │     │
│           │  │ 周囲への反応（Interactiveness）            │ │     │
│  系統的な   │  │ 精神的安定（Consolability）：あやして落ち着くか│ │     │
│  診察     │  │ 視線・注視（Look gaze）                     │ │     │
│           │  │ 会話・啼泣（Speech, Cry）                   │ │     │
│           │  └──────────────────────────────────────────┘ │     │
│           │ ・呼吸状態・異常呼吸音・異常姿勢・努力性呼吸       │     │
│           │ ・循環の評価・蒼白・まだら皮膚・チアノーゼ         │     │
│           └─────────────────────────────────────────────┘     │
```

PAT（pediatric assessment triangle）の評価
・外観（appearance）の評価

> 筋緊張（Tone）
> 周囲への反応（Interactiveness）
> 精神的安定（Consolability）：あやして落ち着くか
> 視線・注視（Look gaze）
> 会話・啼泣（Speech, Cry）

・呼吸状態・異常呼吸音・異常姿勢・努力性呼吸
・循環の評価・蒼白・まだら皮膚・チアノーゼ

系統的な診察

一次評価（primary assessment）
A　（気道）：確保されているか？
B　（呼吸）：呼吸数，SPO_2
C　（循環）：心拍数，血圧，毛細血管再充満時間
D　（意識）：GCS，AVPU，瞳孔
E　（外表）：体温，発疹，外傷

系統的な問診

問診のポイント
腹痛はあるのか？嘔吐が始まったのはいつからか？嘔吐の頻度は？嘔吐物の性状は？食事との関連は？発熱・下痢はあるのか？内服薬はあるのか？最後に食べたものは何か？排便・排尿はあるのか？治療中の病気はあるのか？周囲に同じような症状の人はいるか？月経は？手術歴は？

焦点を絞った診察

診察のポイント
HEENT　　　　：口腔粘膜，口臭（ケトン臭），眼振・瞳孔異常，頭部外傷（顔面外傷を含む）
（頭部・眼・耳・鼻・咽頭）
胸部　　　　　：多呼吸，胸痛，呼吸音異常，心音異常（ギャロップリズム：心筋炎）
腹部　　　　　：腹部膨満，筋性防御，圧痛（反跳痛），腫瘤（腹部腫瘤・腸重積），肝脾腫，背部叩打痛（腎盂腎炎），鼠径ヘルニア，陰嚢部腫脹・疼痛（精巣捻転）

図4 小児嘔吐症の診療の流れとポイント

〔神薗淳司：嘔吐．小児診療 2018；81（suppl）：19 より引用〕

質異常・栄養状態の改善を行うことである．

■頭蓋内圧亢進症状による中枢性嘔吐や腹部臓器疾患，代謝性疾患による嘔吐には有効な制吐剤はなく，原因検索と原因除去が優先される．

1）経口輸液療法（ORT）[3,4]

軽度の脱水（5% 未満の脱水）にとどまる急性胃腸炎など病的嘔吐以外の疾患に適応となる．ORT は生理的な経口摂取のため，副作用の心配がなく，自宅でも行える治療法である．最初はスプーン1杯から開始し，これを数分おきに飲ませていく少量・頻回投与法で排尿の有無を確認しながら進めていく．市販のスポーツドリンクは ORT に適さないことも指導として重要である．あくまでも脱水予防および軽度の脱水に適しており，中程度以上の脱水には不適であ

る．ORT 開始後も嘔吐を頻回に認める場合には，さらなる医師の診断が必要であることも説明しておく．

2）輸　液[2]

中程度以上の脱水（5% 以上の脱水）が推測される場合や，ケトーシスや低血糖の合併する場合には輸液が必要で，初期輸液を直ちに開始する．輸液路を確保する際には血液採取を同時に行い，脱水・アシドーシス・ケトーシス・低血糖・電解質異常などを評価し，輸液とともにその補正を行いつつ，改善されるまで経時的な再評価を繰り返す．体液減少性ショックを認める場合には直ちに生理食塩水か乳酸リンゲル液を 20 mL/kg のボーラス注入を行い，循環動態の安定化を図る．

3）経鼻的減圧チューブの留置

苦痛を伴う頻回嘔吐を認める場合や誤嚥のリ

Ⅱ　主要徴候

表1　薬剤一覧

	一般名(商品名)	剤形・規格	用法・用量	おもな適応疾患
中枢性・末梢性制吐薬	ドンペリドン (ナウゼリン®)	細(1%)10 m/g 錠(OD)5 mg 坐 10 mg, 30 mg, 60 mg Syr(1%)10 mg/g	内服:1.0〜2.0 mg/kg　分3 坐:1.0 mg/kg/回　2〜3回/日	周期性嘔吐症・嘔吐下痢症・上気道感染症・抗腫瘍薬による悪心嘔吐
中枢性・末梢性制吐薬	メトクロプラミド (プリンペラン®)	細(2%)20 m/g 錠 5 mg Syr(0.1%)1 mg/g 注(0.5%)10 mg/2 mL	内服:0.5〜0.7 mg/kg 　　　分2〜分3 注:0.3 mg/kg　静注, 筋注	胃炎・胃十二指腸潰瘍・尿毒症・乳幼児嘔吐・術後悪心嘔吐
H₂拮抗薬	ファモチジン (ガスター®)	細(2%)20 m/g 錠(OD)10 mg, 20 mg 注(0.5%)10 mg, 20 mg	内服, 静注 0.2〜0.4 mg/kg/回　1〜2回	胃十二指腸潰瘍・吻合部潰瘍・上部消化管出血・逆流性食道炎・Zollinger-Ellison 症候群
プロトンポンプ阻害薬	オメプラゾール (オメプラール®)	腸溶錠 10 mg, 20 mg 注 20 mg	内服:5歳 10 mg, 　　　12歳 20 mg　分1 注:0.4 mg/kg 点滴注　1〜2回/日	胃十二指腸潰瘍・吻合部潰瘍・上部消化管出血・逆流性食道炎・Zollinger-Ellison 症候群
粘膜保護薬	アルギン酸ナトリウム (アルロイドG®)	顆粒溶解用(67%) 0.67 g/g 内用液(5%)5 g/100 mL	内服:0.3〜0.6 mL/kg 3〜6回/日	胃・十二指腸潰瘍, びらん性胃炎の止血, 逆流性食道炎
粘膜保護薬	スクラルファート (アルサルミン液®)	細(90%)900 mg/g 内溶液(10%)1 g/10 mL	内服:0.2 mL/kg　3回/日	胃・十二指腸潰瘍, 急性・慢性胃炎, 逆流性食道炎
血管補強薬	カルバゾクロムスルホン酸 (アドナ®)	散(10%) 錠 10 mg, 30 mg 注(皮下・筋注用) 10 mg/2 mL 注(静注用) 25 mg/5 mL, 50 mg/10 mL, 100 mg/20 mL	内服:新生児 5 mg, 　　　1歳 20 mg, 　　　3歳 30 mg, 　　　12歳 60 mg 注:2.5〜5 mg, 1歳 10 mg, 　　3歳 15 mg	出血傾向・皮膚・粘膜及び内膜からの出血, 眼底出血, 腎出血, 子宮出血, 術中・術後の異常出血
抗プラスミン薬	トラネキサム酸 (トランサミン®)	散(50%) 錠 250 mg, 500 mg カプセル 250 mg Syr(5%)50 mg/1 mL 注(5%)250 mg/5 mL (10%)250 mg/2.5 mL, 1 g/10 mL	内服:1歳 300 mg, 　　　3歳 400 mg, 　　　12歳 750 mg/日 注:1歳 100 mg, 　　3歳 150 mg, 　　12歳 250 mg/日	白血病, 再生不良性貧血, IgA血管炎, 術中・術後の異常出血, 肺出血, 鼻出血, 性器出血, 腎出血, 蕁麻疹, 扁桃腺炎, 咽喉頭炎

スクが懸念される場合に経鼻胃管(NG チューブ)留置を考慮する．ただし，チューブ留置刺激による咽頭反射誘発を生じ，頻回に嘔吐を誘発する場合には抜去する．

　麻痺性あるいは癒着性腸閉塞に対しては保存的治療としてイレウス管留置(8Fr からサイズあり)を考慮する．新生児を除いて盲目的な留置は困難であるため，X 線透視下に行う必要がある．被ばく量を軽減するためにも極力透視時間は短くすることを心がける．留置後は自然開放か間欠的持続吸引による減圧を行う．5〜7日間経過しても効果がない場合には外科的治療を要することが多いため，イレウス管造影や画像評価を行う．

　絞扼性腸閉塞や消化管穿孔では緊急に外科的治療が必要であり，外科的疾患の可能性がある場合には早期から時期を逸しないように小児外科へコンサルトする．

4)　制吐薬[2]

　制吐薬の投与については，原因疾患が特定できていない段階では慎重に投与すべきである．季節や地域の流行性を把握したうえで，ウイル

L 嘔吐・吐血

ス性胃腸炎の嘔吐と診断される場合に考慮されるべきである．エビデンスに基づいた子どもの腹部救急診療ガイドラインでは，システマティックレビューされたわが国での投与可能な薬剤はドンペリドン（ナウゼリン®）とメトクロプラミド（プリンペラン®）であり，使用してもよいが，積極的な推奨はしないとなっている．使用する際には錐体外路症状（同様や四肢のふるえなど）や失見当識障害の出現に留意する（表1参照）．

保護者への説明のポイント

- 嘔吐を繰り返し顔面蒼白な感じを目の前にして，家族の不安は非常に大きなものである．患児の診察にあたり，極力時間をかけた丁寧な診療を心がけ家族の不安の解消を図る．嘔吐をきたす疾患の鑑別には非常に多くの疾患があるため，入院診療の場合に，初診時には考えうる疾患と鑑別するために必要な方針を大まかなスケジューリングで説明し，症状改善が得られるまでの期間は 1 回/日以上の経過報告と再評価の方針説明を家族行うように努める．また，外来で帰宅させる場合には経過観察が重要であること，再来すべき時期やタイミングなどを具合的に家族に示すことが重要である．

2 吐 血

a 鑑別のフローチャート

図5[6〜8]を参照．脚注を以下に記す．

図4[2]を参考に病歴と身体診察を進める．

b 診断（検査）・治療のポイント

1）患者評価[5,6]

主訴が吐血の場合，まず出血性ショックの可

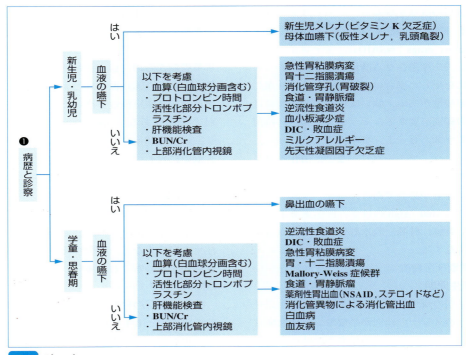

図5 吐 血

能性を念頭におかなければならない．嘔吐の場合と同じく，迅速な一次評価を行い，出血性ショックが疑われる場合には鑑別診断より全身状態・循環動態の安定が優先される．

2）吐血の性状と量[7]

吐血の性状や量から概ね消化管出血の部位が推定可能である．吐血が新鮮血に近い性状であれば，胃液など消化液の影響を受けていないことを意味し，鼻腔や食道などの噴門部より口側の部位からの出血を示唆する．しかし，出血量が大量の場合には胃内や十二指腸からの出血でも新鮮血に近い性状でみられることに留意する．一方，吐血がコーヒー残渣様や茶褐色調を呈する場合には胃酸や消化液の影響を受けており，Treitz 靱帯より口側の出血を示唆する．

3）病歴と問診・診察[6]

先行する消化管の異常（黄疸，肝疾患，潰瘍，胃食道逆流，ほかの部位の消化管出血など）や輸血歴，凝固異常，鉄欠乏などの病歴を聴取する．新生児では臍炎，臍静脈カテーテル挿入などの病歴があると，門脈血栓症のリスクファクターとなる．また，母乳栄養や母体へのフェニトインやワーファリン投与でビタミン K 欠乏をきたすことがある．乳児では母親の特発性血小板紫斑病の既往を尋ねる．アスピリンや非ステロイド性抗炎症薬（non-steroidal anti-inflammatory drugs：NSAIDs），ステロイド薬の内服は胃炎を増悪させる誘因となる．

鼻出血を呈した場合は嚥下した血液を吐血している可能性がある．強い咳嗽がある場合には喀血との鑑別を要する．ゼラチン，食紅，抗菌薬，ビスマス，ビート，甘草，クランベリー，ホウレンソウ，ブルーベリーなどは消化管出血と類似の色となることがあり，吐血と間違えないように注意が必要である．

診察では vital sign のほか，肝疾患を示唆する所見，黄疸，脾腫，腹水貯留，クモ状血管腫などに留意する．

4）年齢別疾患特徴[8]

a）新生児期

生後早期の新生児にみられる吐血は新生児メレナと仮性メレナの鑑別が必要で，母体血嚥下によるものか消化管からの出血かは吐血を用いて apt 試験を行い鑑別する．新生児メレナをき

たす疾患には一過性の予後良好な狭義の新生児メレナと凝固異常や外科的疾患によるものがある．

一過性の新生児メレナの多くはビタミン K 欠乏ではなく，出生時のストレスや低酸素症などを原因とした急性胃粘膜病変（acute gastric mucosal lesion：AGML）である．

胃破裂は一般に生後 3 日以内の新生児期早期に発症し胃大弯側が破裂する．嘔吐・吐血から急速な腹部膨満の進行がみられる．全身状態は急激に悪化し，腹壁は光沢，浮腫，静脈怒張を伴い，暗赤色調に変化する．男児では陰嚢の腫脹発赤や皮下気腫を認めることがある．

また，胃・十二指腸潰瘍は疾病罹患やストレス下にある新生児・乳児に多く，突然の出血や穿孔のような症状を呈しやすい．

b）乳幼児期

乳幼児の吐血では AGML，胃・十二指腸潰瘍，食道・胃静脈瘤，胃食道逆流症（gastroesophageal reflux disease：GERD）に伴う逆流性食道炎が多い．食道・胃静脈瘤は胆道閉鎖症や先天性門脈形成異常が多い．次いで門脈血栓症が多いが，その原因として敗血症や膵炎，臍炎，臍静脈カテーテル使用既往で生ずることがある．脾腫と血小板減少をみる乳幼児の吐血では静脈瘤破裂を念頭におく．一般的に食道静脈瘤からの出血は自然に止血されることが多いが，胃静脈瘤からの出血は活動性出血が続くことが多く，いったん止血されたように思われても大出血を起こす可能性が高いため，緊急内視鏡止血の適応である．以前は Sengstaken-Blakemore チューブを使用することがあったが，最近では乳幼児に対しては，ほとんど使用することがなくなった．（16Fr 以上のサイズ規格しかない）

c）学童期

学童期も乳幼児期にみられる疾患が多い．胃・十二指腸潰瘍では乳幼児期と違って突然発症する例は少なく，間欠性腹痛を伴う一定の病悩期間を認めることが多い．

5）検査

貧血の進行の程度，全身状態の把握のために輸液路確保とともに血液・一般生化学検査を行う．出血直後では出血量が血液検査結果に反映されない場合があるため注意する．相当量の出

血が見込まれる場合には輸血も考慮し，あらかじめ必要な血液型，不規則抗体スクリーニング検査，クロスマッチ用採血も合わせて行う．

C 処置

Pediatric advanced life support（PALS）に基づき，図6[7]のように初期評価，1次，2次評価と進める

3次評価[7,8]

1）経鼻胃管の挿入

吐血量が多い場合に，嘔吐誘発しないように注意しつつ経鼻胃管を挿入留置する．胃内減圧が図れるとともに胃内出血の性状や出血状況を把握することができる．胃内出血の場合，止血目的に冷生理食塩水を用いた胃洗浄が行われることもあるが，再出血を助長することもあり，必須ではない．特に乳幼児では低体温をきたしやすく注意が必要である．

2）制酸薬・胃粘膜保護薬の投与

胃・十二指腸潰瘍，GERD，AGMLからの出血が疑われる場合にはH₂拮抗薬やプロトンポンプ阻害薬などの制酸薬や胃粘膜保護薬の投与を行う（表1参照）．

3）止血薬の投与

血管補強薬のカルバゾクロムスルホン酸Na（アドナ®）や，血液凝固能検査で過凝固傾向を

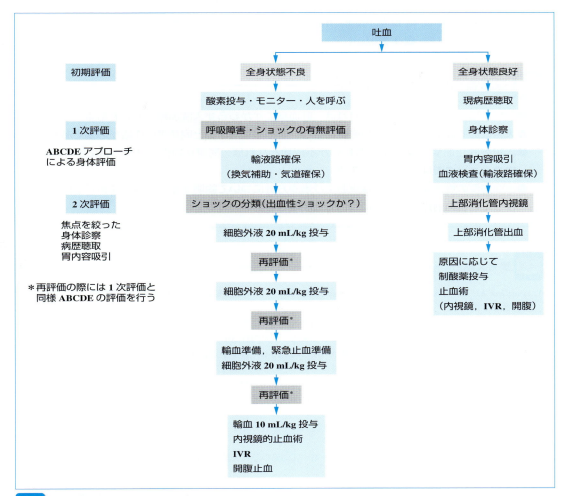

図6 吐血管理のフローチャート
〔榎木有希，六車 崇：9章 救急医療：遠藤文夫（編）：最新ガイドライン準拠 小児科診断・治療指針．改訂第2版，中山書店，2018；256 より引用〕

示す場合には抗プラスミン製剤のトラネキサム酸（トランサミン®）の投与を考慮する（表1参照）．

4）輸　血

ヘモグロビン値（Hb）7.0 g/dL 未満で輸血を考慮する．移植片対宿主病（graft versus host disease：GVHD）予防のため，15 Gy 以上 50 Gy 以下の放射線照射されている赤血球製剤（Ir-RBC-LR）を Hb10.0 g/dL を目標に投与する．この際，HLA 抗体産生予防のために白血球除去フィルターを使用する．小児の場合には 15 mL/kg/時を超える輸血を行う場合には 37℃ を超えない範囲で加温する必要がある．出血性ショックで播種性血管内凝固（disseminated intravascular coagulation：DIC）となった場合には凝固因子補充を目的として新鮮凍結血漿（fresh frozen plasma：FFP）を併用する（表1参照）．

5）上部消化管内視鏡

大量出血や少量でも反復する出血の場合に緊急内視鏡検査を施行し，出血部位が同定された場合は内視鏡的止血を試行する．呼吸状態が不安定な場合や内視鏡検査に協力できない年齢では気管内挿管を行い，必要に応じた鎮静下あるいは全身麻酔下に行う．

6）血管造影（interventional radiology：IVR）

上部消化管内視鏡による検査や止血が困難な動脈性消化管出血に施行される．検査と同時に塞栓術による止血を試みる．

7）開腹止血術

内視鏡的止血や IVR による塞栓止血が困難な場合は躊躇せず開腹止血手術に臨む．消化管の切開止血術，門脈圧亢進に対するシャント造設術，血管郭清術などが行われる．

保護者への説明のポイント

- 消化管出血による吐血が疑われれば，吐血量にかかわらず入院加療が必要である．
- 大量吐血では緊急急速輸血が必要になる．早めの輸血準備と同意書の作成が必要である．
- 内視鏡的止血や **IVR** による塞栓術が不成功となれば，開腹止血術となる．特に肝不全や出血性ショックでは予後不良である．
- 出血病変の推定する根拠や検査および治療方針について説明する．手術も含めて止血し得なかった場合の治療の見通しについても説明する．

参考文献

1) Pomeranz AJ, Sabnis S, Busey SL, et al.：chapter22　嘔吐，上村克徳（監訳）：小児症候学 89．原著第 2 版，東京医学社，2018；104-109
2) 神薗淳司：嘔吐．小児診療 2018；81（suppl）：18-19
3) 幸道直樹：小児疾患診断治療基準第 4 版　悪心・嘔吐：小児内科 2012；44（suppl）：58-59
4) 十河　剛：第 3 章　小児急性胃腸炎の治療 1　経口哺水療法：日本小児救急医学会診療ガイドライン作成委員会：エビデンスに基づいた子どもの腹部救急診療ガイドライン 2017：18-23
5) American Heart Association：PALS プロバイダーマニュアル　AHA ガイドライン 2005 準拠，シナジー，2008；1-114
6) Pomeranz AJ, Sabnis S, Busey SL, et al.：chapter22　吐血，上村克徳（監訳）：小児症候学 89．原著第 2 版，東京医学社，2018；122-127
7) 榎木有希，六車　崇：9 章　救急医療：遠藤文夫（編）：最新ガイドライン準拠　小児科診断・治療指針．改訂第 2 版，中山書店，2018；256
8) 漆原直人，長谷川史郎，小倉　薫，ほか：新生児・乳幼児の急性大量消化管出血．日腹部救急医会誌 2005；25：35-40

M 紫斑・出血傾向

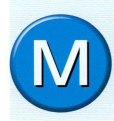

II 主要徴候

紫斑・出血傾向

大阪母子医療センター血液・腫瘍科，輸血・細胞管理室　安井昌博

1 はじめに

　日常の小児救急領域において出血傾向を示す疾患（特に先天性出血性疾患）の診断確定に苦慮した経験をお持ちの諸兄は少なくないと思う．これはひとえに血液凝固カスケード（内因系凝固および外因系凝固活性化機序）（図1）の複雑さも関与してとっつきにくい印象を与えているからと思われる．本項では限られた小児救急医療の場で役立つように初学者でもできるだけシンプルに診断・治療を導けるように基礎的なことは成書に譲り大胆に概説していきたい．

2 出血性疾患の病態把握に必要なこと

a 先天性疾患か後天性疾患か？

　現病歴の聴取，さらに既往歴・家族歴の聴取である程度，診断を絞り込むことがある．つまり先天性出血傾向としては，
①幼少期から出血があったかどうか？
②外傷時あるいは手術や歯科抜歯での処置時に異常な出血があったかどうか？
③血縁者に同じような出血傾向を認める者がいたかどうか？
などの点を確認する必要がある．逆に後天性出

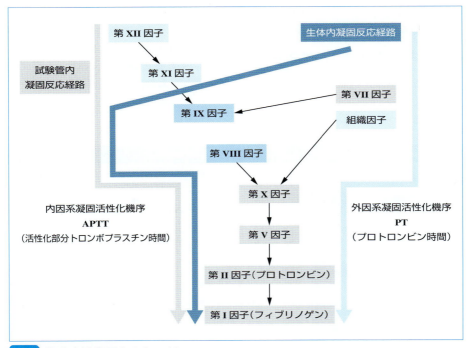

図1　簡略血液凝固カスケード

血傾向としては，上記①〜③を認めることはない．

b 身体的所見の有無はどうか？

特徴的な出血部位の存在が診断に結びつくことがある．以下に列挙する．

①関節内出血（深部出血）：血友病AおよびB

②筋肉内出血（深部出血）：血友病AおよびB，後天性血友病（内因系凝固因子インヒビター）

③鼻・口腔粘膜出血：von Willebrand病（VWD），遺伝性出血性末梢血管拡張症（Osler病）

④下肢を中心とした四肢末梢の左右差なく対称性の出血：IgA血管炎

⑤臍出血：無フィブリノゲン血症，先天性第XIII因子欠乏症

⑥消化管出血：胃，十二指腸由来の黒色便（タール便）

⑦紫斑：

　a）血小板減少あるいは血管由来の点状出血斑（petechiae；直径5mm以下）

　b）凝固異常の斑状出血斑（ecchymosis；数cm以内で皮下深部に出現）

　c）凝固異常のびまん性出血（suggillation；面積の大きな斑状出血斑の一部）

c 検査所見はどうか？（表1）[1]（図2〜6）[2]

血算，末梢血塗抹標本，出血時間，プロトロンビン時間（PT），活性化部分トロンボプラスチン時間（APTT），フィブリノゲン濃度，von Willebrand因子（VWF），FDP/D-ダイマー，肝・腎機能値は必要である．

①血小板減少：免疫性血小板減少症（immune thrombocytopenia：ITP），血栓性血小板減少性紫斑病（thrombotic thrombocytopenic purpura：TTP），再生不良性貧血（aplastic anemia：AA），急性白血病，播種性血管内凝固（disseminated intravascular coagulation：DIC）など．

②血小板機能異常：血小板無力症（Glanzmann's thrombasthenia：GT），VWD，非ステロイド性抗炎症薬（NSAID）内服など．

③凝固因子異常：血友病AおよびB，VWD，ビタミンK（VK）欠乏症，DICなど．

④線溶亢進：DICなど．

⑤血管壁の異常：IgA血管炎，単純性紫斑など．

d そのほかの所見は？

①男児か女児か：血友病は例外を除いてX連鎖性劣性遺伝のため男児（母親は保因者）であり，VWDは常染色体優性遺伝のため男女ともに発症する．

②ウイルスなどの先行する感染症の有無：急性ITP，IgA血管炎

③内服薬の確認：NSAIDs内服の有無，セフェム系抗菌薬投与の有無．

表1 PT・APTTからみた出血傾向確定に必要な検査

PT	APTT	Fibrinogen	Hepaplastin test	Target molecule / pathological condition	Further examination
正常	正常	正常	正常	PAI-1 / α2-PI	クロスミキシング試験
				vWF	凝固因子活性
	延長			F XII / F XI / F IX / F VIII	ループスアンチコアグラント確認試験
				vWF	
延長	正常	正常	延長	F VII	クロスミキシング試験
	延長			F VII / F X	凝固因子活性
				Vit K deficiency	PIVKA測定
		低下		Liver cirrhosis	ループスアンチコアグラント確認試験
		正常	正常	F V	
		低下		fibrinogen	

〔橋口照人：凝固・線溶データのみかたと考え方．臨血 2017；58：2096-2103 より一部改変〕

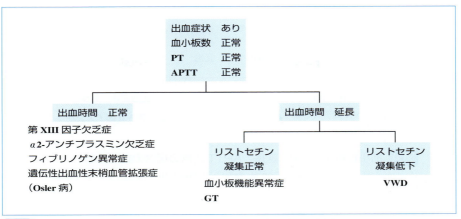

図2 血小板数，PT，APTT いずれも正常の場合の鑑別診断
〔Lichtman MA, Beutler E, Kipps T, et al.（eds）：Williams Hematology. 7th ed, McGraw-Hill Medical, 2006；1744-1747 より一部改変〕

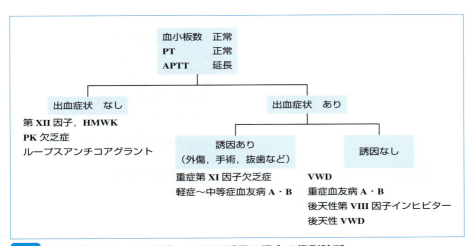

図3 血小板数正常，PT 正常，APTT 延長の場合の鑑別診断
〔Lichtman M, Beutler E, Kipps T, *et al.*（eds）：Williams Hematology. 7th ed, McGraw-Hill Medical, 2006；1744-1747 より一部改変〕

④食事の摂取量や内容：ビタミン不足，特にVK欠乏症

❸ 先天性出血性疾患

血友病と VWD で約90％を占めている[3]．小児救急外来でも遭遇する確率が高いので，概説する．

a 血友病

血液凝固第 VIII 因子（factor VIII；FVIII）あるいは第 IX 因子（factor IX；FIX）の量的・質的異常による X 連鎖性劣性遺伝形式の先天性出血性疾患であり，FVIII 欠乏が血友病 A，FIX 欠乏が血友病 B である．出血症状は関節や筋肉内などの深部出血であり，慢性的に出血を繰り返すと関節変形や拘縮を生じ（血友病性関節症）QOL を著しく低下させる．

1）診 断

出血時間や血小板数，PT は正常であるが，APTT が延長することを確認する．しかしながら，確定診断には FVIII あるいは FIX 活性の測

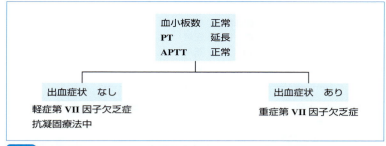

図4 血小板数正常，PT 延長，APTT 正常の場合の鑑別診断
〔Lichtman M, Beutler E, Kipps T, et al.（eds）：Williams Hematology. 7th ed, McGraw-Hill Medical, 2006；1744-1747 より一部改変〕

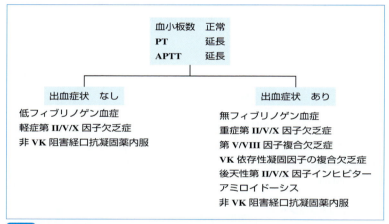

図5 血小板数正常，PT 延長，APTT 延長の場合の鑑別診断
〔Lichtman M, Beutler E, Kipps T, *et al.*（eds）：Williams Hematology. 7th ed, McGraw-Hill Medical, 2006；1744-1747 より一部改変〕

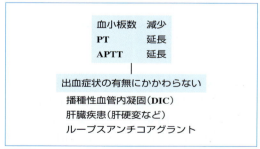

図6 血小板数減少，PT 延長，APTT 延長の場合の鑑別診断
〔Lichtman M, Beutler E, Kipps T, *et al.*（eds）：Williams Hematology. 7th ed, McGraw-Hill Medical, 2006；1744-1747 より一部改変〕

定が必要であり 40％ 未満の場合に血友病と診断する．鑑別診断には VWD と後天性血友病があがる．VWD でも FVIII 活性が低下するので VWF 抗原および活性の測定が基準値内であることを確認する必要がある．後天性血友病では内因系凝固因子に対するインヒビターの出現により凝固因子活性が低下するので注意が必要である．

2）FVIII あるいは FIX 活性による重症度分類

1％ 未満：重症型，1％ 以上 5％ 未満：中等症型，5％ 以上：軽症型の 3 タイプに分類される．重症型ほど自然出血が高頻度にみられ治療方針に重要である．

3）治　療

血漿由来製剤あるいは遺伝子組み換え製剤

（半減期標準製剤と半減期延長製剤）による凝固因子の補充が行われる．インヒビターの有無で以下のような治療が行われる．詳しくは成書を参考にされたい．

①出血時補充療法（on demand 療法）
②予備的補充療法
③定期補充療法
④バイパス止血療法
⑤インヒビター中和療法
⑥免疫寛容導入療法
⑦遺伝子組み換えヒト化バイスペシフィック抗体（エミシズマブ；ヘムライブラ®）[4]

> **Point**
>
> **新たな止血治療の選択肢**
>
> わが国で創製された活性型第 VIII 因子を代替する二重特異性モノクローナル抗体製剤のエミシズマブ（ヘムライブラ®）の登場により第 VIII 因子に対するインヒビター患者の新たな止血治療の選択肢が増えた．国際共同第 III 相臨床試験（HAVEN3 試験）[5]の結果では，on demand 療法群の年換算出血回数（annualized bleeding rate：ABR）中央値が 28.3 から 5.5 へ低下し，62.9% の患者で出血ゼロであった．またバイパス止血療法による定期投与からエミシズマブ投与に変更する同一患者でのクロスオーバー評価では，ABR 中央値が 15.7 から 3.3 と大幅に低下した．注意すべき有害事象としては，血栓塞栓症と血栓性微小血管症（thrombotic microangiopathy：TMA）が認められた．わが国では週 1 回の皮下注で 2018 年 3 月承認，5 月より使用可能となっている．

b von Willebrand 病（VWD）

VWF の量的あるいは質的異常による疾患である．量的欠乏の 1 型，質的異常の 2 型，完全欠損の 3 型に分類されるが，80% 以上を 1 型が占める．VWF 抗原の低下により VWF 活性の低下が見られる．そのため FVIII 活性も低下しているので PT 正常，APTT 延長の場合に血友病 A と誤診されてしまうこともあるので注意が必要である．

1）診断

VWF 抗原，活性，VWF マルチマー構造解析などで病型分類していく．

2）治療

血友病のような深部出血は少なく，鼻出血や過多月経を主訴とすることが多い．そのため，以下の製剤を用いて出血時の止血治療を行うことで十分であることが多い．詳しくは成書を参考にされたい．

①トラネキサム酸（トランサミン®）
②デスモプレシン酢酸塩水和物（デスモプレシン®）
③乾燥濃縮ヒト血液凝固第 VIII 因子製剤（コンファクト F®）

４ 後天性出血性疾患

先天性出血性疾患が否定的であれば後天性出血性疾患の可能性が高い．特に出血傾向と血小板数の減少が認められれば，身体所見の確認は必須である．前述の紫斑の種類も参考になりうる．その際に，意識レベルや活気があるか，肝脾腫の有無，貧血や感染症があるかなどのチェックも必要である．ここでは小児の良性出血性疾患の代表のひとつである ITP について概説する．なお，悪性出血性疾患の代表である急性白血病に関しては各論を参照されたい．

a ITP

古くは，原因不明ということで'特発性'血小板減少性紫斑病として馴染みが深かった．しかしながら血小板に対する自己抗体が本態である自己免疫性疾患であることが明らかにされ免疫原性血小板減少性紫斑病を経て免疫性血小板減少症と現在では病名変更されている．

1）診断

血小板減少をきたすほかの疾患を除外することが必要である．血小板数が $10 \times 10^4/\mu L$ 以下で薬剤や造血器腫瘍，凝固異常症，慢性肝疾患，膠原病などが否定されることで診断は容易である．そのため骨髄検査は必須とされてはいないが，造血器腫瘍が疑われる所見や初期治療の反応性が不良の場合は躊躇せず行わなければなら

ない．

2）治　療

血小板数の正常化を目指しがちであるが，頭蓋内出血や消化管出血といった重篤な出血を回避するために血小板数を $3×10^4/\mu L$ 以上に維持することを目標とする．小児の場合，自然軽快する可能性があることも銘記しておく必要がある．

①ヘリコバクター・ピロリ除菌療法：小児の場合は高齢者と比して感染している割合は少ないが，感染が認められれば除菌療法の適応となる．

②γ-グロブリン大量療法（IVIG）：0.4 g/kg/日を 5 日間，あるいは 1 g/kg/日を 2 日間静脈投与することが一般的である．IG により髄膜炎などを惹起することもあるので注意する．

③副腎皮質ホルモン療法：プレドニゾロン 1〜2 mg/kg/日に反応することがあるが，糖尿病，脂質異常症，骨粗鬆症，成長障害などの副作用のため小児期には長期間投与することはなるべく避けられねばならない．しかしながら緊急時には，ステロイドパルス療法（メチルプレドニゾロン 0.5 g/m²/日，最大 1 g，3 日間連続投与）も考慮する．

④脾臓摘出術（脾摘）：以前は根治療法として行われていたが，6 歳以上で肺炎球菌ワクチンの接種や抗菌剤の内服などが必要となり最近ではまれである．

⑤リツキシマブ（リツキサン®）：ヒト化抗CD20 モノクローナル抗体製剤である．わが国では 2017 年より慢性 ITP に対して適応拡大された．

⑥トロンボポエチン受容体（TPO-R）作動薬（ロミプレート®，レボレート®）：造血幹細胞，巨核球前駆細胞と巨核球に作用して巨核球の増殖と分化を促進し，成熟巨核球から血小板が放出され増加する．ロミプレート®は注射薬で，レボレート®は経口内服薬である．ともに有効率は同等とされているので患者の希望も参考にどちらを投与するか考慮しなければならない．

> **⚠ Pitfall**
>
> **血小板数が著明に低下しているのに…**
>
> 　一般に末梢血液検査では抗凝固薬にはエチレンジアミン四酢酸（EDTA）が用いられている．小児救急外来において近医から末梢血液検査所見では血小板数が著明に低下しているにもかかわらず出血症状が全くなく機嫌が頗るよい患者が紹介されてくることもまれではない．このような場合は，**EDTA 依存性偽性血小板減少**の可能性を疑い，末梢血塗抹標本で血小板凝集塊の確認や EDTA 以外の抗凝固薬であるヘパリンやクエン酸 Na 入りの検査容器を用いて血小板数の再検をする必要がある．近年の医学の検査・診断法や治療の進歩はめざましいが，このように小児においての診療の基本はやはり五感ならず四感（味覚を除いた視覚，聴覚，嗅覚，触覚）を研ぎ澄ますことにほかならないと考える．

保護者への説明のポイント

- 問診には十分な時間を取る．
- 説明には静かな環境でできる限り医療従事者のペアで行い丁寧でわかりやすい用語を用いて行う．
- 検査の結果については，いたずらに恐怖心を煽らずに正確に伝える．
- 治療や日常生活の指導については，具体的に提示する．

文献

1) 橋口照人：凝固・線溶データのみかたと考え方．臨血 2017；58：2096-2103
2) Lichtman M, Beutler E, Kipps T, *et al.*（eds）：Williams Hematology. 7th ed, McGraw-Hill Medical, 2006；1744-1747
3) 血液凝固異常症全国調査運営委員会：厚生労働省委託事業血液凝固異常症全国調査　平成 29 年度報告書．エイズ予防財団，2018
4) Shima M, Hanabusa H, Taki M, *et al.* Factor VIII-mimetic function of humanized bispecific antibody in hemophilia A. *N Engl J Med* 2016；374：2044-2053
5) Oldenburg J, Mahlangu JN, Kim B, *et al.* ：Emicizumab prophylaxis in hemophilia A with inhibitors. *N Engl J Med* 2017；377：809-818

Ⅱ 主要徴候

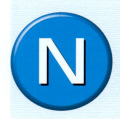

N 発 疹

● 北九州市立八幡病院小児救急・小児総合医療センター　富田一郎，天本正乃

Point

緊急を要する発疹か否か？
- 感染症とは限らない．まず問診！
- 発疹の形態を正確に伝え記載する．
- 血液腫瘍疾患，薬疹，中毒疹，自己免疫疾患，アレルギー疾患，ウイルスや細菌感染など，多岐にわたる疾患が考えられる．

1 診　断

a 診断の進め方

1) まず疑うこと：疫学的考察（流行しているか否か，感染する環境下にあったかなど）．
2) 状況：季節，年齢，食歴，既往歴，治療歴，家族歴．
3) 身体症状：発熱（発熱から何日たっての発疹か，解熱後か，発熱は稽留熱，弛張熱，間欠熱か）．
　頸部リンパ節腫脹，腹部症状，咽頭所見など発疹以外の徴候はあるか．
4) 血液検査：炎症反応，血液像，肝腎機能，各種抗体検査（マイコプラズマ，肝炎，ほか）．

b おもな発疹の性状（形態）（表1）

■斑：限局しており，立体的な変化はなく，色調変化が主体となる皮膚病変．
　①紅斑：皮膚より隆起しない限局性の発赤で，血管拡張や充血によって血液が透けて見える状態．圧迫によって消退する．
　②紫斑：皮膚における出血斑で直径が2～5mmまでのもの．硝子圧で消退しない．
　③白斑：メラニン色素の異常により色素脱をきたしたもの．メラノサイトは神経と由来が同じため，しばしば神経の走行と合致する．
■丘疹：米粒大～豌豆（エンドウ）大で皮膚面から限局して隆起するもの（円錐状，扁平状など）．
■結節：丘疹より大きい限局性隆起．
■水疱：内容に血清・フィブリン・細胞成分を含んだもの．
■膿疱：水疱の内容が膿性のもの．
■膨疹：皮膚の一過性，限局性の浮腫で境界明瞭な扁平隆起．痒みを伴うことが多く，蕁麻疹ともいう．

表1 皮疹の種類と原因疾患

皮疹の種類	丘疹水疱性発疹	斑状丘疹性発疹
ウイルス性	水痘（帯状疱疹含む）	麻疹
	手足口病	風疹
	単純ヘルペス感染症	突発性発疹症
		伝染性単核症
		伝染性紅斑（りんご病）
		Gianotti-Crosti症候群
非ウイルス性	伝染性膿痂疹（とびひ）	溶血性レンサ球菌感染症
	Stevens-Johnson症候群	マイコプラズマ感染症
	中毒疹	中毒疹（薬疹）
	虫刺症	川崎病
	小児ストロフルス	IgA血管炎
		膠原病

N 発疹

2 おもな発疹症の原因分類

a 感染に伴う発疹

1) ウイルス性発疹症

おもなウイルス性発疹を表2に記載した．そのほか注意が必要なものは以下である．

a) エンテロウイルス感染症

ウイルス性と思われる発疹症は，エンテロウイルス感染であることも多い．

エコーウイルス，コクサッキーウイルスなど多種であり，発疹の特徴も斑状，斑状丘疹状，蕁麻疹様，小水疱状，点状出血状など多彩であるが，一般外来で証明することはむずかしい．たいていは自然治癒する．

b) Gianotti-Crosti 症候群

おもに乳児に多い．痒みはなく 1～5 mm の銅紅色，紅斑様の扁平な丘疹で一般には孤立性であるが，集簇してみられることもある．顔，臀部，四肢に対称性の発疹を形成する．倦怠感，微熱，全身性のリンパ節腫脹，肝腫 (B 型肝炎ウイルス感染の場合) などを認めることもある．発疹は 15～60 日で自然に消退する．EB ウイルス，コクサッキーウイルス，パラインフルエンザウイルスでも報告あり．

c) Kaposi 水痘様発疹症

① 原因

アトピー性皮膚炎患者や湿疹があり，皮膚局所の免疫能が低下し単純ヘルペスウイルスの初感染ないし，再活性化が起こって生じたもの．

② 症状

突然の高熱と全身性のリンパ節腫脹をきたし，湿疹病変の上に小水疱を多発する．紅暈を伴い，癒合してびらんを形成し，膿疱や出血，細菌感染を合併することもある．おもに，顔面や上半身を中心に出現するが，乳幼児では全身に生じることも多い．新しい皮疹を次から次へと形成する．

③ 治療

抗ウイルス薬の内服を行う．

> **Point**
>
> **デング熱**
> ▶ 蚊によって媒介されるデングウイルスの感染症．
> ▶ 大多数は一過性の熱性疾患であり発熱，頭痛，眼痛，筋肉痛を有し，発症から3

表2 ウイルス性発疹症の発疹の特徴とおもな臨床症状

麻疹	頸部，耳後部，髪の生え際より斑点～斑状丘疹性となり，24 時間の間に顔，頸部，胸部に広がり，続く 24 時間で背部，腹部，上肢，大腿に広がる． 足に到達する頃より顔面から消失し始め，茶色の変色が生じ，約 1 週間で消失する．約 5 日間の発熱，激しい咳，結膜充血の後，口腔内に Koplik 斑が出現し，発疹が出現する．
風疹	顔面に斑状丘疹が個々に現れ，24 時間以内に広範囲に紅潮し，全身に広がる． 発疹は顔面においては癒合性で，2 日目には体幹において針の先端のような外観を呈し，猩紅熱に類似している．耳介後部のリンパ節の腫脹が特徴．
手足口病	手，手指，足部，臀部，鼠径部に斑状丘疹性，小水疱性，膿疱性発疹が出現し，約 1 週間で消退する．舌，口蓋，歯肉，口唇に小水疱が出現する．体全体に発疹を認めることもある．コクサッキー A16 ウイルスが多い．
伝染性紅斑（りんご病）	第 1 期は紅斑性顔面紅潮，第 2 期は急速に散在性斑状紅斑として体幹，四肢へ広がる．斑状病変の中心部が消退すると，レース状の網状発疹となる．1～3 週間かけて自然に消失する．非定型の丘疹性，紫斑性，水疱性発疹の報告もある．パルボウイルス B19 感染により起こる．
水痘	頭皮，顔面，体幹から瘙痒感を伴った紅斑から始まり，丘疹の段階を経て小水疱となる．1～2 日後には内容液が混濁し臍窩が形成され痂皮化する一方で，新たな集簇性の病変が体幹に出現し四肢に広がる．様々な進行段階の病変が同時に混在するのが水痘の特徴である．2 次感染が生じなければ重度の瘢痕は残らない．早期にアシクロビルの投与を行えば，重症化することは少ない．
突発性発疹症	バラ疹ともいわれ，頸部，顔面，四肢近位部にわずかに隆起のみられる淡紅色の小さな孤立性病変．孤立したままか，癒合することもある．1～3 日で消退するが，数時間で消失することもある．ヒトヘルペスウイルス 6，7 感染により起こる．

Ⅱ　主要徴候

> 　～4日後より発疹が出現し，1週間程度で消失する．
> ▶発疹は発病初期にみられ，皮膚紅潮や点状出血，発疹後3～4日目に出現する麻疹様紅斑や紅色丘疹など多彩である．ただし，麻疹の発疹のように癒合傾向がみられることはない．
> ▶平熱に戻りかけたときに1～5%が重症化し，血漿漏出と出血傾向を主症状とするデング出血熱となるが，適切な治療により致死率を1%未満に減少させることができる．

2）細菌性発疹症

a）溶連菌感染症

①症　状

気道感染（咽頭炎，肺炎など），猩紅熱（近年まれであるが，特徴的な発疹を伴う上気道感染），膿痂疹が有名である．迅速抗原検出試験法が便利で，感度は80～90%といわれている．

発疹は頸部から始まり体幹，四肢へと広がる．発疹はびまん性，小丘疹性，紅斑性で肘，腋窩などに著明．若干瘙痒を伴うこともあり，鳥肌様である．顔面には生じないが，頰が紅斑となり口囲蒼白となることもある．3～4日で消え始め，指先，手掌，足底に軽度の膜様落屑が生じる．

②治　療

おもにペニシリン系抗菌薬を10～14日投与する．

b）伝染性膿痂疹（とびひ）

①原　因

皮膚表層に黄色ブドウ球菌，またはA群β溶血性レンサ球菌（溶連菌）が感染して発症する．

大多数は黄色ブドウ球菌によるが，近年メチシリン耐性黄色ブドウ球菌（MRSA）による伝染性膿痂疹が急増しており，アトピー性皮膚炎の患者に発症しやすい．

②症　状

水疱，びらんを特徴とする水疱性膿痂疹と，厚い痂皮を特徴とする痂皮性膿痂疹に大別される．

③治　療

初期治療としては，セフジニルやセフジトレンピボキシルといった第1世代セフェム系抗菌薬内服，効果に乏しければMRSAに感受性のある抗菌薬を選択する必要がある．

皮疹に関しては十分なシャワー浴を行い，石鹸は不要．保湿し，フシジン酸ナトリウム軟膏やテトラサイクリン系抗菌薬の軟膏を併用する．

瘙痒感に対して抗ヒスタミン薬，アトピー性皮膚炎に対しては抗アレルギー薬を併用することもある．

3）真菌性発疹症（表在性真菌症）

a）白　癬

①原　因

ケラチン好性真菌であり，白癬菌（*Trichophyton* 属），小胞子菌（*Microsporum* 属），表皮菌（*Epidermophyton* 属）に分けられる．

②症　状

病変の発生部位に従って分類される．

頭部白癬は時に全身に小丘疹が多発し白癬菌によるアレルギー発疹を合併することがある．

体部白癬は丘疹，鱗屑，紅斑などが環状を呈し，中心が治癒傾向を示す．新純正紅斑に毛包一致性の膿疱の形成を認めることがある．2歳以下の小児の体部白癬はオムツ部に生じることが多く，足白癬の家族歴がある．

水酸化カリウム（KOH）を用いた顕微鏡検査で病巣中の菌を証明することが大切である．

③治　療

外用抗真菌薬は患部を清潔にしたうえで，1日1回広めに薄く塗布する．

Turn over time を考えて治療期間を決定することが大切である．

また，頭部白癬は髪にも寄生するため（髪に寄生すると，外用薬での治療はできない），経口抗真菌薬を用いるようにする．

b）カンジダ性間擦疹（乳児寄生菌性紅斑）

①症　状

生後3～7か月の乳児のオムツ部に生じることが多い．それ以外でも頸，腋窩，肘窩，膝窩などの汗が溜まりやすい観察部位に生じることがある．鮮紅色の紅斑，汗疹様の丘疹を生じ，進行すると膿疱化する．癒合して紅色局面を形

N 発疹

表3 発疹から何を疑うか

臨床症状		疑う疾患
（感染症）		
発熱➡ 数日の熱のあと体幹，顔面を中心に発疹	➡	突発性発疹症
激しい咳，眼脂，二峰性の発熱，Koplik 斑	➡	麻疹
体幹から始まり紅斑を伴う水疱，痂皮化する	➡	水痘
淡い小丘疹，頸部リンパ節の有痛性の腫張	➡	風疹
両頬の赤み，上腕，大腿内側のレース状の紅斑	➡	伝染性紅斑（りんご病）
咽頭の火焔状発赤，咽頭痛，イチゴ舌	➡	溶連菌感染症（猩紅熱）
咳，胸痛，年長児	➡	マイコプラズマ感染症
（感染症以外）		
頸部リンパ節腫脹，口唇紅潮，皮疹，手足の硬性浮腫	➡	川崎病
長期投与薬剤がある，肝障害，粘膜症状	➡	薬疹（DIHS，SJS，TEN など）
関節痛，関節腫脹，弛張熱	➡	膠原病（SLE，JIA 等）
発熱なし➡ 薬剤，食物アレルギー	➡	蕁麻疹
腹痛，血便，腎炎，関節痛	➡	IgA 血管炎
出血傾向，打ち身，点状出血	➡	特発性血小板減少性紫斑病

成する．鱗屑を伴うこともある．

②治 療

外用抗真菌薬としてイミダゾール系薬が有効なことが多い．オムツ皮膚炎の合併も認めることもあり，弱めのステロイド軟膏に変更する．

KOH を用いた顕微鏡検査で病巣中の菌を証明することが大切である．

Point

▶SSSS（ブドウ球菌性熱傷様皮膚症候群）は，黄色ブドウ球菌が産生した表皮剥離性毒素（ET）が血流を介し全身に送られ，表皮剥離をきたす．近年，MRSA 感染による本症の増加が目立つ．

▶目鼻口の周囲に発赤，1～2 日発赤部位がびらんし，黄色い痂皮が付着する．眼脂がみられ，口の周囲の痂皮に放射状の亀裂ができるのが特徴で，頸部，肘，腋窩，鼠径部に猩紅熱様の紅斑が出現，痛みを伴い，重症例では紅斑をこすると表皮が剥ける Nikolsky 現象がみられる．10 日前後で赤みはひき，体幹から末梢に向け落屑がみられ，治癒する．

ⓑ 感染によらない発疹（表3）

1）川崎病

持続する発熱，口唇紅潮，イチゴ舌，眼球結膜の充血，発疹，四肢末端の紅斑と浮腫，頸部リンパ節の腫張など主要症状が揃えば診断できる．発疹は不定形発疹で BCG 部位の発赤も参考になる．診断されればアスピリン内服，γ-グロブリン点滴を行い，冠動脈瘤の予防に努める．

2）IgA 血管炎

以前はアレルギー性紫斑病といわれていた，小児に比較的多い疾患である．腹痛，腫張を伴う関節痛（足首や膝が多い），下半身を中心とした紫斑が3主徴である．腹痛は激痛のこともあり，まれに虫垂炎と間違われることや血便をきたすこともある．激しい腹痛や関節痛にはステロイドが著効するが，原疾患そのものの積極的治療はなく，最終的には紫斑病性腎炎の合併に留意することが大切である．

3）特発性血小板減少性紫斑病

血小板膜蛋白に対する自己抗体が発現し血小板に結合する結果，脾臓における網内系細胞での血小板の破壊が亢進し，血小板減少をきたす自己免疫疾患である．臨床症状は出血症状であり，主として皮下出血（点状出血または紫斑）で

Ⅱ　主要徴候

表4　多形紅斑，SJS，TEN の原因となりやすい薬剤および要因

感染因子	抗菌薬	抗けいれん薬	その他
単純ヘルペス	ペニシリン	フェニトイン	放射線
肺炎マイコプラズマ	スルホンアミド	フェノバルビタール	カプトプリル
B 型肝炎	イソニアジド	カルバマゼピン	アスピリン
Epstein Barr ウイルス		バルプロ酸	非ステロイド性抗炎症薬
エルシニア		ラモトリギン	アロプリノール
エンテロウイルス			セファロスポリン系薬
			キノロン系薬
			日光
			妊娠

発見されることが多いが，歯肉出血，鼻出血，下血，血尿，頭蓋内出血なども起こりうる．出血症状に気づかず検診時の血液検査で，偶然に血小板減少を指摘されることもある．

急性期治療はγ-グロブリン療法，ステロイド療法，ピロリ菌陽性の場合は除菌などが行われている．

4）膠原病をはじめとした自己免疫疾患

a）全身性エリテマトーデス(systemic lupus erythematosus：SLE)

90％以上に何らかの皮膚病変がある．最も有名な蝶形紅斑ほか，円板状疹，光線過敏症，口腔潰瘍などがみられる．

b）皮膚筋炎

成人とは違い皮膚症状が先行することが多い．蝶形紅斑様の頻度が高く SLE との鑑別に苦慮することも多い．Gottron 徴候(指趾，膝，肘関節の落屑を伴う角化性丘疹，紅斑)や頻度は少ないが，ヘリオトープ疹(眼瞼の浮腫性紫紅色斑)なども診断の一助となる．

c）全身性強皮症(systemic sclerosis：SSC)

四肢末端からの皮膚硬化，Raynaud 現象が初発症状となることも多い．

d）若年性特発性関節炎(juvenile idiopathic arthritis：JIA)

全身型，多関節型，少関節型と分類され，症状は弛張熱，関節痛，リウマトイド疹(発熱時にピンク～赤色の発疹)が特徴的である．

C　おもに副作用による発疹

1）原　因

薬剤が中心であるが，感染や環境因子も原因となる(表4)．

a）播種状紅斑丘疹型

全身に紅斑丘疹がみられる．粘膜症状やリンパ節腫脹はみられないが，中等度の発熱は認めることもある．重症化すると，薬剤過敏症候群となる．

薬剤過敏症候群(drug-induced hyper sensitivity syndrome：DIHS)または抗けいれん薬過敏症症候群(anticonvulsant hypersensitivity syndrome)は，比較的長期間(数週間かそれ以上)，特定薬剤(抗けいれん薬など)を投与された場合に起こる．上気道症状のあと体幹に紅斑が現れ，全身に広がり，赤みが増して癒合する．高熱，リンパ節腫脹，肝炎，好酸球増加，顔面浮腫が出現．human herpes virus-6 の再活性化が有名であるが，全例ではない．薬剤中止のみで徐々に改善することが多い．

b）蕁麻疹型(アナフィラキシー)

浮腫，腫脹が強く，セフェム系などの抗菌薬によるものが多い．

感染による蕁麻疹とは発熱，咽頭痛などの気道症状や下痢などの腹部症状で鑑別する．

c）多形紅斑型

突発性，対称性の発疹で四肢の上肢伸側に始まる．紅斑や蕁麻疹様で遠心性に広がり，中央部が黒ずんだり壊死した病変を形成し，その状態で膠着する．蕁麻疹とは異なり，24 時間以

内に消退しない.

d）固定薬疹

粘膜移行部，四肢，体幹に浮腫状の紅斑が単発または多発する．中心に水疱を伴うこともあり，色素沈着を残して治癒する．再接種で再び同じ部位に紅斑が生じ，さらに拡大することもある．

e）Stevens-Johnson 症候群（SJS）

SJS は顔面，体幹，四肢に及び，2 つ以上の粘膜面（眼，口唇，食道など）を含み，熱感，浮腫，紅斑に引き続いて水疱が急速に潰瘍化，出血性痂皮形成となる．肝，腎，呼吸器など多臓器を侵したり，二次的に敗血症を起こしたり播種性血管内凝固（disseminated intravascular coagulation：DIC）をきたしたり重篤化する．肺炎マイコプラズマが感染性原因となることもある.

f）中毒性表皮壊死症（toxic epidermal necrolysis：TEN）

おもに薬剤が誘因となり，①広範な水疱の形成と圧痛を伴う麻疹様の紅斑，②標的器官は特定されず，突発性であり 1〜2 日で全身に広がる，③表皮全層の壊死があるが真皮へは浸潤しない，④発熱，⑤体表面積の 10％ 以上に渡って表皮の全層が失われるのが特徴である．進行し重度の脱水，ショック，二次性の局所感染と敗血症を併発．SJS からの移行とも考えられているが，機序の違いを報告しているものもあり，

厳密には一定しない.

2）治　療

原因薬剤の早急な中止を第一とするとともに，局所的な軟膏塗布，抗ヒスタミン薬，非ステロイド性抗炎症薬（NSAID）の投与を行う.

上記で効果が認められない場合，また SJS や TEN の場合は以下の治療法をとる.

①ステロイド全身投与：急性期にはプレドニゾロン 0.5〜1 mg/kg/日，重症例は 1〜2 mg/kg/日，症状に応じて適宜漸減する．重症な場合は，ステロイドパルス療法を選択することもある.

　ただし，ステロイドに対して有効性は一定しておらず，有効性の証明はない.

②γ-グロブリン大量（IVIG）療法：重篤な感染症の併発が危惧される場合，もしくは重症例でステロイド療法との併用療法として，200 mg/kg/日を 3 日間，1 クールとして投与する.

③血漿交換療法：ステロイド療法で症状の進行がくい止められない重症例，もしくは重症感染症がある場合に行う.

④急性期の眼病変に対しては，眼表面の炎症，瞼球癒着を抑えて眼表面上皮を温存し，眼表面の二次感染を防止する.

⑤輸液，栄養など全身管理，および感染対策が必須である.

保護者への説明のポイント

- 発熱（38℃ 以上），粘膜症状（結膜充血，口唇びらん，咽頭痛，陰部びらん，排尿排便時痛），多発する紅斑（進行すると水疱・びらんを形成）を伴う皮疹を見つけたら要注意.
- 長期間投与されている薬剤，アレルギー歴がないかしっかり尋ねる.
- 渡航歴や周囲で流行している疾患にも気をとめて情報収集を心がける.

参考文献

・Behrman RE, Kliegman RM, Jenson HB（ed），衛藤義勝（監訳）：ネルソン小児科学．原著第 17 版，エルゼビアジャパン，2005
・清水宏：新しい皮膚科学．第 3 版，中山書店，2018
・金澤伸雄：皮膚─紅斑など皮膚症状から診断へ─．小児内科 2012；44：85-87
・難病情報センター：特発性血小板減少性紫斑病（公費対象）
・木村有太子：小児の皮膚糸状菌症（白癬）の診断と治療．小児内科 2014；46：1741-1745
・馬場直子：小児の表在性カンジダ症の診断と治療．小児内科 2014；46：1746-1751

Column 2 溶連菌性膿痂疹はKaposi水痘様発疹症と酷似！

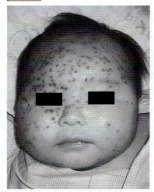

　膿痂疹のほとんどが黄色ブドウ球菌性であるが，まれに溶連菌による場合が経験される（図1）．

　黄色ブドウ球菌による場合は湿性膿痂疹のことが多く，溶連菌の場合は乾性膿痂疹の様相を呈することが多い．Kaposi水痘様発疹症では発疹が密集し，発疹中央部の陥没（臍窩）を認めることが多い．皮膚科学会誌でも溶連菌性膿痂疹はKaposi水痘様発疹症と酷似していると記載されているが，いずれにせよ，発疹形態の注意深い観察と皮膚培養が不可欠である．

（市川光太郎）

図1　痂皮性膿痂疹の集簇
発疹の密集度と発疹中央部の臍窩の有無に注意！

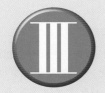

おもな救急疾患

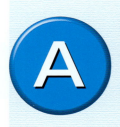

Ⅲ おもな救急疾患

A 中枢神経系疾患
1．急性脳炎・急性脳症

京都第二赤十字病院小児科　大前禎毅

はじめに

　急性脳炎・急性脳症は，その多くがありふれた感染症の経過中に発熱，けいれん，意識障害などの症状で急に発症し，比較的良好な経過をたどり自然に軽快して予後良好な例から，懸命の治療にもかかわらず死亡や重篤な神経学的後遺症を残す例まである．しかし，目の前の症例がそのどちらの経過をたどるのかを予測し，どの時点で治療介入をすべきかを判断することは容易ではない．そこには急性脳炎・急性脳症の病態が多様であるため，診断の方法や手順が明確でないことも影響していると思われる．2016年に日本小児神経学会から「小児急性脳症診療ガイドライン2016」（診断と治療社）[1]が発刊された．「遵守しなければならない規則ではない」としているが，急性脳症の病態・診断が整理され臨床現場での混乱が解消されたことはいうまでもなく，本項においても活用したい．

1 どんな場合に急性脳炎・急性脳症を疑うのか

　急性脳炎・急性脳症の最も重要な症状は意識障害であるが，日常診療においてはけいれんを初発症状に搬入されることが多い．けいれんが長引いる場合には，けいれん重積の3大基礎疾患であるてんかん（55.9%），中枢神経感染症（23.2%），熱性けいれん重積症（11.3%）を念頭に鑑別診断を進めるが，特に問題となるのは熱性けいれん重積症と急性脳炎・急性脳症との鑑別となる．明らかなけいれんはなくとも反応が乏しい場合には，筋緊張亢進，眼球偏位，散瞳の有無を確認し，それらを認める場合はけいれんが持続していると判断するが，それらを認めない場合には意識レベルとバイタルサイン（血圧測定も忘れてはならない）をチェックする．意識レベルについてはp. 61，Ⅱ章D **意識障害**を参照されたい．

2 急性脳炎

a 定　義

　脳炎とは脳実質を場とする炎症であるが，多くはクモ膜下腔の炎症を伴うため厳密には髄膜脳炎である．神経病理学的にはウイルスなどの浸潤に伴う脳実質の破壊，髄膜腔，Virchow-Robin腔での炎症細胞の浸潤，脳実質での炎症細胞浸潤と神経細胞脱落を認める．

b 分　類（表1）

　急性脳炎は経過や病変分布によりさまざまに分類されるが，近年は病因・病態から分類されることの方が，診断や治療を明確にする点で利用しやすい．すなわち①ウイルスなどの直接侵襲による感染性脳炎，②免疫が関与する免疫介在性脳炎に大別する．

c 症　状

　感染性脳炎ではウイルスなどの感染に伴う症状として発熱，発疹や粘膜疹や特徴的な所見（たとえば，ムンプス脳炎では耳下腺腫脹など）と，頭蓋内圧亢進症状として頭痛，嘔吐や大泉門膨隆などと，神経症状としてけいれんや意識障害，さらに局所症状がある．局所症状はどの感染性脳炎に認められるものではないが，単純ヘルペス脳炎では構音障害，エンテロウイルス脳炎で

A 中枢神経系疾患 1. 急性脳炎・急性脳症

表 1　急性脳炎の分類

感染性脳炎

1　ウイルス性脳炎：多くは画像に特徴がある

日本脳炎	視床，基底核などに病変
狂犬病	画像所見に乏しい
エンテロウイルス 71 による菱脳炎	間脳，橋，延髄，脊髄，小脳
水痘帯状疱疹脳炎	小脳炎，脳血管炎
EB ウイルス脳炎	両側基底核
ダニ媒介脳炎，ウエストナイルウイルス脳炎，ニパウイルス脳炎など	
ムンプス脳炎	
麻疹脳炎	麻疹ウイルス直接感染ではない
風疹脳炎	
HHV6 脳炎	骨髄移植後の辺縁系脳炎
サイトメガロウイルス脳炎	AIDS などの免疫不全に合併
JC ウイルス脳炎	進行性多巣性白質脳症
亜急性硬化全脳炎（SSPE）	

2　細菌性脳炎，そのほか

マイコプラズマ脳炎	ADEM，血管炎のパターンもある
輸入感染症など	アメーバ赤痢，熱帯熱マラリア，ライム病
結核	
リステリア	
トキソプラズマ	AIDS などの免疫不全に合併
神経梅毒	

免疫介在性脳炎

3　急性散在性脳脊髄炎（acute disseminated encephalomyelitis：ADEM）

感染後や予防接種後	

4　抗神経細胞表面抗原（neuronal surface antigen：NSA）抗体に関連する脳炎

抗 NMDA 型グルタミン酸受容体抗体脳炎（±卵巣奇形腫）	
辺縁系脳炎	抗 LGI1 抗体，抗 GABA_B 受容体抗体，抗 AMPA 型グルタミン酸受容体抗体，抗グリシン受容体抗体などの脳炎

5　細胞内抗原に対する抗体に関連する傍腫瘍性辺縁系脳炎

抗 Hu 抗体や Ma2 抗体など	

6　難治頻回部分発作重積型急性脳炎（acute encephalitis with refractory repetitive partial seizures：AERRPS）

7　Bickerstaff 型脳幹脳炎（抗ガングリオシド GQ1b 抗体）

8　その他

橋本脳症	
抗 GAD 抗体脳炎	
小脳炎・オプソクローヌスミオクローヌス症候群	
膠原病などに合併	SLE，Sjögren 症候群，Behçet 病など

Ⅲ　おもな救急疾患

はミオクローヌスが最も多く，失調，振戦，眼振，球麻痺による嚥下障害などを認める．また脳幹脳炎症例では肺水腫や心原性ショックなどで急変し CPA で搬入される場合もある．免疫介在性脳炎では後述するように疾患に特異的な症状の経過がある．

d 検　査

　必要な検査を**表2**[2]に示した．感染性脳炎での原因ウイルスなどの同定には，培養，抗原検出，核酸検出や抗体測定が必要である．Infectious Diseases Society of America（IDSA）の The management of encephalitis[3]や European Federation Neurological Societies（EFNS）の Viral meningoencephalitis[4]では，髄液中の核酸の検出率は中枢神経症状が出現してから1週間以内が高いとしている．また，髄液を用いた PCR と血液および髄液を用いた抗体価は，3〜7日後の PCR 再検と2〜4週間後の抗体価測定が必要としている．

e 代表的な急性脳炎

1）急性散在性脳脊髄炎

　急性散在性脳脊髄炎（acute disseminated encephalomyelitis：ADEM）は，急性炎症性脱髄疾患であり，先行感染や予防接種による免疫学的応答が成立する数日から8週間以内（多くは1〜3週間）に症状が出現する．先行感染ではウイルス感染症（インフルエンザ，麻疹など），細菌感染（溶連菌など），マイコプラズマ感染，レ

表2　検査項目

血液	代謝異常症が疑われる場合
血液ガス	乳酸，ピルビン酸
末梢血（血液像）	アミノ酸分析
CRP	尿中有機酸分析
血糖	保存用検体
電解質	凍結血清，濾紙血
Na	凍結尿
K	**中枢神経感染症や免疫性神経疾患が疑われる場合**
Cl	髄液検査
Ca	凍結血清，凍結髄液
P	**出血傾向や頭蓋内出血が疑われる場合**
Mg	PT，APTT，フィブリノーゲン，FDP
肝機能	D-ダイマー，抗リン脂質抗体，AT-Ⅲ
腎機能	**薬物**
アンモニア	血中濃度
ケトン体分画	抗てんかん薬
ビタミン B$_1$	テオフィリンなど
尿	中毒
一般検尿	銀杏：4-O-メチルピリドキシン（血清，髄液，尿）
ケトン体	簡易薬物スクリーニングキット（尿）
β2MG	**生理学的検査**
感染用検体	心電図
各種抗原迅速検体	脳波検査
各種培養検査	ベットサイドポータブル脳波
リアルタイム PCR 用検体	モニタリング脳波
（凍結が望ましい）	Ampulitude-integrated EEG（aEEG）
画像検査	
頭部 CT	
頭部 MRI/MRA	

〔大前禎毅，長村敏生：長引くけいれん—けいれん重積，けいれん群発．小児内科 2016；48：1827-1831〕

138

プトスピラ感染症などが知られている．

発症前に発熱，頭痛を認めることが多く，続いてけいれん，片麻痺，知覚障害，運動失調，視神経炎，膀胱直腸障害など様々な症状を呈する．髄液検査で軽度の細胞増多と蛋白増多，myelin basic protein や IgG index の上昇を認めるが，多発性硬化症（multiple sclerosis：MS）のようなオリゴクローナル IgG バンドは通常検出されない．MRI は発症 2～3 日間は異常を認めないこともある．T2 強調像で左右非対称に大脳白質，小脳，脳幹，脊髄に境界不明瞭な斑状の高信号域を認める．

2）非ヘルペス性急性辺縁系脳炎
（non-herpetic acute limbic encephalitis：NHALE）（図1）

辺縁系脳炎は海馬・扁桃体などを主座とする脳炎で，成人で最も多い単純ヘルペスウイルスではなく，NMDA 型グルタミン酸受容体（N-methyl-D-aspartate-type glutamate receptor：NMDA 型 GluR）や電位依存性 K チャネル（voltage-gated potassium channel：VGKC）複合体などに対する神経自己免疫抗体が関与する．思春期以降の女性に多いが小児でも認められる．症状は行動異常（74％），記憶障害（7％），幻覚（5％）などの辺縁系症状を認め，その後 4 日前後でけいれんが出現し，さらに 3 日前後でけいれん重積状態となる．呼吸不全や循環不全，播種性血管内凝固（disseminated intravascular coagulation：DIC）などの合併もあり呼吸管理を必要とすることもある．髄液検査では細胞数の軽度増多，蛋白，IgG の軽度上昇を認めるが，抗 NMDA 型 GluR 抗体（ELISA 法）の証明が必要である．MRI では，病初期から拡散強調像（DWI）で両側あるいは片側の内側側頭葉（海馬など）に淡い ADC 値低下を示す DWI 高信号域病変を認められる．

3 急性脳症

a 定　義

急性脳症の定義として統一されたものはないが，臨床的にはほとんどの場合感染症に続発し，急性発症して意識障害を主徴とする症候群で，神経病理学的には急激で広範囲な非炎症性脳浮腫による機能障害といえる．小児急性脳症診療ガイドライン 2016 では Japan Coma Scale 20 以上（Glasgow Coma Scale 10～11 以下）の意識障害が急性に発症して 24 時間以上持続し，脳炎・髄膜炎はもちろん，睡眠，薬物（抗けいれん薬・麻酔薬）の副作用，心因性発作などのほかの疾患が否定されるものと付記している．

b 分　類（表3）[1]

急性脳症は雑多な症候群が集まった総称でもあるため，先行感染症の病原による分類方法と臨床病理学的特徴（病態生理）による分類が必要となる．このうち臨床病理学的特徴による分類

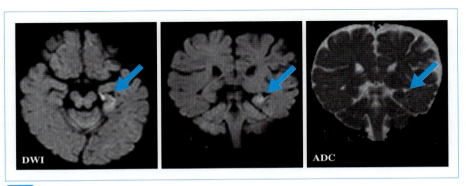

図1 非ヘルペス性急性辺縁系脳炎
9 か月，女児（卵巣奇形腫は認めず）．発熱の翌日に右偏視，意識レベル低下を認め救急搬送された．右片側性強直けいれんの重積状態となった．左海馬に DWI 高信号，ADC でやや低信号域を認めた．ステロイドパルス療法 2 クールで改善した．
GluRε2-NT，GluRε2-CT1，GluRζ1-NT，GluRδ2-NT はいずれも上昇していた．

Ⅲ　おもな救急疾患

表3　急性脳症の分類

先行感染症の病原による分類

1. ウイルス感染症に続発する脳症
   インフルエンザ脳症
   突発性発疹脳症（HHV-6,7）
   ロタウイルス脳症
   水痘脳症（VZV）
   麻疹脳症
   RS ウイルス脳症
   そのほかのウイルス性脳症

2. 細菌そのほかの感染症に続発する脳症
   百日咳脳症
   サルモネラ脳症
   腸管出血性大腸菌感染症に続発する脳症
   猫ひっかき病脳症
   マイコプラズマ脳症
   そのほかの細菌性脳症

3. 病原体不明の脳症

脳症の臨床病理学的特徴による分類（症候群分類）

1. 代謝異常をおもな病態とする病型
   古典的 Reye 症候群（classical Reye syndrome）
   各種の先天代謝異常症
2. サイトカインストームをおもな病態とする病型（「サイトカインストーム型」）
   急性壊死性脳症
   hemorrhagic shock and encephalopathy 症候群（HSES）
   「急性脳腫脹型」「びまん性脳浮腫型」"Reye-like syndrome" などと称される病型
3. けいれん重積を伴う病型
   けいれん重積型急性脳症，二相性急性脳症（二相性けいれんと遅発性拡散能低下を呈する急性脳症，AESD），
   「興奮毒性型急性脳症」
   大脳皮質病変の分布によりさらに下記に分類される
   acute infantile encephalopathy predominantly affecting the frontal lobes（AIFF）
   hemiconvulsion-hemiplegia（HH）症候群，hemiconvulsion-hemiplegia-epilepsy（HEE）症候群
   その他
   難治頻回部分発作重積型急性脳炎（AERRPS），febrile infection-related epilepsy syndrome（FIRES）
4. その他の急性脳症
   可逆性脳梁膨大部病変を有する軽症脳炎・脳症（MERS），脳梁膨大部脳症
   Dravet 症候群に合併する脳症
   副腎不全（先天性副腎皮質過形成）に合併する脳症
   その他の脳症
   分類不能の脳症

〔日本小児神経学会（監修），小児急性脳症診療ガイドライン策定委員会（編）：小児急性脳症診療ガイドライン 2016. 診断と治療社，2016；5 より一部改変〕

にはおもに 3 つあり，1 つ目は古典的 Reye 症候群のような代謝異常による病型，2 つ目は急性壊死性脳症を代表とする高サイトカイン血症型，3 つ目はけいれん重積型急性脳症に代表されるけいれん重積型である．

　高サイトカイン血症型はおもに血中の TNF-α，IL-1β，IL-6，HMGB1 などの炎症性サイトカインが過剰産生され，血管内皮細胞が障害されることにより血管透過性が亢進し脳浮腫や臓器障害を呈すると考えられる．一方，けいれん重積型では，けいれん重積は神経細胞の興奮による毒性のため神経細胞自身を傷害する．このことから治療目標が前者はサイトカイン抑制，後者は神経細胞の過剰な興奮の抑制と異な

る．

C　検　査（表2）[2]

　急性脳症の診断には除外診断が必要であり，初診時あるいは急性脳症を疑う場合には積極的な検査が必要となる．血液，尿，髄液検査は必要であるが，画像検査は診断に有用である．

　頭部 CT 検査は，髄液検査に先んじて脳浮腫の存在を確認するには簡便な画像検査である．頭部 MRI では特徴的な所見を認めることが多いが，所見が認められる時期が異なることに注意し，再検査することを検討する．

　脳波検査のおもな目的は急性脳症（意識障害）の診断，熱せん妄と急性脳症との鑑別，subclinical seizure（潜在発作）の同定である．急性脳症を疑うおもな異常所見は，全般性あるいは片側性，局在性高振幅徐波，低振幅化，突発波，periodic lateralized epileptiform discharges（PLEDs），electrical storm などがある．

d 代表的な急性脳症

急性脳症の鑑別診断を**表4**[1]に示す．

1) 出血性ショック脳症症候群（図2）

出血性ショック脳症症候群（hemorrhagic shock and encephalopathy syndrome：HSES）は，健康な乳幼児が数日前からの発熱，軽微な呼吸器症状や消化器症状を認め，けいれん（重積），昏睡などの脳症症状，ショック状態で発症して運ばれる．さらに DIC，肝・腎不全などの多臓器不全を呈し，急激に進行する予後不良の急性脳症である．診断は Levin らと Bacon らの診断基準があるが，先天代謝異常を除外のため，アミノ酸分析，尿中有機酸分析，血液アシルカルニチン分析などが必要である．画像診断は，全身状態が悪いため頭部 CT 検査しかできないことも多いが，様々程度の脳浮腫を認めるのみである．治療は確立されたものはなく，人工呼吸管理，循環管理を必要とすることが多く，けいれんは治療抵抗性である．発症後早期に死亡（46～80％）し，神経学的後遺症（20～35％）を残すことが多い．

2) けいれん重積型（二相性）急性脳症（図3）

けいれん重積型（二相性）急性脳症（acute encephalopathy with biphasic seizures and late reduced diffusion：AESD）の典型的な臨床経過を示す例は，発熱後まもなくにけいれん重積をおこす（有熱時けいれん重積期）．その後数日（2～6日間）は意識清明かあっても比較的神経症状が軽微であるが（一過性回復期），第3～7病日に反復するけいれんが出現し，意識障害が再び増悪する（けいれん反復期）．その後，次第に大脳皮質機能が低下していき，数週～数か月かけて徐々に回復するが（回復期），神経学的予後は正常から最重度障害まで様々で，知的障害や難治性てんかんが残りやすい．画像所見は一過性回復期の CT・MRI は正常なことが多く，けいれん反復期に MRI では T2 強調像，FLAIR 像で U fiver に沿った高信号が認められる．本症

の有熱期けいれん重積期や一過性回復期で熱性けいれん重積との鑑別は困難であるが，いくつかの知見が得られ，Tada ら[5]や Yokochi ら[6]は，本症の早期予測の臨床スコアを提唱している．

3) 可逆性脳梁膨大部病変を有する 軽症脳炎・脳症（図4）

可逆性脳梁膨大部病変を有する軽症脳炎・脳症（clinically mild encephalitis / encephalopathy with a reversible splenial lesion：MERS）は脳梁膨大部や白質に対称性に可逆性拡散低下を呈し，神経症状が軽症で基本的には予後良好な脳炎・脳症である．臨床症状は，発熱後1週間以内に異常言動，異常行動，意識障害，けいれんなどで発症し，多くは神経症状発症後10日以内に回復する．神経症状は12時間以上持続する（断続的でもよい）．脳梁膨大部病変は1週間以内に消失，信号異常や萎縮は残さない．血液検査では血清 Na 値の低値が有意である．多くは特異的治療は必要としないが，異常言動，異常行動，意識障害が強い場合やロタウイルス小脳炎や ADEM，髄膜炎の経過中の初期に脳梁膨大部病変を認める場合があり，積極的な特殊治療の適応を検討する．

4 治　療

多様な病態，経過をたどる急性脳炎・急性脳症に対して，どのような場合にどの治療を選択すべきか確立されていない．全身状態と中枢神経系の臨床症状・検査所見の経時的変化を把握して治療介入できるようにしておく必要がある．

a 全身管理

気道・呼吸管理，循環管理，電解質・血糖管理，凝固線溶系管理，栄養管理を行う．

1) 気道・呼吸管理

重症脳障害時の呼吸不全の原因は，脳幹障害による呼吸異常，カテコラミン過剰放出による神経原性肺水腫，舌根沈下や吐物誤嚥に伴う無気肺などがある．脳幹障害による除呼吸や無呼吸，GCS＜8点，頭蓋内圧亢進症状の増悪があれば速やかに気管内挿管を行い，人工呼吸管理を行う．

Ⅲ　おもな救急疾患

表4　鑑別疾患

感染症・炎症性疾患	先天代謝異常症
1　急性脳炎・急性脳症 2　髄膜炎 　　a．化膿性髄膜炎 　　b．結核性髄膜炎 　　c．真菌性髄膜炎 　　d．ウイルス性髄膜炎 3　脳膿瘍 4　硬膜膿瘍 5　脱髄性疾患 　　　　急性散在性脳脊髄炎 　　　　多発硬化症 6　自己免疫疾患 　　　　全身性エリテマトーデス	1　糖新生異常症 　　a．糖原病Ⅰ型 　　b．フルクトース1，6-ビスホスファータゼ欠損症 　　c．ピルビン酸カルボキシラーゼ欠損症 2　脂肪酸代謝異常症 　　a．中鎖アシルCoA脱水素酵素欠損症 　　b．極長鎖アシルCoA脱水素酵素欠損症 　　c．ミトコンドリア三頭酵素欠損症 　　d．カルニチンパルミトイルトランスフェラーゼ-2欠損症 　　e．カルニチントランポーター異常症 　　f．グルタル酸尿症2型 　　g．ケトン体合成・異化異常症 3　有機酸・アミノ酸代謝異常症 　　a．メチルマロン酸血症 　　b．メープルシロップ尿症 　　c．プロピオン酸血症 　　d．イソ吉草酸血症 　　e．マルチプルカルボキシラーゼ欠損症 　　f．3-ヒドロキシ-3-メチルグルタリルCoAリアーゼ欠損症 4　尿素サイクル異常症 　　a．オルニチンカルバミルトランスフェラーゼ欠損症 　　b．カルバミルリン酸合成酵素欠損症 　　c．シトルリン血症1型 　　d．アルギニノコハク酸尿症 5　ミトコンドリア異常症 　　a．ピルビン酸脱水素酵素複合体欠損症 　　b．ミトコンドリア呼吸鎖異常症
頭蓋内疾患	
1　頭蓋内出血 　　a．硬膜下血腫 　　b．硬膜外血腫 　　c．脳内出血 　　d．くも膜下出血 　　e．Abusive head trauma 2　血管性病変 　　a．脳血管障害 　　b．脳動静脈奇形 　　c．もやもや病 　　d．上矢状静脈洞血栓症 3　脳腫瘍	
臓器不全(脳症が原因でないもの)	**その他**
1　肝不全 2　腎不全 3　呼吸不全 4　心不全	1　熱性けいれん重積 2　溶血性尿毒症症候群 3　血球貪食症候群 4　心筋炎・不整脈 5　熱中症 6　乳幼児突然死症候群 7　高血圧脳症および可逆性後部白質脳症症候群
内分泌疾患・中毒	
1　ビタミン欠乏症：Wernicke脳症 2　Wilson病 3　糖尿病 4　汎下垂体機能低下症 5　薬物中毒 6　銀杏中毒	

〔日本小児神経学会(監修)，小児急性脳症診療ガイドライン策定委員会(編)：小児急性脳症診療ガイドライン2016．診断と治療社，2016；5より一部改変〕

2）循環管理

平均動脈圧(MAP)を十分に保つことで脳血流量を維持し脳灌流圧を保つようにする．水分率80〜100 mL/kg/日の輸液を心がける．

3）電解質・血糖管理

血清浸透圧を高めに保ち，細胞内への水分の流入や脳浮腫の進行を予防するために，血清Na値は正常値からやや高め(140〜145 mEq/L)に保つ．血糖値は，80〜110 mg/dLに保ち高血糖(180 mg/dL以上)が続く場合にはインスリン投与を考量する．

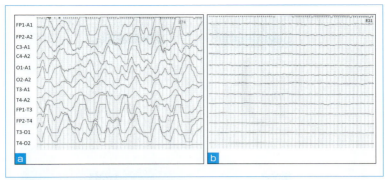

図2 出血性ショック脳症症候群
（Hemorrhagic shock and encephalopathy syndrome : HSES）

a：入院後直後には全般性高振幅徐波を認める．
b：入院16時間後には平坦脳波であった．
11か月．女児．発熱，嘔吐後より水様性下痢を頻回に認めた翌日に5分間の全身性強直間代けいれんで救急搬送された．JCS Ⅲ-300，CRT4秒，ショックバイタルを呈し，血液検査でもDICを認めた．入院後1時間で心肺停止となり，集中治療を開始したが，入院直後には全般性高振幅徐波（a）であったが，16時間後には平坦脳波（b）となった．入院47日目に永眠した．

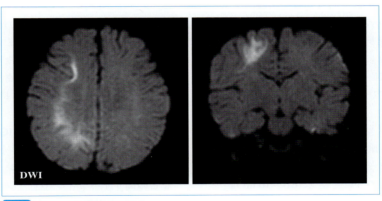

図3 けいれん重積型脳症

1歳．男児．発症3日前に前腕Ⅱ度熱傷を受傷した．けいれん重積後は視線も合い，経口接食も可能となっていたが，その24時間後にけいれん発作を起こした．以降，意識回復が乏しいため，ベッドサイドポータブル脳波検査を行い，全般性高振幅徐波を認めた．同日の頭部MRIで右優位のbright tree appearance（BTA）を認めた．

4）凝固線溶系管理

重症例ではDICを合併することもあり，血液製剤の補充やアンチトロンビン製剤やトロンボモデュリン製剤を使用する．

5）栄養管理

低栄養状態は脳浮腫の進行にもつながるため，経鼻経管栄養を積極的に開始する．

b 中枢神経の管理

1）けいれんの管理

p. 69，Ⅱ章E **けいれん重積**およびp. 520，付録 小児救急現場における使用薬剤一覧 2 **抗けいれん薬**を参照されたい．

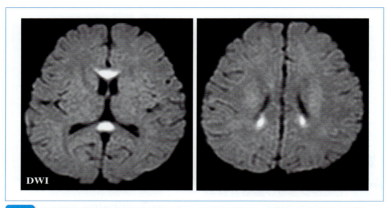

図4 可逆性脳梁膨大部病変を有する軽症脳炎・脳症（MERS2型）
5歳，男児．発熱，嘔吐，腹痛で発症し，発熱24時間後に2分間の強直間代けいれんを認めた．帰宅後，14時間経過したが異常行動を認めたため，かかりつけ医を受診した．その際に，2回目のけいれんを認め紹介された．ステロイドパルス療法でDWIで認められた脳梁膨大部病変，対称性白質病変は消失したが，脳波異常のみ認めている．

2）脳浮腫の治療

頭蓋内圧亢進を疑う場合には，頭蓋内圧モニタリングを行うことを考慮するが，適応に関しては定まった見解はない．頭蓋内圧は20 mmHg以下になるように維持するようにするが，そのために脳灌流圧（CPP）（CPP＝平均動脈圧（MAP）－頭蓋内圧（ICP））が低下しないように循環動態を保つ．CPPの正常値は学童では＞50～60 mmHg，乳幼児では＞40～50 mmHgである．一方，脳浮腫改善を目的とする治療薬はD-マニトール（0.5～1.0 g/kgを15～30分で静注，1日に3～6回）や3％食塩水（6.5～10 mL/kgを急速輸液，0.1～1.0 mL/kg/時後，ICPが20 mmHg以下になるように最少投与量で維持）を投与する．グリセオールは一部の代謝異常症（フルクトース1，6-ビスホスファターゼ欠損症やシトルリン血症など）で重篤な低血糖を起こすため使用しない．

c 急性脳炎・急性脳症の特異的治療

1）抗ウイルス薬

インフルエンザ脳症に対してはペラミビル（ラピアクタ®）は点滴静注薬であり，意識障害が高度でも使用しやすい．10 mg/kg（最大60 mg）を15分以上かけて1日1回投与する．単純ヘルペス脳炎に対しては，単純ヘルペス脳炎

診療ガイドライン2017[7]を精読されたい．

2）メチルプレドニゾロンパルス療法

メチルプレドニゾロン30 mg/kg/日（最大1 g/日）を2時間かけて点滴静注する．その際，凝固系が亢進し血栓形成するため，パルス療法開始前から少なくともパルス療法終了翌日まではヘパリン100～150 IU/kg/日持続点滴静注しておく．

3）γ-グロブリン大量療法（IVIG）

γ-グロブリンは炎症性サイトカイン産生を抑制し抗炎症作用を発揮しインフルエンザ脳症などの高サイトカイン型急性脳症に有効とされているが，作用機序はいまだ不明な部分もある．γ-グロブリン1 g/kgを10～15時間かけて点滴静注する．

d 急性脳炎・急性脳症の特殊治療

現在推定されている病態から下記に示した特殊治療の有効性が示されているが，症例数が限られているため十分なエビデンスは得られていない．そのため，これらの治療を検討する場合は治療経験がある施設への移送が望ましい．

1）脳低温療法

過剰な免疫反応および特に脳代謝を抑制することで，神経障害の拡大を阻止することが期待されている．急性脳症に対する脳低温療法に確

立した方法はない．ブランケット型冷却加温システムを使用し，深部体温を 33.0〜35.0℃ に維持する．48 時間を目安に復温を行う．脳圧モニター下に脳波モニタリングを行いながら冷却復温を行う．保険上は適応外使用である．

2）脳平温療法

脳低温療法ほどの低体温ではなく，発熱を防ぎ 36℃ 台に保つ治療法である．一定期間，一定温度に保つことより体温管理療法（target temperature management：TTM）ともいわれる．脳低温療法よりも合併症が少ないと報告されているが，最も有効な目標体温や維持期間などは確定していない．

3）血液浄化療法

サイトカインなどの炎症物質を除去することによる細胞障害・組織障害の進行を抑制する効果があるが，十分なエビデンスは得られていない．血液浄化療法には持続血液濾過透析（CHDF）と血漿交換療法（PE）があるが，炎症性サイトカイン除去能力が高いポリメチルメタクリレート（PMMA）膜などを使用する．

4）シクロスポリン療法

高サイトカイン血症に関連するアポトーシスを抑制し，細胞障害・組織障害の進行を抑制する効果が期待される．シクロスポリン 1〜2 mg/kg/日を持続点滴静注し 7 日間継続する．血中濃度を 100 ng/mL 程度で管理し 200 ng/mL を越えないようにする．肝不全や腎不全時は血中濃度が上昇することに注意する．

5）アンチトロンビンⅢ（ATⅢ）大量療法

DIC を伴ったインフルエンザ脳症に対して，ATⅢ製剤を 250 単位/kg，1 時間かけて点滴静注し 5 日間連続投与する．ヘパリンは ATⅢ の効果を抑制するので使用しない．

6）フリーラジカル消去薬

フリーラジカルを低下させて酸化ストレスによる脳障害を軽減する．エダラボン 0.5〜1 mg/kg を 1 日 2 回静注する．発症後早期より開始し，2 日以上続ける．

7）NMDA 受容体拮抗薬

けいれん重積型（二相性）急性脳症でグルタミン酸の興奮毒性を抑制し，脳障害を軽減する．デキストロメトルファン（メジコン®）2 mg/kg/日を 3〜7 日間経口投与する．初回のけいれん重積後のできるだけ早期に開始するほうがよいとされる．

8）ミトコンドリアカクテル

急性脳症でミトコンドリア機能の低下を示唆するアシドーシス，高乳酸血症，低血糖，高アンモニア血症などを呈した時に使用する．イオン飲料過剰摂取によりビタミン B_1 欠乏をきたし Wernicke 脳症をきたした症例[8]（図 5）やけいれん重積型脳症の発症リスクをビタミン B_1，ビタミン B_6 が軽減するといった報告もある．

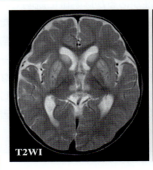
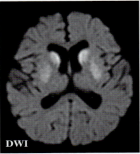
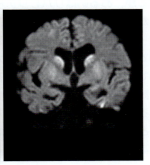

図 5 Wernicke 脳症
1 歳，男児．1 日に 1〜2 回の嘔吐を 8 日間繰り返し，その後経口摂取不良となり近医より紹介された．急性胃腸炎として輸液を行ったところ症状は改善し 5 日後に退院した．しかし，その頃から若干目線が合わないことに両親は気づいていた．退院翌日に座位保持困難となりさらに 2 日後に当科を再診した．両側尾状核，被殻に T2WI，DWI で高信号域を対象性に認めた．
再度，生活歴を聴取したところ，水やお茶を受け付けず，イオン飲料を毎日 1.5〜2.5 L 飲んでいたことが判明した．

ビタミン B_1 10 mg/kg・ビタミン C 100 mg/kg・ビオチン 0.5 mg/kg・ビタミン E 10 mg/kg・コエンザイム Q_{10} 5 mg/kg・L－カルニチン 30 mg/kg を分 3 で投与する．確定診断のための検体を採取後，できるだけ早期に開始し最低 5 日間は投与する．

9）トロンボモデュリン

DIC を伴った場合に投与するが，抗炎症作用や血管内皮細胞保護作用を有する．トロンボモデュリンアルファとして 380 単位/kg を 30 分かけて 1 日 1 回点滴静注し DIC が改善するまで投与する．

⑤ 神経学的予後

急性脳炎ではウイルスなどの直接侵襲による感染性脳炎については一般的に予後良好であるとされているが，急性脳症全体では致死率 6％，神経学的後遺症は 36％ である[9]．急性脳症の症候群分類によっても予後は異なり，急性壊死性脳症や HSES などでは致死率が高く，後遺症も十度となり予後は悪い．一方，可逆性脳梁膨大部病変を有する軽症脳炎・脳症（MERS）では一部を除きほとんどが後遺症なく治癒する．

保護者への説明のポイント[10]

● 初期対応時の説明：急性脳炎・急性脳症は重篤かつ症状の急変が多い．特に重症例や蘇生を必要とするような状態では，保護者と医療者では医療行為に対する認識の違いがあることを理解しておく必要がある．我々医師は治療・管理に集中するあまり，家族への説明や保護者の心情への配慮がおろそかになりやすい．まず，家族だけで待機できる個室を確保し，看護師や専属医療スタッフが心理的サポートを行い，保護者の意向を確認して早期に処置室に入室できる体制を整えることが必要である．保護者への説明はできるだけリアルタイムに治療経過を書面に記載して話し，後遺症の可能性などについては時期を見計らって慎重に説明すべきである．生命予後の悪い急性壊死性脳症や HSES などでは，生命予後が非常に厳しいことだけでなく，全力を尽くして救命に努めていることを伝える．また，けいれん重積症で発症した場合には，けいれん重積が鎮痙し，一定の意識回復期を経てから再びけいれんを起こし，以降神経学的に悪化していく AESD の可能性を否定できないため，必ず観察期間が必要であることを伝える．

● 後障害を持った児の保護者への説明と対応：後障害については，どのような症状がどの程度残るか，あるいはリハビリテーションによる回復の可能性があるかは明確に説明できないことが多い．しかし，我々医療者は，家族にとってはこれまでの生活とは異なった新たな社会的・経済的負担が始まることを，十分認識して説明にあたる必要がある．後障害の告知は過酷で，理解も容易ではないため，医学用語を平易な言葉で説明することや統計学データを用いて説明することが肝要である．その上で，個別性も重視し必ずしもデータ通りでないことを説明する．告知時には，可能な限り看護師が保護者の傍に寄り添い，感情に共感して傾聴することが望ましい．保護者の希望を確かめた後に希望があれば，同じような後障害を持つ子どもの保護者と引き合わせたり，家族会を紹介していく．

文献

1) 日本小児神経学会(監),小児急性脳症診療ガイドライン策定委員会(編):小児急性脳症診療ガイドライン 2016. 診断と治療社,2016
2) 大前禎毅,長村敏生:長引くけいれん—けいれん重積,けいれん群発.小児内科 2016;48:1827-1831
3) Tunkel AR, Glaser CA, Bloch KC, et al.: The management of encephalitis: clinical practice guidelines by the Infectious Diseases Society of America. *Clin Infect Dis* 2008;47:303-327
4) Steiner I, Budka H, Chaudhuri A, et al.: Viral meningoencephalitis: a review of diagnostic methods and guidelines for management. *Eur J Neurol* 2010;17:999-e57
5) Tada H, Takanashi J, Okuno H, et al.: Predictive score for early diagnosis of acute encephalopathy with biphasic seizures and late reduced diffusion(AESD). *J Neurol Sci* 2015;358:62-65
6) Yokochi T, Takeuchi T, Mukai J, et al.: Prediction of acute encephalopathy with biphasic seizures and late reduced diffusion in patients with febrile status epilepticus. *Brain Dev* 2016;38:217-224
7) 日本神経感染症学会・日本神経学会・日本神経治療学会(監),「単純ヘルペス脳炎診療ガイドライン」作成委員会(編):単純ヘルペス脳炎診療ガイドライン 2017.南江堂,2017
8) 久保 裕,長村敏生ほか:イオン飲料過剰摂取により Wernicke 脳症をきたした1男児例.日小児救急医会誌 2017;16:464-469
9) 水口 雅:重症・難治性急性脳症の病院解明と診療確立に向けた研究.厚生労働科学研究費難治性疾患克服研究事業 重症・難治性急性脳症の病院解明と診療確立に向けた研究(平成22年度研究報告書),2011;3-10
10)「新型インフルエンザ等への対応に関する研究」班:インフルエンザ脳症の診療戦略.日本医療研究開発機構研究費(新興・再興感染症に対する革新的医薬品等開発推進研究事業).2018

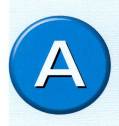

Ⅲ おもな救急疾患
A 中枢神経系疾患
2．化膿性髄膜炎

● 京都第二赤十字病院小児科　**長村敏生**

1 化膿性髄膜炎の疾患概念の変遷

　髄膜炎は細菌，ウイルス，真菌によりクモ膜下腔に生じた炎症であるが，細菌性髄膜炎のうち結核菌を除く起因菌によるものを化膿性髄膜炎という．2009～2010年に実施された全国調査によると，インフルエンザ菌(53.2%)と肺炎球菌(24.2%)で起因菌全体の8割弱を占め，致死率2.0%，後遺症率20.6%と予後不良な小児疾患の一つであった[1]．

　しかし，2011年から結合型インフルエンザ菌b型(Haemophilus influenza type b：Hib)ワクチン，7価結合型肺炎球菌ワクチン(7-valent pneumococcal conjugate vaccine：PCV7)の公費助成化が開始され，2013年4月より定期接種化され，さらに肺炎球菌ワクチンは2013年11月からPCV13に変更されて両ワクチンの普及が一気に進んだ結果，ワクチン公費助成前3年間(2008～2010年)の平均罹患率と比較して2014年の罹患率はHib髄膜炎で100%，肺炎球菌髄膜炎で71%減少していた[2]．この患者の激減はワクチン接種率上昇に伴う集団免疫効果[3]と考えられた．

　現在では化膿性髄膜炎の発生はまれであるが，罹患すると重篤化しうる疾患であることには変わりなく，初期救急診療において見逃されることがないように，より慎重な対応が必要である．

2 症状と診断

　発熱，頭痛，嘔吐が主症状で，意識障害，けいれんを認めることもあるとされるが，患者の半数を占める1歳未満児における出現頻度は，嘔吐40～50%，意識障害30～40%，けいれん20～30%にすぎない[3]．髄膜刺激症状(項部強直，Kernig徴候)の頻度も2歳以上では80%以上に認められるが，1歳未満では約20%にすぎない[3]．また，感染経路はおもに血行性で，発熱は85～99%にみられるとされる[4]が，児によっては初診時に低体温，顔色不良，チアノーゼなど敗血症による全身症状が中心となる場合もある．

　言葉が話せない乳幼児では特異的な症状，徴候がわかりにくく，実際には熱の高さよりもミルクを飲まない(食欲低下)，眠ってばかりいる(傾眠傾向)，何となく元気がない(not doing well)，ぐったりしている，不機嫌，易刺激性など「いつもと様子が違う」という親の訴えが本症を疑うきっかけとなることも多く，入院時の症状としては8割以上の患者に認められる[3]．特に救急外来の場合，医師は児の「いつもの様子」を知らず，「いつもと様子が違う」ことは保護者にしか判断できないため，保護者の訴えには謙虚に耳を傾ける必要がある．

　本症は早期診断が何より重要である．早期診断のためにはまず本症を疑ってみることが大切で，本症の可能性が少しでも疑われれば緊急入院のうえ，髄液検査を行って診断を明らかにする必要がある．

> ⚠ **Pitfall**
>
> 　化膿性髄膜炎の半数は1歳未満で，95%以上が5歳以下であるが，乳幼児は症状がわかりにくく非典型例が多いため，本症を見逃さないためには全身状態(機嫌，目つき，表情)の評価が重要で，それに加えて

A　中枢神経系疾患　2. 化膿性髄膜炎

> 問診時にワクチン接種歴を必ず確認してお
> く必要がある．

③ 緊急検査と診断

ⓐ 緊急血液検査（白血球数，CRP）

末梢血白血球数 15,000/μL 以上かつ好中球 10,000/μL 以上の場合は，occult bacteremia（化膿性髄膜炎早期の場合を含む）である可能性が高くなるとされている．しかし，時間外に好中球数は測定できないことが多く，発症早期には十分上昇していないことも少なくない．

また，発熱後 12 時間以降に CRP（C 反応性蛋白）が 7.0 mg/dL 以上なら，重症感染症の頻度が高くなる[5]．したがって，初回結果が低値であっても疑わしい場合は，12 時間以内に再検する必要がある．

逆に来院時の臨床症状としては発熱のみであっても，緊急血液検査における白血球数，CRP，血中プロカルシトニンの高値が本症を疑うきっかけになる場合も時に経験する．

ⓑ 髄液検査

髄膜炎の診断は髄液検査によってしか確定できないし，髄膜炎の可能性は髄液検査でしか否定できない．したがって，本症を疑えば積極的に腰椎穿刺を行うべきである．ただし，頭蓋内圧亢進が疑われるときには，髄液採取は最小限にとどめる．各種髄膜炎における髄液所見の比較を表1に示した．なお，室温保存の髄液の細胞数は 1 時間で 32%，2 時間では 50% 減少する[6]ため，髄液細胞数は採取後 30 分以内に測定する．

髄液細胞数は発症後 48 時間以内に増加することが多く，ごく初期には単核球優位あるいは糖正常のこともあるため，疑わしい場合は再検する．また，髄液糖/血糖比が 0.4 以下（正常：0.6 以上）の場合は本症が強く疑われる[4]．一方，抗菌薬開始後の本症では単核球優位の細胞数増加を示すこともある．

発熱と嘔吐を伴う場合は脱水症を伴う感染性腸炎，発熱とけいれん・意識障害が遷延する場合は熱性けいれん重積状態との鑑別が問題となるが，両者とも髄液検査が正常なことから除外しうる．乳児の尿路感染症では 10〜20% に無菌性の髄液細胞数増加を認めるが，化膿性髄膜炎の合併はかなりまれである（0〜1%）．

> ⚠ **Pitfall**
>
> **Polk** ら[7]は，化膿性髄膜炎の 3% は初回の髄液検査が正常と報告しており，髄液細胞数が正常であった初回髄液から細菌が検出される場合も時にある．よって，いった

表1 各種髄膜炎における髄液所見の比較

	細胞数	増加する細胞	糖	蛋白
正常値	5/μL 以下（新生児は 30/μL 以下）		40〜80 mg/dL	20〜40 mg/dL
化膿性髄膜炎	増加 1,000〜15,000/μL 程度のことが多い	多核球優位 ごく初期は単核球優位のこともある	減少 血糖値の 40% 以下となり，0 mg/dL になることもある	増加 100〜700 mg/dL 程度に上昇する
結核性髄膜炎	増加 30〜500/μL 程度	単核球優位	減少	中等度増加
ウイルス性髄膜炎	増加 50〜1,000/μL 程度	単核球優位 発症 12〜48 時間以内では多核球優位になることがある	正常	正常か軽度増加
真菌性髄膜炎	増加	単核球優位 カンジダでは多核球も出現する	減少	中等度増加

Ⅲ　おもな救急疾患

> ん本症が疑われた症例では，初回髄液検査が正常であったとしても，さらに **12〜24** 時間は慎重に経過を観察するべきである．

④ 化膿性髄膜炎と臨床診断後に追加すべき検査

ⓐ 髄液の Gram 染色検査

　本症は年齢によって起因菌が異なることが 1 つの特徴であり，罹患年齢により起因菌の推定がある程度可能である．生後 4 か月未満では大腸菌や B 群溶血性レンサ球菌（group B streptococcus：GBS）が主体で，4 か月〜6 歳未満では Hib と肺炎球菌が多く，6 歳以降では Hib が減少し，肺炎球菌が主になる．また，乳幼児期にはリステリア菌によるものもみられるが，欧米で多い髄膜炎はわが国では比較的まれ（おもに年長児）である．

　なお，貫通性外傷やシャント留置例では黄色・表皮ブドウ球菌，結核菌が起因菌となることが多く，頭蓋底骨折を伴う外傷では鼻腔内保有菌（肺炎球菌，Hib，メチシリン耐性黄色ブドウ球菌［Mechicillin resistant Staphylococcus aurea：MRSA］を含むブドウ球菌）が多く，免疫不全状態では肺炎球菌，Hib に加え，大腸菌，腸球菌，MRSA を含む黄色ブドウ球菌，クレブシエラ，緑膿菌，リステリア菌などあらゆる菌種が原因となりうる[4]．

　本症の最終診断は髄液あるいは血液（または濃縮尿）から起因菌が分離・同定されることにより確定するが，起因菌の確定は培養結果を待たなければならず，治療方針決定のためには入院時の髄液の Gram 染色検査を採取後直ちに行うべきである．すべての細菌は Gram 陽性，陰性のいずれかに分類され，染色性と形態により菌種の推定はある程度可能で（表 2），本症の早期診断における Gram 染色検査の有用性は極めて高い．

表 2　化膿性髄膜炎起因菌の Gram 染色鏡検所見の特徴

Gram 染色	鏡検所見（検出感度*）	
	球 菌	桿 菌
陽性 （青〜紫色）	・肺炎球菌（90%） 　縦長な双球菌か短い連鎖状．ランセット型．菌体周囲に莢膜あり．菌は白血球に貪食されず，細胞外に存在することが多い． ・レンサ球菌 　楕円形，3 個以上の長い連鎖状の菌を認める．白血球による貪食像を認める．80% の血清型は Ⅲ 型． ・ブドウ球菌 　均一の正球形．集塊．ブドウ状．白血球による貪食像を認める． ・MRSA 　高度耐性菌は集塊．死菌に近く萎縮して観察される．	・リステリア菌（50% 以下） 　桿菌．時に短く連鎖していることあり．レンサ球菌と見誤られることあり．白血球周囲に貪食されていない菌体を認める．
陰性 （赤色）	・髄膜炎菌（75%） 　腎臓（そらまめ）型．半月形の双球菌．白血球に貪食されている． 　（低温に弱く，冷所保存により培養が偽陰性になってしまうおそれあり）．	・インフルエンザ菌（86%） 　染色性の淡い大小不同の小さな短桿菌．莢膜が観察されることがある．白血球に貪食されている菌といない菌が混在する． ・大腸菌．腸球菌 　横と縦の比率が 1：2〜3 で，染色性が鮮やかな桿菌． ・緑膿菌 　大腸菌よりさらに細長く，一部弯曲した桿菌．

150

一方，ラテックス凝集反応による迅速診断キット（PASTOREX メニンジャイティス，バイオラッド社）を用いれば，確認できる菌は限定されるが（肺炎球菌，Hib，髄膜炎菌，GBS），結果は 15 分ほどで得られる．本法は抗菌薬の前投与により崩壊しつつある菌でも検索可能という利点があるものの，偽陽性・偽陰性の可能性もあり，ルーチンで行うことは疑問視されている．

> ### ⚠ Pitfall
>
> Gram 染色検査では生菌数が 10^5cfu/mL 以上ないと鏡検で確認できない[4]．また，先行抗菌薬療法（たとえ内服 1 回分であっても）が行われていれば Gram 染色の判定は困難で，培養も陰性のことがある．

b 各種細菌培養

本症の大部分は血行性感染であるが，頭部外傷や脳外科術後，副鼻腔炎，中耳炎からの直達性感染もあるため，入院時には髄液以外に血液（2 点培養），尿，便，鼻腔，咽頭，膿汁などの細菌培養を行う必要がある．なお，時間外に採取した髄液を培養用にやむを得ず翌朝まで保存する場合は，室温で保存する．

迅速イムノクロマトアッセイは患者の尿より肺炎球菌抗原を検出可能[8]であるが，ワクチン接種後 5 日間は偽陽性を示すことがある．

c 頭部画像（CT，MRI）検査

急性期には硬膜下水腫（自然吸収されることも多い），脳出血，血管炎（さらに脳梗塞を引き起こすこともある），脳実質炎（髄膜脳炎の形をとる）などを合併することがある．

> ### 💡 Point
>
> #### 鑑別すべき疾患と入院時検査所見のポイント
> - 急性脳炎・脳症➡EEG で徐波，CT/MRI で脳浮腫．
> - ウイルス性，真菌性，結核性髄膜炎➡髄液所見よりスクリーニング（表 1）．
> - 熱性けいれん（重積状態），熱せん妄➡髄

液，EEG は正常．
> - 脱水を伴う腸炎➡髄液は正常．
> - 非けいれん性てんかん重積状態（NCSE）➡EEG で発作波群発．
> - 脳外科的疾患➡CT/MRI・MRA で腫瘍，膿瘍，出血，脳ヘルニア，血管障害．

⑤ 治 療

a 抗菌薬療法

抗菌薬は，本症の診断がつき次第，速やかに開始する必要がある．起因菌が不明の場合にわが国のガイドライン[4]では，生後 4 か月未満は大腸菌，GBS，リステリア菌を想定し，生後 4 か月以降では Hib と肺炎球菌における耐性菌を想定した抗菌薬の併用が推奨されている（表 3，表 4）．しかし，Hib と肺炎球菌は 4 か月未満でも起因菌になりうる．髄液移行がよく，かつ想定菌の地域における薬剤感受性を考慮して抗菌薬を選択する必要がある．抗菌薬の髄液濃度を急速に上げ，それを維持することが重要であるため投与量は最大用量とする．抗菌薬開始後 48 時間以内に髄液の無菌化が図られないと神経学的に後遺症を残すリスクが高くなる[4]．

培養結果が陽性の場合，抗菌薬は薬剤感受性検査結果を参考にして狭域の抗菌薬への変更（de-escalation）を行い，全身状態が改善して CRP 陰性が 2～3 回連続（1 週間以上持続）したことを確認して中止する（通常 2～3 週間）．中止時に抗菌薬を漸減しつつ止めることや経口抗菌薬へ変更して続ける必要はない．

> ### ⚠ Pitfall
>
> - 来院前に抗菌薬を投与されている例では Gram 染色や培養が陰性となることも多く，髄液細胞数の増加も軽度で，単核球優位になることもある．したがって，髄膜炎ではあるが無菌性かどうかを迷う場合は，とりあえず化膿性として治療を開始する．

Ⅲ　おもな救急疾患

表3　ガイドライン[4]で推奨される小児化膿性髄膜炎の初期治療

起因菌不明	1か月～16歳		第3世代セフェム系(CTX or CTRX)とカルバペネム系(PAPM/BP or MEPM)を併用，効果が得られない場合はバンコマイシン(VCM)を追加する
	頭部外傷，脳神経外科的処置後，シャント留置ありの小児		VCMとカルバペネム系(PAPM/BP or MEPM)を併用，VREではLZDを投与
	免疫不全を有する小児		VCMとMEPMを併用，VCM無効ならLZDを投与
標的療法	Gram 陰性菌	インフルエンザ菌	薬剤感受性不明ならCTRXまたはMEPMまたは両者を併用，アンピシリン感受性菌の場合はABPC
		大腸菌	薬剤感受性不明ならCTX，ESBL産生大腸菌(セフェム系無効)の場合はカルバペネム系(PAPM/BP or MEPM)
		緑膿菌	薬剤感受性不明ならMEPMまたはCAZまたはAZT，薬剤感受性が低下している場合はMEPMとアミノグリコシド系(AMK)を併用
		髄膜炎菌	薬剤感受性不明なら広域ペニシリン(ABPC)，ペニシリン耐性の場合はCTRXまたはMEPM
		肺炎球菌	薬剤感受性不明ならPAPM/BP，効果不十分ならVCMを追加，ペニシリン感受性菌(PSSP)の場合はABPC
	Gram 陽性菌	GBS	広域ペニシリン(ABPC)
		リステリア	広域ペニシリン(ABPC)単独またはABPCとアミノグリコシド系(GM)を併用，ABPC不応の場合はカルバペネム系(PAPM/BP or MEPM)
		ブドウ球菌	薬剤感受性不明ならVCMと第3世代セフェム系(CTX or CTRX)を併用，メチシリン感受性ブドウ球菌(MSSA)の場合はPAPM/BPまたは第4世代セフェム系(CZOP)

MEPMの代わりにDRPMの使用可能，無効の場合はCPも選択肢とする．
CTX：セフォタキシム，CTRX：セフトリアキソン，VCM：バンコマイシン，PAPM/BP：パニペネム・ベタミプロン，
MEPM：メロペネム，LZD：リネゾリド，ABPC：アンピシリン，CAZ：セフタジジム，AZT：アズトレオナム，
AMK：アミカシン，GM：ゲンタマイシン，CZOP：セフォゾプラン，DRPM：ドリペネム
VRE：バンコマイシン耐性腸球菌，ESBL：基質特異性拡張型β-ラクタマーゼ

b　高サイトカイン血症の治療

　本症の中枢神経障害には，細菌の菌体成分によって産生刺激を受けた炎症性サイトカインとその代謝産物が関与するため，高サイトカイン血症の治療も抗菌薬療法と併行して行う．生後6週以降では初回抗菌薬投与10～20分前からのデキサメタゾン療法(デカドロン®0.15 mg/kg/回を1日4回静注，2～4日間)を開始するとともに，γ-グロブリンを3日間点滴静注(150 mg/kg/日)する．

　なお，乳幼児期にはデキサメタゾン併用が推奨されるが，今後の起因菌(特にHib)の動向によっては推奨度の再検討を要する可能性がある[4]．一方，デキサメタゾン終了後(1～4日目)

には，半数以上の症例で38℃以上の再発熱を認めることがある[9]．この再発熱は1～16日(平均6.9日)続き，CRPや髄液細胞数の一時的な再上昇を伴うこともあるが，放置すれば自然に解熱するため，全身状態が良好なら直ちに抗菌薬を変更する必要はない．

c　その他

　入院直後は抗利尿ホルモン不適切分泌症候群(syndrome of inappropriate secretion of antidiuretic hormone：SIADH)を合併していることも少なくなく，脳浮腫予防の観点からも必要水分量の70～80%程度に水分制限する．脳浮腫予防のため脳圧降下薬(D-マンニトール)，けいれん予防・鎮静のためミダゾラム(ミダフレッ

A 中枢神経系疾患 2. 化膿性髄膜炎

表4 化膿性髄膜炎における抗菌薬の使い方（成人における最大投与量を超えないこと）

	抗菌薬		1日使用量 （mg/kg/日）	投与方法	上限量	その他
広域ペニシリン	ABPC	アンピシリン	300〜400	分3〜4, 静注	8 g/日	生食またはブドウ糖液で溶解して静注 溶液が等張にならないため注射用水の使用不可
第3世代 セフェム系	CTX	セフォタキシム	200〜300	分3〜4, 静注	4 g/日	注射水, 生食, ブドウ糖液で溶解し, 緩徐に静注
	CTRX	セフトリアキソン	120	分2, 静注	4 g/日	
	CAZ	セフタジジム	150	分2〜4, 静注	4 g/日	
	AZT	アズトレオナム	150	分3〜4, 静注	4 g/日	
第4世代 セフェム系	CZOP	セフォゾプラン	160〜200	分3〜4, 静注	4 g/日	注射水, 生食, ブドウ糖液で溶解し, 緩徐に静注
カルバペネム系	MEPM	メロペネム	120	分3, 点滴	2 g/日	点滴は生食または5%ブドウ糖液で30分以上かけて行う 使用期間は原則14日以内, バルプロ酸と併用禁忌
	PAPM/BP	パニペネム・ ベタミプロン	100〜160*	分3〜4, 点滴	2 g/日	点滴は生食または5%ブドウ糖液で30分以上かけて行う 原則, 感受性を確認し, 必要最小期間にとどめる バルプロ酸と併用禁忌
	DRPM	ドリペネム	120	分3, 点滴	3 g/日	点滴は生食または5%ブドウ糖液で30分以上かけて行う バルプロ酸と併用禁忌
アミノグリコ シド系	GM	ゲンタマイシン	7.5*	分3, 点滴	7.5 mg/kg/日*	点滴は30分〜2時間かけて行う 急性腎不全, 第8脳神経障害に注意 開始2〜4日目の点滴開始1時間後のCpeak値20 μg/mLを目標とし, 以後はトラフ値<1 μg/mLにする
	AMK	アミカシン	15〜30*	分2, 点滴	20 mg/kg/日*	点滴は100〜500 mLの補液中に100〜200 mg（力価）の割合で溶解し, 30分〜1時間かけて行う 急性腎不全, 第8脳神経障害に注意
その他	VCM	バンコマイシン	45	分3, 点滴	2 g/日	点滴は60分以上かけて（急速投与によりred neck症候群や血圧低下などが出現することあり）行う 血中濃度のモニタリングにおいて, トラフ値を15〜20 μg/mLに維持する
	LZD	リネゾリド	30（12歳未満）	分3, 点滴	600 mg/回 まで	12歳以上は600 mg/回を12時間ごとを超えないこと 点滴は30分〜2時間かけて行う
	CP	クロロマイセチン サクシネート	100	分4, 静注	記載なし	造血機能の低下している患者, 低出生体重児・新生児, 骨髄抑制を起こす可能性のある薬剤を投与中の患者は投与禁忌

＊：保険適用外使用　　本表の使用量は乳幼児を前提としたものであり, 新生児の投与量については成書を参照されたい.
デキサメタゾンはバンコマイシンの髄液移行を阻止するため, バンコマイシンとは併用禁忌である.
Cpeak値：点滴開始1時間後の薬物血中濃度　トラフ値：薬剤投与開始後, 次回投与前30分以内の薬物血中濃度
アミノグリコシド系抗菌薬は薬剤の濃度がMCI以下になっても細菌の増殖を抑制する効果が期待できるため, Cmaxを十分に高くする目的で1回投与量を増量しても投与間隔を空けることで腎障害などの副作用を回避できる.

サ®）, フェノバール, ストレス潰瘍予防のためヒスタミン H_2 受容体拮抗薬（ガスター®）などを投与する.

治療開始後, 水頭症（髄液の通過・吸収障害によって生じる）の予防をかねて毎日髄液検査を行い, 2〜3日後に初期治療の評価を行う. 髄液検査は細胞数が300〜500/μL程度になるまでは2〜3回/週行う. 本症の診断・検査・治療のフローチャートを図1に示した.

6 予後

a 予後

本症は死亡率1〜3%, 後遺症（運動麻痺, 発達遅滞, てんかん, 感音性難聴）率約10〜20%

Ⅲ　おもな救急疾患

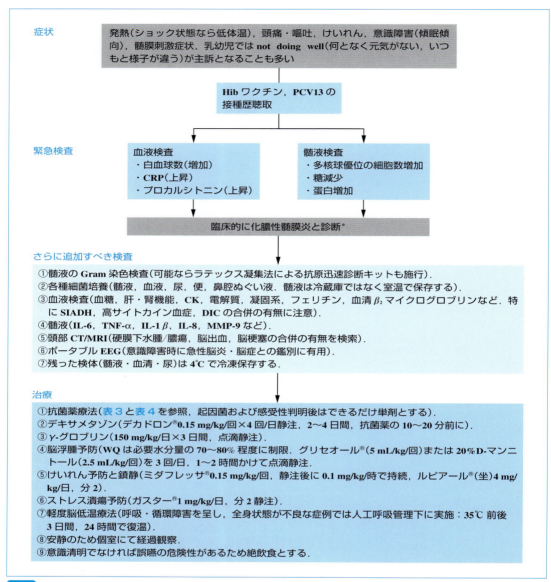

図1 診断・検査・治療のフローチャート
＊：化膿性髄膜炎の最終的な診断は，髄液あるいは血液（または濃縮尿）から起因菌が分離・同定されることによって確定する．

と重篤な疾患である．回復期に水頭症，硬膜下膿瘍，脳膿瘍，脳萎縮などを起こすことがあり，その場合には後遺症を残すことも多い．特に硬膜下病変は本症経過中の13～39％に合併し，大部分は1歳以下で，出血を伴う場合や内科的治療にもかかわらず増大傾向がみられるときは，穿刺排液が必要になる[10]．

b　初期対応に関して重要な因子

乳幼児の発熱＋「not doing well」では必ず本症を否定する必要があり，本症の再発では基礎疾患の検索が必要である．さらに，4か月未満児の本症では可能な限り初回髄液のGram染色を実施し，Gram陽性の場合はGBSと肺炎球菌を念頭において初回抗菌薬を選択すべきであ

る．

両ワクチンの接種歴があれば本症を完全に否定できるわけではないが，未接種であることは本症の最大の危険因子であるため，ワクチン接種歴の聴取が極めて重要である．一方，両ワクチン導入後には non-Hib 感染症（b 型以外の莢膜型と無莢膜型）や PCV13 でカバーされない血清型による感染症が相対的に増加してくる（serotype replacement）とともに，ワクチンを接種しても血清型特異 IgG 抗体濃度，血清型特異的なオプソニン活性が上昇せずに髄膜炎を発症する（vaccine failure）症例も存在することに注意する必要がある．

保護者への説明のポイント

- 化膿性髄膜炎は近年のワクチン普及により急激に減少しているが，いったん罹患すれば死亡率 1〜3％，後遺症率約 10〜20％ と重篤な疾患である
- 1〜2 か月の入院加療が必要で，急性期は脳の安静を保つため個室に収容し，光・音・接触刺激，興奮を避け，けいれん予防に努めることが重要である．
- 発熱に対しては坐薬に依存せず，全身冷却（氷枕，氷嚢，クーリングマット）による解熱を心がける．一方で，低体温にならないように体温はこまめに測定する．
- 軽度であっても意識障害時には誤嚥の危険性があることと，入院後は持続点滴を行うとともに脳浮腫予防の観点から水分制限が望ましいため，経口摂取は無理に勧めない．しかし，児が食欲を訴える場合はスタッフ立会いのもとで上半身を挙上し，誤嚥に注意しながら水分から経口摂取を開始する（乳児は乳首で吸啜を確認してからがよい）．

文献

1) 新庄正宜，岩田 敏，佐藤吉壮，ほか：本邦における小児細菌性髄膜炎の動向（2009〜2010）．感染症誌 2012；86：582-591
2) 菅 秀：ワクチンによる細菌性髄膜炎の予防．Neuroinfection 2016；21：33-38
3) 長村敏生，大前禎毅，濱田裕之，ほか：京都府における小児化膿性髄膜炎の発生動向（2007 年〜2013 年）とワクチン接種による予防効果の検討．京都医会誌 2015；62：21-29
4) 細菌性髄膜炎の診療ガイドライン作成委員会：細菌性髄膜炎の診療ガイドライン 2014．南江堂，2014
5) Pulliam PN, Attia MW, Cronan KM：C-reactive protein in febrile children 1 to 36 months of age with clinically undetectable serious bacterial infection. *Pediatrics* 2001；108：1275-1279
6) Steele RW, Marmer DJ, O'Brien MD, et al.：Leukocyte survival in cerebrospinal fluid. *J Clin Microbiol* 1986；23：965-966
7) Polk DB, Steele RW：Bacterial meningitis presenting with cerebrospinal fluid. Pediatr Infect Dis J 1987；6：1040-1042
8) Genne D, Siegrist HH, Lienhard R：Enhancing the etiologic diagnosis of community-acquired pneumonia in adults using the urinary antigen assay（Binax NOW）. *Int J Infect Dis* 2006；10：124-128
9) 全 有耳，長村敏生，岡野創造，ほか：1992〜1997 年に経験したインフルエンザ菌性髄膜炎 33 例の臨床的検討．小児臨 2002；55：877-885
10) 森口直彦，上田有香，砂川瑞穂，ほか：化膿性髄膜炎に硬膜下病変を合併した症例の検討―CT，MRI による経過観察の重要性―．小児感染免疫 2004；16：395-402

Column 3 炎症反応軽微な細菌性髄膜炎は皮膚洞を探せ！

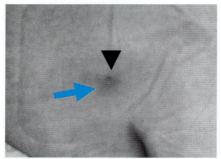

図1 仙尾部の発赤と中央部の陥没（皮膚洞）の存在
→髄液培養では黄色ブドウ球菌陽性

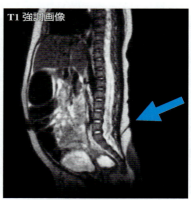

図2 仙尾部の皮膚洞が髄腔まで連続

　細菌性髄膜炎は，起炎菌の鼻咽頭粘膜への付着から粘膜細胞内浸潤そして毛細血管～循環血液に侵入して，血行性に血液脳関門に到着して発症することが知られている．このため，一定期間（時間）の菌血症状態を呈するため，炎症反応が高値化することが一般的である．これに対して，炎症反応軽微な髄膜炎は中枢神経への直接浸潤（逆行性感染）を考慮する必要がある．髄膜瘤や皮膚洞の存在，副鼻腔損傷などを念頭に侵入門戸の検索が必要となる．この検索が行われないと反復する細菌性髄膜炎となるので注意が必要！

（市川光太郎）

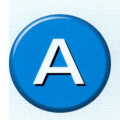

Ⅲ おもな救急疾患
A 中枢神経系疾患
3．熱性けいれん

● 北九州市立八幡病院小児救急・小児総合医療センター　石橋紳作

1 疾患の概要

熱性けいれん（febrile seizure：FS）は，「おもに生後6〜60か月までの乳幼児期に起こる，通常38℃以上の発熱に伴う発作性疾患（けいれん性，非けいれん性を含む）で，髄膜炎などの中枢神経感染症，代謝異常，その他明らかな発作の原因がみられないもので，てんかんの既往があるものは除外される．」と定義されている[1]．

発作は発熱後24時間以内に生じることが多く，それ以降は少ない．けいれんが止まった後に発熱に気づかれることもある．

臨床的に単純型（simple FS：SFS）と複雑型（complex FS：CFS）に分類されている．CFSは①焦点性発作（部分発作）の要素，②15分以上持続する発作，③24時間以内に2回以上反復する発作，のいずれか1つ以上を満たすもので，SFSはCFS以外のものをいう．

FSは基本的に予後良好な良性疾患であるが，CFSではSFSよりてんかん発症率が若干上昇することが知られている．

2 ガイドラインにおける初期対応に関する記載

近年の研究とワクチンの進歩に伴い，熱性けいれん診療ガイドライン2015（GL2015）[1]では初期対応における推奨が大きく変化した．

a 髄液検査

髄液検査をルーチンに行う必要はない．髄膜刺激症状，30分以上の意識障害，大泉門膨隆など細菌性髄膜炎をはじめとする中枢神経感染症を疑う所見を認める例では髄液検査を積極的に行う．

b 血液検査

血液検査をルーチンに行う必要はない．全身状態不良などにより重症感染症を疑う場合，けいれん後の意識障害が遷延する場合，脱水を疑う所見がある場合などに血清電解質，血糖値，白血球数，血液培養を考慮する．

c 画像検査

ルーチンに頭部CT/MRI検査を行う必要はない．発達の遅れを認める場合，発作後麻痺を認める場合，焦点性発作（部分発作）や遷延性発作（持続時間15分以上）の場合などは，頭部CT/MRI検査を考慮する．

d 入院適応

有熱時発作を起こして受診した患者における入院の基準は施設や地域によって異なるが，以下の項目が入院を考慮する目安となる．

①けいれん発作が5分以上続いて抗てんかん薬の静注を必要とする場合．
②髄膜刺激症状，発作後30分以上の意識障害，大泉門膨隆がみられたり，中枢神経感染症が疑われる場合．
③全身状態が不良，または脱水症状がみられる場合．
④けいれん発作が同一発熱機会内に繰り返しみられる場合．
⑤上記以外でも診療した医師が入院が必要と考える場合．

e 発作後のジアゼパム坐薬の使用

来院時にFSが止まっている場合，外来で

Ⅲ　おもな救急疾患

表 1　当院における抗けいれん薬の使い方

1-1.　ミダゾラム静注　0.15 mg/kg（注入速度 1 mg/分を目安）
　　　静脈路確保困難な場合
　　　ミダゾラム筋注　0.3 mg/kg（10 mg/2 mL 製剤を使用）
　　　大腿中央前外側　20〜30 秒間ほどよく揉む
1-2.　けいれん持続（静注では 5 分後，筋注では 10 分後に判定）
　　　→ミダゾラム静注追加　0.1〜0.3 mg/kg
2.　　5〜10 分後けいれん持続→ノーベルバール®またはホストイン®静注
　　　ノーベルバール®250 mg/V
　　　　　生食または注射用水 25 mL に溶解し（1 mL＝10 mg）
　　　　　1.5〜2.0 mL/kg（15〜20 mg/kg）を 10 分以上かけてゆっくり静注
　　　ホストイン®750 mg/10 mL/V
　　　　　生食または 5%G 20 mL を加えトータル 30 mL とする（1 mL＝25 mg）
　　　　　0.9 mL/kg（22.5 mg/kg）を 0.12 mL/kg/分または 6 mL/分の
　　　　　どちらか低いほうを超えない速度でゆっくり静注（通常 10 分程度）
3.　　さらにけいれん持続
　　　（目安としてノーベルバール®では静注終了時に判定，ホストイン®では静注
　　　終了 10 分後に判定）
　　　インゾール®3〜5 mg/kg を 3〜5 分かけて静注
　　　呼吸管理が必要

〔北九州市立八幡病院小児救急センター〕

ルーチンにジアゼパム坐薬を入れる必要はない．

③ 診断・治療のフローチャート

a まずはけいれんを止めること

FS は来院時，けいれんが止まっていることがほとんどである．しかし，けいれんが持続している場合には，速やかに止痙させる処置を行う（p. 69，Ⅱ章 E けいれん重積の項を参照）．

抗けいれん薬としてはわが国ではジアゼパム，ミダゾラム，ホスフェニトイン，フェノバルビタールなどの記載が多い．当院ではミダゾラムを第 1 選択薬として静注または筋注を行っている．ミダゾラムは鼻腔内・口腔内投与も可能であるが，分泌物の影響を受けやすいと考えられ選択していない．静脈路の確保がスムーズであれば静注を，乳児などで静脈路確保がすぐに困難な場合には筋注を施行する．筋注は大腿中央部の前外側に施行し，筋注後同部位を 20〜30 秒間揉むことにしている．

ミダゾラムには 10 mg/2 mL 製剤（ドルミカム®）と 10 mg/10 mL 製剤（ミダフレッサ®）があり，筋注の場合には前者を用いるが，けいれん重積に対しては保険収載がないことに注意が必要である．ミダゾラム投与を繰り返しても止痙しない場合にはホスフェニトイン（ホストイン®）やフェノバルビタール（ノーベルバール®）などの 2nd line へ移行する．ホスフェニトインの利点は意識レベルに影響を与えないことであるが，2 歳未満では安全性が確立されていない．熱性けいれんが好発する年齢と重なっており，使いにくい場合がある．フェノバルビタールには年齢制限はないが，鎮静作用が強く止痙後の意識レベル評価が困難になるという欠点がある．

当院における抗けいれん薬使用法の概略を表 1 に示した．

FS 後に四肢の筋トーヌス亢進や眼球偏位，複雑部分発作様の持続的な体動を認める場合があり，けいれんが重積しているのか判断に苦慮することがある．Yamamoto は，そのような状態を NETC（non epileptic twilight state with convulsive manifestations）として報告し，臨床脳波学的にけいれん重積とは区別した[2]．NETC と真の重積状態との鑑別を確実に行うためには脳波測定が必要であるが，奥村は臨床上の鑑別点として，以下の 3 点をあげている[3]．

①真の重積状態の場合は開眼しているが，

NETCではしばしば閉眼している．
②真の重積状態ではけいれんは律動的かつ持続的で一定のリズムを示すが，NETCではしばしば断続的かつ非律動的である．
③真の重積状態ではしばしばチアノーゼを伴うが，NETCではチアノーゼを欠くことがある．

Nelson 20版[4]にも「if the patient does not recover immediately from a seizure, then an EEG can help distinguish between ongoing seizure activity and a prolonged postictal period, sometimes termed a nonepileptic twilight state.」との記載がある．

当院では2016年よりポータブルEEGを導入し，けいれん児の評価がより客観的に可能となった．NETCを鑑別することは過剰な抗けいれん薬投与の予防につながる．

1) 問 診
①発熱の経過
　発熱24時間以降のけいれんはFS以外の疾患を考慮する．逆に短時間の発熱～発作間隔は再発予測因子であり，てんかん発症関連因子でもある[1]．
②けいれんの持続時間・発作型
　10分以上のけいれんや部分発作はFS以外の疾患を考慮する．
③発熱以外の症状
　頭痛，嘔吐，意識障害，not doing wellはFS以外の疾患を考慮する．
④薬剤服用の有無
　テオフィリンや抗ヒスタミン薬はけいれんの誘発因子となる．
　抗菌薬の内服は細菌性髄膜炎の症状をマスクする可能性がある．
⑤ワクチン接種の有無
　特に肺炎球菌・インフルエンザ菌b型（Haemophilus Influenzae type b：Hib）ワクチンの有無を確認する．
⑥発達歴・既往歴・家族歴
　FSの既往や家族歴，無熱性けいれんの家族歴など．

2) 診 察
①バイタルサインのチェック
②項部強直・Kernig徴候・易刺激性・大泉門膨隆の有無など．
③発熱のフォーカスは？
　有熱性けいれんのほとんどは感染症である．けいれんの有無により重症細菌感染症（serious bacterial infection：SBI）の頻度は変わらないと考えられており，意識レベルがきちんと回復していれば，けいれんがない発熱患者の評価と大きな違いはない．SBIを鑑別していくうえでHib・肺炎球菌ワクチン接種歴を必ず聞いておく．

3) 診断後の対応
a) 血液検査の適応
　GL2015の記載通り全身状態が保たれていれば，ルーチンに行う必要はない．
①生後6か月未満：6か月未満児のFSはまれであり，全例検査している．
②生後6か月以上3歳未満：全身状態が保たれており，発熱のフォーカスが特定できれば検査の必要はない．FWLS（fever without localizing signs）と判断される場合には，Nelson 20版の記載に則って鑑別を行い，菌血症や上部尿路感染症の見逃しを避ける（図1）[5]．
③3歳以上：すでにFSの既往がある場合が多く，検査が必要となることは少ない．初回発作の場合には，中枢神経感染症の除外を慎重に行う．12～13歳ぐらいの年長児でもFSを生じることがあるが，インフルエンザウイルス感染に伴うことが多く，周囲の流行歴を確認すること．

b) 外来での観察
　当院では全身状態と意識レベルの評価のため数時間は外来で経過をみることが多い．帰宅させる場合には，必ず翌日受診してもらい全身状態の再評価を行う．より長時間経過をみたい場合には1泊入院とすることもある．

c) ジアゼパム坐薬の使用
　FSと考えられる症例に対して，発作後にジアゼパム坐薬を使用するか否かについてはコンセンサスがない．Hirabayashiら[6]は，FSにて受診した203例について，ジアゼパム使

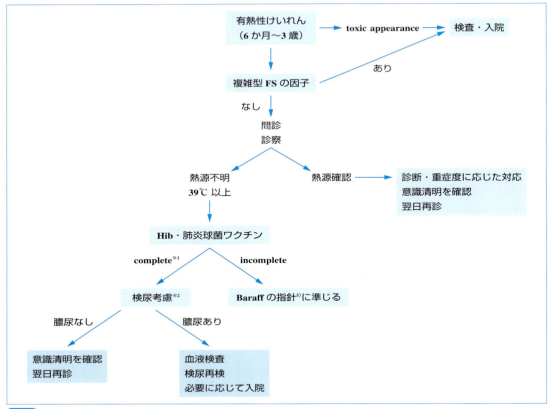

図1 有熱性けいれん（6か月〜3歳）の対応フローチャート
※1 vaccine complete とは接種2〜3回以上を指す
※2 すべての女児，2歳未満の男児，既往歴のあるすべての児に推奨[4]

用の有無による同一発熱期間中の再発率の違いを検討した．使用群の再発率95例中2例（2.1％）に対し不使用群の再発率は108例中16例（14.8％）と有意差を認め，ジアゼパム坐薬の有効性が示された．

　当院で行ったFSの検討[7]では，2014年7〜12月までの6か月間にFSを起こして受診した248例中同一発熱機会内で再発した症例は30例（12.1％）であった．初回けいれんから再発までの時間に関しては，80％以上が初回から4時間以内に再発していた．以上の報告などから当院ではSFSと考えられる児に対し外来で経過観察する場合には，ジアゼパム坐薬1回投与を推奨している．1回のみとした根拠は，多くの再発児が初回発作から4時間以内に再発していること，通常通りの8時間間隔2回の使用では時にふらつきが数日間持続する例があり，薬剤の副作用なのか軽症脳症の症状なのか鑑別が困難な場合があるためである．ジアゼパム坐薬の積極的な使用により中枢神経感染症の症状がマスクされることが危惧されるが，意識回復をしっかり確認したあとでの使用であれば，問題になることはないと考えている．もともとFS予防目的のジアゼパム坐薬投与は，児の発熱に気づいただけで鎮静性の薬剤を使用するという保護者まかせの予防法であり，発熱の原因に関しては全く考慮されておらず，やや乱暴なやり方ともいえる．ジアゼパム坐薬を使用する際には，ふらつきによる転倒の可能性について必ず保護者に説明しておく必要がある．

d）脳波検査

　てんかんを心配して保護者が希望されることがある．FS児において，てんかん発症予測に関する脳波の有用性は確立されておらず，当院ではほとんど施行していない．

Point

- 有熱性けいれんのほとんどが FS であるため，医師の思い込みが生じやすい．
- 医師にとっては common disease であっても保護者にとってわが子がけいれんを起こしたことは一大事であり，常に謙虚な気持ちで診療にあたる．
- 保護者がけいれんと表現した場合でも，実際には悪寒であることも珍しくない．
- 呼びかけに対する反応やけいれんの性状などを確認して鑑別を行う．
- 中枢神経感染症の可能性を常に念頭におき，短時間の診察で判断するのではなく，外来症例であっても数時間の院内観察を行う．
- 基本は感染症診療であり，バイタルサインを含めた重症度判断を慎重に行い，菌血症を含めた SBI を見逃さない．

保護者への説明のポイント

一般にけいれん性疾患に対する保護者の不安は強く，時間の制約のある救急外来においても十分な説明を心がけたい．当院ではパンフレットを作成している．有熱性けいれん児を帰宅させる場合の説明のポイントを示す．

- けいれんの原因は熱性けいれんが最も考えられるが，除外診断であるため，今後の経過観察が重要．翌日は必ず小児科を受診する．
- 帰宅後，意識がボーッとしたり，つじつまの合わないことをいったり，けいれんが再発する場合には直ちに再来する．
- けいれんが生じた際には，口の中にものを入れたりせず，吐物で窒息しないよう顔〜身体を横に向ける．
- ジアゼパム坐薬を使用した場合には，ふらつきによる転倒に注意する．
- 解熱薬は一般的な使用法でよいが，けいれん予防効果は認められない．
- 熱性けいれんであれば，予後良好な疾患であり，通常生涯に一度か二度しか起こらない．もし何度も起こるようであれば，確立した予防法がある．

文献

1) 日本小児神経学会：熱性けいれん診療ガイドライン 2015．診断と治療社，2015
2) Yamamoto N：Prolonged nonepileptic twilight state with convulsive manifestations after febrile convulsions：a clinical and electroencephalographic study. *Epilepsia* 1996；**37**：31-35
3) 奥村彰久：生理検査の選択と解釈．小児内科 2006；**38**：155-158
4) Mohamad A, Mikati NA, Hani AJ, *et al.*：Nelson Textbook of Pediatrics（20th ed）. Kliegman RM, *et al.*（ed），ELSEVIER, 2015；2829-2831
5) Baraff LJ, Bass JW, Fleisher GR, *et al.*：Practice guideline for the management of infants and children 0 to 36 months of age with fever without source. Agency for Health Care Policy and Research. *Ann Emerg Med* 1993；22：1198-1210
6) Hirabayashi Y, Okumura A, Kondo T, *et al.*：Efficacy of a diazepam suppository at preventing febrile seizure recurrence during a single febrile illness. *Brain Dev* 2009；31：414-418
7) 増井美苗，神薗淳司，市川光太郎：有熱性けいれんの 24 時間以内再発危険因子の解析．2015；第 484 回日本小児科学会　福岡地方会．

III おもな救急疾患

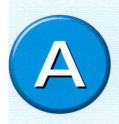

III おもな救急疾患
中枢神経系疾患
4. 無熱性けいれん

● 北九州市立八幡病院小児救急・小児総合医療センター　天本正乃

1 診断フローチャート

　無熱性けいれんイコールてんかんではなく，非てんかん性けいれんの存在を十分理解しておくことが重要である．無熱性けいれんをきたした小児を診察する場合，年齢特異性を理解し，それがてんかんか否かを判断すること，てんかんでないとすればどのような疾患を疑い，どのような検査が必要かを知ることが重要である．けいれんの診断の進め方を図1に示す．

2 年齢別にみる無熱性けいれんの診断とポイント

a 新生児期から早期乳児（生後2か月）のけいれん

　新生児のけいれんは，中枢神経に異常をきたしている重篤な疾患を示唆する重要な徴候であるのと同時に，生理的な反射であり観察のみでよいものと大きく分かれる[1]．新生児期の代表的なけいれん発作症状を，表1に示した．注

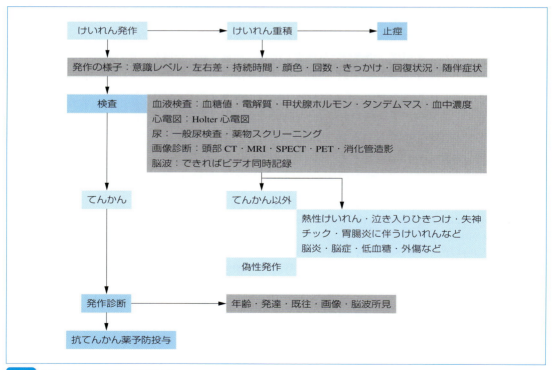

図1　けいれんの診断の進め方

表1 新生児期のけいれん発作

1. 微細発作	
異常眼球運動	水平性眼振，連続的瞬目，持続性開眼，眼球偏位
口舌頬部自動症	吸啜様異常運動，咀嚼運動，舌突出，しかめ顔
体肢自動症	ペダル踏み，ボクシング動作，クロールのような異常運動
自律神経系の変動	血圧上昇，頻脈，徐脈，無呼吸，多呼吸，唾液分泌増加など
2. 焦点性間代発作	上下肢，顔面などの律動的な筋収縮で，静止しようとしても止まらない
3. 焦点性強直発作	短時間持続する肢体の強直や眼球偏位
4. 全般性強直発作	伸展位を示すことも屈曲位を示すこともある．重大な脳障害を示唆する
5. ミオクロニー発作	短い筋収縮で単発性，不規則に出現
6. スパズム	シリーズ形成し，頭や四肢をピクッと動かす短い強直発作

意すべきは，この時期には全般性強直間代性けいれんは起こらないことである．

新生児期の中枢神経障害の原因としては，低酸素性脳症や頭蓋内出血，髄膜炎，脳症など，早急に診断しなくてはいけない疾患が多く含まれる（表2）．けいれん初診時，診療にて打撲痕や着衣の汚れ，骨折など認めた場合には虐待の可能性も念頭に早めに頭部 CT，または MRI，眼底検査が必要である．

新生児けいれんにおいて，てんかんは特殊な場合を除き，むしろまれである．

非てんかん性発作には無呼吸，ちくでき，良性新生児睡眠時ミオクローヌス，驚愕症などがある．けいれんがてんかん性のものかどうかは発作時脳波が不可欠であり，この時期特有のてんかんには良性家族性新生児てんかん，大田原症候群，早期ミオクロニー脳症，ビタミン B_6 依存性てんかんなどがある．

> ### 💡 Point
>
> #### 非てんかん性発作
> ▶良性新生児睡眠時ミオクローヌスは生後2週間頃から睡眠時のみ出現し，四肢をピクッと収縮させる動作を繰り返す．1歳くらいで自然に消失する．
> ▶ちくできは，満期産児の最も有名な不随意運動である．音や触れただけで四肢を小刻みに震わせる動作で，他動的に止めると消失する．
> ▶驚愕症は，覚醒時の筋強直，睡眠時のミオクローヌス，刺激に対する過度の驚愕

表2 新生児発作の原因疾患

低酸素性脳症	低体重児，重症仮死，重症黄疸など
急性代謝障害	低血糖，低 Na 血症，低 Ca 血症など
感染症	脳炎，脳症，髄膜炎，敗血症など
脳血管病変	頭蓋内出血，脳梗塞など
悪性新生物	先天性脳腫瘍など
薬物	母体由来，マルトリートメントなど
先天性代謝疾患	アミノ酸・有機酸・脂肪酸代謝異常など
脳形態異常	皮質形成異常，水頭症など

> を引き起こすグリシン作動性遺伝子変異が見つかっている．クロナゼパム内服でコントロール可能である．

b 後期乳児期（生後3〜12か月）のけいれん

乳児期は発達上の変化がめざましく，けいれんが起きやすくなる年齢である．脳が未熟であるため，発作は年長児に比べ非定型的である．よって，観察者への問診が極めて参考になる．てんかんと間違われやすい疾患には，表3にあげたようなものがある．乳児期のおもなてんかんには，難治性では West 症候群，Dravet 症候群（乳児重症ミオクロニーてんかん），他の症候性てんかん（様々な中枢神経障害：脳炎・脳症・髄膜炎・代謝疾患・脳血管障害・先天奇形・外傷などが原因で起こるてんかん），良性なものとしては乳児良性部分てんかん，乳児良性ミオクロニーてんかんなどがある．

Ⅲ　おもな救急疾患

表3　乳児期にてんかんと間違われやすい疾患

胃食道逆流現象	哺乳後に頭や背中を反らせる，無呼吸，一点凝視，四肢のピクツキなど．下気道症状を繰り返す
乳児突発性危急事態（ALTE）	無呼吸，チアノーゼ，緊張低下，呼吸促迫など
薬物中毒，薬剤誘発性ジストニア	意識障害，後弓反張，斜痙，両眼上転発作など
QT延長症候群	致死性失神，発作後の意識回復が早い．運動歴，家族歴が重要
泣き入りひきつけ（憤怒けいれん）	激しく啼泣し，息をはき出した状態より移行する．チアノーゼ型と蒼白型がある．鉄欠乏と関連
乳児自慰	会陰部に圧がかかる姿勢，気をそらすと治まる
常同症	頭をぶつけたり体をゆらしたり舌を出す．自閉症スペクトラム，Rett症候群など
チック	突発的，不規則な体の一部の早い動きと発声を繰り返す．覚醒時のみ
睡眠随伴症	睡眠時徘徊，夜驚，錯乱など
小児周期性症候群	周期的なめまい，嘔吐，頭痛など

Point

▶**West症候群**は，最も有名な年齢依存性てんかんの代表の一つである．典型的には頭部，体幹，四肢が対称的に屈曲する数秒のスパズムが群発（シリーズ形成）し，精神運動発達遅滞，脳波上のヒプスアリスミアが特徴である．**ACTH療法**が奏効することもあるが，発作消失は一時的であることが多い．

▶**Dravet症候群**は発熱や入浴によって誘発され，頻回に重積する極めて難治なてんかん症候群である．精神運動発達遅滞をきたすことが多く，一部では遺伝子診断も行われている．

▶乳児良性部分てんかんは大半が生後6か月までに発症し，意識減損，眼球偏位，チアノーゼ，二次性全般化をきたす．重積をきたすことはなく群発はしやすいが，発作間欠期の意識は清明で発達に問題はない．カルバマゼピンの少量投与が有効である．

c 幼児期のけいれん（図2）

　熱性けいれんの好発する時期であり，てんかんの発症率が最も高い時期である．熱性けいれん以外では軽症下痢に伴うけいれんも頻度が高く，この年齢に発症する難治なてんかんにはLennox-Gastaut症候群，ミオクロニー失立発作てんかん，良性てんかんとしては，睡眠中の嘔

吐で始まることが多いPanayiotopoulos症候群などがある．

Point

▶軽症下痢に伴うけいれんは，熱性けいれんに次いで多いけいれんである．無熱性で軽い胃腸炎症状を伴うが，低血糖や電解質異常は認めず，数分以内の全身強直間代性けいれんが群発するのが特徴である．発作間欠期の意識は清明で，各種検査は異常がない．通常は一度限りのカルバマゼピン（5～7 mg/kg）の経口または胃管投与が有効で，後遺障害は残さない．

▶**Lennox-Gastaut症候群**は脳波上の遅棘徐波を有し，発作は強直発作，脱力発作，ミオクローヌス，非定型欠神など多彩で，重度の精神発達遅滞を有する代表的な難治性てんかんの一つである．West症候群から引き続くことも多く，脳形成異常など先天的なもの，低酸素性脳症後遺障害などが原因であることがある．

d 小児期のけいれん（図2）

　この時期はあらゆる発作型を持つてんかんが発症し，幼少期に比較すると，けいれんを主訴に受診する小児におけるてんかんの頻度が高まってくる．

　頻度の高いてんかんは欠神てんかん，中心・側頭部に棘波をもつ良性小児てんかん，午前中よく物を落とすことで気づかれやすい若年ミオ

A　中枢神経系疾患　4. 無熱性けいれん

全身けいれん	発熱あり→	短時間（ほぼ5分以内）→	単純型熱性けいれん
	〃　→	長時間・群発・片麻痺→	複雑型熱性けいれん
	〃　→	風呂上がり・炎天下・重積→	Dravet 症候群
	激しい啼泣→	蒼白型・チアノーゼ型→	泣き入りひきつけ
	欠神発作→	数秒の意識消失・1日に頻回→	若年欠神てんかん
	ミオクロニー発作→	朝に物をよく落とす→	若年ミオクロニーてんかん
	全般性強直間代性発作→	覚醒時に大発作→	覚醒時大発作を伴うてんかん
	心理・精神的背景→	長時間・毎回発作が異なる→	心因性非てんかん性発作
部分発作	嘔吐・下痢（軽症）→	短時間発作が群発→	軽症下痢に伴うけいれん
	睡眠中→	嘔吐から始まる→	Panayiotopoulos 症候群
	〃　→	口部症状・吃逆・顔面ピクツキ→	中心・側頭部に棘波をもつ良性小児てんかん

図2　けいれん発作（幼児期〜小児期）

クロニーてんかんなどが有名である[2]．比較的頻度の高い局在関連てんかんも，この時期に発症することが多い．てんかん以外では失神（特に不整脈を伴う），神経調節性障害などがある．特にこの年齢から増えるのは心因性非てんかん発作（psychogenic non-epileptic seizures：PNES）[3]であり，実際のてんかん発作との鑑別はむずかしく最終的には発作中のビデオ脳波が有用である．

Point

▶欠神てんかんは女児に多く，突然始まり突然終わる，10秒前後の意識障害が特徴であるが，全般性強直間代性けいれんを併発する場合もある．バルプロ酸やエトスクシミドが奏効する．

▶中心・側頭部に棘波をもつ良性小児てんかん（benign childhood epilepsy with centrotemporal spikes：BECT）は，小児てんかんのなかで最も頻度が高いてんかんである．半数以上が睡眠中，とくに寝入り端に多く，口角や眼瞼のピクツキや変な喉頭音で気づかれることが多く，発作は全般化し流涎も特徴的である．脳波上多くは Rolando 領域に棘徐波を認める．通常，カルバマゼピンが第一選択薬として選ばれる場合が多い．

▶心因性非てんかん性発作は，初診の場合には5〜20%，難治性てんかんと診断されているなかの15〜30%を占めているといわれている．状況依存があり持続時間が長い，毎回異なる動作をする，閉眼している，左右上下肢で異なる動きをする，発作の途中で泣くなどで疑うことが大切である．

3　治　療

a　まず鎮痙

救急受診時にけいれんが持続していた場合，原因の如何にかかわらず，まずけいれんを止める．気道，呼吸，循環は最優先であり，バイタルをチェックし，気道確保，酸素投与，各種モニター装着と同時に静脈ルートを確保する．ルート確保ができない場合も，あせらずミダゾラムの筋注，口腔，鼻腔投与を行う（けいれん重積の治療については p. 69，II章 E けいれん重積参照）．

Point

▶ルート確保の際，簡易血糖測定器で血糖をチェックし，低血糖があれば直ちにブ

165

ドウ糖液を点滴し，その後は時間を追った血糖チェックが必要である．**10 mg/dL 以下などの著明な低血糖の場合には，代謝性疾患の存在を念頭におき，鎮痙後，原因精査を行うことが必要である．**

b てんかんとしての治療

てんかんの診断は慎重に行わなければいけない．基本的に無熱性けいれんが複数回起こった場合にてんかんを疑い，脳波検査を行ったうえでてんかんのタイプを特定し，内服治療を開始する．実際には救急の現場で抗けいれん薬予防投与を開始することは滅多にない．てんかんの治療にあたっては，十分なインフォームド・コンセントや薬の副作用の説明，その後の定期検査のスケジュールなど，十分な時間をかけ説明することが不可欠だからである．また，てんかん治療は小児神経科医のいる施設で行うことが望ましい．

Point

▶てんかんの既往のある子どもがけいれんで救急搬送された場合は，きちんと内服できていたかどうかの確認のため，必ず処方されている抗けいれん薬の血中濃度を測定することが重要である．怠薬によるけいれん発作は日常茶飯事である．

▶実際のてんかん患者による偽性発作（心因反応性非てんかん発作）はてんかんの診断を受けている子どもに起こりやすいことも念頭に，疑わしければ鎮痙のためのむやみな薬物投与は避ける．

⚠ Pitfall

けいれん後の体の緊張や姿勢の異常が持続する NETC（non epileptic twilight state with convulsive manifestations）という状態がある[4]．真のけいれん重積との鑑別は発作時脳波しかないが，チアノーゼがない，ずっと閉眼している，けいれんが途切れ非律動的などで疑う．抗けいれん薬は効きにくく，過剰な投与は呼吸抑制や血圧低下につながり極めて危険である．けいれん重積や熱性けいれんとよばれるなかに NETC が多く含まれていることに留意する．

　保護者への説明のポイント

- てんかんは，無熱性けいれんが複数回起こった場合に診断する．
- 治療は通常，最終発作から4〜5年継続することが必要であるため，抗けいれん薬の服用にあたっては十分な理解が必要である．2回目以降に治療しても長期発作予後は変わらないとする報告が多い．
- てんかんは必ずしも不治の病ではなく，すべてが遺伝によるものでもなく，治療によく反応する良性のてんかんもあることを説明する．
- てんかんには発達遅滞などの合併症があることも時期を考慮して説明し，理解を求める．

文献

1) 岡　明（編）：小児てんかんの最新医療．中山書店，2009；116-176
2) 日本神経学会：てんかん治療ガイドライン 2010．医学書院，2010；40-48, 62-69
3) 日本神経学会：てんかん治療ガイドライン 2018．医学書院，2018；144-145
4) 奥村彰久，浜野晋一郎：子供のけいれん・てんかん．見つけ方・見分け方から治療戦略へ．中山書店，2013；125-133

III おもな救急疾患
B 呼吸器疾患
1. 下気道感染症

川崎医科大学小児科学教室　尾内一信

1 診断・治療のフローチャート[1]

呼吸器感染症の主要症状は，発熱，鼻汁，咳嗽や咽頭痛喘鳴などである．この症状の組合せと聴診所見のみでほぼ診断が可能である（図1）．さらに，必要に応じて胸部X線撮影やCT検査を行う（図2）．日常診療で経験する下気道感染症のなかでは，気管支炎が最も多く，次いで肺炎，まれに化膿性胸膜炎（膿胸）や肺化膿症を経験する．小児救急外来でよく経験する下気道感染症の主訴は，発熱が強い場合，発熱が長引く場合，咳が強い場合や咳が長引く場合が多い．

病型診断が確定したら，外来で治療可能か，入院治療が必要か決定する．気管支炎は，多くは外来で治療可能である．高熱が続いたり，炎症反応が強い場合はβ-ラクタム系薬を投与し，長引く咳にはマクロライド系薬を投与する．肺炎は，軽症であれば外来で治療可能であり，中等症以上は入院治療を行う．

肺炎の重症度分類（表1[1]）と入院の目安（表2[1]）を示す．入院治療か外来治療かが決定したら，肺炎のスコアリング表（表3[1]）に基づいて，細菌性かマイコプラズマ性か鑑別し抗菌薬を選択する（表4，5[1]）．

化膿性胸膜炎では，呼吸音減弱，胸膜摩擦音を聴取する．貯留量が少ない場合は胸腔穿刺を行わないが，量が多い場合は胸腔ドレーンを挿入し，排膿を行う．また，同時に抗菌薬を投与する．肺化膿症では，嫌気性菌の混合感染を考慮して抗菌薬を選択する．抗菌薬の反応が悪いときには，外科的な治療も考慮する．

病型にかかわらず，いずれの場合も抗菌薬を投与，2〜3日後に効果判定を行い，無効と判

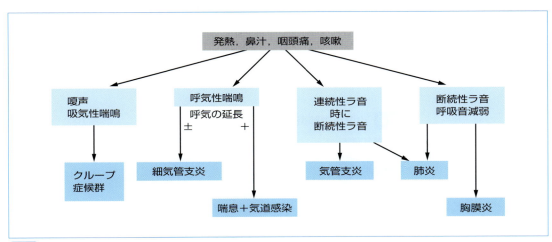

図1 気道感染症：症状と身体所見による病変部位の推定

〔小児呼吸器感染症診療ガイドライン作成委員会：小児呼吸器感染症診療ガイドライン2017．尾内一信，岡田賢司，黒崎知道（監修），協和企画，2016〕

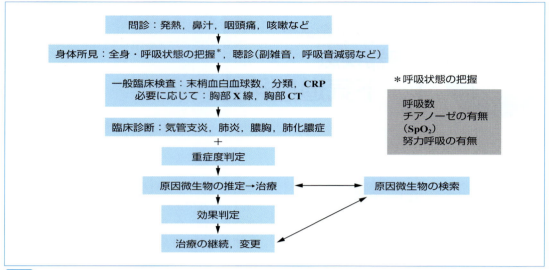

図2 小児下気道感染症の診断と治療のためのフローチャート

〔小児呼吸器感染症診療ガイドライン作成委員会:小児呼吸器感染症診療ガイドライン2017．尾内一信，岡田賢司，黒崎知道(監修)，協和企画，2016〕

表1 小児市中肺炎の重症度分類

	軽症	中等症	重症
全身状態	良好	不良	不良
経口摂取	可能	不良	不可能
SpO_2低下	なし(≧96%)	90〜95%	<90%
呼吸数*	正常	異常	異常
無呼吸	なし	なし	あり
努力性呼吸(呻吟・鼻翼呼吸・陥没呼吸)	なし	あり	あり
循環不全	なし	なし	あり
意識障害	なし	なし	あり

＊年齢別呼吸数(回/分)：新生児＜60，乳児＜50，幼児＜40，学童＜20
中等症・重症においては1項目でも該当すれば，中等症・重症と判断する

〔小児呼吸器感染症診療ガイドライン作成委員会:小児呼吸器感染症診療ガイドライン2017．尾内一信，岡田賢司，黒崎知道(監)，協和企画，2016；48〕

表2 小児市中肺炎入院の目安

年齢(1歳未満)
重症度分類で中等症以上
基礎疾患あり
脱水症状あり
治療薬の内服困難
経口抗菌薬治療で改善なし
合併症(胸水貯留・膿胸)

〔小児呼吸器感染症診療ガイドライン作成委員会:小児呼吸器感染症診療ガイドライン2017．尾内一信，岡田賢司，黒崎知道(監)，協和企画，2016；48〕

B 呼吸器疾患　1. 下気道感染症

表3	肺炎のスコアリング項目

①年齢が 6 歳以上である．
②基礎疾患がない．
③1 週間以内に β-ラクタム系薬の前投与がある．
④全身状態が良好である．
⑤乾性咳嗽が主体である．
⑥胸部聴診で crackles が聴取されない．
⑦胸部 X 線像で肺炎像が区域性である．
⑧血液検査で白血球数が 10,000/μL 未満である．
⑨血液検査で CRP が 4.0 mg/dL 未満である．

①～⑥のうち 3 項目以上あてはまる場合は，マイコプラズマ肺炎の可能性が高い．
①～⑨のうち 5 項目以上あてはまる場合は，マイコプラズマ肺炎の可能性が高い．
〔小児呼吸器感染症診療ガイドライン作成委員会：小児呼吸器感染症診療ガイドライン 2017．尾内一信，岡田賢司，黒崎知道（監），協和企画，2016；39〕

定すれば抗菌薬の変更を行う．近年薬剤耐性菌が増えているので，できる限り喀痰培養，鼻咽頭培養や胸水培養を行う．治療無効時には，培養の薬剤感受性結果を参考に抗菌薬を選択する．

❷ ポイントとピットフォール

小児救急外来受診者の 50% 以上が呼吸器感染症である．

💡 Point

▶全身状態はよいか？
▶病変は上気道に限局しているか，下気道まで及んでいるか？
▶呼吸困難はあるか？
▶前投薬は有効か？
▶聴診で肺副雑音は吸気性か呼気性か？連続性か断続性か？
▶聴診で呼吸音の減弱はないか？
▶聴診で胸膜摩擦音はないか？

全身状態の評価，呼吸困難の有無は重症度と原因を推定するうえで非常に重要である．また，呼気性の肺副雑音は喘息発作や急性細気管支炎を疑う所見である．連続性副雑音は，気管支炎を疑う所見である．断続性副雑音や呼吸音の減弱は，肺炎を疑う所見である．呼吸音の減弱や

胸膜摩擦音があれば，胸膜炎を疑う．

⚠ Pitfall

▶マクロライド耐性マイコプラズマに対してはテトラサイクリン系薬，トスフロキサシン小児用製剤が有効．
▶心陰影に隠れた陰影に要注意．
▶肋骨横隔膜角の消失に注意（貯留側を下にしたデクビタス位で撮影する）．
▶膿胸でドレーンから排液が得られない場合（ドレーンが詰まっていないか，ドレーンが適切な位置にあるか，適当な太さのドレーンが入っているか注意）．
▶膿胸治療後の胸膜肥厚と癒着による拘束性換気障害に注意．
▶再発する肺化膿症（外科的な適応を考慮）．

❸ 各　論

ⓐ 気管支炎

咳が主症状である．3 週間未満の咳は，感染症（ウイルス性）が多い．3 週間以上持続するときは，咳の性質によって原因を推測し（図 3[2]，図 4[3]），適当な治療法を選択する．効果があれ

169

Ⅲ　おもな救急疾患

表4 エビデンスに基づく小児市中肺炎に対する初期推奨抗菌薬（経口抗菌薬）

細菌性肺炎が疑われる場合	非定型肺炎が疑われる場合
第1選択薬： アモキシシリン（AMPC）30〜40 mg/kg/日，分 3〜4	第1選択薬： エリスロマイシン（EM）40 mg/kg/日，分 4 クラリスロマイシン（CAM）10〜15 mg/kg/日，分 2〜3 アジスロマイシン（AZM）10 mg/kg/日，分 1，3 日間
第2選択薬： アモキシシリン・クラブラン酸（AMPC・CVA） 　　　　　　　　　　　96.4 mg/kg/日，分 2 セフジトレンピボキシル（CDTR-PI）9〜18 mg/kg/日，分 3 セフテラムピボキシル（CFTM-PI）9〜18 mg/kg/日，分 3 セフカペンピボキシル（CFPN-PI）9 mg/kg/日，分 3	
上記抗菌薬の治療を過去に受けているにもかかわらず発症・再発・再燃したなど他の経口抗菌薬による治療効果が期待できない場合： テビペネムピボキシル（TBPM-PI）8〜12 mg/kg/日，分 2 トスフロキサシン（TFLX）12 mg/kg/日，分 2	マクロライド耐性マイコプラズマが強く疑われる場合： トスフロキサシン（TFLX）12 mg/kg/日，分 2 ミノサイクリン（MINO）（8 歳以上）2〜4 mg/kg/日，分 2

〔小児呼吸器感染症診療ガイドライン作成委員会：小児呼吸器感染症診療ガイドライン 2017．尾内一信，黒崎知道，岡田賢司（監），協和企画，2016；60〕

表5 小児（新生児を除く）入院市中肺炎症例に対する初期抗菌薬選択基準

	細菌性肺炎が疑われる場合	非定型肺炎が疑われる場合
第1選択薬	アンピシリン（ABPC） 　　30〜40 mg/kg/回　3 回　iv	エリスロマイシン（EM） 　　25〜50 mg/kg/日　分 4〜6　po クラリスロマイシン（CAM） 　　10〜15 mg/kg/日　分 2〜3　po アジスロマイシン（AZM） 　　10 mg/kg/日　分 1　po
第2選択薬	アンピシリンスルバクタム（ABPC・SBT） 　　30〜50 mg/kg/回　3 回　iv セフォタキシム（CTX） 　　30〜40 mg/kg/回　3 回　iv セフトリアキソン（CTRX） 　　25〜30 mg/kg/回　2 回　iv 　　50〜60 mg/kg/回　1 回　iv	トスフロキサシン（TFLX）* 　　12 mg/kg/日　分 2　po ミノサイクリン（MINO）*（8 歳以上） 　　2〜4 mg/kg/日　po or div

＊マクロライド耐性マイコプラズマによる肺炎と考えられる場合
iv：静脈注射，po：経口投与，div：点滴静脈注射
〔小児呼吸器感染症診療ガイドライン作成委員会：小児呼吸器感染症診療ガイドライン 2017．尾内一信，黒崎知道，岡田賢司（監），協和企画，2016；65〕

ば 3〜4 日で咳が改善する．ただし，咳がなくなるまでにはさらに時間を要する．痙咳期の百日咳は，有効な抗菌薬を投与しても咳がなかなか改善しない．DPT ワクチン接種を受けている児でも，しばしば百日咳に感染する．この場合，百日咳に典型的なレプリーゼやリンパ球増多はみられない．

b 肺 炎

起因菌は年齢によって異なる．2 歳未満ではウイルスと細菌感染が多く，3〜5 歳ではウイルス，細菌，非定型菌（マイコプラズマ，肺炎クラミジア）感染が同程度にみられ，6 歳以上では非定型菌感染が多い．

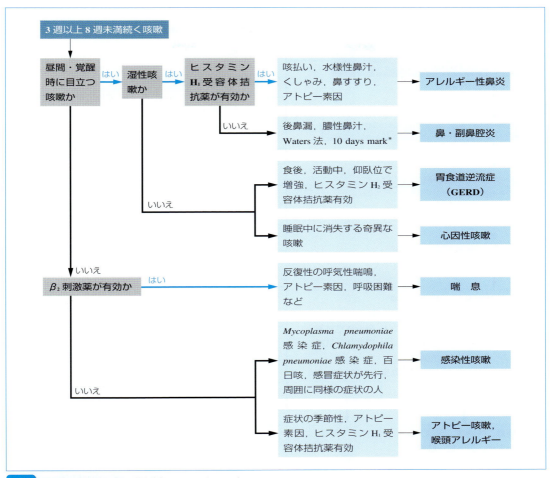

図3 遷延性咳嗽の鑑別診断フローチャート

改善しない場合，必要に応じて胸部X線診断を考慮する．
＊：感冒症状が始まって10日以上，咳嗽が続けば，鼻・副鼻腔炎，気管支炎などの合併を疑う．
　近年，乳幼児の3週間以上長引く，繰り返す湿性咳嗽を特徴とする遷延性細菌性気管支炎（PBB）という新しい疾患概念が提唱されている．診断には気管支鏡を施行し，気管支肺胞洗浄液（BAL）の培養が必要である．
〔日本呼吸器学会：小児の咳嗽診療ガイドライン．吉原重美，井上壽茂，望月博之（監），診断と治療社，2014；39〕

肺炎の抗菌薬投与期間は，解熱後3〜4日を目安とする．マイコプラズマ，肺炎クラミジアには，10日間マクロライド系薬（アジスロマイシンは3日間）を投与する．

c 膿胸

起因菌は，黄色ブドウ球菌，肺炎球菌，嫌気性菌，マイコプラズマが多い．十分な胸水量があれば，培養を行い起因菌の同定を行い，抗菌薬の選択に役立てる．早期のドレナージが重要であり，胸水が膿性である場合，抗菌薬のみでは効果が得られない（3日以内に効果がみられない）場合，貯留液により呼吸困難がある場合には持続ドレナージを行う．

d 肺化膿症

解剖学的異常があるときには再発することが多い．抗菌薬治療に抵抗する（3日以内に効果がみられない）ときや再発を繰り返すときは，外科的適応も考慮する．

III おもな救急疾患

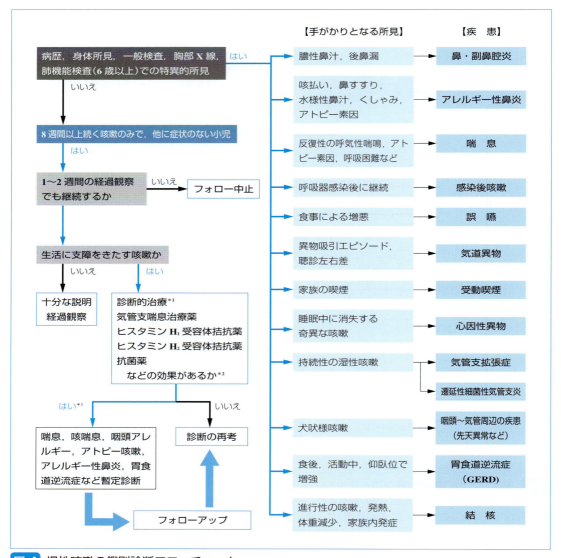

図4 慢性咳嗽の鑑別診断フローチャート

*1：①十分な検査を行っても特異的所見がない場合に，病歴や病状の特徴を参考として，必要に応じて行う．
②基本的には単一の診断名に結びつく治療薬を選択することが望ましい．この意味で，たとえば抗菌薬，気管支喘息治療薬，ヒスタミン H_1 受容体拮抗薬などを複数同時に処方することは避けるべきである．
③本来，治療が効果を得られる期間投与し，必ず効果判定を行う．治療効果を判定せず漫然と投与することは慎む．

*2：①投与した薬剤おのおのの期待される効果出現期間以内での効果判定を行う(例：抗菌薬→2週間以内，ヒスタミン H_1 受容体拮抗薬→1週間など)．
②無効と診断された場合は投与を中止し，診断を再考する．

*3：①投与前に比べて単に「効いた」「効かなかった」ではなく，どの程度，改善があったかを明らかにする．たとえば，投与前の症状が10あったとして，いくつぐらいに変化したかなどを患児・家族に具体的に確認する．
②プラセボ効果も考慮し，効果ありの評価であっても最終的な判断がついていない場合などには，適切な時期に減量・中止して，その有効性を再確認する．
③無効と判断された場合，診断を再考する．

〔徳山研一：遷延する咳嗽(慢性咳嗽)．ニューロペプチド研究会(編)，こどもの咳嗽治療ガイドブック．診断と治療社，2011；99-104 より改変〕

保護者への説明のポイント

- 気管支炎：咳はすぐに止まらないことを知らせる．特に喘息など基礎疾患があるときは，咳が長引くことを知らせる．
- 肺炎：解熱後3～4日で退院できること，咳はすぐに止まらないことを治療開始時に知らせる．マイコプラズマや肺炎クラミジアでは，治療期間が長いことを知らせる．
- 膿胸：治療期間が長くなることを治療開始時に知らせる．
- 肺化膿症：治療期間が長くなることと，場合によっては外科的な治療が必要となることを治療開始時に知らせる．

 文献

1) 小児呼吸器感染症診療ガイドライン作成委員会：小児呼吸器感染症診療ガイドライン2017．尾内一信，岡田賢司，黒崎知道（監），協和企画，2016；39-77
2) 日本呼吸器学会：小児の咳嗽診療ガイドライン．吉原重美，井上壽茂，望月博之（監），診断と治療社，2014；39
3) 徳山研一：遷延する咳嗽（慢性咳嗽）．ニューロペプタイド研究会（編），こどもの咳嗽治療ガイドブック．診断と治療社，2011；99-104

Column 4 胸部X線の読影は慎重にかつCTRも常に計測するくせをつけるべき！

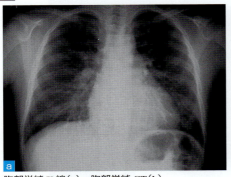
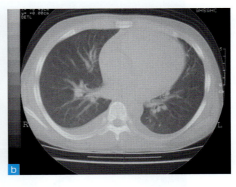

胸部単純X線(a)，胸部単純CT(b)
血圧150/90であり，検尿では潜血3＋，蛋白＋，沈渣で赤血球円柱＋で，C3 18 mg/dLと低値であった．
a：CTR：52％，索状影の増強　b：肺血管影増強　肺うっ血像（＋）

症例は12歳男児．2日前からの微熱と咳嗽，胸痛にて急患センターより救急搬送となる．急患センター診察医からの紹介状に急性気管支炎と胃腸炎の診断名があったため，当直医は鵜呑みにして，そのまま輸液と抗菌薬の治療を開始した．翌日のカンファレンスで，気管支影増強ではなく肺うっ血像ではないかとのコメントにて，胸部CT検査にて肺うっ血像を確認．慌てて心筋酵素や検尿などを行うも，トロポニンは正常，検尿異常を認め，高血圧に気づいた．遅れて出した補体値の低下から，急性糸球体腎炎と診断がついた．前医の診断の思い込みで胸部X線の読影が不十分であったことと，急患室での血圧値を全くみていなかったことが原因であった．忙しさは言い訳にならない！

（市川光太郎）

Column 5 血痰に，ヘモジデリン貪食細胞陽性！

　特発性肺ヘモジデローシスは牛乳アレルギーに併発する Goodpasture 症候群と異なり，原因不明の肺出血を伴う呼吸障害疾患である．大喀血を起こして急死することもある重篤な呼吸器疾患といえるであろう．その症状は，慢性的な咳嗽と時折連続する血痰である．慢性的に経過するために，発作的な呼吸困難に陥ることは，大喀血をしない限りないといえる．診断には喀痰もしくは胃液内のベルリンブルー染色にてヘモジデリン貪食細胞を認めることが必要となる．

　3歳女児で咳嗽が徐々に強くなり血痰を認めたということと，胸部X線異常を認めることから紹介となった．1歳6か月，2歳4か月時にも咳嗽と血痰のエピソードがあった．来院時の胸部X線検査（図1）および胸部CT検査（図2）では，右肺の含気量の低下とスリガラス様陰影と壁側胸膜の肥厚が認められた．血液検査では白血球数が 13,360/μL，CRP が 0.5 mg/dL，LDH 326 IU/L でほかには異常所見は認めず，アレルゲンや自己抗体等の陽性も認めず，各種培養およびウイルス抗体においても有意な所見はなかった．しかし，胃液のベルリンブルー染色でヘモジデリン貪食細胞を少量認めた．

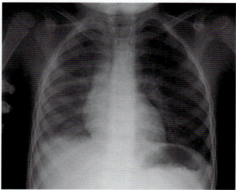

図1　初診時の胸部X線写真
〔北九州市立八幡病院小児救急・小児総合医療センター〕

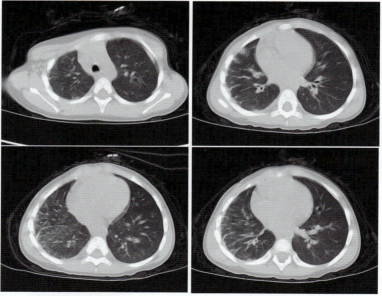

図2　初診時の胸部CT像
〔北九州市立八幡病院小児救急・小児総合医療センター〕

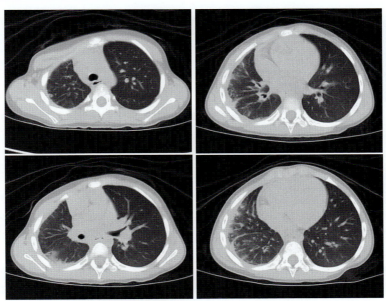

図3 初回入院から2か月後の胸部CT像
〔北九州市立八幡病院小児救急・小児総合医療センター〕

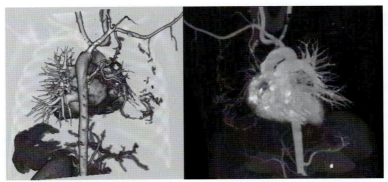

図4 胸部血管造影CT検査画像
右肺静脈が全く造影されず,右肺静脈閉鎖症が考えられた.
〔北九州市立八幡病院小児救急・小児総合医療センター〕

　一般状態は極めて良好であり,輸液・吸入等の治療に反応して咳嗽が減少したため原因不明ではあったが,外来管理となっていた.2か月後再び咳嗽が増悪するとともに血痰を認め,再入院となった.画像検査では右肺の含気量の低下と陰影増強,胸膜肥厚が悪化していた(図3)が,やはり血液等の検査での異常がないため,ヘモジデリン貪食細胞陽性ということで,肺ヘモジデローシス(一側肺の経験はなかったが)の治療診断目的にステロイド投与を行ったが,全く反応はなかった.
　右肺容積が小さいことから先天性疾患の存在を指摘され,胸部血管造影CT検査を行ったところ,図4に示すように右肺静脈閉鎖症と確定診断に至った.心臓病センターに転院し,フォローを受けることとなった.
(貴重なコメントを頂いた,国立成育医療研究センター呼吸器科の川﨑一輝先生に深謝いたします.)

〔市川光太郎〕

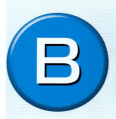

Ⅲ おもな救急疾患
B 呼吸器疾患
2. 百日咳

● 福岡看護大学基礎・基礎看護部門基礎・専門基礎分野　岡田賢司

1 診断のフローチャート

百日咳に特徴的な咳を問診で聞き出すことで疑うことができる百日咳の診断基準を**表1**[1)]に示す．重症化しやすい乳児は，無呼吸が咳に先行することもあるため，咳の期間は限定せず，かつ特徴的な咳（発作性の咳嗽，吸気性笛声・咳嗽後の嘔吐），あるいは症状（チアノーゼの有無は問わない無呼吸発作）を1つ以上呈した症例を臨床診断例として検査で確定する．1歳以上（成人を含む）では，1週間以上の咳を有し，かつ特徴的な咳は乳児と同様であるが，症状は息詰まり感，呼吸困難としている．

検査で確定するフローチャートを**図1**[1)]に示す．抗菌薬適正使用の観点から，抗菌薬治療開始の判断材料となるのは，分離培養による百日咳菌の検出および病原体遺伝子の検出で，血清抗体価は判断材料とならない．周囲にワクチン未接種の乳児がいる場合，感染性を評価し迅速な治療を行うためにも，病原体の分離・遺伝子検出が診断の基本である．

表1 百日咳診断基準（2017）

(1) 1歳未満
臨床診断例：咳があり（期間は限定なし），かつ以下の特徴的な咳，あるいは症状を1つ以上呈した症例
・発作性の咳嗽
・吸気性笛声
・咳嗽後の嘔吐
・無呼吸発作（チアノーゼの有無は問わない）
確定例：
・臨床診断例の定義を満たし，かつ検査診断陽性
・臨床診断例の定義を満たし，かつ検査確定例と接触があった例

(2) 1歳以上の患者（成人を含む）
臨床診断例：1週間以上の咳を有し，かつ以下の特徴的な咳，あるいは症状を1つ以上呈した症例
・発作性の咳嗽
・吸気性笛声
・咳嗽後の嘔吐
・息詰まり感，呼吸困難
確定例：
・臨床診断例の定義を満たし，かつ検査診断陽性
・臨床診断例の定義を満たし，かつ検査確定例と接触があった例

検査での確定
・咳発症後からの期間を問わず，百日咳菌の分離あるいはLAMPまたはPCR陽性
・血清診断：百日咳菌-IgM/IgA抗体およびPT-IgG抗体価

〔小児呼吸器感染症診療ガイドライン作成委員会：小児呼吸器感染症診療ガイドライン2017．尾内一信，岡田賢司，黒崎知道（監），協和企画，2016；238〕

a 培 養

病原体を分離することは，感染症診断の基本で，菌が分離されれば，適正な抗菌薬治療ができる．また，薬剤感受性検査も可能．後鼻腔からの検体を検査室では選択培地に塗布する必要があるため，事前に百日咳を疑っている旨を連絡しておくことが分離率を上げるポイントである．

b 遺伝子検出

PCR法またはLAMP法で，百日咳毒素遺伝子を検出する（LAMP法は保険適用）．高感度で，抗菌薬治療中の場合や，発症後4週間以上経過していても検出できることがあるため，疑った場合はまず本検査を行う．結果は，院内なら当日，院外検査でも2日以内には判明するため，治療方針の決定に役立つ．

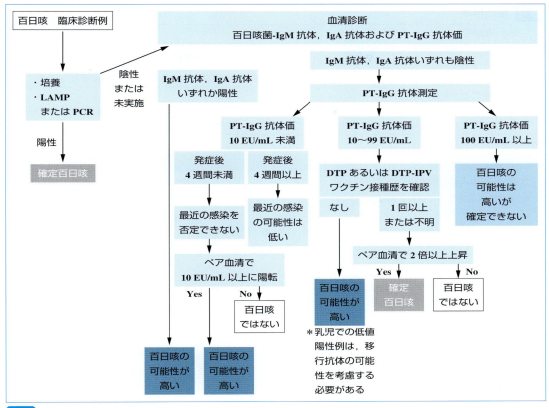

図1 百日咳確定のための検査フローチャート
〔小児呼吸器感染症診療ガイドライン作成委員会：小児呼吸器感染症診療ガイドライン 2017. 尾内一信，岡田賢司，黒崎知道（監修），協和企画，2016；239〕

C 抗体検査

1）IgM 抗体および IgA 抗体

百日咳含有ワクチン接種者や不明の場合でも，単血清で判断できる．特異度は高いが，感度は60〜70%であるため，陽性であれば届出対象となる．

2）PT-IgG 抗体

対象：咳発症後4週間以上で，百日咳含有ワクチン未接種と確認できている患者が対象．陽性は「10 EU/mL 以上」となっているが，単血清で「10 EU/mL 以上」が必ずしも「急性感染」による抗体価の上昇を示していない．この検査の抗原となっている PT（百日咳毒素）は百日咳含有ワクチンの主要な抗原であるため，ワクチン接種歴あり，または不明の患者の場合は，ワクチン接種による「10 EU/mL 以上」か，急性感染による「10 EU/mL 以上」か区別できない．このため，抗体価「10〜100 EU/mL」で「百日咳含有ワクチン接種歴あり，または不明」を確定百日咳と評価できないため，確定診断例の届出対象とはならない．

単血清で「100 EU/mL 以上」あれば世界的にも高値とみなされるが，注意点がある．①急性感染かワクチン接種による高値かを区別できないため，WHO では乳児および百日咳含有ワクチン接種後1年未満の者に対し抗 PT-IgG 抗体による診断を推奨していない．②医療従事者の血清疫学調査では，100 EU/mL 以上が約3年間続く例があること[2]など，解釈に注意が必要である．

＊PT-IgG 抗体価が「10 EU/mL 以上」と陽性で，百日咳と確定できるのは，咳発症後4週間以上で，

Ⅲ　おもな救急疾患

表2 届出基準

ア　患者（確定例）

医師は，(2)の臨床的特徴を有する者を診察した結果，症状や所見から百日咳が疑われ，かつ，(4)により，百日咳患者と診断した場合には，法第12条第1項の規定による届出を，7日以内に行わなければならない．

ただし，検査確定例と接触があり，(2)の臨床的特徴を有する者については，必ずしも検査所見を必要としない．

イ　感染症死亡者の死体

医師は，(2)の臨床的特徴を有する死体を検案した結果，症状や所見から，百日咳が疑われ，かつ，(4)により，百日咳により死亡したと判断した場合には，法第12条第1項の規定による届出を，7日以内に行わなければならない．

届出のために必要な検査所見

検査方法	検査材料
分離・同定による病原体の検出	鼻腔，咽頭，気管支などから採取された検体
PCR法による病原体の遺伝子の検出	
抗体の検出 （ペア血清による抗体陽転又は抗体価の有意な上昇，又は単一血清で抗体価の高値）	血清

※PCR法はLAMP法などを含む．　　　　　　　　　　　　　　平成30年1月1日より施行

〔感染症法に基づく医師の届出のお願い：百日咳　厚生労働省HP https://www.mhlw.go.jp/bunya/kenkou/kekkaku-kansenshou 11/01-05-23.html〕

百日咳含有ワクチン未接種と確認できている患者の場合のみである．

＊抗FHA-IgG抗体検査は，ほかの呼吸器病原体との交差反応や百日咳含有ワクチンの影響を受けるため，届出のために必要な検査所見として適しておらず，同検査のみ陽性の場合は届出対象とはならない．

② 診断のポイント

■百日咳は，感染症法で2018年1月から五類感染症・全数把握疾患に改訂された[3]．医師には検査で確定された例は全例報告が義務付けられた．届出のための基準[4]を表2に示す．

■百日咳は，新生児から高齢者まで，どの世代でも感染・発症する．周囲に重症化しやすいワクチン未接種の乳児がいる場合，感染源となるリスクを評価し迅速な治療を行うためにも，百日咳菌の分離およびLAMP法など遺伝子検出など病原体の有無を確認する．抗体検査は感染の結果を反映しているため，抗菌薬治療の判断には適さない．

■聴診所見は，通常異常がない．胸部X線所見も肺炎など合併症がなければ正常．

■ワクチン未接種児では，末梢血白血球15,000

$/\mu$L以上，リンパ球70%以上を呈することが多いが，ワクチン接種児や成人では認められない．

③ 重症例，死亡例

DTPワクチン未接種の新生児・乳児では，時に重症化し死亡例も報告されている．

米国では，1980年以降年齢群別の百日咳関連死亡数が報告されてきた1980年からの10年間に比較して，2000年からの10年間の死亡者数は，2倍以上に増加している．米国では，ワクチン接種は生後2か月から開始される．接種前の新生児の割合は高く，2000年からの10年間では78.3%を占めた．妊婦への百日咳含有ワクチン（Tetanus toxoid, reduced diphtheria toxoid, and acellular pertussis vaccine：Tdap）接種が2011年から推奨されている[5]．

当初は接種率が高くなかったが，最近接種率が向上し，妊娠中のTdap接種は児の入院率減少や入院期間短縮に有用とする報告などが増えてきた[6]．2012年以降の百日咳患者数と年齢別死亡数を表3にまとめた[7]．2012年乳児の死亡者数は16名であったが，2017年には1/4の4名まで減少している．

178

右上ヘッダー: B 呼吸器疾患 2. 百日咳

表3 米国における百日咳患者数と死亡者の年齢（2012～2017年）

	2012年	2013年	2014年	2015年	2016年	2017年
百日咳患者数	48,277	28,639	32,971	20,762	17,972	15,808
3か月未満	15	12	8	3	6	4
3～11か月	1	0	1			
1～4歳	2	1	2	3	1	9
55歳以上	2	0	2			
計	20	13	13	6	7	13

〔2012-2017 Provisional Report of Notifiable Diseases : Centers for Disease Control and Prevention. https://www.cdc.gov/pertussis/surv-reporting.html#surv-reports から抜粋〕

表4 6か月未満百日咳患者の月齢分布並びに予防接種歴[(※)]（2018 第1週～第26週）（n＝125）

月齢	n	%
＜1か月	7	6
1～2か月	32	26
2～3か月	30	24
3～4か月	30	24
4～5か月	19	15
5～6か月	7	6
計	125	

予防接種歴	n	%
なし**	39	71
1回	21	17
2回	3	2
3回	2	2
不明	10	8

（※）問合せから得られた情報を含む
（**）予防接種歴記載なしのうち6例は3か月未満

〔国立感染症研究所感染症疫学センター：全数報告サーベイランスによる国内の百日咳報告患者の疫学（更新情報）―2018年疫学週第1週～26週―. 掲載日：2018年8月15日. https://www.niid.go.jp/niid/ja/id/1630-disease-based/ha/pertussis/idsc/idwr-sokuhou/8249-pertussis-180815.html〕

国内では，2018年1月から全数報告されている．2018 第1週～第26週までの重症化しやすい生後6か月未満の症例の月齢分布および予防接種歴を表4[8)]に示す．百日咳含有ワクチン接種の開始前の生後3か月未満児は125例中69例（56%）であった．予防接種歴なしは71%であり，生後3か月になれば，できるだけ早めに四種混合ワクチン（DTaP-IPV）接種を勧めることが望まれる．表5[8)]に示すように生後6か月未満症例の症状はチアノーゼ32%，無呼吸19%，肺炎9%であった．疾病負荷は大きく，入院73%，気管内挿管は3%，幸い死亡例は26週までは報告されていない．

これまでの国内の重症例を紹介する．

■症例1[9)]：1か月，男児

41週，3,658gで出生．児の発症1か月前から母と姉に乾性咳嗽があった．児は咳嗽および発熱があり，近医で抗菌薬を処方された．活気不良と咳嗽の増強が認められ,総合病院を受診.白血球数43,000/μL，CRP 10.3 mg/dL，肺炎の診断で入院.抗菌薬（ABPC）と酸素投与が開始されたが，陥没呼吸が増強，低酸素血症も認められたため，全身管理目的でK大学PICUに転院．呼吸不全で入院時の白血球数は85,700/μL（Ly52.7%）．喀痰培養で百日咳菌が分離され，多臓器不全で死亡．

■症例2[10)]：6か月，女児

38週3,300gで出生．DTaPワクチン未接種．1月中旬より咳嗽が出現．徐々に活気・哺乳不良となり，1月末に総合病院に肺炎の診断で入院.抗菌薬（PIPC）を開始されたが，低酸素血症が進行し意識障害とけいれんを併発したため，全身管理目的にてK大学PICUへ転院．転院時の白血球数は139,000/μL（Ly 53.3%）．喀痰培養で肺炎球菌，PCRで百日咳菌が検出された．まず交換輸血を行い，著増した白血球の

179

表5 6か月未満百日咳患者の臨床症状・経過(※)（2018 第1週〜第26週）(n＝125)

●NESID 記載の症状

症状	n	%
無呼吸発作	24	19
チアノーゼ	40	32
肺炎	11	9
脳症	0	0

●詳細の得られた102例の経過

経過	n	%
入院	74	73
気管内挿管	3	3
死亡	0	0

（※）問合せから得られた情報を含む

〔国立感染症研究所感染症疫学センター：全数報告サーベイランスによる国内の百日咳報告患者の疫学（更新情報）—2018年疫学週第1週〜26週—．掲載日：2018年8月15日．https://www.niid.go.jp/niid/ja/id/1630-disease-based/ha/pertussis/idsc/idwr-sokuhou/8249-pertussis-180815.html〕

除去が行われた．その後，長期間にわたる集中治療により救命された．

4 重症化の危険因子

1）危険因子

低年齢，特に生後3か月未満児の著明な白血球増多，肺炎，けいれん，脳症の合併，低酸素血症は，重症化・死亡の危険因子とされている．特に著明な白血球増多は死亡の大きな要因となる[11〜13]．白血球増多による血液の過粘稠で多臓器に梗塞が起こり，肺高血圧，心筋障害，腎不全，肝機能障害などを引き起こすとともに，サイトカインも放出され，さらに病態を悪化させる．

2）治療

多くの集約的治療が必要となるが，まず，重症化の本態である著増した白血球を除去することが重要と考えられる[14]．呼吸器管理では，侵襲的陽圧換気（IPPV）だけでなく，非侵襲的陽圧換気（NPPV）も使われることも多くなっている．さらに従来の治療では救命困難な重症呼吸不全や循環不全病態に適応される体外式膜型人工肺（ECMO）で救命できた症例も報告されるようになった．

保護者への説明のポイント

- 生後3か月になったら，できるだけ早く四種混合ワクチン（DTaP-IPV）を受けるよう指導する．

文献

1) 小児呼吸器感染症診療ガイドライン作成委員会：小児呼吸器感染症診療ガイドライン2017．尾内一信，岡田賢司，黒崎知道（監），協和企画，2016；233-246
2) 岡田賢司，田中正章，宗稔．：小児科医療従事者における百日咳血清疫学の前方視・縦断研究：日小児会誌 2015 ；119：1643-1650
3) 感染症の予防及び感染症の患者に対する医療に関する法律施行規則の一部を改正する省令の施行等について（施行通知）：厚生労働省HP https://www.mhlw.go.jp/seisakunitsuite/bunya/kenkou_iryou/kenkou/kekkaku-kansenshou/rubella/dl/171215_2.pdf
4) 感染症法に基づく医師の届出のお願い：百日咳　厚生労働省HP https://www.mhlw.go.jp/bunya/kenkou/kekkaku-kansenshou11/01-05-23.html
5) Centers for Disease Control and Prevention (CDC): Updated recommendations for use of tetanus toxoid, reduced diphtheria toxoid, and acellular pertussis vaccine (Tdap) in pregnant women — Advisory Committee on Immunization Practices (ACIP), 2012. *MMWR Morb Mortal Wkly Rep* 2013；62：131-135

6）Winter K, Cherry JD, Harriman K：Effectiveness of prenatal tetanus, diptheria, and acellular pertussis vaccination on pertussis severity in infants. *Clin Infec Dis* 2017；64：9-14

7）2012-2017 Provisional Report of Notifiable Diseases：Centers for Disease Control and Prevention.
https://www.cdc.gov/pertussis/surv-reporting.html#surv-reports

8）国立感染症研究所感染症疫学センター：全数報告サーベイランスによる国内の百日咳報告患者の疫学（更新情報）―2018 年疫学週第 1 週〜26 週―. 掲載日：2018 年 8 月 15 日.
https://www.niid.go.jp/niid/ja/id/1630-disease-based/ha/pertussis/idsc/idwr-sokuhou/8249-pertussis-180815.html

9）山中麻理，上田康久，橘田一輝，ほか：Malignant pertussis（劇症型百日咳）の 1 乳児例. 日児誌 2008；112：340

10）飯島真紀子，上田康久，林　初香，ほか：重症百日咳肺炎から多臓器不全に陥り，集約的治療により救命し得た 1 乳児例. 日小児呼吸器会誌 2008；19：73

11）Pierce C, Klein N, Peters M, *et al.*：Is leukocytosis a predictor of mortality in severe pertussis infection？ *Intensive Care Med* 2000；26：1512-1514

12）Mikelova LK, Halperin SA, Scheifele D, *et al.*：Predictors of death in infants hospitalized with pertussis；a case-control study of 16 pertussis deaths in Canada. *J Pediatr* 2003；143：576-581

13）Surridge J, Segedin ER, Grant CC：Pertussis requiring intensive care. *Arch Dis Child* 2007；92：970-975

14）Rowlands HE, Goldman AP, Harrington K, *et al.*：Impact of rapid leukodepletion on the outcome of severe clinical pertussis in young infants. *Pediatrics* 2010；126：e816-e827

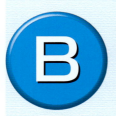

Ⅲ　おもな救急疾患
B　呼吸器疾患
3．気管支喘息・喘息性気管支炎

●富山大学大学院医学薬学研究部小児科学　**種市尋宙**

1　疾患の概要（原因・病態・治療）

　喘息は発作性に起こる気道狭窄によって，喘鳴や咳嗽，呼気延長，呼吸困難を繰り返す疾患とされている．

　病態の基本は，慢性の気道炎症と気道過敏性の亢進である．アレルゲン，気候，感染などの誘発・悪化因子による刺激にて，好酸球，マスト細胞，リンパ球の活性化が起こり，気管支平滑筋収縮，気道粘膜浮腫，気道分泌亢進を起こし，気道狭窄の主たる原因となっている．

2　治療・管理ガイドライン

　日本小児アレルギー学会は小児気管支喘息治療・管理ガイドライン2012（JPGL2012）を改訂し，2017年に小児気管支喘息治療・管理ガイドライン2017（JPGL2017）を公表した[1]．本ガイドラインはアレルギーや呼吸器を専門とする医師向けではなく，喘息診療を日々行っている実地医家向けに作成されている．そのため，JPGL2012までは専門家のコンセンサスレベルの内容であった．しかし，JPGL2017ではより質の高いガイドラインを発刊するため，GRADEシステムやMindsに示されるガイドライン作成方法に準拠したものを加えて作成された．

　今回の改訂で特に救急対応に関連した部分において大きく変更された点を以下に示す．

a　用語の変更点

　これまで咳嗽，喘鳴，呼吸困難などの喘息症状を「急性発作」と呼称してきたが，JPGL2017では，「急性増悪（発作）」と表現するように変更された．喘息の本態が気道の慢性炎症を伴う慢性疾患であることを重視し，一時的な悪化という意味を示している．そのことを意識した管理が求められている．海外の文献でもasthma attackではなくacute exacerbationが一般的に用いられていることもその根拠になっている．ただし，患者─医師間では，これまで通り「発作」という用語を用いて構わない．

　2歳未満はこれまで「乳児喘息」と定義してきたが，5歳までの幼児の喘息と大きな違いが見出されていないことから，JPGL2017では5歳以下を一括して「乳幼児喘息」と定義した．

b　薬物療法の変更点

　小児喘息患者の長期管理において吸入ステロイド薬（ICS）は喘息診療の変革を起こした薬物療法の一つである．夜間の急性増悪や入院症例が激減した．しかし，近年乳幼児期の喘鳴性疾患に対してICSの過剰投与が問題となっている．さらに，ICSの長期使用と成長抑制に関連が認められたエビデンスが存在し，リスクとベネフィットに鑑み，より適切なICSの投与を心がけることを推奨した．

　また，経口もしくは貼付のβ_2刺激薬は漫然と長期間使用されていることがある．それらの使用における安全性を考慮し，「短期追加治療」という概念における薬剤と位置づけ，コントロール状態が悪化した際に症状が安定するまで短期的（数日から2週間以内）に使用することが強調されている．

c　吸入療法の変更点

　急性増悪（発作）時のβ_2刺激薬吸入について，サルブタモールまたはプロカテロール吸入液の量は，従来乳幼児では0.1〜0.3mLもしくは

0.01 mL/kg で対応されてきた．しかし，0.3 mL 未満で β_2 刺激薬吸入の有効性を示すエビデンスは存在せず，過小投与であった可能性が考えられたため，吸入効率も考慮して JPGL2017 では乳幼児で 0.3 mL，学童以上では 0.3〜0.5 mL を推奨量とした．

3 診断・治療のフローチャート

気管支喘息の診断・治療は，図1のフローチャートを参考に進める．臨床的に反復する発作性の喘鳴や呼吸困難，可逆的な気流制限，気道過敏性亢進を確認するとともに除外診断も丁寧に行う必要がある．アトピー素因の有無も意義はあるがそれだけで診断できるものではない．種々の症状とその経過をもって総合的な判断が必要である．

喘息の診断がなされた後は，発作強度の判定に入る（表1）．発作強度は小発作，中発作，大発作，呼吸不全の4つに分類される．喘鳴や咳嗽，呼気延長を伴う呼吸困難を呈した児が受診した際，問診・身体所見をとるとともに呼吸数，心拍数，経皮的酸素飽和度（SpO_2）（可能であれば血圧）を評価する．問診にて既往歴（喘息の有無，RS ウイルス罹患の有無，入院経験の有無など）や家族歴（アレルギー疾患の有無など）を評価する．必要に応じて検査を追加する．診断的治療として β_2 刺激薬吸入への反応は参考になる．

4 ポイントとピットフォール

a 症状のポイント

喘息患児における最も特徴的な所見は呼気性喘鳴である．発作強度が上がると呼吸様式にも問題が現れる．

咳嗽は感冒に伴う咳嗽とは異なり，よく聞くと呼気が延長している．喘息の急性増悪を反復している児の場合，その家族は「嫌な咳」「普段と違う咳」といった表現をする．また夜間に増悪することが多い本疾患では，仰臥位になると呼吸困難になるため，起坐位をとり，睡眠が障害される．

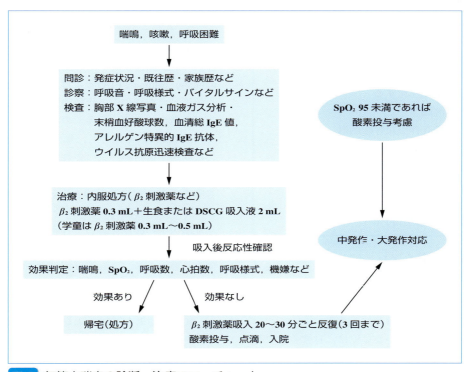

図1 気管支喘息の診断・治療フローチャート

183

表1　急性増悪（発作）治療のための発作強度判定

			小発作	中発作	大発作	呼吸不全
主要所見	症状	興奮状況	平静		興奮	錯乱
		意識	清明		やや低下	低下
		会話	文で話す	句で区切る	一語区切り～不能	不能
		起坐呼吸	横になれる	座位を好む	前かがみになる	
	身体所見	喘鳴	軽度		著明	減少または消失
		陥没呼吸	なし～軽度		著明	
		チアノーゼ	なし		あり	
	SpO$_2$（室内気）*1		≧96%	92～95%	≦91%	
参考所見	身体所見	呼気延長	呼気時間が吸気の2倍未満		呼気時間が吸気の2倍以上	
		呼吸数*2	正常～軽度増加		増加	不定
	PEF	（吸入前）	>60%	30～60%	<30%	測定不能
		（吸入後）	>80%	50～80%	<50%	測定不能
	PaCO$_2$		<41 mmHg		41～60 mmHg	>60 mmHg

主要所見のうち最も重度のもので発作強度を判定する.

*1：SpO$_2$の判定にあたっては，肺炎など他にSpO$_2$低下を来す疾患の合併に注意する.

*2：年齢別標準呼吸数（回/分）

　0～1歳：30～60　　1～3歳：20～40　　3～6歳：20～30

　6～15歳：15～30　　15歳～：10～30

〔日本小児アレルギー学会（作成）・荒川浩一，足立雄一，海老澤元宏，ほか（監）：小児気管支喘息治療・管理ガイドライン2017. 協和企画，2017：146より引用〕

Point

以下の症状に注意する

▶呼気性喘鳴

▶呼気延長を伴った呼吸困難

▶（感冒と異なった）咳嗽，咳嗽発作

▶陥没呼吸

▶肩呼吸

▶鼻翼呼吸

▶睡眠障害（起坐位）

b　問診のポイント

　喘息の急性増悪（発作）は様々な原因で誘発される．その原因を追究することも予防治療の一環となるため，問診は極めて重要である．

　喘息と診断されていない児は，日常生活で明確な症状を示さなくても，運動時に咳が止まらない，陸上競技などで成績が伸びなくなったなどで気づかれることもある．運動は急性増悪（発作）の増悪因子であり，運動誘発喘息（exercise inducing asthma：EIA）とよばれる．EIAは冷たく乾燥した空気の中で比較的強度の運動を行うことで発症しやすい．多くの場合，運動終了後5～10分後に最も増悪し，無治療でも数十分後には回復するため，気づかれずに運動嫌いになることがある．旅行中に咳，喘鳴が増えるなども喘息を疑う徴候の1つと考えられる（後述の⑤トピックス参照）．

　危険因子の確認において外せないのが喫煙に関する情報である．受動喫煙，能動喫煙とも評価が必要である．これらは再増悪予防として注意しなくてはいけない点である．車中や家の中で家族の喫煙が行われていれば，増悪を繰り返し，ICSの効果を減弱させることがわかっている．喫煙の有無について，家族への聞き方に注意を払う必要はあるが，子どもの治療のためにその情報が必要であることを強調すべきである．

家族歴，既往歴はいうまでもなく重要な問診事項である．両親に喘息があると発病リスクは3～5倍高いといわれており，喘息発症に遺伝因子が寄与していると考えられている．既往歴に関しては，喘息とすでに診断されている場合は容易であるが，それ以外の場合にいくつか問診で喘息既往を推測できる場合がある．薬剤手帳の確認（β_2刺激薬，ロイコトリエン受容体拮抗薬〔LTRA〕，ステロイドなどの処方歴）や気管が弱いといわれたことがある，風邪をひくたびに咳が長引く，ひどくなるなどは喘息の存在を示唆する内容である．

問診ではないが，曇天，台風，気温の急変などの気象変化は喘息の急性増悪（発作）の誘因となることが知られている．前日と比較して3℃以上低下した日や過去5時間以内に3℃以上の気温低下があった場合，急性増悪（発作）が起こりやすいことが知られている．環境における気候（気温）の変化に関する評価も必要である．

> 💡 **Point**
>
> ▶喘息の既往の有無
> ▶咳がいつから始まり，喘鳴を伴うようになったのはいつからか
> ▶鼻汁，発熱などそのほかの感冒症状はないか
> ▶イヌ，ネコをはじめとしたペット飼育の有無，または接触の有無
> ▶室内塵が舞うような環境にいなかったか（掃除など）
> ▶運動との関連はないか
> ▶家族（場合によっては本人）における喫煙の有無
> ▶家族における喘息既往の有無，そのほかアレルギー疾患の有無
> ▶保育施設などのウイルス流行状況（特にRSウイルス，hMPV）
> ▶薬剤手帳の確認（過去にβ_2刺激薬やステロイドの短期追加治療がされていないか，長期管理薬内服の有無）
> ▶風邪をひくと咳嗽がひどくなる，もしくは遷延することが多いかどうか

C 診察のポイント

呼吸様式は肩呼吸，鼻翼呼吸，陥没呼吸の確認が必要である．陥没呼吸は，その重症度に応じて陥没する部位に違いがある．肋骨弓下→胸骨下→肋間→鎖骨上窩→胸骨上窩→胸骨の順で重症度が高まる．原則的に症状の進行に伴って，陥没呼吸は下（肋骨弓下）から目立つようになり，胸骨上窩にも認める場合は緊急度が高い．呼吸疾患において，多呼吸は重要な徴候であるが，喘息においては呼気延長を伴うため，必ずしも呼吸数のみで重症度を判定できるわけではない．

身体所見において，聴診所見が最も重要である．まずは，泣かせない努力をすることである．また，抱っこで家族にしがみついて入室してきた場合，背部から聴診を行うとよい．

聴診所見において，呼気性喘鳴が確認されるはずである．時に呼気終末期のみ弱い喘鳴を聴取することもあるので，注意して行う．乳幼児の気道は成人や学童に比較して内腔が細く，気道壁は軟弱でつぶれやすい特徴をもっていることから，通常，吸気時に病的意義のない呼吸音を聴取できる．急性増悪（発作）の場合，肺の各所で炎症再燃，分泌物などによる気管支狭窄，平滑筋収縮が起こっているため，全肺野においてwheezingを聴取することが多いがcoarse cracklesも同時に聴取することがある．喘鳴の発生部位が不明瞭な場合，口元，側頸部，胸部の聴診を比較することで呼気性なのか吸気性なのか，限局性なのか広範性なのか判断がつくと思われる．

換気がしっかりできているかどうか呼吸音の確認も重要である．喘鳴が聞こえない場合，必ずしも状態がよいことを示してるわけではなく，換気不全によって喘鳴が聴取できない場合が時にある．また，喘息の合併症である気胸を発症した場合も呼吸音の減弱や左右差を認める．これらは最重症であり，迅速な対応が迫られる．

心拍数は呼吸状態の影響を受ける．基本的に呼吸窮迫の状態であれば，心拍数は年齢相当より増加している．吸入療法などで呼吸状態の改善が得られた場合，心拍数は低下してくるはず

Ⅲ　おもな救急疾患

であり，治療効果判定における指標の一つとなる．

打診も重要な情報が得られる．気胸を合併した場合は，鼓音と左右差を確認することで疑うことができる．肺炎合併の場合は濁音となる．触診では，脱水評価として，ツルゴール低下の有無，皮膚乾燥の有無，また循環不全徴候として，四肢末端の冷感や毛細血管再充満時間（CRT）の延長，皮下気腫所見として胸部や頸部の握雪感に注意して所見を取る．

💡 Point

診察のポイント

▶**視診**：第1印象，呼吸（肩呼吸，陥没呼吸，鼻翼呼吸，多呼吸），皮膚色（チアノーゼ，皮膚蒼白），意識（反応性・活気の低下，機嫌不良）

▶**聴診**：呼気性喘鳴の有無，換気呼吸音の評価

▶**打診**：左右差の有無，鼓音の有無，濁音の有無

▶**触診**：ツルゴール低下・皮膚乾燥の有無，四肢末端の冷感・**CRT** 延長の有無，胸部・頸部の握雪感の有無

d　検査のポイント

経皮酸素モニターを用いることで酸素化と心拍数が評価できる．経皮酸素モニターの注意すべき点は，末梢循環不全があるとき，啼泣による体動時などは正確な測定ができていないことがあるため，モニター画面を確認し，心拍数に応じてセンサーが適切に反応しているかどうかを確認する．リズミカルな拍動を認めていれば，表示されている数値は信頼できる．

また，経皮酸素モニターはあくまで簡便な酸素化指標のツールである．酸素分圧（PaO_2）と酸素飽和度（SaO_2）の関係を示した酸素解離曲線を考えると，SpO_2 が表示している PaO_2 の範囲は狭い．SpO_2 が低下していくときは，一気に下がる特徴があることを心得ておく．

胸部 X 線写真について，急性増悪（発作）の全例に撮像する必要はない．吸入療法などで回復が思わしくないとき，肺炎を疑うとき，入院

を検討するときなどに考慮する．撮像する目的は，鑑別診断と合併症評価である．反復性喘鳴の鑑別診断においては，血管輪，心不全などがあり，臨床においてピットフォールとなるため，常に念頭においておく．血管輪は右側大動脈弓や重複大動脈弓の形態をとることが多く，下行大動脈と動脈弓の走行を確認する．心胸郭比の評価も行う．小児は年齢ごとに正常値は異なるが 0.55 以上の場合は心拡大として，心電図，心臓超音波を含めた心機能評価を行うことが勧められる．

初期対応としては，血液ガス分析は静脈による代用でよいが，二酸化炭素分圧の上昇を認める場合，動脈血液ガス分析による正確な値の評価を検討する必要がある．動脈と静脈の二酸化炭素分圧には乖離が認められることが指摘されている．大発作，呼吸不全の場合，動脈血液ガス分析は必須である．二酸化炭素分圧（$PaCO_2$）60 以上は呼吸不全と考え，慎重かつ迅速な対応が必要である．

そのほかの血液検査では脱水評価（BUN/Cr，電解質，血算）と感染症評価（CRP，血算）などを目的に行う．もし，患児がこれまで喘息に対する血液学的評価を行われていなければ，末梢血好酸球数，血清総 IgE 値，アレルゲン特異的IgE 抗体を一緒に評価する．

💡 Point

検査のポイント

▶**経皮酸素モニター（SpO_2，HR），体温測定**

▶**胸部 X 線写真**

▶**血液ガス分析（動脈または静脈）**

▶**血算，一般生化学，CRP**

▶**総 IgE 値，末梢血好酸球数，アレルゲン特異的 IgE 抗体**

e　治療のポイント

1）家庭での対応

電話などで相談があった場合，小児における強い喘息発作のサインの有無（**図 2**[1)]）を確認し，ある場合は即受診を勧める．ない場合は吸入療法による対応を依頼し，吸入後のピークフロー

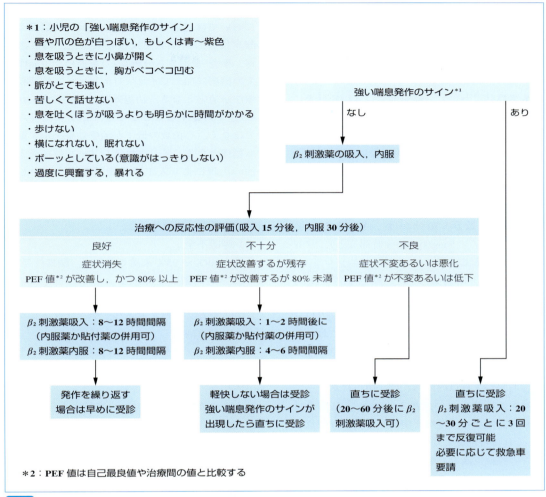

図2 急性増悪（発作）時の家庭での対応（家族への伝え方）
〔日本小児アレルギー学会（作成）・荒川浩一，足立雄一，海老澤元宏，ほか（監）：小児気管支喘息治療・管理ガイドライン2017．協和企画，2017：143 より引用〕

値（PEF値）などで評価する．改善を認めない場合は受診を勧める．改善したとしても翌日はかかりつけ医を必ず受診するように指導する．

2）医療機関での対応

問診，診察，検査をもとに評価した症状，身体所見，SpO_2を主要所見として発作強度を判定する（表1）．主要所見のうち，最も重度のもので発作強度を判定し，それぞれの治療に入る．治療への反応が弱い大発作症例や呼吸不全症例はできる限り設備の整った中核病院で管理するように日頃から患者搬送に関する連携を取っておく．

a）小発作

① β_2刺激薬吸入療法
② 効果がなければ，反復（3回まで）

一般的には図1で示したような流れで診療を進める．吸入療法のみで効果が得られる場合が多いが，複数回の吸入療法でも改善が得られない場合や過去に大発作や呼吸不全の既往があって明確な改善が得られていない場合は，1時間程度の時間をかけた経過観察や中発作対応へと進む．

b）中発作

① SpO_2が95％未満であれば，酸素投与

② β_2 刺激薬吸入療法

③効果がなければ，反復（3回まで）

④全身ステロイド投与，アミノフィリン持続
点滴（考慮）

酸素投与において，経鼻酸素は4 L/分以上にはせず，それ以上の酸素需要があれば，酸素マスクへ変更する．酸素マスクは呼気再呼吸を避けるため，5 L/分未満で使用しない．β_2 刺激薬反復吸入療法を行い，反応が不十分な場合，全身ステロイド投与を考慮する．ステロイドには通常即効性はなく，効果発現まで数時間を要する．静脈内（数分〜30分かけて点滴静注）：ヒドロコルチゾン5 mg/kg（6〜8時間ごと），プレドニゾロンもしくはメチルプレドニゾロン0.5〜1 mg/kg（6〜12時間ごと），経口：プレドニゾロン1〜2 mg/kg/日（分1〜3），デキサメタゾンもしくはベタメサゾン0.05〜0.1 mg/kg/日（分1〜2）が基本的な投与量である．外来における初期投与量も入院中の定期投与量も変わらない．静脈内投与と経口投与に効果の差はなく，投与期間が7日以内であれば，中止にあたって漸減する必要はない．基本的に3〜5日間の投与が目安となり，漫然と使用しないよう留意する．これらの治療で効果が薄い場合，アミノフィリンの持続点滴を考慮することがある．あらかじめ経口投与されていない場合，初期投与量は4〜5 mg/kg，維持量は0.6〜0.8 mg/kg，あらかじめ経口投与されていた場合，3〜4 mg/kgで投与，維持量は0.6〜0.8 mg/kgである．アミノフィリンは至適血中濃度が8〜15 μg/mLと狭く，自施設に迅速に血中濃度を測定できるシステムがあることが望ましい．発熱時はけいれんを誘発する危険性があり，けいれん既往者も同様である．特に乳幼児は副作用が出現しやすく注意が必要で，原則2歳未満には投与が推奨されていない．

c）大発作

①　SpO_2 が95％未満であれば，酸素投与

②　β_2 刺激薬吸入療法

③　効果がなければ，反復（3回まで）

④　全身ステロイド投与，アミノフィリン持続点滴（考慮）

⑤　イソプロテレノール持続吸入療法

原則的に入院治療が必要であるとともに外来においては迅速な対応が求められる（図3[1]）．酸素投与，β_2 刺激薬反復吸入療法，輸液路確保，検査（血液ガス分析など）を進め，中発作までの治療に加えてイソプロテレノール持続吸入療法が適応となる．治療効果は早い段階（30分程度）で確認することができ，SpO_2 の上昇だけではなく，心拍数の低下が治療効果を示す重要な指標となる．イソプロテレノール持続吸入療法の出現により人工呼吸管理症例は減少したが，それでも治療効果が得られない場合は，躊躇せずに人工呼吸管理を行うかもしくはそれが可能な施設へ搬送する．

d）呼吸不全

①　SpO_2 が95％未満であれば，酸素投与

②　β_2 刺激薬吸入療法

③　効果がなければ，反復（3回まで）

④　全身ステロイド投与，アミノフィリン持続点滴

⑤　イソプロテレノール持続吸入療法

⑥　人工呼吸管理，吸入麻酔薬（セボフルラン）

人工呼吸管理の適応は，1）進行する意識障害，2）PaO_2 60 mmHg未満，3）$PaCO_2$ 65 mmHg以上，または1時間に5 mmHg以上の上昇，4）初期治療で呼吸状態が改善しないにもかかわらず，呼吸音低下，喘鳴の減弱がある，である．

挿管後もそれまでの薬物療法が奏効しない場合，気管支拡張作用のあるセボフルランは吸入麻酔薬として効果が期待できる．人工呼吸管理中の鎮静・鎮痛は必須であるが，筋弛緩薬については，その使用に留意する．ステロイド治療を併用しているため，筋力低下の問題も合わせて成人においては重症喘息患者の人工呼吸管理中における筋弛緩薬のルーチン使用は推奨されていない[2]．

5 トピックス　旅行と急性増悪

旅行中，帰省中などに急性増悪（発作）をきたし，救急外来を受診する子どもたちが少なからずいる[3]．特に，過去に喘息長期管理をされていた児は注意が必要である．最近は安定していたため長期管理薬は処方されていない患児にお

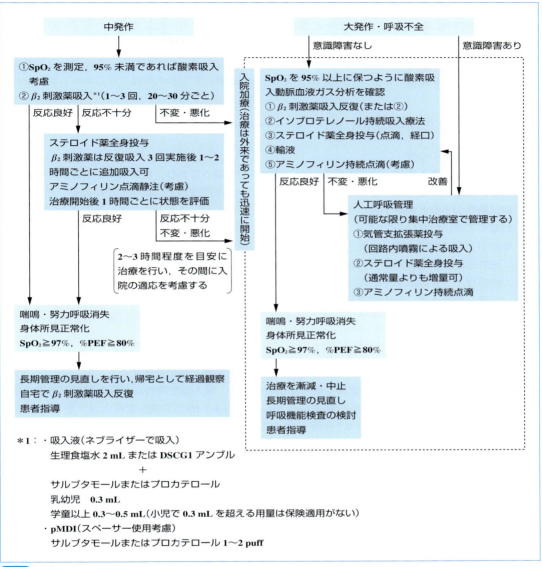

図3 急性増悪（発作）の医療機関での対応（中発作，大発作，呼吸不全への対応）
〔日本小児アレルギー学会（作成）・荒川浩一，足立雄一，海老澤元宏，ほか（監）：小児気管支喘息治療・管理ガイドライン 2017．協和企画，2017：147 より引用〕

いて，旅行は注意すべきイベントの一つとなる．旅行には喘息に対する多くの増悪因子が存在する．特に，登山などによる気候・気圧の変化や宿泊先の環境は関与が大きいと思われる．普段使用していない寝具類を使う場合などはそこに多くの室内塵ダニが存在し，容易に急性増悪（発作）をきたしうる．こうした状況，環境を旅行のたびにすべて改善させることは困難であり，対策として重要なことは長期管理薬の一時的な再開もしくは急性増悪（発作）時に対する内服薬，吸入薬の持参である．患児の喘息重症度にもよるが，長期管理薬のなかでも LTRA は使用が簡便であり，安全性も高く，アドヒアランスも優れていることから用いやすい．ただし，短期追加治療薬としての使用は適当ではなく，旅行前日や当日から内服しても効果は期待できない．1 週間程度前より内服を開始し，睡眠，栄養などの体調も整えておくことが重要と思わ

Ⅲ　おもな救急疾患

れる．そうした対策のなかで万が一に備えて，急性増悪（発作）時に用いる β_2 刺激薬などの持参が勧められる．それにより安心感も加わり，増悪因子の一つである心理的ストレスの軽減にも寄与する可能性がある．救急外来の場面において，問診やカルテを確認することで遠方より来ていることを知ることができ，喘息急性増悪（発作）で受診したのであれば，診察後のちょっとした指導，助言を行うことで次回の旅行を楽しく過ごすための契機になるかもしれない．

👪 保護者への説明のポイント

● **患児，家族の心理**

　患児は反復する咳嗽と呼吸困難のため，睡眠不足に陥っており，看病している家族も同様である．喘息は慢性疾患であり，そのようなエピソードを反復している可能性がある．そこには病状悪化の不安と睡眠不足からくる疲労が存在し，その思いを十分に考慮した対応と説明を行わなくてはいけない．

● 自宅で症状観察を行う方針となった場合，「強い喘息発作のサイン」（図2）について説明し，それらの症状を認めたら，直ちに医療機関を受診するよう指導する．乳幼児の「強い喘息発作のサイン」は以下である．①喘鳴が激しい（嘔吐することもあり），②喘鳴が著明，③胸骨上窩，鎖骨上窩，肋間の陥没，④頻呼吸，⑤鼻翼呼吸，⑥シーソー呼吸，⑦抱かれているほうが楽，⑧寝ない，⑨チアノーゼ，⑩呻吟，⑪頻脈，⑫機嫌不良，⑬興奮，⑭意識レベルの低下

● 急性増悪（発作）が疑われた場合の対処法を伝える．

● 処方する治療薬については，薬効，持続時間，使用間隔，特徴を伝える．

1）短時間作用性吸入 β_2 刺激薬：最も即効性がある．吸入器を所有し，吸入液を処方する場合は，クロモグリク酸 Na（disodium　cromoglycate：DSCG）液か生理食塩水を 2 mL，吸入液 0.3 mL（学童以上は 0.3〜0.5 mL）で吸入を行う．20〜30 分間隔で 3 回まで使用可能．過去の全国調査において思春期から青年期の喘息死と短時間作用性吸入 β_2 刺激薬の不適切使用の関連が指摘されており，過剰投与した場合の副作用も伝え，使いすぎることのないように指導する．

2）β_2 刺激薬（経口製薬，貼付薬）：経口製剤の即効性は吸入より劣る．30 分から 1 時間程度で効果発現あり．漫然と 14 日以上の投与は行わない．貼付薬は効果発現まで 4〜6 時間かかるといわれており，急性増悪時に即効性は期待できない．

3）経口ステロイド薬：効果発現まで数時間かかる．小児では一般的に家庭での発作治療薬として適していない．やむをえず使用する場合，1 か月に 3 日間程度，1 年間に数回程度とする．

📖 文献

1）日本小児アレルギー学会（作成）・荒川浩一，足立雄一，海老澤元宏，ほか（監）：小児気管支喘息治療・管理ガイドライン　2017．協和企画，2017

2）Murray MJ, DeBlock H, Erstad B, *et al*.：Clinical Practice Guidelines for Sustained Neuromuscular Blockade in the Adult Critically Ill Patient. *Crit Care Med* 2016；44：2079-2103

3）山口公一：喘息をもつ子どもの旅行．小児科 2018；59：1127-1130

Column 6 「喉が切れた」と片づけられた肺ヘモジデローシスの血痰！

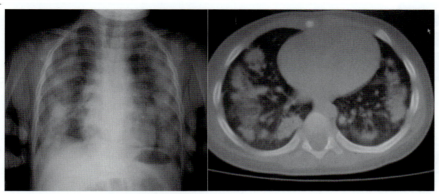

胸部X線（左）・CT（右）における著明な肺出血像

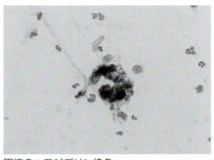

胃液のヘモジデリン染色
ヘモジデリンを貪食したマクロファージを証明して確診． （口絵㉟参照）

　1歳6か月男児．3週間前から咳嗽が出現し，近医受診した．少しよくなったり悪くなったりで4回ほど通院．3回目の受診時に，痰に血が混じっていたことを母親が訴えたが，咳がひどくて，喉が切れたんかな？ で片づけられていた．しかし貧血を指摘されており，鉄剤の処方を受けていた．

　咳込みがみられ，近医を再診しようとするも，たまたま休診のために他の内科医院で吸入をしてもらおうと受診した．胸部X線検査を勧められて撮影し，異常陰影に驚いて，肺うっ血として即刻紹介となった．胸部X線所見から肺ヘモジデローシスと診断して，諸検査の上ステロイド療法を開始した．

　大喀血を起こすとそのまま死亡することもある疾患だが，確かに子どもには血痰は少なく，喉が切れることがほとんどであり，その慢心がかかりつけ医で胸部X線のチェックを行うことに結びつかなかったのだろう．子どもに貧血と血痰を認めたら，肺ヘモジデローシスは忘れてはならない疾患である！

（市川光太郎）

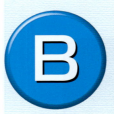

Ⅲ おもな救急疾患
B 呼吸器疾患
4. 気　胸

熊本赤十字病院小児外科　吉元和彦

1 疾患の概要

a 病　態

胸腔内は正常では陰圧であるため，胸腔内と大気が何らかの原因で交通した場合，胸腔内に気体が流入し貯留する．何らかの理由で胸腔内に気体が流入した状態を気胸という．

b 原　因

自然気胸の原因は数多くあり，原因診断は容易ではない．ブラやブレブが自然気胸の原因と記載されることが多いが，小児では健常児にブラやブレブが偶然見つかることがある．したがって，それらが必ずしも気胸を起こすわけではなく，肺胞の内膜の障害など様々なことが原因であるとされている．また，全身の結合織の異常をきたすいくつかの遺伝性疾患においては家族性に気胸が発症することがあるため，家族歴が重要である．成人では喫煙との関連が強いといわれているが，小児では喘息との関連がいわれているため既往歴にも注意が必要である．さらに年長の女児では子宮内膜症による気胸も鑑別にあげる必要があるため，月経歴や再発歴の聴取も重要である．ちなみに子宮内膜症による気胸は教科書的には月経後72時間以内が多いとされる．また，原発性の気胸以外に様々な疾患に併発する続発性の気胸もある．

c 頻　度

日本での小児原発性自然気胸の頻度については大規模な疫学データはないが，海外の文献では，20歳以下の原発性自然気胸の頻度は人口10万人あたり約3人と多くない．さらに10歳未満には自然気胸はほとんどなく，80％以上が15歳以上である[1]．また男児に多いことが特徴であり，原発性気胸の2/3，続発性気胸の約9割は男児である[2]．

d 症　状

症状は呼吸苦（長い文章を話せないなど），胸痛（特に胸膜炎を伴う場合には深呼吸で増悪），頻脈などである．緊張性気胸の場合には閉塞性ショックをきたすため，ショック症状を呈する．

e 分　類

気胸の分類には原因によるもの（原発性，続発性，医原性，外傷性など），重症度によるものがある．救急の現場では原因よりも重症度が重要であり以下に示す．

軽症　；肺尖が鎖骨レベルまたはそれより頭側にある，またはこれに準じる程度
中等症；軽症と重症の間のもの
重症　；全虚脱またはこれに近いもの

2 ガイドラインなどでの記載

国内，国外ともに小児の気胸についてのガイドラインはない．したがって，成人のガイドラインや海外の学会のガイドライン案に従って診療することが多い．

3 診断・治療のフローチャート

a 診断（緊張性気胸以外）

1）超音波

気胸かどうかのための画像診断は立位での単

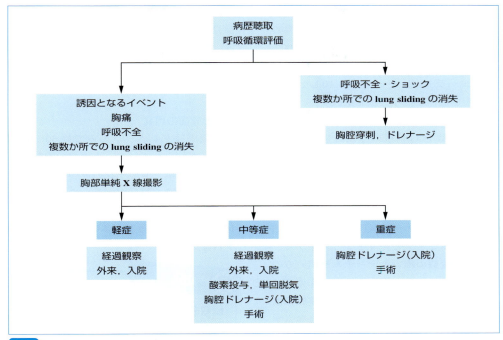

図1 診療のフローチャート

純X線が簡便だが，ベッドサイドで速やかに行える超音波も有用である．第3肋骨付近の前胸部や側胸部でlung sliding（含気のある肺が呼吸性に動くことで生じるアーチファクト）を確認することで気胸を否定することができる．気胸の診断も超音波で行えるが，否定する場合には注意が必要である．診断の際には1か所のみでなく，複数の場所（前胸部，側胸部，背部など）でlung slidingがないことを確認する必要がある[3]．

2）単純X線

胸腔内の癒着がない場合には有効．可能であれば立位の胸部単純X線写真を撮影し，その重症度に基づいて治療を選択する（図1）．

3）CT

胸部CTはブラやブレブの検索には有用ではあるが，前述のように小児ではブラやブレブが必ずしも気胸の原因になるとは限らない．小児では特に厳しくALARA（as low as reasonably achievable）conceptを守る必要があり，不要な放射線被ばくを避ける必要がある．ルーチンでCTを行うのではなく，症例ごとに必要性を十分に検討する必要がある．

b 治療

治療は保存治療と手術に分かれる．成人のガイドラインや成書を参考に作成したフローチャートを示す（図1）．先に述べたように，致命的な緊張性気胸では詳細な画像診断を待たずに速やかに治療することが求められる．身体所見（バイタルサインの異常，呼吸音の左右差，気管変偏位，頸静脈怒張，打診上の鼓音など），ベッドサイドエコーだけをもとに診断し，迷わず胸腔穿刺を行うことが必要である．緊張性気胸以外のほとんどの気胸は準緊急疾患であり，重症度を判定したうえで段階的に治療を行う．以下に重症度別の治療方針を示す．

1）軽症

救急外来で3〜6時間程度経過をみて状態に変化がなければ，外来で24時間ごとの経過観察を行う．症状の悪化があった場合には，中等症と同様の治療を行う．

2）中等症

程度や経過によって，高濃度酸素投与，単回の脱気，持続ドレナージ，手術を選択する．

a）高濃度酸素投与

漏出する空気を酸素に置き換え，吸収を早めることが目的である．したがって SpO_2 が 100% であっても流量を減らしてはいけない．実際には鼻カニューラ 3 L/分からマスク 10 L/分まで状態に応じて様々な投与方法を選択する．

b）単回の脱気および持続ドレナージ

単回の脱気は 18 G 前後の穿刺針（留置針）を用い 50 mL の注射器で脱気する．持続ドレナージでは使用するカテーテルのサイズが問題となる．細いカテーテルと太いカテーテルでは治療成績に違いがないこと，気胸の治療における合併症のいくつかはカテーテル挿入，留置に関連したものであること，という 2 つの理由から，できるだけ低侵襲の細いカテーテルを用いるのが望ましい．いくつかの報告では pigtail カテーテルでも問題ないとされているが，経験的には細すぎると閉塞することがあるため，自然気胸を起こすことが多い年長児では 7～10 Fr のものを用いることが多い．カテーテルは Heimlich 弁または持続吸引器に接続する．持続吸引の場合には－10～15 cmH_2O の圧で持続吸引を行う．またドレーン留置の合併症は痛みと感染であり，特に痛みを訴えることが多く，治療中の QOL を低下させる．多くの NSAID には抗炎症作用はあるが，使用しても保存治療の成績を左右しないとされているため，十分な量を使用して鎮痛を行うことが重要である．

c）手 術

再発した場合や前述の治療での改善が乏しい場合に考慮する．入院期間が長くなりすぎないためには，保存治療を断念する時期が問題である．一般には，おおよそ 5～10 日程度の保存治療で改善がない場合には外科治療を考慮するが，治療開始 48 時間後の早期の手術を進める意見もある．

3）重　症

重症の場合には，持続ドレナージを行い，改善が乏しい場合には中等症と同様に手術を行う．

4）治療後の再発

再発率はドレナージのみでは 30～60% と高いことが知られている．小児での胸腔鏡下手術後の再発率はドレナージのみの場合よりも低いが，成人よりも再発率が高いのが特徴である．術後の再発率は短期のフォローアップでは 10% 程度とする報告が多いが[4]，長期的なデータはない．

💡 Point

▶ 致命的な気胸は緊急疾患であり，超音波と身体所見のみで診断して処置を優先する．

▶ 超音波での診断は 1 か所ではなく，必ず前胸部と側胸部，背部など複数か所で判断すること．

▶ 特殊な気胸を見逃さないために既往歴，現病歴，家族歴を詳細に聴取する．

▶ 高濃度酸素投与の目的は酸素化の改善ではなく気胸の改善であるため，SpO_2 が高くても減量しない．

▶ 胸腔ドレーンの挿入の偶発症としては，痛み，出血，感染がある．

▶ 鎮痛に非ステロイド性抗炎症薬を使用しても治療成績には影響はないため，積極的に鎮痛を行う．

▶ 小児の自然気胸は再発が多い．

保護者への説明のポイント

- 致命的な気胸の場合には，速やかに救命処置を行わないと死に至ること．
- 気胸の程度によって，治療方法が変わること．
- 気胸の原因は多数あり，治療後の再発が成人よりも高いこと．
- 日常生活における制限事項（スカイダイビングやスキューバダイビングは禁止，吹奏楽や大きな声を出すことには注意，まれだがコンタクトスポーツの際の再発の可能性）について指導する．

 文献

1) Dotson K, Timm N, Gittelman M : Is spontaneous pneumothorax really a pediatric problem? A national perspective. *Pediatr Emerg Care* 2012 ; 28 : 340-344
2) Dotson K, Johnson LH : Pediatric spontaneous pneumothorax. *Pediatr Emerg Care* 2012 ; **28** : 715-720 ; quiz 721-723
3) Lichtenstein D, Meziere G, Biderman P, et al. : The "lung point": an ultrasound sign specific to pneumothorax. *Intensive Care Med* 2000 ; 26 : 1434-1440
4) Choi SY, Kim YH, Jo KH, et al. Video-assisted thoracoscopic surgery for primary spontaneous pneumothorax in children. *Pediatr Surg Int* 2013 ; 29 : 505-509

Ⅲ　おもな救急疾患

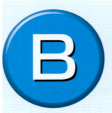

B 呼吸器疾患
5．急性細気管支炎

熊本赤十字病院小児科　加納恭子，平井克樹

1 疾患の概要

a 基本病態

細気管支炎は細気管支を中心とした下気道の急性炎症性疾患であり，乳幼児において頻度の高い呼吸器疾患の1つである．分泌物の増加や炎症による浮腫のために細気管支が狭小化・閉塞することで呼気性喘鳴を呈し，気道抵抗の上昇に対応して努力呼吸が生じる．吸気時に肺胞に取り込まれた空気が呼気で十分に排出できず（air trapping），肺は過膨張や無気肺を生じる．その結果，換気血流不均衡や肺胞低換気が生じて，低酸素血症や換気障害（高炭酸ガス血症）をきたす．

b 病因

細気管支炎の原因はウイルスが多く，特にRSウイルスによるものが最多である．そのほかに，ヒトメタニューモウイルス（hMPV），アデノウイルス，パラインフルエンザウイルス，ライノウイルス，ヒトボカウイルスなどが原因となることがあり，季節性の流行や発症年齢によって原因は様々である．

c 症状

鼻汁や咳嗽の感冒症状が数日先行したあと，炎症が細気管支に及ぶと呼気性喘鳴，呼気延長，多呼吸，努力呼吸が認められるようになる．発熱がみられることも多く，不機嫌，哺乳量の低下を伴う場合もある．低月齢児では，無呼吸やチアノーゼが初発症状で，そのあとに細気管支炎の症状が目立ってくる場合もある．一般的には発症から5～7日目にかけて呼吸器症状は増悪するが，ピークアウトしたあとはゆるやかに改善へ向かうことが多い．早産，先天性心疾患，慢性肺疾患，免疫不全，神経筋疾患などの基礎疾患を有する場合，呼吸状態が急激に悪化する可能性がある．このように臨床症状は年齢や基礎疾患によって，軽症から重篤な場合まで様々である．

2 ガイドラインなどでの記載

日本小児呼吸器学会・日本小児感染症学会から小児呼吸器感染症診療ガイドライン[1]が発行されており，2017年に改訂されている．また，2歳未満の細気管支炎について米国小児科学会から2014年にガイドライン[2]が公表されており，診断・治療・予防について記載されている．

3 診断・治療のフローチャート

a 診断

図1に診断のフローチャート[3]を示す．呼吸に異常があると判断する場合，パルスオキシメーターで経皮的酸素飽和度（SpO_2）を測定し低酸素血症の有無を評価する．症状が強い場合は換気障害もきたしている可能性があり，血液ガス分析（静脈血でも可）での確認が必要である．

乳幼児の感冒症状に引き続き，呼気性喘鳴，呼気延長，努力呼吸，多呼吸を認める場合には本疾患を疑う．臨床症状や診察所見，季節性や周囲の流行状況から臨床的に診断する．乳児喘息との鑑別は困難な場合が多い．胸部X線検査をルーチンで行うことは勧められていない

B 呼吸器疾患　5．急性細気管支炎

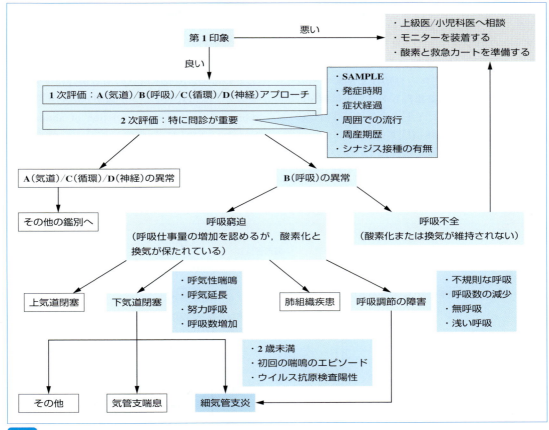

図1 診断のフローチャート

〔American Heart Association：PALS プロバイダーマニュアル AHA ガイドライン 2015 準拠．シナジー，2018 を参考に作成〕

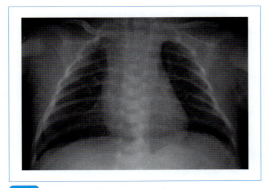

図2 細気管支炎の胸部 X 線

が，過膨張所見(肺野の透過性亢進や横隔膜の平坦化)，無気肺，気管支陰影の増強を認める場合がある(図2)．非典型的な臨床像である場合や症状が重篤な場合には，ほかの鑑別も含めて胸部 X 線の評価を行う．一般的な血液検査ではウイルス感染を示唆する変化が認められ，白血球増多や CRP 高値の場合には細菌感染の合併が懸念される．

b 治　療

　細気管支炎の治療は対症療法が基本であり，治療のフローチャートを図3に示した．鼻呼吸が主体である乳幼児においては，鼻腔の分泌物を吸引することで呼吸状態や哺乳力の改善につながることはよく経験する．低酸素血症を認める場合には，酸素投与を行う．米国小児科学会は基礎疾患のない 2 歳未満の細気管支炎の SpO_2 目標は≧90% を推奨している[2]が，PALS 2015 では SpO_2<94% で酸素投与を行う[3]とされており，救急診療においては SpO_2<94% を酸素投与開始の目安と考えるとよい．ルーチンで SpO_2 の持続的なモニタリングを行うことは

197

推奨されていないが，重症化のリスクが高い場合(表1)は，症例ごとにSpO₂の目標値を設定してモニタリングすることは必要である．

吸入については，高張食塩水・アドレナリン・β₂刺激薬それぞれの有効性を示す報告がある一方で，否定的な報告もあり効果は確定的でない．また，ステロイドの全身投与ならびにロイコトリエン受容体拮抗薬(LTRA)についても，明らかな有効性は認められていない．ただし，アレルギー素因のある児や喘鳴を繰り返し

ている児は，吸入やステロイド投与に対して効果を示す場合もある．これらの治療を行う場合は，こまめに治療反応性を評価し，効果が乏しい場合には漫然と使用しない．経口摂取が低下している場合や脱水所見のある場合には輸液を行うが，抗利尿ホルモン不適切分泌症候群(syndrome of inappropriate secretion of antidiuretic hormone：SIADH)の合併に注意し，輸液内容と投与量を調整する．抗菌薬の投与については，基本的にウイルス感染には不要であるためルー

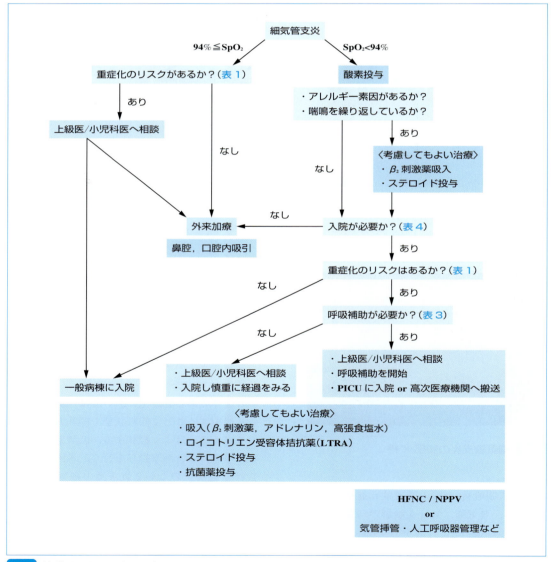

図3 治療のフローチャート

B　呼吸器疾患　5. 急性細気管支炎

表1　重症化の危険因子

- ・生後 3 か月未満
- ・早産児
- ・循環動態不安定な先天性心疾患
- ・慢性肺疾患
- ・免疫不全症
- ・神経筋疾患

表2　治療

- ・鼻腔，口腔内吸引
- ・酸素投与
- ・輸液
- ・吸入（高張食塩水，アドレナリン，β_2 刺激薬）
- ・ロイコトリエン受容体拮抗薬（LTRA）
- ・ステロイド全身投与
- ・抗菌薬投与

表3　呼吸補助を考慮する基準

- ・無呼吸が頻発する
- ・呼吸困難症状の進行性増悪
- ・著明な低酸素血症（十分な酸素投与下でも $SpO_2 <$ 90% が続く）
- ・著明な呼吸性アシドーシス（pH < 7.25，60 mmHg ≦ $PaCO_2$ が続く）
- ・徐脈や循環不全を伴う

表4　入院の目安

- ・生後 3 か月未満
- ・多呼吸や努力呼吸がある
- ・$SpO_2 <$ 94% の低酸素血症がある
- ・換気障害がある
- ・無呼吸がある
- ・短時間で呼吸状態が悪化している
- ・活気がなく，ぐったりしている
- ・経口摂取が低下している

チンでの使用は控え，細菌感染の合併が懸念される場合や全身状態が sick な場合には投与を検討する（表2）．

　無呼吸の出現，低酸素血症や換気障害の進行，多呼吸や努力呼吸の著明な増悪がみられる場合には，呼吸補助の開始を考慮する（表3）．呼吸補助は経鼻高流量カニューラ（high flow nasal cannula：HFNC），非侵襲的陽圧換気（noninvasive positive pressure ventilation：NPPV），気管挿管・人工呼吸器管理などが選択肢としてあるが，上級医と相談したうえで患児の状態に応じて選択する．乳幼児の細気管支炎に対して HFNC の有用性を示す報告[4]があるが，重症化の発見が遅れたり，治療エスカレーションのタイミングを逸する可能性があるため，十分に観察や対応ができる環境で使用すべきである．気管挿管は効果的な気道確保を行っても酸素化・換気を維持できない場合に検討するが，経験のある小児科医と相談して判断する．また，患児のリスクや重症度，治療環境に応じて高次医療機関への搬送も検討する．

④ ポイント

a　診断のポイント

　2 歳未満の乳幼児が鼻汁や咳嗽の症状に加えて，呼吸性喘鳴や努力呼吸を認める場合には細気管支炎を疑う．胸部 X 線は診断に必須ではないが，過膨張や無気肺の所見を認めることがある．RS ウイルスや hMPV が原因となる場合も多く，これらの迅速抗原検査を行うことも診断の一助となる．

b　外来か入院かを決めるポイント

　表4 に入院の目安を示した．多呼吸や努力

呼吸がある場合，低酸素血症や換気障害を呈している場合，短時間で症状が進行している場合，活気が乏しく経口摂取が低下している場合には入院を考慮すべきである．発症からまもない場合は，今後症状が進行して呼吸状態の悪化や経口摂取の低下をきたす可能性があることを念頭に入院の必要性を判断する．外来加療を選択する場合には，今後症状が増悪する可能性や外来通院の必要性を保護者へ説明する．また，重症化のリスク（表1）を有する場合には急激に症状が進行する可能性があるため，上級医や小児科医へ相談したうえで方針を決めることが望ましい．

⚠ Pitfall

> 高熱が続く場合には細菌感染による肺

炎，中耳炎，尿路感染などを併発している可能性があるため，繰り返し診察し必要に応じて血液検査，尿検査，胸部X線検査の再評価を行う．
▶ 乳幼児を診察する際，患児の啼泣によって呼吸の評価はむずかしくなる．さらに，啼泣は呼吸状態をより悪化させる場合もある．安静が保てるように，保護者に抱っこしてもらった状態で診察をするなどの工夫を心がける．
▶ SpO_2 が低下して酸素投与を開始したり，酸素流量を増やす場合には，呼吸状態が悪化して換気障害もきたしている可能性がある．漫然と酸素流量を増やすのではなく，診察や血液ガス分析を行い換気障害の有無も併せて評価する．
・RSウイルスハイリスク患児を対象に，RSウイルスのモノクローナル抗体であるパリビズマブ（シナジス®）の予防投与が承認されている．パリビズマブの効果は約1か月であるため，RS流行期に月に1回筋肉内投与する．

 保護者への説明のポイント

- 呼吸をするときの空気の通り道の中で，肺に近い細気管支という部分に炎症が起こっている．細気管支は炎症が起こると狭くなるため，空気の流れが悪くなって胸の音がゼーゼーしたり，きつそうな呼吸をする症状がでている．
- 細気管支炎はウイルス感染が原因であることが多く，インフルエンザ以外にウイルスに有効な薬剤はないため，症状に応じた治療を行いながら細気管支の炎症がおさまるのを待つことになる．
- 鼻汁や咳嗽などの症状が出てから5〜7日程度は症状が増悪する可能性があるが，症状がピークアウトしたあとは徐々に改善していくことが見込まれる．

a)外来で治療する場合
- 発症から間もない時期で受診時には症状が強くない場合は，今後多呼吸や努力呼吸，喘鳴などの症状が急激に進行する可能性があること，その場合には何時でも受診をしたほうがよいことを説明する．

b)入院で治療する場合
- 症状が強く治療反応が乏しい症例や，重症化のリスクを有する症例では，今後呼吸補助を要するような呼吸状態悪化の可能性があることを説明する．
- 退院を検討する目安は，症状のピークアウトが確認できていること，酸素投与が不要で努力呼吸が軽減していること，経口摂取ができていること，吸入や吸引のケアがほとんど不要であること，活気があり全身状態が改善傾向にあることである．

 文献

1) 小児呼吸器感染症診療ガイドライン作成委員会：小児呼吸器感染症診療ガイドライン2017．尾内一信，岡田賢司，黒崎知道（監），協和企画，2016；26-28
2) Ralston SL, Lieberthal AS, Meissner HC, et al.：Clinical practice guideline：the diagnosis, management, and prevention of Bronchiolitis. Pediatrics 2014；134：e1474-e1502
3) American Heart Association：PALSプロバイダーマニュアル AHAガイドライン2015準拠．シナジー，2018
4) Franklin D, Babl FE, Schlapbach LJ, et al.：A Randomized Trial of High-Flow Oxygen Therapy in Infants with Bronchiolitis. N Engl J Med 2018；378：1121-1131

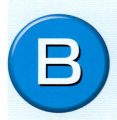

III おもな救急疾患
B 呼吸器疾患
6. クループ症候群・急性喉頭蓋炎

●くろさきこどもクリニック 黒崎知道

1 疾患の概要

クループ症候群とは，急性の喉頭狭窄により
①吸気性喘鳴（inspiratory stridor）
②犬吠様咳嗽（barking cough）
③嗄声（hoarseness）
などをきたす，いくつかの疾患の総称である．病因からみると細菌性，ウイルス性，アレルギー性などが，病変部位からみると声門上，声門，声門下，気管，疾患の本態からみると炎症，腫瘍，異物があり，これら疾患群が「クループ症候群」と呼称されている．したがって，一時的な診断名としてこの病名を用い，診断が確定した段階で正式疾患名を用いるべきである．

2 ガイドラインなどでの記載

小児呼吸器感染症診療ガイドライン2017[1]）にクループ症候群の項目があり，①ウイルス性クループ，②急性喉頭蓋炎，③細菌性気管炎に分かれ，病因，疫学，臨床症状，診断，治療について簡潔明瞭に記載されている．
小児の咳嗽診療ガイドライン（2014）[2]）には，重症度に応じた治療のアルゴリズムが紹介されている．

3 診断・治療のフローチャート

a 診断

図1[3]）に吸気性喘鳴の鑑別をあげる．急性発症で吸気性喘鳴，犬吠様咳嗽をきたす症例は，クループ症候群を考える．発熱の有無により，感染性か非感染性かを考える．その際重要な点は，まず，重症度と緊急性を考えることである．

1）まず重症度を評価する（図2[4]）

重症度を評価し，緊急処置を行う．クループスコア（表1）は重症度の判定に有用である[4]）．
軽症クループは2点以下であり，犬吠様咳嗽・啼泣時に嗄声あるが，安静時に喘鳴は聴取されない．中等症のクループは3〜7点で，安静時にも喘鳴は聴取され，軽度陥没呼吸を認める．重症クループは8点以上であり，著明な喘鳴・陥没呼吸が認められる．患児は不穏状態に陥っており，早急に治療を開始すべきである．

2）その後，確定診断[5]）へ（図1）[3]）

ウイルス性クループは，日常診療でよく遭遇する疾患である．1〜3日前から先行する上気道炎症状に続いて特徴的な症状が出現する．喉頭X線所見（正面像）で，声門下腔の狭小化を示すpencil sign（＝steeple sign）を認めるが，通常X線による確認は不要とされている．このX線所見は，急性喉頭蓋炎でもみられる．パラインフルエンザウイルス，インフルエンザウイルス，RSウイルス，アデノウイルスがおもな原因微生物である．晩秋から冬期に多い．6か月〜3歳に多く，1歳に発症のピークがある．

発熱，咽頭痛などに引き続いて急激な進行で呼吸困難が出現する経過や，頸部を伸展させ，顎を前方に突出させ，開口して舌を出し流涎を伴う特有な姿勢（sniffing position）があれば，急性喉頭蓋炎[5]）を考える．流涎は咽喉頭の痛みが強く，唾液を嚥下できないために起こる．声帯には病変が及ばない場合が多く，一般的に嗄声・犬吠様咳嗽は認めない．喉頭X線所見（側面像）で喉頭蓋，披裂部の腫大を表すthumb sign（図3-a）を認めれば，確定診断となる．喉頭ファイバーでは，サクランボ状に発赤腫脹した喉頭

蓋を認める(図3-b). インフルエンザ菌b型(Hibワクチン導入前においては血液培養から高頻度(小児では80%以上)に *Haemophilus influenzae* type b：Hib)Hibが分離されていた. 血液培養は必須である. Hib抗原迅速診断は, 抗菌薬前投与のある症例や, 緊急性を要求される本症の原因菌迅速診断に有用である(尿中Hib抗原の検出は検体採取が容易で, 早急に結果が

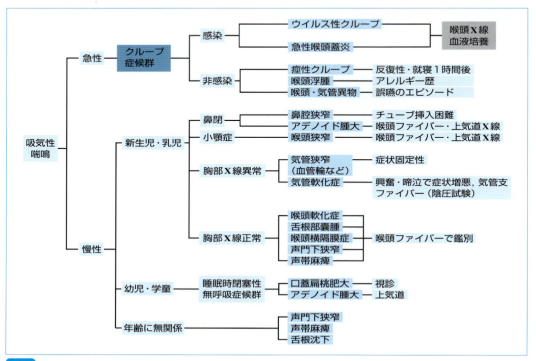

図1 吸気性喘鳴の鑑別

〔梅原 実：喘鳴. 五十嵐 隆, 大薗恵一, 高橋孝雄(編)：今日の小児診断指針. 第4版, 医学書院, 2004 ； 254-256 より改変〕

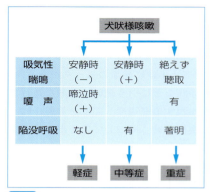

図2 クループ症候群の状態とその重症度

〔Westley CR, Cotton EK, Brooks JG : Nebulized racemic epinephrine by IPPB for the treatment of croup : a double-blind study. *Am J Dis Child* 1978 ; 132 ; 484-487 を元に作成〕

表1 Westleyクループスコア

	0	1	2	3	4	5
意識レベル	正常					見当識障害
チアノーゼ	なし				興奮時あり	常にあり
喘鳴	なし	興奮時聴取	常に聴取			
吸気音	正常	減弱	著明減弱			
陥没呼吸	なし	軽度	中等度	著明		

軽症：2点以下
中等症：3〜7点
重症：8点以上

〔Westley CR, Cotton EK, Brooks JG : Nebulized racemic epinephrine by IPPB for the treatment of croup : a double-blind study. *Am J Dis Child* 1978 ; 132 ; 484-487 を元に作成〕

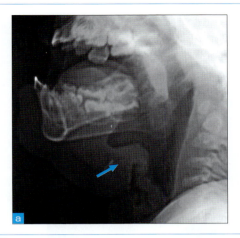 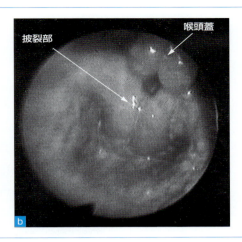

図3 急性喉頭蓋炎 （口絵⑥参照）
a：サクランボ状に発赤腫脹した喉頭蓋を認める（↑部分） b：Hibによる急性喉頭蓋炎

判明することが多い）．近年，Hibワクチンの定期接種化によりHibワクチン既接種者での発症はみられていない．まれに肺炎球菌，A群溶血性レンサ球菌，黄色ブドウ球菌，*Moraxella catarrhalis*などによる報告がある．その進行は早く，死に至ることもある一方で，早期に診断がなされ適切な治療が施されれば，治療可能な疾患である．比較的まれな症例のため咽頭炎と誤診されることもあり，そのために医師の早期診断および治療上の過失が争われることがある疾患である．

診察に際し，姿勢は座位のままで行う．仰臥位は重力により喉頭蓋の変位をきたし，呼吸困難がさらに増強するので，避けるべきである．舌圧子による視診は，反射により喉頭攣縮をきたし，突然気道閉塞症状が極度になり呼吸停止が起こる場合があるので，気道確保の準備の十分でない状況下では行ってはいけない．

Pitfall

急性喉頭蓋炎と同様の経過をとるが喉頭X線所見（側面像）でthumb signが認められない場合には，気管内に剥離した粘膜・偽膜を示す不規則な濃淡陰影があるか否かを注意して読影すること➡細菌性気管炎（図4a，b）．

b 治 療

Point

呼吸不全へ進行させないために何をするか？[3]
- 呼吸状態の安定化が第一！
- まず気道確保を考慮．
- 酸素投与や気管挿管には躊躇しない．
- mask and bag ventilation（MBV）．

1）加 湿

軽症例で，家庭での救急処置として，勧められる方法である．具体的には，本症候群は寒い季節に多いので，温かいシャワーを出しながら浴室内で経過をみてみる．有効性を示したエビデンスはないが，加湿することによって喉頭の炎症部位の乾燥・痂皮化を防ぎ，患者および保護者の安心につながるとされている[6]．

一方，病院内での加湿に関して，テントなどの密閉空間は患者の不安・興奮につながるので，ベッドサイドの加湿器で行う[6]．

2）酸素吸入

加湿された酸素投与は，中等症以上のクループに適応がある．ウイルス性クループは対症療法が主であり，酸素投与を躊躇してはならない．

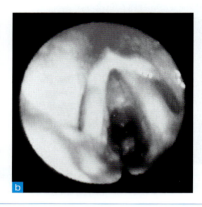

図4 黄色ブドウ球菌による細菌性気管支炎　　　　　　　　　　（口絵⑦参照）
a：気管内に剥離した粘膜，偽膜を示す不規則な濃淡陰影を認める
b：声門下に黒く変色した粘膜・偽膜，気管内分泌物を認める

3）薬物療法[5,7]

a）副腎皮質ホルモン

①デキサメタゾン

　安静時にも喘鳴が聴取され，軽度陥没呼吸のある症例はデキサメタゾンの適応がある．投与量は0.15～0.6 mg/kgで，使用法は経口，経静脈，筋注いずれでもよい．効果はほぼ同等とされている．投与後6時間で著明な症状の軽減が得られる．通常は単回投与で十分である．

②ブデソニド

　欧米では，ブデソニド（パルミコート®）2 mg吸入が，デキサメタゾン投与と同等の有効性が示されている．わが国での保険適用はない．

③そのほかの副腎皮質ホルモン

　プレドニゾロン内服（2 mg/kg/日，3日間投与），ベタメタゾン内服（0.4 mg/kg 単回投与）の検討がある．限られた例数だが，デキサメタゾンと同等の効果が得られている．

b）アドレナリン

　ボスミン®吸入　0.1～0.2 mL＋生食2 mL．

　心拍モニターでの監視のもと20～30分後，再吸入可である．効果は2～3時間と短く，軽快したのち再び増悪する例があるので，外来でしばらく経過をみること，また外来フォローの際には必ず症状再燃の可能性について説明しておくことが必要である．

c）抗菌薬

　急性喉頭蓋炎を疑った場合には，抗菌薬の投与を行う．Hibワクチン未接種者であれば，次のような抗菌薬を選択する[1]．

　　セフトリアキソン
　　　20～30 mg/kg/回，静注1日2回
　　セフォタキシム
　　　20～30 mg/kg/回，静注1日3回

　Hibワクチン既接種者であれば黄色ブドウ球菌を念頭においた抗菌薬を選択する[5]．

4）挿　管

　状態によっては何よりも気道確保が優先される．狭窄した気道への挿管は容易ではないため，サイズは0.5～1 mm程度細めのチューブを選択する．挿管が困難な場合には，躊躇せず気管切開を行う．麻酔科・耳鼻咽喉科との連携が大切である．

> **Point**
> 喘鳴をきたした患児をみたら[3]
> ▶喘鳴は"呼気性"か"吸気性"か？
> ▶発症は"急性"か"慢性"か？
> ▶喉頭蓋炎では必ずしも嗄声を伴わない．

> ⚠️ **Pitfall**
>
> 重症例での血液培養は必須である……細菌性クループは全身感染症であることが多い.
> ・急激な発症で，流涎が多く，嗄声・犬吠様咳嗽が乏しく，sniffing position をとる例は急性喉頭蓋炎を考える.
> ・高熱，中毒様顔貌を呈するクループ症状で，エピネフリン反応が乏しい症例は，細菌性気管炎をまず考える……③の Pitfall 参照.
> アレルギー歴，食事中むせたか否かの聴取も重要
> 　……気管内異物は疑わなければ診断不可能.
> 遷延するクループ症状は基礎疾患の有無を再考（咽後膿瘍，腫瘍，先天性気道閉塞など）.

 保護者への説明のポイント

a．外来フォローの場合
次のような症状・徴候が認められた際には，救急受診をするように説明しておく.
- 安静時にも喘鳴が聴取されるようになる.
- 胸骨上の陥没呼吸の出現.
- 咳込みが強くなる.
- ものを飲み込まないようになる．流涎.
- 蒼白顔貌の出現.

b．ウイルス性クループ
- 犬の遠吠えのような"変な咳"（犬吠様咳嗽）や声のかすれは，気管入口付近の炎症による気道狭窄症状である．苦しそうであるが治療によって回復することを説明する．比較的元気そうにしていても，急に悪化する可能性がある（特に夜間）疾患であることもよく説明する.

c．急性喉頭蓋炎
- 生命にかかわる重篤な疾患であること，窒息をきたす前に早期に気管挿管を行う可能性があることをよく説明する．重篤な疾患ではあるが，気管挿管，抗菌薬投与など適切な治療によって治癒が期待できる疾患であることを説明し，家族の動揺を抑える配慮も必要である.

文献

1) 日本小児呼吸器学会・日本小児感染症学会：小児呼吸器感染症診療ガイドライン 2017．尾内一信，岡田賢司，黒崎知道（監），協和企画，2016；194-196
2) 日本小児呼吸器学会：小児の咳嗽診療ガイドライン．診断と治療社，2014；108-112
3) 梅原　実：喘鳴．五十嵐隆，大薗恵一，高橋孝雄（編）：今日の小児診断指針．第4版，医学書院，2004；254-256
4) Westley CR, Cotton EK, Brooks JG：Nebulized racemic epinephrine by IPPB for the treatment of croup：a double-blind study. *Am J Dis Child* 1978；132；484-487
5) Cherry JD：Croup（Laryngitis, Laryngotracheitis, Spasmodic Croup, Laryngotracheobronchitis, Bacterial Tracheitis, and Laryngotracheobronchopneumonitis）and Epiglottitis（Supraglottitis）. In：Cherry JD, Harrison GJ, Kaplan SL, *et al*（eds），Feigin and Cherry's Textbook of Pediatric Infectious Didease. 8th edition, Elsevier, Philadelphia, 2018；175-190
6) Alberta Clinical Practice Guideline Working Group：Diagnosis and Management of Croup. 2008 Update. http://www.topalbertadoctors.org/download/252/croup_guideline.pdf（2018-9-1 access）
7) Woods CR：Croup:pharmacologic and supportive interventions. WWW.uptodate.com ⓒ 2018 Up To Date®

Column 7 先天性喘鳴のはずが，pulmonary sling だった？

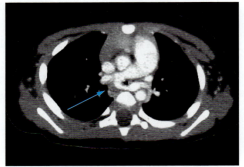
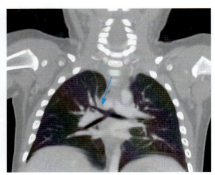

図1　胸部 CT（造影）検査
pulmonary sling＋気管分岐異常
〔北九州市立八幡病院小児救急・小児総合医療センター〕

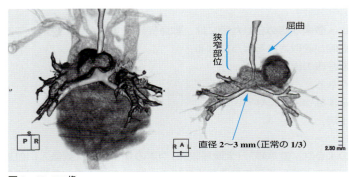

図2　3D-CT 像
pulmonary sling＋気管分岐異常
〔北九州市立八幡病院小児救急・小児総合医療センター〕　　（口絵㊱参照）

　早期乳児期から離乳食がある程度進む生後10か月頃まで，器質的疾患がなくても喘鳴を呈する乳児は少なくない．呼吸苦や睡眠障害，哺乳障害がないと，特に検査することもなく「先天性喘鳴」として対応されている．そのような観点からは，先天性喘鳴は日常診療のなかでよく使用される病名であるが，小児科医にとってはやや便利な病名ともいえる．乳児喘鳴の多くは母親の喫煙などの影響による一過性喘鳴やウイルス感染など呼吸器感染に伴う喘鳴である．しかし時に，声門下血管腫や喉頭囊胞など腫瘤性病変を認めることがある．

　本症例は生後4か月から喘鳴が出現し近医受診，クループ症候群として加療を受けるも改善しないため，入院加療となった．しかし，2週間の入院治療でもあまり病状は変わらず，耳鼻科での喉頭・気管ファイバー検査も異常がなく，全身状態も悪くないため，先天性喘鳴かもしれないということで外来フォローとなっていた．犬吠様の咳嗽が続き，時折顔色が悪くなるということで，当院を初診した．胸部X線検査で喉頭陰影が幅広く感じられたため，胸部 CT 検査を行ったところ，左肺動脈が右肺動脈から起始し，右上気管支の分岐異常も認め，pulmonary sling と診断した（図1，図2）．乳児喘鳴の鑑別疾患の一つに心大血管異常による気管狭窄も忘れてはならないと再認識した症例であった．

（市川光太郎）

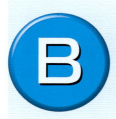

Ⅲ おもな救急疾患
B 呼吸器疾患
7. 急性呼吸窮迫症候群

● 長野県立こども病院小児集中治療科　北村真友

1 疾患の概要

急性呼吸窮迫症候群（acute respiratory distress syndrome：ARDS）は，何らかの侵襲をきっかけに，病的な急性炎症を起こし，肺の血管内皮と肺胞上皮のバリアが破綻し，透過性亢進をきたした状態である．この結果，肺胞内に蛋白を豊富に含んだ液体が貯留する．

肺重量の増加と含気組織の減少とをきたしており，強い呼吸困難，頻呼吸，低酸素血症と画像上の両側びまん性浸潤影を呈する．

定型的な病理像はびまん性肺胞傷害（diffuse alveolar damage：DAD）である．しかし臨床的に ARDS と診断される症例には DAD を認めないものも多く，DAD を認める ARDS に比して生命予後がよい[1]．

a 疫 学

成人と異なり小児での疫学調査は少ない．成人用の定義を用い診断した小児の有病率は PICU 入院者の 0.86〜10％，人工呼吸管理された者の 5〜20.5％，死亡率は 14〜61％ とされる[2]．成人に比して治療への反応がよく，死亡率も低い．この理由として，肺実質の硬さやリモデリングの違い，成熟過程にある免疫能などの関与が示唆されている．

b 発症の原因

小児の ARDS の発症の原因となる侵襲は，肺炎（35％），誤嚥（15％），敗血症（13％），溺水（9％），心疾患（7％），その他（21％）とされる．肺炎や敗血症などの感染性疾患が半数以上を占める[3]．これらは肺への侵襲が直接的な群と間接的な群とに分類される（表1）[4]．

表1　ARDSの原因

肺を直接的に侵襲する	肺を間接的に侵襲する
肺炎	敗血症（肺以外の感染巣）
誤嚥	重症外傷
溺水	重症膵炎
吸入ガス	重症熱傷
肺挫傷	急性薬物中毒
肺の血管炎	輸血関連急性肺障害

〔Ware LB, Matthay MA：The acute respiratory distress syndrome. *N Engl J Med* 2000；342：1334-1349 より改変〕

c 合併症

①播種性血管内凝固（disseminated intravascular coagulation：DIC）

②敗血症，敗血症性ショック（sepsis, septic shock）

③ICU 関連筋力低下（ICU-acquired weakness：ICU-AW）：急性期治療の経過中に発症する，びまん性筋力低下である．左右対称性に四肢の筋力低下を呈する．微小循環不全による末梢神経と筋肉の障害が病態とされている．ステロイド投与が危険因子[5]の一つである．

2 ガイドラインなどでの記載

1967 年に Ashbaugh らが，小児を含む 12 例の ARDS 症例（11〜48 歳）を報告した．種々の侵襲を契機としながら，共通する臨床症状と肺の剖検所見（無気肺，肺水腫，多数の肺胞マクロファージ，硝子膜形成）を有したことを明らかにした．以来，その診断基準が検討され，AECC 定義（1994 年）や Berlin 定義（2012 年）な

Ⅲ　おもな救急疾患

どが発表されてきた.

しかしこれらはおもに成人を対象にしたものであったため，小児に適応するにはいくつかの制限があった．酸素化の評価にあたって，小児では酸素分圧（PaO_2）ではなく経皮的酸素飽和度（SpO_2）だけで行うことが多いこと，呼吸器設定のバリエーションが多くPaO_2/F_1O_2比よりoxygenation index のほうが呼吸状態を説明しやすいことなどである．また小児特有の基礎疾患や病態も考慮されていなかった.

これらに配慮する形で，2015 年に the Pediatric Acute Lung Injury Consensus Conference（PALICC）が pediatric　ARDS（PARDS）の定義と管理および課題についてのエキスパートコンセンサスを発表した（表 2）[6]．今後の研究の成果が期待される.

❸ 診　断

前述の表 2 に合致すれば臨床的に ARDS と診断する.

この臨床的診断基準により診断された ARDS 症例のうち，①重症低酸素血症（P/F 比＜100 mmHg）であること，②胸部 X 線写真で陰影が全肺野にみられること，は DAD 発症の予測因子となり，予後不良を示唆する（図 1）.

❹ 治　療

ARDS 治療の成功は，侵襲に対する治療の成功が前提となる．さらに呼吸だけでなく循環，神経，血液凝固，肝・腎機能などのほかの臓器障害の治療を適切に行う必要がある（図 2）.

小児の ARDS において根拠のある治療はない，といってよい．成人の治療から大きく逸脱しない管理を行うことになる．代表的なものを下記にあげる.

ⓐ 呼吸管理

人工呼吸による肺間質の炎症をなるべく軽減

表 2　PARDS 定義

	非侵襲的陽圧換気（NPPV）	侵襲的陽圧換気（IPPV）		
	層別化なし	軽症 Mild	中等症 Moderate	重症 Severe
酸素化	PF 比≦300 SF 比≦264 （PEEP≧5 cmH2O）	4≦OI＜8 5≦OSI＜7.5	8≦OI＜16 7.5≦OSI＜12.3	16≦OI OSI≦12.3
発症時期	侵襲や呼吸器症状から 7 日間以内			
胸部画像	急性肺実質傷害に合致する新規浸潤影			
肺水腫の原因	心不全，輸液過剰ですべてを説明できない呼吸不全			
年齢	周産期関連の肺疾患患者は除外する			

注）
①特殊な状況
　1．チアノーゼ性心疾患：基礎心疾患で説明できないときに適用する
　2．慢性肺障害
　3．左心不全
②oxygenation index（OI），oxygen saturation index（OSI）
　　OI＝（F_1O_2×平均気道内圧×100）/PaO_2
　　OSI＝（F_1O_2×平均気道内圧×100）/SpO_2
　　　1．PaO_2 を使用する．PaO_2 を使用できないときは SpO_2 を使用する．ただし SF 比や OSI を計算するときは SpO_2≦97% を維持する F_1O_2 に減量する.
　　　2．チアノーゼ性心疾患，普段から人工呼吸管理下にある慢性肺障害の児には適用しない.

〔Pediatric Acute Lung Injury Consensus Conference Group：Pediatric acute respiratory distress syndrome：consensus recommendations from the Pediatric Acute Lung Injury Consensus Conference. *Pediatr Crit Care Med* 2015；16：428-439 より改変〕

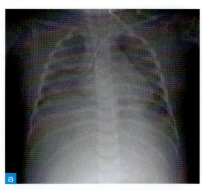
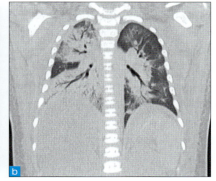
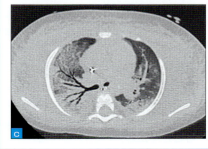

9か月女児　先天性脂肪酸代謝異常症の疑い
上気道炎罹患を契機に急性発症しARDSを合併
a：胸部X線
air bronchogramを伴う両側浸潤影を認める
b：胸部CT（冠状断面）
air bronchogramを伴う両側浸潤影を認める
c：胸部CT（体軸断面）
両側浸潤影と著明な体幹浮腫を認める

図1 ARDSと診断された症例

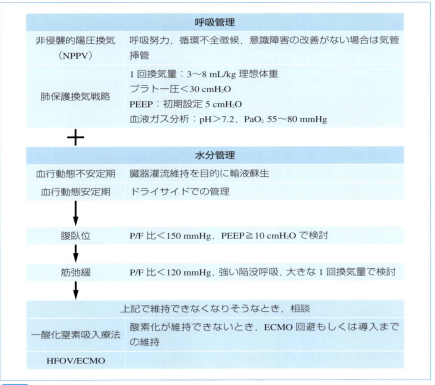

図2 治療のフローチャート

し，肺の状態を悪化させないことを目標に管理することが推奨される．具体的には肺胞の過剰な進展(volutrauma)と加圧(barotrauma)，および繰り返す虚脱(atelectrauma)を回避する．これを肺保護換気戦略とよび，1回換気量の制限と可能な限り低いプラトー圧，適切な呼気終末陽圧(PEEP)の設定が基本となる．

1）気管チューブ

カフ付き気管チューブを第一選択とする．気管チューブ周囲からの漏れが軽減され，1回換気量の測定が正確になる．

2）1回換気量／プラトー圧

生理的な1回換気量(理想体重で約 6 mL/kg)を意識して 3〜8 mL/kg 理想体重程度に設定する．プラトー圧に関しては $30 cmH_2O$ 未満に管理することが推奨される．

3）PEEP

末梢気道と肺胞の開存維持を目的に設定する．重症度と基礎疾患にしたがって至適 PEEP は患者により異なる．$5〜15 cmH_2O$ 程度とすることが多いが，ときに $15 cmH_2O$ 以上を必要とすることがある．高 PEEP 管理時は肺の過膨張と肺血管抵抗上昇，循環虚脱に注意する．

4）酸素化と換気

酸素化に関しては，PaO_2 は 55〜80 mmHg を維持する．SpO_2 でモニターするときは軽症 92〜97％ を，重症 88〜92％ を目標とする．換気に関しては，中等症以上の ARDS では高 CO_2 血症を許容し pH7.2 以上(PALICC の推奨は pH 7.15〜7.30)を維持することとする．ただし，頭蓋内圧亢進，重症肺高血圧などを合併するときは高 CO_2 血症が増悪因子となるため注意を要する．

5）非侵襲的陽圧換気(NPPV)

ARDS のリスクのある患者の病初期に，換気改善，呼吸仕事量軽減のために導入を検討する．しかし心拍数・呼吸数の低下，呼吸努力の軽減，意識障害の改善がない場合は，気管挿管を遅らせない．

6）高頻度振動換気法(HFOV)／体外式膜型人工肺(ECMO)

通常の肺保護換気戦略で管理が困難な重症例で適応を検討する．しかしすべての施設で実施可能な治療ではない．

b 水分管理

適切な組織灌流を維持しつつ肺血管外水分量の増加を制限することを目標に管理する．

ARDS 発症時は，敗血症性ショックや多臓器不全を合併していることが多い．このためまず臓器血流の維持を優先し，ショックを検出し，迅速に循環血液量を適正化することが求められる．必要なら輸液蘇生(fluid resuscitation)を実施する．

血行動態が安定したあとは，基本的には過剰な輸液を避けドライサイドで管理する．

しかし，至適な投与水分量を決定することはむずかしい．水分出納，尿量，心拍数，中心静脈圧，体重，血液ガス分析(乳酸値)，血液検査，超音波検査を総合して水分量を設定し，必要に応じ利尿薬を投与する．大切なのは，介入前後に上記パラメーターの変化を追跡し評価し続けることである．

c 筋弛緩

低酸素血症の強い症例(P/F 比＜120 mmHg)に対して，発症早期に短期間(48時間未満)の筋弛緩薬持続投与を行ったところ生命予後を改善し有害事象の増加もなかった[7]．しかしわが国で使用しうる筋弛緩薬はステロイドを有するため副作用に関して同様の結果が得られるかは明らかではない．

このため強い低酸素血症を有している症例で適応を検討する．そのほかには自発呼吸が volutrauma や barotrauma を惹起し，肺損傷が懸念されるときも適応となりうる．すなわち鎮静や呼吸器設定の調整にもかかわらず自発呼吸下に1回換気量が大きくなりすぎるとき，あるいは陥没呼吸が強いときなどである．自発呼吸を止め，1回換気量の制限や強すぎる胸腔内圧の陰圧の軽減を期待する．

いずれの場合も咳嗽消失，無気肺，ICU-AW などの弊害があるため短期間(48時間未満)の使用にとどめたい．

d 腹臥位

P/F 比＜150 mmHg 未満であったり，PEEP≧ $10 cmH_2O$ 以上であったりする症例では死亡率

を低下させる[8,9]. 一方で中等症以下の症例では有意な効果はないため実施するメリットはない. また褥瘡やチューブ, カテーテル類の計画外抜去のリスクがあることに注意が必要である.

e そのほかの補助的治療

臨床的に診断された ARDS の生命予後改善に一律に奏効し, ルーチンに使用を推奨されるものはない. ARDS 発症の原因と合併する病態から検討することが必要である.

1) グルココルチコイド

炎症と線維化を阻止しうる薬効から期待されたが方針は確定していない. 発症 2 週間以内の中等症以上の症例に対する少量グルココルチコイド(メチルプレドニゾロン 1 mg/kg/日)は使用を考慮してもよい[10]. しかしその根拠となった論文や副作用の評価への疑義から, 推奨を疑問視する声もある. 少なくとも発症 14 日以降の投与は行わず, 早期少量投与に関しても ICU-AW などを考慮し安易な使用は避けるべきである.

2) 一酸化窒素吸入療法

一過性の酸素化改善が期待できる. 肺高血圧や重症右心不全を合併した症例では使用を検討する. また重症例では ECMO 回避または導入までの橋渡しとなりうる.

3) 肺胞サーファクタント

酸素化を改善しうる. しかし生命予後や人工呼吸期間, PICU 滞在期間は改善しない.

5 ポイントとピットフォール

a 経肺圧

肺を拡張するためにかかる圧を意識し呼吸管理を行いたい.

気道内圧＝経肺圧(肺を拡張するためにかかる圧)＋胸腔内圧(胸腔を拡張するためにかかる圧)

ARDS では胸郭浮腫, 腹部膨満などの合併により胸郭コンプライアンスが低下しやすい. このため胸郭を拡張するための圧差, 胸腔内圧をより必要としうる.

気道内圧が高くても, 胸腔内圧が高ければ, 経肺圧は低くなるため, 肺を拡張するためには, より高く気道内圧を設定する必要や余地があるかもしれない.

b 地域の医療体制

次の治療を実施できる施設への病院間搬送のタイミングを逃さないことが大切である. 通常の人工呼吸で維持できない患者の搬送は危険を伴い, 解決すべき課題は多い. 普段からそれぞれの施設で対応可能な重症度を知り, その範囲を超えそうな場合の対策を地域全体で準備することが望ましい.

保護者への説明のポイント

- **ARDS について**：肺が浮腫んでガス交換が障害されている．このため頻呼吸，陥没呼吸，低酸素血症をきたしている．
- **ARDS 発症の原因となった疾患/外傷について**：きっかけは○○（出来事，病気など）である．
- **合併症について**：急性期には DIC やショックを合併しうる．やや遅れて ICU-AW を合併しうる．
- **治療について**：○○（原因となった出来事，病名）の治療と ARDS の治療を行う．ARDS については低酸素血症の程度によって，NPPV もしくは気管挿管下の人工呼吸管理を行う．さらに重症化する可能性がある．経過によっては筋弛緩薬を使用する．
- **転院の可能性**：呼吸不全などが，当施設で治療できないレベルに悪化しそうな場合は転院が必要になる．
- **予後について**：○○（原因となった病気）の治療がうまくいけば ARDS も可逆的である．しかし重症な場合は死亡しうる．救命できた場合も，しばらくリハビリテーションや成長発達のフォローが必要になる場合もある．

文献

1) Cardinal-Fernandez P, Bajwa EK, Dominquez-Calvo A, et al.：The Presence of Diffuse Alveolar Damage on Open Lung Biopsy Is Associated With Mortality in Patients With Acute Respiratory Distress Syndrome：A Systematic Review and Meta-Analysis. *Chest* 2016；149：1155-1164
2) Barreira ER, Munoz GO, Cavalherio PO, et al.：Epidemiology and Outcomes of Acute Respiratory Distress Syndrome in Children According to the Berlin Definition. *Crit Care Med* 2015；43：947-953
3) Cheifetz IM：Pediatric ARDS. *Respir Care* 2017；62：718-731
4) Ware LB, Matthay MA：The acute respiratory distress syndrome. *N Engl J Med* 2000；342：1334-1349
5) Needham DM, Wozniak AW, Houqh CL, et al.：Risk factors for physical impairment after acute lung injury in a national, multicenter study. *Am J Respir Crit Care Med* 2014；189：1214-1224
6) Pediatric Acute Lung Injury Consensus Conference Group：Pediatric acute respiratory distress syndrome：consensus recommendations from the Pediatric Acute Lung Injury Consensus Conference. *Pediatr Crit Care Med* 2015；16：428-439
7) Papazian L, Forel JM, Gacouin A, et al.：Neuromuscular blockers in early acute respiratory distress syndrome. *N Engl J Med* 2010；363：1107-1116
8) Guerin C, Reignier J, Richard JC, et al.：Prone positioning in severe acute respiratory distress syndrome. *N Engl J Med* 2013；368：2159-2168
9) Hu SL, He HL, Pan C, et al.：The effect of prone positioning on mortality in patients with acute respiratory distress syndrome：a meta-analysis of randomized controlled trials. *Crit Care* 2014；18：R109
10) Annane D, Pastores SM, Rochwerg B, et al.：Guidelines for the Diagnosis and Management of Critical Illness-Related Corticosteroid Insufficiency（CIRCI）in Critically Ill Patients（Part I）：Society of Critical Care Medicine（SCCM）and European Society of Intensive Care Medicine（ESICM）2017. *Crit Care Med* 2017；45：2078-2088

III おもな救急疾患
B 呼吸器疾患
8. 頸部感染症

北九州市立八幡病院小児救急・小児総合医療センター　市川光太郎

1 診断チャート

頸部感染症は，リンパ装置の感染，および組織間隙を主体とした蜂窩織炎，唾液腺や甲状腺，乳様突起洞，扁桃腺，咽頭後間隙などの所属器官自体の感染，および周囲への波及感染，そして胎生期遺残嚢胞性疾患の感染などに分けられる．これら多彩な組織背景に基づいた感染症（単独，そして混合感染含めて）を鑑別診断していく必要がある．さらに鑑別するためにも，常に浅表性，深部性感染症かを念頭において対応する必要があり，よく遭遇するおもな疾患を認識しておくべきである（表1）．

2 ポイントとピットフォール

a アプローチのポイント

1）局所の解剖学的形態の特徴

頸部にはリンパ流や血流，神経などが複雑に入り組んでいるため，その形態の解剖学的特徴や位置関係の理解が必要である．さらには先天

表1 頸部感染症の診断チャート

部位別/臓器別	浅表性	浅表〜深部性	深部性
耳介・中耳		耳介前瘻孔炎	乳様突起炎
皮下組織		蜂窩織炎 皮下膿瘍	
リンパ節	化膿性リンパ節炎 ウイルス性リンパ節炎 伝染性単核球症 川崎病		
唾液腺	ムンプス 反復性耳下腺炎 顎下腺炎 唾液腺石		
咽頭・喉頭			咽後膿瘍 咽頭後間隙炎 扁桃周囲膿瘍
胎生期遺残嚢胞		正中頸嚢胞 側頸嚢胞	
先天異常		リンパ管血管腫（Hygroma）	
甲状腺		化膿性甲状腺炎	

213

性頸部瘻孔・囊胞が多数存在するため，その部位の認識も必要である．

a）頸部領域のリンパ腺とリンパの流れ[1)]

図1[1)]に示すようなリンパ節とリンパ流がある．リンパ節の触知は多くの健常児でも可能である．小指頭大の大きさであれば，腫大していると捉える．悪性疾患（白血病や悪性リンパ腫など）では数珠様に累々と腫れ，痛がらないことが特徴である．

b）胎生期遺残囊胞の存在部位[1,2)]

頭頸部には甲状舌管の遺残による甲状舌管囊胞（正中頸囊胞）や鰓性組織遺残による囊胞，瘻孔が感染することも多いので，その好発部位も知っておくべきである（図2）[1)]．

2）全身症状の把握

発熱の有無と発熱からの時間経過の把握は必須である．ほかに，頭頸部皮膚の損傷の有無や内臓腫大，出血斑など，ほかの皮膚症状も把握する必要がある．

血液検査による炎症反応などから，細菌性（化膿性）かウイルス性の炎症かの鑑別，あるいは川崎病など非感染性炎症との鑑別も必要である．

3）局所症状の把握

a）局所の症状

局所皮膚の発赤，腫脹，疼痛，熱感の有無をチェックし，腫脹や発赤部位の可動性の有無などを慎重に把握する．

b）周囲波及症状

嚥下痛，流涎，頭頸部可動痛（顔を横に向けない，首を傾けないなど），呼吸障害の有無を正確に把握することも重要である．

> **⚠ Pitfall**
>
> ▶ リンパ節腫大が必ずしも感染症の結果ではなく，悪性リンパ腫など悪性疾患に伴う変化であることも忘れない．胸部単純X線検査は不可欠．
>
> ▶ 猫引っ掻き病の存在も忘れず，ペットの有無や破疹などの皮膚所見をチェックする．
>
> ▶ 頭頸部自体の可動性および可動による有痛性も必ずチェックする．
>
> ▶ 通常の耳下腺，顎下腺，甲状腺の確認を行い，位置関係を評価する．
>
> ▶ 全身症状のチェックを正確に行う．特に呼吸への影響の有無を評価する．
>
> ▶ 川崎病など経時的な全身症状の推移にて診断可能となる症例があるので，決めつけずに丁寧な観察フォローが求められる．
>
> ▶ 診断には画像検査が欠かせないが，その

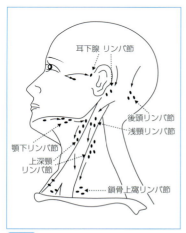

図1 頭頸部のリンパの流れとリンパ腺位置図

〔金子　隆：頸部の腫瘤．小児診療 2007；70（Suppl）：414-417〕

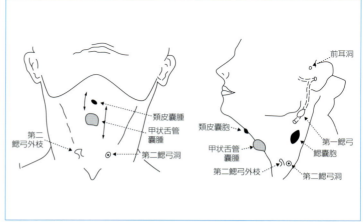

図2 頭頸部の胎生期遺残性瘻孔・囊胞の位置図

〔金子　隆：頸部の腫瘤．小児診療 2007；70（Suppl）：414-417〕

B　呼吸器疾患　8. 頸部感染症

> ・評価診断は正確に行う必要があり，専門医に委ねることも必要である．
> ▶頸部感染が反復性か否かは必ず問診すべきであり，反復性感染の場合には，胎生期遺残嚢胞の感染を常に考慮しての検査が不可欠である．

❸ おもな疾患における鑑別診断とその特異的検査

ⓐ 頸部リンパ節炎

　頸部感染症で最も頻度が高い疾患は，リンパ節炎である．特にウイルス性リンパ節炎はよく経験され，その代表はEpstein Barr ウイルス（EBV）による伝染性単核球症であり，次いでアデノウイルスなどである．伝染性単核球症は，頸部リンパ節腫大によりリンパ流や血液の灌流が悪くなり，顔が腫れぼったくなることが病初期の特徴である．ほかにも扁桃腫大や白苔の付着など咽頭所見がみられ，肝脾腫や皮疹など発熱以外の身体所見の出現も特徴的である．血液検査では白血球数の増加と異型リンパ球の増加，肝機能障害などがみられるため，典型例では診断は容易である．アデノウイルス感染も似たような咽頭所見を呈するが，頸部リンパ節腫大は伝染性単核球症より軽い．いずれにせよ，ウイルス性リンパ節炎は一過性の自然軽快する腫脹であり，圧痛などを含め頸部局所の自発症状は少ないといえる．

　化膿性頸部リンパ節炎も少なくないが，実際にリンパ流の所属領域の皮膚外傷や破疹など侵入門戸が明らかな症例は多くなく，口腔・歯肉・咽頭などが侵入門戸と推測される症例のほうが多い．化膿性の場合には痛み（圧痛，自発痛）が強く，皮膚の発赤の出現などがウイルス性と異なる点である．超音波検査では，化膿性頸部リンパ節炎の場合には周囲の蜂窩織炎を伴っていたり，膿瘍形成がみられることも少なくない．

　リンパ節炎での特異的検査は臨床的身体所見と血液検査および超音波検査ということになるが，超音波検査は熟練者が行うほうが望ましい

ため，血液疾患などを疑わせる所見がある場合には専門医を紹介すべきである．

ⓑ 蜂窩織炎・皮下（深部）膿瘍

　化膿性頸部リンパ節炎からの波及による蜂窩織炎，皮下（深部）膿瘍の発生が考えられる．実際に圧痛，皮膚発赤，頭頸部の可動制限，斜頸などの身体症状が強くみられる場合には本症を疑うが，痛みや発熱を認めてから短時間（一晩など）で病状が完成することも特徴である．さらに，血液検査による炎症所見の陽性（中等度以上），超音波検査による膿瘍形成などの陽性が証明される．しかし，皮下（深部）膿瘍の診断で最も明確に診断可能な特異的検査は，造影CT検査である（図3）．周囲が造影された低吸収域が存在する場合には，膿瘍形成と確診可能である．治療において経静脈的抗菌薬療法が効を奏さない場合には，穿刺排膿を行う場合もある．

ⓒ 川崎病

　高熱を呈する疾患として，川崎病は小児領域では代表的なものといえる（p. 249，Ⅲ章C4 **川崎病**参照）．頸部病変として，非化膿性のリンパ節腫脹が診断6症状の1つとしてあげられている．年長児では川崎病の初期症状として，発熱と頸部リンパ節腫脹で受診することが多い．また，同部の皮膚発赤や圧痛などを併発していることも多い．川崎病の頸部リンパ節腫脹は，触診上腫大した単一のリンパ節に触れても，超音波検査では化膿性頸部リンパ節炎と異なり，単一ではなく数個が集簇した多房性の所見が得られることが知られている．

　また年長児では時に，咽後膿瘍との鑑別が臨床的にむずかしい咽頭後間隙病変を認めることも経験され，確定診断は造影CT検査である（図4）．咽後膿瘍との鑑別は**表2**に示すが，咽頭後間隙病変では咽後膿瘍と異なり造影されないこと，正中位であることが特徴である．

ⓓ 咽後膿瘍・扁桃周囲膿瘍[3]

　咽後膿瘍は咽頭後壁のリンパ節の炎症から波及し，咽頭後間隙のリンパ節に感染化膿するもので，乳幼児に多い．咽頭後壁の外傷（歯ブラ

215

Ⅲ　おもな救急疾患

シ)などから発症する場合もある．表2のような臨床症状や呼吸障害，高熱を呈し，重篤感が強い．特異的診断としては，頸部側面X線写真にて咽頭後壁の腫脹(軟部組織の腫大)の所見で診断可能であるが，膿瘍の大きさ，周辺組織や縦隔への拡がりは頸部CT検査やMRI検査が有用である．治療は抗菌薬の経静脈的投与が無効なら，耳鼻科による穿刺排膿が不可欠である．

扁桃周囲膿瘍は急性扁桃炎が拡大して発症するが，起因菌の多くはA群溶血性レンサ球菌である．臨床症状は咽後膿瘍とほぼ同一であるが，口蓋扁桃周囲の発赤腫脹と口蓋垂の健側偏位が特徴である．咽頭後間隙に炎症が波及すると，頸部腫脹もみられるようになる．検査と治療に関しては，咽後膿瘍と同一である．

e 正中頸嚢胞・側頸嚢胞[2]

正中頸嚢胞は甲状舌管嚢胞とよばれ，小児期発症が多く，無痛性の頸部正中腫瘤として触知

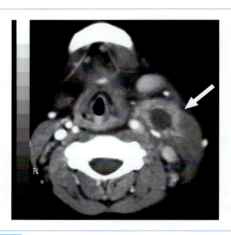

【現病歴】
4歳，男児．入院前日微熱出現，深夜に頸部腫瘤と疼痛のため，翌日39.7℃の高熱と腫瘤増大で来院，疼痛強く入院となる．
ネコ飼育歴(−)

【検査所見】
WBC 22,200/μL(Neu 82 %)
CRP 4.82 mg/dL，ESR 40 mm/時
IgG/A/M 1,000/147/132 mg/dL
AST 18 IU/L，ALT 9 IU/L，LDH 194 IU/L
血液・咽頭培養(−)

周囲にenhance効果(＋)の低吸収域(膿瘍)が認められる．抗菌薬の静注で軽快した．

図3　左頸部膿瘍

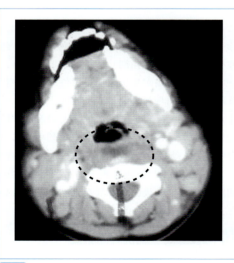

【現病歴】
咽頭痛，流涎，発熱，頸部リンパ節腫脹があり，翌日に近医受診し抗菌薬を処方されるも改善なく，夜間に当院受診．

【身体所見】
扁桃の発赤・膿付着あり．
左頸部リンパ節　2 cm大を触知．
眼球結膜充血・口唇発赤・イチゴ舌・発疹・四肢の変化なし．

【検査所見】
WBC 27,620/μL(Neu 83.7％，Ly 5.6％)
CRP 15.6 mg/dL，ESR 41 mm/時
Ht 35.4％，Plt 37.8×10^4/μL
TP 6.7 g/dL，Alb 4.2 g/dL，
AST 25 IU/L，ALT 11 IU/L，
LDH 300 IU/L，T-bil 0.8 mg/dL，
Na 135 mEq/L，K 4.4 mEq/L，
Cl 100 mEq/L，Glu 105 mg/dL

図4　喉頭後間隙腫脹
頸部CTにて，咽頭後間隙 RPS(retropharyngeal space)に低吸収域を認め，耳鼻科で咽後膿瘍疑いで穿刺予定となるも，手術予定日に眼球結膜充血，口唇発赤，発疹，肝機能障害を認め，川崎病の診断がついた．

B　呼吸器疾患　8．頸部感染症

表2	咽後膿瘍と咽頭後間隙病変（川崎病）の比較	
	咽後膿瘍	咽頭後間隙病変（川崎病）
症　状	発熱・咽頭痛・頸部腫脹，流涎・嚥下障害	発熱・頸部リンパ節腫脹，流涎・嚥下障害
好発年齢	3歳未満	年長児（5〜6歳）
血　液	白血球・CRP高値	白血球・CRP・ESR高値，時にAST・ALTの上昇
画像検査（CT）	偏位あり，造影CTにて膿瘍がenhanceされる	偏位なし（正中位），造影CTにて咽頭後間隙が低吸収域として描出
治　療	抗菌薬　場合によっては穿刺・排膿	γ-グロブリン，アスピリン

し，嚥下とともに移動することが知られる．感染を起こせば有痛性腫瘤となり，発赤腫脹が顕著になる．特異的検査として頸部超音波検査を行い，甲状腺が正常位置にあるか否かを確認する．異所性甲状腺を伴うことも少なくないため，この場合には甲状腺機能低下症状の有無に応じて甲状腺機能検査，シンチグラムを行う．感染している場合には切開排膿や抗菌療法を行い，炎症を治めたあとに摘出術を行う．

鰓性（咽頭）組織遺残による瘻孔・嚢胞では，第3・4鰓性（咽頭）嚢遺残瘻管・嚢胞である先天性梨状窩瘻が有名であり，側頸部甲状腺に位置した急性の腫脹・疼痛・発熱と嚥下痛を伴う化膿性甲状腺炎を起こすことで知られている．特異的診断検査は，超音波検査・頸部MRI検査などである．治療としては摘出術で根治させるが，再発も少なくない．

f　リンパ管血管腫

頭頸部は先天性リンパ管血管腫（hygroma）が多発する部位でもあり，よく経験される腫瘤である．実際には打撲による内出血や感染に伴い，急に腫大して発覚することが多く経験される．出血や感染で緊満感があるとやや固い腫瘤として触れ，リンパ節腫大などと勘違いする場合がある．図5の症例も頸部皮下腫瘤と発赤，疼痛，頸部可動制限で化膿性頸部リンパ節炎を当初疑った症例である．特異的検査としては，超音波検査での隔壁を認める多房性の嚢腫を確認したり，CT検査にて多房性嚢腫が確認される

と確診できる．治療としては，穿刺排膿してピシバニール®やブレオマイシン®を注入するなどが行われている．原則的に，最近は観血的治療は行われていない．

g　化膿性甲状腺炎

咽頭炎などの上気道炎に引き続き，前頸部甲状腺部位の腫脹，発赤，疼痛がみられる．通常，下咽頭梨状窩瘻（梨状窩から甲状腺に向かう）の遺残が感染の原因となることがほとんどであり，MRI検査が特異的検査となる．反復感染する場合には，遺残瘻の切除が必要となる．

h　耳下腺炎・顎下腺炎

これらの唾液腺炎ではムンプスウイルスが最も頻度が高いが，ほかの微生物でも起こりうるため，ムンプスの診断には流行など周囲の状況を加味する必要がある．ただムンプスウイルスの場合には，腫脹，疼痛が約1週間と長いことで他の起炎微生物との鑑別になる．また，無菌性髄膜炎や片側聾などの合併症があるため，確診が得られない場合は，ムンプスウイルス感染症の対応を行っていたほうが賢明である．片側性の急激な腫脹の場合には，唾液腺石の唾液管への嵌頓も念頭においておく．

i　乳様突起炎

急性中耳炎に引き続き発症することがほとんどであり，乳突部の腫脹と耳介尖立が臨床症状となる．現実的には発熱や不機嫌などを伴うが，

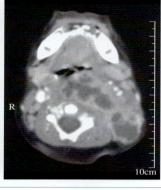

図5 感冒症状から突然の頸部腫瘤を発症した3か月児
穿刺排液を行うと10 mLあまりの黄白色（クリーム色）の白血球（＋＋＋）の膿汁と血性混じりの漿液性少量が引けたが，塗抹標本での細菌（−），培養（−）であった．
→cervical hygroma！

実際にはCT検査による乳突洞含気低下や骨吸収像などで確認される．MRSAや緑膿菌など経口抗菌薬無効の起因菌の報告が増えているので，注意が必要である．

4 見逃せない頸部感染症

頸部感染症は，その背景組織から様々な感染症が混在することが特徴であり，診断は慎重に行う必要がある．特に深部感染症では，縦隔などへの波及から重篤になることも少なくない．さらに新生児など幼若乳児では，気道圧迫などによる急性呼吸障害が生じて，致死的な結果も招きかねない．この点を常に考慮して，正確な診断を迅速に行う必要がある．特に咽後膿瘍，扁桃周囲膿瘍などは，呼吸障害の出現や縦隔への炎症波及などの点から，早期診断治療と専門医（耳鼻咽喉科）へのコンサルタントと専門治療の時期を逸さないようにすることが重要となる．

頸部リンパ節炎（腫脹）の場合には，全身疾患（川崎病，伝染性単核球症，白血病，悪性リンパ腫など）か，局所疾患かの鑑別が重要となる．局所病変に伴う場合には特に，細菌感染症か否かの診断が重要となる．この点を常に考慮して対応する必要がある．

頸部感染症の反復の場合には，正中頸嚢胞や側頸嚢胞など胎生期遺残嚢胞の感染症を考慮する必要があり，小児外科による専門的治療が必要となるため，確定診断が不可欠な見逃せない頸部感染症となる．

ムンプスは合併症に注意が必要であり，確診が得にくい疾患である．唾液腺腫脹がみられる場合には，地域での流行の有無を評価するとともに，ムンプスとして説明を行いながら経過観察すべきである．

最近では，耐性菌の増加と抗菌薬の安易な使用による難治性の中耳炎の増加が危惧され，それとともに乳様突起炎などの報告も少なくないため，耳介尖立などの症状を看過しないように注意すべきである．

保護者への説明のポイント

- 頸部腫瘤に気づいてリンパ腫など悪性疾患をイメージして受診する保護者が多いので，各種疾患が存在することを説明し，必要な検査を行うことを同意してもらうべきである．
- 各種疾患の鑑別疾患には画像検査が不可欠であり，検査施行のための鎮静や放射線科医などの専門医の意見を参考とすることを説明しておく．
- 耳下腺炎が疑われる場合には，ムンプスの流行の有無を尋ねるとともに，ムンプスの合併症である片側聾（約 10,000 人に 1 人の頻度），髄膜炎（約 100 人に 1 人の頻度）について必ず説明しておく．
- 反復性感染の場合には，先天異常に基づく疾患が存在することを説明し，適切な画像診断の必要性と専門医（小児外科）での治療の必要性を説明する．
- 流涎や嚥下痛・嚥下困難がみられる場合には，咽後膿瘍など緊急性の高い疾患が多いことを説明し，高次医療機関への転送を含めた専門医（耳鼻咽喉科）によるコンサルトの必要性を説明する．
- 頸部を痛がる，動かさない，斜頸などの主訴での来院の場合には炎症性斜頸など整形外科領域の疾患も紛れるが，蜂窩織炎・皮下（深部）膿瘍などは一晩で急速な病勢進行を示し病状が完成するため，その進行度の説明も行っておく．
- 全身疾患の局所症状としての頸部リンパ節炎（腫脹）の場合もあるため，血液検査など全身疾患（川崎病など）を念頭においた検査が必要であることも説明する．

 文献

1）金子　隆：頸部の腫瘤．小児診療 2007；70（Suppl）：414-417
2）金森　豊：先天性頸部瘻孔・嚢胞．小児外科 2006；38：1379-1383
3）横路征太郎：頸部感染症．市川光太郎（編著）；内科医・小児科研修医のための小児救急医療治療ガイドライン．診断と治療社，2004；205-208

Ⅲ　おもな救急疾患

Column 8　斜頸はよく遭遇するが，時に珍しい疾患が！

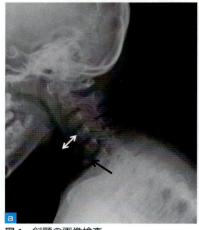
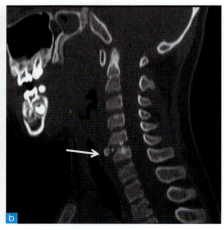

図1　斜頸の画像検査
a：頸部単純X線（側面）．喉頭後間隙軟部組織の腫脹（矢印）がみられる．
b：頸部単純CT像（側面）．C5，6椎間腔・前縦靱帯に石灰化（矢印）がみられる．
〔北九州市立八幡病院小児救急・小児総合医療センター〕

　斜頸はよく遭遇する疾患である．慢性に経過し頸部腫瘤を触知する「先天性筋性斜頸」や斜視や視力障害に起因する「眼性斜頸」，難聴や平衡障害に起因する「耳性斜頸」，皮膚異常（先天性皮膚拘縮，熱傷や術後の皮膚瘢痕）に基づく斜頸，頸部運動異常（痙性斜頸，神経腫瘍，ヒステリー）に基づく斜頸があるが，救急領域では外傷に伴う「環軸椎亜脱臼」や，発熱を伴い頸部リンパ節炎などの炎症に基づく「炎症性斜頸」が多く，「環軸椎回旋固定」などもみられる．

　6歳女児が3日前から頸部痛が突然出現し，受診当日から発熱と斜頸を認めて来院．頸部圧痛と可動制限が著明であるも，腫瘤や出血斑等は認めなかった．四肢のしびれなどの神経学的異常所見も認めなかった．頸部単純X線検査で喉頭後間隙の腫脹，CT検査で頸椎前縦靱帯に石灰化を認めた（図1）．血液検査では白血球数　12,680/μL（好中球61.6％，リンパ球29.8％），CRP 1.3 mg/dL，血沈値　42 mm/h，貧血なし，肝機能正常，LDH/CK 206/93 IU/l，腎機能正常，電解質正常，Ca 10.1 mg/dL（尿中11.3 mg/dL），PCT

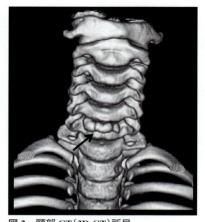

図2　頸部CT（3D-CT）所見
第5・第6頸椎間前方に複数の石灰化（+）がみられる．
〔北九州市立八幡病院小児救急・小児総合医療センター〕

表1　小児一過性頸椎椎間板石灰化症

・1932年Lyonによって報告された
・わが国で約70例の報告がある
・好発年齢：4〜13歳（男女比は3：2）
・好発部位：C3〜6（約30％が多椎間板罹患）
・特徴：（Eyringら）
　①局所の疼痛と関連痛
　②脊椎の運動制限
　③炎症の存在
　④椎間板の石灰化
　⑤小児の罹患
　⑥良好な予後

220

0.04 ng/dL, I-PTH 18 pg/mL であった．さらに，頸椎の 3D-CT 検査を行うと C5〜6 間に石灰化が多数認められ，「小児一過性頸椎椎間板石灰化症」と診断し，ネックカラー装着による安静療法を行った(図2)．実際に発熱は入院 7 日目まで続いたが，石灰化吸収促進作用を期待して入院 3 日目から投与した．徐々に頸部圧痛，可動制限が軽快し，入院 14 日目に退院として，退院後 7 日目にネックカラー装着も終了し，画像的にも石灰化の消失を認めた．「小児一過性頸椎椎間板石灰化症」は良性疾患として知られている(表1)が，椎体内の骨化因子が何らかの理由で髄核内に運ばれ石灰化を生じることがある．特発性が過半数といわれるが，感染や外傷を契機に髄核内圧の上昇が起こり，石灰化が椎間板周囲に流出(crisis)して，周囲の炎症を惹起するといわれている．

(市川光太郎)

Column 9 発赤・腫脹しているし，頸部化膿性リンパ節炎のはずが…！

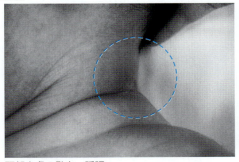

頸部皮膚の発赤・腫脹
腫瘤は弾性硬，表面滑，可動性(−)，発赤(+)

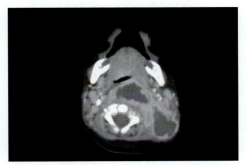

頸部 CT：hygroma
入院後，咳嗽は減ったものの，哺乳力低下，睡眠時の呼吸障害が強くなった．頭頸部 CT を行うと，頸部側面から中央にかけて，多房性のシストがあり，気道圧迫あり！
(口絵㊲参照)

　生後 3 か月児．1 週前から鼻汁，咳嗽が出現し近医受診中，前日より発熱して頸部発赤・腫脹に気づかれて救急受診．白血球数 22,050，好中球 52%，CRP 1.7 mg/dL，赤沈 107 mm/時で，左頸部は発赤腫脹，圧痛(+)，表面滑，可動性なしの状態．上気道炎と頸部リンパ節炎として抗菌薬治療開始．入院後カタル症状は軽快してきたものの，哺乳低下，睡眠時呼吸障害が顕著になってきたため，慌てて画像診断を行ったところ，頸部外側から咽頭後部の中心部まで多房性のシストを認め，リンパ管血管腫(hygroma)と診断した．ピシバニール®注入を考慮したが，注入後の一過性増大による呼吸障害を懸念して，穿刺排液のみを行い，膿汁 5〜6 mL を排液した．その後の増大は認めていない．頸部腫瘤は頸部感染症の鑑別疾患の一環として早期の画像診断を行うべき！

(市川光太郎)

Ⅲ おもな救急疾患

B 呼吸器疾患
9. 生後3か月未満児の発熱

東北大学病院小児科　大田千晴

1 疾患の概要

　新生児から乳児期早期，特に生後3か月までの児（以下3か月未満児）は免疫機能が未熟で，細菌やウイルスなどの種々の病原体に対し易感染性の状態であるといえる．この時期の発熱は感染症をはじめとする様々な疾患の徴候である可能性が高いが，症状が非特異的でわかりにくいために診断はむずかしく，治療の遅れが致命的な結果を引き起こしうる．特に，3か月未満児の発熱のうち約10%を占めるとされる[1,2]重症細菌感染症（serious bacterial infection：SBI）を見逃さないことが重要である．外来での頻度としては尿路感染症，肺炎が比較的多く，細菌性髄膜炎や化膿性股関節炎，化膿性骨髄炎はまれであるが，重症度は高い（図1）．起因菌としては，生後28日未満ではB群溶血性レンサ球菌（GBS），大腸菌，リステリア菌などの周産期感染症が主であり，生後28日になると市中病原体である肺炎球菌，インフルエンザ菌b型（Hib）が主体となる[3]．近年，肺炎球菌，HibによるSBIは，2010年に開始されたPCV/Hibワクチン公費助成，そして2013年の定期接種化によって，公費助成以前と比較して有意に減少している（国立感染症研究所データベースより）．しかし，これらの予防接種の開始時期は生後2か月以降であるため，それ以前の未接種児では注意を要する．一方，この月齢ではSBI以外の鑑別疾患として，ウイルス感染症，予防接種後の発熱，川崎病，などがあげられる．

　以上のように，3か月未満児の発熱には，SBIの鑑別を含め十分な注意が必要であり，診断には後述のように侵襲を伴う検査を要する可能性が高い．このため，特に小児科を専門としない医師が診察する場合には，基本の問診と診察を行った後，必ず小児科専門医にコンサルトし，最終的な診断・治療を依頼する．

2 ガイドライン・診断基準

■SBI診断および鑑別診断を目的として，米国では大規模研究をもとにいくつかのクライテリアが提唱されている．代表的なものとしてRochester criteria[4]およびBachurらが作成したさらに簡略なクライテリア[5]がある．また，糸永らは，セミナーでのアンケート回答などをもとに，日本発のクライテリアを提唱している[6]．このクライテリアでは，急性疾患観察尺度（acute illness observation scales；AIOS）や，全身性炎症反応症候群（systemic inflammatory response syndrome：SIRS）の基準にある心拍数や呼吸数を，従来の米国のクライテリアに追加している．本項ではill-appearingを明確にするためのInitial impression評価（図2[7]）とバイタルサイン（表1[8]）を加え，上述のクライテリアを組み合わせた診断基準とフローチャートを示す（図3）．

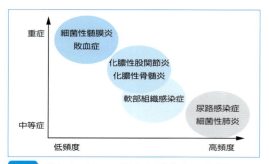

図1　おもなSBIの頻度と重症度の関係

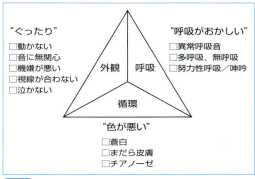

図2 Initial impression 評価項目

〔神薗淳司, 有方芳江, 富田一郎, ほか：小児救急トリアージの実践と医学的検証. 小児診療 2009；72：1015-1026 より改変〕

表1 3か月未満児の心拍数および呼吸数

	正常範囲
心拍数（回/分）	110〜180
呼吸数（回/分）	20〜60

〔Fleming S, Thompson M, Stevens R, et al.：Normal range of heart rate and respiratory rate in children from birth to 18 years of age：a systematic review of observational studies. *Lancet* 2011；377：1011-1018〕

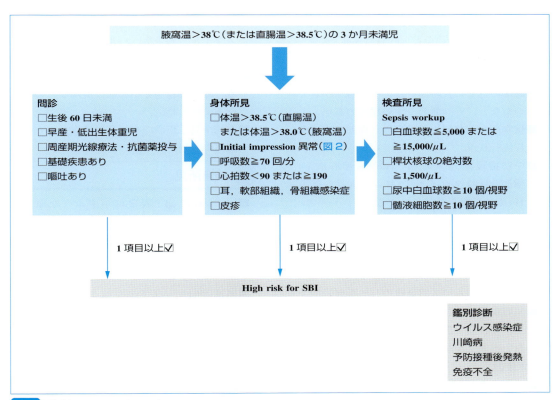

図3 診断のフローチャート

■Byington らは，Rochester criteria にウイルス迅速診断キットなどを併用することで，より正確な診断が可能であると述べている[9]．しかし，ウイルス迅速検査陽性例にも SBI の合併例が含まれているとも述べており，ウイルス迅速検査陽性＝SBI の否定，ではないことに注意を要する．

■種々の診断基準は絶対的なものではなく，SBI を見落とさないための参考所見である．必ず実際の問診，身体所見，検査所見，経過

III おもな救急疾患

から評価し，診断，治療を行う．

■CRP の値で SBI を除外できるとする報告[10] もあるが，CRP は発熱早期には上昇しないことが多いので，時間経過を考慮しなければならない．

③ 診断・治療のフローチャート

a 問　診

1）現病歴
■発熱の程度と熱型．
■発熱してからの時間．
■脱水の有無（ミルクや水分の摂取量，排尿の有無）．
■不機嫌，哺乳を嫌がる，発疹，顔色不良，上気道症状（鼻汁など），呼吸器症状（喘鳴・呻吟など），嘔吐，下痢，意識障害，けいれんなど発熱以外の症状の有無．
■暖房の近くに長時間いた，服を着せすぎていたなど，うつ熱しやすい環境の有無．
■保育所など集団生活の有無と周囲での感染症流行状況．
■予防接種歴（肺炎球菌・Hib・B 型肝炎・4 種混合・ロタウイルス）および直近の接種日（母子手帳をチェックする）．

2）既往歴
■出生時の状況（出生週数，体重，分娩方法，NICU での呼吸管理の有無など）．
■妊娠期間中の母体の感染症歴（GBS 罹患歴，性器ヘルペス感染症の有無など）
■基礎疾患の有無（先天性心疾患，慢性肺疾患，神経筋疾患，血液疾患，免疫不全，代謝・内分泌疾患など）．

3）家族歴
■同胞あるいは家族内での感染性疾患の有無．
■同胞の先天性疾患の有無，突然死の既往の有無など．

b 身体所見

■initial impression による ill-appearing の有無の評価（図2）．
■バイタルサイン：体温，呼吸数，心拍数（表1），酸素飽和度（SpO₂）など．
■大泉門：膨隆・陥没の有無（後述 Pitfall 参照）．
■顔色，皮膚所見：チアノーゼ，貧血，黄疸の有無，末梢循環不良の所見の有無．皮疹の有無（麻疹，水痘，川崎病など）．頸部腫脹・発赤や背部のくぼみなど，軟部組織感染症の有無．
■呼吸状態：呻吟，速い・浅い呼吸，無呼吸，鼻翼呼吸，陥没呼吸，努力様呼吸，喘鳴を伴う呼吸など．
■口腔・咽頭所見：口唇発赤・イチゴ舌（川崎病，A 群 β 溶血性レンサ球菌感染症），鵞口瘡（まれに免疫不全症の初発症状のことがある），頰粘膜の Koplik 斑（麻疹），咽頭発赤，口腔内や咽頭の水疱（単純ヘルペスウイルス感染症，ヘルパンギーナなど），永山斑（突発性発疹症）など．
■鼓膜所見：3 か月未満児の中耳炎症例もあるため，鼓膜発赤や膨隆，混濁などの有無をチェックする．
■腹部所見：膨満の有無．腸管蠕動の亢進や減退の有無．

c 検査所見

■sepsis work-up：表2 に示すような血算・血液像・CRP などの血液検査，検尿，髄液検査，各種培養，胸腹部単純 X 線写真は原則として全例に施行する．これを sepsis work-up とよぶ．
■迅速診断キット：当てはまる症状があれば，表3 に示すような迅速診断キットを

表2 sepsis workup

検　体	項　目
全　血	血算，血液像
血　清	CRP，AST，ALT，LD，UN，Cr，Na，K，Cl，Ca，TP，Alb，CK，血糖，IgG/A/M，PCT
尿	尿定性検査，尿沈渣
髄　液	髄液細胞数，髄液糖，髄液蛋白濃度
各種培養	血液，尿，髄液，鼻腔，咽頭，皮膚，便など
画像検査	胸腹部 X 線写真

※静脈血ガス検査や凝固機能検査も必要に応じて加える．

B 呼吸器疾患 9. 生後3か月未満児の発熱

表3 迅速診断可能な小児感染症

病原体	検 体
RS ウイルス	鼻汁吸引液または鼻腔ぬぐい液
アデノウイルス	咽頭または後鼻腔ぬぐい液
インフルエンザウイルス	鼻汁吸引液または鼻腔ぬぐい液
ロタウイルス	糞便
ヒトメタニューモウイルス(hMPV)	鼻汁吸引液または鼻腔ぬぐい液
A 群 β 溶血性レンサ球菌(GAS)(※)	咽頭ぬぐい液

※B 群溶連菌(GBS)は検出できない

積極的に使用して診断の補助とする.

■プロカルシトニン(PCT)が SBI の鑑別や治療効果判定に有用との報告があり,近年注目されてきている.しかし,出生後48時間以内の新生児で高値であったり,明らかな細菌感染例で PCT 陰性であったりする症例も存在するため,単独での診断意義は不明であるが,白血球数や CRP との組み合わせでは,重症度の予測因子として有用である可能性がある[11].

d 鑑別診断

1) ウイルス感染症

頻度として最も高いのは,ウイルス感染症である.家族内感染の病歴,上気道炎症状,胃腸炎症状,迅速診断などから,ウイルス感染症の診断は比較的容易である.SBI に比べ予後良好であることが多いが,無菌性髄膜炎の頻度は3か月未満の発熱児の 15% 近くを占めるとの報告[12]もあり,注意を要する.水痘や単純ヘルペスウイルス感染症は新生児期に重症化し,高率に後遺障害を残しうるので注意を要する.また,おもに乳児期後期の疾患として知られている突発性発疹が,3か月未満児に発症することもある.迅速診断可能な RS ウイルス感染症は,3か月未満児では無呼吸や細気管支炎症状をはじめとする呼吸器症状が顕著であることが多く,発熱で発症するケースは比較的少ない.

2) 予防接種後の発熱

予防接種翌日に 38〜39℃ 台の発熱を主訴に来院するケースは少なくない.大部分は 24〜48時間以内に解熱し,経過良好であるが,月齢か

表4 川崎病の診断基準

①5 日以上持続する発熱
②不定形発疹
③口唇の発赤,イチゴ舌
④両側眼球結膜充血
⑤四肢の硬性浮腫・膜様落屑
⑥非化膿性頸部リンパ節腫脹

ら SBI との鑑別は必須である.しかし,このような症例への対応に関する明確な指針はないため,基本的には 3 か月未満児の発熱として図3のフローチャートに沿った診断を行っていく.

3) 川崎病

3か月未満児の川崎病では症状(表4:川崎病の診断基準参照)が非典型的であること,白血球尿(尿培養陰性の無菌性膿尿)を認める場合があることなどから,SBI との鑑別がむずかしい場合がある.症状が揃わない場合は SBI に対する抗菌薬投与も考慮し,抗菌薬への反応性や心臓超音波検査所見などから,総合的に診断する.

4) まれであるが重症化する可能性のある疾患

■免疫不全(SCID,ADA 欠損など)による重症感染症:臍脱遅延,反復する肛門周囲膿瘍,重度の口腔内カンジダ感染などを伴っていれば,免疫不全も疑う.

■先天代謝異常症:軽度のウイルス感染による急性増悪が初発症状になることがある.

■白血病や腫瘍性疾患などの血液疾患:発熱が初発症状であることがある.

■1 型糖尿病:発熱を契機にケトアシドーシスで発症することもある.

e 治 療

上記手順で診断に至った場合は,各々の疾患の治療を行う.治療法の実際は各々の疾患の項目を参照されたい.

Point

- 啼泣の仕方，活気などについて，保護者の「いつもとなんとなく違う」という感覚を大切にする．また，発熱に気づいた時間や経過を詳細に問診する．
- initial impression とバイタルサイン測定を用いたトリアージを採用する施設が増加してきている[7]．Initial impression 評価では，医療者からみた（時には保護者からの訴えの場合もある）「ぐったり」「色が悪い」「呼吸がおかしい」を具体的に評価することができるため，バイタルサイン測定と合わせ，より客観的かつ再現性の高い評価が可能となる．
- sepsis workup は基本的に 3 か月未満の発熱児全例に行うべきである．特に新生児はハイリスクと考えて対応する．
- 種々の検査は侵襲的であるため，施行する際は必ず新生児，乳児の扱いに慣れた小児科医師とともに行う．採血や血液培養は，静脈路確保時に行うと効率的であるが，ショック時など，静脈路確保を優先すべきときには，無理をせずに別の部位から採血のみ行う．髄液検査は体位の取り方が非常に重要であり，加えて，頭蓋内圧亢進時などは検査そのものが循環動態に影響を及ぼす場合もありうるため，十分な人員の確保をしてから行う．
- 尿検査はカテーテルでの採取のほうが迅速で細菌混入の可能性が少ないため推奨される．一方，採尿パックは侵襲が少なく簡単に施行できるため，汎用されている[13]．パックでの検尿は採尿までの時間がかかるので，来院した時点で看護スタッフにパックの装着を指示しておくとよい．この際，常在菌や便の混入などがないよう，しっかりと陰部を清拭し，も

れのないように貼りつけることが大切である．尿沈渣に異常がなくても尿培養を提出する．
- ハイリスク児では入院加療を基本とする．重症化する疾患や診断されていない基礎疾患がある場合も少なくないので，診断を確定させたうえで治療を行う必要がある．
- 発熱のフォーカスを検索することなく，外来で抗菌薬の経口投与や点滴静注を行うことは非常に危険である．抗菌薬を使用する場合には，必ず各種培養提出後に施行する[14]．
- 解熱薬はこの月齢では原則として使用しない．

Pitfall

- 発熱後早期に受診する症例が多く，症状が非特異的で，身体所見の異常を把握しにくい．3 か月未満児の "ill-appearing" の判断はむずかしいため，Initial impression 評価，AIOS などを参考に所見を取る．
- 発熱初期に検査所見や身体所見上重篤な疾患が発見されず，急激に悪化する場合もあるため，軽症と思われる症例も安易に帰宅させず，注意深く経過をみていく必要がある．
- 新生児期には SBI があっても高熱にならず，むしろ低体温になっていくこともある．来院時に解熱している児でも，症状から疑わしいときには，SBI に準じて診断を進めていく．
- 大泉門の所見は，あくまでも「その児自身の病前と比較して」の相対的な評価である．また定頸前の乳児では，髄膜炎の際に項部硬直所見を認めない．

保護者への説明のポイント

- SBIを中心とした発熱の原因と必要な検査，治療，転帰についてわかりやすく，かつ不安をあおらないように説明し，理解を得る必要がある．またこの月齢の児をもつ保護者は，患児の重症度にかかわらず不安が強い場合も多いので，不安を和らげるよう，丁寧な説明を心がける．
- 原則として入院加療が必要であるが，重症疾患が否定的で家族が帰宅を強く希望した場合には，入院のほうが望ましいこと，どのようなときに再診すべきか，などを説明したうえで必ず外来通院することを確認しておく．

文献

1) Slater M, Krug SE : Evaluation of the infant with fever without source : an evidence based approach. *Emerg Med Clin North Am* 1999 ; 17 : 97-126
2) Baraff LJ, Bass JW, Fleisher GR, et al. : Practice guideline for the management of infants and children 0 to 36 months of age with fever without source. Agency for Health Care Policy and Research. *Ann Emerg Med* 1993 ; 22 : 1198-1210
3) 津村直幹：治療の実際外来で見逃しやすい細菌感染症について．臨床と研究 2010；87：730-736
4) Jaskiewicz JA, McCarthy CA, Richardson AC, et al. : Febrile infants at low risk for serious bacterial infection—an appraisal of the Rochester criteria and implications for management. Febrile Infant Collaborative Study Group. *Pediatrics* 1994 ; 94 : 390-396
5) Bachur RG, Harper MB : Predictive model for serious bacterial infections among infants younger than 3 months of age. *Pediatrics* 2001 ; 108 : 311-316
6) 糸永知代，奥井秀由起，國崎　純，ほか：レクチャー　5　乳児期早期発熱にどう対処するか？―安曇野クライテリアの提案―．小児感染免疫 2012；24：499-505
7) 神薗淳司，有方芳江，富田一郎，ほか：小児救急トリアージの実践と医学的検証．小児診療 2009；72：1015-1026
8) Fleming S, Thompson M, Stevens R, et al. : Normal range of heart rate and respiratory rate in children from birth to 18 years of age : a systematic review of observational studies. *Lancet* 2011 ; 377 : 1011-1018
9) Byington CL, Enriquez FR, Hoff C, et al. : Serious bacterial infections in febrile infants 1 to 90 days old with and without viral infections. *Pediatrics* 2004 ; 113 : 1662-1666
10) Pulliam PN, Attia MW, Cronan KM : C-reactive protein in febrile children 1 to 36 months of age with clinically undetectable serious bacterial infection. *Pediatrics* 2001 ; 108 : 1275-1279
11) 武内　一，藤井健一，田中　充，ほか：プロカルシトニン(PCT)の臨床的な意義について―PCTと白血球・好中球・CRP・インターロイキン-6の比較―．小児臨 2008；61：827-831
12) 市川光太郎：3カ月未満児の発熱．市川光太郎(編)，内科医・小児科研修医のための小児救急医療治療ガイドライン．初版，診断と治療社，2004；363-368
13) Schroeder AR, Newman TB, Wasserman RC, et al. : Choice of urine collection methods for the diagnosis of urinary tract infection in young, febrile infants. *Arch Pediatr Adolesc Med* 2005 ; 159 : 915-922
14) Lieu TA, Baskin MN, Schwartz JS, et al. : Clinical and cost-effectiveness of outpatient strategies for management of febrile infants. *Pediatrics* 1992 ; 89 : 1135-1144

Column 10 3か月未満児の発熱はどこまで検査するの？

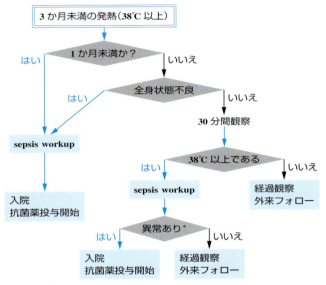

図1 3か月未満の発熱児（38℃以上）の対応フローチャート
*：sepsis workup の異常所見の目安
WBC：5,000≧ or ≧15,000/mm³，桿状球：≧1,500/mm³，尿中 WBC：≧10/HPF，便中 WBC：≧10/HPF，髄液 WBC：≧10/HPF，髄糖＜血糖の40%以下，胸部 X 線で肺野の浸潤影（＋）

表1 3か月未満の発熱入院児の検討

日齢別	〜28日	50例
	29〜60日	70例
	61〜90日	64例
疾患別（退院時診断名）	上気道炎	39例
	急性気管支炎	46例
	急性肺炎	24例
	無菌性髄膜炎	27例（15%）
	尿路感染症	22例
	突発性発疹症	8例
	不明熱	3例
	蜂窩織炎	1例
	細菌性髄膜炎	1例
	その他	13例

対象症例：184例（総入院数3,916例の4.7%）
〔北九州市立八幡病院小児救急・小児総合医療センター〕

　救急医療において，3か月未満発熱児の対応には頭を悩ませることが多い．当然ながら，Canadian Pediatric Triage and Acuity Scale に基づいた評価が不可欠であり，initial impression や initial assessment の異常がないかどうかを慎重に評価し，secondary assessment を行う．これらに異常がある場合には，いわゆる sepsis workup を行う必要がある（図1）．いずれにせよ，よほどのよい physical assessment が得られない限りは，原則として一般検血，生化学，検尿，胸写は行うべきであろう．少しでも異常がある場合には，可能な限り入院管理として血液培養，尿培養，鼻腔培養，便培養，髄液検査，髄液培養が必要になると思われる．つい最近も，発熱17時間余で死に至った1か月半児の劇症 GBS 感染症（髄膜炎）を経験した．
　もう一つ注目すべきは無菌性髄膜炎であり，ほとんど not doing well の状態を示さず，白血球数，CRP などの変化もない状態であり，髄液検査を行わない限りは看過しかねない．実際に，3か月未満の発熱児において，無菌性髄膜炎はおおよそ15%程度を占めている（表1）．元来，無菌性髄膜炎は3〜10歳ぐらいに発生ピークがあるが，もう一つのピークは3か月未満である．当然，初診時に確定しなければ，発熱の持続とともに徐々に不機嫌，哺乳力低下などの症状が遅れて出現してくるが，その時点では家族の不安は極めて強くなっていることからも早期診断が望ましい．3か月未満の無菌性髄膜炎児の長期予後を検討したが，1〜3歳に無熱性けいれん（てんかん），発達障害などが散見された．正確な一般集団との比較は行っていないが，決して侮れない疾患であるとの認識が必要である．

〔市川光太郎〕

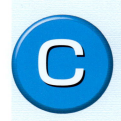

Ⅲ おもな救急疾患

C 循環器疾患
1．先天性心疾患の救急医療

● 東邦大学医学部小児科学講座（大森）　松裏裕行

1 疾患の概要

先天性心疾患の患児が救急医療を要する場合，後述のごとく呼吸不全・心不全・チアノーゼ発作・肺高血圧発作・重症感染症・不整脈などの頻度が高く，時には動脈管依存性先天性心疾患も考慮する必要がある．先天性心疾患は，小児における心原性ショックや突然死の最も重要な原因である[1]．一方成人期に達した症例では，喀血・不整脈・血栓塞栓症・感染性心内膜炎・蛋白漏出性胃腸症・腎障害などが特に重要である．

2 ガイドラインなどでの記載

先天性心疾患の救急医療全般に関するガイドラインはない．日本小児循環器学会が「先天性および小児期発症心疾患に対するカテーテル治療の適応ガイドライン」を作成しているが，本書の範疇から逸脱するので割愛する．予防処置として，「感染性心内膜炎の予防と治療に関するガイドライン（2017年改訂版）」[2]と「先天性心疾患患児におけるパリビズマブの使用に関するガイドライン」[3]が重要である．なお，パリビズマブの投与時期に関して日本小児科学会が「各年度のRSV流行時期は年度によって変動し，地域差があるので感染症発生動向調査など，入手し得るデータを参考に，投与開始時期と終了時期を決定すること」の重要性を強調している（http://www.jpeds.or.jp/uploads/files/20180426 palivizumab_kaitei.pdf；閲覧2018年9月21日）．

3 診断・治療のフローチャート

a 患者の把握

小児科医が救急の現場で遭遇する先天性心疾患患者では，診断が判明している場合と，心疾患が見逃されたまま早期新生児期を経過した場合があり得るが，一般の救急患者の傾向と同様に，救急外来を受診する先天性心疾患患者は乳幼児が多い．たとえばUCLA Emergency Medical Centerを受診し入院加療を要する重篤な心疾患児の2/3は1歳未満の乳幼児で，その1/4は生後6週未満であったという（表1）[4]．これらの患児の10％以上は，ショック，呼吸不全など重篤な症状を呈して初めて心疾患の存在が明らかになった（表2）[5]．特に新生児や乳児では短時間でまず全身状態を的確に把握し，緊急度の高い疾患ないし病態であるか否かを見極めることが肝要である（表3）．

先天性心疾患では発症時期により頻度の高い疾患が絞り込まれるので[5]，診断名が不明の場合には年齢を念頭に，心雑音は聴取されるか，肺血流減少性疾患か肺血流増多をきたす疾患か，弁の狭窄など圧負荷はあるか否か，病態を

表1 救急外来を受診した先天性心疾患患児の年齢別頻度（UCLA救急センター）

新生児（生後6週未満）	15.6%
乳児（1歳未満）	50.6
幼児・小児	29.9
思春期	3.9

〔Savitsky E, Alejos J, Votey S：Emergency department presentations of pediatric congenital heart disease. *J Emerg Med* 2003；24：239-245 より改変〕

Ⅲ　おもな救急疾患

表2 救急外来（UCLA 救急センター）を受診した先天性心疾患患児 77 例の症状

		主症状（重複あり）	
CHD 既診断症例 = 69 例（89.6%）	気道感染	16 例	18.4%
	呼吸不全・チアノーゼ	15	17.2
	循環不全	14	16.1
	心不全	13	14.9
	胸水	5	5.7
	心房粗動	2	2.3
	B-T 短絡閉塞	1	1.1
	その他	21	24.3
	小　計	87 例	100.0
入院後 CHD の診断確定 = 8 例（10.4%）	肺うっ血＋呼吸不全	5 例	62.5%
	ショック/チアノーゼ	2	25.0
	敗血症	1	12.5
	小　計	8 例	100.0

〔Gewitz MH, Woolf PK : Cardiac emergencies. In : Fleisher GR, Ludwig S, Bachur RG, *et al.* （eds）: Textbook of pediatric emergency medicine. 6th edition, Lippincott williams & Wilkins, 2010 : 690-729 より改変〕

表3 先天性心疾患の乳幼児のチェックポイント

	おもなチェックポイント	特に緊急性が示唆される所見
全身状態・視診	機嫌，活動性，皮膚色，声	不穏，活動性低下，チアノーゼ，皮膚色蒼白，高度の嗄声，安静時の発汗過多
バイタルサイン	心拍数，呼吸数，体温，SpO₂	SpO₂＜90%，不穏を伴う低体温，頻脈・徐脈，多呼吸
呼吸状態	胸腹部の呼吸運動	無呼吸，呻吟，陥没呼吸，肩呼吸，あえぎ呼吸
触　診	皮膚の緊満／湿潤度，四肢の脈拍	皮膚湿潤を伴う末梢冷感，脈拍触知の明らかな上下肢差，肝腫大
聴　診	呼吸音	呼気性喘鳴，努力呼吸を伴う吸気性喘鳴
	心雑音	チアノーゼや努力呼吸を伴う心雑音

増悪させている因子は何か（例：感染症，新生児であれば動脈管閉鎖など）を考慮しつつ，診断を進めていくとよい（図 1）[6]．診断名が判明している場合には，その診断名を考慮しつつ呼吸不全の有無，肺血流量の多寡，不整脈の有無，圧負荷か容量負荷かなどをチェックしていくことにより，病態の把握と適切な治療方針の決定が可能になる．

b　新生児〜幼若乳児

　新生児や生後 1〜2 か月以下の幼若乳児では，感染症や呼吸器疾患とともに呼吸窮迫状態やチアノーゼを呈する疾患として，先天性心疾患は最も重要な原因の 1 つである．動脈管は生後数日までに閉鎖傾向を示すので，生後 1 週間目頃にショックや急激に進行するチアノーゼや呼吸不全を呈する場合には，まず先天性心疾患を強く疑う．この時期にショックで発症する先天性心疾患は元来重篤で，短時間のうちに診断確定が求められるだけでなく，緊急手術を含む高度な治療を必要とする疾患が多い．したがって専門的知識や心臓超音波などの診断技術が求められるので，研修医や非小児科医の対処できる状況は限られている．先天性心疾患の可能性が高

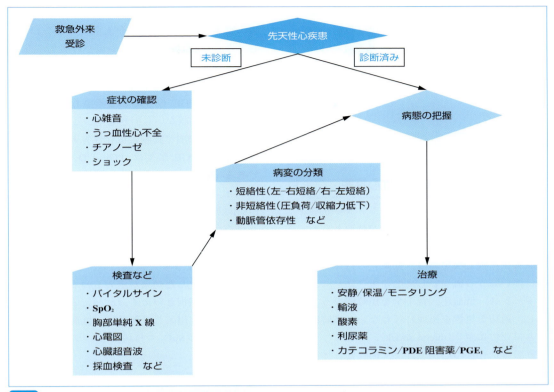

図1 救急医療における先天性心疾患の診断・治療アルゴリズム
〔Woods WA, McCulloch MA : Cardiovascular emergencies in the pediatric patient. *Emerg Med Clin North Am* 2005 ; 23 : 1233-1249 より改変〕

ければ，いたずらに長時間を費やして診断を試みるよりは，早急に専門医の診療を求めることが最も重要である．

C 乳幼児〜学童

先天性心疾患の存在が見逃されていた乳幼児が救急医療を受ける事態を想定すると，それまでチアノーゼや心雑音，呼吸不全などが軽度であったのに，気道感染などを契機に症状が顕著になると考えられる．このような場合，肺高血圧を伴った心室中隔欠損や大動脈縮窄複合，肺静脈狭窄の軽度な総肺静脈還流異常などの可能性がある．また，完全大血管転位 II 型（心室中隔欠損を伴い肺血流増多を示す）や両大血管右室起始では，単純な心室中隔欠損と誤診されている場合もあり得る．病態の確認に胸部単純 X 線が有用であるが，特に状態の不安定な乳幼児では，撮影に際し過度に啼泣させない，低体温防止に努めるなどの注意が必要である．

先天性心疾患の診断がなされている乳幼児が救急外来を受診する病態は，発熱による心不全の急性増悪，下気道感染症に伴う呼吸不全，肺高血圧の急性増悪，チアノーゼ性心疾患における無酸素発作などが主であろう．これらの場合には入院加療が原則で，末梢静脈ラインの確保，心電図や経皮酸素飽和度のモニタリングを行う．必要に応じて血液生化学検査，胸部 X 線などの結果を総合的に判断して病態を把握し，輸液，抗菌薬投与，酸素投与，利尿薬・カテコラミンないし抗血小板阻害薬の持続静注など適切な治療を行う．一般に，肺血流増多性心疾患の乳児が下気道感染により広汎な無気肺を呈し，人工呼吸管理を要する状態に至った場合，内科的管理では限界があり，緊急で外科的心内修復術を要することが多い．

学童期以降の心疾患患児が救急治療を要する

Ⅲ　おもな救急疾患

のは，未手術の二次孔型心房中隔欠損か感染症に罹患した場合を除けば，大半は姑息術後ないし心内修復術後であろう．このような場合，不整脈，心不全，肺高血圧の急性増悪，喀血，感染症，感染性心内膜炎などが重要な救急疾患である．

④ ポイントとピットフォール

ⓐ 新生児期発症の先天性心疾患

　新生児が高度のチアノーゼやショック状態を急激に呈した場合には，心雑音が聴取されなくても，重症先天性心疾患の可能性が高い．特に動脈管依存性心疾患では，動脈管の自然閉鎖傾向に伴い肺うっ血ないし高度のチアノーゼ，アシドーシス，低血圧，腎不全を短時間のうちに呈し，適切な処置を迅速に行わないと短時間のうちに死亡に至る（ductal shock）．

　動脈管依存性の心疾患群は，動脈管に体循環が依存する場合と肺循環が依存する場合に大別される．前者は左心系流出路狭窄性疾患であり，左心低形成症候群，重症大動脈弁狭窄，大動脈縮窄ないし大動脈縮窄複合，大動脈弓離断などがある．後者は肺血流減少性心疾患で，純型肺動脈閉鎖，心室中隔欠損兼肺動脈閉鎖，Fallot四徴症，肺動脈狭窄を伴う両大血管右室起始，完全大血管転位などがある．

　これらの疾患でショックや高度のチアノーゼを呈する状況下ではPGE$_1$が著効を示し，かつカテコラミンを含むそれ以外の薬剤は効果が乏しいことも多い．その一方でPGE$_1$製剤投与により肺血管拡張・肺血流増多から血行動態が不

安定になって，外科的処置・鎮静下での調節呼吸・窒素吸入など様々な介入を要することも珍しくない[7]．そのため，感染症や呼吸器疾患がほぼ否定的な新生児がショック状態に陥りつつある場合，先天性心疾患の確定診断を得られなくてもまずPGE$_1$投与開始を考慮しつつ，直ちに専門医へ相談ないし引き継ぐことが望ましい．

　現在，わが国で動脈管依存性先天性心疾患に投与可能なPGE$_1$製剤は，PGE$_1$-CDとLipo PGE$_1$である（表4）．緊急度が高い場合には一般的にはPGE$_1$-CDのほうが有利で，また動脈管の閉鎖傾向が強くLipo PGE$_1$の効果が不安定になった場合でも，PGE$_1$-CDへの変更が有効である場合が多い[8]．一方，Lipo PGE$_1$はPGE$_1$-CDの1/10程度の投与量でよいため，重篤な副作用も少なく安定した効果が望めるので，緊急時以外では第一選択といえる．ただし，いずれの場合も共通の副作用として無呼吸，低血圧があるので，心電図とSpO$_2$の持続的モニタリングは必須である[7]．

> **💡 Point**
> ▶全身状態不良の新生児・幼若乳児では左右上下肢の脈拍触知が基本．
> ▶動脈管依存性先天性心疾患は発症後，急速に全身状態が悪化する．
> ▶重症感染症，呼吸器疾患の鑑別が極めて重要．
> ▶ductal shock には PGE$_1$-CD を選択（Lipo PGE$_1$ より有用）．

表4　PGE$_1$の特徴

	PGE$_1$-CD	Lipo PGE$_1$
初期投与量	50～100 ng/kg/分	3～5 ng/kg/分
最大投与量	100 ng/kg/分	10 ng/kg/分
半減期	数分	20分
効果発現	早い	やや遅い
特　徴	Lipo PGE$_1$ 無効例にも有効	副作用が少ない
	短絡手術前に適す	静脈ライン差し替えに余裕がある
保険適用	あり	あり

b 皮膚色と呼吸障害

大動脈弓離断や左心低形成症候群など，重篤な体血流減少性先天性心疾患の発症には，肺血管抵抗の低下と動脈管・静脈管・卵円孔の閉鎖に伴う，胎児循環から成人型循環への移行が関与する．早期新生児期には，ある程度の代償機構が働くので臨床症状は比較的軽度で気づかれにくいが，このバランスがいったん崩れたとき，チアノーゼ，呼吸不全，ショックを急激に呈する．このような症例でも注意深く観察していると，前駆症状として皮膚色が灰白色にくすんでいる，四肢末梢に冷感がありぐったりしている，啼泣や哺乳時などに短時間チアノーゼを呈するなどの症状を呈することが多い．このような徴候を認める新生児では，顕性黄疸のためチアノーゼが目立たない場合もあり，経皮酸素飽和度モニターが有用である．

呼吸障害について着目すると，チアノーゼが強いわりに呼吸障害が軽度の場合には，先天性心疾患の可能性が高い．呼吸器症状によるチアノーゼの場合には，陥没呼吸，呻吟，多呼吸などの症状を呈し，かつ呼吸障害の程度がひどいほどチアノーゼも顕著である．また聴診上，喘鳴や肺野呼吸音の異常を聴取することも多い．

> #### 💡 Point
> ▶ 皮膚色不良が疑われるときは必ずモニターで SpO_2 を確認する．
> ▶ チアノーゼのわりに呼吸不全が軽度なら，先天性心疾患の可能性がある．

c 心疾患の重篤度

特に新生児期発症の重症先天性心疾患では，心雑音の頻度は意外に低く，たとえば心室中隔欠損を伴わない完全大血管転位（I 型）や総肺静脈還流異常では，心雑音が聴取されにくい．また，大動脈縮窄や大動脈弓離断で後負荷が著しく心拍出量が低下している場合には，脈の上下肢差が明らかでない場合もある．大動脈縮窄や重症大動脈弁狭窄で低心拍出量に陥っている場合には，ドプラ心臓超音波検査で計測しても，狭窄部での圧較差が疾患の重篤度を反映しない

ことを忘れてはならない．

> #### 💡 Point
> ▶ 心雑音の程度と先天性心疾患の重篤度はしばしば乖離する．
> ▶ 大動脈弓離断ではしばしば下肢も脈拍触知が良好で，上下肢差に乏しい．
> ▶ 心拍出量が減少している場合，脈の上下肢差やドプラ心臓超音波検査による圧較差で心疾患の重篤度が過小評価されやすい．

5 各 論

a 無酸素発作

Fallot 四徴症など右室流出路狭窄を伴う疾患で，啼泣・排便・睡眠からの覚醒・脱水・発熱などに際して急激にチアノーゼが増悪し，呼吸促迫・意識レベルの低下・けいれん・不整脈を呈する．重症例では不穏状態から意識混濁を呈し，四肢末梢の皮膚は湿潤で冷感を伴い，比較的短時間で心停止に至ることもある．

発作時にはまず胸膝位を保ち，酸素投与をしつつ，麻薬（塩酸モルヒネ，塩酸ペチジン，ペチロルファン®）を準備する．最重症例では静脈ライン確保より麻薬の皮下注ないし筋注を優先すべきで，鎮静により肺循環が回復すると急速に状態が改善し，ライン確保も容易になり得る（表 5）．家族，特に母親には胸膝位の指導を行うとともに，解熱薬の適切な使用の意義を説明することも重要である．

表5 無酸素発作の治療

処 置	機序・目的
胸膝位	体血管抵抗の上昇
酸 素	低酸素血症の改善
塩酸モルヒネ	多呼吸の減少・鎮静
輸 液	脱水の改善
重炭酸	代謝性アシドーシスの改善
β遮断薬	漏斗部 spasm の軽減
昇圧薬	右-左短絡の減少
抗不整脈薬	不整脈の治療，血行動態の安定

b 不整脈

先天性心疾患における不整脈は，術前よりむしろ術後に問題になることが多い．その機序は，手術時の切開線や縫合線，パッチなどが伝導バリアもしくは孤立生存心筋として働き，回帰性頻拍や自動能亢進を引き起こすとされる．重篤な結果を招く不整脈として，Fallot 四徴症術後の心室頻拍や，Fontan 術後の心房不整脈などが代表的である．人工心肺脱血用のカニュレーション操作や心房内操作（Mustard 手術，Senning 手術，頻度は低いが心房中隔欠損閉鎖術など）に起因して洞結節損傷が生じた場合には，洞機能不全症候群や洞房ブロックを呈する．

学校検診で偶然発見される不整脈に比し，このような不整脈に対しては積極的な治療と慎重な経過観察が必要である[9,10]．術後遠隔期の突然死の危険性が高い疾患には，大動脈弁狭窄（20年間で 13％ 死亡），完全大血管転位の Mustard もしくは Senning 術後（同 9％），Fallot 四徴症（同 2％），大動脈縮窄（30年間で 8％）などがある[10]．

治療法として緊急時には，電気的除細動や抗不整脈薬経静脈的投与，予防には抗不整脈薬経口投与のほか，高周波カテーテル焼灼術，外科的治療（Maze 手術や外科的凍結凝固術など），人工ペースメーカー，植え込み型除細動器などが選択される．徐脈性不整脈では硫酸アトロピン 0.01～0.02 mg/kg を静注するか，イソプロテレノール（プロタノール®） 0.01～0.05 μg/kg/分を持続静注しながら，緊急ペースメーカー治療が可能な施設へ転送する．

不整脈の種類やメカニズムによっても抗不整脈薬の選択が異なるので詳細は成書に譲るが，抗不整脈薬そのものが催不整脈性を有すること，陰性変力作用があることを忘れてはならない．

c 喀血と多血症

様々な理由で心内修復術に到達し得なかった右左短絡性心疾患や，Eisenmenger 症候群など著しい肺高血圧を呈する症例では，多血症と喀血は重要な合併症である．低酸素状態は前毛細血管性筋性小動脈を中心に，動静脈で肺血管攣縮を生じさせ症状を増悪させるので，酸素投与は最も基本的な治療法の一つである．喀血した場合には，入院・安静・保温が基本であり，酸素吸入・プレドニン®投与などを行う．胸部 CT や胸部 X 線で病変の広がりを確認するとともに，動脈血血液ガス分析を行う．さらに，血栓予防に投与されている抗血小板薬やワルファリンの減量ないし中止を考慮する．

多血症では，2 次的に鉄欠乏性貧血や過粘度症候群を合併し，頭痛・めまい・視力障害・易疲労感・筋肉痛などの症状を呈する．さらに，高尿酸血症による関節炎，血小板減少・凝固因子の消費などによる凝固能異常，脳梗塞，腎障害などを合併することもある．夏季の脱水には，特に注意が必要である．

d Fontan 型手術後の先天性心疾患

近年の外科技術の向上により，古典的な右心耳－肺動脈吻合手術のほか，TCPC（total cavo-pulmonary connection），fenestrated Fontan，extracardiac Fontan などいくつものバリエーションが開発された．このタイプの手術は心室を介さずに上下大静脈からの血流を直接肺循環へ流すことが最大の特徴で，二心室修復術と全く異なる血行動態を作りだす．自覚症状に乏しくとも心拍出量は正常の 60％ 程度であり，また肺循環は静水圧により維持されるため，強い息こらえなどで心拍出量は敏感に反応し，トランペットなどを強く吹くと失神したりすることがある．術後遠隔期には，蛋白漏出性胃腸症や心房性不整脈を合併したり，血栓塞栓症，新たな右-左短絡が生じて低酸素血症などの問題を生じる（**表6**）[6]．

表6 Fontan 型手術後のおもな合併症

・血栓塞栓症	・心嚢液
・中心静脈圧亢進	・蛋白漏出性胃腸症
・腹水	・心房性不整脈
・胸水	・突然死

〔Woods WA, McCulloch MA : Cardiovascular emergencies in the pediatric patient. *Emerg Med Clin North Am* 2005 ; 23 : 1233-1249〕

保護者への説明のポイント

a．気道感染の予防
- 先天性心疾患の乳幼児の管理・治療において下気道感染の防止は重要で，心疾患が重症であるほどその意義は大きい．
- 患児のみならず同胞も，ワクチン接種の励行やマスク利用などにより，家庭内での感染予防に配慮するよう指導する．
- 主として冬季に流行するRSウイルス(RSV)は，細気管支粘膜上皮に特異的に感染し，低換気を主体とする中等度ないし高度の呼吸不全をもたらす．
- RSVモノクローナル抗体製剤(パリビズマブ)が感染防止に有用であることが認識され，広く使われている．血行動態に異常のある先天性心疾患および気道症状の既往があるDown症(いずれも2歳未満)に適応があり，RSウイルス流行期に30日ごとに1回筋注する．

b．感染性心内膜炎
- 感染性心内膜炎は，発症頻度は低いものの，しばしば死亡を含めた重篤な結果をもたらす疾患である．
- 先天性心疾患自体は軽症であっても，短絡が残っていれば歯科や耳鼻咽喉科などの処置により，あるいは尿路感染，肺炎，蜂窩織炎などの感染症を契機に菌血症が生じうる．
- 持続する不明熱や，外科的処置以前には聴取しなかった逆流性雑音が新たに生じた場合には，本症を疑う必要がある．
- 注)日本循環器学会のガイドライン[2]を参考に予防措置を行う．詳細は「Ⅲ章 C3 感染性心内膜炎」の項を参照されたい．

文献

1) 松裏裕行：循環障害．梅原 実，渡部誠一，櫻井淑男，ほか(編)，小児救急医療の理論と実践．編集室なるにあ，2013：38-63
2) 日本循環器学会ほか合同研究班：感染性心内膜炎の予防と治療に関するガイドライン(2017年改訂版)．http://www.j-circ.or.jp/guideline/pdf/JCS2017_nakatani_h.pdf
3) 中澤 誠，佐地 勉，市田蕗子，ほか：先天性心疾患患児におけるパリビズマブの使用に関するガイドライン．日小循誌 2005；21：60-62
4) Savitsky E, Alejos J, Votey S：Emergency department presentations of pediatric congenital heart disease. *J Emerg Med* 2003；24：239-245
5) Gewitz MH, Woolf PK：Cardiac emergencies. In：Fleisher GR, Ludwig S, Bachur RG, et al.(eds)：Textbook of pediatric emergency medicine. 6th edition, Lippincott williams & Wilkins, 2010：690-729
6) Woods WA, McCulloch MA：Cardiovascular emergencies in the pediatric patient. *Emerg Med Clin North Am* 2005；23：1233-1249
7) 坂口平馬：新生児期発症先天性心疾患の集中治療．日本小児循環器学会(編)，小児・成育循環器学．第1版，診断と治療社，2018：341-343
8) 日本小児循環器学会：小児心不全薬物治療ガイドライン(平成27年改訂版) 日小循誌 2015；31(S2)：S2.1-S2.36
9) 新村一郎，真下和宏，小林博英：不整脈．高尾篤良，門間和夫，中澤 誠，ほか(編)．臨床発達心臓病学．第3版，中外医学社，2001；858-905
10) Silka MJ, Hardy BG, Manashe VD, et al.：A population-based prosepective evaluation of risk of sudden cardiac death after operation for common congenital heart defects. *J Am Coll Cardiol* 1998；32：245-251

Ⅲ おもな救急疾患

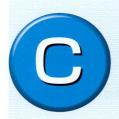

C 循環器疾患
2．心筋炎・心筋症

愛媛県立中央病院小児科　山本英一

1 疾患の概要[1]

心筋炎，心筋症ともに心機能を悪化させる重篤な疾患である．急速に循環不全に陥る可能性があり，急性期の評価と対応が非常に重要であり，予後に影響する．

a 心筋炎（表1[2]）

日本小児循環器学会の平成26年度希少疾患サーベイランス調査結果によると，急性心筋炎は日本では18歳以下では年間43例（平成17年からの9年間は44〜66例）と比較的まれな疾患であるが，診断治療が遅れると致命的な疾患である．生存率は75％で，後遺症がなかったのはそのうち60％と報告されている[3]．

1）分　類

表2[2]に心筋炎の分類を示した．

病因はウイルス性が最も多い．なかでもエンテロウイルス（コクサッキーB），アデノウイルスが多く，ロタウイルス，ノロウイルス，インフルエンザ，RSウイルス，マイコプラズマなどが原因になる[4]．

2）病　態

ウイルス感染そのものの活動や，自己免疫や

表1　急性心筋炎の診断手引き

1. 心症状[1]に先行して，かぜ様症状[2]や消化器症状[3]，また皮疹，関節痛，筋肉痛などを発現する．無症状で経過し，突然死にて発見されることもある．
2. 身体所見では，頻脈，徐脈，不整脈，心音微弱，奔馬調律（Ⅲ音やⅣ音），心膜摩擦音，収縮期雑音などがみられる．
3. 通常，心電図は経過中に何らかの異常所見を示す．所見としては，Ⅰ〜Ⅲ度の房室ブロック，心室内伝導障害（QRS幅の拡大），R波減高，異常Q波，ST-T波の変化，低電位差，期外収縮の多発，上室頻拍，心房粗動，洞停止，心室頻拍，心室細動，心停止など多彩である．
4. 心エコー図では，局所的あるいはびまん性に壁肥厚や壁運動低下がみられ，心腔狭小化や心膜液貯留を認める．
5. 血清中に心筋構成蛋白（心筋トロポニンTやCK-MB）を検出できる．CRPの上昇，白血球の増多も認める．特に，全血を用いたトロポニンTの早期検出は有用である．
6. 上記の第2〜5の4項目所見は数時間で変動する．被疑患者では経時的な観察が必要である．また，徐脈の出現，QRS幅の拡大，期外収縮の多発，壁肥厚や壁運動低下の増強，トロポニンTの高値，トロポニンT値が持続亢進する患者は心肺危機の恐れがある．
7. 最終的に，急性心筋梗塞との鑑別診断が不可欠である．
8. 心内膜心筋生検による組織像の検出は診断を確定する．ただし，組織像が検出されなくても本症を除外できない．
9. 急性期と寛解期に採用したペア血清におけるウイルス抗体価の4倍以上の変動は病因検索のときに有用である．ウイルス感染との証明にはpolymerase chain reaction（PCR）法を用いた心筋からのウイルスゲノム検出が用いられる．加えて，咽頭スワブ，尿，糞便，血液，とりわけ心膜駅や心筋組織からのウイルス分離またはウイルス抗原同定は直接的根拠となる．

[1]心症状：胸痛，失神，呼吸困難，動悸，ショック，けいれん，チアノーゼ
[2]かぜ様症状：発熱，頭痛，咳嗽，咽頭痛など　　[3]消化器症状：悪心，嘔吐，腹痛，下痢など
〔日本循環器学会：急性および慢性心筋炎の診断・治療に関するガイドライン（JCS2009）．2009．http://j-circ.or.jp/guideline/pdf/JCS2009_izumi_h.pdf より改変〕

川崎病などにより惹起される心筋の炎症，壊死，変性である．

その結果，心機能障害や不整脈が生じる．

3）症　状（表3[4,5]）

胸痛（年長児に多い），呼吸不全（喘息と診断されることもある），胃腸炎症状（腹痛，悪心嘔吐，下痢，食欲低下），感冒様症状（発熱，頭痛，全身倦怠感など），皮膚蒼白，チアノーゼ，けいれん，肝腫大，ギャロップリズム，末梢循環不全（網状チアノーゼや末梢冷感，末梢の脈の触知不良）

b　心筋症

心機能障害を伴う心筋疾患と定義され，18歳以下の心筋症は，前述のサーベイランスによると，年120例でうち32％（39例）が拡張型心筋症である．続いて，肥大型心筋症27％（32例），左室心筋緻密化障害21％（25例），ミトコンドリア心筋症，拘束型心筋症などとなる．これらの心筋症は，症状が発現する前に学校心臓検診で発見されることがある．心筋症は慢性の心疾患に分類されるが，拡張型心筋症の急性増悪時には進行が速く急激な悪化をきたす．

表2　心筋炎の分類

病因分類	組織分類	臨床病型分類
ウイルス	リンパ球性	急性
細菌	巨細胞性	劇症型
真菌	好酸球性	慢性（遷延型）
リケッチア	肉芽腫性	（不顕性）
スピロヘータ		
原虫，寄生虫		
その他の感染症		
薬物，化学物質		
アレルギー，自己免疫		
膠原病，川崎病		
サルコイドーシス		
放射線，熱射病		
原因不明，特発性		

組織分類では，ウイルス性が原因であることが多いため，リンパ球性が多い．
臨床病分類では，急性心筋炎は50％で，40％が劇症型である．
〔日本循環器学会：急性および慢性心筋炎の診断・治療に関するガイドライン（JCS2009）．2009．http://j-circ.or.jp/guideline/pdf/JCS2009_izumi_h.pdf より〕

2　ガイドラインでの記載

心筋炎においては，2006年に日本小児循環器学会から「小児期急性・劇症心筋炎の診断と治療の指針」，2009年に日本循環器学会から「急性及び慢性心筋炎の診断・治療に関するガイドライン」が発表されている．

心筋症においては，日本循環器学会「拡張型心筋症ならびに関連する二次性心筋症の診療に関するガイドライン（2011年）」「肥大型心筋症

表3　心筋炎の発症時の臨床症状

	劇症型心筋炎 （n＝169）	急性心筋炎 （n＝64）	全て （n＝89）	P値
非特異的				
発熱	28（43.8％）	53（59.6％）	81（47.9％）	NS
悪心v嘔吐	29（45.3％）	22（24.7％）	51（30.2％）	0.01
咳	11（17.2％）	17（19.1％）	28（16.6％）	NS
腹痛	12（18.8％）	14（15.7％）	26（15.4％）	NS
下痢	6（9.4％）	7（7.9％）	13（7.7％）	NS
心症状				
心不全	34（53.1％）	27（30.3％）	61（36.1％）	NS
心拡大	21（32.8％）	28（31.5％）	49（29.0％）	NS
呼吸困難	21（32.8％）	22（24.7％）	43（25.4％）	NS
心原性ショック	18（28.1％）	4（4.5％）	22（13.0％）	0.001

〔Saji T, Matsuura H, Hasegawa K, *et al.* : Comparison of the Clinical Presentation, Treatment, and Outcome of Fulminant and Acute Myocarditis in Children .*Circ* J 2012 ; 76 : 1222-1228 より改変引用〕

の診療に関するガイドライン（2012年）」がある．

急性心筋炎，心筋症いずれにおいても薬物治療については日本循環器学会「小児期心疾患における薬物療法ガイドライン（循環器病の診断と治療に関するガイドライン）（2013年）」も参考になる．

比較的新しいものとしては，日本循環器学会「急性・慢性心不全診療ガイドライン（2017年改訂版）」や日本小児循環器学会「小児心不全薬物治療ガイドライン（2016年）」が参考になると思われる．

③ 診断，治療のフローチャート

以下，急性心筋炎を中心に述べる．

劇症型心筋炎の中には治療に全く反応しない重症例もある．しかし，心筋炎は基本的には図1[2]のように self-limited な疾患であるので，初期に機を逸することなく，原因に対する治療を開始し，心機能が低下した時期は厳重に循環管理を行って乗り切ることである．循環が破たんする前に体外式膜型人工肺（ECMO），経皮的心肺補助装置（PCPS），大動脈バルーンパンピング（IABP）を含めた補助循環を躊躇せず導入することも大切である[2,7]．

心不全徴候としては，不機嫌，食欲不振，蒼白，チアノーゼ，末梢冷感，低血圧などがあるが，前述した風邪症状や消化器症状など非特異的な所見のみが初診時の症状のことがある．後者の場合，発症初期の診断は非常に困難で，見逃してしまいがちである．

年齢および体温相当の心拍数を超える頻脈，顔色不良，脈拍の触知不良，血中乳酸値が異常に高値である場合には，急性心筋炎を必ず鑑別する必要がある．

それでは，どんな消化器症状が，急性（特に劇症型）心筋炎を疑うべきか．以下に記す．

①輸液に反応しない，あるいは短時間で症状が悪化する消化器症状の患者
②制吐薬に反応しない悪心，嘔吐の患者
③脱水であるにもかかわらず肝腫大がある患者
④CPKなどの逸脱酵素が高値なうえに増加傾向の患者

乳幼児では著明な心不全徴候，年長児では非特異的な症状としての発症が多い．年長児は症状がなく突然死で見つかる症例もある．どんな感冒様症状であっても，心筋炎を頭の片隅においておく．

心電図の所見としては，ST変化，異常Q波，低電位，心室性期外収縮，心室頻拍，心室細動，房室ブロック（重症では完全房室ブロック）などがあり，短時間で変化する．

心臓超音波は診断に欠かせない．ただし，左室の駆出率低下のみで心筋炎や心筋症と診断してはいけない．以下の鑑別が必要である．これらは対症療法を行っても原因の治療を行わない限り心機能は改善しない．

脳出血や脳腫瘍などで急激に頭蓋内圧が亢進するような場合，カテコラミンが急激に分泌され，心収縮能を低下させることがある．意識障害が同時にあるときは必ず頭部CTなどで評価をするべきである．

川崎病が原因の心筋炎がある．川崎病に対する治療を行えば劇的に改善する症例が多い．

乳児期においては冠動脈の形態異常も重要である．左冠動脈が肺動脈から起始するBWG症候群が有名である．

頻脈発作の原因が心筋炎の場合がある．逆に頻脈発作が原因で心機能が低下する頻脈誘発性心筋症がある．

低栄養の状態が続いたり，経管栄養を長期に

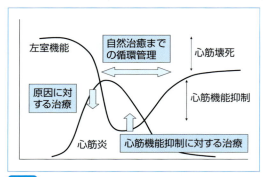

図1 心筋炎における心機能障害の経過と介入ポイント

〔日本循環器学会：急性および慢性心筋炎の診断・治療に関するガイドライン（JCS2009）．http://j-circ.or.jp/guideline/pdf/JCS2009_izumi_h.pdf より〕

施行している患児では，セレンやカルニチンが欠乏し心機能が低下する場合がある．

大動脈弁狭窄や大動脈縮窄などの左室流出路狭窄疾患や特発性高血圧が原因で，心筋肥大や心収縮低下をきたす症例がある．

④ 治　療

ⓐ 急性心筋炎（図2[8]）

安静と心臓の負担の軽減を中心に，血行動態の安定，血圧の維持（抗心不全療法＋抗不整脈療法）に努める．

心筋炎と診断したら，早期に4Frなどのシースを大腿静脈に挿入することが望ましい．次第に循環不全に陥り，ルート確保が非常に困難になるからである．その後，状況に応じてトリプルルーメンなどに入れ替える．カテコラミンなどの薬物投与は一時的には末梢静脈からでも可能だが，安定して投与するためには中心静脈確保が必要である．身長が150cm以上であれば，IABPを施行できる可能性がある．

頻脈性不整脈は，血行動態をより悪化させるので，アミオダロン，リドカインなど心機能を低下させない抗不整脈薬を使用する必要がある．それでも困難な場合，半減期の短いβ遮断薬であるランジオロール塩酸塩を持続静注してコントロールする．低体温療法は，頻脈のコントロールにおいて効果的な症例がある．房室ブロックの場合は，経静脈的にペースメーカーを挿入する．

心膜液の貯留は，心機能の悪い（拡張能は低下していることが多い）急性心筋炎にとって，急激に血行動態を悪化させるため，積極的に穿刺廃液を行うべきである．

γ-グロブリン療法（IVIG）は，成人では有効性はないといわれているが，小児では効果的であった症例が多く報告されている[8]．容量負荷に注意する．

ステロイドパルス療法は，ウイルス性の心筋炎では死亡率を下げないと報告されているが一定の見解は得られていない[9,10]．

心機能が非常に悪い場合，心内に血栓形成を起こす可能性がある．アスピリンとワルファリンあるいはヘパリンの持続静注を行う．

心臓再同期療法（CRT）は，心電図で左脚ブロックやQRS幅が広い心不全に有効な症例がある．

ⓑ 拡張型心筋症の急性増悪

急性心筋炎の治療に準ずる．

ⓒ 肥大型心筋症の急性増悪

ショック，反復性の失神，不整脈に関しては治療の適応である．

①不整脈のコントロール
　・心室細動や心室頻拍の出現に対しては，電気的除細動
　・持続する場合や再発する場合は，アミオダロン，リドカイン投与
②β遮断薬，Ca拮抗薬の導入
③血行動態が安定できない場合，補助循環の適応
　＊昇圧薬，β刺激薬は原則禁忌

> **💡 Point**
>
> ▶悪心，嘔吐が，急性心筋炎の初期症状であることが多い．また，悪心，嘔吐は死亡率を上げる危険因子でもある．
> ▶CK/CK-MBが高値でなくても心筋炎は否定できない．
> ▶急性心筋炎では心拡大は病初期には認めないことが多く，肝腫大と肺うっ血が手がかりになる．一方，拡張型心筋症では心拡大が著明である．
> ▶血清トロポニンTやBNP，NT-proBNPは，診断に有用である．
> ▶心電図の変化はほぼ必発である．

⑤ トピックス

a）急性心筋炎の成人では，急性期に心筋生検を施行し好酸球性心筋炎と診断された場合に，ステロイドパルスが劇的に有効な症例がある．ただし，効果がある症例とない症例の違いについて，まだエビデンスはない．小児では，穿孔のリスクもあり，生検は必ずしも

Ⅲ おもな救急疾患

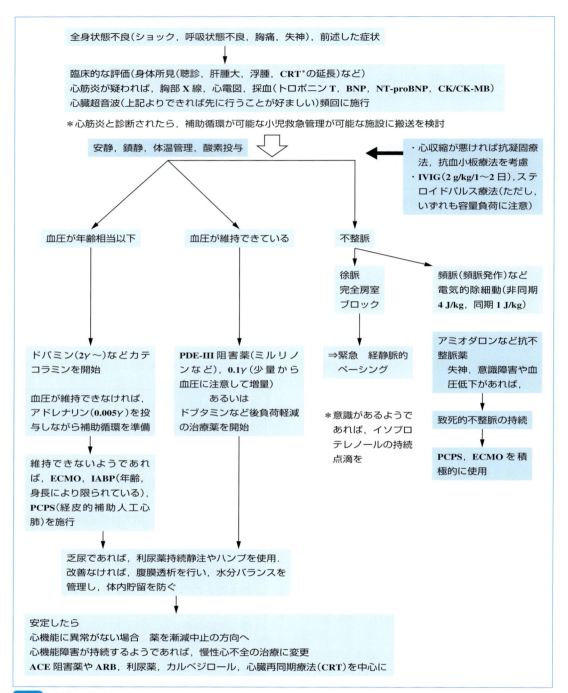

図2 急性心筋炎の救急フローチャート
*CRT：毛細血管再充満時間（capillary refilling time）

容易ではない．

b）急性心筋炎や拡張型心筋症における免疫吸着療法[11]

拡張型心筋症では，高率（約85%）に抗心筋自己抗体が陽性になる．抗ミオシン抗体，βアドレナリン受容体，ムスカリンM2やNa-K-ATPaseに対する自己抗体をはじめこれらの自己抗体が拡張型心筋症における心不全の病態に何らかの役割を持っていると推測される．この抗体の除去が治療効果のカギを握る．

保護者への説明のポイント

- 急性心筋炎は，心臓の筋肉が障害を受けて，ポンプ機能が低下し，重篤な不整脈が起こる非常に重症な疾患である．原因としてはウイルス感染が多く，初期症状は感冒と区別がつきにくい．
- 酸素化や血圧を維持することができず，薬に反応しない場合，心臓を補助する機器（補助循環）が必要になる．その間に心臓の機能が改善すれば，後遺症もなく助かる場合がある．しかし，同じ治療をしても全く改善しない場合もある．補助循環をはじめてから1週間以内に回復しなければ非常に厳しい．
- 一部の患者さんは，最初は問題なく経過しても，その後拡張型心筋症という「心筋が障害され，機能が低下した状態の心臓」になり，長期に薬が必要となることがある．

文献

1) 渡部誠一：心筋炎・心筋症．内科医・小児科研修医のための小児救急治療ガイドライン．改訂第3版，診断と治療社，2015，228-233
2) 日本循環器学会；急性および慢性心筋炎の診断・治療に関するガイドライン（JCS2009）．2009．http://j-circ.or.jp/guideline/pdf/JCS2009_izumi_h.pdf
3) 日本小児循環器学会学術委員会：小児期急性・劇症心筋炎の診断と治療の指針．日小児循環器会誌 2006；22：514-524
4) Matsuura H, Ichida F, Saji T, et al.：Clinical Features of Acute and Fulminant Myocarditis in Children-2nd Nationwide Survey by Japanese Society of Pediatric Cardiology and Cardiac Surgery-. Circ J 2016；80：2362-2368
5) Saji T, Mastuura H, Hasegawa K, et al.；Comparison of the Clinical Presentation, Treatment, and Outcome of Fulminant and Acute Myocarditis in Children. Circ J 2012；76：1222-1228
6) Butts RJ, Boyle GJ, Deshpande SR, et al.：Characteristics of Clinically Diagnosed Pediatrics Myocarditis in a Contemporary Multi-Center Cohort. Pediatr Cardiol 2017；38：1175-1182
7) 神山浩：心筋炎から学ぶ：小児循環器分野を学ぶ医師のアウトカムを中心に；日小児循環器会誌 2016；32：365-378
8) 村上智明，青墳裕之，石川司朗，ほか：日本小児循環器学会小児心不全薬物治療ガイドライン（平成27年改訂版）．日小児循環器会誌 2015；31（Suppl）：S2.1-S2.36
9) 日本循環器学会：小児の心筋疾患，心膜疾患治療薬，循環器病の診断と治療に関するガイドライン（JCS2012）．195-208
10) 日本循環器学会：救急用製剤治療薬，循環器病の診断と治療に関するガイドライン（JCS2012）．209-214
11) 日本循環器学会；拡張型心筋症ならびに関する二次性心筋症の診療に関するガイドライン（JCS2011）．http://www.j-circ.or.jp/guideline/pdf/JCS2011_tomoike_h.pdf

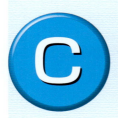

Ⅲ おもな救急疾患
C 循環器疾患
3. 感染性心内膜炎

● 千葉市立海浜病院小児科 寺井 勝

1 疾患の概要

　感染性心内膜炎は弁を含む心内膜の感染症であり，何らかの原因で菌血症を起こした際に発症する．心血管組織である心内膜，弁膜，血管内膜に細菌塊による疣腫が形成され，菌血症，血管塞栓，心障害などの非常に多彩な臨床症状を呈する（表1）[1~7]．診断がつきにくく，不明熱の代表的な疾患であることを忘れないようにしたい．発熱に対して安易に抗菌薬を投与せずに，血液培養を行うことが基本であることを教えてくれる疾患といえる．

　その臨床像は，①弁や付属物の破壊による心雑音，②菌血症，末梢血管病変，塞栓症に要約されるが，早期に診断し適切に治療をしないと，心構造が破壊され多くの合併症を発症し，時に致死的な転帰に至る重篤な疾患である．基礎疾患の多くは先天性心疾患である．先天性心疾患に多い理由として血流の乱流などにより内膜損傷が起こりやすいこと，外科手術時に使用される人工物の表面に細菌が付着しやすいことがあげられる．感染経路が不明であることが少なくないが，多くは，歯科処置，心臓外科手術に起因して菌血症に至る．早期診断，早期治療に加えて，リスクの高い患者群にいかに予防治療を行うか，そこも日常診療においての大きなポイントである．

　古典的には，発熱，新たな心雑音，血液培養陽性が3徴候であったが，1994年に，新たなDuke診断基準が作成された[3]．血液培養で菌を検出し，心臓超音波検査で疣腫を認めることに重きをおいている．その後，2000年に修正された（修正Duke診断基準，表2）[4]．現状では小児における感染性心内膜炎の診断基準はないが，この修正Duke診断基準が小児ではより感度が高いことが示されている．

表1 小児感染性心内膜炎で認められる主要症状と頻度

症　状	頻度(%)	症　状	頻度(%)
発熱	56～100	点状出血	10～50
食思不振，体重減少	8～83	塞栓症状	14～50
倦怠感	40～79	心雑音の変化	9～44
関節痛	16～38	ばち状指	2～42
神経症状	12～21	Osler結節	7～8
胃腸症状	9～36	Roth斑	0～6
胸痛	5～20	Janeway発疹	0～10
心不全	9～47	爪下線状出血	0～10
脾腫	36～67		

〔宮武邦夫，赤石　誠，石塚尚子，ほか：循環器病の診断と治療に関するガイドライン（2007年度合同研究班報告）．感染性心内膜炎の予防と治療に関するガイドライン（2008年改訂版）．日本循環器学会ホームページ掲載．http://j-circ.or.jp/guideline/pdf/JCS2008_miyatake_h.pdf より引用〕

C　循環器疾患　3. 感染性心内膜炎

表2　感染性心内膜炎の修正 Duke 診断基準

【確診】
病理学的診断基準
　培養または組織学的検査によって，疣腫，塞栓化した疣腫，心内膜膿瘍における病原性微生物菌の証明，または病理学的に活動性を有する疣腫や心内膿瘍を認める

臨床的診断基準
　・大基準2つ，あるいは大基準1つと小基準3つ，あるいは小基準5つ

【可能性大】
大基準1つと小基準1つ，あるいは小基準3つ

【否定的】
心内膜炎症状に対する他疾患の確定診断，または
心内膜炎症状が4日以内の抗菌薬により消退，または4日以内の抗菌薬投与後の手術時または剖検時に感染性心内膜炎の病理学的所見なし

【大基準】
1. 血液培養陽性
　A．2回の血液培養で以下の病原性微生物のいずれかが陽性の場合：(i) Viridans streptococci, *Streptococcus bovis*, HACEK グループ, *Staphylococcus aureus*　(ii) 市中感染としての *Enterococcus* が検出され，他に感染巣がない
　B．感染性心内膜炎に合致する血液培養が持続的に陽性：(i) 12時間以上の間隔を開けた血液培養がいずれも陽性　(ii) 3回の血液培養のすべて，あるいは4回以上の血液培養の大半が陽性（最初と最後の採血間隔が1時間以上）
　C．血液培養で *Coxiella burnetii* が1度でも陽性，あるいは本菌に対する抗 phase-1 IgG 抗体＞1:800

2. 心内膜が侵されている所見で A または B の場合
　A．心臓超音波検査所見で以下のいずれかの場合（人工弁置換手術後，臨床的に感染性心内膜炎の可能性が疑われる例，あるいは弁輪周囲膿瘍などの合併症を有する場合には，経食道心臓超音波検査が推奨される）　(i) 弁あるいは支持組織の上，または逆流ジェット通路，または人工物にみられる解剖学的に説明のできない振動性の心臓内腫瘤　(ii) 膿瘍　(iii) 人工弁の新たな部分的裂開
　B．新たな弁閉鎖不全

【小基準】
1. 素因：素因となる心疾患または静注薬物常用
2. 発熱：38℃以上
3. 血管病変：主要血管塞栓，敗血症性梗塞，感染性動脈瘤，頭蓋内出血，眼球結膜出血，Janeway 発疹
4. 免疫異常：糸球体腎炎，Osler 結節，Roth 斑，リウマチ因子
5. 微生物学的所見：血液培養陽性であるが上記の大基準を満たさない場合，または感染性心内膜炎に矛盾しない血清学的な活動的炎症所見

〔Li JS, Sexton DJ, Mick N, *et al.* : Proposed modifications to the Duke criteria for the diagnosis of infective endocarditis. *Clin Infect Dis* 2000 ; 30 : 633-638, Niwa K, Nakazawa M, Miyatake K, *et al.* : Survey of prophylaxis and management of infective endocarditis in patients with congenital heart disease. : Japanese nationwide survey. *Circ J* 2003 ; 67 : 585-591 を元に作成〕

　2008年に改訂された日本循環器学会のガイドラインがここ数年の画像診断などの進歩を踏まえ2017年に再改訂された[2].

a　起因菌

　検出頻度の高い微生物として，緑色レンサ球菌や，*Streptococcus bovis* のレンサ球菌，そし

て，HACEK グループがある．これら微生物は通常では血液培養で検出されないため，その検出は感染性心内膜炎を確診する重要な基準となり，修正 Duke 診断基準の大基準に掲げられている．

　レンサ球菌の多くはペニシリンに高い感受性を示す．HACEK とは口腔内に常在する Gram

陰性桿菌または球桿菌で，*Haemophilus* 属（H），*Aggregatibacter*（以前の *Actinobacillus*）*actinomycetemcomitans*（A），*Cardiobacterium hominis*（C），*Eikenella corrodens*（E），*Kingella kingae*（K）の頭文字を意味する．頻度は低いが，これらの細菌は病原性が非常に低く頻度も少ないが血液培養から分離された場合は感染性心内膜炎を強く疑う．一方，市中感染による黄色ブドウ球菌または腸球菌は感染性心内膜炎以外の菌血症の原因となるため，Duke 診断基準[3]では原発巣がない場合の市中感染に限っていたが，修正 Duke 診断基準[4]では，黄色ブドウ球菌が緑色レンサ球菌，*Streptococcus bovis*，HACEK グループと同様に扱われている．ブドウ球菌は国内ではレンサ球菌に次いで多い．他方，修正 Duke 診断基準でも，腸球菌は原発巣のない場合の市中感染に限られている．

b 病態の特徴と救急現場での留意点

発症時期としては乳児期後半と思春期後半に多い．小児では，右心系の感染性心内膜炎が多い．右左短絡による左心系の塞栓症も少なくない．なかでも全身に合併症をきたす例は重篤な場合が多く，全身の身体所見を行う基本的なアプローチが救急現場で求められる．新生児や乳児の感染性心内膜炎は，呼吸機能の悪化，凝固機能異常，血小板減少，心雑音出現が主症状で，いわゆる敗血症に類似している．特に，未手術の Fallot 四徴症などのチアノーゼ型先天性心疾患は最も高リスクで，救急現場において基礎疾患の有無を問診することは極めて重要である．手術例においても心臓外科手術後や人工物（留置カテーテル）に起因することが多い．手術後半年を経過した例でも遺残病変があればリスクが高くこれら治療を受けた既往の有無を含めた詳細な問診が早期診断につながる．一方，一般人と同等の感染リスクとされる低リスク群には二次孔型心房中隔欠損，冠動脈バイパス後，弁逆流を伴わない僧帽弁逸脱などがあげられる．

菌血症から症状発現までの期間は，大部分が2週間以内である．急性発症では病原性の高い微生物に起因する発症であり，高熱で心不全症状が急速に進展する．一方，亜急性発症では，食思不振，倦怠感，関節痛，胃腸症状，胸痛などの非特異的症状をきたすことが多く，診断確定まで時間を要することがある．このように，臨床的に急性，亜急性と分ける概念は抗菌薬治療が確立していなかった時期に分類されたものであり，現在は起因菌によって分類し，治療方法を考えるようになった．

基礎疾患がない患者では，主として黄色ブドウ球菌によって発症する場合は，急性発症となることが多い．一方，先天性心疾患をもつ場合は，歯科処置による口腔内常在菌で発症することが多く，亜急性発症をとる．

c 臨床症状

経口抗菌薬が先行投薬されている場合は，臨床症状が修飾されることが多く，発熱を認めない場合もある．発症リスクのある先天性心疾患患者で，説明のつかない発熱が続く場合は，感染性心内膜炎を疑ってアプローチする．基礎疾患のない小児にも発症することは念頭においておきたい．

1）発 熱

修正 Duke 診断基準では38℃以上と定義されているが，最も頻度の高い症状である．ただし，発熱がないこともある．

2）非特異症状

全身倦怠感，易疲労感，微熱，寝汗，体重減少などがある．そのほか，関節痛，筋肉痛，腰痛などもみられ，膠原病と誤診されることもある．

3）心雑音

85％で聴取されるとの報告がある．新たに出現した弁逆流性心雑音は，感染性心内膜炎を疑う所見として重要である．生来，健診などで指摘されていない発熱患者で心雑音を聴取する場合は，本症を積極的に疑っていくべきである．しかしながら，先天的に心疾患をもっている患者では臨床的区別がむずかしい．

4）末梢血管病変

点状出血が頻度の高い所見であり，眼球結膜，口腔粘膜，四肢にみられる微小血管塞栓により生じる．そのほか，指頭部にみられる疼痛性結節である Osler 結節，敗血症性塞栓による皮下の出血で無痛性の Janeway 発疹（手掌と足底の無痛性小赤色斑），さらには，眼底に Roth 斑と

よばれる浮腫や出血所見がみられる.

5）全身性塞栓症

約40％の頻度とされている.脾梗塞,腎梗塞,脳塞栓,肺梗塞がみられる.四肢塞栓もきたす.まれに中心網膜動脈塞栓,冠動脈塞栓がある.黄色ブドウ球菌による感染性心内膜炎では塞栓症のリスクが高まる.

6）神経学的症状

20％程度にみられる.脳卒中は重要で頻度の高い合併症である.やはり,黄色ブドウ球菌による場合は死亡率が高くなる.脳卒中は脳塞栓による以外に,頭蓋内出血により発症する場合がある.その多くは,感染性動脈瘤の破裂,塞栓部位での動脈炎による動脈破裂,梗塞後出血により生じる.

7）うっ血性心不全

弁の破壊,逆流,腱索断裂の結果生じる.大動脈弁逆流が急速に進行する例では心不全症状が急激に進展し,外科治療が必要となる.

8）その他

腎不全もみられることがある.

d 検査所見

1）血液培養

血液培養陽性は修正 Duke 診断基準において,大基準としてあげられる最重要検査である.心内膜炎の菌血症は持続するため,抗菌薬が未使用であれば,検出は容易なことが多い.繰り返し血液培養を行うことでコンタミネーションとの鑑別も可能となる.心内膜炎に典型的な病原微生物が2回,あるいは持続性に血液培養で認められる場合が有意となる.必ずしも採血は発熱時に限る必要はない.熱の高さにかかわらず行うべきである.抗菌薬の先行投与がある場合は,抗菌薬の濃度が低くなる投与直前に実施するのが望ましい.

2）心臓超音波検査

修正 Duke 診断基準[4]の大基準にあげられ,血液培養に次いで重要な検査である.先行投薬があり血液培養が陰性であっても臨床的に疑われる場合は,積極的に検査を行うべきである.特徴は,①弁尖または壁心内膜に付着した可動性腫瘤(疣腫),②弁周囲膿瘍,③人工弁(生体弁)の新たな部分的裂開,である.近年は経食

道心臓超音波検査の普及により,診断率が向上しているが,多くの小児では経胸壁心臓超音波検査で診断が可能である(図1).

3）血液生化学的検査

貧血,血沈の促進,CRP 陽性,免疫現象が高率にみられる(表3)[7].免疫現象とは,高γ-グロブリン血症,脾腫,リウマトイド因子の陽性,Osler 結節などの皮膚病変〔全身性エリテマトーデス(systemic lupus erythematosus:SLE)や溶血性貧血にもみられる〕を指す.

② ガイドラインでの記載（米国心臓病協会とわが国のガイドラインの違い）

a 予防投与の対象

2007年に,米国心臓病協会における感染性心内膜炎に対する抗菌薬予防投与のガイドラインの改訂が大幅になされた[6].これまで予防対象となっていた患者のうち,人工弁や感染性心内膜炎の既往のある高リスクの患者では予防投与は推奨されるが,中等度リスクの患者は対象から外れた.その理由の一つに,菌の治療などの一度限りの曝露よりも歯磨きなどの日常生活の曝露のほうが感染性心内膜炎になる可能性が高い,抗菌薬過量投与による偽膜性腸炎などの合併症の存在などがあげられている.

これに対して,日本循環器学会や日本小児循環器学会のガイドラインでは,日本の多施設調査結果で明らかにされた歯科処置後の感染性心内膜炎の発症が少なくないことを重視して,従来通り,中等度リスクの先天性心疾患(必ずしも重篤とならないが,心内膜炎発症の可能性の高い患者:ほとんどの先天性心疾患,後天性弁膜症,閉塞性肥大型心筋症,弁逆流を伴う僧帽弁逸脱症など)では予防投薬を推奨している[2,7].日本小児歯科学会会員へのアンケート結果では,歯科処置の際に予防的に抗菌薬を投与するという回答は96.6％であった[2].

③ 診断・治療のフローチャート

修正 Duke 診断基準の大基準は,血液培養陽

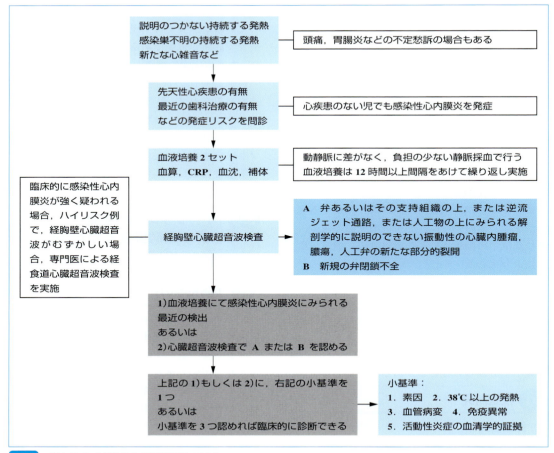

図1 感染性心内膜炎の早期診断の流れ

表3 感染性心内膜炎における血液生化学的検査所見

項　目	頻度(%)
貧血	70〜90
血小板減少	5〜15
白血球増加	20〜30
赤血球沈降速度延長	90〜100
CRP陽性	100
リウマトイド因子陽性	40〜50
梅毒反応偽陽性	0.2
低補体血症	5〜15
免疫複合体上昇	100

〔中澤　誠, 石和田稔彦, 市田蕗子, ほか：小児心疾患と成人先天性心疾患における感染性心内膜炎の管理, 治療と予防ガイドライン【ダイジェスト版】. 日小児循環器会誌 2012；28：6-39〕

性と心臓超音波検査所見が重要な役割を担っている. 小基準としては, ①心内膜炎を起こす基礎疾患の存在, ②38℃以上の発熱, ③血管病変, ④免疫学的所見, ⑤血液培養が陽性だが大基準を満たさない場合, である. したがって, 診断のフローとして, 敗血症, 不明熱に準じて血液培養を行い, 同時に感染性心内膜炎を鑑別に心臓超音波検査を行うことが必要となる（図1）. 血液培養が陽性であれば, 常に感染性心内膜炎を鑑別に, 診断を進める.

表2[4)]に示したように, 病理学的所見と臨床診断が基準を満たせば, 診断が確定できる. 一方, 血液培養で検出されない場合でも, 臨床的に大基準1つと小基準1つ, あるいは小基準3つがあれば疑わしく, 慎重に鑑別を進めていく.

抗菌薬治療について, ガイドラインで推奨されており, 小児で広く用いられている抗菌薬治

療法を**表4**[2)]に示す．血液培養結果が出るまでは，病歴や症状などによって予想される起炎菌を想定し，抗菌薬を選択する．一般的には，アンピシリンとゲンタマイシンの併用で治療を開始する．術後例でMRSA感染が疑われる場合には，バンコマイシンとゲンタマイシンを選択する．起因菌が判明した場合は，できる限り起因菌にのみ有効な，スペクトラムの狭い抗菌薬

表4 小児の感染性心内膜炎における抗菌薬の推奨

起因菌	抗菌薬	ペニシリンアレルギーの場合	投与期間（週）
緑色レンサ球菌，***Streptococus bovis***，腸球菌（感性の場合）	ペニシリンG ± ゲンタマイシン	バンコマイシン	ペニシリンG：4〜6 ゲンタマイシン：2 バンコマイシン：4〜6
	アンピシリン ± ゲンタマイシン	バンコマイシン	アンピシリン：4 バンコマイシン：4〜6
Staphylococcus aureus（メチシリン感性）	セファゾリン ± ゲンタマイシン	バンコマイシン	セファゾリン：6〜8 ゲンタマイシン：2 バンコマイシン：6〜8
Staphylococcus aureus（メチシリン耐性）	バンコマイシン（またはテイコプラニン）± ゲンタマイシン		バンコマイシン：6〜8 ゲンタマイシン：2 テイコプラニン：6〜8
	ダプトマイシン		ダプトマイシン：6〜8
グラム陰性菌，腸内細菌科	広域セフェム系（セフェピム，セフォタキシム，セフタジジム，セフトリアキソン）＋ ゲンタマイシン		広域セフェム系≧6
Haemophilus 属（HACEK）	セフトリアキソン		セフトリアキソン：4〜6
	アンピシリン ＋ ゲンタマイシン		アンピシリン：4〜6 ゲンタマイシン：2
血液培養陰性（術後例）	バンコマイシン ± ゲンタマイシン		バンコマイシン：6〜8 ゲンタマイシン：2
血液培養陰性（非術後例）	セファゾリン ＋ ゲンタマイシン ± ペニシリンG		セファゾリン：6〜8 ゲンタマイシン：2 ペニシリンG：6〜8
真菌	リポ化アムホテリシンB		リポ化アムホテリシンB：8

腎機能正常な場合の小児における1日投与量
アンピシリン：1回 50 mg/kg，1日4〜6回
ゲンタマイシン*：1回 1〜2.5 mg/kg，1日3回
スルバクタム・アンピシリン：1回 50 mg/kg，1日4〜6回
セファゾリン：1回 25 mg/kg，1日4回
セフェピム：1回 50 mg/kg，1日3回
セフォタキシム：1回 50 mg/kg，1日4回
セフタジジム：1回 50 mg/kg，1日3回
セフトリアキソン：1回 50 mg/kg，1日2回
ダプトマイシン：1回 6 mg/kg，1日1回（MRSAの場合 1回 6〜10/kg，1日1回）
テイコプラニン**：10 mg/kg を12時間間隔で3回，以後 10 mg/kg，1日1回，30分以上かけて点滴静注．新生児では初回のみ 16 mg/kg，以後 8 mg/kg/日，30分以上かけて点滴静注．
バンコマイシン*：1回 15〜20 mg/kg，1日4回（13歳未満），1時間かけて点滴静注
ペニシリンG：1回 5万単位/kg，1日4〜6回
リファンピシン：1回 8〜10 mg/kg，1日2回
リポ化アムホテリシンB：1回 2.5〜5 mg/kg，1日1回
＊ゲンタマイシンとバンコマイシンに関しては，定期的に血中濃度を測定し（TDM：治療薬物モニタリング），投与量と投与方法を計画することが望ましい．
＊＊テイコプラニンの半減期は長いため（約50時間），TDMはピーク：40μg/mL程度，トラフ：20μg/mL（できれば25μg/mL）を目安とする．
〔日本循環器学会ほか合同研究班：感染性心内膜炎の予防と治療に関するガイドライン（2017年度改訂版）．日本循環器学会ホームページ掲載，http://j-circ.or.jp/guideline/pdf/JCS2017_nakatani_h.pdf. を元に作成〕

を大量長期投与することが必要である.

外科的治療法の適応は，心不全，不完全な感染コントロール，複数回の塞栓，真菌性感染性心内膜炎，人工弁置換術後感染性心内膜炎，進行性病変（弁周囲膿瘍，心筋膿瘍，伝導系異常）などである.先天性心疾患術後例の人工材料（グラフトなど）の感染も，外科適応の一つである.進行する血行動態の悪化のなかでは，外科的治療に踏み切るタイミングを逃さないことが重要となる.先天性心疾患術後例では，パッチ，導管，人工弁など多くの人工材料が用いられており，感染性心内膜炎を治癒させるために感染人工材料の交換が必要となることが多い.脳塞栓や脳動脈瘤の破裂など神経系合併症を起こすこともあり，心臓外科医や脳外科医と連携をとりながら判断する必要がある.

- 感染性心内膜炎は不明熱の代表的疾患である.
- 疑わしきは培養検査を基本に忠実に行う.
- 疑わしきは必要な問診（心疾患や歯科処置）を行う.
- 高リスク患者を認識すべきである.
- 最も重要なポイントは，血液培養が陽性であることである.
- 血液培養が陽性の場合，常に感染性心内膜炎を念頭におく.
- 急性発症例では早期診断が予後を左右する.
- 重症例では，外科治療のタイミングを図るべきである.

 保護者への説明のポイント

- 心疾患をもつ患者では，本症を発症する危険性のあることを説明する.
- 特に歯科処置で曝露する機会が多いので，まずは齲歯の予防に努める.
- 出血を伴う歯科処置では，処置前に抗菌薬の予防投与を行うように指導する.
- 原因のはっきりしない発熱が持続する場合は専門医の診察を受けるように日頃より指導する.
- 感染性心内膜炎を発症した場合には，心臓のみならず脳，肺，脾臓，腎臓など全身に合併症を起こす危険性があることを説明する.

文献

1) 宮武邦夫，赤石　誠，石塚尚子，ほか：循環器病の診断と治療に関するガイドライン（2007年度合同研究班報告）．感染性心内膜炎の予防と治療に関するガイドライン（2008年改訂版）．日本循環器学会ホームページ掲載．http://j-circ.or.jp/guideline/pdf/JCS2008_miyatake_h.pdf
2) 日本循環器学会ほか合同研究班：感染性心内膜炎の予防と治療に関するガイドライン（2017年度改訂版）．日本循環器学会ホームページ掲載，http://j-circ.or.jp/guideline/pdf/JCS2017_nakatani_h.pdf.
3) Durack DT, Lukes AS, Bright DK: New criteria for diagnosis of infective endocarditis: utilization of specific echocardiographic findings. Am J Med 1994; 96: 200-209
4) Li JS, Sexton DJ, Mick N, et al.: Proposed modifications to the Duke criteria for the diagnosis of infective endocarditis. Clin Infect Dis 2000; 30: 633-638
5) Niwa K, Nakazawa M, Miyatake K, et al.: Survey of prophylaxis and management of infective endocarditis in patients with congenital heart disease.: Japanese nationwide survey. Circ J 2003; 67: 585-591
6) Wilson W, Taubert KA, Gewitz M, et al.: Prevention of Infective Endocarditis: guidelines from the American Heart Association. Circulation 2007; 116: 1736-1754
7) 中澤　誠，石和田稔彦，市田蕗子，ほか：小児疾患と成人先天性心疾患における感染性心内膜炎の管理，治療と予防ガイドライン【ダイジェスト版】．日小児循環器会誌　2012; 28: 6-39

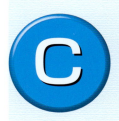

Ⅲ おもな救急疾患
C 循環器疾患
4．川崎病

東京女子医科大学八千代医療センター小児科　浜田洋通

1 疾患の概要

　川崎病は，1967年，川崎富作博士により報告されたいまだ原因不明の小児の急性血管炎である．炎症のフォーカスは中小動脈で，無治療でも解熱するが25％に最大の合併症である冠動脈病変（coronary artery lesion：CAL）を遺す．小児期に心筋梗塞を発症，生涯にわたる障がいを残す罹病度の高い疾患である．1970年代は学校で突然死が相次ぎ，大きな問題になった．1〜4歳の子を中心に罹患し，日本では罹患率が増加しており現在年間14,000人が罹患し頻度は過去最高を更新している．標準治療はγ-グロブリン大量療法（IVIG）であり，現在CALは8％まで減少した．しかし，8 mm以上の巨大瘤の患者——一生心イベントのリスクが高く最も重症である——は年間50名前後でここ10年減少していない．年数名の死亡が現在でも報告されている．

　IVIG療法は病日8までに開始するとCAL抑制効果がある．小児救急の現場で小児のcommon diseaseになりつつある川崎病を的確に診断し，早期治療につなげることは重要である．

2 ガイドラインなどでの記載

a 川崎病の診断

　2002年の厚生労働省川崎病研究班（班長；柳川　洋，原田研介）による「診断の手引き第5版」が最新の診断ガイドラインとなる（http://www.jskd.jp/info/pdf/tebiki.pdf）[1]（表1）．2019年現在，6版への改訂が進められている．

b 急性期治療

　2012年の日本小児循環器学会学術委員会「川崎病急性期治療のガイドライン」（委員長：佐地　勉）が日本における最新版である[2]．2017年に米国心臓病協会（AHA）のガイドラインが改訂され，最新のものとなっている[3]．

c CALの定義について

　1984年以降，表2の定義が広く使用されている[4]（表2）．海外では体表面積で補正したZ scoreが用いられている．2016年に日本の小児の冠動脈径の体表面積による標準値が報告され，これを基にしたZ scoreの運用が始まっている[5]．今後のガイドラインに記述され，運用されていく見込みであるが，新しいガイドラインではZ score≧2.5をCALとする方針となっている．

d 遠隔期の管理

　2013年の日本循環器学会の「川崎病心臓血管後遺症の診断と治療に関するガイドライン（班長：小川俊一）」が用いられている[6]．こちらも2019年現在，改訂作業が始まっている．米国では2017年に急性期と同時に遠隔期管理ガイドラインも改訂されている[3]．

3 診断のポイント

　川崎病は症状診断である．6項目のうち5項目以上を満たせば確定診断となる（表1）．経過中に一過性にその症状が出現しても1項目とカウントする．症状は体温が高いときに出現しやすいが，同時に出現するわけではなく，特に診

Ⅲ　おもな救急疾患

表1　川崎病（MCLS，小児急性熱性皮膚粘膜リンパ節症候群）診断の手引き

本症は，主として4歳以下の乳幼児に好発する原因不明の疾患で，その症候は以下の主要症状と参考条項とに分けられる。

A．主要症状

1. 5日以上続く発熱（ただし，治療により5日未満で解熱した場合も含む）
2. 両側眼球結膜の充血
3. 口唇，口腔所見：口唇の紅潮，いちご舌，口腔咽頭粘膜のびまん性発赤
4. 不定形発疹
5. 四肢末端の変化：（急性期）手足の硬性浮腫，掌蹠ないしは指趾先端の紅斑（回復期）指先からの膜様落屑
6. 急性期における非化膿性頸部リンパ節腫脹

6つの主要症状のうち5つ以上の症状を伴うものを本症とする。

ただし，上記6主要症状のうち，4つの症状しか認められなくても，経過中に断層心臓超音波検査法もしくは，心血管造影法で，冠動脈瘤（いわゆる拡大を含む）が確認され，他の疾患が除外されれば本症とする。

〔厚生労働省川崎病研究班：川崎病（MCLS，小児急性熱性皮膚粘膜リンパ節症候群）診断の手引き（改訂5版），2002．http://www.jskd.jp/info/pdf/tebiki.pdf より一部引用〕

表2　冠動脈病変の定義

①5歳未満では，最大径3mm以上または近接する冠動脈径の1.5倍以上の径を示したとき
②5歳以上では，最大径4mm以上または近接する冠動脈径の1.5倍以上の径を示したとき
③冠動脈がベースラインの1.5倍以上に拡大したとき
④内腔が明らかに不整

〔厚生省心身障害研究：乳幼児における原因不明疾患に関する研究，分担研究第2分冊川崎病に関する研究班，川崎病による冠動脈障害診断の基準化に関する小委員会（昭和58年度研究報告）より一部改変〕

断に至らず通院中の場合は問診と記録が大切である．症状の記録画像を持参してもらうと診断の一助となる．

a　4項目以下でも川崎病と診断し治療することがある

注意すべき点として，4項目であってもCALを認めた場合は確実Bとして確定診断する．4項目以下であって他疾患が否定された場合，不全型川崎病として治療を行うことがある．近年その頻度が増加しており約20%が不全型川崎病として診断されている．不全型は決して軽症ではなく，CALの有病率はむしろ高い．診断・治療が遅れるためである．このようなケースでは血液尿検査や心臓超音波検査が重要になり，迷った場合は川崎病の診療経験が豊富な小児科医にコンサルト/紹介する．

b　病日を考慮しながら治療開始の判断をする

発熱は「5日間続く発熱」であるが，実際は5日間待って診断するわけではない．診断の手引き第5版にも「ただし，治療により5日未満で解熱した場合も含む」と付記されている．発熱は川崎病の基本となる重要な症状であり，無熱性川崎病の症例報告はあるが，ほぼ全例に発熱を伴うと考えてよい．川崎病の標準治療は病日8以前に開始すると冠動脈病変抑制効果がより高いため，発熱からの日数を常に考慮しながら診療する．病日が進み診断がつかない場合もコンサルトのタイミングである．

c　診察のポイント（総論）

川崎病症状はすべて全身の血管炎によって出現する症状である．皮下の血管が観察されやすい場所＝皮膚の薄い場所に観察されやすい．特に特徴的な目と口唇の症状を呈する顔貌の観察は川崎病の診断に最も重要である．典型的な川崎病の顔貌を確認しておく．また，体幹より四肢末端，皮膚粘膜移行部（肛門や臍周囲に所見がある），のイメージをもって診察する．

C 循環器疾患 4. 川崎病

④ ポイントとピットフォール

ⓐ 診断のポイント

診断の手引き第5版に従って症状について解説し、加えて血液尿検査・超音波検査の特徴的所見を述べる。

1）主要症状

a）発　熱（図1）

38.5℃以上の高熱であることが多い。解熱薬を使用してもすぐ高熱がぶり返す。繋留熱に近いパターンであり、熱型の問診は川崎病を疑う参考になる。ただし、生後6か月未満の乳児は37℃台であることがあり、注意を要する。発熱は6症状の最初であることが多いが約10%はほかの症状が先行する。ただ、病院受診は発熱をきっかけとすることが多い。発熱小児の診察時は、体幹、四肢まで「赤いところがないか」観察することがポイントである。

b）両側眼球結膜の眼球充血（図1a）

川崎病の90%以上で認められる所見で、溶連菌感染症では通常は認められない。結膜全体がピンクから赤色に充血するが、個々の血管が区別できる。血管炎を直接観察できることによる症状である。原則、両眼の充血で眼脂はない。「まぶしい」と訴え、光を嫌がる場合がある。このような場合、眼科診察ではぶどう膜炎の合併があるが予後は良好で介入することはまれである。また、眼球充血は川崎病回復期まで（1か月くらい）残る場合があるが介入は必要ない。

c）口唇、口腔所見：口唇の紅潮、イチゴ舌、口腔咽頭粘膜のびまん性発赤（図1b）

典型的には口紅を塗ったように赤くなり、腫脹し病日が進むと亀裂して出血を伴う。しかし、口唇の発赤は軽度のこともあり家族に「いつもと比して赤いか」問診が重要である。「イチゴ舌」は溶連菌感染症と類似するため、抗菌薬使用の問診と（溶連菌感染症では著効することが多い）、溶連菌抗原迅速検査を考慮する。口腔咽頭粘膜発赤も項目に入っている。口腔粘膜は全体に発赤するが、扁桃白苔はほとんどみられない。口腔内にびらんや潰瘍はみられない。

d）不定形発疹（図1c）

発疹の形態は様々でありどの形態も川崎病の可能性はある。典型的には多形滲出性紅斑に類似した大小不同で地図状に広がる平坦〜やや膨隆する斑状疹である。四肢末端に軽度出現するだけのこともある。肛門周囲や臍周囲は粘膜移行部で皮膚が薄く、皮膚所見を認めることがあるので、これら部位を含めて全身を観察する。

e）四肢末端の変化：（急性期）手足の硬性浮腫、手蹠および指趾先端の紅斑（図1d）

手のひら、足の裏まで観察することがポイントである。手の甲でははっきりしなくても裏返すと所見を認めることがしばしばある。典型的な場合は手足の指が硬く浮腫状になり皮膚が緊張して「テカテカ・パンパン」となる。

f）回復期（指先からの膜様落屑）（図1e）

発熱が治まり、手足の浮腫が改善すると、指先の爪皮膚移行部から膜様の落屑が始まる。溶連菌感染症では指の腹から落屑が始まり、落屑開始の場所が異なる。川崎病にかなり特異的な所見であるが、全例にみられるわけではない。また、1〜2か月すると、爪に横溝がみられることがある。これはエンテロウイルス感染症などでもみられる。

g）非化膿性頸部リンパ節腫脹（図1f）

通常、片側性あるいは左右差がある。首を一方に向かなくなる、あるいは、振り向くときに肩から振り向く、年長児では「首が痛い」と訴える、これらが問診上重要である。触診では左右差があり、一塊となって硬く浮腫状に触れる。超音波検査では、複数の大小リンパ節がぶどうの房状に集族して観察される。通常アデノウイルス感染症では、眼球充血があるが耳前リンパ節腫脹を認めない。

年長児では皮膚症状が乏しいことがあり、救急外来で頸部リンパ節腫脹をみたら、今や、化膿性頸部リンパ節炎より川崎病のほうが高頻度であることを念頭においておく。

2）参考条項

a）心血管

頻拍であることが多い。体温は高いのだが、それを考慮しても頻拍である。乳児でたとえ泣いていて高熱でも、心拍数200を超える場合や奔馬調律を認める場合、川崎病を鑑別にあげる。

b）消化器症状

小児の一般的な症状であるが、川崎病でもし

251

Ⅲ おもな救急疾患

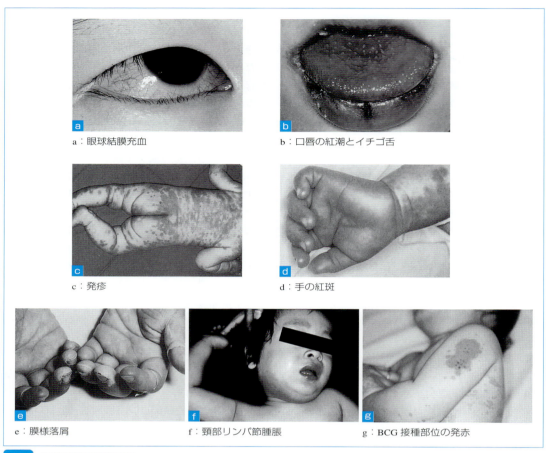

図1 川崎病の症例写真　　　　　　　　　　　　　　　　　　　　　　（口絵⑧参照）
〔川崎病学会：川崎病の症例写真．http://www.jskd.jp/info/photo.html〕（日本川崎病学会掲載許可済）

ばしば経験する．麻痺性イレウスを呈する症例も存在する．嘔吐・腹痛を訴える川崎病は重症である．発熱，嘔吐を主訴に来院し，全身状態が悪い場合は川崎病も鑑別にあげる．血圧を含めたバイタルサインの確認が必要である．

胆嚢腫大は病初期から病日10頃まで続き，超音波検査で胆嚢壁の浮腫性肥厚，胆嚢の腫大を認める．胆嚢所見のある症例では肝逸脱酵素の上昇がみられることも多い．川崎病全体でも約30％に肝逸脱酵素上昇を認め診断の一助となる．黄疸を認める症例は多くないが，総ビリルビン値の上昇はリスクスコアにも入っており川崎病を積極的に疑うデータとなる．

c）血　液

決定的な検査項目はないが，血液検査には川崎病の特徴がある．ほとんどの症例で明確な白血球数増加があり好中球分画が増加していることが多い．CRP値が上昇し，赤沈の亢進がみられる．CRP値はかなり上昇することが多いが，上昇が軽度でも赤沈が著明に亢進しているときは川崎病を積極的に考える．初期に約半数で低Na血症となり，その後，病日5日前後から低アルブミン血症となる．近年，血清BNPやNT-proBNPが診断の参考になると報告されている．迷った症例でBNPの上昇があれば川崎病を積極的に考える．

回復期には血小板数が著明に上昇する．これら検査値の推移は川崎病の病態と深くかかわっているがその詳細は別著に譲る．

d）尿

しばしば無菌性膿尿を認める．沈渣で白血球尿を認めるが尿培養で細菌は通常，検出されない．

e）皮　膚

BCG接種部の発赤（図1g）：川崎病以外ではほとんどみられない特徴的な症状である．接種後1年半くらいの期間でみられる．BCG接種を行っているアジア・南米諸国では共通してみられる所見である．改訂予定の川崎病診断の手引きでは，この所見は参考条項から引き上げられ主要症状の皮膚所見に含まれる．

f）呼吸器

経過中，気道症状を合併する症例がある．胸水合併例の報告もある．

g）関　節

病日が進んでから，あるいは回復期に「歩かなくなった」「立たない」など，関節痛を訴える症例がある．自然回復し介入は不要であることが多い．関節炎は欧米で頻度が多い．

h）神　経

髄液の単核球増多，けいれんで初発する症例，意識障害で臨床的に急性脳症と診断される症例，顔面神経麻痺，四肢麻痺が報告されている．いずれも川崎病の治療で回復する．脳症が考えられる症例はステロイドパルス療法を行うことも多いが，本治療は川崎病ガイドラインにも記載されており川崎病の治療としても適応と考えてよい．

3）その他

a）とにかく不機嫌であることが多い

川崎病の児は不機嫌である．夜間の看病など，機嫌について家族に問診することは川崎病の想起に重要になる．

4）超音波検査

診断に重要な検査となる．以下を観察する．初診時は不機嫌なことが多く，寝かせて大泣きしてしまう場合は家族に抱っこしてもらって行うなど，工夫が必要である．

a）心収縮の確認，心嚢水の有無

心収縮の低下している症例がまれに存在する．治療開始後心不全や腎不全に陥ることがあり，まず心筋の動きに注意する．心嚢水を認めれば川崎病も鑑別に考える．

b）僧帽弁逆流の有無

病初期に僧帽弁逆流がみられることがあり，これを観察すれば川崎病を積極的に考える．

c）冠動脈の観察

病初期から冠動脈拡大をきたす症例は重症である．冠動脈径は正常だが壁輝度が亢進しているため冠動脈がくっきり観察される場合もあり，川崎病を積極的に疑う根拠になる[7]．

d）肝臓・胆嚢の観察

胆嚢が著しく拡大している場合，川崎病を鑑別にあげる．1歳未満で長径が5 cm以上を目安とする記載がある．肝逸脱酵素の値も確認する．腹痛や嘔吐がある症例は重症であり注意を要する．

e）頸部リンパ節の観察

耳前のリンパ節で，左右差があり，膿瘍を認めない緊満した大小のリンパ節が複数集簇している．触診で一塊として触れ，超音波で複数のリンパ節を観察する場合，川崎病の超音波所見である．

b　急性期治療の実際

標準治療は，IVIG 2 g/kg/日単回投与とアスピリン30～50 mg/kg/日内服である．この治療により80％の症例が解熱する．IVIGはCAL抑制効果もあり，使用により冠動脈後遺症を25％から8％に減少させる[2]．

日本では，リスクスコアにより初回治療への反応性を予測することができる．治療開始前に治療への不応リスクが高いかどうか確認することは，専門家にコンサルトするかどうかの判断基準にもなる．広く使用されている3つのリスクスコアはガイドラインを参照されたい[2]．2012年の急性期治療のガイドラインでは高リスク例に対して初期治療から標準治療に加えプレドニゾロン2 mg/kg/日投与を併用する治療も推奨されている[2]．表3に本ガイドラインに2017年の北米ガイドライン[3]を加味した治療選択を示す．標準治療以外の治療法の適応については川崎病の経験が豊富な医師にコンサルトするのがよい．

冠血流過多にならないよう，飲水量・食事量を把握し，輸液量，血圧に留意する．脱水症を伴っていることが多いが，輸液量過多にならな

Ⅲ　おもな救急疾患

表3　標準治療以外の選択肢

治療法	エビデンス レベル Class-Grade	投与経路	価格	リスク	保険適応 の状況
IVIG 再投与	Ⅱa-B	点滴静注	数万円	・複数回の投与→過粘稠症候群 ・未知の感染症（血液製剤であるため） ・30〜50% が解熱しない	保険適応
ステロイドパルス ：メチルプレドニ ゾロン	Ⅱb-B	経口（錠）	数千円	・高血圧，血栓症	
経口ステロイド ：プレドニゾロン	Ⅰb-B	経口（散・錠）	1,000 円 前後	・ランダム化比較試験は初期治療での併用 で効果	保険適応
好中球エステラー ゼ阻害剤 ：ウリナスタチン	Ⅱb-C	注射	数千円	・白血球減少，発疹	
抗 **TNF-α** 製剤 ：インフリキシマブ	Ⅱb-C	点滴静注	数万円	・感染症（結核，敗血症など），リンパ腫， 多発性硬化症 ・脱髄疾患の悪化（髄鞘形成を阻害）	保険適応 原則 3 回目 治療より
シクロスポリン （**CsA**）	Ⅱa-B	経口（内溶液） 点滴静注	1,000 円 前後	・治験は生後 4 か月以上で行われた	保険収載 申請中
血漿交換 ：5% アルブミン液	Ⅱb-C	—	数万円	・ショック，血管損傷 ・侵襲性が高い	保険適応

〔川崎病急性期治療のガイドライン作成委員会：川崎病急性期治療のガイドライン（平成 24 年改訂版），2012．http://minds4.jcqhc.or.jp/minds/kawasaki/kawasakiguideline2012.pdf，McCrindle BW, Rowley AH, Newburger JW, et al.：Diagnosis, Treatment, and Long-Term Management of Kawasaki Disease：A Scientific Statement for Health Professionals From the American Heart Association. *Circulation* 2017；135：927-999. より作成〕

いよう注意しながら補正する．年齢に応じた適正血圧に留意し，家族にはできるだけつきそってもらい，安静に過ごしてもらう．全身管理も川崎病の治療として重要である．

　初回治療の効果判定は IVIG 開始後 48 時間の体温が 37.5℃ 以上か，それ未満かを目安とする．心拍数が落ち着くかも重要で，頻拍が継続している場合，再発熱する症例がある．血液検査を初回治療後 48 時間前後のタイミングで行う．白血球数，CRP 値が治療前より改善しているかが重要である．前述した通り，80% の症例は初回治療で解熱する．アスピリンは 30〜50 mg/kg/日で開始しているが経過が順調であれば解熱後 48 時間を目安に 5 mg/kg/日 1 日 1 回に減量する．川崎病では血小板活性化が病態に関与しており，6〜8 週間投与することが

ガイドラインで推奨されている．

　CAL は病日 9 以降に顕在化することが多いので，経過順調でも病日 10 過ぎまで入院管理することが一般的である．心臓超音波で CAL がないか確認して退院とする．治療不応例の場合，追加治療に入る前に心臓超音波検査で冠動脈の評価をしたい．不応例は頻回の超音波検査が必要であり専門医にコンサルトしたい．

　退院時に，川崎病カードを渡す．これは全国共通の書式で母子手帳にはさまるサイズのカードであり，治療内容，冠動脈予後などが記入できる．日本川崎病学会の HP からダウンロードできる[8]．予防接種を含めた外来管理については，別書を参照されたい．多くは小児循環器外来で管理されている．

保護者への説明のポイント

- 川崎病は急性熱性疾患であり，必ず解熱するが心臓後遺症を遺すことがあり，いまだ死亡例もあること，しっかり治療が必要であることを説明する．
- 各施設の血漿分画製剤の説明同意書を使用し，免疫グロブリン製剤のリスクについて説明する．特に感染リスク，アナフィラキシーが重要である．
- **IVIG** 治療は冠動脈後遺症を 25% から 8% に抑制することから，リスクベネフィットの点から使用を勧める．
- 血液検査が病状把握に必要で頻回になること，心臓超音波検査が重要であることを説明する．
- 川崎病急性期カードに後遺症の有無・内容を記載してあること，心臓検診のフォローを行うことを説明する．

 文献

1) 厚生労働省川崎病研究班：川崎病（MCLS，小児急性熱性皮膚粘膜リンパ節症候群）診断の手引き（改訂5版），2002. http://www.jskd.jp/info/pdf/tebiki.pdf（参照 2018-7-15）
2) 川崎病急性期治療のガイドライン作成委員会：川崎病急性期治療のガイドライン（平成24年改訂版），2012. http://minds4.jcqhc.or.jp/minds/kawasaki/kawasakiguideline2012.pdf（参照 2018-7-15）
3) McCrindle BW, Rowley AH, Newburger JW, et al. : Diagnosis, Treatment, and Long-Term Management of Kawasaki Disease: A Scientific Statement for Health Professionals From the American Heart Association. *Circulation* 2017;135:927-999.
4) 厚生省心身障害研究：乳幼児における原因不明疾患に関する研究，分担研究第2 分冊川崎病に関する研究班，川崎病による冠動脈障害診断の基準化に関する小委員会（昭和58年度研究報告）
5) Kobayashi T, Fuse S, Sakamoto N, et al. : A new Z score curve of the coronary arterial internal diameter using the Lambda-Mu-Sigma method in a pediatric population. *J Am Soc Echocardiogr* 2016; 29:794-801.e29
6) 川崎病心臓血管後遺症の診断と治療に関するガイドライン合同研究班：川崎病心臓血管後遺症の診断と治療に関するガイドライン（2013年改訂版），http://j-circ.or.jp/guideline/pdf/JCS2013_ogawas_h.pdf.（参照 2018-7-15）
7) 布施茂登，小林 徹，日本川崎病学会小児冠動脈内径標準値作成小委員会：あなたにもできる！小児冠動脈超音波検査．http://raise.umin.jp/zsp/download/ZScore-guide.pdf（参照 2018-10-12）
8) 川崎病学会：川崎病急性期カード．http://www.jskd.jp/info/card.html（参照 2018-7-15）

Ⅲ おもな救急疾患

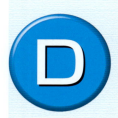

Ⅲ おもな救急疾患
D 消化器疾患
1．イレウス

聖路加国際病院小児外科　吉村翔平，松藤　凡

　イレウスは急性腹症の一つであり，原因究明はもちろんのこと，いち早く治療にあたることが大切である．特に突然発症の激しい腹痛や嘔吐をきたした患児に遭遇した場合には，絞扼性イレウスを疑い，緊急手術を念頭において小児外科医と連携をとりながら診療にあたる必要がある．

　イレウスとは腸管内容の通過が障害され，腸管ガスや糞便の排泄が停止した状態と定義される．腸管ガスや腸液の貯留による腸管内圧の上昇により，腸液の吸収障害，循環障害が生じる．腸内容貯留の増加，嘔吐，腹水などが加味されて水分電解質喪失をきたし，hypovolemic shock を惹起する．

　イレウスには機械的イレウスと機能的イレウスがあり，機械的イレウスのうち，血行障害の有無で単純性と絞扼性に分類される．絞扼性イレウスでは腸管の循環障害のため，早期に対応できなければ腸管壊死や穿孔をきたし，腸管切除を余儀なくされる．

1　診断のフローチャート

　小児のイレウスを診断するうえで最も重要なことは，絞扼性イレウスを見逃さないことである．絞扼性イレウスの診断では，血液検査結果や画像所見以上に身体所見が最重要であり，身体所見から絞扼性イレウスが疑われる場合には速やかに外科へコンサルトすべきである．速やかな外科的処置により腸切除を回避できるため，本項ではおもに絞扼性イレウスを見逃さないポイントについて述べる．

　小児のイレウスの原因疾患は，発症年齢からある程度鑑別を絞ることが可能である．表 1[1,2]

に小児のイレウスの原因疾患を，表 2[3] に絞扼性イレウスと単純性イレウスの鑑別を示す．

2　ポイント

a　絞扼性イレウスを疑うキーワード

①急激な発症．
②激しい腹痛と gagging（悪心はあるが嘔吐はしない状態）．
③重篤感，苦悶様顔貌．
④胃内容を減圧しても gagging は改善しない．
⑤初期には腹部膨満は認めない．
⑥顔色不良．

b　問　診

　小児では自覚症状の訴えが不明瞭で他覚的所見も確認しづらいため，保護者への問診は患児の状態を正確に評価するのに重要である．

> **Point**
> 問診のポイント
> ▶手術歴．
> ▶腹痛の性質（持続的か間欠的か）．
> ▶症状出現からの経過時間．
> ▶嘔吐の有無．
> ▶吐物の性状．
> ▶排便状況．
> ▶血便の有無．

c　腹部所見

　学童以上では自分の意思を伝えることができるため成人と同様の診察でよいが，乳幼児では

むずかしい．筋性防御は緊張がとれた状態で診察する．

腹部所見のポイント
- 腹部膨満（初期には認めないことが多い）．
- 腹部触知の際に強く抵抗（尋常ではない泣き方）．
- ヘルニア嵌頓がないか鼠径部まで観察．
- 腹壁の色調（新生児）．
- 蠕動音の亢進，消失，金属音の有無．

③ 診断・治療

a 画像診断

1) 胸部単純 X 線写真

横隔膜ヘルニアなど腹腔内臓器の胸腔内脱出の有無，消化管穿孔に伴う free air の有無を確認する．

2) 腹部単純 X 線写真

最も注意すべきは，gas less abdomen である．
立位での niveau 像は，絞扼性イレウスでは発症後数時間を経て観察されるようになるため，発症初期にはみられないことがある．

- 十二指腸閉鎖の double bubble sign．
- 空腸閉鎖の triple bubble sign．
- 腸回転異常の小腸ガスが右腹腔内に集中している所見．
- pseudotumor sign，gas less ileus
  → 絞扼性イレウスのサイン．
- 門脈内ガス像，腸管壁内ガス像の有無
  → 壊死性腸炎，絞扼性イレウスの重症化のサイン．

3) 超音波検査

低侵襲で簡便に行うことができるが，原因疾患の特定まではむずかしいことが多い．

表1 小児イレウスの分類と原疾患

機械的イレウス
　1．単純性イレウス
　　1) 腸管壁病変：先天性腸閉鎖症，腸管重複症，炎症性腸炎後の瘢痕狭窄など
　　2) 腸管外病変：術後癒着，腹腔内腫瘤性病変など
　　3) その他異物など
　2．絞扼性（複雑性）イレウス
　　1) 腸係蹄病変：先天性索状物（Meckel 憩室関連疾患），癒着索状物など
　　2) 腸軸捻転：腸回転異常症，腸管部分捻転症
　　3) 腸重積症：乳児特発性，続発性腸重積症
　　4) ヘルニア：鼠径ヘルニア嵌頓，内ヘルニア嵌頓（腸間膜裂孔ヘルニアなど）
機能的イレウス
　1) 消化管穿孔性汎発性腹膜炎：穿孔性虫垂炎，総胆管嚢腫の穿孔など
　2) 薬剤性：術後の腸管麻痺など
　3) 先天性腸蠕動不全：Hirschsprung 病など

〔中田幸之介，北川博昭，川瀬弘一，ほか：腹満，嘔吐，イレウス．小児診療 2003；66：1478-1483，太田貢由，石部敦士，渡邉 純，ほか：イレウス．臨外 2013；68：544-547〕

表2 単純性イレウスと絞扼性イレウスの鑑別ポイント

	単純性イレウス	絞扼性イレウス
発 症	緩 徐	急 激
腹 痛	減圧で改善，間欠的	激痛，持続的
全身状態	良 い	悪 い
腹部膨満	（＋）	（－）〜（＋）
血行障害	（－）	（＋）

〔高橋崇真，金岡祐次，前田敦行，ほか：絞扼性イレウス．臨外 2018；73：802-806 より引用〕

表3 絞扼性イレウスを疑う腹部 CT 所見

1) 腸管壁の造影効果の減弱
2) 腸間膜の浮腫
3) 腸間膜気腫像
4) 腹水貯留
5) Whirl sign（図 1a）
6) Closed loop の形成（図 1b）

〔高橋崇真，金岡祐次，前田敦行，ほか：絞扼性イレウス．臨外 2018；73：802-806 より引用〕

■腹腔内の腫瘍病変の有無．
■腹水の有無．
■腸管の拡張と液体の貯留（keyboard sign, to and fro の有無）．
■限局した腸管壁の肥厚，蠕動の消失．
■target sign（腸重積症の場合）の有無．

4）腹部 CT

イレウスの原因疾患の確定診断に最も有用な検査である．絞扼性イレウスを疑う場合には，腎機能などに問題なければ造影 CT を撮影することが望ましい．絞扼性イレウスを疑う CT 所見は表3[3)]に示す通りである．

■閉塞している腸管の部位診断（calibar change の位置）．
■腹水の有無．
■ヘルニアの有無．
■腸管血流の評価．
■whirl sign や closed loop の有無（図 1）．

b 血液検査

1）一般血液検査

貧血の有無，白血球数，分画，血小板数，電解質異常をチェック．白血球は初期では増加，重症例では減少を認める．

2）炎症反応（CRP）

重症化のサイン，治療効果の判定に有用である．

3）その他（Lac，LDH，CK）

絞扼性イレウスでは高値を示す傾向があるといわれているが，鑑別には不十分である．これらの検査値は病状の進行から数時間遅れて変化するので，治療方針の決定には症状や身体所見を最優先すべきである．

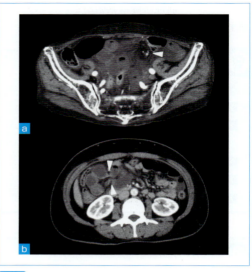

図1 絞扼性イレウスの腹部造影 CT 所見
いずれも成人症例であるが，小児でも同様の所見がみられる．
a. Whirl sign（腸間膜内の渦巻き状血管）
b. Closed loop の形成

C 治療

小児のイレウスは病状の進行が早いため，診断を開始すると同時に保温，脱水，電解質異常，酸塩基平衡の補正，感染防止，消化管減圧の治療を開始する．小児のイレウスはすべて入院の適応である．

① 脱水，電解質異常の補正．
② 胃管またはイレウス管の留置による腸管内の減圧．
③ 抗菌薬投与．
④ 鎮痛薬投与．
⑤ 手術．絞扼性イレウスが疑われたら，直ちに試験開腹を検討する．

小児では，保存的治療の限界と手術のタイミングについては一定の見解は得られていない．排液が順調にみえても，closed loop の形成やチューブ留置部より肛門側に別の狭窄部位がある可能性がある．腹部単純 X 線上，ガスの分布に変化がみられないことも絞扼を疑う一つの所見である．

単純性イレウスとして保存的治療を行っていても絞扼性イレウスに移行する例もあるため，

身体所見に加えて血液検査や腹部単純X線，超音波検査など画像診断を含めた経時的な観察が，絞扼性イレウスを見逃さないためのポイントである．

保護者への説明のポイント

- イレウスについての一般的な説明．
- 外科的治療の適応かどうか．
- 治療方針の説明．
- 既往歴や年齢によって考えうる原因疾患．
- 保存的治療を開始後に外科的処置が必要となる可能性があることについて説明．
- 外科的処置が必要な場合は腸切除の可能性について説明．

文献

1) 中田幸之介，北川博昭，川瀬弘一，ほか：腹満，嘔吐，イレウス．小児診療 2003；66：1478-1483
2) 太田貢由，石部敦士，渡邉 純，ほか：イレウス．臨外 2013；68：544-547
3) 髙橋崇真，金岡祐次，前田敦行，ほか：絞扼性イレウス．臨外 2018；73：802-806

Column 11　再び寄生虫疾患が増えている!?

　寄生虫疾患で最もよく経験されるのは蟯虫症であり，陰部の痒みなどを訴えて来院することが多いが，全身症状を呈することはない．これに比して，条虫症では消化器症状を呈することも少なくなく，裂頭条虫症がサケ・マスの寿司や刺身の消費増加で増えているとの報告がある（図1）．

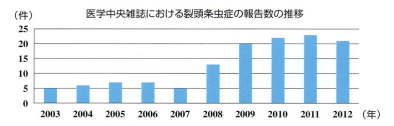

裂頭条虫症の診断例数は近年増加傾向であり，サケ・マスの寿司・刺身の消費増加が原因の一つと推測される．

〔有薗直樹，ほか：臨床と微生物 38；2011，日経新聞電子版（2011.12.7）〕

症状はおもに消化器症状ではあるが，**20%**の症例は無症状．まれではあるが，胆管炎・胆嚢炎などの重篤な合併症を起こす．

図1　裂頭条虫症報告の推移
〔北九州市立八幡病院小児救急・小児総合医療センター〕

　14歳男児，突然の右上下腹部痛が昼前の授業中に出現し，痛みのために早退し，近医受診した．右腹部の痛みが強いため，急性虫垂炎を含めた急性腹症ということで救急紹介となった．来院時，呼吸循環は保たれていたがグッタリ感が強く，反応も鈍く〔GCS13（E3V4M6）〕，外観が悪かった．毛細血管再充満時間（capillary refilling time）は2秒以下であったが，バイタルサインでは脈拍は111回/分，血圧は149/65 mmHgで，呼吸数は20回/分でSpO$_2$は97%であった．心肺所見に異常はなく，腹部所見は平坦で肝脾腫は認めなかった．腸蠕動音は減弱し，腹部全体で軽度の筋性防御を呈し，右下腹部が最強点で右側上下に圧痛を認め，反跳痛も認められた．

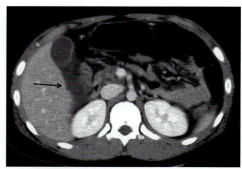

図2　来院時腹部造影CT所見
腹水は認めていないが胆嚢背側に低吸収域を認め，胆汁漏出が疑われた（矢印）．

　入院時の血液検査所見と尿検査所見では白血球増多（13,700/μL）と逸脱肝酵素の上昇（AST/ALT 63/55 IU/L）と血糖値の上昇（288 mg/dL）が認められ，乳酸高値（5.9 mmol/L）とアシドーシス（pH 7.28，BE 6.4 mmol/L）が認められた．腹部単純X線では小腸ガス像が拡張し，また腹部超音波検査では右下腹部に腹水を認めたが，虫垂は同定できず，肝臓・胆嚢には明らかな異常所見は認めなかった．腹部造影CT検査では胆嚢背部に低吸収域を認め（図2），肝逸脱酵素やビリルビンの上昇などを考え合わせて胆汁漏出を疑い，救

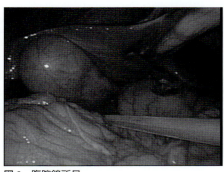
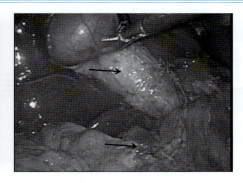

図3　腹腔鏡所見
胆嚢の外観は問題なく，穿孔も認めず，外膜も炎症らしき変化は認めなかった．
胆嚢周囲背面から下面には胆汁が認められ，胆汁漏出が証明された（矢印）．
〔北九州市立八幡病院小児救急・小児総合医療センター〕

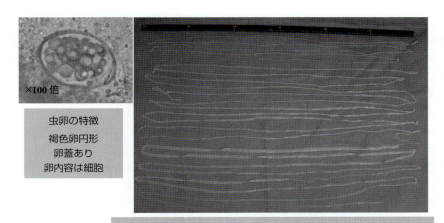

×100倍

虫卵の特徴
褐色卵円形
卵蓋あり
卵内容は細胞

虫体の特徴
多数の片節を持つ約12 mの虫体で頭節は認めなかった．虫体鑑別検査（鏡検法）にて日本海裂頭条虫と診断した．

図4　便中虫卵・排出虫体
〔北九州市立八幡病院小児救急・小児総合医療センター〕

　急搬送から5時間後，乳酸アシドーシスの改善を確認後に腹腔鏡検査を施行した．腹腔鏡では腫大した胆嚢を認めたが外膜の異常はなく，穿孔も認めなかった．しかし，周囲には胆汁の漏出が認められ，胆汁性腹膜炎の状態であった（図3）．この時点で原因は不明であったが，胆嚢は温存して腹腔内洗浄を行い，腹腔鏡検査は終了した．原因不明の胆汁漏出として文献検索を行い，寄生虫疾患の否定を目的として入院5日目に検便虫卵検査を行い，条虫卵を認め，駆虫薬にて入院11日目に虫体の排泄を確認した（図4）．

（市川光太郎）

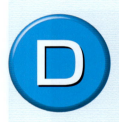

Ⅲ おもな救急疾患
D 消化器疾患
2．急性虫垂炎

昭和大学病院小児外科　渡井　有

1 小児急性虫垂炎の問題点

　急性虫垂炎は病状の進行が早く小児急性腹症のなかで，まず鑑別すべき疾患である．新生児期からすべての年齢層にみられるが，幼児期以降の発症頻度が高い．乳幼児では大網の発達が未熟なため汎発性腹膜炎に進展しやすく，幼児期の穿孔率は年長児に比較し高いことが知られている．おもな臨床症状は右下腹部痛，発熱，嘔吐などがあげられるが，圧痛点も半数以上の症例でMcBurney pointから外れるといわれており，小児では典型症状を呈さない症例も多いことが診断遅延・虫垂炎診断困難性の原因ともなっている．病型ではカタル性虫垂炎は壊疽性虫垂炎とは異なり可逆性の変化であり保存的療法が原則とされており，虫垂炎の診断がついてもすべての症例で手術が必要とならないことが手術のタイミングを遅らせる．小児急性虫垂炎治療のポイントは病型を含めた正確な診断と手術時期を逸しないことであり診断・治療の手順について2017年に発行された小児急性虫垂炎ガイドライン[1]を中心に述べる．

Point
- 小児急性虫垂炎では典型症状を呈さないことも多く診断遅延の原因となる．
- カタル性虫垂炎では保存的療法が原則である．

2 ガイドラインなどでの記載

　2017年に日本小児救急医学会診療ガイドライン作成委員会が小児急性虫垂炎診療ガイドライン[1]を作成した．

3 急性虫垂炎の診断とスコアリング（Alvardo Score・Pediatric Appendicitis Score）

　急性虫垂炎の診断のために広く用いられる所見・病歴（表1）の感度と特異度[2]を示す．急性虫垂炎の身体所見としてMcBurney pointの圧痛点が知られるが3分の2の症例で実際の圧痛点はMcBurney pointからずれ，圧痛点が右下腹部痛以外の症例も約20％は存在する．炎症が骨盤底部におよぶと下痢や肛門痛を呈することもある．下痢症例では腸炎と診断され診断遅延症例となる症例もあり遷延，増悪する腸炎では虫垂炎を鑑別する必要がある．小児では典型的症状を示さないことが多く小児虫垂炎診断の妨げとなっている．

Point
- 小児では圧痛の有無は，顔の表情や体を避ける仕草からも判断する．
- 咳がおなかに響く・触ると力が入るのは腹膜刺激症状の一部と捉える．
- 下痢症状のため腸炎として治療され虫垂炎診断が遅延する症例がある．

a Alvardo Score と Pediatric Appendicitis Score

　一般に小児虫垂炎診断の標準化とツールとして用いられるスコアリングとしてAlvardo ScoreとPediatric Appendicitis Score（PAS）が知られている（表2[3]）．Alvardo scoreは全年齢を，

PAS は小児を対象に作られたスコアリングで，ともに 7/10 点で急性虫垂炎の診断としている．項目はほぼ同様であるが Alvarado score が右下腹部痛・白血球上昇を 2 点としているが PAS は右下腹部痛と叩打痛を 2 点としており，発熱も前者が 37.3℃ 以上，後者が 38.0℃ 以上としている．両者を比較した文献では Alvarado score 7 点以上で虫垂炎と診断すると感度 72％，特異度 81％ であり PAS では 7 点以上で感度 69％，特異度 88％ で両者に差異は認められていない[3]．スコアリングの欠点は所見の評価に主観が入ることである．3 点以下は帰宅可能，4〜6 点は 2 次入院施設で actine observation あるいは画像評価，7 点以上は手術可能な施設で画像診断を行うことが推奨されている．

> **Point**
> ▶虫垂炎の診断のためのスコアのみでの虫垂炎診断は困難で画像診断を必ず併せて行う．

④ 虫垂炎の画像診断

小児急性虫垂炎の診断では病期分類・鑑別診断も含めて画像診断が必須となる．臨床症状・血液検査のみでは腸間膜リンパ節炎などとの鑑別診断は困難で手術を要するか否かを決定する病期分類のためにもドプラを含む超音波検査（表3）・造影 CT を用いた画像診断が必須となる．

一般的に虫垂炎の画像診断は被ばくの問題から超音波検査をまず行い，診断がつかなければ腹部 CT 検査と考えられるが，超音波検査は術者により検出率が異なることや腸管ガスに目標物が隠れると細部の描出が困難である．しかし超音波検査は実物の大きさよりも拡大画像が得られる．超音波検査の段階で虫垂炎診断がつけば必ずしも CT は必要ではないが，CT では術後に腹腔内膿瘍の原因となる落下糞石の評価や，術者の習熟度に依存しない短時間で客観的画像を得られる．CT が横断面（transverse plane）のみの画像であった時代は放射線科医の読影を必要とすることもあったが，近年では MS (multislice) CT が標準化され冠状面（colonal plane）矢状面（sagital plane）画像の構築・読影が容易になった．腹部超音波検査は感度 85％，特異度 90％，造影 CT 検査は感度 96％，特異度 96％ とされており[1]両者の診断率に差はない．超音波検査を最初に施行し必要であれば CT を追加することで，CT 検査を約 50％ 減らすことができる[4]．

> **Point**
> ▶右下腹部痛をきたす小児救急疾患は多く画像診断は必須である．
> ▶超音波検査を行い診断確定ができなければ検査者を変更し再度超音波を施行するか CT 検査を行う．

⑤ 虫垂炎に対する保存的治療と手術療法（抗菌薬ファースト・手術療法・IA）

急性虫垂炎の治療は negative appendectomy を回避し炎症が抗菌薬で可逆的な状態であれば保存的療法を行い，炎症が不可逆的な状態であれば手術を行うことが基本となる．

小児急性虫垂炎において緊急手術の絶対適応は汎発性腹膜炎症例であるが，小児の緊急手術可能な施設は少なく，24 時間以内に手術を行えば穿孔などの合併症率は上昇しない[5]とされている．診断がつけば補液と抗菌薬加療が最初の治療となる．

抗菌薬による保存的療法での再燃率は 20.5％[6]糞石症例の再燃率は 72％[6]とされ，糞石症例では手術を前提に治療を進めていく必要がある．

最終的には手術症例か保存的療法症例かの判断は，発症から受診までの経過，体温，反跳痛，筋性防御の有無，炎症反応，糞石や腹水の有無，腹痛の経過，全身状態をみて決定される．保存的治療後の急性虫垂炎の約 3 分の 1 が再燃し，約 4 分の 1 が最終的に手術を要している事実を念頭におき治療方針を決定する必要がある．

Ⅲ　おもな救急疾患

表1　虫垂炎の初見・病歴による感度・特異度

病歴・身体所見	感度(%)	特異度(%)
右下腹部痛	81	53
筋硬直	27	83
痛みの移動	64	82
発熱	67	79
Blumberg sign	63	69
筋性防御	74	57
直腸診の圧痛	41	77
Psoas sign	16	95
食欲不振	68	36
悪心	58	37
嘔吐	51	45

〔Wagner JM, McKinney WP, Carpenter JL : Does this patient have appendicitis? ; *JAMA* 1996 ; 276 : 1589-1594 より引用・一部改変〕

表3　腹部超音波による虫垂炎描出のポイント

①圧迫してつぶれない
②管腔構造物である.(短軸で確認)
③盲端で終わる(長軸で確認)
④蠕動がない
⑤虫垂最大短径≧6 mm
⑥虫垂壁肥厚≧2 mm
⑦虫垂周囲の液体貯留(高度脱水症例ではマスクされる可能性あり)
⑧虫垂周囲脂肪組織の濃度上昇
⑨糞石の存在
⑩カラードプラで虫垂壁の血流減少・欠如(壊死・穿孔)

表2　Alvardo Score と Pediatric Appendicitis Score

Alvarado Score(1986)		Pediatric Appendicitis Score(PAS, 2002)	
右下腹部に移動する痛み	1	右下腹部に移動する痛み	1
食欲不振	1	右下腹部痛	2
悪心・嘔吐	1	咳・跳躍・打診により叩打痛	2
発熱(37.3度以上)	1	悪心・嘔吐	1
右下腹部痛	2	食欲不振	1
反跳痛	1	発熱(38.0℃ 以上)	1
白血球数増加(10,000/mm³ 以上)	2	白血球数増加(10,000/mm³ 以上)	1
左方移動(好中球＞75%)	1	左方移動(好中球＞7,500/mm³ 以上	1

合計スコア 7/10 以上で診断　　　　合計スコア 7/10 点以上で急性虫垂炎の診断

〔Schneider C, Kharbanda A, Bachur R : Evaluating appendicitis scoring systems using a prospective pediatric cohort. Ann Emerg Med 2007 ; 49 : 778-784 より引用・一部改変〕

Point

▶糞石合併症例では再燃率が高いため手術を念頭におく.
▶汎発性腹膜炎症例では緊急手術の適応となる
▶汎発性腹膜炎以外の症例では来院から24 時間以内に手術を行えば手術成績は変わらないとされる.

6　Interval Appendectomy(IA)

発症から長時間経過し膿瘍を形成している症例にて，いったん保存的治療し，一定の待期期間の後に手術することで周術期の合併症が減少し拡大手術を避けられることが報告され，わが国でも導入された．当初は 3 日以上経過した症例が IA の対象とされたが現在では適応拡大され発症早期の症例に対しても適応している施設も存在する．IA の利点として人手が少ない時間での緊急手術を回避できること，創部・術野感染，遷延性術後イレウス，血腫形成，臓器損傷などの周術期の合併症の低下させられること

表4 アメリカ感染症学会・日本小児感染症学会の推奨する抗菌薬

抗菌薬	アメリカ感染症学会		日本小児感染症学会		適応
	1日量(mg/kg/日)	分割投与	1日量(mg/kg/日)	分割投与	
CTX	150〜200	3〜4	90〜150	3〜4	穿孔性，非穿孔性
CTRX	50〜75	1〜2	40〜60	2	穿孔性，非穿孔性
CMZ			100〜150	3	穿孔性，非穿孔性
TAZ/PIPC	200〜300	3〜4	337.5	3	穿孔性
MEPM	60	3	60	3	穿孔性
IPM/CS	60〜100	4			穿孔性
AMK			8	2	穿孔性で併用
MNZ	30〜40	3			
CLDM	20〜40	2〜3			穿孔性で併用
GM	3〜7.5	1〜3			穿孔性で併用
TOB	3〜7.5	1〜3			穿孔性で併用

〔日本小児救急医学会診療ガイドライン作成委員会編：小児急性虫垂炎ガイドライン．エビデンスに基づいた子どもの腹部救急診療ガイドライン2017．日本小児救急医学会．2017〕

があげられる．

問題点として
① 保存的加療が奏効せず増悪する症例が一定数存在すること
② 一時保存的に改善した症例がIA前に再燃する症例があること
③ 計2回の入院が必要となり全体の加療期間が延長すること

が指摘されており，安易にIAを選択することは病悩期間を延長させる場合もありその選択には慎重を期する．われわれの施設では来院時に発症から数日が経過し腹部症状などが改善しつつある腫瘤形成性虫垂炎のみIAの適応としている．

> **Point**
>
> ▶ IAは急性期における腫瘤形成性虫垂炎の急性期合併症は減らせるが保存的療法無効症例，再燃症例，入院期間を客観的に評価し有益性が高い場合に行う．

⑦ 虫垂炎に対する抗菌薬投与

急性虫垂炎に対する抗菌薬は起因菌が大腸菌，バクテロイデス，クレブシエラ，緑膿菌な

どが多いため日本小児救急学会のガイドライン[1]によるとCMZ，SBT/ABPC，CTRX，TAZ/PIPC，MEPMが推奨される．非穿孔性虫垂炎に対してはSBT/ABPC，CMZ，CTRXのいずれかを，穿孔性虫垂炎に対してはTAZ/PIPC，カルバペネム系のいずれかを単独か，SBT/ABPC，CMZ，CTRX，いずれかとアミノ配糖体，CLDMを併用する．アメリカ感染症学会・日本小児感染症学会の推奨する抗菌薬を**表4**[1]に示す．発症から手術まで病悩期間が長い症例では嫌気性菌と緑膿菌への対応が予後を左右する．

> **Point**
>
> ▶ 発症から時間が経過した症例では緑膿菌・嫌気性菌を考慮した抗菌薬を使用する

⑧ 小児急性虫垂炎に対する術式

現在では小児虫垂炎の手術として腹腔鏡手術が主流となり，早期離床・食事再開期間・入院期間・社会復帰の観点からガイドラインにおいても腹腔鏡手術が推奨されている．標準的な3ポートの腹腔鏡下虫垂切除[7]に加え剥離のみ腹

腔鏡で行い臍部創より体外で虫垂切除・根部処理を行う臍アプローチ・単孔式を含めて病勢・各施設・術者によって腹腔鏡下虫垂切除の術式が選択されている．

虫垂の同定が困難な症例や副損傷などが予測される場合には開腹手術に移行するか，ドレナージのみ行い待機的に手術を行う症例も存在する．

▶腹腔鏡下虫垂切除術が基本術式となるが開腹移行症例や副損傷を回避するためドレナージのみ行い二期的に手術する症例も存在する．

 保護者への説明のポイント

- 虫垂炎の治療は保存的療法の3分の1が再燃し，4分の1が手術を要する．
- 急性虫垂炎の診断がついても脱水著明な症例では補液を行い全身状態の改善をはかる．
- 確定診断例でも翌日までの手術遅延は合併症率を上昇させない．
- 確定診断がつかない場合には保存的療法を先行するが，入院加療し腹部症状の増悪時には緊急手術が必要となる．
- 糞石合併症例では保存的療法を施行しても最終的には手術になる可能性が高い．
- 手術療法の基本は腹腔鏡下虫垂切除術であるが，症例によっては開腹手術に移行する場合やドレナージのみ行い，後日切除を行う症例もあることを周知する．

 文献

1) 日本小児救急医学会診療ガイドライン作成委員会編：小児急性虫垂炎ガイドライン．エビデンスに基づいた子どもの腹部救急診療ガイドライン2017．日本小児救急医学会．2017
2) Wagner JM, McKinney WP, Carpenter JL：Does this patient have appendicitis？；*JAMA* 1996；276：1589-1594
3) Schneider C, Kharbanda A, Bachur R：Evaluating appendicitis scoring systems using a prospective pediatric cohort. *Ann Emerg Med* 2007；49：778-784
4) Doniger SJ, Kornblith A：Point-of-Care Ultrasound Integrated Into a Staged Diagnostic Algorithm for Pediatric Appendicitis. *Pediatr Emerg Care* 2018；34：109-115
5) United Kingdom National Surgical Research Collaborative, Bhangu A：Safety of short, in-hospital delays before surgery for acute appendicitis systematic review, and meta-analysis.；*Ann Surg* 2014；259：894-903
6) Hall NJ, Jones CE, Eaton S, *et al.*：Is interval appendicectomy justified after successful nonoperative treatment of an appendix mass in children? A systematic review.：*J Pediatr Surg* 2011；46：767-771
7) 渡井　有，加納宣康：腹腔鏡下虫垂切除術．臨外 2009；64：1667-1673

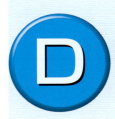

Ⅲ おもな救急疾患
D 消化器疾患
3. 感染性胃腸炎

● 南港病院小児科 松永健司，竹迫倫太郎

1 診断のフローチャート

感染性胃腸炎とは，病因微生物（ウイルスや細菌，原虫など）の経口感染により下痢，悪心嘔吐，腹痛などのみられる病態であり，発熱はあってもなくてもよい[1]．

この定義は概念的で，実際に微生物の経口侵入に気づく術はない．救急診療に役立つよう，便性からみたおもな診断の流れを図1に示した．しかし，定型的な病像を呈する例ばかりではなく，感染性胃腸炎の診断は必ずしも二者択一で進めていけるわけではない．

2 ポイントとピットフォール

初期治療段階で病因診断できるのは，迅速診断法のあるロタウイルス感染症と腸管アデノウイルス感染症（40型，41型）など一部である[1]．

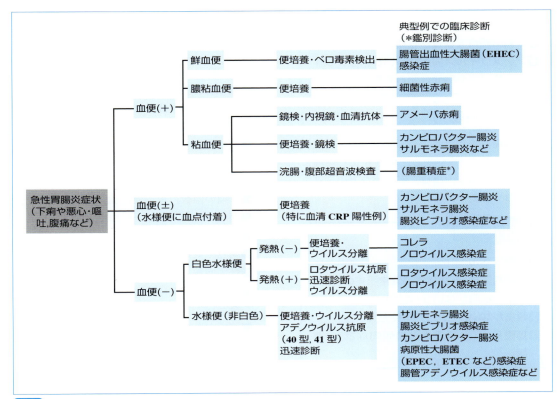

図1 感染性胃腸炎の診断フローチャート
小児では定型的な例ばかりではなく，病因診断されるまで慎重な鑑別を要する．また，鑑別上重要な他疾患（＊）を含む．
EPEC : enteropathogenic *E. coli*，ETEC : enterotoxigenic *E. coli*

Ⅲ　おもな救急疾患

したがって，確定診断されるまで思いこまないことが重要で，嘔吐や腹痛のみられる他の救急疾患を含めて慎重な鑑別を要する．

急性の下痢は感染性であるかどうかはともかく，急性胃腸炎を想定して大過ないが，嘔吐は消化器症状であるとも限らない．下痢を伴わない嘔吐は（ノロウイルス感染症でもよくみられるが）注意が必要であり，腸重積症や中枢性嘔吐を見逃してはならない．

a 腸重積症

本症の可能性を念頭におくこと，そして，触診（腫瘤の触知）と浣腸による粘血便（イチゴゼリー状）の確認が重要である．

💡 Point

▶好発年齢は 6 か月〜2 歳（特に乳児期後半）．
▶嘔吐を主訴とした受診が多い（症状としての血便は半数程度）．
▶不機嫌や間欠的啼泣．
▶診断に超音波検査が有効．
▶アデノウイルス関連が多いが，ロタウイルス感染症や突発性発疹でもみられる．

b 中枢性嘔吐

嘔吐に発熱を伴えば，髄膜炎の鑑別（髄膜刺激徴候の評価など）を要し，発熱もなく頑固に続く嘔吐は，頭蓋内出血，脳腫瘍などの鑑別を念頭におく必要がある．

💡 Point

▶意識レベル．
▶髄膜刺激徴候，神経学的異常所見の有無．
▶大泉門膨隆がないか（乳児）．
▶頭痛がないか（幼児，年長児）．
▶基礎疾患（水頭症や出血傾向など）の有無．

❸ 診断・治療

a 感染性胃腸炎の病因

感染性胃腸炎はおおむね，ウイルス性と細菌性とに大別される（例外はアメーバ赤痢など）[2,3]．

ウイルス性胃腸炎の病因には，ロタウイルス，アデノウイルス，ノロウイルス，サポウイルス，アストロウイルスなどがある[4]．通常，小児救急で問題となるのは前3者で，そのおもな特徴を表1に示した．

細菌性腸炎の起炎菌には，カンピロバクター，サルモネラ，腸炎ビブリオ，腸管出血性大腸菌（enterohemorrhagic *E. coli*：EHEC）をはじめとする病原性大腸菌，エルシニア，赤痢菌などがある[5]．小児ではカンピロバクター腸炎と（非チフス性）サルモネラ腸炎が大部分を占める[2,5]．しかし，鮮血便をみれば，重篤な合併症のあるEHECの鑑別を欠かせない[1]．それぞれのおもな特徴を表2に示した．

b 感染性胃腸炎の診断

1）問　診

感染性胃腸炎が疑われれば，基本的に以下の点を聞く．丁寧な問診は，ウイルス性か細菌性かの鑑別にも役立つ．

■症状の発現時期（急性か慢性か，下痢なら持続が2週間を超えないものが急性下痢症）．
■下痢の回数，量，便性（血便の有無など）．
■嘔吐の有無，回数，経口補液が可能か．
■腹痛の有無，程度．
■発熱や気道症状などの有無，程度．
■排尿回数，乏尿傾向がないか？
■喫食歴（生卵，鶏や牛の生肉，生の魚介類など）．
■家族内発症の有無，周囲の流行状況．
■ペット飼育歴．
■渡航歴．
■抗菌薬服用の有無など．

2）診　察

■意識レベル，活気がみられるか？
■脱水徴候，脱水の重症度（体重減少率など）．

■腹部の触診，腸蠕動音聴取.

■腹部以外に異常所見がないか？

■便性.

3）ウイルス性か，細菌性か？

　概して，乳幼児の急性胃腸炎はウイルス性が多い（ただし，サルモネラ腸炎は乳幼児に多い）.年長児になると，細菌性腸炎の頻度が増す.季節性について，ウイルス性は初冬から早春にかけて多く，細菌性は夏季に多い.

　便性は重要で，血便を伴う下痢は細菌性を想定する.細菌性腸炎（コレラを除く）の下痢便によくみられる特徴は，粘血便と少量頻回である.その典型であるテネスムス（裏急後重，しぶり腹）は直腸病変を反映し，大腸に主病変のある細菌性赤痢，カンピロバクター腸炎，EHEC感染症などにみられる.EHEC典型例の便性はall blood and no stoolと形容される（ただし，病初期は水様便）.

表1　小児のウイルス性胃腸炎主要疾患における臨床的特徴

	ロタウイルス	ノロウイルス	腸管アデノウイルス （40型，41型）
罹患年齢層	おもに乳幼児	乳幼児・学童・成人 （すべての年齢層）	乳幼児 （おもに2歳以下）
季節性 （好発季）	2〜4月 （晩冬〜早春）	11〜1月（初冬） 他の時季にもあり	通年性
感染経路	ヒト-ヒト （糞口，飛沫？）	ヒト-ヒト （糞口，飛沫？） 食中毒	ヒト-ヒト（糞口）
感染源	糞便(主)，吐物	糞便と吐物	糞便
潜伏期間	1〜3日	1〜2日	3〜7日
罹病期間	5〜8日	1〜4日	1〜4日 （下痢が遷延することあり）
臨床症状	嘔吐，下痢，発熱	嘔吐，下痢（特に乳幼児） 発熱（乳幼児では少ない） 腹痛	下痢，嘔吐（軽度）

便性も重要であるが，便性から上記ウイルスの鑑別はできない.白色〜黄白色便は，ロタウイルス感染症の半数近くにみられ特徴的であるが，ノロウイルス感染症でもみられる.また，腸管アデノウイルス感染症でも黄白色便はみられる.

表2　小児の細菌性腸炎主要疾患における臨床的特徴

	カンピロバクター腸炎	サルモネラ腸炎	腸管出血性大腸菌感染症
好発年齢	乳幼児＜学童	乳幼児＞学童	4歳以下 （次いで，5〜9歳と高齢者）
季節性 （好発季）	通年性	夏季に多い （特に8〜9月）	夏季に多い （ただし，冬季にもあり）
発症に至る菌数	$100〜10^6$個	10^5個	10〜100個
潜伏期間	2〜5日	半日〜2日	3〜5日
食中毒のおもな 原因食材	牛生レバー 加熱不十分の鶏肉	鶏卵関連食品 特に生卵	牛生レバー 生ミルク
臨床症状	下痢（粘血便〜水様便） テネスムス 腹痛，嘔吐 発熱（38.5℃前後）	下痢（水様便〜粘血便）嘔吐，腹痛 発熱（39℃以上が多い）	下痢（初期には水様便➡鮮血便へ） テネスムス 腹痛（高度） 無熱〜微熱

すべてに当てはまるわけではない.乳幼児のカンピロバクター腸炎や，学童のサルモネラ腸炎も当然みられる.小児の感染性胃腸炎では，病因診断されるまで慎重な鑑別診断を要する.

一方，ウイルス性胃腸炎の下痢便によくみられる特徴は頻回の水様便（非血性）で，1回量も多く，脱水を起こしやすい（病初期の嘔吐も脱水を助長）．典型例は，小腸に主病変のあるロタウイルス感染症やノロウイルス感染症（下痢は必発ではない）である．しかし，小腸性下痢と称される多量の水様便はウイルス性のみならず，コレラ（米のとぎ汁様）やサルモネラなど細菌性でもみられる．

検査所見ではウイルス性と細菌性との鑑別に血清CRP（C反応性蛋白）値が有用であり，末梢血白血球数，白血球分画も参考になる[1,5]．

4）検　査

意義のある検査項目を表3に示した．以下，確定診断のための病因診断法について述べる．

a）ウイルス性胃腸炎

ロタウイルスと腸管アデノウイルス（40型，41型）はそれぞれ迅速診断法（ラテックス凝集法やイムノクロマト法など）を用いて糞便中抗原を検出することにより，救急外来で診断することができる[1]．

ノロウイルス感染症は最近まで迅速診断法がなく，おもに研究室レベルの診断〔電子顕微鏡的観察または逆転写酵素―ポリメラーゼ連鎖反応法（RT-PCR）など〕が中心であった．近年，新たに免疫学的診断法（酵素抗体法，イムノクロマト法など）あるいは遺伝子を増幅してウイルスゲノムを検出するLAMP（loop-mediated isothermal amplification）法やTRC（transcription reverse transcription concerted reaction）法，リアルタイムPCR法などが開発された．このうち，イムノクロマト法は2012年4月に3歳未満の患者（と65歳以上の患者）について保険適用が認められた．イムノクロマト法の利点は，簡便性（15分で結果が得られる）と特異度が高く（96.6%），偽陽性の少ないことである（ただし，新生児の糞便検体を除く）．一方，感度は80%程度（81.6%）で，一部に偽陰性のみられることが難点である（ノロウイルスの抗原多様性による）．したがって，イムノクロマト法で陰性であってもノロウイルス感染がないとは断定できず，院内感染予防対策などではこの点に注意が必要である．

b）細菌性腸炎

糞便の細菌培養による．菌の培養同定には数日を要する．カンピロバクターは糞便塗抹標本のGram染色により，らせん状のGram陰性桿菌として観察することもできる．培養の結果，

表3　検査項目

1．糞　便
　i）病因診断
　　■細菌性疑い ➡ 細菌培養，便潜血反応，ベロ毒素など
　　■ウイルス性疑い ➡ ロタウイルス抗原迅速診断，腸管アデノウイルス抗原迅速診断など
　ii）下痢の遷延例
　　■2次性乳糖不耐症疑い ➡ クリニテスト

2．尿
　■一般検尿（比重，pHなど）
　■尿ケトン体

3．血　液
　■血算（白血球数，白血球像など）
　■CRP
　■電解質（Na，K，Cl）
　■血糖値
　■生化学（BUN，Cr，UA，AST，ALT，LDH，CK，TP，Alb，Amylase）
　■血液ガス（静脈血で可）

4．画　像
　■腹部単純X線（麻痺性イレウス疑い ➡ niveauや拡張した小腸ガスなど）
　■超音波検査（腸重積症の鑑別，EHECの腸管壁肥厚など）

病原性大腸菌の疑いがあれば，速やかにベロ毒素の検出を行う（陽性ならば溶血性尿毒症症候群の合併を警戒し，厳重に水分出納を管理する必要がある）．

c 入院適応

中等度以上の脱水（5％を超える体重減少）や活気のなさ，血便，けいれん，血清 CRP 上昇などである[1]．また，小児の感染性胃腸炎による脱水には電解質異常や代謝性アシドーシスがしばしばみられ，時に低血糖もみられる[1,6,7]．これらの評価が可能であれば，入院適応（重症度）の参考になる（表4）．

d 初期治療のポイント

1）補　液

ウイルス性，細菌性を問わず，治療の中心は下痢や嘔吐により失われた水分や電解質を補うことである．まず経口補液が基本であるが，悪心の強い場合や中等度以上の脱水には経静脈的に補う（図2）．

経口補液用に ORS（経口補水液やソリタ®-T 配合顆粒2号，3号など）を用いると，水分とともに電解質を補える．ただし，糖濃度は2〜4％程度であり，頻回嘔吐から飢餓状態に陥った例には糖の補給も重要である．特にロタウイルス感染症やノロウイルス感染症の患児では，ケトーシスが強いほど，血糖が低い傾向にある（図3）[1]．

2）整腸薬など

乳酸菌製剤がよく用いられる．牛乳アレルギーがあれば，ラックビー®，エンテロノン®-R など（製造過程で脱脂粉乳を使用のもの）は禁忌で，ビオフェルミン®やミヤBM®は重度のアレルギーを除いて使用可能である．

ウイルス性，細菌性を問わず，初期治療に止瀉薬は必要ない．止瀉薬はウイルス性胃腸炎の下痢期間を短縮させないばかりか，細菌性腸炎では菌や毒素の排泄の妨げにもなる．また，ロペラミド塩酸塩は6か月未満の乳児には禁忌である．

3）抗菌薬

ウイルス性胃腸炎の疑われる場合には当然，必要ない．細菌性腸炎の疑われる場合であっても，軽症例には必要ない．一般に，チフス性疾患を除く細菌性腸炎は自然治癒傾向が強い．

細菌性腸炎における抗菌薬の適応を表5[8]に示した．実際に，入院治療例など重症例を対象に培養結果を待たずに抗菌薬の経験的治療

表4　おもな入院適応
・意識レベルの低下（傾眠状態など），けいれん
・活気のなさ
・血便，多量の水様便
・経口摂取不能，頑固な嘔吐
・中等度以上の脱水（5％を超える体重減少）
・代謝性アシドーシス（静脈血重炭酸イオンの低下，アニオンギャップの上昇）
・電解質異常

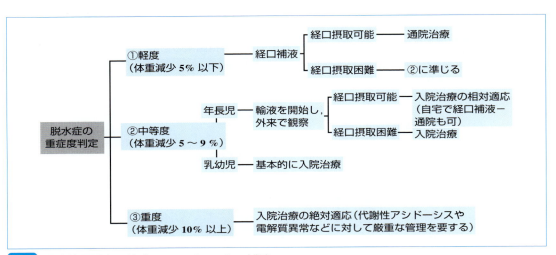

図2　感染性胃腸炎の治療フローチャート　補液

(empiric therapy)を行う場合，小児ではホスホマイシン(FOM)が使いやすい．ただし，カンピロバクター腸炎ではおよそ30%にFOM耐性がみられるので，病歴(家族歴や喫食歴)や臨床症状から同腸炎の強く疑われる患児には，エリスロマイシンを選ぶほうがよい[2,5]．

細菌性赤痢にはニューキノロン薬(おもに成人)，FOMなどが用いられる(テトラサイクリンやアンピシリンは耐性頻度が高い)．

コレラにはテトラサイクリンやノルフロキサシン，エリスロマイシンが有効である．

腸チフス，パラチフスには第3世代セフェム，クロラムフェニコール，ST合剤(TMP-SMX)，ニューキノロン薬(ノルフロキサシンなど)などが用いられる(アンピシリンやアモキシシリンは耐性頻度が高い)．

e 食事療法

急性の下痢症にはあまり制限の必要がないというのが最近の欧米における考え方で，嘔吐が治まれば早期に普通食を再開してよいとしている(表6)[9]．わが国の患児にそのまま当てはめてよいか，コンセンサスは得られていない．過度の制限はよくないが，わが国には"粥"という下痢に見合った食文化があり，従来からの食事療法の価値が否定されるものでもない．

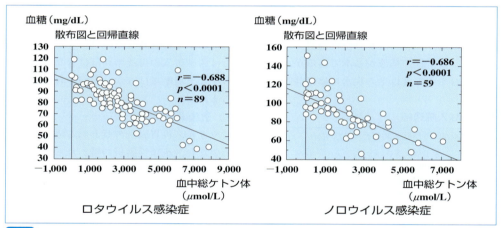

図3 小児のウイルス性胃腸炎における輸液開始時の血糖と血中総ケトン体との関係
〔松永健司：腸管感染症．感染と抗菌薬 2007；10：59-65〕

表5 感染性胃腸炎の治療　細菌性腸炎における抗菌薬の適応

1. 細菌性腸炎のうち，症状が重症あるいは菌血症の疑われる例
   「重症例」とは，
   　①体温38℃以上
   　②1日の下痢回数が10回以上
   　③血便
   　④腹痛，嘔吐が強い
   のうち，下痢項目を含む2～3項目以上が該当するものである．
2. 病原菌からみた抗菌薬の絶対適応
   　赤痢菌，O1/O139型コレラ菌，チフス菌，パラチフスA菌
3. 腸管出血性大腸菌感染症における抗菌薬投与
   　発症初期(2～3日以内)であればホスホマイシン，カナマイシン，ノルフロキサシンなどを使用する(わが国における考え方)．

〔日本感染症学会，日本化学療法学会(編)：腸管感染症．抗菌薬使用の手引き，協和企画，2001；89-92より改変〕

f 感染症法に基づく届出義務

三類感染症(コレラ,細菌性赤痢,腸管出血性大腸菌感染症,腸チフス,パラチフス)は診断後直ちに最寄りの保健所長を経由して知事に届け出る.アメーバ赤痢は五類感染症(全数届出)であり,7日以内に届け出る.

g 2次感染防止対策

ウイルス性,細菌性に共通する感染対策は,手洗いの励行と,糞口感染を防ぐために糞便の取り扱いに注意することである(グローブを用いるなど).さらに,ロタウイルスやノロウイルスによる胃腸炎では吐物も重要な感染源となること,手指や環境表面を介した間接接触感染が多いことを家族に指導する[10].そして,状況に応じて翌日の登校,登園を控えさせることも,感染拡大を防ぐうえで重要である.

表6 急性胃腸炎のよい治療の9つの柱

1. 脱水の水分補正にはORSを用いる.
2. 使用ORSは低張液とする(Na 60 mEq/L,ブドウ糖74〜111 mmol/L).
3. ORSによる脱水補正は急速に(3〜4時間)行う.
4. 食事の再開は早く行い,固形食を含む正常食とする.
5. 治療乳は不要.
6. 希釈乳は不要.
7. 母乳栄養児では母乳を続ける.
8. 治療中の水分喪失はORSで補正する.
9. 不必要な薬物は使用しない.

〔Guandalini S : Treatment of acute diarrhea in the new millennium. *J Pediatr Gastroenterol Nutr* 2000 ; 30 : 486-489〕

保護者への説明のポイント

- 脱水の予防と治療には経口補液が重要であることを説明し,具体的に指導する(悪心の強いときは少量ずつ頻回にが原則,ORSの使用がよい,通常の市販スポーツ飲料はこれを主とするには電解質濃度が低く糖濃度が高い,など).しかし,乳幼児では短時間に脱水が進む恐れがあり,経口摂取が不十分であったり,嘔吐が軽快せず頻回になるようなら,輸液が必要になる(医療機関を再診へ).
- 間接接触感染が容易に起こるロタウイルス感染症やノロウイルス感染症(疑い)では,2次感染防止対策が特に重要である.

文献

1) 松永健司:腸管感染症.感染と抗菌薬 2007 ; 10 : 59-65
2) 松永健司:小児の細菌性腸炎—サルモネラ腸炎とカンピロバクター腸炎との比較検討—.小児感染免疫 2004 ; 16 : 275-280
3) 松永健司:小児のウイルス性胃腸炎—ロタウイルス感染症とノロウイルス感染症との比較検討—.小児感染免疫 2004 ; 16 : 281-285
4) Kapikian AZ : Overview of viral gastroenteritis. *Arch Virol Suppl* 1996 ; 12 : 7-19
5) 松永健司:腸管感染症.感染と抗菌薬 2005 ; 8 : 291-296
6) 松永健司,赤澤英樹,武山雅博,ほか:ロタウイルス感染症急性期の血清電解質動態.小児診療 2006 ; 69 : 1211-1214
7) 松永健司,赤澤英樹,山田佳世,ほか:小児のウイルス性胃腸炎にみられる代謝性アシドーシス.小児臨 2007 ; 60 : 1833-1837
8) 日本感染症学会,日本化学療法学会(編):腸管感染症.抗菌薬使用の手引き,協和企画,2001 ; 89-92
9) Guandalini S : Treatment of acute diarrhea in the new millennium. *J Pediatr Gastroenterol Nutr* 2000 ; 30 : 486-489
10) 松永健司:ロタウイルス.小児看護 2005 ; 28 : 611-617

Ⅲ おもな救急疾患
D 消化器疾患
4. 腸重積症

石川県立総合看護専門学校　久保　実

1 疾患の概要

腸重積症（intussusception）は，小腸または大腸の一部（内筒）が隣接する遠位腸管内（外筒）に嵌入（重積）して起こる絞扼性イレウスである．先進部の重積腸管が腸蠕動により肛門側へ進んでいくとともに，重積により巻き込まれた腸間膜が圧迫されて血流が障害され，腸管の浮腫が進行し粘膜出血による下血を生じ，やがて腸管壊死に至る．進行すれば不機嫌や間欠的腹痛から高度の腹痛と嘔吐へと増悪し，開腹手術が必要となるので，早期診断が極めて重要である．

原因として，ポリープや憩室（特にMeckel憩室）などの器質的病変が先進部となるものや開腹術後の腸重積症もあるが，90％以上は器質的病変が存在しない特発性腸重積症である．

病型としては，嵌入腸管である内筒と被嵌入腸管である外筒の部位により，4型に分類される．①回腸結腸型：回腸末端が結腸に重積するもので，最も多い．②回腸回腸結腸型：回腸回腸重積が結腸に重積する回盲部重積の特殊型で，比較的まれである．③小腸小腸型：小腸同士が重積した場合で，空腸空腸型と回腸回腸型に分けられる．④結腸結腸型：大腸同士が重積するもので，まれである．

6か月～2歳の乳幼児に好発し，男女比は2：1で男児に多い．年長児や成人でも発症があるが，器質的病変が先進部となっていることが多い．季節性については，あるという意見とないという意見があり，定かでない．前駆症状として感冒症状が20％，下痢が10％にみられる．

注腸整復法が普及するまでは，腸重積症は死亡率の高い重篤な疾患であった．現在では本症の予後は良好であるが，近年でもバリウムによる穿孔性腹膜炎のほか，整復後の敗血症性ショックによる死亡も報告されている[1]．

2 ガイドラインなどでの記載

日本小児救急医学会から「エビデンスに基づいた小児腸重積症の診療ガイドライン」[1]が発行されている．

3 診断・治療のフローチャート

a 臨床症状

①不機嫌・腹痛（55～60％），②嘔吐（65～70％），③血便（85～90％）が3大症状とされている．典型例の発症は突然だが，来院時に3大症状がすべて揃うのは16％に過ぎない．腹痛（不機嫌）は間欠的に繰り返し出現するのが特徴であるが，次第に間隔が短くなる傾向がある．血便は発症早期にはみられないことも多い．本症の典型的な血便は，イチゴゼリー状と表現されている．

b 診断のフローチャート（図1）

日本小児救急医学会からの診療ガイドラインでは診断基準および重症度評価基準を提唱している（表1[1]，表2[1]）．

1）腫瘤の触知
腫瘤の触知は重要な所見である．右上腹部に先進部をソーセージ様～球状の腫瘤として触れることが多い．

2）浣　腸
血便は先進部の腸粘膜のうっ血によるので，発症早期にはみられないことも多い．1回の浣

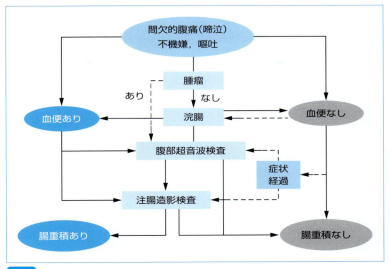

図1 診断のフローチャート

表1 腸重積症の診断基準
（日本小児救急医学会診療ガイドライン案）

A項目：腹痛ないし不機嫌
　　　　血便（浣腸を含む）
　　　　腹部腫瘤ないし膨満
B項目：嘔吐
　　　　顔面蒼白
　　　　ぐったりして不活発
　　　　ショック状態
　　　　腹部単純X線写真で腸管ガス分布の異常
C項目：注腸造影，超音波，CT，MRI等の画像検査で特徴的所見

疑診：A2つ，A1つとB1つ，ないしB3つ以上
　　　ただし腹痛ないし不機嫌が間欠的な場合はそれだけでも疑診
確診：疑診に加え，さらにCを確認したもの

〔日本小児救急医学会（監）：小児腸重積症の診断．エビデンスに基づいた小児腸重積症の診療ガイドライン．へるす出版，2012；18より引用〕

腸で血便がないからといって否定はせず，便潜血の有無に注意し，再検査も考慮するべきである．

3）腹部超音波検査

腸重積症の診断には腹部超音波検査は迅速・簡便で診断的価値が高く，その感度は90〜100％，特異度は88〜100％とされている．多くは回腸結腸型なので，回盲部から上行結腸，横行結腸，下行結腸の順にその走行に直角にプローブを当てていけば，横断面・短軸像として target sign（図2a）が描出できる．target sign が描出されたら，先進部を確認したうえでプローブを90度回転させると，縦断面・長軸像として pseudokidney sign（図2b）が描出される．

4）腹部単純X線検査

診断的価値は高くないが，イレウスの程度や穿孔の有無（遊離ガス像の有無）の評価には有用である．

5）注腸造影検査

腹部超音波検査で確診が得られない場合は，非観血的治療を兼ねて注腸造影検査を躊躇せずに行う．先進部の陰影欠損（カニの爪様陰影）（図3）が確認できれば，腸重積症である．重積が軽度であると一気に整復されてしまうことがあるので，比較的低圧（筆者は60 cmH₂O）から開始し，カニの爪様陰影を見逃さないようにする．

6）腹部CT検査

器質的先進部を有するもの（図4）や小腸重積症では，腹部超音波検査や注腸造影検査よりも腹部CT（造影CT）のほうが有用なことがある．一方，一定のX線被ばくがあり，施行にはしばしば鎮静が必要となることが短所である．

表2 小児腸重積症の重症度評価基準

重症	全身状態が不良，または腸管壊死が疑われる以下の状態を有する． 　1）ショック症状 　2）腹膜炎症状 　3）腹部単純X線写真で遊離ガス像
中等症	全身状態が良好で，腸管虚血の可能性を示す 　以下のいずれかの条件を有する． 　1）初発症状からの経過時間が48時間以上 　2）生後3か月以下 　3）先進部が脾彎曲より肛門側 　4）回腸回腸結腸型 　5）白血球数増多（＞15,000/μL） 　　CRP高値（＞10 mg/dL） 　6）腹部単純X線写真で小腸閉塞 　7）超音波検査で： 　　血流低下，腸管重積部の液体貯留，病的先進部の存在
軽症	全身状態が良好で，「重症」「中等症」の基準を満たさないもの

〔日本小児救急医学会（監）：エビデンスに基づいた小児腸重積症の診療ガイドライン．へるす出版，2012；28〕

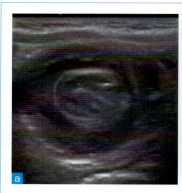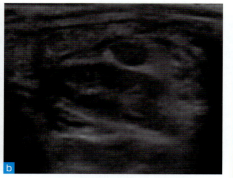

図2 腸重積症の超音波検査所見
a：target sign　b：pseudokidney sign

C 治療のフローチャート（図5[1]）

発症後，概ね48時間以内で全身状態が良好な場合には，非観血的整復を試みる．腹膜刺激症状を認める例や穿孔が疑われる例は観血的治療を選択すべきであるが，時間が経っている場合や不明でも全身状態が比較的良好な例では，ドプラ超音波検査で血流が確認（図6）できれば非観血的整復を試みてもよい．なお，整復前には整復中の穿孔や緊急手術の可能性について，家族に十分に説明しておくことが必要である．整復方法は施設により様々であり，実際の手技としては空気整復，生理食塩水による超音波検査下整復および水溶性造影剤（ガストログラフィン®）を用いた透視下整復がある．いずれの方法でも整復率は高く，習熟した方法で行う．なお，以前に使われていたバリウムは，整復中に穿孔するとバリウム性腹膜炎を合併し腹腔より排出されないので，使うべきではない．

軽症にみえた例でも，整復前には静脈路を確

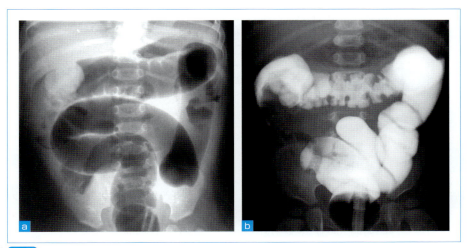

図3 注腸透視時の先進部陰影欠損（カニの爪様陰影）
a：空気整復　b：造影剤整復

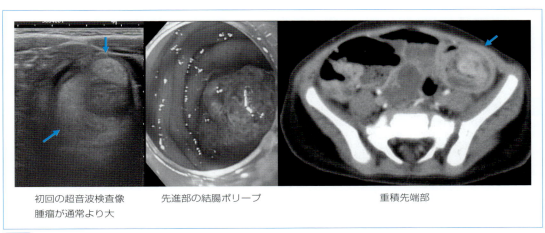

初回の超音波検査像　　先進部の結腸ポリープ　　重積先端部
腫瘤が通常より大

図4 ポリープが先進した腸重積症（結腸結腸型）　　　　（口絵⑨参照）

　保しておき，脱水があれば補正して全身状態を安定させておく．イレウス状態での麻酔時の嘔吐や誤嚥を避けるため，また意識レベルの判定のため，無麻酔下での整復が望ましい．
　水溶性造影剤による整復では，60〜80 cmH₂O の低圧で開始し，カニの爪様陰影を確認後に 80〜100 cmH₂O に上げて整復を開始する．1回の手技は3分以内とし，なお先進部が停滞する場合には，いったん造影剤を排泄させて3分以上休んでから再加圧する．整復は3回まで試みるが，それでも整復されない場合は，小児外科医にコンサルトするべきである．圧は 120 cmH₂O

まで上げることが可能であるが，穿孔の危険性が増すことに十分注意が必要である．残存する小腸重積症を見逃さないために，回腸が 50 cm 以上スムーズに造影されたことを確認する必要がある．
　空気整復法では，血圧計のバルーンで空気圧が 100 mmHg を超えないように空気を注入する．1分間加圧しても戻らない場合は，いったん減圧し，再度空気を注入する．この操作を数回繰り返す．整復が成功すると，回盲部より口側へ空気が入り，スムーズに小腸が拡張する像がモニター上で確認でき，同時にいくら圧をか

Ⅲ　おもな救急疾患

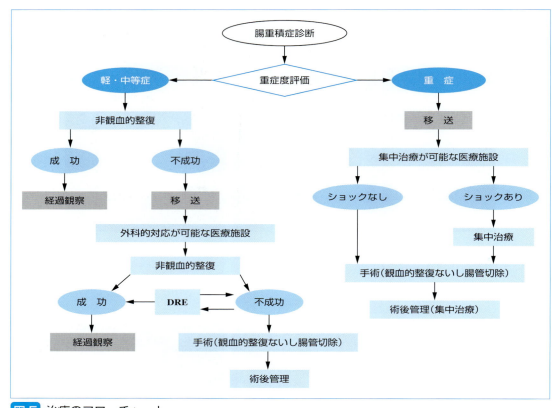

図5　治療のフローチャート　　　DRE：delayed repeat enema

〔日本小児救急医学会（監）：エビデンスに基づいた小児腸重積症の診療ガイドライン．へるす出版，2012；9 より改変〕

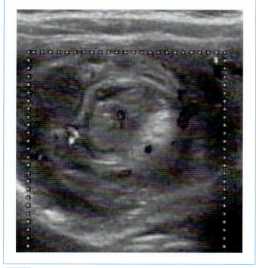

図6　嵌入腸管の血流確認　　（口絵⑩参照）
上行結腸に回腸が嵌入，浮腫があるがともに血流がみられる

けても圧センサーが上昇しなくなる．
　超音波検査下整復では，水圧のかけ方については水溶性造影剤による整復と同様である．超音波検査にて target sign を確認し（図7a），圧をかけながら先進部を追跡すると，回盲部の腫瘤（peninsula sign，図7b）が消失，さらに浮腫状の回盲弁（crab-claw sign，図7c）が描出され，この弁を生食が通過していくのが観察される．整復完了は肥厚した回腸末端壁（post-reduction donut sign，図7d, e）と液の貯留した多数の小腸の描出（honeycomb sign，図7f）によって行う[2]．
　整復後は入院させるのが一般的である．6〜12時間絶飲食として経過観察したうえで，水分から開始する．時に経口摂取後に再発することがある．

▶腸重積症は乳幼児の急性腹症の代表的疾

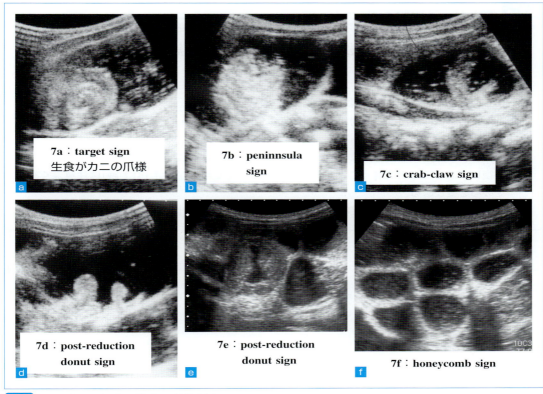

図7 腸重積症の超音波検査下整復所見

患で，ほとんどの症例が非観血的に治療できる点で特異な疾患である．
▶ 主症状は，間欠的腹痛（不機嫌），嘔吐，血便であるが，来院時にこの 3 症状が揃うことは必ずしも多くない．
▶ 診断が遅れると開腹，時に壊死腸管切除が必要になるので，早期診断が重要である．
▶ 診断には腹部超音波検査が有用で，特徴的な腹部腫瘤を触れなくても，本症を疑ったら必ず腹部超音波検査を実施する．確診が得られない場合にも，積極的に注腸造影検査を行う．
▶ 非観血的治療が禁忌となるのは，全身状態不良例，長時間（48 時間以上）経過例，腹膜刺激症状を認める例で，直ちに小児外科医にコンサルトする（図5）．

⚠ Pitfall

▶ ウイルス性胃腸炎（ロタウイルス，アデノウイルス）流行中にも腸重積症は紛れ込んでくる．腸炎の経過がいったん改善したのに，再び嘔吐，不機嫌，血便などがみられた場合には，本症を疑い，腹部超音波検査を実施する．IgA 血管炎に合併するものも見逃しやすい．
▶ 再発時期は初回発症時の整復後数日以内が多く，再発を繰り返す場合は不完全整復と器質的疾患の存在を考える必要がある．腹部超音波検査で target sign の大きさ，形状に注意する．また，注腸整復時の陰影欠損や整復のされ方，十分に小腸に流入したかを確認する．

Ⅲ　おもな救急疾患

 保護者への説明のポイント

- 腸重積症は，小腸または大腸の一部が隣接する遠位腸管内に嵌入（重積）して起こる絞扼性イレウスである．
- 放置すると血流障害によりやがて腸管壊死に至り，高度脱水，ショック症状から腹膜炎を合併し，死亡することもある緊急疾患である．
- 初期であればほとんどの症例が高圧浣腸により治療できるが，必ずしも整復できるわけでなく，開腹手術が必要なこともある．
- 高圧浣腸に際しては腸管が破れることもあり，そのときは緊急手術となる．
- 整復に成功しても再発することがあり，入院のうえで半日から1日（1晩）は注意深く経過をみる必要がある．
- 再発が少なくないため，同症状（同じ痛がり方）を認める場合は救急受診を指導しておく．

 文献

1) 日本小児救急医学会（監）：エビデンスに基づいた小児腸重積症の診療ガイドライン．へるす出版，2012；18-27
2) 内田正志：腸重積とエコー下整復．小児診療 2000；63：768-772

Column 12　年長児の腸重積症は必ず器質的疾患はあるものと考えるべし！

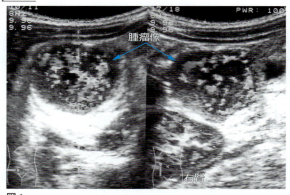

図1
空気整復完了後に回盲部に異常陰影認めたため，即刻超音波検査を行うと，血流に富んだ腸管内腫瘤が判明．

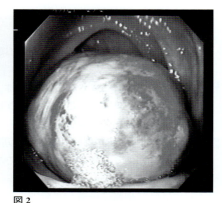

図2
切除術施行直前の内視鏡検査にて認めた，回盲部の腸管内腫瘤．

（口絵㊳参照）

　腸重積症は小児救急医療に不可欠の疾患であり，この見逃しは小児科医としては面目丸つぶれの疾患ともいえる．また，全国各地でいろいろな整復法が，小児科医や小児外科医などにより種々に行われているのも事実である．バリウム，空気，生理食塩水でも，透視下でも超音波検査下でも手技に秀でたものが行えばいいが，器質的疾患を看過しないことが最も重要である．整復できないときには当然，観血的に検索できるが，整復が可能な場合にも必ず，器質的疾患の有無をチェックする必要がある．図1，図2に整復後の異常陰影残存で，消化管間葉性腫瘍（gastrointestinal stromal tumor；GIST）が判明した症例を示す．

（市川光太郎）

Column

Column 13 腸重積ではイチゴジャム，Meckel憩室ではブルーベリージャムの血便が！

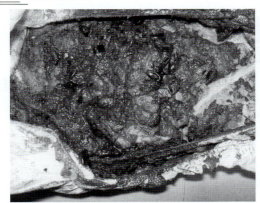

図1 ブルーベリージャム様血便
突然の不機嫌と下記の血便で緊急受診した11か月男児．翌日には貧血となる程の出血がみられ，同日シンチ（図2）で確診して，緊急手術を行った．

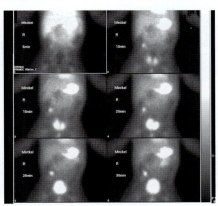

図2 Tcシンチによる Hot spot

（口絵㊴参照）

　腸重積症の血便は必発ではなく，整復後に血便が初めてみられることはよく経験されることである．腸重積を経験した母親は独特の勘で「あのときの痛がり方に似ています．また腸重積では？」と駆け込むことが多い．血便もないし，顔色もよいし，腸重積の症状が揃っていませんけど…と反論する前に，「そうですか，似ているなら検査をしてみましょう」と超音波検査や整復を行うことが賢明な対応である．むきになって否定しても母親が正しいことのほうが圧倒的に多い．下手な医者より経験者が勝るの言い伝えの好例といえよう．

　腸重積の血便はイチゴジャム様，Meckel憩室の血便はブルーベリージャム様，これは，まさにその通りであり，ブルーベリージャム様血便をみたら，それだけでMeckel憩室の診断が可能であり，すぐに輸血が必要になる程の出血に発展するので要注意である．

（市川光太郎）

Ⅲ おもな救急疾患
D 消化器疾患
5．急性腹症

杏林大学医学部小児外科　浮山越史

1 診断・治療のフローチャート

　急性腹症とは，急性に強い腹痛を呈する疾患の総称である．腹部症状を呈する多くの疾患，患者が含まれる．そのなかには，手術などの治療が適切に行われなければ，生命の危機や重篤な合併症を伴う可能性がある疾患，患者が存在し，その早期診断が求められる[1]．診断にあたっては，年齢，経過，既往歴，症状などと同様に，診察所見が重要である．検査などをミスリードすることがあるので，検査に入る前に詳細に診察し，特徴的な身体所見を見逃さないことが肝要である．また，時間の経過によって明らかになることも多いので，繰り返しての診察も重要である．さらに，診断が確定しなくても，絞扼性イレウス，腹膜炎が強く疑われるときには，開腹手術を行う必要がある．

　診断・治療のアルゴリズムを図1に示す．ショック状態であれば，ショックの治療を優先する．腹部診察にて腹膜刺激症状があれば，腹膜炎の所見であるので，急性虫垂炎，消化管穿孔を疑い，超音波検査と腹部単純X線検査を行う．新生児であれば腸回転異常症，乳児であれば腸重積症，鼠径ヘルニア嵌頓の除外診断を行う．さらに，絞扼性イレウスを鑑別する．

2 ポイントとピットフォール

a 全身状態不良，持続する強い腹痛，腸管蠕動音の消失は注意が必要

　全身状態は，重症度の判定に重要な要素の一つである．全身状態不良であれば敗血症の可能性があり，輸液を行いながら診断，治療を進める．腹痛の性状も重要な要素である．間欠的な腹痛は，腸炎や便秘などによる腸管の蠕動痛，腸重積症，尿管結石などを予想させる．持続的な強い腹痛，腸蠕動音の消失があれば絞扼性イレウスや腹膜炎の可能性があり，注意が必要である[2]．

b 年齢によって疾患を考慮

　年齢は診断のための重要な要素である．新生児期の胆汁性嘔吐は，明らかな異常を伴うことが多い．腸回転異常症，絞扼性イレウスの否定のために，腹部単純X線検査，超音波検査，上部消化管造影検査，注腸造影検査などを行う．乳児期の腹痛・嘔吐では腸重積症を考慮し，腹部腫瘤の有無を触診で精査し，超音波検査，注腸造影検査を行う．乳児で腫瘤を触れ，同部の触診で嫌がれば，下血がなくても腸重積症の可能性が高い．

c 診察は胸部から陰部まで

　新生児期・乳児期の鼠径ヘルニア嵌頓では，嘔吐，不機嫌が主症状のことがある．新生児期は腸管が壊死しやすいので，おむつを外しての腹部診察が必要である．精巣捻転症は腹痛が主訴のことがあり，思春期では羞恥心から精巣痛を訴えないことがあるので，腹部の診察は全年齢を通じ全例，上は胸部から下は陰部までを診察する習慣が，見落としを少なくする．主訴が腹痛と発熱で，心筋炎である場合がある．疑わしければ，胸部の診察，聴診，クレアチンフォスフォキナーゼ（CPK）の採血を行う．CPKの上昇，心臓超音波検査により確定診断に至る．

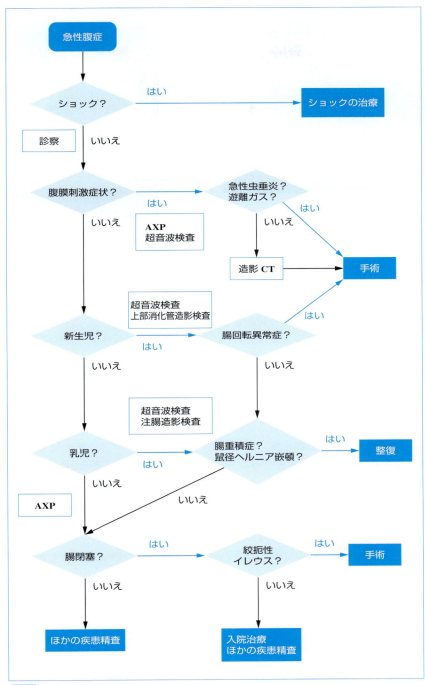

図1 急性腹症の診断・治療のアルゴリズム

d 一番多いのは急性虫垂炎

急性腹症で一番多いのは急性虫垂炎である．右下腹部に限局した腹痛，筋性防御などの腹膜刺激症状があり，超音波検査で腫大した虫垂が描出できれば，診断はほぼ間違いない（図2）．

図2 急性虫垂炎の超音波検査所見

疼痛部に一致して acoustic shadow を伴う糞石と腫大した虫垂，それを取り囲む hyperechoic な大網を認める．

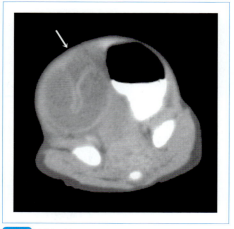

図3 絞扼性イレウスの造影 CT

U 字型の空気を含んでいないループ（closed loop，矢印）は，捻転した腸管のループを疑わせる．上部消化管造影後なので，拡張した上部小腸には造影剤の貯留がみられる．

しかし虫垂の位置により，右上腹部痛，左下腹部痛を呈することもある．脂肪層の厚い場合には，筋性防御はわかりにくく，軟らかい脂肪層の奥に筋性防御を触れることがある．また，上行結腸の背部（後腹膜）に虫垂がある場合には，筋性防御がはっきりしないことがある．幼児期の虫垂炎は進行が速やかで，右下腹部痛を呈する前に虫垂は穿孔し，腹膜炎となっていて，下腹部全体の痛みとなる場合がある．虫垂は穿孔により腫大していないため，超音波検査，造影CT検査で描出できず，確定診断は困難である．大切なのは腹部所見であり，時間の経過とともに明らかになることも多い．虫垂炎に似た症状を呈するほかの疾患も多く存在する．Meckel 憩室の魚骨による穿孔，腸間膜リンパ管腫の感染，卵巣嚢腫茎捻転，結腸憩室炎などがある．手術により明らかになることもあるので，手術の前に家族に虫垂炎以外の可能性について話しておく必要がある．また，手術の前には必ず超音波検査を行うことと，全身麻酔がかかってから腹部を診察することにより，大きな診断ミスを少なくすることができる．

e 絞扼性イレウスは早期診断，早期治療が必要

腸管の壊死を伴う疾患は，早期診断が特に重要である．腸回転異常症の中腸軸捻転，腸重積症，絞扼性イレウス，鼠径ヘルニア嵌頓，内ヘルニアによる腸管の捻転，壊死性腸炎などである．診断が遅れれば，腸管壊死，消化管穿孔，敗血症から死に至る．一晩様子をみることにより，急激に全身状態が悪化する．常にこれらの疾患の可能性を考えて，問診・診察を行う必要がある．絞扼性イレウスは手術の既往がある場合に多いが，低出生体重児の臍カテーテルによる臍炎後イレウス，新生児で Meckel 憩室の癒着イレウスなどもある．具体的な所見としては，触診による強い腹痛，筋性防御，持続的な腹痛，血便，腸蠕動音の消失，腹部単純 X 線検査でガス像の不均一な分布，無ガス像などがある．造影CTで，空気を含んでいないループ（closed loop）と空気を含んだ拡張した腸管がみられる（図3）．

f ショックの治療を優先

腹痛，腹部膨満とショック症状で来院した総胆管拡張症の症例を経験したことがある．来院時，胆道系の感染と通過障害による敗血症性ショックを起こしており，播種性血管内凝固（disseminated intravascular coagulation：DIC）も併発していた．ショックの治療と血小板，新鮮凍結血漿（FEP）の輸血後に胆道ドレナージを行い，軽快した．ショック状態であれば，原疾患の診断・治療の前にショックの治療が必要である．

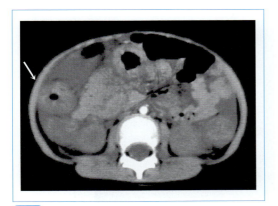

図4 溶血性尿毒症症候群（HUS）
著明に肥厚した腸管（矢印）は，腸重積様にみえる．下血もみられるので鑑別が重要である．

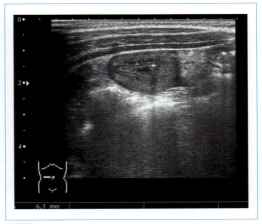

図6 IgA血管炎
超音波検査で回腸，十二指腸に壁の肥厚がみられる．

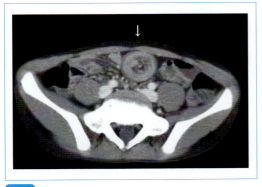

図5 小腸腸重積症
造影CTにてtarget signを認めた（矢印）．症状は比較的軽いことが多いので，疑うことと，超音波検査，造影CTなどの画像診断を行うことが必要である．

g その他

溶血性尿毒症症候群（hemolytic uremic syndrome：HUS）は，腹痛と下血を主訴とすることがある．急速に進む腎不全と全身状態の悪化をもたらすので，早期の治療が必要である．超音波検査で肥厚した腸管壁を認め，target sign様（腸重積症の疑い，図4）にみえることもある．大腸菌O-157による経口感染の可能性（生肉の摂取など）を問診で確かめることと，電解質と腎機能の検査をする．

筆者は，Peutz-Jeghers症候群で，十二指腸と小腸のポリープによる腸重積症を経験した．3日間以上続く腹痛と嘔吐を呈していて，近医で

胃腸炎の治療をされていた．小腸の腸重積症では虚血を呈することは少ないので，症状は比較的軽度であり，診断はむずかしい．超音波検査，造影CT検査により診断した（図5）．既往歴，現病歴は大切である．

IgA血管炎では強い腹痛を示すが，腹膜刺激症状はない．紫斑が出る前は診断が困難であるが，超音波検査で回腸末端や十二指腸の壁の肥厚がみられる（図6）．また，小腸の腸重積症も合併することがある．

3 診断と治療

a 末梢血・血液生化学検査，尿検査

重篤な所見のスクリーニングとして行う．白血球数増多，CRP（C反応性蛋白）高値は炎症の所見であるが，これらの異常がなくても，手術の必要な急性腹症は否定できない．肝機能の異常は，胆道系の疾患，電解質の異常はHUSなどでみられる．

b 腹部単純X線検査

立位と臥位を撮影する．立位では遊離ガス像と鏡面像，臥位で腸管ガスの分布，イレウス像を中心に診断する．急性虫垂炎疑いでは，側彎（痛みによりかばうため），回腸の部分的腸管ガス像（炎症による腸管蠕動麻痺），腸腰筋線の消

Ⅲ おもな救急疾患

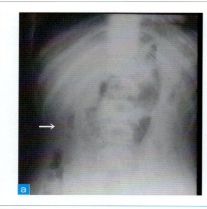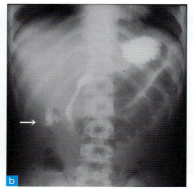

図7 外傷による十二指腸穿孔
後腹膜への穿孔は AXP(a)では不明なこともあるので，症状などから疑わしければ，上部消化管造影(b)か腹部造影 CT が必要である．

失（腹水），糞石の石灰化像に注意する．外傷後の十二指腸穿孔では後腹膜への遊離ガスの場合があり，腹部単純 X 線検査では診断がむずかしいことがあるので，注意を要する（図7）．絞扼性イレウスでは，全体のガス像の減少，ガス像の不均衡，結腸ガスの減少などがみられる．腹膜炎では，麻痺性のイレウス像，腹水の増加などがみられる．

c 超音波検査

超音波検査は放射線被ばくがなく，有効な検査である．急性虫垂炎では，高エコーの大網に包まれた拡張した虫垂が描出されれば，確定診断ができる．腸重積症でも診断率は高く，target sign と pseudokidney sign の両方を描出することで，さらに診断率が高まる．腸回転異常症では whirlpool sign がみられれば，中腸軸捻転である．上腸間膜動脈（SMA）と上腸間膜静脈（SMV）の関係で腸回転異常症を診断できる場合もあるが，腸管ガスなどで診断がむずかしい場合もあるので，上部消化管造影のほうが確実である．IgA 血管炎では，回腸，十二指腸に壁の肥厚がみられる．

超音波検査は精巣痛において精巣捻転の診断にも有効である．精巣捻転では患側が腫大し，血流は減少し，時間が経過していれば内部エコーは不均一である．精巣上体炎では，痛みに一致して患側の精巣上体の血流が増加している．

d 造影 CT 検査

被ばくの問題があるため，超音波検査を優先させたほうが望ましい．超音波検査などで診断がつかず手術が必要な疾患が疑われれば，造影 CT 検査を行う．U 字型に空気を含んでいない腸管（closed loop）がみられれば，絞扼性イレウスの可能性がある（図3）．

e 造影検査

嘔吐，下血があり腸回転異常症が疑われれば，上部消化管造影を行う．下血があれば腸重積症，小腸捻転症などを疑い，注腸検査を行う．

f 鑑別診断

腹痛の鑑別診断のアルゴリズムを図8[3]に示す．年齢を考慮しつつ，手術の必要な疾患を見逃さないことが重要である．また，他の症状も鑑別診断の目安となる（表1）[3]．

g 治療

ショック状態であれば，ショックの治療を行う．2ルートの輸液路を確保し，生理食塩水または乳酸リンゲル液で輸液を開始する．モニターを装着し，バイタルサインをチェックする．バイタルサインの異常があれば，その治療を優先する．

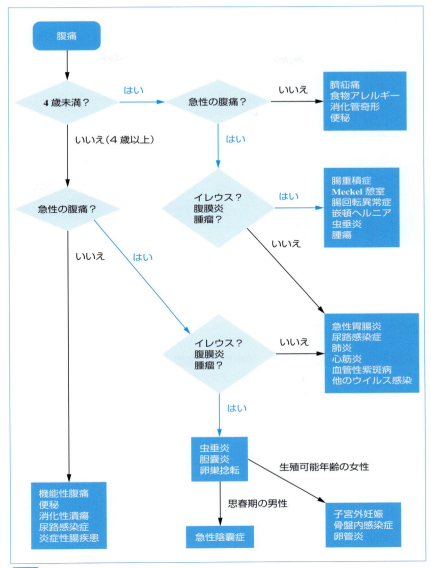

図8 腹痛の鑑別診断のアルゴリズム
〔上村克徳，村田佑二：腹痛．日本小児救急医学会教育・研修委員会（編）：ケースシナリオに学ぶ小児救急のストラテジー．へるす出版，2009；62-64 より改変〕

　急性虫垂炎を含む腹膜炎などの手術が必要な疾患が疑われれば，乳酸リンゲル液で輸液を開始し，十分に尿量が得られるまで 10 mL/kg/時の速度で行う．消化管穿孔による腹腔内の汚染が疑われれば，広域スペクトラムの抗菌薬を術前に使用する．

表1　症状別鑑別診断の目安

消化器症状	嘔吐	腸重積症，胃腸炎，消化性潰瘍，膵炎，仮性膵囊胞，急性心筋炎
	下痢	胃腸炎，虫垂炎，炎症性腸疾患
	消化管出血	腸重積症，腸回転異常症，Meckel憩室，炎症性腸疾患，消化性潰瘍
	便通異常	便秘，過敏性腸疾患
	黄疸	肝炎，総胆管囊腫
	腹部膨満	イレウス，消化管穿孔，腸軸捻転
	腹膜刺激症状	虫垂炎，腹膜炎
消化器以外の症状	咳，咽頭痛	肺炎（特に下葉），咽頭炎（特に溶血性レンサ球菌）
	発熱	胃腸炎，虫垂炎，心筋炎，肺炎
	血尿	尿路結石，IgA血管炎，HUS
	紫斑	IgA血管炎，HUS
	意識障害	糖尿病
	頻脈，不整脈	心筋炎，川崎病
	胸痛，呼吸苦	肺炎，心筋炎

〔上村克徳，村田佑二：腹痛．日本小児救急医学会教育・研修委員会（編）：ケースシナリオに学ぶ小児救急のストラテジー．へるす出版，2009；62-64 より改変〕

保護者への説明のポイント

- 急性の腹痛を主訴とする患者には，手術が必要な患者が含まれている．
- 急性虫垂炎が疑われても，似たような症状を示すほかの疾患の場合がある．
- 経過観察する場合，時間の経過とともに重篤な病気が明らかになることがある．

文献

1) William S：Principles of diagnosis in acute abdominal disease. In：William S(eds), Cope's early diagnosis of the acute abdomen. 22nd ed, Oxford University Press, 2010；3-27
2) 黒田達夫：急性腹症．救急・集中治療 2008；20：1570-1574
3) 上村克徳，村田佑二：腹痛．日本小児救急医学会教育・研修委員会（編）：ケースシナリオに学ぶ小児救急のストラテジー．へるす出版，2009；62-64

E アレルギー疾患　1. アナフィラキシー・食物アレルギー

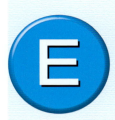

Ⅲ　おもな救急疾患
E　アレルギー疾患
1．アナフィラキシー・食物アレルギー

●つだ小児科医院　津田文史朗

1 診断のフローチャート

　ヒトの身体は，外部から異物（抗原）が侵入すると，それを排除して身体を守ろうとする物質（抗体）がつくられる．この身体を守るシステムは，免疫とよばれる．反対に免疫が過敏に働いて，身体にとって不利益な方向に作用する反応がアレルギーである．
　食物アレルギーとは，「食物によって引き起こされる抗原特異的な免疫学的機序を介して生体に不利益な症状が惹起される現象」[1]と定義される．このため，食物により不利益な反応を示すが，免疫学的機序の関与しない食物不耐症（乳糖不耐症，食品中に含まれるヒスタミンなど薬理活性物質による反応など）とは鑑別を要する．免疫学的機序は，IgE依存性反応と非IgE依存性反応とがあり，臨床病型は4つに分類される．
　食物抗原の侵入経路は，①口からの摂取（経口），②皮膚や粘膜への接触（経皮），③口や鼻からの吸入（経気道），④経胎盤，⑤注射などがある．
　食物アレルギーの診断は，「特定の食物により症状が誘発されること」と「それが特異的IgE抗体など免疫学的機序を介する可能性があること」を証明することで確定する[2]．
　抗原特異的IgE抗体検査や皮膚プリックテストなどは食物アレルギーの診断に有用であるが，確定診断には，食物経口負荷試験がgold standardである．
　食物アレルギーのなかで最も典型的な即時型症状の診断のフローチャートを図1に示す[3]．

2 臨床型分類

　食物アレルギーの臨床病型は，①新生児・乳児消化管アレルギー，②食物アレルギーの関与するアトピー性皮膚炎，③即時型症状（蕁麻疹・アナフィラキシーなど），④特殊型（食物依存性運動誘発アナフィラキシー・口腔アレルギー症候群）に分類される[4]（表1[1]）．

a 新生児・乳児消化管アレルギー

　新生児・乳児消化管アレルギーの診断は，①原因食物摂取後に発症，②原因食物除去で症状消失かつアレルゲン除去食にて症状が再燃しない，③食物負荷試験が陽性であり，除外診断に該当しないことである．発症率は約0.2％であり，乳児期，特に新生児期の発症が多い．発症の免疫学的機序は，非IgE依存性アレルギーと考えられている．病理学的には消化管粘膜に好酸球の集積を伴っている場合があり，好酸球性消化管疾患の1つとも捉えられている．
　原因食物は，おもに乳児用牛乳調整粉乳（普通ミルク）や牛乳である．症状は，嘔吐，血便，下痢，体重増加不良などがある．検査では，牛乳特異的IgE抗体の陽性率は約30％と低く，牛乳蛋白に対するアレルゲン特異的リンパ球刺激試験（ALST）の陽性率は約80％であり，便中好酸球や末梢好酸球の増加が参考となる．治療は，高度加水分解乳，アミノ散調整粉乳を使用する．予後は比較的良好であり，耐性の獲得は1歳で約70％，2歳で約90％とされる[5]．

b 食物アレルギーが関与する乳児アトピー性皮膚炎

　乳児期のアトピー性皮膚炎の約70％は，食

289

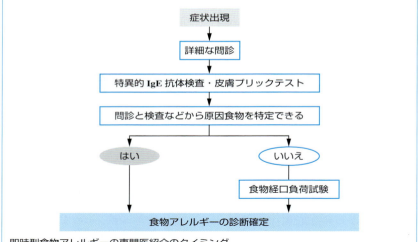

即時型食物アレルギーの専門医紹介のタイミング
1) 原因食物の診断がむずかしい場合や原因不明のアナフィラキシーを繰り返す場合
2) 遷延する乳幼児発症の食物アレルギーに対する診断の見直しや栄養指導が必要な場合
3) 耐性獲得の確認・リスクアセスメントのための食物経口負荷試験が必要な場合
　（学童期以降発症の即時型症例は一般的に耐性を獲得する頻度は低い）

図1 食物アレルギー診断のフローチャート（即時型症状）

〔海老澤元宏，赤澤　晃，伊藤浩明ほか：AMED 研究班による食物アレルギーの診療の手引き 2017．国立研究開発法人日本医療研究開発機構（AMED）難治性疾患等実用化研究事業免疫アレルギー疾患等実用化研究事業（免疫アレルギー疾患実用化研究分野）小児期食物アレルギーの新規管理法の確立に関する研究．2018；10〕

表1 食物アレルギーの臨床型

臨床型	発症年齢	頻度の高い食物	耐性の獲得	アナフィラキシーショックの可能性	食物アレルギーの機序
新生児・乳児消化管アレルギー	新生児期乳児期	牛乳（育児用粉乳）	多くは寛解	(±)	おもに非 IgE 依存型
食物アレルギーの関与する乳児アトピー性皮膚炎	乳児期	鶏卵，牛乳，小麦，大豆など	多くは寛解	(+)	おもに IgE 依存型
即時型症状（蕁麻疹，アナフィラキシー）	乳児期〜成人期	乳児〜幼児：鶏卵，牛乳，小麦，ソバ，魚類，ピーナッツなど　学童〜成人：甲殻類，魚類，小麦，果物類，ソバ，ピーナッツなど	鶏卵，牛乳，小麦，大豆などは寛解しやすいその他は寛解しにくい	(++)	IgE 依存型
特殊型　食物依存性運動誘発アナフィラキシー（FEIAn/FDEIA）	学童期〜成人期	小麦，エビ，カニなど	寛解しにくい	(+++)	IgE 依存型
特殊型　口腔アレルギー症候群（OAS）	幼児期〜成人期	果物・野菜など	寛解しにくい	(+)	IgE 依存型

〔海老澤元宏，伊藤浩明，藤澤隆夫（監）：食物アレルギー診療ガイドライン 2016．食物アレルギー委員会：協和企画，2016；23〕

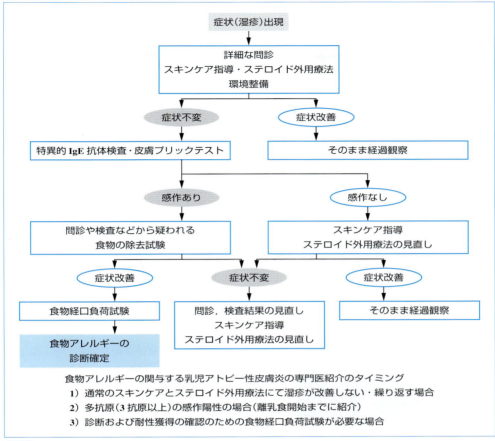

図2 食物アレルギーの関与する乳児アトピー性皮膚炎の診断フローチャート
〔海老澤元宏，赤澤 晃，伊藤浩明ほか：AMED研究班による食物アレルギーの診療の手引き2017．国立研究開発法人日本医療研究開発機構（AMED）難治性疾患等実用化研究事業免疫アレルギー疾患等実用化研究事業（免疫アレルギー疾患実用化研究分野）小児期食物アレルギーの新規管理法の確立に関する研究．2018；11 より一部改変〕

物抗原が関与している．食物アレルギーの関与する乳児アトピー性皮膚炎の診断のフローチャートを図2に示す[3]．

診断の手順は，第一に原因と考えられる食物に対しての詳細な問診をして，スキンケアと環境整備とステロイド外用剤による薬物治療を行う．この基本的な治療をして，1〜2週間後に皮膚の改善度の評価をする．症状が改善された場合は，経過観察して3か月ごとに治療を見直す．症状が不変の場合は，特異的IgE抗体検査，皮膚プリックテストを行う．

①特異的IgE抗体陰性の場合（感作なし）は，スキンケア・薬物治療の見直しをする．
②特異的IgE抗体が2項目以下陽性の場合（感作あり）は，疑われる食物の完全除去（母乳栄養児の場合は，母親の除去試験も考慮）を1〜2週間して，皮膚の改善度を観察する．症状が改善された場合は，診断確定のために食物経口負荷試験を実施することが望ましい．

①と②の結果で症状が不変の場合は，検査結果・スキンケア・薬物治療の見直しをする．多抗原（3抗原以上）陽性の場合は，アレルギー専門医へ紹介する．

乳児期のアトピー性皮膚炎の診断は，(1)瘙痒，(2)慢性・反復性に経過（乳児では2か月以上，そのほかでは6か月以上を慢性とする），(3)特徴的な皮疹と分布（乳児期は頭・顔が中心で

次第に体幹・四肢に下降)の3基本項目を満たすもの[6]で，その特徴は乾燥性湿疹と湿潤性湿疹が混在して，耳切れなどが多い(図3)．

C 即時型症状

即時型症状は，原因食物を摂取して2時間以内にアレルギー症状が起こることが多い．

1) 食物アレルギーの有症率と耐性化率

食物アレルギーの有症率は，乳児は約10%，3歳児で約5%，学童以降は約1.3〜4.5%である[3]．乳児期では，消化機能が未熟で食物が高分子の状態で吸収されること，腸粘膜での分泌型IgA産生量が少ないこと，食物抗原に対して免疫応答を示さない経口免疫寛容が未発達なことで食物は抗原となりやすいが，成長とともに耐性を獲得すると考えられている．

3歳までの耐性化率は，鶏卵30.9%，牛乳60.4%，小麦63.2%，大豆78.3%との報告がある[1]．これらの食物に比べてピーナッツ，ゴマ，ナッツ類は，耐性化する年齢が遅い．

2) 食物アレルギーの原因食物

全年齢の原因食物では，鶏卵，牛乳，小麦の順に多く，これらで約70%を占め，以下ピーナッツ，果物，魚卵の順である．年齢別の原因食物では，0歳は鶏卵，牛乳，小麦が3大抗原であり，加齢に伴い魚卵(イクラ)，ピーナッツ，果物類，甲殻類が上位を占める．

3) 食物アレルギーの誘発症状(表2[3])

皮膚症状が約90%と最も多く，呼吸器症状と粘膜症状が約30%で，消化器症状が約20%であり，ショックが約10%である[4]．

4) 即時型症状の診断の手順

即時型症状の診断の手順は，図1に示すように①症状の出現状況，発現までの時間，再現性など詳細な問診を行う．②特異的IgE抗体検査や皮膚プリックテストを施行する．③問診と検査結果から原因食物を特定できる場合は，食物アレルギーの診断が確定される．特定できない場合は，食物経口負荷試験を実施して診断を確定する．原因食物の特定が困難な場合や原因不明のアナフィラキシーを繰り返す場合，耐性確認やリスク評価が必要な場合は，アレルギー専門医へ紹介する[1]．

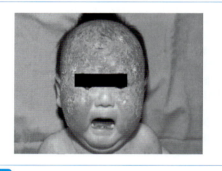

図3 乳児アトピー性皮膚炎　　(口絵⑪参照)
〔市川光太郎先生より提供〕

表2 食物アレルギーの症状

皮膚		紅斑，蕁麻疹，血管性浮腫，瘙痒，灼熱感，湿疹
粘膜	眼症状	結膜充血・浮腫，瘙痒，流涙，眼瞼浮腫
	鼻症状	鼻汁，鼻閉，くしゃみ
	口腔咽頭症状	口腔・咽頭・口唇・舌の違和感・腫脹
呼吸器		喉頭違和感・瘙痒・絞扼感，嗄声，嚥下困難，咳嗽，喘鳴，陥没呼吸，胸部圧迫感，呼吸困難，チアノーゼ
消化器		悪心，嘔吐，腹痛，下痢，血便
神経		頭痛，活気の低下，不穏，意識障害，失禁
循環器		血圧低下，頻脈，徐脈，不整脈，四肢冷感，蒼白(末梢循環不全)

〔海老澤元宏，赤澤 晃，伊藤浩明ほか：AMED研究班による食物アレルギーの診療の手引き2017．国立研究開発法人日本医療研究開発機構(AMED)難治性疾患等実用化研究事業免疫アレルギー疾患等実用化研究事業(免疫アレルギー疾患実用化研究分野)小児期食物アレルギーの新規管理法の確立に関する研究．2018；1-10, 21-22〕

Point

▶特異的 IgE 抗体検査では，粗抗原に加えて「アレルゲンコンポーネント」の IgE 抗体価（卵白のオボムコイド，小麦の ω-5 グリアジン，ピーナッツの Ara h2，大豆の Gly m4）を測定することで，食物アレルギーの診断の精度が高くなる．また，「プロバビリティカーブ」を用いれば，症状誘発の可能性を予測できる[2]．

d　食物依存性運動誘発アナフィラキシー

食物依存性運動誘発アナフィラキシー（food-dependent exercise-induced anaphylaxis：FEIAn，FDEIA）は「特定の食物を摂取後の運動負荷によりアナフィラキシーが誘発される疾患である．ただし，原因食物の即時型アレルギーの既往を有する場合や経口免疫療法後などはこれに含めない」と定義されている．発症は 10～20 歳代にピークがあり，有症率は中学生で 0.017（約 6,000 人に 1 人）である[7]．発症機序は，抗原特異的 IgE 抗体が関与しており，運動により食物抗原の吸収が高まると考えられている．食後 2 時間以内の運動による発症が多く，運動負荷量の大きい球技やランニングなどに多い．発症に影響する要因として，気象条件，ストレス，月経前状態，非ステロイド性抗炎症薬などがある．

原因食物の約 90% は，小麦と甲殻類である．症状は，皮膚症状はほぼ全例，呼吸器症状が 70%，ショック症状は約 50% と頻度が高い．検査は，原因食物を特定するための抗原特異的 IgE 抗体，皮膚プリックテストがあり，確定診断にはトレッドミルなどの運動負荷による運動誘発試験を行う[7]．

生活指導は，①運動前に原因食品を摂取しない，②原因食物を摂取した場合は，最低 2 時間は運動を避ける，③解熱鎮痛薬の内服には注意する，④ヒスタミン H_1 受容体拮抗薬，アドレナリン自己注射薬を携帯する，⑤皮膚の違和感など前駆症状が出現した時点で安静にし，必要に応じて投薬・医療機関を受診する．

Point

▶小麦による FDEIA（WDEIA）の中で，加水分解小麦含有石鹸を一定期間使用後に経皮・経粘膜的に感作され WDEIA を発症する症例がある．原因抗原は，加水分解小麦に含まれるグルパール 19S であり，顔面の血管性浮腫を特徴とする．加水分解小麦による WDEIA では，ω-5 グリアジン IgE 抗体は，陰性であることが多い．

e　口腔アレルギー症候群

口腔アレルギー症候群（oral allergy syndrome：OAS）は，生野菜や果物を摂取後に口腔粘膜に限局された即時型アレルギー症状を呈する疾患である．花粉症との合併が多く，「花粉—食物アレルギー症候群」（pollen-associated food allergy syndrome：PFAS）ともいわれる．

発症機序は，花粉による感作後，花粉抗原と食物抗原とに交差反応が起こり IgE 抗体を介して症状が誘発される．花粉と交差性のある食物は，カバノキ科花粉症とリンゴ・大豆，スギ花粉症とトマト，イネ科・ブタクサ花粉症とメロン・スイカなどがある．

症状は，口唇・口腔・咽喉頭部の急激な痒み，刺痛感，喉頭閉塞感，血管性浮腫などがあり，食後 5 分以内の発症が多い．検査は，特異的 IgE 抗体測定よりも食品による prick-to-prick test が有用であり，確定診断には食物経口負荷（舌下投与）試験を行う．治療は，原因食物の除去が基本であり，加熱処理された原因食物の多くは経口摂取が可能である[1,5]．

ラテックスアレルギー患者の約 30～50% は，ラテックス抗原と果物や野菜に含まれる抗原が交差反応して即時型症状や OAS がみられ，とくにバナナ・アボガド・キウイ・クリの 4 食品と過敏反応を示し，「ラテックス・フルーツ症候群」といわれる．

Ⅲ　おもな救急疾患

> **Point**
>
> ▶カバノキ科（シラカンバ，カバノキ）花粉症の一部に豆乳などの大豆製品を食して，呼吸困難や蕁麻疹などの全身症状が誘発された症例がある[1]．

③ 食物経口負荷試験

食物経口負荷試験（oral food challenge：OFC）は，「アレルギーが疑われる食品を単回または複数回に分割して摂取させ，症状の有無を確認する検査」である．

OFCの目的は，（1）食物アレルギーの確定診断（原因アレルゲンの同定），（2）安全摂取可能量の決定および耐性獲得の診断の2つに分類される．（1）には，①感作されているが未摂取の食物の診断，②即時型反応を起こした原因として疑われる食物の診断，③食物アレルギーが関与を疑う乳児アトピー性皮膚炎での確定診断，④症状誘発閾値の評価がある．（2）には，①安全摂取可能量の決定（少量〜中等量），②耐性獲得の確認（日常摂取量）がある[8]．

OFCではアナフィラキシーの既往，特異的IgE抗体価高値，喘息などの合併がある場合と牛乳，小麦，ピーナッツ，ソバの負荷では重篤な症状が誘発されやすい．

> **Point**
>
> ▶「経口免疫療法」の対象患者の条件は，食物経口負荷食物で診断された即時型の食物アレルギーであり，自然経過では早期に耐性獲得が期待できないことであるが，「食物アレルギー診療ガイドライン2016」では，食物アレルギーの一般診療として推奨されていない．

④ アナフィラキシー

アナフィラキシーを起こす原因は，ハチ毒，食物，薬物，注射薬，ラテックスなどがあり，小児では食物によるものが最も多い．

1）アナフィラキシーの定義

「アレルゲン等の侵入により，複数臓器に全身性にアレルギー症状が惹起され，生命の危険を与え得る過敏反応」と定義される．アナフィラキシーに血圧低下や意識障害を伴う場合をアナフィラキシーショックという．

2）アナフィラキシーの診断基準

①皮膚症状または粘膜症状があり，呼吸器症状あるいは循環器症状を合併する．
　※皮膚・粘膜症状がある場合は，アレルゲン曝露が必ずしも確認されなくてもよい．消化器症状を含まないことに注意する．
②アレルゲン曝露が確認されている場合，急速に発現する皮膚粘膜症状・呼吸器症状・循環器症状・持続する消化器症状のうち2種類以上を伴う．
③アレルゲン曝露後の急速な血圧低下がみられる：収縮期血圧低下であり，平常時血圧の70%未満あるいは生後1か月〜11か月＜70 mHg，1〜10歳＜70＋（2×年齢）mHg，11歳〜成人＜90 mHg
　※多くは注射薬，造影剤による．

①〜③のいずれかを満たす場合は，アナフィラキシーと診断される[4]．

> **Point**
>
> ▶アナフィラキシーの患者では，初回症状が改善後に再度症状が現れる「二相性反応」を示す場合があり，72時間以内の発症が多く，約4.6%に認められるので注意を要する．

⑤ 誘発症状の重症度判定と治療

食物アレルギーの治療は，臓器ごとに誘発症状の重症度を判定し，重症度に基づいた治療を行う．各臓器（皮膚・粘膜，消化器，呼吸器，循環器，神経）の症状は，グレード1（軽症），グレード2（中等症），グレード3（重症）に分類される[9]（表3[3]，図4[1]）．

（1）皮膚症状には，第二世代のヒスタミンH₁受容体拮抗薬の内服を使用する（効果発現までは30分〜1時間）．下気道症状にはβ₂刺激

E　アレルギー疾患　1．アナフィラキシー・食物アレルギー

表3　アレルギー症状の重症度評価と対処法

		グレード1（軽症）	グレード2（中等症）	グレード3（重症）
皮膚・粘膜症状	紅斑・蕁麻疹・膨疹	部分的	全身性	←
	瘙痒	軽い瘙痒（自制内）	強い瘙痒（自制外）	←
	口唇，眼瞼腫脹	部分的	顔全体の腫れ	←
消化器症状	口腔内，咽頭違和感	口，のどの痒み，違和感	咽頭痛	←
	腹痛	弱い腹痛	強い腹痛（自制内）	持続する強い腹痛（自制外）
	嘔吐・下痢	嘔気，単回の嘔吐・下痢	複数回の嘔吐・下痢	繰り返す嘔吐・便失禁
呼吸器症状	咳嗽，鼻水，鼻閉，くしゃみ	間欠的な咳嗽，鼻汁，鼻閉，くしゃみ	断続的な咳嗽	持続する強い咳き込み，犬吠様咳嗽
	喘鳴，呼吸困難	―	聴診上の喘鳴，軽い息苦しさ	明らかな喘鳴，呼吸困難，チアノーゼ，呼吸停止，SpO2≦92％，締めつけられる感覚，嗄声，嚥下困難
循環器症状	脈拍，血圧		頻脈（＋15回/分），血圧軽度低下，蒼白	不整脈，血圧低下，重度徐脈，心停止
神経症状	意識状態	元気がない	眠気，軽度頭痛，恐怖感	ぐったり，不穏，失禁，意識消失
治療	抗ヒスタミン薬	必要に応じて	○	○
	呼吸器症状に対する気管支拡張剤吸入		○	○
	ステロイド	―	必要に応じて	○
	アドレナリン	―	必要に応じて	○

※症状の重症度は一番重い臓器の症状を用いる．本表の記載はあくまでも重症度と治療の目安であり，治療は状況によって変りうる．
　血圧軽度低下：1歳未満＜80 mmHg，1〜10歳＜［80＋（2×年齢）mmHg］，11歳〜成人＜100 mmHg
　血圧低下：1歳未満＜70 mmHg，1〜10歳＜［70＋（2×年齢）mmHg］，11歳〜成人＜90 mmHg
〔海老澤元宏，赤澤　晃，伊藤浩明ほか：AMED研究班による食物アレルギーの診療の手引き2017．国立研究開発法人日本医療研究開発機構（AMED）難治性疾患等実用化研究事業免疫アレルギー疾患等実用化研究事業（免疫アレルギー疾患実用化研究分野）小児期食物アレルギーの新規管理法の確立に関する研究．2018　；　1-10，21-22〕

薬の吸入を行い，反復吸入しても改善がみられない場合は，アドレナリン筋肉注射を施行する．

(2)アドレナリンの筋肉注射は，グレード3とグレード2の症状でも，①過去に重篤なアナフィラキシーの既往がある場合，②症状の進行が激烈な場合，③循環器症状を認める場合，④呼吸器症状で気管支拡張薬の吸入でも効果がない場合は実施する（注射部位は大腿部中央の前外側部）．グレード3は「一般向けエピペン®の適応」の症状と一致している．アドレナリンとα遮断作用のある抗精神病薬との併用は禁忌であるが，医師の裁量で許容される．自閉症スペクトラムに適応のある抗精神病薬（リスペリドン，アリピプラゾール）には注意を要する．

(3)ステロイド薬は効果発現が4〜6時間と遅いため，アナフィラキシー発現時の第一選択薬ではなく，二相性反応の追加治療として使用する[9]．

💡 Point

▶食物アレルギーの上気道症状で喉頭部絞扼感，犬吠様咳嗽，嗄声は，喉頭浮腫を疑う危険な徴候であり注意を要する．食

【重症度分類に基づくアドレナリン筋肉注射の適用】
▶グレード3
▶グレード2でも下記の場合は投与を考慮
・過去の重篤なアナフィラキシーの既往がある場合
・症状の進行が激烈な場合
・循環器症状を認める場合
・呼吸器症状で気管支拡張薬の吸入でも効果がない場合

適用なし 　　　適用あり

▶各臓器の治療を行う
▶症状の増悪が見られる場合や，改善が見られない場合にはアドレナリンの投与を考慮する

各臓器の治療
【皮膚症状】
・ヒスタミン H_1 受容体拮抗薬の内服

【呼吸器症状】
・β_2 刺激薬の吸入
・必要により酸素投与
・効果が不十分であれば β_2 刺激薬の反復吸入

【消化器症状】
・経口摂取が困難な場合は補液

追加治療として，副腎皮質ステロイド(ステロイド薬)の内服・静脈注射を考慮する

(内服)
　プレドニゾロン*　　　　　　　　　　1 mg/kg
　デキサメタゾンエリキシル　0.1 mg/kg(1mL/kg)
(静脈注射)
　ハイドロコルチゾン　　　　　　5〜10 mg/kg
　プレドニゾロン*,　　　　　　　　　1 mg/kg
　メチルプレドニゾロン
　*：プレドニゾロンは最大量 60 mg/日を超えない

アドレナリン筋肉注射

注射部位：大腿部中央の前外側部
アドレナリン規格：1 mg/mL
投与量：0.01 mL/kg(0.01 mg/kg)
1回最大量：12歳以上 0.5 mL(0.5 mg)
　　　　　　12歳未満 0.3 mL(0.3 mg)

・高濃度酸素投与(リザーバー付マスクで 10 L/分)
・臥位，両下肢を 30 cm 程挙上させる
・急速補液(生食もしくはリンゲル液などの等張液)
　10 mL/kg を 5〜10 分の間に投与

再評価 5〜10 分

・安定していれば各臓器の治療を行う

・症状が改善しない場合
　アドレナリン筋肉注射
　急速補液　　　　　　　　　　同量を再投与

治療に反応せず，血圧上昇が得られない場合

・アドレナリン持続静注　　0.1〜1 μg/kg/分
　(0.1 μg/kg/分より開始し，反応を見ながら増量)

・呼吸状態が不安定な場合は気管内挿管を考慮

《アドレナリン持続静注薬の調整方法》
　体重(kg)×0.06 mL を生理食塩水で計 20 mL とすると 2 mL/時で 0.1 μg/kg/分となる

図4 重症度に基づいた症状に対する治療
〔海老澤元宏，伊藤浩明，藤澤隆夫(監)：食物アレルギー診療ガイドライン 2016. 協和企画，2016；136〕

物アレルギーの消化器症状で悪心や嘔吐は，摂取したアレルゲンを体外に排出させる目的もあるため，制吐薬は使用しない．

6 予知と予防

　食物アレルギーの予防とは「1次予防として感作(特異的 IgE 抗体産生)を予防すること，2次予防として感作された個体において食物アレ

ルギーの発症を防ぐこと」と定義される．

1）食物アレルギーの危険因子
①皮膚バリア機能の低下とアトピー性皮膚炎の存在，②家族歴，遺伝子素因，③環境中の食物アレルゲン，④秋冬生まれの出生，短い日光照射などがある．

2）食物アレルギーの 1 次予防（感作予防および感作の有無を考慮しない発症予防）
①食物アレルギーの発症予防のために，母親は妊娠中や授乳中の食物除去をしない．
②食物アレルギー児の離乳食の開始時期は，生後 5〜6 か月頃として遅らせない．
③生後早期から保湿剤によるスキンケアにて，アトピー性皮膚炎を 30〜50％ 予防できる可能性は示唆されたが，食物アレルギーの発症予防効果は証明されていない[10]．
④完全母乳栄養や加水分解乳の食物アレルギーの発症予防は，エビデンスに乏しい．
⑤プレ・プロバイオティクスの食物アレルギーの発症予防は，エビデンスに乏しい．

3）食物アレルギーの 2 次予防
①アトピー性皮膚炎の乳児では，鶏卵の摂取が遅いほど鶏卵アレルギーを発症するリスクが高まるので，医師の管理の下，鶏卵アレルギー発症予防を目的に生後 6 か月から鶏卵の微量摂取を開始することが推奨されている．鶏卵感作のみの鶏卵除去，鶏卵以外の食物は推奨されていない．重症例はアレルギー専門医へ紹介する[3]．
②アトピー性皮膚炎は，スキンケアなどで積極的な抗炎症治療と寛解維持を行う．

 保護者への説明のポイント

- 除去食は，必要最低限の除去が基本であり，自己判断では実施しないように指導する．
- 「アレルギー疾患生活管理指導表」を利用して，予め誤食の緊急時対応を決める．
- エピペン®使用に迷う場合は，積極的に注射する．

参考文献

1) 海老澤元宏，伊藤浩明，藤澤隆夫（監）：食物アレルギー診療ガイドライン 2016．日本小児アレルギー学会食物アレルギー委員会：協和企画．2016
2) 長尾みずほ，今井孝成：ガイドライン解説：食物アレルギー診療ガイドライン 2016．第 6 章　診断と検査（食物経口負荷試験）を除く．日小ア誌．2017；31：297-301
3) 海老澤元宏，赤澤晃，伊藤浩明ほか：AMED による食物アレルギーの診療の手引き 2017．国立研究開発法人日本医療研究開発機構（AMED）難治性疾患等実用化研究事業免疫アレルギー疾患等実用化研究事業（免疫アレルギー疾患研究分野）小児期食物アレルギーの新規管理法の確立に関する研究．2018：1-10, 21-22
4) 伊藤浩明，海老澤元宏，藤澤隆夫：ガイドライン解説：食物アレルギー診療ガイドライン 2016．第 1 章　定義・分類・症状．日小ア誌．2017；31：174-179
5) 相原雄幸，近藤康人，野村伊知郎ほか：ガイドライン解説；食物アレルギー診療ガイドライン 2012．第 10 章　食物アレルギーの特殊型．日小ア誌．2013；27：607-616
6) 加藤明人，佐伯秀久，中原剛士ほか：アトピー性皮膚炎診療ガイドライン 2016 年度版．日皮会誌．2016；126：122-124．
7) 真部哲治，相原雄幸，大矢幸弘：ガイドライン解説：食物アレルギー診療ガイドライン 2016．第 11-1 章　食物依存性運動誘発アナフィラキシー（FDEIA）．日小ア誌．2018；32：271-276
8) 柳田紀之，長尾みずほ，海老沢元宏：ガイドライン解説：食物アレルギー診療ガイドライン 2016．第 7 章　食物経口負荷試験（OFC）．日小ア誌．2017；31：302-312
9) 伊藤浩明，海老澤元宏：食物アレルギー診療ガイドライン 2016．第 10 章　症状の重症度判定と対症療法．日小ア誌．2017；31：740-746
10) 福家辰樹，下条直樹：ガイドライン解説：食物アレルギー診療ガイドライン 2016．第 4 章　予知と予防．日小ア誌．2017；31：193-199

Column 14　重症食物アレルギー児のアナフィラキシー発作の原因はダニだった！

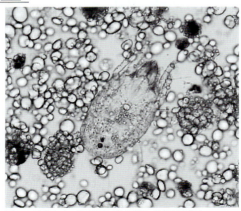 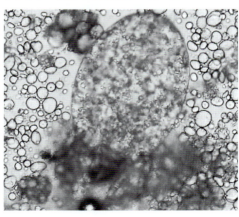

図1　持参した「お好み焼き粉」の鏡検所見
住まいにはコナダニ類が貯蔵食品，畳のわら，室内塵などから多数検出される．食性は植食性，カビ食性で25〜30℃の気温，75〜85％の湿度で繁殖する．
〔北九州市立八幡病院小児救急・小児総合医療センター〕

　食物アレルギーの多くは，就学前までに免疫学的寛容で軽症化することが知られている．しかし一部には，学童期にも厳重な食事制限を要する子どもたちがいる．幼少期から重度の食物アレルギーで，数回となくアナフィラキシー発作や重症喘息発作で救急入院歴のある当院かかりつけの中学生で，昨夏に牛乳のチャレンジテストを行い，少量摂取可能となり，母親ともども喜んでいる子がいた．母親のアレルギーの病態への理解は十分であり，食事管理は神経質といえるほど徹底されていた．もちろん，エピペン®も家庭に保有されている状況であった．

　日曜の昼下がり，市販のお好み焼き用小麦粉（ミックス）を用いてお好み焼きを自宅で作り，家族揃って食べた．本人は2〜3口食べて唇と口腔内の違和感（しびれ感）を訴え，口の中のお好み焼きを吐き出し，口をゆすいだが，同時に喘鳴をきたし20分後には皮疹が出現するとともに全身の瘙痒感を強く訴えた．最初は，アレルゲンに十分に気を配って作った料理のため，母親は気のせいと患児をたしなめていたが，みるみる全身に膨疹が広がるのをみて，慌てて自家用車で救急受診した．ベタメタゾン/d-マレイン酸クロルフェニラミン（セレスタミン®）は服用させたものの，エピペン®の使用は迷って行わずに来院していた．来院時は呼吸苦も出現しており，すぐにアドレナリン筋注と酸素投与，輸液確保，抗ヒスタミン薬とステロイド薬の静注を行い，事なきを得て入院，膨疹が取れるまで3日要した．半信半疑の母親は悪いものは食べさせていないと強気であったが，自宅から持参してもらったお好み焼き粉からコナダニ（図1）が鏡検されるとアナフィラキシーの原因がダニとわかってうなだれた．しかも賞味期限の切れた開封後のお好み焼き粉であったことが母親をさらに反省させることになった．

〔市川光太郎〕

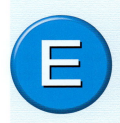

Ⅲ おもな救急疾患
E アレルギー疾患
2. IgA血管炎（アレルギー性紫斑病）

板橋区医師会病院小児科　泉　裕之

1 疾患の概要

血管炎に関する2012年の国際会議（Chapel Hill）において従来 Henoch-Schönlein 紫斑病（Henoch-Schönlein purpura）とされていた疾患名をIgA血管炎（IgA vasculitis）に改めることが提唱された[1]．血管性紫斑病，アナフィラクトイド紫斑病，アレルギー性紫斑病などともよばれている．2～8歳に好発し，男児が女児の2倍と多くみられる．IgAが関与した全身の小血管炎であるという説が有力である．原因は不明であるが，上気道炎が先行するといわれ，約半数でASO値が上昇し，A群β溶血性レンサ球菌の関与が示唆されている[2]．ほかにマイコプラズマ，EBウイルスなどが先行することもあり，薬剤の関与が疑われる例もある．数週～数か月の範囲で自然治癒する例が多いが，腹部症状などがみられる場合には，副腎皮質ステロイドの投与などが必要になる．

2 ガイドラインなどでの記載

米国リウマチ学会による分類基準では，触知可能な紫斑，20歳以下での発症，腹部の激痛，生検で血管壁の顆粒球浸潤の4項目のうち2項目以上を認めるとしている（表1）[3]．

3 診断・治療のフローチャート

a 診　断

皮膚，腹部および関節症状がみられ，皮膚にみられる紫斑から診断されることが多いが，腹部症状や関節症状から発症することもある（図1）．

特徴的な皮疹を認め血小板数に異常がないこ

表1 米国リウマチ学会によるアレルギー性紫斑病の分類基準（1990年）

①触知する紫斑
　わずかに隆起した触知可能な出血性皮膚病変で，血小板減少によらない．
②年齢；20歳以下
　初発時に20歳以下である症例．
③腹部の激痛
　食後に増悪するびまん性の腹痛，または腸管の虚血を認め，通常血性下痢を伴う．
④生検上の顆粒球浸潤
　組織学的に動脈もしくは静脈の血管壁に顆粒球浸潤を認める．

分類のためには4項目のうち2項目以上満たさなければならない．2項目以上満たす場合の感度は87.1%であり，特異度は87.7%である．

〔Mills JA, Michel BA, Bloch DA, et al.：The American College of Rheumatology 1990 criteria for the classification of Henoch-Schölein purpura. Arthritis Rheum 1990；33：1114-1121〕

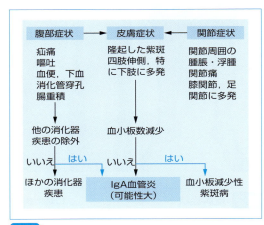

図1 診断のフローチャート

とから，診断はむずかしくない．腹部症状や関節症状が加われば，さらに診断が確実になる．ところが，腹部症状が先行した場合には，診断が容易でないことがある．激しい腹痛があるときには，本疾患を念頭におくことが必要である．

1）皮膚症状から診断されることが多い

皮疹は，圧迫すると退色するピンクの隆起した小膨疹から暗紫色となり，紫斑もしくは点状出血斑になる．典型的には，四肢伸側，特に下肢に紫斑がみられることが多い（図2）．しかし，臥床時などには体幹や耳介などにみられる．通常は2週間以内に消退する．顔面，四肢末端，会陰部などに血管性浮腫がみられることがある．

2）原因不明の腹痛があるときには本症を疑う

腹部症状は消化管の血管炎による浮腫と出血のため起こり，50〜70％にみられるが，生命の危険がある場合があるので，迅速な対応が必要である．

腹痛は疝痛であることが多い．腹痛のほかに嘔吐，血便，下血などが出現し，時に腸穿孔や腸重積の合併を引き起こすことがある．

消化器症状から発症することもあるので，原因不明の腹痛などがある場合には，本症を念頭において診療にあたることが重要である．腹部エコーや腹部CTで小腸壁の肥厚がみられることがある（図3）．可能なら，消化管造影や内視鏡検査により，本疾患に特徴的な所見の有無を確認する．

3）関節症状

関節症状は全症例の2/3以上にみられ，膝や足関節などに腫脹，疼痛，運動痛などが出現する．一般には熱感を伴わず，変形を残さず治癒する．

4）腎障害は紫斑に引き続いて起こる

血尿，蛋白尿などの腎障害は25〜50％にみられるが，初発症状になることは少ない．85％は紫斑の発現から4週以内に，97％が6か月以内に発症する．しかし，紫斑病性腎炎や腎不全となるのは2％未満と報告されている[4]．

5）そのほかの症状

肝脾腫やリンパ節腫脹を認めることもある．まれであるが，中枢神経に障害がおよぶとけいれん，麻痺，昏睡などが出現することがあり，重症化することがある．ほかに心筋障害，虹彩炎やブドウ膜炎などの眼症状がみられることがある．

6）一般検査は診断に有用ではない

血液検査等は特異的でなく，診断のためには有用性が低い．血小板数，白血球数は増加することが多く，赤沈促進およびCRP（C反応性蛋白）上昇がみられる．消化管出血のために貧血をきたすこともある．半数に血清IgAの高値を認めるが，抗核抗体は陰性である．第XIII因子の低下を認めることがあるが，特異的とはいえない．腎炎を合併すると顕微鏡的または肉眼的血尿を認め，時に蛋白尿を伴う．血管壁の生検により，確定診断ができる．

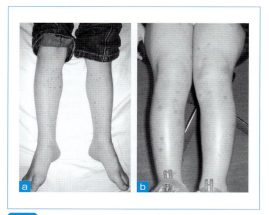

図2 皮膚症状　　　　　　　　　（口絵⑫参照）
a：両側下肢に隆起した小紅斑を認める．
b：両側下肢に隆起した紫斑を認める．

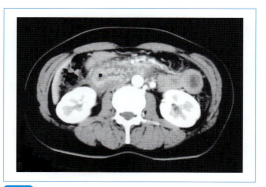

図3 腹部CT所見
造影CTで小腸壁にびまん性の肥厚を認める．

E　アレルギー疾患　2．IgA血管炎（アレルギー性紫斑病）

b　治　療

■通常は自然治癒する疾患であるので，対症療法が中心になる．急性期には安静が必要である．

■腹痛，悪心，嘔吐など腹部症状が強いときには，入院のうえ，禁飲食および補液で経過をみる．腹痛が持続性で激しい場合には，ステロイドを投与する．通常，プレドニゾロン 1〜2 mg/kg を経静脈的に投与する．

■腸重積を合併した場合には，まず非観血的整復を試みる．

■関節痛に対しては，安静および局所保護が必要であるが，疼痛が強い場合にはアセトアミノフェンなど抗炎症薬を投与する．

■腎炎を合併した際，血尿のみまたは軽度の蛋白尿を伴う場合には経過観察でよいことが多いが，治療を要する場合もある．治療は他の糸球体腎炎と同様である．

■血液凝固系第 XIII 因子が 90％ 以下と低値であり，腹痛，関節痛が難治な場合には第 XIII 因子製剤の投与が有効であるとの報告もあるが，血液製剤であることを考慮し，慎重にしたい．

Point

▶多くの場合，安静および保存療法により治癒し，予後は良好である．

▶強い腹部症状が出現し，消化管穿孔や腸重積症を合併し重症化することもあり，治療においてはステロイド薬による腹痛のコントロールなどが重要になる．

▶合併症として腎疾患の頻度が高いので，検尿などにより評価をし，経過をみる必要がある．

▶消化器病変が紫斑に先行する場合には診断が困難なことが多いが，本症の消化器病変の特徴を知ることにより，消化器病変が本症を診断する契機になることもある[5]．

消化器症状

・腹痛は疝痛か？
・血便もしくは便潜血反応が陽性．
・腹部 CT，腹部超音波で小腸壁の肥厚．
・消化管造影で小腸または大腸に母指圧痕像，浮腫，攣縮，潰瘍．
・内視鏡で十二指腸に発赤，びらん，粘膜浮腫，潰瘍，紫斑様病変．
・腸重積．
・消化管穿孔．

⚠ Pitfall

▶本症は自然治癒が期待され，多くは保存的治療のみで回復するが，消化器症状により時に生命の危険をきたすことがある．

▶特徴的な紫斑がみられ，血小板減少がないことから診断されることが多いが，腹痛が紫斑に先行してみられる場合には，診断は容易ではない．

▶時に激しい腹痛のために急性腹症と診断され，開腹されたあとに，紫斑病であることが判明することもある．原因不明の腹痛に遭遇した場合には，本疾患を念頭において診療にあたる必要がある．

▶腹痛に対してはステロイド投与が必要な場合もあるが，腸重積や消化管穿孔を発症した際には迅速に判断し，対処する必要がある．

保護者への説明のポイント

- 原因不明の血管炎である．
- 一般的に予後は良好で自然治癒が期待されるが，時に重症化することがある．
- 腹痛が強いときには，ステロイドの投与が必要になる．
- 消化管穿孔や腸重積症の可能性があり，この場合に緊急な処置が必要になる．
- 検尿所見の異常がみられることが多い．治療を要するような腎炎の頻度が高くないものの，治療が必要になることもある．
- 再発する可能性がある．

文献

1) Jennette JC Falk RJ, Bacon PA, *et al.* : 2012 revised International Chapel Hill Consensus Conference Nomenclature of Vasculitides. *Arthritis Rheum* 2013 ; 65 : 1-11
2) Miller ML, Pachman LM : Vasculitis Syndromes. In : Behrman RE, Kliegma RM, Jenson HB(eds): Nelson Textbook of Pediatrics. 17th edition, WB Saunders, 2004 ; 826-831
3) Mills JA, Michel BA, Bloch DA, *et al.* : The American College of Rheumatology 1990 criteria for the classification of Henoch-Schölein purpura. *Arthritis Rheum* 1990 ; 33 : 1114-1121
4) Narchi H : Risk of long term renal impairment and duration of follow up recommended for Henoch-Schölein purpura with normal or minimal urinary findings : a systematic review. *Arch Dis Child* 2005 ; 90 : 916-920
5) 大川清孝，青松数揆，大平美月，ほか：Schölein-Henoch 紫斑病．胃と腸 2003 ; 38 : 559-565

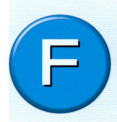

III おもな救急疾患

F 代謝・内分泌疾患
1．低血糖・代謝性アシドーシス

兵庫医科大学小児科　李　知子，竹島泰弘

1 疾患の概要

　低血糖は小児救急の場面でしばしば遭遇する病態であり，常に念頭において診療にあたるべきである．小児では，成人に比べ若干低い45 mg/dL 以下を低血糖と定義していることが一般的である．低血糖の症状は，自律神経系の活性化によるアドレナリン分泌に伴う症状（発汗，頻脈，蒼白，振戦，悪心嘔吐）と，脳のグルコース利用減少に起因する症状（頭痛，精神錯乱，けいれん，傾眠，昏睡）などがある．乳児ではチアノーゼ，無呼吸，低体温，筋緊張低下，傾眠，けいれんなど非特異的な症状しか認めない場合もあり，見逃さないよう注意が必要である[1]．小児救急において低血糖は緊急事態である．グルコースは脳の重要なエネルギー源であるため，高度の低血糖は脳障害をきたし中枢神経後遺症を残しうる．そのためすぐに治療介入を始めなければならない．同時に原因検索もすすめていく．
　代謝性アシドーシスは，重炭酸イオン（HCO_3^-）の低下により pH が低下する病態である．呼吸性代償による CO_2 の低下を伴う．低血糖や高アンモニア血症を伴う場合は緊急性が高い．
　血液ガスの正常値を以下に示す（表1）[2]．わずかに正常値が異なるが，末梢静脈血検体でも十分に評価できる[2]．

2 診断・治療のフローチャート

a 診　断

1）低血糖の診断

　低血糖の原因は，おもに内分泌疾患と先天代謝異常症であり，これらを念頭におき鑑別を進めていく．診断のフローチャートを図1に示す．
　食後から低血糖症発症までの時間は鑑別において重要な手がかりとなるため必ず確認する．インスリン過剰症では食直後以外のどの時間帯でも起こりうる．食後すぐの低血糖ではガラクトース血症，フルクトース不耐症が考えられる．グリコーゲン分解の異常では食後数時間，糖新生異常では食後12〜13時間以降に低血糖症を発症する[1,3]．
　鑑別には低血糖時のクリティカルサンプルが重要になる．通常，低血糖時には血中インスリン値は感度以下になる．低血糖にもかかわらず，同時に測定したインスリンが1〜3（μU/mL）以上，もしくはインスリン（μU/mL）/グルコース（mg/dL）比が0.2〜0.4以上であれば高インスリン血症と考える[4,5]．また，インスリン拮抗ホルモン（ACTH，コルチゾール，GH，IGF-1，TSH，FT4）を測定し，不足がないか確認する[4]．肝型糖原病（I，III，VI，IX，0型）では，肝腫大（0型では認めない）や高乳酸血症の合併が診断の手がかりとなる[1,4]．酵素活性測定や遺伝子診断で各病型の確定診断を行う．高度の代謝性アシドーシスや高アンモニア血症を合併する場合は有機酸代謝異常症を疑い，尿有機酸分析を行う．

表1 血液ガスの正常値

pH	7.40（静脈血　7.37）
PCO_2	40（45）mmHg
HCO_3^-	24（25）mEq/L

〔白髪宏司：血液ガス分析．小児内科 2017；49（増刊）：246-248 より引用〕

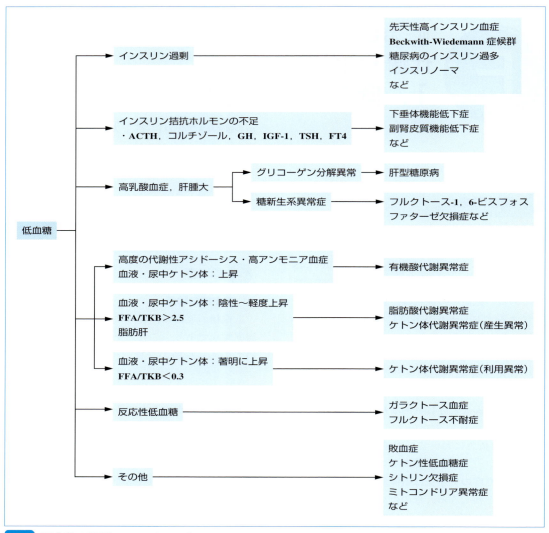

図1 低血糖の診断フローチャート

　ケトーシスの有無は鑑別診断上重要である．低血糖時は代替エネルギー源としてケトン体の産生が亢進するのが通常であるが，ケトン体の増加がみられない，もしくは軽度の増加にとどまる場合は脂肪酸代謝異常症，ケトン体産生異常症やインスリン過剰状態を疑う．ガラクトース血症やフルクトース不耐症における反応性低血糖ではケトン体上昇は軽度である．脂肪酸代謝異常症の診断にはタンデムマス法によるアシルカルニチン分析が重要である．ケトン体は産生できるが利用できない（ケトン体利用異常）場合も低血糖をきたす．これらの鑑別には遊離脂肪酸（FFA）と総ケトン体（TKB）の比がポイントとなる．FFA/TKB比（注意：単位を揃えて計算する）は通常は0.3～2.5程度であるが，脂肪酸代謝異常症やケトン体産生異常症ではケトン体産生が十分でないためFFA/TKB＞2.5となる．一方で，ケトン体利用異常症ではFFA/TKB＜0.3となる[6]．

2）代謝性アシドーシスの診断

　代謝性アシドーシスは，おもに①重炭酸イオンの喪失（腎および腸管など），②腎からのH⁺排泄障害，③体内の酸の産生増加による．これらの鑑別には，アニオンギャップ（anion gap：

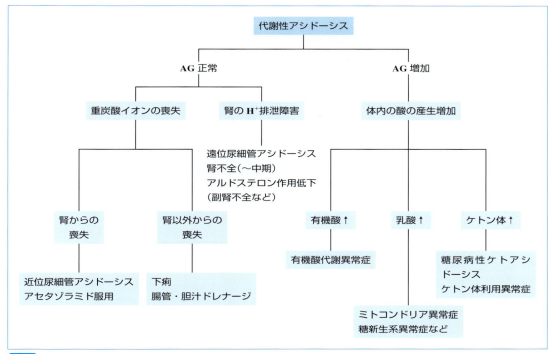

図2 代謝性アシドーシスの診断フローチャート

AG）の値が重要である[7]．AGは，$(Na^+)-(Cl^-+HCO_3^-)$で求められ，基準値は12±4 mEq/Lである[4]．低アルブミン血症では低下するため，以下のように補正を要する：補正AG＝測定AG＋2.5×(4－測定アルブミン値)[2,7]．診断のフローチャートを図2に示す[7]．AG正常の代謝性アシドーシスでは，①重炭酸イオンの喪失（腎および腸管など）もしくは②腎からのH+排泄障害を考える．副腎不全ではアルドステロン不足によりAG正常の代謝性アシドーシスを呈する．一方，AGが増加している場合は，③体内の酸の産生増加を考え，乳酸・ケトン体の測定とともに，尿中有機酸分析などにより診断する．

低血糖と代謝性アシドーシスを同時に認める場合は，副腎不全もしくは先天代謝異常症の可能性が高い．さらに高アンモニア血症も同時に認める場合は，有機酸代謝異常症，脂肪酸代謝異常症，ケトン体代謝異常症が疑われる．特に有機酸代謝異常症では，著しい代謝性アシドーシス，高アンモニア血症を認める場合がある．脂肪酸代謝異常症やケトン体代謝異常症では高アンモニア血症を認めたとしても軽度であることが多い．これらの先天代謝異常症の診断には，血中アシルカルニチン分析や尿中有機酸分析が有用である．なお，2014年より全国でタンデムマス法による有機酸代謝異常症・脂肪酸代謝異常症のマススクリーニングが行われているが，軽症例などで新生児期に異常を指摘されないケースもある．そのため，発症時の検体で繰り返し検査を行うことが重要である．

b 治療

1) 低血糖の治療（表2）

低血糖を認めた場合，まず，静脈ルートを確保し，20%ブドウ糖を1 mL/kg（もしくは10%ブドウ糖2 mL/kg）をゆっくり静注する．その後引き続いてブドウ糖の持続静注を行い（6〜8 mg/kg/分），血糖の推移をフォローし糖濃度を調整する[1]．10 mg/kg/分以上のブドウ糖を要するときは高インスリン血症が疑わしい．高インスリン血症の場合は，ジアゾキシド（1歳未満：5〜10 mg/kg/日，1歳以上：3〜5 mg/kg/日）の投与を開始する[8]．グルカゴン投与も考慮する．

副腎皮質機能低下症などの副腎不全が疑われ

Ⅲ おもな救急疾患

表2 治療薬一覧

低血糖治療[1, 8, 9]	
ブドウ糖	最初に 20% ブドウ糖 1 mL/kg（もしくは 10% ブドウ糖 2 mL/kg）静注 その後持続静注（目安：6〜8 mg/kg/分）
ジアゾキシド	1 歳未満：5〜10 mg/kg/日，1 歳以上：3〜5 mg/kg/日
ヒドロコルチゾン	最初に 50 mg/m²（乳幼児 25 mg，学童 50 mg，成人 100 mg）を静注 引き続き 50〜100 mg/m²/日を持続静注
代謝性アシドーシス補正治療[10]	
メイロン®	BE×体重×0.2 mL の半量を緩徐（1 mEq/分以下）に投与
トロメタモール（THAM） （サム®点滴静注セット）	トロメタモール 0.3 mol 溶液： 投与量（mL）＝BE×体重（kg）の半量から投与（0.2 mL/kg/分以下の速度で）
高アンモニア血症治療[10]	
フェニル酪酸ナトリウム （ブフェニール®）	250 mg/kg/日（内服薬しかないので経口投与が難しい場合は経胃管投与する）
安息香酸ナトリウム	200〜300 mg/kg を 60〜120 分で急速静注，その後同量を 24 時間かけて持続静注
アルギニン（アルギ U®）	200〜300 mg/kg を 60〜120 分で急速静注，その後同量を 24 時間かけて持続静注

る場合は，ブドウ糖を加えた生理食塩水（生食 500 mL＋20% ブドウ糖 20 mL）を 10〜20 mL/kg/時で投与を開始し循環不全の改善と血糖維持をはかる．さらにヒドロコルチゾン 50 mg/m²（乳幼児 25 mg，学童 50 mg，成人 100 mg）を静注し，引き続き 50〜100 mg/m²/日を持続静注する．ミネラルコルチコイドの補充は不要である[9]．

2）代謝性アシドーシスの治療（表 2）

代謝性アシドーシスについては，原因となる疾患の治療を行う．アシドーシスの補正としては，炭酸水素 Na（メイロン®）が用いられることが多い．副作用としての高 Na 血症に注意する[10]．トロメタモール（THAM）は高 Na 血症を起こしにくい．どちらの薬剤も血管から漏れた際に組織壊死を起こす可能性があるため確実な静脈ラインから投与する．アシドーシスが改善しないとき，高アンモニア血症を認める場合は血液浄化療法を考慮しなければならない．なお，糖尿病性ケトアシドーシスの際の炭酸水素ナトリウム投与は，重度のアシドーシス（pH＜6.9）で，心収縮力が低下し循環不全の進行が考えら

れる場合にのみ，注意深く行う．

200 μg/dL 以上の高アンモニア血症を認める場合は 1 時間以内ごとに再検し上昇傾向がないかフォローする．高アンモニア血症に対する内科治療は，十分なブドウ糖輸液に加え，フェニル酪酸ナトリウム（ブフェニール®），安息香酸 Na（2018 年 9 月時点では試薬しかないため倫理委員会での承認が必要），アルギニン（アルギ U®）による治療が必要となる（表 2）[10]．何らかの先天代謝異常症を想定し，ビタミン B_1，B_2，B_{12}，C，ビオチン，カルニチンなど有効性を期待できるビタミン類（ビタミン・カクテル）の投与も考慮する[9]．これらの治療を開始しながら，改善が乏しい場合は速やかに血液浄化療法の導入を行えるように転院も含めて準備を進める．

③ ポイントとピットフォール

a クリティカルサンプル

実際の臨床現場では，鑑別診断を治療と同時に進めていく必要がある．最も重要なのは，タ

表3 クリティカルサンプル一覧

血液検査

- CBC，血糖，AST，ALT，CK，BUN，UA，Cr，Na，K，Cl，Ca，P，TP，Alb，CRP など
- 血液ガス
- インスリン，成長ホルモン，IGF-1，ACTH，コルチゾール，TSH，FT4
- ケトン体分画，遊離脂肪酸，アンモニア，乳酸，ピルビン酸
- アシルカルニチン（タンデムマス）分析（血清，ろ紙）
- アミノ酸分析

尿検査

- 尿一般（ケトン体），β_2ミクログロブリン，NAG
- 尿有機酸分析

表4 二次性カルニチン欠乏症の原因

1. カルニチンの供給不足
   低栄養，極端な偏食，特殊ミルク，経腸栄養剤（エンシュア・リキッド®，エレンタール®，ラコール®にはカルニチンは含まれていない）

2. カルニチンの過剰消費
   ピボキシル基を有する抗菌薬（フロモックス®，メイアクト®，トミロン®，オラペネム® など），バルプロ酸，有機酸代謝異常症

3. カルニチンの大量喪失
   尿細管障害，透析など

イミングを逃さずクリティカルサンプルを採取することである．低血糖を補正してからのサンプルでは，インスリンなどの内分泌ホルモン，ケトン体，遊離脂肪酸，アシルカルニチンなどの値が変動してしまうため正確な評価ができず診断がむずかしくなる．また，一部の脂肪酸代謝異常症では安定期の検体では異常が検出されないこともあるため，有症状時の治療介入前にサンプルを確保しておく必要がある．確保しておくべきサンプルを**表3**に示す．夜間・休日であっても必要量を採取し冷凍保存しておくとよい[10]．

b 「低ケトン」とは？

ケトン体の基準値と比べて低値ではない場合に，「低ケトン」性低血糖ではないので脂肪酸代謝異常症は否定的，などと考えていないだろうか．健常な小児であれば，低血糖に応じてケトン体は著しく増加し，いわゆる基準値の上限を大きく上回るのが本来の反応である．したがって，それ以下であれば「低ケトン」と評価すべきである．具体的には，通常は同時に測定した血糖（mmol）×総ケトン体（mmol）の値が乳幼児では8〜13となると予想される[11]．つま

り，たとえば血糖が36 mg/dL（＝2 mmol/L）であれば総ケトン体は4,000〜6,000 μmol/L まで上昇するはずである．これ以下であればケトン体産生が不足していると考える．

c 二次性カルニチン欠乏

先天的なカルニチントランスポーターの機能異常により生じる全身性カルニチン欠乏症に対し，カルニチンの供給不足，過剰消費，大量喪失などによるカルニチン欠乏を二次性カルニチン欠乏症という．カルニチンは長鎖脂肪酸の輸送に必須の因子であるため，脂肪酸代謝経路の障害により低血糖を呈する．おもな原因を**表4**に示す．

d 過剰なブドウ糖投与がよくない場合もある!?

先天代謝異常症では8〜10 mg/kg/分程度のブドウ糖輸液を要することが多い．したがって先天代謝異常症が疑われる場合は十分なブドウ糖輸液を行うことが多いが，ミトコンドリア異常症や，シトリン欠損症では過剰な糖負荷が状態を悪化させることが知られており注意が必要である[10]．

保護者への説明のポイント

- 血糖は脳の重要なエネルギー源であり，低血糖はすぐに治療が必要である．
- 低血糖や代謝性アシドーシスは，代謝バランスや内分泌ホルモンに異常がある可能性があるため，原因追求が必要である．

参考文献

1) Sperling MA：Hypoglycemia. In：Kliegman RM. *et al*.（eds）, Nelson Textbook of Pediatrics. 20th ed, Elsevier, 2016；773-788
2) 白髪宏司：血液ガス分析．小児内科 2017；49（増刊）：246-248
3) 依藤 亨：低血糖．有阪治（編），ビギナーのための小児内分泌診療ガイド．中山書店，2014；117-122
4) 大浦敏博：先天代謝異常症診断へのアプローチ．遠藤文夫，山口清次，大浦敏博，ほか編，先天代謝異常ハンドブック．中山書店，2013；5-8
5) 先天性高インスリン血症診療ガイドライン作成委員会：先天性高インスリン血症診療ガイドライン．日本小児内分泌学会，日本小児科学会 2016；https://minds.jcqhc.or.jp/docs/minds/congenital-hyperinsulinism/congenital-hyperinsulinism.pdf
6) Fukao T, Michell G, Sass JO, *et al*.：Keton body metabolism and its defects. *J Inherit Metab Dis* 2014；37：541-551
7) 柴垣有吾：体液電解質異常と輸液．改訂第 3 版．中外医学社，2007；142-152
8) 安達昌功：低血糖症．横谷 進，田中敏章，安達昌功，ほか編，専門医による新小児内分泌疾患の治療改訂第 2 版，診断と治療社，2017；244-249
9) 堀 尚明：内分泌緊急症．小児科診療 2018；81（増刊）：62-64
10) 日本先天代謝異常学会編：新生児マススクリーニング対象疾患等診療ガイドライン 2015．診断と治療社，2015；2-7
11) Bonnefont JP, Specola NB, Vassault A, *et al*.：The fasting test in paediatrics：application to the diagnosis of pathological hypo- and hyperketotic states. *Eur J Pediatr* 1990；150：80-85

Ⅲ おもな救急疾患

F 代謝・内分泌疾患
2．糖尿病

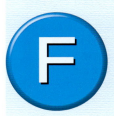

●茨城県立こども病院小児総合診療科　泉　維昌

1 糖尿病の救急状態

糖尿病（diabetes mellitus：DM）の救急状態としては，①糖尿病ケトアシドーシス（diabetic ketoacidosis：DKA），②高血糖高浸透圧状態（hyperglycemic hyperosmolar state：HHS），③低血糖，④乳酸アシドーシスがある．ここではおもに①，③と注意すべき合併症について記載する．

2 糖尿病ケトアシドーシス（DKA）

DKAでは絶対的または相対的なインスリン欠乏の存在下で，カテコラミン，グルカゴン，コルチゾール，成長ホルモンなどのインスリン拮抗ホルモンが上昇することによる高血糖，高浸透圧，ケトーシス，高アニオンギャップ性代謝性アシドーシスが示される病態である．小児のDKAでは1型糖尿病を前提として考えるが，いくつか誘因が考えられる（表1[1,2]）．2型糖尿病でもDKAは発症することがあり，若年性肥満を伴う清涼飲料水ケトーシス（ペットボトル症候群）の治療においても参考にすることができる．

DKAの症状は全身倦怠感，多飲・多尿があり，代謝性アシドーシスのためKussmaul呼吸をきたす．脱水，体重減少，頻脈，腹痛・悪心・嘔吐がみられ，高血糖・アシドーシスにより意識障害，昏睡へと進展する．白血球増多と左方移動，血清アミラーゼ上昇が認められ，感染を伴う場合は発熱も認められる．

a DKA診療のポイント

■血糖値は急激に下げない．1時間に100 mg/dL程度を目安とする．
■インスリンのワンショット静注（ボーラス）は行わない．
■アシドーシスの補正として重曹（メイロン®）は原則として用いない．
■水分の喪失量の補充輸液は48時間程度でゆっくり行う．
■特に脳浮腫，低K血症には注意する．
■早期からの治療にはDKAの診断に気づくことが必要であり，意識障害をみるときには，血糖値，血液ガス分析，尿糖，尿ケトンの検査をルーチンに組み込むとよい．

b DKAの生化学的定義[1]

血糖値＞200 mg/dL
静脈血 pH＜7.3 または HCO_3^- ＜15 mmol/L
ケトン血症，ケトン尿の存在（尿ケトン体≧2＋または血清βヒドロキシ酪酸≧3 mmol/L）

表1 DKAの誘因，危険因子

・1型DM（まれに2型DM）の急性発症時
・清涼飲料水ケトーシス（ペットボトル症候群）
・インスリン注射の中断
・コントロール不良，不十分なインスリン補充
・DKAの既往
・シック・デイ（腸炎・肺炎など感染症）
・インスリンポンプ治療中のインスリン注入不良
・摂食障害などの精神的疾患
・精神的ストレス
・妊娠
・重症疾患（交通事故，脳血管障害など）

〔日本小児内分泌学会糖尿病委員会：第10章糖尿病ケトアシドーシス．国際小児思春期糖尿病学会臨床診療コンセンサスガイドライン2006～2008．日児誌 2008；112：924-945，Dunger DB, Sperling MA, Acerini CL, et al.：ESPEI LWPES consensus statement on diabetic ketoacidosis in children and adolescents. Arch Dis Child 2004；89：188-194〕

Ⅲ おもな救急疾患

C DKA の治療

①循環不全の改善，脱水の改善②インスリンの補充③血糖・電解質の改善④酸塩基平衡の改善⑤脳浮腫の予防が基本となる（表2）[1,3].

治療の手順（図1[1,4]）

1) 初期輸液（インスリン投与は原則急速輸液1〜2時間後から投与する.）まずは末梢循環血漿量の改善と糸球体ろ過量の確保のため，10〜20 mL/kg の生理食塩水で十分な輸液を行う．末梢循環量の改善だけで血糖値が低下することも多い．ただし過剰に急速な大量の生理食塩水の輸液は高 Cl 性アシドーシスや脳浮腫の要因となりうることを考慮する．30 mL/kg を超えることはしない[1].

2) 初期輸液中に検査データを解析して治療プランを適宜更新する（表3[1,5]，4[1]，5[1]）.

3) 初期輸液後の輸液とインスリン

   a) 輸液[1,4,6,7]

   移行期〜維持期：初期輸液で循環が改善し利尿が得られる時期だが，高血糖による利尿があるのでそれによる脱水の評価はむずかしい．体重測定により脱水の評価ができないことも多いが，なお十分な輸液による欠乏分の補充が必要である（表3）．すなわち輸液速度は初期輸液量の 1/3〜1/2 くらいとなる．あるいは5〜10% 程度の脱水とみなして欠乏量を算出し，それを48時間で均等に補充する．維持輸液の速度をそこに加える．輸液製剤としては 0.9% 食塩水または酢酸リンゲル液（ヴィーン F®など，高 Cl を避け，乳酸が入らない）を用いる．4〜6時間後，血糖値が 300 mg/dL 以下になったら，上記輸液製剤にブドウ糖を加えておおむね 5% 程度のブドウ糖濃度とする．K はインスリン投与開始時から添加することが多く 40 mmol/L となるようにする（初期輸液時から加えるなら 20 mmol/L）．すなわち維持期でも 0.45% 食塩水以上の張性の輸液製剤をベースに，ブドウ糖や K 製剤を添加する．特に高 Na 血症がある場合は Na 値の急速な低下を避けねば

表2 DKA 治療のゴールと注意すべき項目

治療のゴール	治療の合併症
・脱水の補正	・不適切な輸液
・アシドーシスの補正	・低血糖
・血糖値を正常値付近へ戻す	・低 K 血症
・治療の合併症を避ける	・高 Cl 性アシドーシス
・いかなる急変も同定し対処する.	・脳浮腫

〔日本小児内分泌学会糖尿病委員会：第10章糖尿病ケトアシドーシス．国際小児思春期糖尿病学会臨床診療コンセンサスガイドライン 2006〜2008．日児誌 2008；112：924-945，日本糖尿病学会・日本小児内分泌学会（編・著）：糖尿病ケトアシドーシスとその治療，低血糖とその治療．小児・思春期1型糖尿病の診療ガイド．南江堂，2017；49-51，53-56 を元に作成〕

ならない.

血糖が低下してくれば，高血糖による見かけ上の低 Na 血症が改善する（測定 Na 値が上昇する）．インスリン投与，アシドーシスの改善により K が急速に低下するため K の補充は当初から必要となることが多い．輸液速度は脱水欠乏分を再評価して減量などの調整をする.

   b) インスリン投与[1,3,6,7]

   血糖値是正，ケトン体生成によるアシドーシスの改善にはインスリン投与が必須である．おおむね初期輸液1〜2時間終了後から速効型（レギュラー）インスリンの持続静注を開始する．DKA が改善（pH>7.3，重炭酸>15 mmol/L）するまでは 0.1 U/kg/時で行う．インスリン感受性がよい乳幼児や肥満のある症例では 0.05 U/kg/時程度でもよいかもしれない[4,8]．著明高血糖≧500 mg/dL のときでも，いわゆるインスリンのワンショット静注はしない．適正な血糖降下速度は1時間あたり 100 mg/dL 以下とされている．急激な血糖の低下は血漿浸透圧の急激な変化をもたらし，脳浮腫のリスクを高めると考えられ，インスリン持続投与速度を調節することも必要である．ただし DKA のあるうちの低血糖では輸液中のブドウ糖濃度を上げることを考慮する.

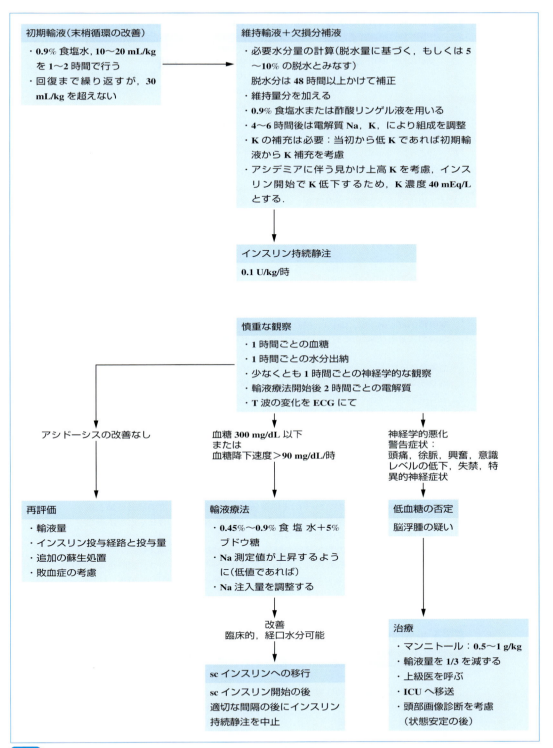

図1 DKAの治療　輸液療法とインスリン投与の考え方

〔日本小児内分泌学会糖尿病委員会：第10章糖尿病ケトアシドーシス．国際小児思春期糖尿病学会臨床診療コンセンサスガイドライン2006〜2008．日児誌2008；112：924-945，日本糖尿病学会・日本小児内分泌学会(編・著)：糖尿病ケトアシドーシス．小児・思春期糖尿病コンセンサス・ガイドライン．南江堂，2015；125-129 より引用・改編〕

Ⅲ　おもな救急疾患

表3　DKA における水分と電解質の喪失量と通常の小児維持量

	平均量/kg	24 時間維持量
水	70mL（30〜100）	体重（kg）≦10 kg　100 mL/kg/24 時間 10 kg＜体重（kg）≦20 kg　1000 mL＋50 mL/（体重－10）kg/24 時 20 kg＜体重（kg）　1500 mL＋20 mL/（体重－20）kg/24 時
Na	6 mmol（5〜13）	2〜4 mmol
K	5 mmol（3〜6）	2〜3 mmol
Cl	4 mmol（3〜9）	2〜3 mmol
P	（0.5〜2.5）mmol	1〜2 mmol

平均的な DKA 児の喪失量が示されており，実際の喪失量は，表に示したものより少ない場合や多い場合がある．24 時間維持量は Holiday-Segar 法に準じている．
〔日本小児内分泌学会糖尿病委員会：第 10 章糖尿病ケトアシドーシス．国際小児思春期糖尿病学会臨床診療コンセンサスガイドライン 2006〜2008．日児誌 2008；112：924-945, Wolfsdorf J, Craig ME, Daneman D, et al.：Diabetic Ketoacidosis. *Pediatr Diabetes* 2007；8：28-43 より引用・改編〕

表4　来院時するべき検査

・血糖[*1]	・尿・血清ケトン体，BUN，Cre，CRP
・電解質（Na[*2]，K，Cl，Ca，P，Mg）	・一般血液検査
・血液ガス分析（静脈血で有用，anion gap[*3]）	・一般肝腎機能検査
	・コレステロール，中性脂肪
・血清浸透圧[*4]	・HbA1c
・ECG モニター（血清 K 値異常に対するモニター）	・尿一般
	・バイタルサイン（心拍，呼吸，BP，体温）
・身長・体重測定（体重減少度の算定）	・神経学的観察

[*1]：自己血糖測定器での測定値は検査室測定値との差異を確認する．
[*2]：高血糖時の Na は低く測定される；補正 Na（mEq/L）＝測定 Na（mEq/L）＋1.6×（血糖（mg/dL）－100）/100
[*3]：anion gap＝Na^+－（Cl^-＋HCO_3^-）；正常は 12±2 mmol/L．DKA では通常 20〜30 mmol/L，anion gap＞35 mmol/L のときは乳酸アシドーシスの合併を考慮する．
[*4] 有効浸透圧（mOsm/kg）＝2×（Na＋K）＋血糖（mg/dL）/18 は実測の血清浸透圧値と差異が大きければケトン体や乳酸などの酸の存在，偽性低 Na 血症の存在などが示唆される．高血糖高浸透圧状態の判断にも有用．
著者注：特に血糖値を用いた計算式は血糖（mg/dL）での数式に置き換えた．
〔日本小児内分泌学会糖尿病委員会：第 10 章糖尿病ケトアシドーシス．国際小児思春期糖尿病学会臨床診療コンセンサスガイドライン 2006〜2008．日児誌 2008；112：924-945 を元に作成〕

表5　治療開始後の検査

1 時間ごと（またはさらに頻回）	1〜2 時間ごと
・血糖	・電解質
・水分の In/Out（意識障害時は導尿）	・BUN，cre，血液ガス分析
・バイタルサイン	・血算，Ht
心拍，呼吸，血圧，体温	・尿一般（尿ケトン）
・神経学的観察	・血中ケトン体
Glasgow Coma Scale，脳浮腫のサイン	・血清浸透圧

〔日本小児内分泌学会糖尿病委員会：第 10 章糖尿病ケトアシドーシス．国際小児思春期糖尿病学会臨床診療コンセンサスガイドライン 2006〜2008．日児誌 2008；112：924-945 を元に作成〕

速効型インスリン 50 U を生理食塩水 50 mL に混和してインスリン 1 U/mL 濃度に調整するか，0.1 U×体重×24 時間（体重 20 kg ならインスリン 48 U）のインスリンを生理食塩水 24～48 mL に混和して速度 1～2 mL/時（インスリン 0.1 U/kg/時）で持続静注投与をする方法がある．いずれにせよインスリン製剤は 100 U/mL と高濃度であることに注意する．インスリン製剤バイアルからインスリンを吸い出す作業はインスリン専用注射器（マイジェクター®など）を用いれば単位数の間違いが起きにくい．

4）輸液，インスリンの調節

血糖値が 250～300 mg/dL に低下し，アシドーシスの改善がみられてきたら，輸液にブドウ糖を加えているが，メインの輸液の糖濃度を 5% 程度（高乳酸血症がなければソリタ T2® 500 mL＋50% ブドウ糖 20 mL）を①維持量の速度とし，側管からは脱水補正分の速度で細胞外液型を②として輸液すると，①にブドウ糖，K を添加・増減することで調節がしやすい．低 K 血症傾向がみられたら K は 40 mEq/L 以上とすることもあるが，最大の K 補充は 0.5 mmol/kg/時を目安とする[3,4]．全体を 1 本の輸液路で輸液している場合は，ブドウ糖，K を添加するにも，全体の速度が通常の輸液の 1.5～2 倍あることに留意して過剰投与にならないように考慮する．

輸液に糖を加えた後も血糖値が 200 mg/dL 以下に低下しアシドーシスが改善していればインスリン持続静注の速度の減量を行う．アシドーシスの改善が遅れている場合（pH＜7.3，HCO_3-＜15. mEq/L）は血糖のみの低下を防ぐ意味で上記①メインの輸液内容のブドウ糖濃度を 10% 程度までは上げるようにする．

5）経口摂取開始

血糖値 100～300 mg/dL，HCO_3- 18 mEq/L 以上，pH 7.3 以上で覚醒状態となって食事をする意欲があれば，輸液とインスリン持続静注はそのままに少量ずつ食べ始めてよい．食べた量にあわせて超速効型インスリ

ンを食中～食後で皮下注射（0.2～0.4 単位/kg/回）"アトウチ"することもある．この時尿ケトンは陰性になっていることが確認できている．食事量が半分程度食べられれば，糖を含んだ維持輸液分の速度は半分以下に減じ，あわせて持続インスリン静注を 0.01～0.02 U/kg/時に調節できる．自由に飲水できるようになれば，脱水欠乏分の補充輸液は経口補液に委ねることも可能である．食事量が安定すれば食事分のインスリン皮下注射は，食直前もしくは食事 30 分前に超速効型，速効型インスリンを使用する．

直前の持続インスリン静注の 1 日投与量を参考に持効型インスリンの皮下注投与量を決め，基礎インスリンとして投与する．すでにインスリン治療をしていた児では今までの投与量を参考にすることができる．

③ 脳浮腫

DKA による死亡率は 0.15～0.3% で，その 60～90% が脳浮腫による．DKA で脳浮腫の発症は通常治療開始 4～12 時間後にみられるが，治療前や治療開始後 24～48 時間でみられることもある．意識状態の悪化，血圧上昇，徐脈などの徴候（**表6**[1,3,4]，**表7**[1,3,4]）に注意して対処する必要がある．

④ 低血糖[3]

1 型糖尿病患児での低血糖はインスリン投与量と食事摂取量および運動量とのミスマッチの結果であり，1 型糖尿病における最も一般的な急性合併症の 1 つである．臨床的には血糖値 65～70 mg/dL 未満を低血糖として扱う．

低血糖時の空腹感，悪心，頻脈，発汗などは自律神経症状であり，低血糖に拮抗するホルモン分泌による症状と考えられる．集中力低下，あくび，異常行動，意識喪失などの大脳機能低下症状は脳のグルコース不足による症状と考えられる．血糖が急激に低下したときには，正常血糖値でも低血糖症状を認めることがある．反面，無自覚性低血糖は低血糖の反復による自律

Ⅲ　おもな救急疾患

表6　脳浮腫の徴候

・頭痛	・神経学的所見の出現（脳神経麻痺など）
・徐脈	・嘔吐
・意識状態の悪化	・けいれん
不穏，易刺激性，傾眠傾向，失禁	・血圧上昇
	・血中酸素濃度の低下

脳浮腫が疑われた場合は，マンニトール 0.5〜1.0 g/kg を 20 分以上かけて静注する．30 分〜2 時間以内に初期効果がなければ繰り返す．輸液量は 1/3 を減じる．
〔日本小児内分泌学会糖尿病委員会：第 10 章糖尿病ケトアシドーシス．国際小児思春期糖尿病学会臨床診療コンセンサスガイドライン 2006〜2008．日児誌 2008；112：924-945，日本糖尿病学会・日本小児内分泌学会（編・著）：糖尿病ケトアシドーシスとその治療，低血糖とその治療．小児・思春期 1 型糖尿病の診療ガイド．南江堂，2017；49-51，53-56，日本糖尿病学会・日本小児内分泌学会（編・著）：糖尿病ケトアシドーシス．小児・思春期糖尿病コンセンサス・ガイドライン．南江堂，2015；125-129 を元に作成〕

表7　脳浮腫発症の危険因子

・若年者	・アシドーシス補正のための重炭酸投与
・初発の DM	・治療中の測定 Na の上昇の遅れ
・DKA の治療開始が遅い	・最初の 4 時間での過剰な輸液
・DKA が重症	・輸液開始 1 時間以内のインスリン投与
・アシドーシスの程度にそぐわない低 CO_2 血症	
・BUN の上昇	
・高度のアシドーシス	

〔日本小児内分泌学会糖尿病委員会：第 10 章糖尿病ケトアシドーシス．国際小児思春期糖尿病学会臨床診療コンセンサスガイドライン 2006〜2008．日児誌 2008；112：924-945，日本糖尿病学会・日本小児内分泌学会（編・著）：糖尿病ケトアシドーシスとその治療，低血糖とその治療．小児・思春期 1 型糖尿病の診療ガイド．南江堂，2017；49-51，53-56，日本糖尿病学会・日本小児内分泌学会（編・著）：糖尿病ケトアシドーシス．小児・思春期糖尿病コンセンサス・ガイドライン．南江堂，2015；125-129 を元に作成〕

神経反応閾値の変化が関連するとも考えられる．

　低血糖の治療は軽症ならば 10〜20 g のブドウ糖（またはショ糖や相当するカロリーのジュースでもよいが，効果発現は遅くなる）を摂取して 10〜15 分後に血糖値を再評価する．

　経口摂取ができないときは，グルカゴン注射を 12 歳未満で 0.5 mg（1/2 バイアル），12 歳以上では 1 mg（1 バイアル）筋注，皮下注で行う．

これはおもに家庭内で家族ができるように整備しておくとよい．

　病院内での処置中に低血糖が生じた場合，静注経路があれば 20% ブドウ糖液を 1〜2 mL/kg ゆっくり静注する．急速投与や 50% 高濃度ブドウ糖の静注は浸透圧の変動が大きくなることで，脳浮腫のリスクを高めると考えるので行わない．

保護者への説明のポイント

- 糖尿病ケトアシドーシス（DKA）には，脳浮腫を発症する危険性があり，頻回に血糖，電解質，血液ガス分析を行い，脳浮腫の症状が出現しないかチェックする．
- DKAは初発のときのみならず，すでにインスリン治療中の糖尿病患児がBSコントロール不良，インスリン注射の中断・注入不良，重症疾患（感染，外傷，脳血管障害など），摂食障害などでも発症する．
- 糖尿病管理中の低血糖は，糖尿病インスリン治療中の最も一般的な急性合併症であり，インスリン過剰投与，摂食不良，過度の運動などが誘因となる．低血糖の早期発見とブドウ糖補充・グルカゴン注射を含む対策を用意すること，低血糖の原因分析に基づく次回の低血糖予防を講じることが糖尿病を良好に管理する上では重要である．
- 日常での低血糖傾向を心配するあまりインスリンを減じすぎたり中断することはDKAの発症，糖尿病管理不良へとつながる．持続血糖モニターの普及により，低血糖の予防やインスリン追加投与が行いやすくなっているので適宜利用するとよい．

文献

1) 日本小児内分泌学会糖尿病委員会：第10章糖尿病ケトアシドーシス．国際小児思春期糖尿病学会臨床診療コンセンサスガイドライン2006～2008．日児誌 2008；112：924-945
2) Dunger DB, Sperling MA, Acerini CL, et al.：ESPEI LWPES consensus statement on diabetic ketoacidosis in children and adolescents. Arch Dis Child 2004；89：188-194
3) 日本糖尿病学会・日本小児内分泌学会（編・著）：糖尿病ケトアシドーシスとその治療，低血糖とその治療．小児・思春期1型糖尿病の診療ガイド．南江堂，2017；49-51, 53-56
4) 日本糖尿病学会・日本小児内分泌学会（編・著）：糖尿病ケトアシドーシス．小児・思春期糖尿病コンセンサス・ガイドライン．南江堂，2015；125-129
5) Wolfsdorf J, Craig ME, Daneman D, et al.：Diabetic Ketoacidosis. Pediatr Diabetes 2007；8：28-43
6) 横谷　進，田中敏明，安達昌功（編）：1型糖尿病専門医による新小児内分泌疾患の治療．改訂第2版，診断と治療社，2017；210-226
7) 日本糖尿病学会・日本小児内分泌学会（編）：糖尿病ケトアシドーシス．小児思春期糖尿病管理の手びき．改訂第3版，南江堂，2011；114-117
8) Wolfsdorf JI：The International Society of Pediatric and Adolescent Diabetes guidelines for management of diabetic ketoacidosis：Do the guidelines need to be modified?. Pediatr Diabetes 2014；15：277-286

Ⅲ　おもな救急疾患

Ⅲ　おもな救急疾患

F　代謝・内分泌疾患
3.　甲状腺疾患

◉ 久留米総合病院健康管理センター　**林　眞夫**

① 総　論

　小児の内分泌疾患で最も頻度の高いものは原発性甲状腺機能低下（クレチン症）で，1979年から開始されたクレチン症マス・スクリーニングにより早期発見・治療が行われ，一般の小児科医が未治療の症例に遭遇することは皆無となった[1]．

　クレチン症を除いた小児期の甲状腺疾患の大部分は甲状腺腫を伴うことが多く，頸部の触診を行う際に必ず甲状腺腫の有無をみるように心がけることが，甲状腺疾患を発見するうえで大切である．甲状腺腫は七條の基準[2]を用いて表現するが（表1），Ⅱ度以上の甲状腺腫はスクリーニング検査を検討する．診断・治療に関していくつかの総説，ガイドラインがあるので，参照されたい[3~6]．

② 甲状腺疾患診断のポイント

💡 **Point**

診断のポイント
▶ 甲状腺腫はあるか？
▶ びまん性か，結節性か？
▶ 甲状腺機能亢進症か，低下症か？
▶ 血中甲状腺ホルモン値は？
▶ 自己抗体は陽性か？

甲状腺疾患のスクリーニング検査
▶ fT₃，fT₄，TSH
▶ サイログロブリン抗体（TgAb），甲状腺ペルオキシダーゼ抗体（TPOAb）
▶ 総コレステロール，CPK，A1-P，肝機能（AST，ALT，LDH）
▶ TSH受容体抗体（TRAb）
▶ 甲状腺超音波

表1 甲状腺腫判定法（七條の基準）

①	頭部を後方に曲げて甲状軟骨部を前方に突き出させ，甲状腺の触知を最も容易ならしめてもこれを触知しえないもの ………………………………………0度　（0）
②	①の位置において甲状腺を触れうるもので，その形状を
	（a）視診しえないもの ……………………………………………………… Ⅰ度　（1）
	（b）わずかに視診しうるもの ……………………………………… Ⅰ～Ⅱ度（1.5）
	（c）明らかに視診しうるもの ……………………………………………… Ⅱ度　（2）
③	頭部を正常位に保つとき甲状腺を
	（a）わずかに視診しうるもの ……………………………………… Ⅱ～Ⅲ度（2.5）
	（b）明確に視診しうるもの ………………………………………………… Ⅲ度　（3）
④	頭部を正常に保つとき，甲状腺腫大が著明で腫瘤状に隆起（前方に突出）しているもの ……………………………………………………………………Ⅳ度　（4）
⑤	甲状腺腫が甚だしく大なるもの ……………………………………………Ⅴ度　（4）

〔七條小次郎：地方性甲状腺腫．日内分泌会誌 1953；29：155-187 より改変〕

a 甲状腺腫

　小児期の甲状腺腫はまれなものではなく，特に思春期女児ではしばしば触知する．多くは単純性（思春期性）甲状腺腫であるが，Basedow病，慢性甲状腺炎，ごくまれに甲状腺癌のこともあり，注意深い触診が大切である．甲状腺腫の大きさ，硬さ，表面の性状，結節性かびまん性か，痛みの有無をみる．甲状腺腫の鑑別疾患を**表2**に示す．

b 臨床症状（表3）

　甲状腺ホルモン欠乏症，過剰症は特異的な症状に乏しく，特に病初期では診断はむずかしい．II度以上の甲状腺腫があり，甲状腺疾患を疑ったら，血中甲状腺ホルモンおよび甲状腺自己抗体を測定して判断すればよい．まれに，心臓検診での徐脈，頻脈や血液検査でのコレステロール値の異常で発見されることもある．

c 確定診断のための検査

1）血中甲状腺ホルモン（TSH，fT_3，fT_4）

　TBG（サイロキシン結合グロブリン）欠損症，TBG増多症，血清蛋白の影響を受けないfT_3，fT_4の測定が一般的である．TSH高値，fT_3，fT_4低値であれば，原発性甲状腺機能低下と診断してよい．中枢性（下垂体性，視床下部性）ではTSH値は低値となる．甲状腺機能亢進ではTSHは感度以下の低値で，fT_3，fT_4は高値となる．

2）サイログロブリン抗体（TgAb），甲状腺ペルオキシダーゼ抗体（TPOAb）

　慢性甲状腺炎やBasedow病で陽性になる．スクリーニング検査時に同時に測定しておくと診断に役立つ．

3）TSH受容体抗体（TRAb）

　TSH結合阻害抗体（TB II）と甲状腺刺激抗体（TSAb），甲状腺刺激阻害抗体（TSBAb）がある．未治療のBasedow病の90％以上にTB IIやTSAbが陽性になり，診断と同時に治療経過，治療中止の指標となる．

4）超音波検査

　甲状腺腫の診断，鑑別に有用である．大きさ，内部エコーレベル，内部血流の評価，腫瘤の大きさ，嚢胞〜充実性の診断，鑑別ができる．

5）シンチグラフィ

　^{123}I，^{99m}Tcでのシンチグラフィは最近あまり使用されなくなったが，異所性甲状腺腫，結節性甲状腺腫，甲状腺ホルモン合成障害などの診断に用いられる．

6）CT，MRI

　小児の甲状腺疾患の診断にはあまり有用ではない．

③ 甲状腺疾患の病態と治療のポイント

　新生児クレチン症や甲状腺クリーゼを除けば，通常は確定診断したあとに治療を開始すればよい．確定診断の困難な例は，専門医へのコ

表2 甲状腺腫の鑑別疾患

病　名	病　因	甲状腺腫	甲状腺機能	治　療
単純性甲状腺腫	生理的？	びまん性	正常	経過観察
Basedow病	自己免疫	びまん性	亢進	抗甲状腺薬
急性甲状腺炎	細菌感染	有痛性 結節性	正常	抗菌薬
亜急性甲状腺炎	ウイルス感染	有痛性 片側性	正常〜 一過性亢進	ステロイド
慢性甲状腺炎	自己免疫	びまん性	正常〜 低下	経過観察 甲状腺薬
無痛性甲状腺炎	自己免疫	びまん性	正常〜 一過性亢進	経過観察
甲状腺嚢腫	先天性	結節性	正常	穿刺，摘出

Ⅲ　おもな救急疾患

ンサルテーションや紹介も考慮しなければならない．Basedow病，甲状腺機能低下症，無痛性甲状腺炎，慢性甲状腺炎，亜急性甲状腺炎，甲状腺クリーゼについて診断ガイドラインがあるので，参照されたい[5]．

a 甲状腺機能亢進症

1）Basedow病[7]

小児期の甲状腺機能亢進症の大部分はBasedow病である．症状はびまん性甲状腺腫，発汗，易疲労感，手指振戦などであるが，小児期では落着きのなさ，多動などで受診することがある．臨床症状とfT_3，fT_4の高値と感度以下のTSH低値およびTSH受容体抗体陽性で診断する．

治療薬としてMMI（メルカゾール®）とPTU（プロパジール®）があるが，PTUの副作用として重篤な肝障害の報告があり，MMIを第一選択薬とする．初期投与量はMMIで0.2〜0.5 mg/kg/日分1〜2，最大量は15 mg/日とする．ただし重症例では30 mg/日まで増量可能である．小児期発症バセドウ病診療のガイドラインがあるので参照されたい[7]．治療開始して効果発現まで1〜2か月かかる．血中甲状腺ホルモンの正常化をみながら，維持量（MMIで5 mg/隔日〜5 mg/日程度）まで減量し，2年間ほど治療を続ける．投与中止の明確な基準はないが，経過中に再発がなく，TSH受容体抗体の陰性化をもって治療を中止する．治療中〜中止後も再発の可能性があり，再発時の症状を十分に説明しておく．再発すれば初期治療から開始する．

抗甲状腺薬の重大な副作用として無顆粒球症がある．治療開始3か月以内に出現することが多く，定期的な血液検査で予知困難なため，発熱，咽頭痛などの症状があれば受診するように指導しておく．治療開始1年以上経過後に頻度は少ないが，MPO-ANCA関連血管腎炎を起こすことがある．検尿および必要に応じて血清MPO-ANCAを測定する．重篤な副作用が発症した場合は直ちに抗甲状腺薬を中止して，原則として専門施設に紹介する．

2）甲状腺クリーゼ[8]

未治療やコントロール不良のBasedow病で，強度のストレス，手術，感染などで発症する．Basedow病の症状に意識障害などの中枢神経症状を伴っている．小児での頻度は少ないが，死に至ることもあり，ICU管理が必要なため原則として専門施設に搬送する．

診断および治療に関しては，甲状腺クリーゼ診療ガイドライン[8]があり，参照されたい．

3）新生児Basedow病

甲状腺刺激抗体（TSAb）の経胎盤移行で起こり，Basedow病妊婦の1〜5%に発症する．頻脈，多呼吸，体重増加不良などがみられるが，母親がBasedow病で，児の心疾患などを否定し，血中甲状腺ホルモンの測定を行えば診断はむずかしくない．治療は無機ヨード（1%ルゴール液1滴，4回/日）と抗甲状腺薬（MMI 0.5〜1 mg/kg/日）を投与する．予後は良好で，血中甲

表3　甲状腺ホルモン過剰症〜欠乏症の症状，検査所見

		過剰症	欠乏症
臨床症状	精神症状	多動，イライラ，不眠	不活発，無気力
	神経・筋症状	手指振戦，筋力低下	筋仮性肥大
	循環器症状	頻脈，不整脈	徐脈，低電圧
	消化器症状	慢性下痢，食欲亢進	慢性便秘
	皮膚症状	多汗，湿潤	乾燥
	基礎代謝	体温上昇，暑がり	低体温，寒がり
	眼症状	眼球突出	眼瞼浮腫
	その他		成長障害
検査所見	総コレステロール	低下	上昇
	CPK	低下	上昇
	肝機能障害	軽度	軽度

状腺ホルモン値をみながら減量～中止する.

b 甲状腺機能低下症

1) クレチン症[1]

　小児の甲状腺疾患で最も頻度が高く, その頻度は約1/2,000出生である. 1979年に始まったマス・スクリーニングで早期発見, 早期治療が可能となった. 陽性者は通常, 専門医を受診するため, 一般小児診療や救急医療の現場で遭遇することはない. 診断基準, 治療のためのガイドラインがあるので, 参照されたい[1]. 稀ではあるが, マス・スクリーニングで発見されない中枢性甲状腺機能低下症や遅発発症型クレチン症があり, 注意を要する.

2) 慢性甲状腺炎 (橋本病)

　甲状腺腫と甲状腺自己抗体陽性で発見されるが, 小児期では治療を要する例は少ない. 甲状腺ホルモンが低値であれば, 甲状腺ホルモン(チラーヂン®S)の投与を行う. 長期の経過観察が必要である.

3) 無痛性甲状腺炎

　広義の慢性甲状腺炎で, 甲状腺機能は正常である. 何らかの原因で甲状腺の破壊が起こり, 一過性に甲状腺機能亢進の症状が出現し, その後, 一過性の機能低下を起こすことがある. 通常は治療の必要はなく, 自然経過で正常の甲状腺機能に戻る.

4) 萎縮性甲状腺炎

　比較的短期間に進行する広義の慢性甲状腺炎で, 甲状腺腫は触れない. 高度の甲状腺機能低下があり, 成長障害や思春期早発症を伴う. 長期に甲状腺機能低下がある場合は, 初期補充量を維持量の半分から開始し, 徐々に増量したほうがよい.

c 甲状腺の炎症性疾患

1) 急性化膿性甲状腺炎

　下咽頭梨状窩瘻を介する感染が大部分で, まれな疾患である. 一側性の有痛性の甲状腺腫で, Gram陽性菌が多い. 甲状腺機能は正常で, 症状としては発熱, 局所の疼痛, 熱感, 腫脹, 白血球増多, 炎症反応がある. 広域スペクトラムの抗菌薬で治療をするが, 膿瘍化した場合は外科的な穿刺, 切開排膿を行う.

2) 亜急性甲状腺炎

　コクサッキー, ムンプス, アデノなどのウイルス感染で発症するとされている. 有痛性の一側性甲状腺腫で, 炎症の程度で様々である. 甲状腺組織の破壊により一過性に機能亢進症状を認めることがある. 数か月で自然治癒するが, 重症例ではステロイド薬も考慮する.

> ⚠ **Pitfall**
>
> **診断・治療のピットフォール**
>
> ▶ 甲状腺腫がなくても甲状腺疾患がある. 萎縮性甲状腺炎, 甲状腺形成異常では触れない. Basedow病でも触れないことがある.
>
> ▶ 結節性甲状腺腫は, 嚢腫～腺腫～癌も考慮する.
>
> ▶ 甲状腺ホルモン合成障害では, 甲状腺腫を触れることがある.
>
> ▶ 破壊性甲状腺炎では, 一過性に甲状腺機能亢進症状を伴う. 血中甲状腺ホルモン高値, 血中サイログロブリン高値.
>
> ▶ 甲状腺疾患以外の病態でも, 甲状腺ホルモンの異常値を示すことがある. 低T_3症候群, (低T_4症候群).

④ 専門医に紹介する目安・患児・家族への指導

　確定診断がむずかしいとき, 緊急処置の必要なとき, コントロール不良なときは専門医にコンサルテーションや紹介をすべきで, むやみに経過観察, 治療を継続すべきではない.

> 💡 **Point**
>
> **専門医に紹介する目安**
>
> ▶ 結節性甲状腺腫
> ▶ 意識障害を伴うBasedow病
> ▶ 抗甲状腺薬服用中の発熱, 咽頭痛
> ▶ 解釈のつかない甲状腺機能
>
> | fT_3 ↑ | fT_4 ↑ | TSH ↑ |
> | fT_3 ↓ | fT_4 ↓ | TSH ↓ |

　また, 甲状腺疾患の治療は長期にわたることが多く, 以下のことを患者・家族に十分説明を

しておく．

 保護者への説明のポイント

a．甲状腺機能低下
- 甲状腺ホルモンの補充は一生涯必要であることを十分に理解してもらい，怠薬のないようにする．
- 幼児や学童では成長とともに補充量が増えていくことを説明しておく．
- 血中甲状腺ホルモンが正常化されていれば，日常生活は全く制限がないことを説明しておく．

b．Basedow 病
- 臨床症状は 2〜4 週間で改善するが，長期の服用が必要であることを説明し，怠薬がないように注意する．
- 維持治療中でも再発の可能性があり，亢進症状が出たら受診するように指導しておく．
- 抗甲状腺薬の副作用について十分に説明しておく．特に無顆粒球症の臨床症状があれば，直ちに受診するように指導しておく．

 文献

1) 日本小児内分泌学会マス・スクリーニング委員会（編）：先天性甲状腺機能低下症マス・スクリーニングガイドライン（2014年改訂版）．http://jspe.umin.jp/medical/files/CH_gui.pdf
2) 七條小次郎：地方性甲状腺腫．日内分泌会誌 1953；29：155-187 より改変
3) 日本小児内分泌学会（編）：甲状腺疾患．小児内分泌学改訂第2版．診断と治療社，2016；423-459
4) 横谷　進，田中敏章，安達昌功（編）：甲状腺疾患．専門医による　新　小児内分泌疾患の治療　改訂第2版．診断と治療社，2016；172-207
5) 日本甲状腺学会（編）：甲状腺専門医ガイドブック．診断と治療社，2016
6) 日本甲状腺学会（編）：甲状腺疾患診断ガイドライン 2013．
  http://www.japanthyroid.jp/doctor/guideline/japaneses
7) 日本甲状腺学会小児甲状腺疾患診療委員会（編）：小児期発症バセドウ病診療のガイドライン 2016．
  http://jspe.umin.jp/medical/files/gravesdisease_recommend_guideline2016.pdf
8) 日本甲状腺学会・日本内分泌学会（編）：甲状腺クリーゼ診療ガイドライン 2017．南江堂，2017

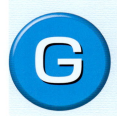

Ⅲ おもな救急疾患
G 血液疾患
1. 貧血

● 北九州市立八幡病院小児救急・小児総合医療センター **興梠雅彦**

1 疾患の概要

貧血は，活気不良や顔色不良などを主訴に一般外来診療においてみる比較的頻度の高い病態であるが，原因が多岐にわたり重症度も様々である．救急外来診療においては重症貧血，感染症，出血など生命にかかわる病的状態に遭遇することもあり，可及的速やかな評価と治療が必要になる場合がある．本項では原因，病態，検査，治療などの概要と診断の進め方に関しての考えを述べたい．また，小児においてはヘモグロビン（Hb）濃度，あるいはヘマトクリット（Ht）は年齢や性別により血液学的正常値が異なる（表1[1]）ため，貧血の診断基準や重症度（表2[2]）もそれにより異なる点に留意する．

a 原因

貧血の原因は極めて多岐にわたり，貧血自体が主疾患のこともあれば，ほかの疾患に続発，あるいは併存する場合もある．原因精査のためにはまず平均赤血球容積（MCV）を計算し，小球性，正球性，大球性に分類したうえでさらな

表1 乳児および小児の年齢別基準値

年齢（歳）	ヘモグロビン(g/dL) 中央値	下限	ヘマトクリット(%) 中央値	下限	平均赤血球容積 (MCV)(fL) 中央値	下限
0.5〜1.9	12.5	11	37	33	77	70
2〜4	12.5	11	38	34	79	73
5〜7	13	11.5	39	35	81	75
8〜11	13.5	12	40	36	83	76
12〜14（女性）	13.5	12	41	36	85	78
12〜14（男性）	14	12.5	43	37	84	77

〔Lerner NB : The anemias. In : Kliegman RM, Stanton BM, St Gene J, *et al.* (eds), Nelson Textbook of Pediatrics. 20th ed, Elsevier, Philadelphia, 2016 ; 2309-2312〕

表2 小児の貧血診断基準値と重症度

年齢	ヘモグロビン (g/dL)	ヘマトクリット (%)	貧血の重症度(g/dL) 軽度	中等度	重度
6か月〜59か月	11	33	10〜10.9	7〜9.9	7未満
5〜11歳	11.5	34	11〜11.4	8〜10.9	8未満
12〜14歳	12	36	11〜11.4	8〜10.9	8未満
15歳以上	12	36	11〜11.4	8〜10.9	8未満

〔World Health Organization : Haemoglobin concentrations for the diagnosis of anaemia and assessment of severity. Vitamin and Mineral Nutrition Information System. Geneva, World Health Organization, 2011 ; 3. http://www.who.int/vmnis/indicators/haemoglobin.pdf〕

Ⅲ　おもな救急疾患

表3　平均赤血球容積による貧血の分類

CLASSIFICATION OF ANEMIA BY RED BLOOD CELL SIZE

Macrocytic（MCV＞100）
- 巨赤芽球性貧血：葉酸またはビタミンB_{12}欠乏
- 肝機能障害（taget cells）
- 網状赤血球増加
- 甲状腺機能低下症
- 骨髄異形成症候群
- 抗ウイルス薬（例　ジドブジン）

Microcytic（MCV＜80）
- 鉄欠乏
- サラセミア
- 慢性疾患に伴う貧血
- 鉄芽球性貧血
- 毒物による

Normocytic（MCV80〜100）
- 網状赤血球減少
- 鉄欠乏の初期
- 慢性疾患に伴う貧血
- 慢性腎疾患（エリスロポエチン低値）
- 甲状腺機能低下症，副腎機能障害，下垂体機能低下症
- 一次性骨髄疾患
- 再生不良性貧血
- 悪性疾患（例　白血病，転移）
- 骨髄異形成症候群
- 感染症（パルボウイルス B19：赤血球低形成または再生不良性貧血）
- 出血
- 溶血

〔Shaw KN, Bachur RG（eds）: Textbook of pediatric emergency medicine. 7th ed. Wolters Kluwer, 2015；804-805 より一部改変〕

る鑑別を進めていく（**表3**[3]）．原因を考えるうえでも年齢に応じて鑑別疾患が異なることを考慮すべきである．貧血を起こす原因としては①失血②赤血球（RBC）破壊亢進③RBC 産生障害④その他の４群に分けられる．

b　病態と症状

　赤血球は全身に酸素を運ぶ役割を担っているが，貧血により酸素供給量が少なくなることで心拍数，１回拍出量の増加を認める．急激に進行する貧血では症状が顕著で Hb 4 g/dL 以下では心不全をきたす可能性がある．

❷ 診断のフローチャート

　貧血は MCV によって小球性，正球性，大球性の３つに分けられる．小児における小球性貧血はその大部分が鉄欠乏性貧血である．鉄欠乏性貧血を疑う場合には血清鉄，総鉄結合能（TIBC），血清フェリチンを測定する．小児の大球性貧血ではビタミンB_{12}や葉酸を検査し，巨赤芽球性貧血を鑑別するが頻度としてはまれである．正球性貧血であれば，網赤血球数（絶対数）により造血状態を評価する．網赤血球数が少ない場合には，急性出血，もしくは赤血球造血の低下が考えられ，貧血のみであれば赤芽球癆が疑われるが，汎血球減少が認められるときには骨髄の評価が必要である．網赤血球が十分に存在する場合には，Coombs 試験を行い，溶血の有無を確認する．間接ビリルビン高値，LDH 高値やハプトグロビン低下など溶血を示唆する検査所見を認めない場合，形態異常の有無を確認する．形態異常を認めない場合は失血が考えられるため，原因検索を行う．形態異常を認める場合，ヘモグロビン分画を精査し，異常ヘモグロビン症の診断を行う．ヘモグロビン分画に異常を認めない場合は，赤血球の形態に応じた鑑別を進める（**図 1**[4]）．

❸ 治　療

a　鉄　剤

　鉄欠乏性貧血に対し，経口投与にて，乳幼児にはピロリン酸第二鉄シロップ（4〜6 mg/kg/日）を内服．年齢に応じて増量し，思春期以降では鉄として 100〜200 mg/日を食後 1〜2 回に分服する．網赤血球の増加が投与後 5〜7 日でみられ，その後 Hb が上昇する．貧血改善後も血清フェリチンが上昇するまで 6〜8 週は内服を続ける（後述④ポイントとピットフォール参照）．

b　ビタミンB_{12}

　巨赤芽球性貧血で血清ビタミンB_{12}が低値のとき，シアノコバラミン筋肉内注射（1 mg/回）を週 2〜3 回，1 か月は継続する．神経症状を

G 血液疾患 1. 貧血

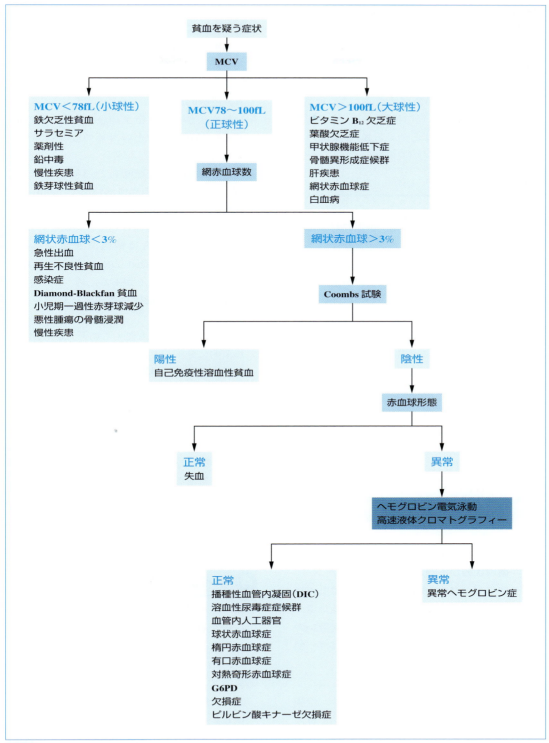

図1 MCVによる小児貧血の鑑別

〔McInerny TK, Adam HM, Cambell DE, et al.（eds）: Diagnostic approach to anemia in childhood based on red blood cell mean corpuscular volume. Textbook of Pediatric Care. American Academy of Pediatrics, 2009 を一部改変〕

認める場合は少なくとも2週間は連日投与する．経口投与では高用量のビタミン B_{12}（1〜2 mg/日）を連日投与する．

c　葉　酸

巨赤芽球性貧血で葉酸が低値のとき，通常1〜5 mg/日を1〜4か月経口投与する．検査結果に時間を要するときはビタミン B_{12} と葉酸の両者を投与してもよい．

d　赤血球輸血

1）適　応

出生後4か月未満の新生児，小児に対する輸血に関しては小児輸血ガイドラインが作成されたため，詳細はガイドラインを参照されたい[5]．（後述 Pitfall 参照）生後4か月以上の小児一般に対する血液製剤の投与基準については，いまだ十分なコンセンサスが得られているとはいいがたい状況にあり，新生児・小児は多様な病態を示すため個々の症例に応じた配慮が必要である[6,7]．

a）慢性的な貧血

鉄欠乏，ビタミン B_{12} 欠乏，葉酸欠乏，自己免疫性溶血性貧血など，輸血以外の方法で治療可能である疾患には，原則として輸血を行わない．

一方で，血液・腫瘍性疾患など基礎疾患があり一般全身状態が安定している場合，ヘモグロビン（Hb）6〜7 g/dL を赤血球輸血の目安（トリガー値）とする．

b）心疾患，呼吸器疾患，感染症などで呼吸循環状態が不安定なとき

ヘモグロビン（Hb）10 g/dL を赤血球輸血の目安（トリガー値）とする．ただし，敗血症患者の場合は，輸血量が少ないほうが死亡率が低いか同等であるという報告もあるため，トリガー値として Hb 値7 g/dL が強く推奨されている[8]．

c）出血，失血

循環血液量に対する出血量が20％以上の場合に輸血を検討する．Hb 値が10 g/dL を超える場合は輸血を必要とすることはないが，6 g/dL 以下では輸血はほぼ必須とされている．急性上部消化管出血では，トリガー値を Hb 値7 g/dL としたときの予後や輸血後副反応におけ

る優位性が示され，輸血量の減少をもたらすことが明らかになっていることから，トリガー値は7 g/dL とされ，Hb 値9 g/dL 以上であれば輸血しないことが推奨されている[8]．

2）方　法

a）内科的貧血

ⅰ）輸血後移植片対宿主病（graft versus host disease：GVHD）防止のための放射線照射を必ず行なう．

ⅱ）10 mL/kg の赤血球液を2〜3時間かけて輸血する（10 mL/kg の赤血球輸血で2 g/dL の上昇が見込める）．開始後15分間は1 mL/kg/時，以降は4〜5 mL/kg/時の速度で輸血を行う．

ⅲ）貧血が強い場合は輸血関連循環過負荷（transfusion associated circulatory overload：TACO）の発生リスクがあるため，1回輸血量は（Hb 値）mL/kg 程度に設定し，時間をかけて輸血する．

ⅳ）輸血に6時間以上要する場合，あらかじめ無菌的に分割しておくことが望ましい．

b）出血または外科的手術

ⅴ）出血量が循環血液量の20％以上で赤血球輸血の適応とする．

＊小児の循環血液量は体重1 kg あたり80 mL/kg．

3）輸血の有害事象について

おもな輸血の有害事象については（**表4**[9]）に示す．大きく分けて溶血性，非溶血性に分けられるが，小児では特に輸血後感染症と高 K 血症に注意が必要である．

④　ポイントとピットフォール

①血清フェリチンが20 ng/mL 以上になるまで治療を継続する．治療終了後，3〜6か月後に再燃していないか確認することが大切である．

②血清フェリチンは貯蔵鉄の評価に有用であるが，炎症にて上昇するため検査結果の評価に注意しなくてはならない．

③鉄剤による治療効果は，血清鉄の上昇に続き，網赤血球の上昇が5〜7日後に起こり，ついでヘモグロビンが上昇する．検査は1か月に1回程度を目安に行う．

G 血液疾患 1. 貧 血

表4 輸血に伴うおもな有害事象

1. 輸血副作用の症状

①発熱 ②悪寒・戦慄 ③熱感 ④掻痒感 ⑤発赤・顔面紅潮 ⑥発疹・蕁麻疹 ⑦呼吸困難 ⑧悪心・嘔吐 ⑨胸痛・腹痛・腰背部痛 ⑩頭痛・頭重感 ⑪血圧低下 ⑫血圧上昇 ⑬動悸・頻脈 ⑭血管痛 ⑮意識障害 ⑯赤褐色尿 ⑰その他

2. 溶血性輸血副作用

①ABO 不適合輸血（血管内溶血，ショック，腎不全，播種性血管内凝固（DIC））
②その他の血液型の不適合輸血（血管外溶血）

3. 非溶血性輸血副作用

①発熱性副作用
②アレルギー性副作用
③輸血関連急性肺障害（transfusion related acute lung injury：TRALI）
④輸血関連循環過負荷（transfusion associated circulatory overload：TACO）
⑤輸血後移植片対宿主病（post-transfusion graft-versus-host disease：輸血後 GVHD）
⑥高 K 血症
⑦鉄過剰症
⑧感染性副作用（ウイルス，スピロヘータ，寄生虫・原虫，プリオン，細菌）

〔梶原道子：赤血球輸血，血小板輸血の適応と有害事象．小児内科 2016；48：1064-65 より一部改変〕

④鉄欠乏性貧血患者における *H.pylori* 感染との関連が報告され，*H.pylori* の菌株により鉄の利用速度が亢進していることが病態に影響していると判明した[10]．このことから鉄欠乏性貧血の患者で鉄剤の反応が悪い患者では *H.pylori* の感染も鑑別する必要がある．

💡 **Point**

問診のポイントと疑うべき疾患，病態

▶周産期情報（乳児期貧血，先天性溶血性貧血）
▶家族歴（先天性溶血性貧血，遺伝性球状赤血球症，Fanconi 貧血，鎌状赤血球症）
▶全身評価（遺伝性骨髄不全症候群，低栄養）
▶食事（鉄欠乏性貧血，栄養性貧血）
▶使用薬剤（二次性再生不良性貧血，免疫性溶血性貧血，薬剤性骨髄抑制）
▶運動（鉄欠乏性貧血，行軍ヘモグロビン尿症）
▶全身性疾患（失血性貧血，出血性素因，慢性炎症，腎性貧血，腫瘍細胞の骨髄浸潤，骨髄異型性症候群，自己免疫性疾患，二次性貧血）
▶感染症（肝炎後再生不良性貧血，先天性溶血性貧血の無形性発作，胎内感染による新生児貧血，溶血性尿毒症症候群，EB ウイルス関連血球貪食症候群，マイコプラズマウイルス感染による後天性溶血性貧血）

⚠ **Pitfall**

輸血に伴う特殊な感染症

サイトメガロウイルス（CMV）抗体陰性の妊婦から出生，あるいは CMV 未感染の新生児・低出生体重児，原発性免疫不全症の患児に赤血球輸血を行う場合には，CMV 陰性製剤を使用することが望ましい．

輸血に伴う高 K 血症

新生児，特に低出生体重児では腎機能が未熟なため，高 K 血症が問題になる．また，溶血性貧血・溶血性尿毒症症候群の場合でも高 K 血症に留意しなくてはならない．可能な限り新しい製剤を用いる，または K 吸着フィルターの使用などで対応する．

保護者への説明のポイント

鉄欠乏性貧血について中心的に

- 食事指導：乳児の鉄の推奨必要量 5 mg/日に対し，母乳中には 0.2 mg/dL，牛乳では 0.1 mg/dL しか含まれていない．フォローアップミルクでは 1.3 mg/dL と必要量に準じた調整が行われており，そちらを推奨する．また，ビタミン C は鉄の吸収を助ける働きをもつため併せて果物などを摂取したほうがよい．鉄以外にも銅や亜鉛を含む食べ物をバランスよく摂取する．
- 鉄剤の内服について：鉄欠乏が明らかな場合，食事からの鉄摂取では回復に不十分なことが多いため，検査で鉄が回復するまで鉄剤の内服にて十分な補充を行う．食事による吸収の影響があるため，食事の前後 1 時間は服用を避けたほうがよい．
- 鉄と脳の関係：鉄は亜鉛とともに脳内濃度が高く，神経伝達物質の合成に関与しているため，鉄欠乏状態が認知行動障害などに関連しているという報告がある．知能の発達に影響をおよぼさないように早めに対応する必要がある．
- 鉄剤の副作用：舌が黒色化したり，便が黒っぽくなったりするため事前に説明が必要である．また悪心，嘔吐，便秘，下痢などの胃腸障害を認めることもあるため，粘膜保護剤の併用や，薬剤を少量から開始するなど個々に応じた対応が必要である．

文献

1) Lerner NB : The anemias. In : Kliegman RM, Stanton BM, St Gene J, et al.（eds）, Nelson Textbook of Pediatrics. 20th ed, Elsevier, Philadelphia, 2016 ; 2309-2312
2) World Health Organization : Haemoglobin concentrations for the diagnosis of anaemia and assessment of severity. Vitamin and Mineral Nutrition Information System. Geneva, World Health Organization, 2011 ; 3. http://www.who.int/vmnis/indicators/haemoglobin.pdf
3) Shaw KN, Bachur RG（eds）: Textbook of pediatric emergency medicine. 7th ed. Wolters Kluwer, 2015
4) McInerny TK, Adam HM, Cambell DE, et al.（eds）: Diagnostic approach to anemia in childhood based on red blood cell mean corpuscular volume. Textbook of Pediatric Care. American Academy of Pediatrics, 2009
5) 北澤淳一, 小原明, 東寛, ほか：科学的根拠に基づいた小児輸血のガイドライン. 日輸血細胞治療会誌　2017 ; 63 : 741-747
6) 厚生労働省：血液製剤の使用指針（2018 年 3 月一部改定）
https://www.mhlw.go.jp/stf/seisakunitsuite/bunya/0000203009.html
7) O'Riordan JM, Fitzgerald J, smith OP, et al. : Transfusion of blood componets to infants under four months : review and guidelines. Ir Med J 2007 ; 100 : Supp : 1-24
8) 日本集中治療医学会・日本救急学会：「日本版敗血症診療ガイドライン 2016」（J-SSCG2016）. 日集中医誌 2013 : 20 : 124-173
9) 梶原道子：赤血球輸血, 血小板輸血の適応と有害事象. 小児内科 2016 ; 48 : 1064-1065
10) Yokota S, Konno M, Mino E, et al. : Enhanced Fe ion-uptake activity in *Helicobacter pylori* strains isolated from patients with iron-deficiency anemia. Clin Infect Dis 2008 ; 46 : e31-33

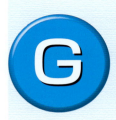

Ⅲ おもな救急疾患

G 血液疾患
2．出血性疾患

北九州市立八幡病院小児救急・小児総合医療センター　稲垣二郎

1 疾患の概要

　出血とは，血管内皮の損傷により血液が血管外に漏れ出る現象の総称である．血小板系（1次止血）と凝固因子系（2次止血）が出血後の止血に，線維素溶解系（線溶系）がそのあとの血管の修復に働く．外傷などの誘因がないのに出血症状を呈する患者をみた場合，先天性あるいは後天性の出血性素因をもつ出血性疾患が疑われる．出血の機序は血管壁の異常，血小板の異常，凝固系の異常，そして線容系の異常に大別される．皮膚の点状出血や粘膜出血は毛細血管や血小板の異常でみられやすく，一方皮膚粘膜の出血を欠き，広範な皮下組織の腫脹や，関節や筋肉内など深部組織の出血は凝固因子の欠損を疑わせる所見である．ほかには抜歯後の止血困難や月経過多，重篤なものでは頭蓋内出血や腹腔内出血などで出血性素因が見つかる場合もある．またけいれんや意識障害，発熱や肝脾腫・リンパ節腫脹，腹痛や関節痛・腫脹および歩行困難などの運動制限といった随伴症状を伴うことも少なくない．しかし臨床症状のみでは出血性疾患の確定診断はむずかしく，家族歴や既往歴，薬物投与歴などの問診に加えて，血算，凝固機能を含む血液検査を行い鑑別診断を進めていく必要がある．

　血小板数とプロトロンビン時間（PT），活性化部分トロンボプラスチン時間（APTT）をスクリーニングとした出血性疾患の診断のためのフローチャートを図1に示した[1,2]．これらの検査項目は採血に手間取ると検査結果に影響があり，PT，APTT は検体量の過不足でも短縮や延長がみられる．またワルファリンやヘパリンといった薬剤の影響も受ける．わが国で行われているDuke 法による出血時間は，感度が低く測定者の手技により結果が影響されることや，検査が必須である血小板機能異常症が非常にまれな疾患であることなどから，スクリーニング検査としては採用しない．

2 疾患各論

a 免疫性血小板減少症

　従来，特発性血小板減少性紫斑病（idiopathic thrombocytopenic purpura：ITP）と呼ばれてきたが，近年では免疫学的病態が発症機序であることを強調した免疫性血小板減少症（immune thrombocytopenia：ITP）として，原因がわからないものを 1 次性 ITP，全身性エリテマトーデス（systemic lupus erythematosus：SLE）などの膠原病や薬剤投与後などに続発するものを 2 次性 ITP とする考え方が提唱されている[3]．血小板単独の減少で，赤血球や白血球の数値や形態の異常を認めない場合は ITP を考える．小児の出血性疾患のなかでは頻度が高く，何らかのウイルス性疾患や予防接種後に続発することが多い．

　1 次性 ITP の約 80％ は自然回復あるいは治療により軽快する．血小板数が 2 万/μL 以上で出血症状が軽度の皮下出血のみであれば無治療経過観察も可能である．ITP の出血は皮下出血や鼻出血が多く，頭蓋内出血や腹腔内出血など重篤な出血はゼロではないがまれであるため，近年の海外のガイドラインでは，出血症状がない，あるいは軽症出血（皮下出血のみ）の場合は血小板数にかかわらず治療なしで経過観察することを推奨している[4]．治療の第一選択薬は経口ステロイド（プレドニゾロン 1 日 2 〜 4 mg/

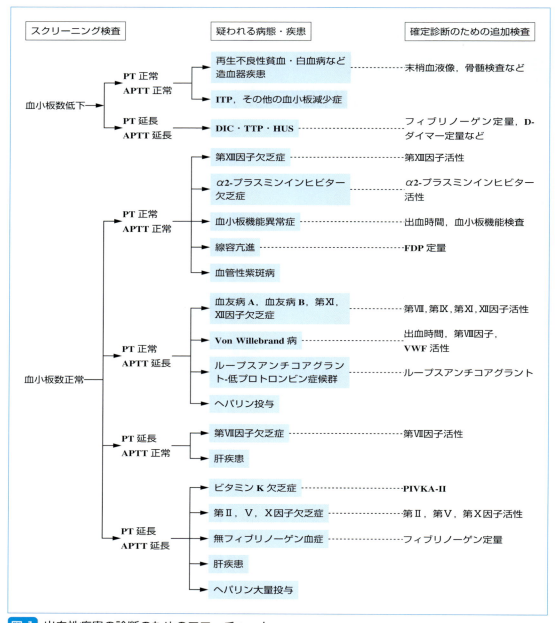

図1 出血性疾患の診断のためのフローチャート

〔Croteau SE, Fleegler EW：Hematologic emergencies. In：Kathy NS, Richard GB（eds）：Textbook of Pediatric Emergency Medicine 7th ed, Wolters Kluwer, 2015；827-832，森下英理子：出血性素因の検査の進め方．朝倉英策（編著）．臨床に直結する血栓止血学．中外医学社，2013；20-25 より引用・一部改変〕

kg）の短期間投与か γ-グロブリン大量療法（IVIG）（γ-グロブリン 0.8〜1 g/kg）のどちらかが推奨されている．これらの薬剤の投与量や投与回数はガイドラインにより幅があるが，効果発現までの期間はステロイドで3〜4日，IVIGは24〜48時間とされており，血小板数を早く増加させる必要があるときはIVIGを選択する．頭蓋内出血など重篤な出血症状を呈する緊急時には血小板輸血が必要で，IVIGやステロイドパルス療法（メチルプレドニゾロン 30 mg/kg を 3 日間静注）を併用してもよい．慢性ITPの治療としては脾摘術が約70％の患者に有効

であり，薬物療法としてはシクロスポリンなどの免疫抑制薬などが使用される．近年ではトロンボポエチン受容体作動薬やリツキシマブの有効性が注目されている．

ITP の鑑別診断に際しては先天性血小板減少症の可能性もあることを念頭において，家族歴や血小板のサイズ，形態異常の有無について注意が必要である．血小板のサイズが小型のものでは免疫不全症である Wiskott-Aldrich 症候群や X 連鎖性血小板減少症，正常大のものでは先天性無巨核球性血小板減少症などがある．

Point

▶血小板数の低値のみで白血球と赤血球の数値・形態異常がない
▶治療の第 1 選択薬は経口ステロイドかγ-グロブリン（IVIG）大量療法

b 血小板機能異常症

外傷がなく血小板減少や凝固検査の異常も認めない表在性出血をみた場合には本症を疑って出血時間を測定し，延長があれば血小板機能検査を行う．血小板無力症では血小板凝集に働く GPIIb/IIIa が欠如し，Bernard-Soulier 症候群では粘着に働く GPIb/IX が欠如する．後者では血小板数の低下を認めるが巨大血小板を特徴とするため，末梢血塗抹標本での確認が必要である．止血困難時や手術時は血小板輸血を行うが，繰り返す輸血により血小板に対する同種抗体が産生され，輸血不応になる．血小板輸血不応になった血小板無力症患者には遺伝子組み換え活性型第VII因子製剤が適応となっている．

Point

▶血小板減少も凝固検査異常もない場合には出血時間も検討する
・Bernard-Soulier 症候群では血小板数の低下を認めるので ITP との鑑別に注意が必要

c 凝固異常症

血友病 A，B は先天性凝固因子欠乏症のなか

で最も発生頻度が高い．遺伝形式は X 連鎖劣性で，問診での出血性素因の家族歴が重要であるが孤発例も少なくない．血友病の皮下出血は点状ではなく斑状の紫斑を呈する．関節内出血と筋肉内出血が多いが，乳幼児の初発症状として口腔内の出血や鼻出血など表在出血も多く，この時期の頭蓋内出血は血友病の出血による死因として最多で注意を要する．von Willebrand 病（VWD）は von Willebrand 因子（VWF）が量的に低下する 1 型，VWF 構造異常から機能低下をきたす 2 型，VWF の完全欠損である 3 型の 3 つの病型に分類される．多くは常染色体優性遺伝で父母のいずれかに出血傾向がみられることが多いが，一部に常染色体劣性遺伝を認める．皮下出血や鼻出血などの表在・粘膜出血が多いが，月経過多や抜歯後止血困難などで見つかることもある．3 型は上記以外にも関節内，筋肉内出血など血友病に似た重篤な出血症状を呈する．軽症から中等症の血友病（凝固因子活性＞5.0%）や von Willebrand 病は必ずしも APTT が延長しない．このため病歴や出血部位などから血友病や von Willebrand 病が疑われる場合には第VIII因子，IX因子，VWF 活性をそれぞれ測定する必要がある．VWF 活性は 30〜40% の低下でも止血困難をきたすが，第VIII，IX因子活性は 5.0% 未満で初めて出血傾向を示す．そのほかの先天性凝固異常症については成書を参照されたい．

治療は血友病 A では第VIII因子製剤，血友病 B では第IX因子製剤の補充療法で，出血があったときに投与するオンデマンド補充療法と出血の予防を目的とした予防的補充療法がある．軽症および中等症の血友病 A には酢酸デスモプレシン（DDAVP）0.2〜0.4 μg/kg を生理食塩水 20 mL で希釈して静注することもある．表1 に日本血栓止血学会のガイドラインに示されている出血部位別の止血管理の方法を示した[5]．このガイドラインでは，目標とする凝固因子のピークレベルにあわせて必要輸注量をその都度計算することが推奨されており，第VIII因子製剤では体重（kg）×目標ピーク因子レベル（%）× 0.5 単位を，第IX因子製剤では体重（kg）×目標ピーク因子レベル（%）×X 単位（X は血漿由来製剤の場合は約 1，遺伝子組み換え第IX因子製

剤の場合は1〜1.4)としている．同様にインヒビターを保有する血友病患者の出血に対する止血管理も同学会からのガイドラインに示されている[6]．VWDの治療は1型ではDDAVPの静注，2および3型ではVWFを含有する第Ⅷ因子製剤の補充療法が基本であるが，1型でも出血の程度や状況に合わせてFVIII/VWF濃縮製剤が使用される(表2)[7]．

Point
- 軽症の血友病や von Willebrand 病は必ずしも APTT が延長しないので，検査値が正常でも第Ⅷ因子，Ⅸ因子，VWF活性の測定が必要なときがある
- 重症度と出血部位・症状に合わせた補充療法を選択する

d ビタミンK欠乏性出血症

わが国では出生後1週間までに発症する新生

表1 血友病の急性出血に対する補充療法

出血部位	目標ピーク因子レベル	追加輸注方法
関節内出血		
軽度	20〜40%	原則初回のみ
重度	40〜80%	ピーク因子レベルを40%以上にするよう12〜24時間毎に出血症状消失まで
筋肉内出血(腸腰筋以外)	関節内出血に準ずる	
腸腰筋出血	80%以上	以後トラフ因子レベルを30%以上に保つように出血症状消失まで
口腔内出血	20〜40%	原則1回のみ．止血困難であればピーク因子レベルを20%以上にするよう12〜24時間毎に出血症状消失まで
舌や舌小体，口唇小体，口蓋裂傷	40〜60%	ピーク因子レベルを40%以上にするよう12〜24時間毎に3〜7日間
消化管出血	80%以上	トラフ因子レベルを40%以上に保つように12〜24時間毎に．止血しても3〜7日間継続
閉塞のおそれのある気道出血	消化管出血に準じて行う	
皮下出血	原則不要	
大きな血腫や頸部，顔面	20〜40%	症状に応じて12〜24時間毎に1〜3日間
鼻出血	原則不要	
止血困難時	20〜40%	症状に応じて12〜24時間毎に1〜3日間
肉眼的血尿	原則不要	
止血困難時	40〜60%	症状に応じて12〜24時間毎に1〜3日間
頭蓋内出血	100%以上	トラフ因子レベルを50%以上に保つように少なくとも7日間続ける
乳幼児の頭部打撲	50〜100%	速やかに1回静注し，必要に応じてCTスキャンを行う
骨折	100%以上	トラフ因子レベルを50%以上に保つように少なくとも7日間続ける
外傷		
ごく軽微な切創	口腔内出血，皮下出血，鼻出血の補充療法に準じる	
それ以外	骨折の補充療法に準じる	
コンパートメント症候群	関節内出血(重度)に準じて行う	

〔インヒビターのない血友病患者に対する止血治療ガイドライン作成委員会：インヒビターのない血友病患者に対する止血治療ガイドライン．2013年改訂版，日血栓止血会誌 2013；24：619-639〕

G 血液疾患 2. 出血性疾患

表2 VWDに対するFVIII/VWF製剤補充療法

出血部位あるいは手術	投与量（単位/kg/回）	投与期間
大手術	50（5日目以降は減量）	術前1回，術後1日1回を7〜14日間または創部治癒まで
小手術	30	術前1回，術後1日1回または隔日を3〜5日間
抜歯	20	処置前1回
外傷後出血	20〜30	1日1回を1〜2日間または止血まで
口腔内出血	20	1回または1日1回を止血まで
鼻出血	20	1回または1日1回を止血まで

〔高橋芳右：von Willebrand病. 白幡 聡（編）. みんなに役立つ血友病の基礎と臨床. 医薬ジャーナル社，2009；158-163〕

児ビタミンK欠乏性出血症と，それ以降の乳児ビタミンK欠乏性出血症に分けられる．後者はさらに母乳栄養以外に誘因が認められない特発性と肝胆道疾患（胆汁分泌障害）や，遷延する下痢，抗菌薬投与などが誘因と考えられる二次性に分類される．新生児ビタミンK欠乏性出血症では紫斑や消化管出血（かつては新生児メレナと呼ばれた）が多く予後はおおむね良好であるが，乳児ビタミンK欠乏性出血症は90％以上が頭蓋内出血で発症し予後不良である．生後1週間以降の母乳栄養児の頭蓋内出血は乳児ビタミンK欠乏性出血症の可能性が高い．本症を疑ったら直ちにPIVKA-II，ヘパプラスチンテストを含めた凝固検査を実施したうえで，結果を待たずに経静脈的にビタミンK製剤を投与する．新生児・乳児では0.5〜2 mg，それ以降は体重に応じて2〜10 mg投与する．投与後2〜4時間後に凝固検査の改善が認められれば治療的診断となる．

💡 Point

▶ビタミンK製剤の予防投与歴や母乳栄養かどうかの問診を行う
▶肝疾患の有無にも注意を払う

e 造血器疾患

血小板減少を含む汎血球減少を呈する造血器疾患として，急性白血病，再生不良性貧血，血球貪食症候群などがある．これらの疾患は出血傾向のほかに，貧血や好中球数の減少による易感染性のため発熱を主とする感染症状を伴うことが多い．確定診断のために骨髄検査が必要であるが，確定診断までの間に輸血が必要になることも少なくない．

f 播種性血管内凝固（DIC）

DICでは何らかの基礎疾患のもとで全身性の激しい凝固の活性化が起こり，細小血管内に微小血栓が多発する．2大症状は微小血栓による組織の虚血による臓器症状と，血小板や凝固因子の消費亢進と線溶の活性化による出血症状である．この2大症状はDICを引き起こしている基礎疾患によって出現の程度が異なり，敗血症に代表される線溶抑制型DICでは臓器症状が高度であり，一方急性前骨髄性白血病に代表される線溶亢進型DICでは重篤な出血症状を呈する．これらの中間的な病態で凝固活性化と線溶活性化のバランスがとれているものを線溶均衡型といい，固形腫瘍に合併したDICなどで認められる．診断基準はいくつかあるが，日本血栓止血学会DIC診断基準作成委員会から2014年に呈示されている[8]．

基礎疾患に対する治療が最も重要であるが，DICの本体である凝固の活性化を抑えるための抗凝固療法を，出血症状や臓器症状が出現する前に開始することが理想である．抗凝固薬として，ヘパリン類，アンチトロンビン（AT）濃縮製剤，合成プロテアーゼ阻害薬であるメシル酸ナファモスタットおよびメシル酸ガベキサート，遺伝子組み換えトロンボモジュリン製薬がある．血小板や凝固因子の低下による出血症状に対しては濃厚血小板と新鮮凍結血漿を，それぞれ20,000/μL，100 mg/dLを維持するように輸血する．

保護者への説明のポイント

- 出血症状を呈する疾患は多岐にわたり，その症状や予後は様々である．診断の見通しがある程度立つまでは明言を避け，状態把握と確定診断のために必要な検査の重要性を説明する．
- 保護者にとってはすぐに理解・受け入れができないこともあるので，家族の心情を思いやりながら状況に応じた病状説明を繰り返す手間を怠ってはならない．

文献

1) Croteau SE, Fleegler EW : Hematologic emergencies. In : Kathy NS, Richard GB (eds) : Textbook of Pediatric Emergency Medicine 7th ed, Wolters Kluwer, 2015 ; 827-832
2) 森下英理子：出血性素因の検査の進め方．朝倉英策（編著）．臨床に直結する血栓止血学．中外医学社，2013；20-25
3) Rodeghiero F, Stasi R, Gemsheimer T, et al. : Standardization of terminology, definitions and outcome criteria in immune thrombocytopenic purpura of adults and children : report from an international working group. Blood 2009 ; 113 : 2386-2393
4) Neunert CE. Management of newly diagnosed immune thrombocytopenia : can we change outcomes? Blood 2017 : 1 : 2295-2301
5) インヒビターのない血友病患者に対する止血治療ガイドライン作成委員会：インヒビターのない血友病患者に対する止血治療ガイドライン．2013年改訂版，日血栓止血会誌 2013；24：619-639
6) 小倉妙美：インヒビター保有血友病患者に対する止血治療．日血栓止血会誌 2017；28：480-487
7) 高橋芳右：von Willebrand病．白幡　聡（編）．みんなに役立つ血友病の基礎と臨床．医薬ジャーナル社，2009；158-163
8) DIC診断基準作成委員会：日本血栓止血学会DIC診断基準暫定案．日血栓止血会誌 2014；25：629-646

Column 15　貧血，血小板増多，高蛋白血症で見つかった Castleman 病

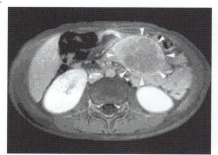
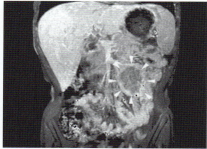

本例はIL-6産生腫瘍であり，小児には珍しいCastleman病のHyaline vascular typeによる，二次性貧血とわかった．

　10歳女児．発熱と頭痛，時に腹痛を主訴に紹介入院となった．身体的所見は小柄，および顔色の貧血色以外には特に異常は認めなかった．検査所見にて，Hbは8.2 g/dL，Ht 27.5％で血小板は102万であった．ほかには血清総蛋白が8.8 g/dLと高値であった．腹部超音波検査にて腹部腫瘤を認めた．ほかの特殊検査にてChE 88 IU/Lと低値で，IgGは3,570 mg/dLと高値であった．ほかにIL-6が180 pg/mLと高値を示しており，Castleman病を疑い腫瘍摘出を図ったが，腸間膜根部に食い込んでおり摘出困難．生検組織所見より，Castleman病 hyaline vascular typeと判明した．抗IL-6受容体抗体の投与にて軽快した．珍しい疾患を考えるときりがないが，常に丁寧な診察と幅広い検索が必要である．

〔市川光太郎〕

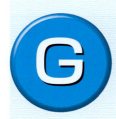

Ⅲ　おもな救急疾患
G　血液疾患
3．腫瘍性疾患

北九州市立八幡病院小児救急・小児総合医療センター　神薗淳司

総　論

小児悪性腫瘍患者のQOLは，最近20年間の集学的臨床研究による多剤併用化学療法と支持療法の発展に支えられ，目覚ましく改善した．しかし，時に急激な発症により，確定診断前や化学療法開始前および開始直後に危急状態に陥り，適切な急性期の支持療法を必要とする小児悪性腫瘍患者に遭遇する．

特に既診断治療後に救急外来・ERに受診する場合と，腫瘍の診断前に表1[1]に列挙した症状，徴候を呈し来院してくる場合がある．表1には，既診断腫瘍患者に対し的確な病歴と問診を取るポイント，表2[1]には，主訴や腫瘍徴候からみた代表的な悪性腫瘍の鑑別を示した．

診察医は「診察・画像検査・血液検査による現在の危急状態の的確な評価」と「今患者に何をすべきか？」など，他科との連携を含めた迅速な判断と処置が求められる．2次・3次医療施設への搬送のタイミングを逸することなく，「小児専門施設」との連携を図っておくことも必要である．

表1　既診断腫瘍患者診療に必要な病歴聴取と問診

カテゴリー	病歴聴取と問診の種類	詳　細
腫瘍診断	組織診断・診断日時 原発または転移 腫瘍の状態	転移部位の詳細 治療中寛解・治療終了後寛解・再発
外科的処置	手術日・術後合併症 腫瘍摘出の程度	
最近の治療	化学療法 放射線治療 幹細胞移植	最終化学療法実施日時と薬剤 最終化学療法実施日時 実施された日時と照射部位・線量 自家移植・同種移植 免疫抑制薬使用・GVHDの既往
中心静脈路留置	カテーテル種類・感染の既往	
現在の治療	化学療法 予防的抗菌薬治療 G-CSF使用 生物学的製剤使用 疼痛管理薬 その他の薬物療法	プロトコールの種類 ST合剤・抗真菌薬 制吐薬・降圧薬など
告知・病状の認識	患者のperformance status 病状の告知内容と受容	緩和ケア

GVHD：移植片対宿主病，G-CSF：顆粒球コロニー刺激因子
〔Fleisher GR, Ludwig S：chapter 97. Textbook of Pediatric Emergency Medicine. 6th editon, LWW, 1033-1034, 2010 より改変〕

Ⅲ　おもな救急疾患

表2　主訴や腫瘍徴候からみた代表的な悪性腫瘍の鑑別

主訴・徴候		急性白血病	悪性リンパ腫	組織球症	Wilms腫瘍	神経芽腫	肝芽腫	卵巣腫瘍	精巣腫瘍	軟部腫瘍	骨腫瘍	中枢神経系腫瘍
外観	易刺激性	+		+	+	+					±	+
	不快感・不機嫌	+	+	+		+				+		
バイタル	発熱	+	+	+		+	+					+
	呼吸不全		+			+						
	高血圧				+	+						+
	蒼白	+		+	+	+						
疼痛	頭痛	±	±									
	背部痛	+	+	+		+		±			+	+
	腰痛	+		+		+					+	±
神経症状	けいれん											+
	複視									+		
	眼球突出	±	±	±		+						
	歩行障害					+						
	脊髄圧迫症	±	±	±		+				±		
	脳神経麻痺	+	+	+							+	
消化器症状	体重減少	+	+	+		+					+	±
	食思不振	+	+	+		+	+			+		
	哺乳不良	+	+	+		+					+	+
	嘔吐					+	+					+
	下痢			+								
臓器腫大・腫瘤形成	頭頸部腫瘤	±	±	±		+						
	鼻閉		+									
	リンパ節腫大	+	+							+		
	腹部腫瘤		+		+	+	+	+		+		
	肝腫大	+	+	+		+	+					
	脾腫	+	+	+								
	精索・精巣異常	±				±			+	+		
出血傾向	出血斑	+		+		+						
	消化管出血											+
	鼻出血	+	±							+		

〔Fleisher GR, Ludwig S：Textbook of Pediatric Emergency Medicine. 6th editon, chapter 97, 2010；1033-1034 より改変〕

② oncologic emergency

表3[1]には，代表的な oncologic emergency を緊急度および機序により分類した．上大静脈症候群（superior vena cava syndrome：SVCS），脊髄圧迫症（spinal cord compression），脳ヘルニア（brain herniation），白血球増多症（hyperleukocytosis），腫瘍崩壊症候群（tumor lysis syndrome：TLS）についてその診断と初期治療の進め方を述べ，さらに著明な肝腫大（massive hepatomegaly），高 Ca 血症（hypercalemia）について焦点を絞り，その診断・初期対応について解説

した．血液・固形腫瘍患者に対する輸血，白血球減少時の感染症に対する治療についてもその概略を示した．

③ 上大静脈症候群（SVCS）

SVCS は腫瘍病変による上大静脈の圧迫や閉塞により発症し，特に起坐呼吸，頭痛，顔面腫脹，めまいや失神，Valsalva 手技による顔色不良の増強など，その臨床症状は多彩である．小児では気道閉塞症状が SVCS の症状として発症する場合も多く，注意を要する．特に浅呼吸，

G 血液疾患 3. 腫瘍性疾患

表3 小児における頻度の高いoncologic emergencyとその分類

A：緊急性・重傷度による分類

（1）すでに緊急処置を必要とする病態	（2）危急状態への進行が予測される病態	
・上大静脈症候群	・肝腫大	・貧血（腫瘍内出血を含む）
・脊髄圧迫症	・白血球減少	・腫瘍崩壊症候群
・脳ヘルニア	・凝固異常	・高 Ca 血症
・白血球増多		

B：機序による分類

（1）占拠病変による圧排，閉塞	（2）血管および血液・凝血学的異常	（3）代謝・内分泌異常
・上大静脈症候群	・白血球増多	・腫瘍崩壊症候群
・脊髄圧迫症	・白血球減少	・高 Ca 血症
・頭蓋内圧亢進	・凝固異常	・SIADH
・脳ヘルニア	・脳血管障害	
・肝腫大	・貧血（腫瘍内出血を含む）	

SIADH：抗利尿ホルモン不適切分泌症候群（syndrome of inappropriate secretion of antidiuretic hormone）

〔Fleisher GR, Ludwig S：Textbook of Pediatric Emergency Medicine. 6th edition, chapter 97, 2010；1033-1034 より改変〕

喘鳴，チアノーゼに伴う不安・不隠状態も重要なサインである．

SVCS の原因となる前縦隔腫瘤の診断と治療の進め方と，上大静脈症候群へのアプローチの手順を図1に示した[1]．臨床症状・検査（血液検査・心臓超音波を含めた画像検査）により治療的診断を取り入れながら，安全な診断方法を進めていくことが重要である．特に画像検査（CT，MRI）施行時の安易な静脈麻酔や仰臥位姿勢は，上気道や気管支の圧迫を助長させ，急激な呼吸不全を招くことがあり，十分準備された管理下で対応する必要がある．発症後2～3日で縦隔腫瘍が急激な増大と臨床症状の悪化を伴い，その間，最終的に腫瘍生検が困難でほかの組織での組織診断が困難な場合は，リンパ芽球性リンパ腫（lymphoblastic lymphoma）として治療を開始する．組織診断が患児の予後の判断や治療方針の決定上，重要であることはいうまでもない．

④ 脊髄圧迫症

小児がん患者の約4％の症例に，何らかの脊髄圧迫症状を合併するとされている．圧迫症状は多岐にわたるが，対麻痺，四肢麻痺，感覚麻痺，膀胱直腸障害が出現し，数時間～数日間で不可逆的変化へと進展するため，迅速な診断，治療の選択が要求される．局所的もしくは放散痛として，背部痛を特に診断前5日から4週間に訴えることが多く，約80％の症例で認められる．図2に脊髄圧迫症を疑わせる小児へのアプローチを示した[1]．緊急 MRI の必要性，デキサメタゾン投与のタイミング，さらに脳神経外科と連携し外科的に減圧をする時期を逸さないよう，神経学的所見の変化の把握に努める必要がある．

⑤ 頭蓋内圧亢進と脳ヘルニア

脳腫瘍は小児固形腫瘍のなかで最も頻度が高く，そのほとんどが頭蓋内圧上昇による身体所見と臨床症状を呈する．しかし，脳ヘルニアへ進展することはむしろまれである．テント下腫瘍が多く，astrocytomas＞PNETs（primitive neuro-ectodermal tumors）＞medulloblastomas がそのほとんどを占め，第3，4脳室を閉塞することで頭蓋内圧亢進症状の出現につながる．頭蓋内圧亢進患者に対する診断と治療の進め方を図3に示した[1]．CT，MRI などの時間を要する画像検査中の呼吸循環動態の悪化に注意することは重要である．心電図，呼吸モニター，SpO$_2$ のモニタリングは必須となる．

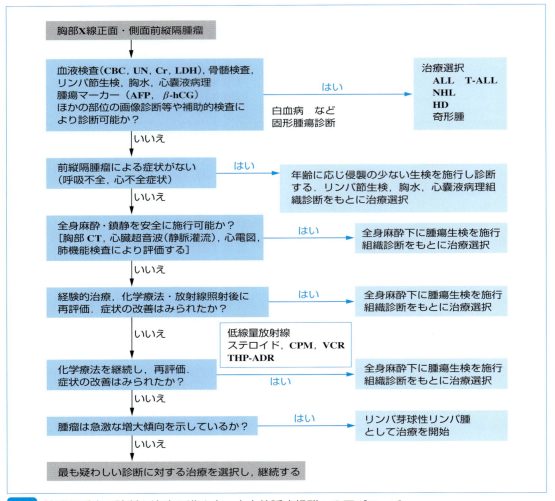

図1 前縦隔腫瘍の診断と治療の進め方　上大静脈症候群へのアプローチ
ALL：急性リンパ性白血病，T-ALL：T細胞性急性リンパ性白血病，NHL：非Hodgkinリンパ腫，HD：Hodgkin病，CPM：シクロフォスファミド，VCR：ビンクリスチン，THP-ADR：ピラルビシン

6 白血球増多症（腫瘍崩壊症候群）

a 白血球増多症

　白血病細胞などの腫瘍細胞を含む末梢血白血球数が $10×10^4/\mu L$ 以上の状態では，血液粘度が増し，さらに微小循環で腫瘍塞栓が生じやすい．急性非リンパ性白血病(acute non-lymphocytic leukemia：ANLL)で5〜22%，急性リンパ性白血病(acute lymphocytic leukemia：ALL)で9〜13%の症例で観察される．ANLL症例では頭蓋内出血，梗塞や肺出血，ALL症例では後述するTLSに伴う電解質・代謝異常により，死亡に至ることが多い．ANLLの白血病細胞はALLに比較し微小循環でのtrappingが生じやすいこと，ALLは化学療法に感受性が高いことが，両者の臨床像の違いの原因と考えられる．症状は意識障害，けいれんなどの中枢神経系症状と，多呼吸，呼吸不全などの呼吸器症状が多い．濃厚赤血球輸血は，病態の増悪につながり，Hb＞10.0g/dLにならないように注意が必要である[2]．図4に示したアフェレーシスと交換輸血の適応は，3次医療施設への搬送の基準となりうることを認識すべきである．

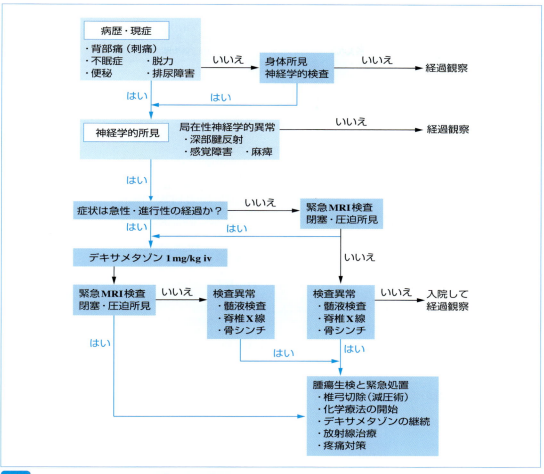

図2 脊髄圧迫症の診断と初期治療の進め方

b 腫瘍崩壊症候群

　腫瘍細胞の急速な崩壊により，細胞内核酸，K，Pの放出が低Ca血症，高尿酸血症，腎不全の原因となる．さらに腎でのCa，尿酸塩の析出，腫瘍細胞の浸潤，閉塞性腎症，脱水などの病態は腫瘍崩壊症候群（TLS）の増悪因子となり，結果として多臓器不全症候群に陥ることとなる．発症時期は，初診時から治療開始5日目までに多く，Burkittリンパ腫，T細胞性急性リンパ性白血病（T-cell acute lymphoblastic leukemia：T-ALL）での発症が多い．神経芽細胞腫ステージIVs，肝芽腫での発症の報告もあり，注意を要する．来院時にすでに高尿酸血症，高LDH血症，尿量減少がみられる場合や，腎間質への腫瘍細胞の浸潤，腎静脈，尿路の圧迫がすでに認められる症例では，TLSの危険因子として初診時より認識すべきである．

　初期治療の概略を図5に示した．モニタリングも含め，注意深く臨床症状の変化を把握することが必須で，医師のみならず看護師，透析専門医師などのチーム医療が要求される．小児血液腫瘍疾患の治療経験のある3次医療施設との治療の連携，搬送などは，日頃より確立させておくべきである．

7 著明な肝腫大

　新生児期から乳児期早期の神経芽細胞腫ステージIVsの肝浸潤は，著明な肝腫大で発見さ

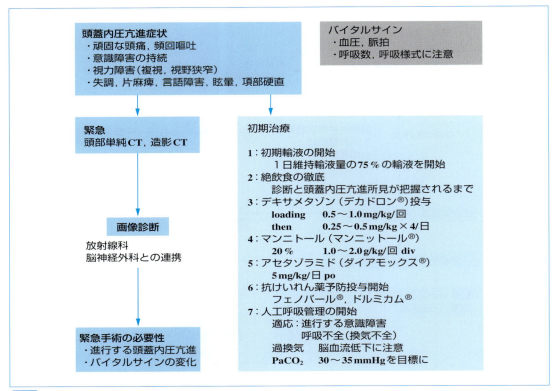

図3 頭蓋内圧亢進の診断と治療の進め方

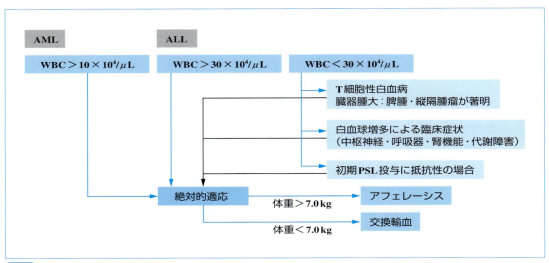

図4 白血球増多症に対するアフェレーシス・交換輸血の適応
AML：急性骨髄性白血病，ALL：急性リンパ性白血病，PSL：プレドニゾロン

れる代表的な疾患である．解剖学的な圧排による周辺臓器の臨床症状としての呼吸不全，心不全，消化器症状，腎不全症状の把握，播種性血管内凝固（disseminated intravascular coagulation：DIC）や多臓器不全への進行は見逃してはならない．診断は骨髄検査，肝生検および画像検査（MRI，CT）により確定診断をつける．原発巣を検索するにあたっては，副腎のみならず

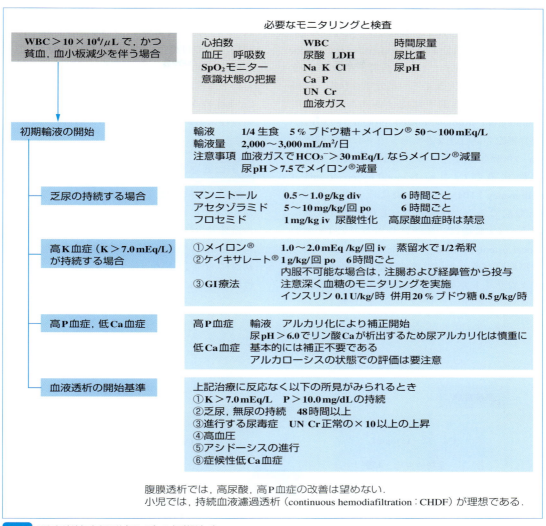

図5 腫瘍崩壊症候群(TLS)の初期治療

後縦隔の病変の有無も否定しておく必要がある．神経芽細胞腫ステージIVsは無治療で退縮する場合があるが，表4に示した臨床所見を有する場合には，積極的に治療を開始する必要がある．急性期を乗り越えれば比較的生命予後はよく，迅速な診断と臨床症状の推移に応じた初期治療の重要な救急疾患である．

8 高Ca血症

小児がん患者における高Ca血症（malignant associated hypercalcemia）の発症頻度は，0.4〜0.7％とまれな合併所見であるが，救急処置を

表4 神経芽細胞腫ステージIVs・肝腫大の初期治療

化学療法の開始時期	持続する嘔吐 多呼吸（60回/分以上） 低酸素血症 尿量低下 尿毒症 貧血，出血傾向，播種性血管内凝固（DIC） 下肢の浮腫
化学療法	シクロホスファミド（エンドキサン®） 5 mg/kg/日×5日 po or div
放射線治療	150 cGy/日×3日

必要とすることが多い．高Ca血症を合併するとされる腫瘍は，ALL，悪性リンパ腫，神経芽細胞腫，膵神経内分泌腫瘍（pancreatic neuroendocrine tumor：PNET），Ewing肉腫，横紋筋肉腫である．原因は大きく二つに分類される．腫瘍細胞が産生する副甲状腺ホルモン関連蛋白（parathyroid hormone-related protein：PTHrP）が破骨細胞の活性化をきたし，さらに腎尿細管のCaの再吸収を促進することが原因となる腫瘍随伴体液高Ca血症（humoral hypercalcemia of malignancy：HHM）で，一般に骨病変のない高Ca血症である．骨病変を有し局所の骨破壊に伴う高Ca血症は，局所性骨溶解性高Ca血症（local osteolytic hypercalcemia：LOH）と称され，腫瘍細胞が産生する破骨細胞活性化能を有する様々なサイトカイン（IL-6など）やプロスタグランジンが原因とされ，前者のHHMとは区別される．初期症状と治療について図6に示した[2]．初期治療の目標は，Caの腎排泄を増やすことと破骨細胞の活性を低下させることである．特に第2世代以降のビスホスホネート製剤は，高Ca血症のみならず，骨病変を有する場合の疼痛管理においても非常に有効である．

❾ 白血球減少，貧血，血小板減少と輸血療法

急性白血病では，正常白血球の減少を伴い発病し，すでに感染症を併発している場合も多い．白血球減少時の対策と抗菌薬選択の概略を図7に示した[3]．貧血，血小板減少は，急性白血病初診時80％以上の症例で認められる．血液悪性腫瘍患者に対する輸血療法を図8に示した．

図6 高Ca血症の臨床症状と治療

発熱性好中球減少症（Febrile Neutropenia：FN）

注意　常に Oncologic Emergency と認識して対応

定義
末梢血好中球数絶対数 ANC＜500/μL もしくは
今後 48 時間以内に ANC＜500/μL に減少することが予測される状態
かつ
腋窩測定値で体温＞38.0℃ に達した状態
・初期評価の徹底
　血液培養（カテーテル感染の鑑別　2 セット以上提出）
・胸部 X 線
・腹部超音波（必要に応じて CT 撮影）
・カテーテル刺入部の観察
・肛門周囲の感染源の観察・ほかの身体所見

経験的治療の開始
TAZ/PIPC
　CAZ
　CZOP
　CPR
上記から単剤開始

症状が重篤な場合に以下を考慮
MEPM
DRPM
PAPM/BP
IPM/CS

感染巣を伴う場合には，感染部位に好発する微生物を考慮して抗菌剤を追加
培養結果に応じた対応　施設の臨床分離菌感受性アンチバイオグラムを参照

多剤耐性グラム陽性球菌を疑う場合，特にカテーテル感染や皮膚軟部組織感染症
VCM
TEIC
LZD

発熱が 3 日以上持続する場合　アミノグリコシド系抗菌薬追加

発熱が 4〜7 日以上持続する場合　抗真菌薬併用開始
　充分な画像検査と B-D グルカン測定・ガラクトマンナン測定

肝脾臓膿瘍　眼内炎　胸部 CT 異常
　→カンジダ症　疑い　→　経験的治療　MCFG CPFG FLCZ VRCZ L-AMB ITCZ

胸部 CT 異常　副鼻腔炎　中枢神経病巣
　→アスペルギルス症　疑い　→　経験的治療　VRCZ L-AMB MCFG CPFG ITCZ
注　ムコール症の可能性（B-D グルカン・ガラクトマンナン陰性）の場合　L-AMB

図7　白血球減少に対する初期対応・治療

〔日本小児血液・がん学会（編）：支持療法，小児白血病・リンパ腫の診療ガイドライン．2016, 123-124, 133-138
https://jspho.jp/pdf/journal/childhood_leukemia_lymphoma_guideline/Supportive_therapy.pdf を元に作成〕

Ⅲ　おもな救急疾患

(1) 濃厚赤血球（MAP）
　　輸血適応基準　　Hb＜7.0 g/dLは全例輸血
　　　　　　　　　　感染症併発時はHb＜8.0 g/dL
　　　　　　　　　　骨髄回復中時はHb＜7.0 g/dL

$$\text{MAP血必要単位数（Unit）} = \frac{(目標Hb - 現在Hb) \times 体重(kg)}{40}$$
　　もしくは　MAP血　10 mL/kg で　Hb 3.0 g/dL上昇

　　放射線照射・白血球除去filterは必ず実施する
　　輸血時間は 5.0 mL/kg/時　　心不全徴候の場合は 2.0 mL/kg/時

(2) 血小板濃厚液（PC）
　　輸血適応基準
　　・CV挿入など外科的処置施行時　　Plt＜50,000/μL
　　・ルンバールなどの小外科的処置　　Plt＜30,000/μL
　　・発熱・感染症併発時　　　　　　Plt＜20,000/μL，または出血症状
　　・その他　　　　　　　　　　　　Plt＜10,000/μL，または出血症状

　　血小板濃厚液（PC）　0.3 Unit /kg で　50,000/μL上昇
　　PC　1 Unit＝20 mL＝0.2×10^{11}個以上のPC

　　放射線照射・白血球除去filterは必ず実施する
　　輸血時間は 5.0 mLkg/時

(3) 新鮮凍結血漿（FFP）　アンチトロンビンⅢ製剤（アンスロビン®）
　　輸血適応基準
　　・重症感染症併発時　　DIC　pre-DIC
　　・L-アスパラギン投与中
　　・脳血管障害併発時（頭蓋内出血，梗塞）

　　FFP　　　　　　　　　　10 mL/kg div
　　アンチトロンビンⅢ　　　30〜80 Unit /kg div

 図8　血液腫瘍患者に対する輸血療法

保護者への説明のポイント

- 「何を疑い，どんな検査・治療を計画しているのか」を十分かつ迅速に説明する．
- 疑問点や不安な点をできるだけ聞き出す姿勢が大切である．
- 家族もまた患者の精神的サポート面における重要な治療者であることを自覚してもらう．
- 臨床症状が変化した場合や新たな検査を施行した場合には，その結果を含め迅速に家族に説明する姿勢が大切である．
- また，造血幹細胞移植や放射線治療・特殊手術などが各施設で対応可能かどうかは，血液腫瘍患者の搬送基準を含め，あらかじめ想定しておくことも重要である．
- 「初期治療が患児の予後を決定する」ことを肝に銘じ，診療にあたる必要がある．

 文献

1) Fleisher GR, Ludwig S : chapter 97. Textbook of Pediatric Emergency Medicine. 6th editon, LWW, 2010 ; 1033-1034
2) 月本一郎：小児血液・腫瘍疾患治療プロトコール集．高Ca血症．医薬ジャーナル社，2003 ; 327-336
3) 日本小児血液・がん学会（編）：支持療法，小児白血病・リンパ腫の診療ガイドライン．2016, 123-124, 133-138
　https://jspho.jp/pdf/journal/childhood_leukemia_lymphoma_guideline/Supportive_therapy.pdf

Ⅲ おもな救急疾患

G 血液疾患
4. ウイルス関連血球貪食症候群

愛媛大学大学院医学系研究科小児科学　永井功造，石井榮一

1 血球貪食症候群の概念

血球貪食症候群は血球貪食性リンパ組織球症（hemophagocytic lymphohistiocytosis：HLH）ともよばれ，様々な原因により異常に活性化したnatural killer（NK）細胞と細胞傷害性Tリンパ球（CTL）が多量の炎症性サイトカインを放出し，組織球が活性化され自己血球を貪食する病態の総称である．HLHの分類を表1に示す．

引き起こす原因によって，大きく原発性と二次性の2つに分けられる．原発性（遺伝性）は，家族性HLH（FHL）や種々の原発免疫不全症によるT細胞やNK細胞の機能障害によって，HLHの病態がもたらされる．また，先天代謝異常症の一部にHLHをきたす疾患がある．二次性は，ウイルス感染に続発するウイルス関連HLHのほか，細菌や真菌感染，悪性腫瘍（特に悪性リンパ腫），膠原病などに続発する．その

表1 血球貪食症候群（HLH）の分類

1. 原発性/遺伝性
    家族性HLH（FHL）　　　　FHL1
    　　　　　　　　　　　　　FHL2 - PRF1
    　　　　　　　　　　　　　FHL3 - UNC13D
    　　　　　　　　　　　　　FHL4 - STX11
    　　　　　　　　　　　　　FHL5 - STXBP2
    X-linked lymphoproliferative symdrome（XLP）
    　　　　　　　　　　　　　XLP1 - SH2D1A（SAP）
    　　　　　　　　　　　　　XLP2 - BIRC4（XIAP）
    Griscelli syndrome type 2 - RAB27A
    Chédiak-Higashi syndrome - LYST1
    Hermansky-Pudlak syndrome type 2 - AP3B1
    免疫不全症候群
    先天代謝異常症
2. 2次性/反応性
    1) 感染症によるHLH：ウイルス性
    　　　　　　　　　　細菌性
    　　　　　　　　　　真菌性
    　　　　　　　　　　その他
    2) 基礎疾患を有するHLH
    　　①悪性腫瘍：悪性リンパ腫
    　　　　　　　　その他
    　　②自己免疫疾患
    3) 薬剤アレルギーに起因するHLH
3. 造血幹細胞移植後早期のHLH

〔Henter JI, Horne A, Aricó M, et al.：HLH-2004：Diagnostic and therapeutic guidelines for hemophagocytic lymphohistiocytosis. *Pediatr Blood Cancer* 2007；48：124-131より改変〕

なかで感染症に続発するHLHが最も頻度が高く，小児においては半数以上を占める．

感染症関連HLHの原因病原体としてはEpstein-Barrウイルス(EBV)が最も多く，血球貪食症候群研究会によるわが国の統計では，小児期発症のHLHは年間およそ50～70例発症しており，その半数がEBV関連HLHであった[2]．そのほかには単純ヘルペスウイルス(HSV)，コクサッキーウイルス，サイトメガロウイルス(CMV)，アデノウイルスなど多くのウイルス感染に続発する．

ウイルス関連HLHは基本的に良性の疾患であるが，適切かつ迅速な治療なしでは，重症化し死亡することもある．治療はまず抗ウイルス薬投与や合併症管理を優先的に行い，続いて各症例の診断や重症度に合わせた治療を行う．また，抗腫瘍薬の投与は必要に応じて行う必要がある．

2 診断のフローチャート[3]

a まずHLHの診断を行う

HLHの症状は多彩であるが，抗菌薬や対症療法に反応せず長期に持続する発熱で血球減少が認められた場合は，HLHを念頭におく．その他頻度の高い症状として，皮疹，肝脾腫，出血症状，黄疸，中枢神経症状，呼吸器症状，下痢，顔面浮腫などがある．診察の要点を図1に示すのでチェックすること．

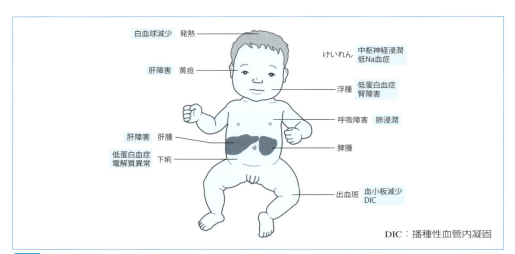

図1 HLHの診察上の留意点と検査異常

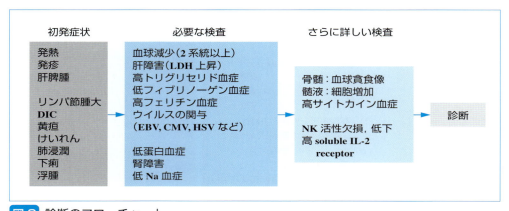

図2 診断のフローチャート
〔石井榮一：血球貪食症候群．豊原清臣，ほか(編著)，外来小児科学．第5版，南山堂，2007；491-493 より改変〕

図2[3]に診断のフローチャートを示すが，HLHに特徴的な症状があり，さらに血液検査所見で血球減少，高トリグリセリド血症，低フィブリノーゲン血症，高フェリチン血症，高LDH血症などが認められれば，骨髄やリンパ網内系組織（リンパ節，肝，脾など）で組織球の増殖と血球貪食像を証明する．HLHの診断基準としては，Histiocyte Societyによる治療研究HLH-2004の診断ガイドライン（表2）[1]が国際的に用いられている．この診断基準によれば，血球貪食はあくまで所見の一つであり，病初期には血球貪食像が認められなくても，臨床所見と特徴的な検査所見からHLHが強く疑われる場合は，治療介入を優先すべきである．

b ウイルス関連HLHの診断

ウイルス関連HLHの診断には，血清中ウイルス抗体価の測定や血中のウイルスゲノムを証明する必要がある．その他血液以外には鼻腔や便，髄液などのウイルス分離・同定検査にて原因ウイルスが判明するケースも少なからず存在するので，初診時にはもれなく提出することが肝要である．HLHをきたす原因ウイルスはEBVのほかに，CMV，水痘・帯状疱疹ウイルス，HSV，アデノウイルス，コクサッキーウイ

ルス，エコーウイルス，パラインフルエンザウイルス，風疹ウイルス，麻疹ウイルス，HHV-6，HIVなどがある．これらのうちEBVによるHLHは，EBVが感染したT/NK細胞がクローン性に増殖し，サイトカインを過剰に産生しHLHの病態を形成していることが知られている．HSVやコクサッキーウイルスによるHLHはおもに新生児期に発症し，重症化しやすい．CMVによるHLHは新生児，自己免疫疾患，移植後などの日和見感染から発症することが多いが，健常成人での報告もあるので注意する．

③ ポイントとピットフォール

HLHの原因は多彩であり，その種類によって治療法も異なるため，注意が必要である．特に原発性（遺伝性）では，根治する唯一の方法としては同種造血幹細胞移植しかないため，治療介入と同時に原発性か二次性かの鑑別診断を行うことは重要である．原発性のHLHが疑われる場合は，速やかに専門医療機関に紹介すべきである．

a 原発性HLH

家族歴があれば診断は容易であるが，家族歴

表2 HLH-2004プロトコルによるHLHの診断基準

項目AまたはBを満たすものをHLHと診断する．
　A．HLHの原因となる遺伝子異常を有する
　B．HLHの臨床診断基準を満たす（8つの所見のうち5つ）
　臨床所見
　　1．発熱
　　2．脾腫
　検査所見
　　3．血球減少（末梢血の3系統のうち少なくとも2系統に異常があること）
　　　ヘモグロビン<9.0 g/dL，血小板<100,000/μL，好中球<1,000/μL
　　4．高トリグリセリド血症（>265 mg/dL）または低フィブリノーゲン血症（<150 mg/dL）
　組織学的所見
　　5．骨髄，脾臓，またはリンパ節の血球貪食像を認める，悪性所見なし
　検査データ所見
　　6．NK細胞活性低値または欠損（正常範囲はそれぞれの検査基準に従う）
　　7．血清フェリチン値>500 ng/mL
　　8．血清soluble CD25（soluble IL-2 receptor）値>2,400 U/mL

〔Henter JI, Horne A, Aricó M, *et al.* : HLH-2004 : Diagnostic and therapeutic guidelines for hemophagocytic lymphohistiocytosis. *Pediatr Blood Cancer* 2007 ; 48 : 124-131 より改変〕

Ⅲ　おもな救急疾患

がない場合は，年齢（主として 2 歳未満），中枢神経症状の合併，NK 活性欠損または低下などが参考になる．また，免疫不全を呈する症候群に特徴的な臨床所見（易感染性，知能発達障害，部分白子症，先天奇形など）の有無を調べる．先天代謝異常症でも，それぞれ特有の症状に注意する．

> **Point**
> ▶発症年齢は乳児期か．
> ▶同様の疾患を呈した同胞はいないか．
> ▶免疫不全症候群や先天代謝異常症を疑う所見はないか．
> ▶けいれん，意識障害などはないか．
> ▶髄液の異常や，頭部 CT，MRI で異常所見はないか．
> ▶NK 活性の低下はないか．

確定診断は先天性疾患の原因遺伝子の変異を検出することであるが，そのスクリーニングとしてフローサイトメトリーやウエスタンブロットによる蛋白発現解析が行われる．最近では，契約して一連の HLH 原因遺伝子を解析するサービスを提供する研究施設もある．ただし，解析の範囲がエクソン部分のみであること，検出された変異が病的意義をもつかなど検査の感度・限界についてその結果の解釈に注意しなければならない．また，検査の前に家族に対し遺伝カウンセリングを行う必要がある．その為，遺伝学を専門とした医師のサポートを受けられる体制で検査・依頼すべきである．

なお，伴性劣性遺伝形式をとる X 連鎖リンパ増殖症候群（XLP）は，EBV 初感染時に重症の HLH を発症することが多く，男児で重症 EBV-HLH の症例では XLP を念頭におく必要がある．

b　他の二次性 HLH

ウイルス以外では，細菌や真菌感染，悪性腫瘍（特に悪性リンパ腫），膠原病などに続発する[2]．基本的には，その原因疾患を血液検査や画像検査で同定することが重要である．

> **Point**
> ▶細菌や真菌感染はないか．
> ▶身体所見や画像検査で悪性腫瘍（特に悪性リンパ腫）を疑わせる所見はないか．
> ▶膠原病の合併はないか．

上記より，他の二次性 HLH を除外する．HLH をきたしやすい病原体としては，腸チフス菌，大腸菌，肺炎球菌，結核菌，Brucella 菌，真菌，原虫などがある．また悪性腫瘍では悪性リンパ腫が最も多く，ほとんどは成人で認められるが，小児では年長児において考慮する必要がある．膠原病では若年性特発性関節炎（juvenile idiopathic arthritis：JIA）や全身性エリテマトーデス（systemic lupus erythematosus：SLE）の頻度が高い[2]．

④ 治　療 [4,5]

a　まず救急処置，合併症管理を始める

救急処置の目標は，急性期の死亡を防ぐこと，重症化を防ぎ初期治療が開始できる状態にすることにある．急性期のおもな死因は血球減少，播種性血管内凝固（disseminated intravascular coagulation：DIC），感染，出血，肝不全などである．おもな救急処置を表 3 に列挙する．

重症度や病型を決める因子としては，年齢や臓器障害，サイトカイン・NK 活性値などがある．特に高フェリチン血症，高ビリルビン血症，DIC，電解質異常などは重症度を反映しており，予後不良の指標となる．また，腎や肺などの臓

表3　おもな異常所見と初期治療

異常所見	初期治療
肝障害，DIC	DIC 療法，血漿交換
出血	輸血，DIC 療法
低 Na 血症	輸液療法
けいれん	抗けいれん薬投与，頭蓋内圧亢進の治療
好中球減少	抗菌薬や抗真菌薬，G-CSF 製剤の投与
血球貪食，高サイトカイン血症	ステロイドやγ-グロブリンの早期投与

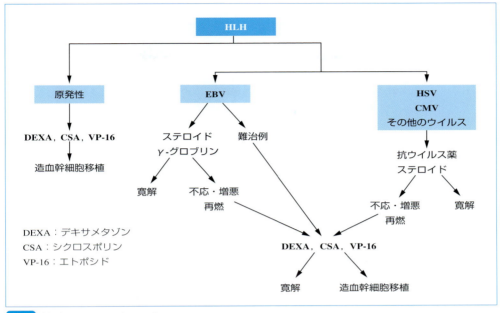

図3 治療のフローチャート

器障害や，中枢神経障害をきたす症例は予後不良と考えられる．

臓器障害やDICを合併する症例では，まず血漿交換，DICの治療などが行われ，場合によってはステロイド薬投与，γ-グロブリン投与などを行う．また多くの症例が発症時に白血球減少を伴い，易感染性の状態にある．したがって，感染症の予防とコントロールは特に重要である．ただし，G-CSF製剤は高サイトカイン状態に投与すると病態悪化につながるリスクもあるため，判断は慎重に行うべきである．

HLHは，高サイトカイン血症により様々な症状をきたしている．したがって，これらの初期治療のみでコントロールできない場合は，速やかに免疫抑制薬，抗腫瘍薬などを使用する．救急処置，合併症管理を除くウイルス関連HLHの治療フローチャートを図3に示す．

b EBV関連HLH(EBV-HLH)

EBV-HLHは症例ごとに重症度に差があり，治療法も異なる(表4)．予後因子も確立されたものはない．発症時のEBVゲノム量は必ずしも予後に関係しないが，最近の解析ではビリルビンやフェリチン値が高い症例の予後は悪い傾向にある[6]．しかし臨床所見が重症であってもステロイドのみで寛解する例もあり，治療は症例ごとに臨床経過と治療反応性に応じて選択すべきである．治療初期にはステロイド薬，特にデキサメタゾン(DEXA)が有効であり，ステロイド単独でも改善することが多い．また，γ-グロブリンが有効という報告もある．治療反応の指標としては臨床所見では発熱が特に重要であるが，血清中または末梢単核球中のEBVゲノムコピー数の推移も参考となる．しかし，臓器障害やDICの合併を有する症例，治療抵抗例，再燃例は時期を逸せず抗腫瘍薬や免疫抑制薬を投与する．免疫抑制薬ではシクロスポリン(CSA)が，抗腫瘍薬ではエトポシド(VP-16)が用いられる．国際治療研究(HLH-2004)では，DEXA，VP-16，CSAの併用療法が推奨されている(図4)[1]．

さらに急性期を乗り切った場合でも，症例によっては再燃することがあり，注意深い観察を行う．特に再燃例や治療抵抗例では，最終的には造血幹細胞移植を考慮する．

c そのほかのウイルス関連HLH

EBVに次いで頻度の高いウイルスはCMV，

表4 治療の実際

A．初期治療
(1) ステロイド：DEXA 10 mg/m² または PSL 2 mg/kg を
　　　　　　　連日静注または経口，症状の改善後は減量
(2) IVIG：1 g/kg を点滴静注

B．臓器障害・DIC 合併例，不応・増悪例
(1) DEXA：10 mg/m² を連日静注または経口
　　　　　2週間ごとに漸減
(2) VP16：150 mg/m² を週1回ないし2回点滴静注
(3) CSA：3 mg/kg を点滴静注または 6 mg/kg を経口内服
　　　　　寛解すれば漸減中止

C．上記治療が無効で再燃例，治療抵抗例
　　確立されたものはない
(1) CHOP 療法，抗サイトカイン療法など
(2) 造血幹細胞移植：骨髄移植，臍帯血移植など

PSL：プレドニゾロン，IVIG：γ-グロブリン大量療法

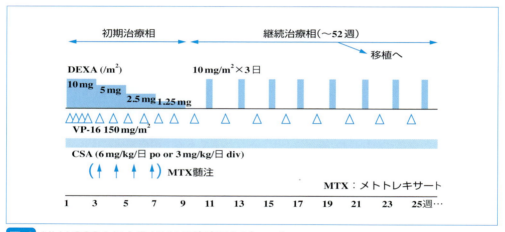

図4 HLH-2004 による HLH の治療スケジュール

〔Henter JI, Horne A, Aricó M, et al.：HLH-2004：Diagnostic and therapeutic guidelines for hemophagocytic lymphohistiocytosis. *Pediatr Blood Cancer* 2007；48：124-131〕

HSV，コクサッキーウイルス，アデノウイルスの4つである．

特に HSV による HLH（HSV-HLH）は新生児期に発症し，予後が悪い[7]．新生児期に発症した HLH は，ヘルペスウイルスの検査を行うとともに，抗ウイルス薬（アシクロビル）投与および場合によってはステロイド薬投与，γ-グロブリン投与などを行う．治療抵抗例では VP-16，CSA などの使用も考慮するが，その有効性は不明である．なお HSV-HLH では通常量のアシクロビルは無効であり，最高 20 mg/kg×3回/日の投与が推奨されている（日本小児科学会，小児薬物療法検討会議報告書より）．また，コクサッキーウイルスによる HLH も新生児期発症例が多く，注意が必要である．

CMV，アデノウイルスによる HLH の特徴は特にない．小児期の HLH で EBV の関与が否定されれば，これらのウイルスの検査を行う．治療法は EBV-HLH に準じるが，CMV の場合は抗ウイルス薬（ガンシクロビル）の併用を行う．

保護者への説明のポイント

HLHは症状が多彩なうえ，その病態も複雑なため，発症時のみならず経過中も定期的に十分な説明を心がける．
- ●原因は多彩であるが，EBV-HLHが最も多い．新生児では単純ヘルペスに注意が必要．
- ●病状が急速に進行する可能性もあるため，検査と同時に治療を開始する必要がある．治療法は重症度やその原因に応じて行う．
- ●乳児例や中枢神経症状を有する例は原発性（遺伝性）の可能性があり，遺伝子解析を勧める（検査には遺伝カウンセリングによる十分な説明と同意が必要）．
- ●臓器浸潤例，治療抵抗例，再燃例は予後不良の可能性がある．場合によっては，造血幹細胞移植を行う必要がある．

文献

1) Henter JI, Horne A, Aricó M, et al. : HLH-2004 : Diagnostic and therapeutic guidelines for hemophagocytic lymphohistiocytosis. *Pediatr Blood Cancer* 2007 ; 48 : 124-131
2) Ishii E, Ohga S, Imashuku S, et al. : Nationwide survey of hemophagocytic lymphohistiocytosis in Japan. *Int J Hematol* 86 : 2007 ; 58-65
3) 石井榮一：血球貪食症候群．豊原清臣，ほか（編著），外来小児科学．第5版，南山堂，2007；491-493
4) Morimoto A, Nakazawa Y, Ishii E : Hemophagocytic lymphohistiocytosis : Pathogenesis, diagnosis, and management. *Pediatr Int* 2016 ; 58 : 817-825
5) Bergsten E, Horne A, Alicó M, et al. : Confirmed efficacy of etoposide and dexamethasone in HLH treatment : long-term results of the cooperative HLH-2004 study. *Blood* 2017 ; 130 : 2728-2738
6) Kogawa K, Sato H, Asano T, et al. : Prognostic factors of Epstein-Barr virus-associated hemophagocytic lymphohistiocytosis in children: Report of the Japan Histiocytosis Study Group. *Pediatr Blood Cancer* 2014 ; 61 : 1257-1262
7) Suzuki N, Morimoto A, Ohga S, et al. : Characteristics of hemophagocytic lymphohistiocytosis in neonates: A nationwide survey in Japan. *J Pediatr* 2009 ; 155 : 235-238

Ⅲ おもな救急疾患
H 泌尿器・生殖器疾患
1. 急性腎不全・急性腎障害

地域医療機能推進機構九州病院小児科　島袋　渡
福岡市立こども病院腎疾患科　郭　義胤

1 疾患の概要およびガイドラインの記載

a 急性腎不全と急性腎障害の背景

急性腎不全（acute renal failure：ARF）とは急激な腎機能の低下に伴い体液の恒常性が維持できない状態と理解されてきた．しかし，その定義や診断基準は統一されておらず，30以上もの異なった定義・基準が用いられてきた．そのため共通の指標を用いたARFの評価ができず，高い死亡率を改善することができなかった．

こうした状況に対して，2004年のRIFLE（Risk, Injury, Failure；Loss, End-Stage Renal Disease）分類[1]や2007年のAKIN（Acute Kidney Injury Network）分類[2]を経て，2012年にKDIGO（Kidney Disease：Improving Global Outcomes）が「急性腎障害（acute kidney injury：AKI）のためのガイドライン」[3]を作成し，腎機能障害の定義や程度の統合を図った．

わが国でもARFの定義や評価の統一，ならびに行われている治療への推奨が必要であると考えられ，日本腎臓学会，日本集中治療医学会，日本透析医学会，日本急性血液浄化学会，日本小児腎臓病学会の5学会合同によるAKI（急性腎障害）診療ガイドライン2016[4]が作成された．

軽微な血清クレアチニン（serum creatinine：sCr）値の上昇であっても，生命予後に悪影響を及ぼすことが判明し，腎機能障害の予防もしくは早期発見，早期治療が生命予後の改善に不可欠であることが明らかになった．そのためAKIはsCr値の変化量と尿量の減少によって定義されるARFより軽度の腎機能障害まで含んだより広い疾患概念である（図1）[3]．

AKIは腎疾患により単独で生じる（原発性AKI）とは限らない．むしろ感染症，敗血症，中毒，外傷，熱傷や大手術（特に心臓血管外科）な

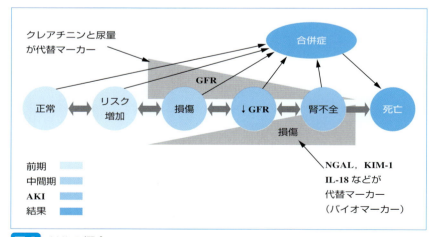

図1　AKIの概念

〔Kidney Disease：Improving Global Outcomes（KDIGO）Acute Kidney Injury Work Group. KDIGO Clinical Practice Guideline for Acute Kidney Injury. *Kidney int* 2012；**2**：1-138〕

高リスク		AKI 1	AKI 2	AKI 3
3か月以上	血清クレアチニン	基礎値の 1.5 倍以上 or ≧0.3 mg/dL の増加	基礎値の 2.0 倍以上	基礎値の 3.0 倍以上 or sCr≧4.0 mg/dL の増加 or 腎代替療法の開始 or eGFR<35 mL/分/1.73m²
	尿量	6 時間以上 <0.5 mL/kg/時	12 時間以上 <0.5 mL/kg/時	24 時間以上<0.3 mL/kg/時 or 12 時間以上の無尿
3か月未満	血清クレアチニン	48 時間以内に ≧0.3 mg/dL の増加 or 7 日以内に基礎値の ≧1.5 倍以上	基礎値の 2.0 倍以上	基礎値の 3.0 倍以上 or sCr≧2.5 mg/dL の増加 or 腎代替療法の開始
	尿量	3か月以上と同じ		
可能な限り腎毒性物質を中止する				
体液量と浸透圧を担保する				
機能的血行動態モニタリングを考慮する				
血清クレアチニン値と尿量をモニターする				
高血糖を防ぐ				
造影剤を用いない代替策を考慮する				
	非侵襲的精密検査（必須）			
	侵襲的精密検査を考慮する			
		腎機能に応じて薬剤投与量を調整する（必須）		
		腎代替療法を考慮する		
		ICU 入室を考慮する		
				可能なら鎖骨下静脈を避けて 透析カテーテルを挿入する

図2 AKI の病期と治療方針

血清クレアチニン値の基礎値は，3か月以上では「それ以前 7 日以内に判っていたか，予想される基礎値」で，3か月未満では「診断以前の血清クレアチニン値の最低値」と定義．

〔Kidney Disease：Improving Global Outcomes（KDIGO）Acute kidney Injury Work Group：KDIGO Clinical Practice Guideline for Acute Kidney Injury. *Kidney int* 2012；2：1-138，AKI（急性腎障害）診療ガイドライン作成委員会（編）：AKI（急性腎障害）診療ガイドライン 2016．日腎会誌 2017；59：419-533 を元に作成〕

どに付随し，多臓器不全の一つとして発生する（二次性 AKI）ことが多い．救急外来では，二次性 AKI を念頭において診療する必要がある．

b 小児の AKI

わが国の AKI 診療ガイドライン 2016[4]では，AKI の病期分類は尿量と sCr 値で設定され，3か月以上の小児では KDIGO 診断基準を用い，3か月未満では sCr 値の基準値がないため，尿量と sCr 値の増加量で定義された新生児修正KDIGO 診断基準（図2）[3,4]を参考にして生命予後を予測することが提案されている．これらの診断基準は推定糸球体濾過量（estimated glomerular filtration rate：eGFR）の計算を行わずとも sCr 値の変化で病期分類をできる点でベッ

ドサイドでの利便性が高い．

また，KDIGO ガイドラインでは AKI の病期による治療方針も示している（図2）．そこには ICU での全身管理や腎代替療法（renal replacement therapy：RRT）を考慮するタイミングに関しても記載されている．

2 診断治療のフローチャート

図3[3,5]に AKI の診断と治療に関するフローチャートを示す．治療に際しては，AKI をきたす原因となった疾患を推定する必要がある．救急医療の現場でこれを確定することは困難だが，AKI の成因（腎前性，腎性および腎後性）で治療方針が異なることから，それらの鑑別を

Ⅲ おもな救急疾患

1) AKI の診断：問診と身体診察で疑い，血液検査と尿量で診断

（AKI のリスク因子）

被　曝	感受性
敗血症，重篤疾患，ショック，熱傷，外傷，心臓手術（特に体外循環使用例），大手術，腎毒性薬，X 線造影剤，有毒の動植物	脱水症または体液量減少，女性，黒人，CKD，基礎疾患（心，肺，肝），悪性腫瘍，貧血，糖尿病

（AKI の診断基準）　1）月齢・年齢による sCr が基準値の 1.5 倍上昇するとき
　　　　　　　　　　　　　または 0.3 mg/dL 以上増加するとき
　　　　　　　　　　　2）尿量が 6 時間以上 0.5 mL/kg/時未満のとき

AKI の診断基準を満たさなくても，リスクのある患者はフォローを継続する

2) 腎前性，腎性，腎後性の鑑別

2-1）超音波検査による評価
　　主として腎後性の閉塞機転や腎臓のサイズなどを評価
2-2）循環血液量の評価（超音波検査，胸部 X 線，ほか）
　　主として腎前性と腎性の鑑別

分　類	機　序	疾　患
腎前性	血管内容量の減少	脱水，下痢，尿崩症，敗血症，出血，熱傷
	有効腎血流量の減少	新生児仮死，心不全，各種ショック
腎　性	糸球体腎炎	急性糸球体腎炎，急速進行性糸球体腎炎
	急性尿細管壊死	虚血，低酸素，薬剤性
	間質性腎炎	薬剤性，特発性，免疫性
	血管病変	腎皮質壊死，腎動静脈血栓，HUS
	感染症	敗血症，腎盂腎炎
	先天性腎疾患	低形成・異形成，PKD，先天性ネフローゼ症候群，妊婦への RA 系阻害薬投与
腎後性	閉塞性腎尿路疾患	腎盂尿管・尿管膀胱移行部狭窄，後部尿道弁

3) AKI の治療

3-1）腎前性・腎性・腎後性に共通する治療（症状，電解質異常等に対する治療）
　　高 K 血症，低 Ca 血症，代謝性アシドーシス，溢水，高血圧，栄養療法等
　　腎毒性薬剤の回避
3-2）原因に対する治療
　　腎前性：生理食塩水負荷（循環血液量の確保）
　　腎性：腎生検等，さらなる精査と疾患特異的な治療
　　腎後性：閉塞機転の解除
　　※併存する疾患の治療も並行して行う
3-3）腎代替療法

4) 腎機能に関するフォローアップ（急性期を脱したあと）

図3 AKI の診断・治療に関するフローチャート

血清クレアチニン値は異常値が見逃されやすい．以前の血清クレアチニン値からの増加量，年齢ごとの基準値，身長が年齢相当ではない場合には eGFR を把握し，まず異常値に気づくことが重要．

〔Kidney Disease：Improving Global Outcomes（KDIGO）Acute Kidney Injury Work Group：KDIGO Clinical Practice Guideline for Acute Kidney Injury. *Kidney int* 2012；2：1-138，東京都立小児総合医療センター腎臓内科（編）：小児の CKD/AKI 実践マニュアル—透析・移植まで—．診断と治療社，2013 を元に作成〕

行い，それに沿って治療を開始することが重要である．

a AKIの診断

問診と身体所見を通じて，AKIのリスクの有無を確認・把握する．AKIの診断は血液検査と，入院患者であれば尿量測定を加えて行う．特に重症度が高い場合には正確な尿量測定のため尿道カテーテルの留置をためらってはならない．

sCr値は**表1**[6]に示すように月齢・年齢ごとに基準値が異なるので注意する．またAKIのリスクを有する患者の場合は，あとから腎機能障害が顕在化することがある．初診時にAKIと診断されなくても，AKIのリスクから回避されるまでの間は繰り返し腎機能を評価する．

なお腎機能の評価にeGFRを用いる場合は推算式を使用するとよい（p. 360，III章H2**急性腎炎**参照）．ただし，腎機能の変化はsCr値に反映されるのに4～5日を要するため，腎機能が経時的に変化するAKIではeGFRはタイムラグが生じてしまうので，あくまで目安にしかならない．また，重症心身障害児や神経筋疾患を基礎疾患にもつ児など筋肉量が低下した場合には，sCr値が低値となりeGFRが過大評価となりうる点を注意する必要がある．

b AKIの評価

1）腎後性AKIの鑑別

小児の場合，腎盂尿管移行部狭窄や後部尿道弁など先天性腎尿路異常による尿路閉塞が多い．AKIと診断したら最初に超音波検査を施行し，腎盂拡大などの所見から腎後性AKIの鑑別を行う．

2）腎前性と腎性AKIの鑑別

腎後性AKIを否定したら，脱水・出血など，腎前性AKIをきたす疾患と，糸球体疾患や尿細管疾患など，腎性AKIをきたす疾患の鑑別を行う．

前述の超音波検査の際に，腎臓の大きさ・血流・輝度，膀胱内の尿貯留の有無の観察と，下大静脈径，左室拡張終末期径の観察による循環血液量の評価を並行して行う．超音波検査所見に身体所見，体重の推移，バイタルサイン，胸

表1 月齢・年齢ごとのsCr値

年齢		50パーセンタイル	97.5パーセンタイル
3～5か月		0.20	0.26
6～8か月		0.22	0.31
9～11か月		0.22	0.34
1歳		0.23	0.32
2歳		0.24	0.37
3歳		0.27	0.37
4歳		0.30	0.40
5歳		0.34	0.45
6歳		0.34	0.48
7歳		0.37	0.49
8歳		0.40	0.53
9歳		0.41	0.51
10歳		0.41	0.57
11歳		0.45	0.58
男子	12歳	0.53	0.61
	13歳	0.59	0.80
	14歳	0.65	0.96
	15歳	0.68	0.93
	16歳	0.73	0.96
女子	12歳	0.52	0.66
	13歳	0.53	0.69
	14歳	0.58	0.71
	15歳	0.56	0.72
	16歳	0.59	0.74

3か月以上12歳未満は男女共通，12歳以上17歳未満は男女別

〔Uemura O, Honda M, Matsuyama T, *et al*.: Age, gender, and body length effects on reference serum creatinine levels determined by an enzymatic method in Japanese children: a multicenter study. *Clin Exp Nephrol* 2011 ; 15 : 694-699〕

部単純X線写真や血液検査・尿検査の結果を組み合わせることによって，腎前性AKIを鑑別する（**表2**）[5]．

腎性AKIは除外診断であり，腎後性および腎前性AKIを否定することで診断する．ただし，腎前性および腎後性AKIが持続すれば，腎性AKIに進展する危険性がある．

Ⅲ　おもな救急疾患

表2　腎前性 AKI と腎性 AKI の鑑別

	腎前性	腎　性
尿所見	軽微	蛋白尿，血尿，円柱
尿浸透圧（mOsm/L）	＞500	＜350
尿 Na（mEq/L）	＜20	＞40
尿/血漿 Cr 比	＞40	＜20
尿/血漿尿素窒素比	＞8	＜3
FE_{Na}（%）	＜1	＞2
RFI（renal failure index）	＜1	＞1

FE_{Na}＝（尿 Na×血清 Cr）/（血清 Na×尿 Cr）×100
RFI＝（尿 Na×血清 Cr）/尿 Cr
〔東京都立小児総合医療センター腎臓内科（編）：小児の CKD/AKI 実践マニュアル―透析・移植まで―．診断と治療社，2013 を元に作成〕

C　AKI の治療

1）腎前性・腎性・腎後性に共通する治療

a）電解質異常・代謝性アシドーシスに対する治療

①高 K 血症

K≧6.5～7 mEq/L，心電図異常もしくは神経・筋症状のいずれかを認めた場合に実施（カッコ内は効果発現までにかかる時間）．

【治療例】

・グルコン酸 Ca 0.5 mL/kg を 5～15 分かけて投与（速効）

※心保護作用のため．

・グルコース・インスリン療法（15～30分）：速効性インスリン 0.1 単位/kg＋20% グルコース 2.5～5 mL/kg を 1 時間で投与

・炭酸水素 Na 1～2 mEq/kg（5～10 分）

※同時に Na 負荷にもなるので注意．また低 Ca 血症の合併にも注意．

・β_2 刺激薬吸入（20～30 分）：サルブタモール 0.02 mL/kg（最大 1 mL）

・イオン交換樹脂（1～2 時間）：ポリスチレンスルホン酸 Ca 1 g/kg/日（最大 30 g/日）分4 の経口，または 1 g/kg/回を注腸し 1 時間後に浣腸

※腸壊死・腸穿孔の合併に注意．

・利尿薬（フロセミド）1～2 mg/kg

②低 Ca 血症

【治療例】

・グルコン酸 Ca 0.5 mL/kg を 5～15 分かけて投与

・塩化 Ca 0.5 mL/kg を 5 分かけて投与

※急速投与は心静止を含む不整脈のリスクあり．心電図モニターによる観察が必須．

③代謝性アシドーシス

pH 7.2 以上を維持するように重炭酸 Na を投与．

【治療例】

・重炭酸 Na 1（～2）mEq/kg，または不足塩基量×体重×0.3×0.5 mEq を 30 分かけて静注

b）循環血液量増加（溢水）

【治療例】

・水分制限（20～30 mL/kg/日程度）

・フロセミド 1～5 mg/kg/回（最大 10 mg/kg/日）

c）高血圧に対する治療

重度の高血圧は可逆性後頭葉白質脳症（posterior reversible encephalopathy syndrome：PRES）を合併するので注意が必要である．年齢・性別による血圧の 99%＋5 mmHg 以上の場合，高血圧緊急症として降圧薬を投与する．血圧は小児では見落としやすいので，特に注意が必要である（表3）[7]．

・ニカルジピン 0.5 μg/kg/分から開始し降圧が得られるまで増量，最大 6 μg/kg/分

d）腎毒性薬物の把握・検査の回避

可能な限り腎毒性を惹起する可能性がある薬物の中止・変更，もしくは減量をする．腎毒性薬物としておもなものには以下がある．

> 💡 **Point**
>
> ▶抗菌薬（アミノグリコシド，グリコペプチド，アムホテリシン B など）
> ▶NSAIDs（非ステロイド性抗炎症薬）
> ▶降圧薬（レニン-アンジオテンシン（RA）系阻害薬）
> ▶免疫抑制薬（カルシニューリン阻害薬）
> ▶抗悪性腫瘍薬（シスプラチン，シクロホスファミド，メトトレキサートなど）
>
> 　また，ヨード造影剤を用いた画像検査は中止すべきであり，また直接の腎毒性物質ではないが，ガドリニウム造影剤の

354

H 泌尿器・生殖器疾患 1. 急性腎不全・急性腎障害

表3 年齢ごとの血圧値

年齢 （歳）	男児		女児	
	50パーセ ンタイル	99パーセ ンタイル	50パーセ ンタイル	99パーセ ンタイル
1	85/37	110/64	86/40	111/65
2	88/42	113/69	88/45	112/70
3	91/46	116/73	89/49	114/74
4	93/50	118/77	91/52	115/77
5	95/53	120/80	93/54	117/79
6	96/55	121/82	94/56	119/81
7	97/57	122/84	96/57	120/82
8	99/59	123/86	98/58	122/83
9	100/60	125/87	100/59	124/84
10	102/61	127/88	102/60	126/86
11	104/61	129/88	103/61	128/87
12	106/62	131/89	105/62	130/88
13	108/62	133/89	107/63	132/89
14	111/63	136/90	109/64	133/90
15	113/64	138/91	110/65	134/91
16	116/65	141/92	111/66	135/91
17	118/67	143/94	111/66	136/91

収縮期/拡張期血圧（mmHg）

〔National High Blood Pressure Education Program Working Group on High Blood Pressure in Chidren and Adolescents : The fourth report on the diagnosis, evaluation, and treatment of high blood pressure in children and adolescents. *Polirics* 2004 ; 114 : 555-576 より改変〕

> 使用は腎性全身性線維症（**nephrogenic systemic fibrosis：NSF**）を発症する可能性があるため，禁忌である．

e）栄養療法

AKI は異化が亢進している状態であり，不十分な栄養は腎機能の回復を妨げる．年齢相応のカロリー摂取量が推奨され，可能であれば消化管経由で投与する．経腸栄養が行えない場合は，早期からの経静脈栄養を検討する．経静脈栄養での非タンパクカロリー/窒素比（NPC/N比）は 400～500 以上とされている．

2）原因別の治療

a）腎前性：循環血液量を確保・維持

【治療例】
・輸液負荷（生理食塩水 10 mL/kg/回を 30 分程度で投与）．

投与後再評価して再投与の必要性を検討．

b）腎性：原因に対する治療

急速進行性糸球体腎炎（rapidly progressive glomerulonephritis：RPGN）などでは，AKI をきたした原因疾患に対する治療を行う．

c）腎後性：閉塞を解除

尿道や尿管カテーテル，あるいは腎瘻の留置を行う．必要があれば泌尿器科的処置が可能な医療機関への転院を検討する．

3）腎代替療法（renal replacement therapy：RRT）の適応

保存的治療で改善を見込めない場合に RRT の導入を検討する．ただし，RRT の実施にはコメディカルも含めチームとしての診療経験が重要である．診療体制が整わない場合，診療経験の豊富な中核的な医療機関に患者を転院搬送することを検討する．

AKI において RRT を検討する要件として，以下があげられる．

> **💡 Point**
>
> ① 利尿薬抵抗性の体液過剰，循環血液量の著明な増加（心不全，肺水腫，高血圧）
>
> 体液過剰率（%fluid overload：%FO＝
> $$\%FO = \frac{\text{fluid in(L)} - \text{fluid out(L)}}{\text{ICU 入室時体重(kg)}} \times 100,$$
> fluid in－fluid out：ICU 入室後の in-out バランス）の上昇（15% 以上を目安に，20% 以上で死亡率が上昇する）．
>
> 体液過剰のため必要な輸液，薬剤投与，栄養補給ができない時．
>
> ② 尿毒症
>
> 尿毒症症状（意識障害・けいれんなどの中枢神経症状，悪心・嘔吐・食欲不振などの消化器症状）の出現．
>
> BUN 80～100 mg/dL 以上の持続または 30 mg/dL 以上連日増加．
>
> ③ 高 K 血症
>
> $K \geq 7.5$ mEq/L または $K > 6.0$ mEq/L かつ心電図上 wide QRS の出現．
>
> ④ 重症代謝性アシドーシス
>
> HCO_3^- が 12 mEq/L 以下．

d AKIの予後

先進国を中心としたAKIに関するメタアナリシスでは，入院患者においてAKIの発生率は成人で21.6％，小児で33.7％，AKI発症者におけるAKI関連死は成人で23.9％，小児で13.8％であった[8]．

伊藤らによる小児の全国調査では，持続的腎代替療法（continuous renal replacement therapy：CRRT）を導入されたAKI患者の生存率は，CRRT開始後28日が73.6％，退院時が58.3％であった．疾患分類ごとの死亡率では，腎疾患は5.8％と低いものの，循環器疾患は73.5％，血液・腫瘍疾患は71.2％，敗血症・多臓器不全は78.9％と，二次性AKIの生命予後が極めて不良であった[9]．

腎性AKIの生命予後は良好だが，遠隔期の末期腎不全への移行率は31％と二次性AKIの3.7％より高いことから，長期的なフォローアップが必要である[10]．

3 ポイントとピットフォール

a 診断
・AKIとそのリスク因子を疑う．
・sCr値と尿量の推移に注意する．
・腎前性，腎性および腎後性の鑑別を行う．
・体液量および循環血液量の評価を行う．

b 治療・管理
・腎毒性物質・薬剤を回避する．
・腎排泄性薬剤の投与量を調整する．
・併存する疾患も並行して治療する．
・RRT適応を把握し，導入の可能性を常に念頭におく．
・急性期を脱した後も，CKDへの移行に注意する．

保護者への説明のポイント

病状や治療が経時的に変化し，改善後も長期観察が必要となるため，保護者へは初診時（救急外来の時点）に下記のことを説明しておく必要がある．
- 救急外来で確定診断に至ることは少なく，経時的な推移をみて判断する必要がある．
- 重症例では**RRT**の導入も必要になる．
- 腎機能の長期フォローアップが必要である．

文献

1) Bellomo R, Ronco C, Kellum JA, et al.：Acute renal failure-definition, outcome measures, animal models, fluid therapy and information technology needs：the Second International Consensus Conference of the Acute Dialysis Quality Initiative (ADQI) Group. *Crit Care* 2004；8：R204-R212

2) Mehta RL, Kellum JA, Shah SV, et al.：Acute Kidney Injury Network：report of an initiative to improve outcomes in acute kidney injury. *Crit Care* 2007；11：R31

3) Kidney Disease：Improving Global Outcomes (KDIGO) Acute Kidney Injury Work Group：KDIGO Clinical Practice Guideline for Acute Kidney Injury. *Kidney int* 2012；2：1-138

4) AKI（急性腎障害）診療ガイドライン作成委員会（編）：AKI（急性腎障害）診療ガイドライン2016．日腎会誌 2017；59：419-533

5) 東京都立小児総合医療センター腎臓内科（編）：小児CKD/AKI実践マニュアル―透析・移植まで―．診断と治療社，2013；94-102

6) Uemura O, Honda M, Matsuyama T, et al.：Age, gender, and body length effects on reference serum creatinine levels determined by an enzymatic method in Japanese children：a multicenter study. *Clin Exp Nephrol* 2011；15：694-699

7) National High Blood Pressure Education Program Working Group on High Blood Pressure in Children and Adolescents：The forth report on the diagnosis, evaluation, and treatment of high blood pressure in children and adolescents. *Pediatrics* 2004；114：555-576

8) Susantitaphong P, Cruz DN, Cerda J, et al. : World incidence of AKI : a meta-analysis. *Clin J Am Soc Nephrol* 2013 ; 8 : 1482-1493
9) 伊藤秀一：小児の急性腎障害（AKI）と急性血液浄化療法．日小児会誌 2012 ; 116 : 666-678
10) Askenazi DJ, Feig DI, Graham NM, et al. : 3-5 year longitudinal follow-up of pediatric patients after acute renal failure. *Kidney Int* 2006 ; 69 : 184-189

参考文献

・中林洋介：急性腎不全・急性腎傷害．小児救急治療ガイドライン改訂第3版．診断と治療社，2015 ; 343-349

Column 16　病巣不明熱の精査では腹部造影検査も不可欠かも!?

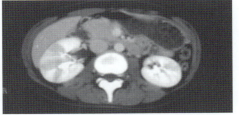

右腎の広範囲な楔状低吸収域の存在がみられ，画像診断的に急性巣状細菌性腎炎（AFBN）と診断した．

急性巣状性細菌性腎炎（acute focal bacterial nephritis : AFBN）とは？

　画像検査の発達普及で，色々な新しい疾患概念ができつつある．このAFBNも然りであり，腎盂腎炎から腎膿瘍の移行過程にある病変として位置づけられている．全例が膿尿〜白血球尿を呈さずに，検尿異常を認めない本症のような例も報告されている．高熱と炎症反応の高値を認め，病巣が一見不明であり，年長児では女児，腰背部痛，検尿異常を，年少児では男女差なく，頭痛・嘔吐，腹痛などを認める．このような病巣不明熱では本症を疑い，腹部造影CT検査を施行すべきである．熟練者によるドプラエコーでも診断できる場合もあるが不確実なため，造影CT検査が望ましい．診断名の是非に関する問題はあるが，このような子どもたちが意外に多いことも事実であり，積極的に検査診断すべきと思われる．このなかの半数以上に膀胱尿管逆流症を合併している症例があることも事実であり，その有無を確認することも重要である．

（市川光太郎）

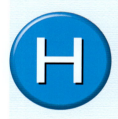

III おもな救急疾患
H 泌尿器・生殖器疾患
2. 急性腎炎

●聖マリア病院小児科 大部敬三

1 疾患の概要

　急性発症の血尿・蛋白尿，糸球体濾過量の低下，Naや水の貯留を伴う浮腫，高血圧を主徴候とするものが，急性腎炎症候群と定義される．かつてはその多くが，A群β溶血性レンサ球菌感染後に発症する小児期の予後良好な急性溶連菌感染後糸球体腎炎(acute poststreptococcal glomerulonephritis：APSGN)であった．しかし，医療環境の整った先進諸国ではすでにその数は減少し，近年ブドウ球菌感染に伴い，糖尿病や悪性腫瘍などの基礎疾患をもつ高齢者を中心に発症する急性腎炎が増加している．これらは感染症罹患中に腎炎を発症することが多いため，感染関連性糸球体腎炎(infection-related glomerulonephritis：IRGN)と称され[1]，その予後は小児期 APSGN と異なり，腎機能の完全回復は 25% 未満と報告されている[2]．成人領域の詳細については別項に委ね，本項では小児期の APSGN を中心に解説する．

　好発年齢は 3〜10 歳で，男児に多いとされていたが，最近では高学年での発症比率が増加し，男女差も以前ほどではない．溶連菌による上気道炎や皮膚感染症の 1〜2 週間(平均約 10 日)後に発症する．発見動機の多くは肉眼的血尿か浮腫であるが，学校検尿で発見されることもある．予後は良好で，小児において 1 年以上尿所見の遷延する症例は 1.9%[3] と少ない．現在，腎炎惹起抗原として溶連菌の菌体内成分(nephritis-associated plasmin receptor：NAPlr)，菌体外成分(streptococcal pyrogenic exotoxin B：SpeB)が有力とされ，プラスミンや補体活性化を介して糸球体障害をきたすと考えられている．

2 診　断

　診断のフローチャートを図1に示す．次の手順に従って診断を進める．

a 問　診

①いつ血尿(肉眼的血尿の頻度は 30%)あるいは浮腫が出現したか？
②尿回数，尿量の減少(頻度 50〜60%)がないか？
③頭痛，嘔吐，意識障害，けいれんなどの高血圧性脳症に伴う症状はないか？
④咳嗽，多呼吸，起坐呼吸などの心不全，肺水腫に伴う症状はないか？
⑤上気道炎や膿皮症などの先行感染の有無とその時期は？
⑥検尿異常の既往，腎疾患の家族歴はないか？

b 診　察

①顔面特に上眼瞼，下腿の浮腫(頻度 70〜80%)はあるか？
②高血圧(頻度 70〜80% でおもに軽度から中等度)はあるか？
③心不全に伴う多呼吸，起坐呼吸，頻脈，ギャロップ音，肝腫大はあるか？
④肺水腫や胸水に伴う湿性ラ音，呼吸音減弱はあるか？

c 検　査

①初診時および入院後に必要な検査項目と APSGN の特徴を表1に示す．蛋白尿は通常軽度で，まれにネフローゼ症候群を呈する．

②血清補体値は，ほかの腎疾患との鑑別の重要なポイントとなる．低補体値を示す場合，さらに全身性エリテマトーデス（systemic lupus erythematosus：SLE）や膜性増殖性

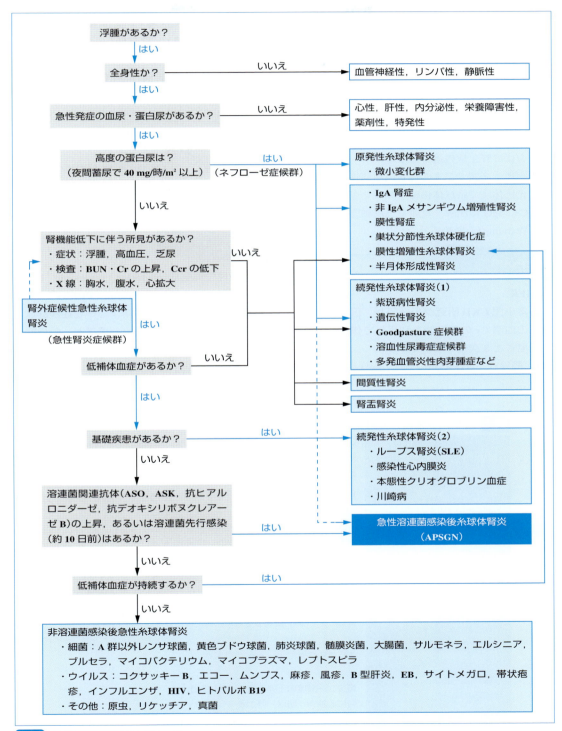

図1 急性腎炎診断のフローチャート

Ⅲ　おもな救急疾患

糸球体腎炎（membranoproliferative glomerulonephritis：MPGN）などとの鑑別が必要である．SLE や MPGN type 1 では C3，C4 ともに低下し，MPGN type 2 では C3 のみの低下を認めることが多い．

③腹部超音波検査で腎の腫大，輝度の上昇を認めることが多いが，疾患特異性はない．

④通常，腎生検は必要ないが，腎機能が急速に悪化し急速進行性腎炎が疑われる場合，2 週間以上にわたって腎機能低下が持続する場合，低補体が 6〜8 週以上持続する場合には腎生検の適応となる．

⑤病理：光顕でびまん性管内増殖性腎炎，蛍光抗体法で糸球体係蹄やメサンギウムへの C3，IgG の沈着，電顕で上皮細胞下の沈着物（hump）を認める．

💡 Point

eGFR[4]

日本小児 CKD 研究グループが，日本人小児の血清 Cr の基準値を利用して作成した簡易式と 5 次式を以下に示す．

1）簡易式：eGFR（mL/分/1.73m²）＝ 0.35 × 身長（m）/血清 Cr（mg/dL）× 100（2 歳以上 12 歳未満）

2）5 次式：eGFR（mL/分/1.73m²）＝ 110.2 × 血清 Cr 基準値（mg/dL）/血清 Cr 実測値（mg/dL）＋ 2.93（2 歳以上 19 歳未満）

血清 Cr 基準値（mg/dL）は身長を Ht（m）として下記で算出する

男児：$-1.259 Ht^5 + 7.815 Ht^4 - 18.57 Ht^3 + 21.39 Ht^2 - 11.71 Ht + 2.628$

女児：$-4.536 Ht^5 + 27.16 Ht^4 - 63.47 Ht^3 + 72.43 Ht^2 - 40.06 Ht + 8.778$

💡 Point

可逆性白質脳症（posterior reversible leukoencephalopathy syndrome：PRES）[5]

▶高血圧，急性腎炎やネフローゼ症候群などの腎疾患，自己免疫疾患など，免疫抑制薬，ステロイド薬，抗腫瘍薬などの薬剤が危険因子となる．

表 1　急性糸球体腎炎に関する検査

検査項目	所見
検尿，1 日尿蛋白定量	血尿および蛋白尿はぼぼ全例にみられる．蛋白尿は 0.5〜1.0 g/日のことが多い．まれにネフローゼ症候群を呈する．硝子円柱，顆粒円柱，赤血球円柱，白血球円柱がしばしば認められる
BUN，Cr，Na，K，Cl，シスタチン C，GFR，FENa，血液ガス，尿 NAG	BUN，Cr は軽度上昇，Ccr は軽度低下，FENa は正常か軽度低下のことが多い
CBC，血清蛋白，アルブミン，総コレステロール	水分貯留によるヘマトクリット，血清蛋白の低下など
CH₅₀，C3，C4	CH_{50}，C3 はほぼ全例で低下し，6〜8 週で正常化する．C4 は正常か軽度低下
ASO，ASK，抗ヒアルロニダーゼ，抗 DNase-B，免疫複合体	ASO，ASK は約 70〜80% に上昇がみられ，感染後 2〜3 週で上昇し，3〜5 週で最高値をとる．免疫複合体は約 60% に陽性
培養，溶連菌ラテックス凝集反応	先行感染病巣に 40〜50% の同定率
腹部超音波検査 胸部 X 線	腎エコー輝度の上昇と腫大，時に腹水 時に心拡大，胸水，肺水腫
その他	CRP，免疫グロブリン，抗核抗体，抗 DNA 抗体，凝固線溶系検査，心臓超音波，頭部 CT，MRI，腎生検など

▶頭痛，嘔吐，意識障害，けいれん，視力障害などの神経症状がみられる．
▶本態は白質の限局性可逆性の血管性浮腫で，後頭葉以外あるいは皮質に病変がおよぶこともある．
▶MRI の FLAIR，T2 強調，ADC 画像で高信号を呈する（図 2）．

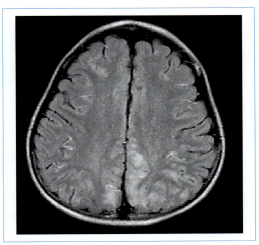

図 2 PRES の MRI 画像

7 歳女児．頻回再発型ネフローゼ症候群のためプレドニゾロン，シクロスポリン，ミゾリビン服用中．意識障害，左方共同偏視のため救急搬送．来院時血圧 159/107 mmHg．MRI FLAIR 画像で前頭葉皮質，頭頂後頭葉に高信号域を認めた．

⚠ Pitfall

a. 腎外症候性急性糸球体腎炎[6]
浮腫，高血圧は認めるものの尿所見がないか軽微で，APSGN と同様の血液検査所見，病理組織像，経過をとる．
［症例］13 歳男児．眼瞼・下腿の浮腫，胆嚢壁肥厚を伴う心窩部痛で発症．血圧 152/85 mmHg．尿蛋白 16 mg/dL，尿潜血（2＋），尿 RBC 1〜4/F，円柱（－）．BUN 22.8 mg/dL，Cr 0.76 mg/dL，C3＜11 mg/dL，C4＜9 mg/dL，ASO 489 IU/mL，ASK 10,240 倍．

b. 無症候性急性糸球体腎炎
浮腫，高血圧などの自覚症状に乏しく，尿異常や低補体血症にて発見される急性糸球体腎炎が数多く存在すると考えられている．
［症例］2 歳 6 か月男児．肉眼的血尿で発症，尿検査で尿蛋白（3＋），尿潜血（3＋），尿 RBC＞100/F，尿 WBC 20-29/F，硝子・顆粒・上皮円柱あり，尿路感染症として治療を受けていた．血圧 92/71 mmHg，浮腫なし．BUN 14.4 mg/dL，Cr 0.25 mg/dL，C3 36 mg/dL，C4 17 mg/dL，ASO 729 IU/mL，ASK 5120 倍．3 週間後，C3 75 mg/dL，C4 13 mg/dL．

③ 治　療

治療の流れを図 3 に示す．

a 乏尿期

発症から約 1 週間の時期で，腎機能低下に伴

う諸症状，合併症を認める．
① 入院加療を原則とするが，浮腫や高血圧がない場合には外来治療も可能である．
② ベッド上安静，高カロリー低塩低蛋白食，水分制限が基本である．
③ 合併症に対し次のような薬剤を使用するが，薬物療法で是正困難な場合には透析療法の適応となる．

■高血圧：小児高血圧判定基準[7]を表 2 に示す．ループ利尿薬による除水を行い，効果不十分な場合には降圧薬を併用する．

■高血圧緊急症：血圧の急速な上昇に伴い，高血圧性脳症，頭蓋内出血，心不全などが発症あるいは予測される状態をいう．高血圧判定基準より 30 mmHg を上回る血圧上昇がある場合には，緊急降圧を積極的に行う．ただし，急速な降圧は脳循環障害や虚血による臓器障害をきたすことがあるため，初期の 2〜3 時間で 25％ 程度の降圧を行い，その後も数日かけて緩徐に降圧していく．Ca 拮抗薬の点滴静注が有用である．頭蓋内圧を上昇させるヒドララジンは用いない[8]．

■心不全，肺水腫：厳重な水分塩分制限とと

Ⅲ　おもな救急疾患

| | | 発症　　　　　　約1週間後　　　　約2週間後　　　　　　　3か月後 | | | |
		乏尿期	利尿期	回復期	治癒期
蛋白尿		（＋）～（2＋）	（±）～（＋）	（−）～（±）	（−）
血尿		（2＋）～（3＋）	（1＋）～（3＋）	（−）～（3＋）	（−）～（2＋）
生活		A．入院治療		B．室内学習可 ↓ C．軽い運動可 ↓ D．中等度運動可 ＊蛋白尿を認めるものはB	E．普通生活 ＊蛋白尿を認めるものはC ＊かなりの血尿を認めるものはD
		ベッド上安静 トイレ歩行可	ベッド上安静解除		
食事 療法		低塩食（0.1 g/kg/日以下） 低蛋白食0.6 g（乳児）～1 g（学童）/kg/日 水分制限：前日尿量＋ 不感蒸泄量（400 mL/m²/日）	浮腫・血圧に応じ 徐々に制限解除	制限なし	制限なし

		心不全	ループ利尿薬	＊高血圧に準ずる	
	高血圧緊急症	ループ利尿薬	フロセミド（ラシックス®）	1～2 mg/kg/回 iv（再投与可）
		Ca 拮抗薬	ニカルジピン（ペルジピン®）	0.5～6 μg/kg/分 ivd
	高血圧（軽中等症）	ループ利尿薬	フロセミド（ラシックス®）	1～2 mg/kg/日 po, iv 分 1～2
		Ca 拮抗薬	アムロジピン（アムロジン®）	6歳以上に 2.5 mg 分 1 適宜増減（Max 5 mg）
		アンジオテンシン変換 酵素（ACE）阻害薬＊¹	エナラプリル（レニベース®）	生後1か月以上に 0.08 mg/kg 分 1
			リシノプリル（ロンゲス®, ゼストリル®）	6歳以上に 0.07 mg/kg（Max 20 mg）分 1
		アンジオテンシン II 受容体拮抗薬 （ARB）	バルサルタン（ディオバン®）	6歳以上く35kg 20 mg 分 1（Max 40 mg）
			カンデサルタン（ブロプレス®）＊²	0.05～0.4 mg/kg/日 po 分 1
			ロサルタン（ニューロタン®）＊²	0.7 mg/kg/日 po 分 1（Max 1.4 mg/kg/日）

＊Cr 2.0 mg/dL 以上，高 K 血症の際は利尿薬と Ca 拮抗薬の使用を推奨．
＊1：腎機能低下の小児に対しては，原則として推奨されない
＊2：国内での小児適応は未承認

高 K 血症	イオン交換樹脂	ポリスチレンスルホン酸 カルシウム	カリメート®，アーガメイ ト®ゼリーなど	1 g/kg/日 po 分 2～3 1 g/kg/回注腸（再投与可）
	G-I 療法	糖5gにレギュラーインスリン1単位を加えた（G/I ratio＝5）10% ブドウ糖液 5 mL/kg を1時間以上かけて点滴静注		

図3 小児の急性糸球体腎炎の治療

表2 小児高血圧判定基準

		収縮期血圧（mmHg）	拡張期血圧（mmHg）
幼児		≧120	≧70
小学校	低学年	≧130	≧80
	高学年	≧135	≧80
中学校	男子	≧140	≧85
	女子	≧135	≧80
高等学校		≧140	≧85

〔日本高血圧学会 高血圧治療ガイドライン作成委員会：
高血圧治療ガイドライン 2004．日本高血圧学会，2004 ；
75-78 より一部改変〕

もに，ループ利尿薬による除水を行う．

■高 K 血症：カルチコールやメイロン®静注
のほか，血清 K 値＞6.0 mEq/L の場合，イ
オン交換樹脂の投与，G-I 療法を行う．

■先行感染病巣に炎症が残存すると思われる
場合には，ペニシリン系またはセフェム系
の抗菌薬を 7～10 日間経口投与する．

b 利尿期

発症後1週から2週に至る期間で，腎機能の
回復とともに利尿がつき，諸症状が軽減する．

安静度，水分食事制限，薬物療法を適宜解除していく．

c 回復期

発症後約2週間で諸症状は消失し，血尿は残存するが，蛋白尿は消失あるいは軽微なものとなる．血清補体値は回復し始め，6〜8週後に正常化する．退院可能となり，徐々に運動制限も解除していく．

d 治癒期

発症後3か月には蛋白尿は消失し，血尿も6か月以内に消失することが多い．時に血尿が数年にわたり残存することもある．運動制限の必要はない．

保護者への説明のポイント

- 腎機能の低下により浮腫や高血圧などを呈するが，多くは約1週間後より回復に向かう．1〜2週間の入院が必要となる．
- 入院中の治療は安静，水分制限，食事療法が主体で，病状に応じて利尿薬，降圧薬などの薬物治療を併用する．
- これらの治療で十分コントロールされず，透析療法を要することもある．
- 乏尿期には高血圧性脳症，心不全，肺水腫などの合併症を起こすことがある．
- 退院後も血尿は残存し外来での定期的な尿検査を必要とするが，大半は半年以内に消失する．

文献

1) Nasr SH, Radhakrishnan J, D'Agati VD : Bacterial infection-related glomerulonephritis in adults. *Kidney Int* 2013 ; 83 : 792-803
2) Nasr SH, Fiddler ME, Valeri AM, et al. : Postinfectious glomerulonephritis in the elderly. *J Am Soc Nephrol* 2011 ; 22 : 187-195
3) 津留　徳，小野郁子，井手　健，ほか：溶連菌感染後急性糸球体腎炎―24年間(1974〜1997)に経験した115例の臨床的検討．日児誌 1998 ; 102 : 771-776
4) 先天性腎尿路異常を中心とした小児慢性腎臓病の自然史の解明と早期診断・腎不全進行抑制の治療法の確立班(日本小児CKD研究グループ)：小児慢性腎臓病(小児CKD)診断時の腎機能評価の手引き．日本小児腎臓病学会，2014; 13
5) Hinchey J, Chaves C, Appignani B, et al. : A reversible posterior leukoencephalopathy syndrome. *N Engl J Med* 1996 ; 334 : 494-500
6) 福間裕子，津留　徳，新居見和彦，ほか：腎外症候性急性糸球体腎炎の一症例―本邦報告例28例の臨床的検討．小児臨 2001 ; 54 : 1439-1443
7) 日本高血圧学会 高血圧治療ガイドライン作成委員会：高血圧治療ガイドライン2004．日本高血圧学会，2004 ; 75-78
8) 高血圧治療ガイドライン作成委員会：特殊条件下高血圧．高血圧治療ガイドライン2014．日本高血圧学会，2014 ; 110-111

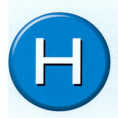

III おもな救急疾患
泌尿器・生殖器疾患
3. ネフローゼ症候群

にしお小児科クリニック　西尾利之

1 疾患の概念

ネフローゼ症候群は，腎糸球体係蹄の異常による高度蛋白尿，低蛋白血症，全身性浮腫などを生じる症候群である．小児におけるネフローゼ症候群の定義は，高度蛋白尿；夜間蓄尿で 40 mg/時/m^2 または早朝尿で尿蛋白クレアチニン比（尿蛋白/尿 Cr）2.0 g/gCr 以上，かつ低アルブミン血症；血清アルブミン 2.5 g/dL 以下（小児特発性ネフローゼ症候群診療ガイドライン 2013[1]）の両所見を認めることが必須であり（表1），浮腫，脂質異常は参考所見とされる．成人とは定義の数値などが若干異なる．

病因については現在なお不明であるが，組織学的特徴は糸球体上皮細胞足突起の癒合がみられる．ネフローゼ症候群の原因での分類は，表2[2]に示すように原因が明らかでない1次性（原発性）ネフローゼ症候群と，全身性疾患が原因による2次性（続発性）ネフローゼ症候群に分けられる．小児期に発症するネフローゼ症候群では約90%が1次性（原発性）であり，小児の場合その約85%は微小変化型ネフローゼ症候群である．1年間に小児10万人に2～5人がネフローゼ症候群を発症している．

表1　小児ネフローゼ症候群の診断基準

高度蛋白尿：早朝尿で尿蛋白クレアチニン比（尿蛋白/尿 Cr）2.0 g/gCr 以上
または夜間蓄尿で 40 mg/時/m^2 以上
かつ
低アルブミン血症：血清アルブミン 2.5 g/dL 以下

〔日本小児腎臓病学会（編）：定義．小児特発性ネフローゼ症候群診療ガイドライン 2013．診断と治療社，2013；xiv を元に作成〕

アルブミン以外の蛋白も漏出し，IgG，抗凝固・線溶系蛋白（アンチトロンビン III，プラスミノゲンなど），ホルモン（T_3，T_4，エリスロポエチンなど），補体成分，微量元素（鉄，銅，亜鉛）結合蛋白，ビタミン（ビタミン D など）などの血中濃度が低下し，凝固能亢進，易感染性，甲状腺機能低下，骨代謝異常，貧血，低栄養を生じる．

浮腫は皮下組織に間質液が過剰貯留した状態で，浮腫形成は毛細血管内外間の静水圧と膠質浸透圧による Starring force により規定される．低アルブミン血症による循環血液量の低下を主体とする機序（underfilling 説）と糸球体腎炎，慢性腎不全などによる Na 貯留による循環血液量増加に基づく機序（overfilling 説）の2つが提唱されている．浮腫のすべてが明瞭に分類できるわけではないが治療法選択時必要となることがある．

> **Point**
> - 小児と成人ではネフローゼ症候群の主たる病態がやや異なる．
> - 小児では微小変化型が大多数である．
> - 浮腫の成因には underfilling 説と overfilling 説がある．

2 ガイドラインなどでの記載

2013年日本小児腎臓病学会より「小児特発性ネフローゼ症候群診療ガイドライン 2013」[1]が http://minds4.jcqhc.or.jp/minds/Nephrosis/CPGs_INSC.pdf で公開中である．

また，ネフローゼ症候群全般（成人）について

H 泌尿器・生殖器疾患 3. ネフローゼ症候群

表2 一次性・二次性ネフローゼ症候群を呈する疾患

1. 一次性ネフローゼ症候群
   a. 微小変化型ネフローゼ症候群
   b. 巣状分節性糸球体硬化症
   c. 膜性腎症
   d. 増殖性糸球体腎炎
      メサンギウム増殖性糸球体腎炎(IgA 腎症を含む)，管内増殖性糸球体腎炎
      膜性増殖性糸球体腎炎，半月体形成性(壊死性)糸球体腎炎

2. 二次性ネフローゼ症候群
   a. 自己免疫疾患：ループス腎炎，紫斑病性腎炎，血管炎
   b. 代謝性疾患：糖尿病性腎症，リポ蛋白腎症
   c. パラプロテイン血症：アミロイドーシス，クリオグロブリン，重鎖沈着症，軽鎖沈着症
   d. 感染症：溶連菌，ブドウ球菌感染，B 型・C 型肝炎ウイルス，ヒト免疫不全ウイルス(HIV)，パルボウイルス B19，梅毒，寄生虫(マラリア，シストゾミア)
   e. アレルギー・過敏性疾患：花粉，蜂毒，ブユ刺虫症，ヘビ毒，予防接種
   f. 腫瘍：固形癌，多発性骨髄腫，悪性リンパ腫，白血病
   g. 薬剤：ブシラミン，D-ペニシラミン，金製剤，非ステロイド性消炎鎮痛薬
   h. そのほか：妊娠高血圧腎症，放射線腎症，移植腎(拒絶反応，再発性腎炎)，collagenofibrotic glomerulonephropathy
   i. 遺伝性疾患
      Alport 症候群，Fabry 病，nail-patella 症候群，先天性ネフローゼ症候群(Nephrin 異常)，ステロイド抵抗性家族性ネフローゼ症候群(Podocin，CD2AP，α-ACTN4 異常)

〔丸山彰一(監)：エビデンスに基づくネフローゼ症候群診療ガイドライン 2017．厚生労働科学研究費補助金難治性疾患等政策研究事業(難治性疾患政策研究事業)難治性腎疾患に関する調査研究班(編)．東京医学社，2017 より引用，一部改変〕

は，2017 年に「エビデンスに基づくネフローゼ症候群診療ガイドライン 2017」[2](平成 26～28 年度厚生労働科学研究費補助金難治性疾患等政策研究事業(難治性疾患政策研究事業)難治性腎疾患に関する調査研究班)がある．

③ 診断・治療

a 症 状

初発時は全身性浮腫(圧痕性)，尿量減少，倦怠感，活気のなさが多く，下痢，嘔吐，腹痛，腹部膨満，食欲不振や呼吸困難，頭痛などがみられることもある．細胞外液貯留，腸管浮腫，胸腹水による症状である．まれに急激な発症す

なわち急速な大量の蛋白漏出により循環血漿量が減少し低血圧，さらにショックに至ることもある．逆に高血圧を呈している場合，急性腎不全(腎性腎不全)を合併している可能性がある．浮腫は朝眼瞼に強く出現し，夕に下肢や陰嚢に強くみられる(図 1)．眼瞼浮腫は発症初期では夕に軽快傾向となることも多く蕁麻疹やアレルギーと間違われることもある．

発症の誘因は感染症やアレルギーなどがあり，病歴の聴取により急速に発症したか緩徐な経過なのかを判断する．

小児におけるネフローゼ症候群では年齢の要素も重要である．最も多い微小変化型ネフローゼ症候群では，好発年齢が 3～6 歳(80％ は 6 歳未満)で男女比は約 2：1 で，数週間から数日

365

の急速な発症が多い．1歳未満の場合，ステロイドが無効の先天性ネフローゼ症候群の可能性がある．年長児では増殖性糸球体腎炎（IgA 腎症，半月体形成性糸球体腎炎など）や 2 次性ネフローゼ症候群の可能性が増加する．

再発時は，自宅でのテープ検尿，尿の泡立ちや尿量減少，軽度のむくみで受診することが多い．誘因は感染症，アレルギー，ストレスなどである．

b 診 断

診断は血液検査，尿検査で診断基準（表 1）を満たすことである．鑑別診断に必要な検査などを表 3 に示す．血尿については微小変化型でも初発時には少量みられることは多いが，増殖型糸球体腎炎（IgA 腎症，半月体形成性糸球体腎炎；ANCA 関連腎炎など）では血尿が強く見られ沈査において糸球体型赤血球（変形赤血球）優位で細胞性円柱（赤血球円柱など）を伴う腎炎型沈査（nephritic sediment）を示す．このなかでも低補体血症，ANCA 陽性例では急速に腎不全が進行することがある．循環不全症状は急速に低下した場合血清アルブミン値 1.5〜2 g/dL 以下で惹起され，低 Na 血症（<135 mEq/L），Hb 上昇（>16 g/dL），Htc 値上昇などがみられる．低アルブミン血症では腎での Na 再吸収が亢進するため Na 分画排泄率（FENa）＝（尿中 Nax 血清 Cr）/（血清 Nax 尿中 Cr）×100 は underfilling が進行し循環不全症状を呈する場合は，FENa 0.2〜0.3% となる．また循環血漿量の評価，胸腹水の程度，合併症の有無判定のため超音波検査は積極的に施行し，胸部単純 X 線撮影も考慮する．以上から有効循環血漿量や体液分布を予測することはとても重要である．

腎生検は確定診断には必須と考えられる．腎疾患全般について原則的には腎生検による組織型の決定を含め確定診断を行う．しかし小児のネフローゼ症候群において微小変化型の占める割合は 70〜80% と高く，その 90% 以上はステロイドによる治療に反応するステロイド感受性であるため，腎生検を施行せずにステロイド治療を開始することが多い．発症時の腎生検を必要とされるのは，1 歳未満，持続的血尿・肉眼的血尿，高血圧・腎機能障害，低補体血症，腎外症状（紫斑，発疹など）がみられる場合である（表 4[1]）．これらは微小変化型と治療方針が異なる可能性があり，また急速に腎不全に陥る可能性もあるためである．治療（ステロイド）開始 4 週間で寛解に入らないステロイド抵抗性でも腎生検は必要とされる．

小児ネフローゼ症候群のうち，5〜10% が巣

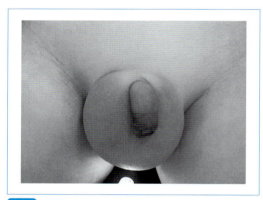

図 1　陰嚢水腫　　　　　　　（口絵⑬参照）

表 3　初発時検査項目

尿検査	尿一般，尿沈査，尿中蛋白（定量），尿中 Cr，尿中 Na，尿中 K，尿中 Cl，尿中 Ca，尿中 P，尿中 IgG，尿中トランスフェリン
血液検査	血算（分画），CRP，蛋白，アルブミン，BUN，Cr，Na，K，Cl，Ca，P，尿酸，総コレステロール，中性脂肪，LDL コレステロール，フィブリノーゲン，FDP，D-dimer，AT III，プラスミノーゲン IgG，IgA，IgM，C3，C4，CH50（補体価），抗核抗体，ASO，MPO-ANCA，PR3-ANCA，抗 GBM 抗体，血清トランスフェリン，シスタチン C，HCO₃
超音波検査	循環血液量，胸腹水，腸管浮腫，深部静脈血栓症
胸部 X 線	心胸郭比，肺横隔膜角，肺血管影
腎生検（必要時）	光学顕微鏡用（アルコール固定），電子顕微鏡用（グルタルアルデヒド固定など），免疫染色用（PBS など）

| 表4 | 小児ネフローゼ症候群での腎生検の適応 |

1歳未満，持続的血尿・肉眼的血尿，高血圧・腎機能障害，低補体血症，腎外症状（紫斑，発疹など）
ステロイド抵抗性（治療開始4週間で完全寛解しないもの）

〔日本小児腎臓病学会（編）：腎生検. 小児特発性ネフローゼ症候群診療ガイドライン 2013. 診断と治療社，2013 ；3-5 を元に作成〕

状分節性糸球体硬化症，残りを膜性腎症，膜性増殖性糸球体腎炎などが占める．

ネフローゼの診断とともに，その発症要因の検索も可能な限り施行することが望まれる．初発，再発とも感染症，アレルギーが契機になることは多く，治療の中心になるのがステロイドなど免疫抑制系であるため感染症については特に注意が必要である．

Point

▶微小変化型でも初発時には血尿がみられることが多い．

▶半月体形成性で急速に進行する型の診断には迅速性が求められる．

▶腎生検はその必要性に鑑み，遅滞なく施行することが重要である．

C 治療

初期症状への対症療法と原疾患への加療，そして合併症への対処である．初発の場合は入院治療，再発の場合は全身状態により入院の適応を判断するが急性腎不全徴候がみられるとき，感染症の合併例，そのほか重篤な合併症例では入院適応となる．

1）初期症状への治療

有効循環血漿量減少に伴う循環不全時は，生理食塩水，細胞外液組成輸液製剤を 10〜20 mL/kg を 30〜60 分かけて静注する．循環不全状態の改善が不十分な時は高濃度アルブミン製剤（20% or 25%）を 0.5〜1 g/kg/回で 2〜4 時間以上かけて投与し，低血圧の是正と腎血流の増加を図る．また循環不全による腹部症状が激しい場合もこれに準じた加療を行う．このとき急性腎不全を合併していた場合，過剰な輸液は肺水

腫，高血圧などを発症する可能性があるので注意が必要である．

浮腫について軽症例は経過観察でよい．over-filling が推定され，7〜10% 以上の体重増加のある浮腫，浮腫や胸腹水が持続するときは，利尿剤の適応となる．フロセミド単独，フロセミド＋サイアザイド系利尿薬 or 抗アルドステロン薬での投与だが併用のほうがより有効といわれている（表5[1]）．いずれも電解質の変動には注意が必要である．このほかにはトリバプタンや浸透圧利尿薬，心房性 Na 利尿ペプチドの使用報告は見られる．利尿薬に抵抗性の重症浮腫はアルブミンとの併用も考慮される．高濃度アルブミン製剤（20% or 25%）を 0.5〜1 g/kg/回で 2〜4 時間かけて投与し，直後にフロセミド 1〜2 mg/kg/回を静注する．成人ではアルブミン製剤（25%）最大 100 mL/回を投与されることが多い．寛解導入を遅らせるという報告もあり必要最小限の使用とし循環血漿量過剰，高血圧などに注意が必要である．これでも軽快しない浮腫には緩徐な透析療法が考慮される．

2）原疾患への治療

早期の腎生検を要さない，特発性ネフローゼ症候群の初発時の治療はプレドニゾロン 60 mg/m²/日 or 2.0 mg/kg/日 分 3 連日投与（最大 1 日 60 mg）で開始される（体重は浮腫の影響があるため身長からの理想体重で計算する）．これを 4 週間続けその後国際法では 40 mg/m²/日 or 1.3 mg/kg/日 朝 1 回隔日投与（最大 1 日 60 mg）を 4 週間で終了する（表6[1]）．最初の 4 週間で寛解に入らないときはステロイド抵抗性として腎生検施行，シクロスポリンなどの免疫抑制薬，これにステロイドパルス療法（ヘパリン下）併用追加を考慮する．再発時はプレドニゾロン 60 mg/m²/日 or 2.0 mg/kg/日 分 3 連日投与（最大 1 日 60 mg）尿蛋白消失 3 日目まで（4 週間を超えない）投与し，その後隔日朝 1 回投与を 2 週間，以後 2 週間ごとに半減する国際法変法または長期漸減法が推奨される（表7[1]）．

頻回再発型について最近 CD20 に対するモノクローナル抗体であるリツキシマブ投与で高率のステロイド離脱が図られている．

Ⅲ　おもな救急疾患

表5　小児の利尿薬の薬用量

利尿薬		用量	間隔(時間)	投与法	成人用法
ループ利尿薬					
フロセミド	新生児	1 mg/kg/回	12～24	経口/静注	1日1回40～80 mgを連日または隔日経口投与
	乳児/小児	1～4 mg/kg/日	6～12	経口	
		1～2 mg/kg/回	6～12	静注	
		1～2 mg/kg 静注後，0.1～0.4 mg/kg/時	持続	静注	
サイアザイド系利尿薬					
トリクロルメチアジド	小児	0.04 mg/kg/回	12～24	経口	1日2～8 mgを1～2回に分割経口投与
ヒドロクロロチアジド	小児	1～2 mg/kg/日	12～24	経口	1回25～100 mgを1日1～2回経口投与
メフルシド	小児	3歳 15 mg/日 7.5歳 25 mg/日 12歳 25～50 mg/日	12～24	経口	1日25～50 mgを経口投与する。この1日量を朝1回投与するか，または朝，昼の2回に分けて経口投与
抗アルドステロン薬					
スピロノラクトン	早産児 <32週	1 mg/kg/日	24	経口	1日50～100 mgを分割経口投与
	成熟児	1～2 mg/kg/日	12	経口	
	乳児/小児	1～3 mg/kg/日	6～12	経口	
カンレノ酸 K	小児	1～4 mg/kg/日	12～24	静注	1回100～200 mgを1日1～2回静脈内注射。1日投与量として600 mgを超えないこと。また，投与期間は原則として2週間を超えないこと
トリアムテレン	小児	1～2 mg/kg/日	8～12	経口	1日90～200 mgを2～3回に分割経口投与

〔日本小児腎臓病学会（編）：浮腫の管理．小児特発性ネフローゼ症候群診療ガイドライン 2013．診断と治療社，2013；45-51 を元に作成〕

表6　特発性ネフローゼ症候群　初発時ステロイド療法

■国際法：プレドニゾロン 8 週間投与
①60 mg/m²/日または 2.0 mg/kg/日 分 3 連日投与 4 週間（最大 60 mg/日）
②40 mg/m²/日または 1.3 mg/kg/日 朝 1 回隔日投与 4 週間（最大 40 mg/日）

〔小児日本小児腎臓病学会（編）：ステロイド感受性ネフローゼ症候群のステロイド治療．小児特発性ネフローゼ症候群診療ガイドライン 2013．診断と治療社，2013；6-9 を元に作成〕

d 合併症

1）感染症

　小児ネフローゼ症候群患者での死因で重要である．初発では IgG の低下，特異的抗体産生の低下，補体関連蛋白の低下が基礎にあり，さらにステロイド療法を長期に使用するため免疫低下状態である．また再発時は初発の条件に加え，すでに免疫抑制薬，リツキシマブが使用されていることもあり，さらに易感染性は増大し

表7 特発性ネフローゼ症候群　再発時ステロイド療法

■国際法変法：プレドニゾロン

①60 mg/m²/日または 2.0 mg/kg/日 分3で少なくとも尿蛋白消失確認後3日目まで投与する．ただし4週間を越えない（最大60 mg/日）

②60 mg/m²/日または 2.0 mg/kg/日 隔日朝1回2週間（最大60 mg/日）

③30 mg/m²/日または 1.0 mg/kg/日 隔日朝1回2週間（最大30 mg/日）

④15 mg/m²/日または 0.5 mg/kg/日 隔日朝1回2週間（最大15 mg/日）

ただし②以下の減量法に関しては，主治医の裁量にゆだねられる部分が大きい．長期漸減法も適宜選択する

〔日本小児腎臓病学会（編）：ステロイド感受性ネフローゼ症候群のステロイド治療．小児特発性ネフローゼ症候群診療ガイドライン2013．診断と治療社，2013；6-9を元に作成〕

ている．気道感染に加え腹膜炎，日和見感染などの発症に注意すべきである．ウイルス感染症では水痘の重症化，帯状疱疹の増加が見られる．医療従事者，患者家族の感染予防および早期発見に対する教育が重要である．

2）血栓症

凝固因子肝合成増加による凝固能亢進，抗凝固因子やプラスミノーゲンなどの線溶系蛋白の尿中漏出による線溶系の低下，血管内脱水による血液濃縮，ステロイドによる凝固能亢進などにより，動静脈血栓症を2.8%合併するというデータがあり（成人では26.7%），動脈より静脈血栓症が多く，なかでも深部静脈，腎静脈，脳静脈洞，肺血栓症が多いといわれている．血栓予防に関する小児の明確なデータはない．

3）急性腎不全

発症の病態は，低アルブミン血症による有効循環血漿量の低下，腎血流低下，それに伴う尿細管内に蛋白尿により形成された塞栓による腎性腎不全が考えられ，また急性腎静脈血栓症による腎不全も考えられる．小児のネフローゼ症候群では，入院患者の58.6%で急性腎不全が生じていたというデータがあり，危険因子は感染症，腎毒性のある薬剤などであった．循環血漿量の維持とともに感染症，使用薬剤について注意が必要である．

Point

▶循環不全の程度と急性腎不全の有無が初療では重要である．

▶アルブミンの使用は必要時，最小量が望まれる．

▶感染症はネフローゼ症候群の重要な原因と増悪因子である．

▶ネフローゼ症候群は免疫低下状態である．

▶塩分制限は重症時には必要であり，水分制限が必要なことは非常にまれである．

▶過度の運動制限は血栓症予防のためにもかけてはいけない．

Pitfall

▶ネフローゼ症候群は成人と小児で原因や病態が異なり，小児でも10代になると成人の要素が増加する．

▶1歳未満では先天性ネフローゼ症候群の可能性があり，このときステロイドは無効である．

▶高血圧症合併時に頭痛，けいれんが発症した時は，高血圧脳症（posterior reversible leukoencephalopathy syndrome：PRES）も考慮する．

▶リツキシマブはステロイドからの一時離脱には非常に有効であるが，この免疫抑制状態についてはまだ不明な点が多く感染症発症時には注意を要する．

▶ステロイドの副作用については細心の注意が必要であり，緑内障については点眼薬での眼圧低下を図れる．

保護者への説明のポイント

□**初発患者**
○微小変化型が予想される場合（血尿が微小など）
・治療（ステロイド）への反応性は大多数で良好であるが，数週間の入院が必要である．
・治療抵抗性あれば病型の決定のため腎生検が必要で専門医の下での加療となる．
・退院後も再発の可能性は低くはなく，年余の外来通院が必要である．
・ステロイドの副反応（緑内障など）に注意が必要である．
○増殖型腎炎が予想される場合（肉眼的血尿，血尿が強い，腎不全徴候があるなど），2次性ネフローゼ症候群が予想される場合
・溶連菌感染後糸球体腎炎など一部を除き早期の腎生検が必要である可能性が高い．
・腎予後は必ずしも良好でないこともある．
・悪化時は専門医の下での治療が望ましい．
・退院後も外来通院が必要である．
・ステロイド療法が長期化する場合は副反応（緑内障など）に注意が必要である．

□**再発患者**
・治療に対する反応性（ステロイド感受性と抵抗性）は一定しない．
・頻回再発，ステロイド抵抗性であってもステロイド大量療法，数種の免疫抑制薬，リツキシマブなど治療選択肢がある．
・感染症に対して注意が必要である．
・長期にステロイドを使用している場合は副反応についての精査も必要である．

文献

1) 日本小児腎臓病学会（編）：小児特発性ネフローゼ症候群診療ガイドライン 2013．診断と治療社，2013
2) 丸山彰一（監）：エビデンスに基づくネフローゼ症候群診療ガイドライン 2017．厚生労働科学研究費補助金難治性疾患等政策研究事業（難治性疾患政策研究事業）難治性腎疾患に関する調査研究班（編）．東京医学社，2017

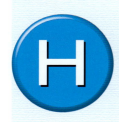

Ⅲ おもな救急疾患
H 泌尿器・生殖器疾患
4. 尿路感染症

北九州市立八幡病院小児救急・小児総合医療センター　髙野健一

1 はじめに

　尿路感染症（urinary tract infection：UTI）は，尿路に病原微生物が侵入し，何らかの症状をきたす感染症である．細菌性であることが多く，小児期，特に乳幼児においては最もポピュラーな細菌感染症の1つといえる．発症頻度は，7歳までの男児で2%，女児で8%となっており，女児に多いといえるが，3か月未満の児に限ると男児のほうが多く，その後2歳までにほぼ同数となり，2歳以降では女児に多くみられるようになる．特に乳幼児においては特異的症状を呈さないことも多く，抗菌薬投与によって容易に解熱するため，"疑って検査しなければ発見できない"疾患の代表的存在といえる．感染部位によって上部UTI，下部UTIとに分けられる．上部UTIは腎盂腎炎あるいは腎膿瘍などを指し，下部UTIは膀胱炎，尿道炎を指す．下部UTIは原則として全身症状を伴わず，後遺症も残さないが，上部UTI後には将来の腎機能低下と高血圧のリスクとなる腎瘢痕を形成することがある．腎瘢痕のリスクは初期治療の遅れ，感染を繰り返すこと，膀胱尿管逆流現象（vesicoureteral reflux：VUR）などの尿路形態異常の存在などがある．腎瘢痕を予防するためにも上部UTIを適切に診断し，早期治療開始することが極めて重要となる．ここでは主として上部UTIについて述べる．

2 ガイドラインなどでの記載

　2016年に日本感染症学会（JAID）および日本化学療法学会（JSC）から出された「JAID/JSC感染症治療ガイドライン2015—尿路感染症・男性性器感染症—（以下JAID/JSC2015）」[1]のなかに小児のUTIの項目が存在している．海外では2011年の米国小児科学会（American Academy of Pediatrics：AAP）のガイドライン（以下AAP2011）[2]をはじめとして英国のNICE，European Association of Urology（EAU）/European Society for Pediatric Urology（ESPU）など様々な団体が診断，治療のガイドラインを作成している．大変興味深いことに，これらガイドライン間で，治療方針だけでなく，診断においてさえ統一された見解が定まっていない[3]．

a 病態生理

　原因菌のほとんどは腸内細菌であり，経尿道的，上行性に感染が成立して発症に至る．なかでも大腸菌（*Escherichia coli*：*E. coli*）が占める割合が最も高く，約80%と報告されている．米国の教科書などでは*Klebsiella*属，*Proteus*属といったグラム陰性桿菌が続いているが，JAID/JSC2015では次に*Enterococcus*属（10%程度），*Klebsiella*属などがそれに続くとされており，我々の集計でもほぼ同様の結果であったことから国，人種などの違いが存在しているものと考えられる．そのほか，UTIの既往のある患児などには*Pseudomonas*属が原因菌として認められることもある．尿路形態異常などの基礎疾患のある患児では*E. coli*以外の原因菌の割合が高くなることが知られている．

3 診断のフローチャート

　UTIの診断は有症状者の尿中に一定数以上の細菌が検出されることでなされる．
　JAID/JSC2015ではAAP2011を参考に有意菌

数を中間尿採取で10^5/mL，乳幼児でのカテーテル尿で$5×10^4$/mLとしている．AAP2011では膿尿所見を重要視しており，「UTIの診断には膿尿と細菌尿が必要」としている．この件に関しては多くの議論があり，膿尿を伴わないUTIが一定数存在しているという報告が複数あることなどからJAID/JSC2015では膿尿の存在を診断に必須とはしていない．

成人あるいは年長児では上部UTIに際して腰背部痛などを訴えることもあるが，乳幼児においては発熱以外に特異的症状を呈さないことが多い．したがって，発熱した乳幼児に丁寧な身体所見をもってしても熱源が不明な場合にはUTIの鑑別を行う必要がある．排尿の自立していない乳幼児のUTI診断手順を図1[4]に示す．UTIの鑑別の際は一般尿検査および尿培養の両方を行う必要があるため，採尿は無菌的に行う．

AAP2011では排尿が自立していれば中間尿，していない場合は導尿カテーテルあるいは恥骨上部膀胱穿刺（suprapubic aspiration：SPA）により採尿するよう推奨している．日本ではSPAを行うことはまれであるが，たとえカテーテルによる採尿であってもその手技は侵襲的であることは理解しておく．その場で結果を参照できる検査として尿定性検査での白血球反応，亜硝酸塩がある．後者はおもにグラム陰性桿菌により作り出されるため，大腸菌などの検出には有用であるが*Enterococcus*属のようなグラム陽性球菌の検出には不向きである．白血球反応，亜硝酸塩の両方が陰性であった場合はUTIの可能性は低いといえる．沈渣まで行える施設では膿尿（＞5WBC/HPF）所見の有無を確認する．バッグ尿は外陰部から菌が混入することを防ぎがたく，細菌が検出されたとしても診断には直結しない．

a 画像検索

1）超音波検査

最大の長所は侵襲がないことであり，原則として上部UTIをきたした患児には全例施行す

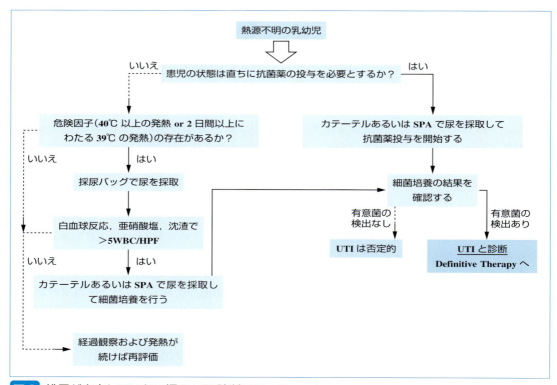

図1 排尿が自立していない児のUTI診断フローチャート
〔木野　稔：尿路感染症．市川光太郎（編），内科医・小児科研修医のための小児救急治療ガイドライン．改訂第3版，診断と治療社，2015；362-366より改変〕

るべきである．おもにVURや水腎症など先天性腎尿路異常（congenital anomalies of the kidney and urinary tract：CAKUT）の検索が目的である．CAKUTは，出生前診断されたものを除くと，乳児期のUTIを契機に発見されることが多い．なかでもVURの合併は最も多く，UTIの反復予測因子としても重要となっている．VURの診断には排尿時膀胱尿道造影（voiding cystourethrography：VCUG）が標準的であるが，侵襲的であることや放射線被ばくの問題から腹部超音波でのスクリーニングが推奨されている．小児救急治療ガイドライン改訂第3版よりスクリーニングの手順を図2[4]として引用する．VUR存在下での腎盂拡張，尿管拡張の所見は排尿により明らかとなることもあるため，排尿前後で比較することも重要である（図3）．腹部超音波でVURを示唆する所見としては水腎，尿管拡張に加え，尿管から膀胱に流入するジェット流の角度をカラードプラで描出することも診断の助けとなることが報告[5]されており，当院でも参考所見としてとらえている．

2）VCUG

かつてはAAPのガイドラインにおいても，2か月から2歳までの上部UTI症例には初回であっても，全例にVCUGを行うことが推奨されていた．現在ではAAP2011，JAID/JSC2015ともに全例に対してのVCUGは推奨されていない．VCUGの適応に関しては今後も議論されていくと思われるが，現時点では①腹部超音波でのスクリーニングでVURを疑う所見がある，②上部UTIを繰り返す，③原因菌が E. coli 以外，のいずれかがあれば炎症が沈静化したのちにVCUGを行うことを検討するべきと考える．

> **Point**
> 診断のポイント
> ▶患児の全身状態は？
> ▶不明熱の既往はないか？
> ▶すでに抗菌薬を投与されていないか？
> ▶発熱以外に症状がないのがUTI
> ▶血液培養もあわせて採取するよう心がける
> ▶腎瘢痕の評価は核医学検査（DMSA腎シンチグラム）行う

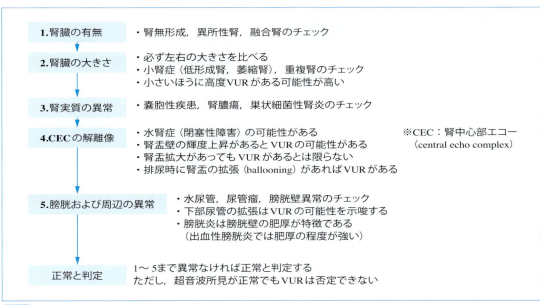

図2　UTIに対する腎超音波検査の進め方
〔木野　稔：尿路感染症．市川光太郎（編），内科医・小児科研修医のための小児救急治療ガイドライン．改訂第3版，診断と治療社，2015；362-366 より引用〕

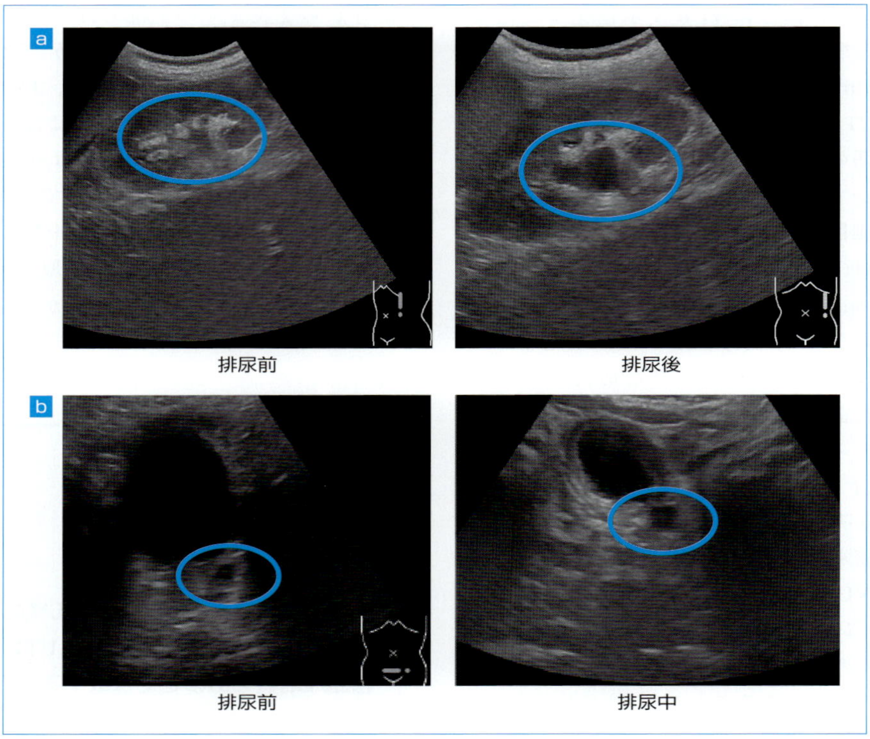

Ⅲ　おもな救急疾患

図3 腎盂，尿管の拡張所見

腎盂，尿管拡張所見は排尿により初めて顕著となることがある
a：排尿後に左腎盂の拡張所見を認める（丸印）
b：排尿中に左尿管の拡張を認める（丸印）

⚠ **Pitfall**

診断のピットフォール

> 抗菌薬の先行投与は診断を遅らせる要因となる.
>> →熱源不明かつ細菌感染を疑った場合は UTI の否定を抗菌薬投与前に必ず行う.
>
> 尿中白血球などの異常所見は必ずしも伴わない.
>> →尿培養の結果がわかるまでは UTI の否定は完了しない.
>
> カテーテル尿は侵襲的検査となることを理解しつつ最も大事なのは UTI を見逃さないことを忘れない.
> バッグ尿の亜硝酸，白血球などの所見は役に立つが培養では偽陽性が極めて多いことを知っておく.

> 上部 UTI の背景には尿路奇形，特に VUR が隠れている可能性があり，腹部超音波で陰性所見が得られても完全に否定することはできない.

④ 治　療

　早期の診断，治療介入が腎瘢痕形成の予防に重要とされている．上部 UTI と診断あるいは疑った場合は原則として入院のうえ抗菌薬の経静脈投与を行う．抗菌薬投与が急性期治療の基本となることはいうまでもないが，特に新生児，乳児では尿路性敗血症（urosepsis）を合併することもあるため，活気，顔色，哺乳などの全身状態とバイタルサインに注目し，輸液などの支持療法で全身状態を安定させることを常に念頭におく．抗菌薬の選択に際しては，尿検体のグラム染色を行うことが助けとなる．新生児の場合，

起因菌は *E. coli, Enterococcus feacalis* が多いため初期治療としてアンピシリン（100〜200 mg/kg/日）とゲンタマイシン（5〜7.5 mg/kg/日）の併用が第1選択である．乳児期以降（**表1**[1]）では，最も頻度の高い *E. coli* を標的とした抗菌薬を選択する．当該地域におけるアンチバイオグラムを参考に第1〜3世代セフェム系薬（セファゾリン，セフォチアム，セフメタゾール，セフォタキシム，セフトリアキソンなど）を投与する．*Enterococcus* 属はセフェム系抗菌薬に感受性を示さないため，グラム染色で陽性球菌が確認され，*Enterococcus* 属を疑った場合はアンピシリンの併用を考慮する．バンコマイシンも有効である．*E.coli* などで Extended-spectrum beta-lactamases（ESBL）が検出された場合はカルバペネム系抗菌薬が有効であるが，セフメタゾールのようなセファマイシン系抗菌薬が有効であるという報告も複数存在しており，地域のアンチバイオグラムによっては有力な選択肢となる．抗菌薬投与は原則として7〜14日間行う．選択した抗菌薬が適切であれば多くの場合は2日以内に解熱し，尿も無菌化する．初診時の全身状態が不良であった，などの理由から広域抗菌薬での初期治療を行った場合は細菌の感受性が確認でき次第，de-escalate するよう心掛ける．3〜7日間の経静脈投与のあと，解熱して全身状態が安定していれば経口抗菌薬への変更も可能である．経口抗菌薬の選択は薬剤感受性試験の結果を参考にアモキシシリン，アモキシシリン/クラブラン酸，セファレキシン，セファクロル，ST合剤などから選択する．治療開始後2日経過しても解熱しない場合は起因菌の感受性を確認して血液培養，尿培養を再度行い，抗菌薬の見直しを行う．また，画像検査で腹部超音波あるいは腹部造影CTで腎膿瘍形成や急性巣状細菌性腎炎（acute focal bacterial nephritis：AFBN）の所見がないか確認する．

　急性期治療の終了後にVURが確認された場合は小児泌尿器科と連携して診療を行う．VUR国際分類でgrade IV〜Vの高度VURを呈する症例では自然消失は期待しにくく，手術適応となることが多い．低gradeの症例に対しては自然治癒が期待できるため，その間の感染予防のため持続的少量抗菌薬予防投与（continuous an-

表1 乳児期以降の上部 UTI に対して使用する抗菌薬の例

	薬剤	投与量
第1選択	セファゾリン	30〜40 mg/kg×3
	セフォチアム	30〜40 mg/kg×3
	セフメタゾール	30〜40 mg/kg×3
	セフォタキシム	30〜40 mg/kg×3
	セフトリアキソン	25 mg/kg×2
Enterococcus 属が疑われる場合	アンピシリン	30〜40 mg/kg×3
	バンコマイシン	15 mg/kg×3
ESBL 産生菌による感染が想定される場合	セフメタゾール	30〜40 mg/kg×3
	メロペネム	20 mg/kg×3

〔一般社団法人日本感染症学会，公益社団法人日本化学療法学会 JAID/JSC 感染症治療ガイド・ガイドライン作成委員会尿路感染症・男性性器感染症ワーキンググループ：JAID/JSC 感染症治療ガイドライン 2015 ―尿路感染症・男性性器感染症―．日本化学療法学会雑誌 2016；64：1-30 より引用〕

tibiotic prophylaxis：CAP）が従来から行われてきた．CAPの有効性に関してはまだ統一された見解はなく，JAID/JSC2015 では grade I〜IIの症例に対してルーチンで行うべきではないとされている．しかし，治療の最終目標は腎瘢痕の低減であり，感染を繰り返すことが腎瘢痕のリスクであることから grade III 以上あるいは I〜II であっても複数回感染している症例では予防投与の適応となると考える．CAPを行う場合，ST合剤（トリメトプリムとして）2 mg/kg 1日1回眠前，セファクロル 5〜10 mg/kg 1日1回眠前などを選択する．

Point

治療のポイント

- 抗菌薬投与が治療の主軸である．
- 治療開始までの時間は短いほうがよい．
- 超音波でのスクリーニングを必ず行う．治療開始後でも可だが膿瘍の有無などの確認もあるためできる限り早めに行う．
- 最も頻度の高い原因菌である *E. coli* を標的としてセフェム系抗菌薬で開始する．
- 起因菌が確定次第，より狭域の抗菌薬への変更を検討する．

> **Pitfall**
>
> 初診時の全身状態，バイタルサインが悪くないからと油断してはいけない．抗菌薬投与を開始してからにもかかわらず尿路性敗血症状態になった症例もあり，少なくとも解熱するまではバイタルサインなどをモニタリングして繰り返し評価することが重要である．

 保護者への説明のポイント

- これまでに UTI の既往がない場合は必ず熱源不明の発熱がなかったかを確認する．特に，"原因はよくわからなかったが抗菌薬を処方されたら速やかに解熱した"既往はないかと尋ねることで初めて保護者も気づくことがある．
- カテーテルによる採尿は侵襲的であるため難色を示す保護者に出会うこともある．その際は正確な尿培養のみが UTI の診断に至ること，診断に至らないまま治療を開始しても解熱するかもしれないが，見逃した場合の腎臓の長期予後を考えるとそれは決してよいことではないと考えていることをなるべく不安を煽らずに，しかし必要以上に楽観視もせずにわかりやすく説明する．
- 速やかに解熱して元気になることが多いが，再燃を防ぐ意味でも急性期治療は一定期間続ける必要があることを説明する．
- UTI 後の合併症である腎瘢痕は感染を繰り返すことが危険因子であり，繰り返さないためにも VUR の存在などの構造異常を検索する必要があることを説明する．
- 初回で超音波所見もなく，VCUG や CAP を行わない方針とした場合も反復感染について説明する．熱源不明の発熱の際には少なくとも抗菌薬投与の前に UTI の検索が必要である．

文献

1) 一般社団法人日本感染症学会，公益社団法人日本化学療法学会 JAID/JSC 感染症治療ガイド・ガイドライン作成委員会尿路感染症・男性性器感染症ワーキンググループ：JAID/JSC 感染症治療ガイドライン 2015 ―尿路感染症・男性性器感染症―．日本化学療法学会雑誌 2016；64：1-30
2) Subcommittee on Urinary Tract Infection, Steering Committee on Quality Improvement and Management, Roberts KB：Urinary tract infection：clinical practice guideline for the diagnosis and management of the initial UTI in febrile infants and children 2 to 24 months. *Pediatrics* 2011；128：595-610
3) Okarska-Napierała M, Wasilewska A, Kuchar E：Urinary tract infection in children：Diagnosis, treatment, imaging - Comparison of current guidelines. *J Pediatr Urol* 2017；13：567-573
4) 木野　稔：尿路感染症．市川光太郎（編），内科医・小児科研修医のための小児救急治療ガイドライン．改訂第3版，診断と治療社，2015；362-366
5) Asanuma H, Matsui Z, Satoh H, *et al.*：Color Doppler Ultrasound Evaluation of Ureteral Jet Angle to Detect Vesicoureteral Reflux in Children. *J Urol* 2016；195：1877-1882

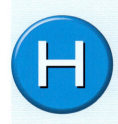

Ⅲ おもな救急疾患
泌尿器・生殖器疾患
5．外科的泌尿器・生殖器疾患

● 福岡市立こども病院腎・泌尿器センター　山口孝則

1 急性陰囊症

急性陰囊症とは，陰囊部あるいは陰囊内容の急激な有痛性腫脹をきたす疾患群の総称である．

a 診断のポイントとピットフォール

緊急の場において大切なのは，緊急手術によらなければ精巣が壊死に陥る精巣捻転とほかの疾患との鑑別である．表1に急性陰囊症の原因疾患を示したが，頻度からすると，精巣捻転と鑑別が必要な疾患は付属小体捻転と急性精巣上体炎である（表2）[1,2]．

表1 急性陰囊症の原因疾患

①精巣捻転（testicular torsion）
②精巣・精巣上体付属小体捻転
　（appendiceal torsion）
③急性精巣上体炎（acute epididymitis）
④急性精巣炎（acute orchitis）
⑤嵌頓ヘルニア（strangulated hernia）
⑥急性特発性陰囊浮腫
　（acute idiopathic scrotal edema）
⑦IgA血管炎
⑧結節性動脈周囲炎（periarteritis nodosa）
⑨そのほか（陰囊内腫瘍，急性陰囊水瘤，
　陰囊内外傷，陰囊脂肪壊死など）

表2 急性陰囊症の臨床像

		精巣捻転	付属小体捻転	急性精巣上体炎
	発症年齢	新生児期・思春期	少年期	不定
	発症転機	睡眠中が多い	運動中が多い	不定
	局所症状	突発的で激烈	突発的だが比較的軽度	緩徐で比較的軽度
随伴症状	腹膜刺激症状	しばしば	なし	まれ
	発熱	まれ	なし	しばしば
	下部尿路症状	まれ	なし	しばしば
検査	血液炎症反応	時に陽性	ほぼ陰性	しばしば陽性
	膿尿	なし	なし	しばしば
身体所見	触診所見	精巣全体の腫大，硬化　横位，挙上	局所硬結　blue dot sign	精巣上体の腫大硬化
	精巣挙筋反射	消失	ほとんど陽性	ほとんど陽性
鑑別診断法	超音波断層法	精巣全体の低エコー　捻転部腫瘤	精巣外の腫瘤	精巣上体の腫大
	超音波カラードプラ	精巣の虚血	有意な所見なし	精巣上体の血流増強
	精巣血流シンチ	精巣のRI欠損像	有意な所見なし	精巣上体のRI集積

Point

- 発症年齢は？
- 発症転機と重症度は？
- 発熱や腹膜刺激症状は？
- 局所所見は？
- 血液と尿所見は？
- 精巣挙筋反射は？

1）発症年齢

精巣捻転は新生児期と思春期にピークを有し，最も多いのが13〜14歳である[3]．付属小体捻転は思春期以前の少年期に発生しやすい[4]．一方，急性精巣上体炎は乳幼児ではWolf管発生異常として生じ，思春期以降に増加傾向を示すが，あらゆる年齢層において発症する[4]．

2）臨床症状

各病態の臨床所見は例外も多いが，症状としては精巣捻転が最も突発的で激烈であり，夜間睡眠中に発症し，早朝痛くて目が覚めるケースが多い．腰をかがめて苦痛にゆがんだ表情で来院する．ただ，新生児期の捻転では一般に痛みがはっきりしない．一方，付属小体捻転では昼間活動時に多く，発症は突発的だが局所の疼痛は精巣捻転ほどではない．また急性精巣上体炎では発症は比較的緩徐で，局所の疼痛も一般に軽度である．

随伴症状としては，腹痛，嘔吐などの腹膜刺激症状は精巣捻転に伴うことが多く，発熱などの炎症所見や排尿痛などの下部尿路症状は急性精巣上体炎で比較的多い．付属小体捻転では随伴症状はまれである．

3）局所所見

精巣捻転では患側精巣が異常に挙上あるいは横位を呈し，精巣の腫脹・圧痛が著明である（図1）．また左側に多い．付属小体捻転では硬結の触知や，うっ血した腫瘤が透視できるblue dot signが特徴的であり，精巣上体炎では精巣には異常を認めず，精巣上体に限局した腫脹と圧痛を認める．しかし，いずれの場合も時間の経過とともに陰嚢内の一塊とした有痛性腫瘤を形成し，その所見は判然としなくなる．

小児特有の診断法として，同側の大腿内側を刺激することによる精巣挙筋反射は，精巣捻転ではほぼすべて消失するので，反射が残っていれば精巣捻転症をある程度否定できる．

4）緊急検査

緊急時の検査法としては血液検査，尿検査，超音波断層法検査，カラードプラ超音波検査，核医学検査などが推奨されている．血液検査で白血球増多，CRP陽性，赤沈亢進などの炎症所見は精巣上体炎で多く認められるが，精巣捻転でも陽性に現われることがあり，注意を要する[3,4]．ただ，尿所見で膿尿を認める場合は，精巣上体炎を疑う有力な所見となる．

検者の技量にもよるが，精巣捻転を鑑別するのに最も手軽で有用と考えられるのはカラードプラ超音波検査である[3]．本法は精巣の虚血の有無を的確にかつ簡便に把握でき，総合的な判断が可能である（図2）．またRIを用いた精巣血流シンチも診断能力は高いが，設備や時間的

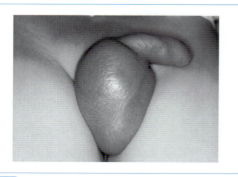

図1 精巣捻転の局所所見（13歳）（口絵⑭参照）
右精巣は挙上・横位を呈し，発赤・腫脹が著明である．

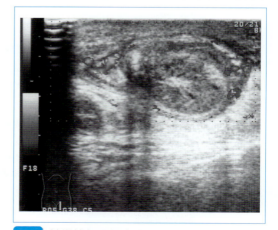

図2 精巣捻転の超音波カラードプラ所見
左精巣は正常な超音波構築を示さず，精巣周囲の血流を認めるものの，精巣実質への血流を認めない．（口絵⑮参照）

な制約を受けるため臨床にはそぐわない．

 Pitfall

精巣捻転の早期発見のためには，腹痛で受診した患者でも必ず陰嚢の診察を行う必要がある！

b 治療のポイントとピットフォール

図3に急性陰嚢症の診断と治療のアルゴリズムを示したが[5]，ガイドラインでは非専門医である一般医家・小児科医用に向けた急性陰嚢症の対応についても治療指針を示しており（図4[5]），精巣捻転の早期発見のために，腹痛で受診した

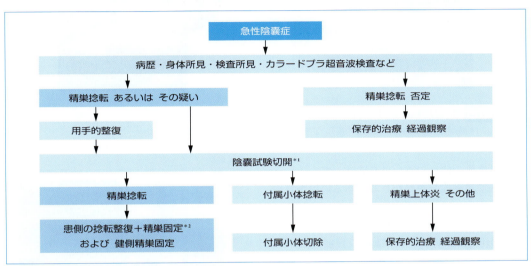

図3 急性陰嚢症の診断と治療のアルゴリズム
*1：手術対応ができない場合，手術可能な施設に紹介
*2：血流回復しない場合は精巣摘除
〔中島洋介，山口孝則，新垣義孝，ほか：急性陰嚢症診療ガイドライン 2014 年版．金原出版．2014〕

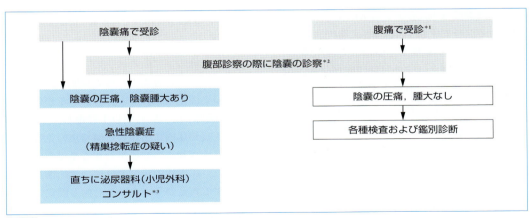

図4 非専門医（一般医家，小児科医）向け急性陰嚢症の対応
*1：精巣捻転の好発年齢は学童～思春期．精巣捻転であって腹痛，悪心，嘔吐を主訴に受診することもある．
*2：腹痛を主訴に来院した精巣捻転の患者では，腹部だけでなく陰嚢の診察を行うことが，唯一同疾患を疑う根拠となる．
*3：精巣捻転発症後 6～12 時間以内に捻転を解除すれば，高い確率で精巣温存が可能であることを念頭におき，遅滞なく専門医にコンサルトする．専門医がいない場合は，手術可能な専門施設へ直ちに紹介．
〔中島洋介，山口孝則，新垣義孝，ほか：急性陰嚢症診療ガイドライン 2014 年版．金原出版．2014〕

Ⅲ おもな救急疾患

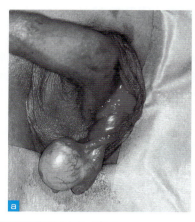
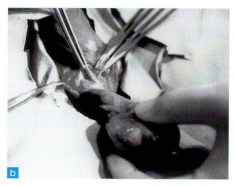

図5 精巣捻転の術中所見　　　　　　　　　　　　　　　　　　　（口絵⑯参照）
a：14歳（発症後6時間, 720度内旋）. 左精巣の血流は温存され救済可能であった.
b：15歳（発症後24時間, 360度内旋）. 右精巣はすでに虚血性壊死に陥り, 精巣摘出を余儀なくされた.

患者でも陰嚢の診察の重要性を論述している[6]．

最終的に精巣捻転が疑われる, あるいは否定できない場合には, 時期を逸することなく緊急の陰嚢試験切開が必要である．精巣を救済できるか否かの golden time は, 捻転の程度にもよるが, 6〜12時間（厳密には6時間）である．ただし, 新生児捻転では発症時期を特定することはできず, 救済できる率は極端に低い．

> **Point**
> ▶急性陰嚢症をみたらまず精巣捻転を疑う．
> ▶自分で診断できなければ早急に専門医へ．
> ▶ひとまずの消炎鎮痛薬, 抗菌薬投与は禁忌．
> ▶精巣捻転を疑えば緊急試験切開が必要．
> ▶思春期症例では対側精巣固定が原則．
> ▶精巣捻転が否定できれば保存的治療．

1）用手的整復

多くの精巣捻転では内旋する傾向にあるので（図5）, 時に年長児では徒手で精巣を外回転させて整復が可能なことがある[3]．いったん整復が成功すると, 疼痛は劇的に消失する．しかし通常は触診するだけで圧痛が激しく整復困難なため, 緊急試験切開が第一選択である．また, 徒手整復できても捻転が再発する傾向にあり, 最終的には観血的な精巣固定術が必要である．

2）緊急手術

実際に精巣捻転と診断, あるいは疑わしい場

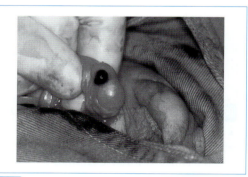

図6 付属小体捻転の手術所見（4歳）
発症後12時間の右精巣上体垂捻転. 精巣捻転症との鑑別が困難であったため, 試験切開した．　（口絵⑰参照）

合は全身麻酔下に陰嚢試験切開を行う．捻転を解除したあとの色調の回復の程度で, 精巣を温存し精巣固定術を行うか, 摘出するかの判断を行う（図5）が, 24時間以上経過した症例では, 壊死物質が体内に循環し対側精巣の免疫学的影響が懸念されるので摘出せざるを得ない．

また, 思春期の症例では解剖学的構造異常に由来することが多いため, 対側も固定するのが原則である[7]．

3）その他の病態の治療

付属小体捻転（図6）や精巣上体炎では, 原則的に手術の対象とはならない．前述した特異的な徴候が明らかで診断が確定した場合は, 無用な手術を回避できる．治療は安静と消炎鎮痛薬・抗菌薬の投与でよいが, 局所の安静を保つ

ため，精巣の挙上と冷罨法が好ましい．抗菌薬の選択はなるべく広域スペクトルを有した薬剤を使用し，炎症反応が消失するまで継続する．疼痛は数日持続し，陰嚢の腫脹・圧痛は1〜2週間は持続することが多い．また，再発性の精巣上体炎では，Wolf管発生異常，膀胱機能障害，下部尿路通過障害などの合併が多く，泌尿器科的な精査が不可欠である．

❷ 泌尿器・生殖器外傷

小児の泌尿器・生殖器の外傷では，交通事故や落下などで骨盤骨折に随伴した重篤な尿路性器外傷から，用便時ズボンのジッパーに陰茎包皮などを挟む軽傷の zipper injury など，その程度，損傷部位は様々である．腎外傷や膀胱の腹腔内破裂など腹部外傷を除いた外性器の外傷では，尿道外傷と精巣破裂が最も問題である．

a 診断・治療のポイント，ピットフォール

交通事故や転落事故など重篤な骨盤骨折を伴う症例では，その応急処置として，外傷性ショック，感染予防，出血に対する処置などの一般的治療が優先されなければならないのは当然である．そのため血液検査による出血量の判定を行い，同時にX線検査や超音波検査，CTなどによって他臓器の外傷の検索を行う．

一方で小児では，陰茎や陰嚢など外陰部の表面的な外傷が多く，これは受傷の契機と局所所見で一目瞭然である．

> **Point**
> ▶ 受傷の状況は？
> ▶ 受傷後の全身状態は？
> ▶ 他臓器損傷は？
> ▶ 受傷後の排尿は？
> ▶ 外陰部の所見は？
> ▶ 尿道からの出血は？

1）尿道外傷

尿道外傷は，その解剖学的特徴から球部の外傷が多く，そのほとんどが騎乗型会陰部打撲である．しかし，小児ではこうした外傷は比較的少なく，交通外傷による骨盤骨折を伴う後部尿道外傷が多いのが特徴である（図7）．受傷直後から骨盤部，会陰部の腫脹，血腫，疼痛，外尿道口からの出血があり，尿閉となる．出血量によってはショック状態に陥ることがある．

a）診断のポイント

受傷の状況と局所所見，尿道からの出血，排尿がないなど尿道損傷が疑われるときには，透視下に尿道膀胱造影を行うのが望ましい．外尿道口よりカテーテルや直接注入器を用いて造影剤を逆行性に尿道に注入し，断裂の程度と部位を診断する．損傷が確認されたときには，決して粗暴に経尿道的カテーテル挿入を行わず，特に完全断裂では膀胱尿のドレナージのため，緊急に膀胱瘻を造設する必要がある．

b）治療のポイント

尿閉に対してはいったん経尿道的に導尿を試みるが，挿入不能の場合は決して無理をしてはならない．同時に造影で尿道外への造影剤の溢流があっても，経尿道的に膀胱までカテーテルが留置できれば保存的に経過をみることが可能であり，尿道出血もコントロールできる．尿道の完全断裂が確認されれば，尿溢流の防止と完全なドレナージといった泌尿器科的処置が必須であるため，他臓器の損傷や全身状態をみて専門医に転送する．

2）陰茎外傷

小児の陰茎外傷は鈍的損傷も開放損傷も比較的少ない．小児の多くが包茎のため，ズボンの

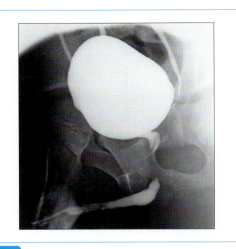

図7 後部尿道損傷（7歳，交通外傷）
膀胱瘻造影と尿道造影の併用で，括約筋直下での尿道完全断裂と両側膀胱尿管逆流を認める．

ジッパーに包皮が噛み込んだり，すべり台を滑降する際の摩擦によるといった包皮損傷が主体である（図8）[8]．また，落下した便座や蓋と便器の間に陰茎が挟まれる鈍的損傷も小児には多い．一方，特殊な例として乳幼児の陰茎に毛髪などが巻きついて陰茎絞扼症が生じることもあり，なかには幼児虐待が関与していることもある．いずれにせよ尿道に損傷がなく，血腫のみの鈍的外傷であれば手術は不要で，開放性裂傷では全身麻酔下の縫合術が必要である．

3）陰嚢・精巣外傷

小児では精巣が小さく可動性に富むため，精巣外傷は比較的少ない．一方で，陰嚢内容の損傷を伴わない陰嚢に限局した外傷は小児には起こりやすい．診断に関しては精巣自体の損傷がないことを確認する必要があり，そのためには超音波断層法，カラードプラ超音波検査が有用である．精巣に損傷がなければ保存的な治療が可能であるが，精巣破裂など精巣白膜の裂傷があれば緊急の縫合術が必要である（図9）．

3 嵌頓包茎

小児のほとんどは包茎の状態であるが，時に包皮輪が亀頭よりも狭いにもかかわらず，包皮が無理に翻転されて包皮輪により亀頭が絞扼し，浮腫のため包皮が整復できない状態をいう（図10）．長時間経過すると包皮の器質化や壊死，絞扼部皮膚のびらんや潰瘍が発生する．

> **Point**
> ▶発症時間は？
> ▶元の包茎の状態は？
> ▶早急に用手整復を行う．

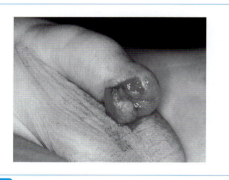

図8 包皮裂傷（5歳）　　（口絵⑱参照）
すべり台で腹ばいで滑降した際に受傷．小児では包茎のため包皮裂傷が多い．

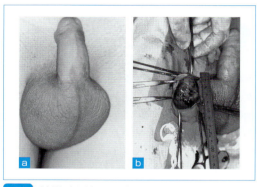

図9 精巣破裂（15歳）　　（口絵⑲参照）
a：外陰部所見　b：手術所見
サッカーボールが股間に当たり受傷．超音波検査で精巣白膜断裂を確認し緊急手術．精巣実質組織の壊死・出血あり，白膜縫合を施行．

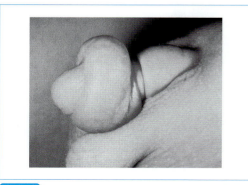

図10 嵌頓包茎（7歳）　　（口絵⑳参照）
包皮に高度の浮腫がみられ，包皮翻転は不能である．

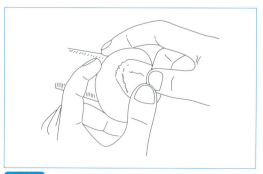

図11 嵌頓包茎の整復法
亀頭部を両親指で押し込みながら，包皮浮腫を他の指で押し戻すようにして整復する．

> **▶整復困難症例では専門施設へ.**

通常診断は容易で，陰茎の先端部包皮の高度浮腫と浮腫状になった亀頭を確認できれば診断できる．嵌頓包茎では包皮を元の状態に戻す以外に治療法はなく，直ちに整復を試みる（図11）．包皮の浮腫を指で押し戻しながら親指で亀頭を押し込むことによって整復できるが，

浮腫が高度な場合は27G針で包皮の浮腫部を数か所穿刺し，浮腫を軽減させて行うとよい．かなりの疼痛があるので，年少児などで困難な場合は全身麻酔が必要なことがある．

高度な浮腫や年少児で徒手整復できない，あるいは絞扼部が器質化や壊死状態に陥っていれば，包皮輪拡大や環状切除などの真性包茎に準じた手術法を行う必要があり専門医に転送する．

保護者への説明のポイント

a. 急性陰囊症

- ●発症の時間，程度，随伴症状など十分に問診し，緊急を要する精巣捻転の可能性について説明する．特に腹痛で受診した患者でも陰囊の診察は必須である．
- ●局所所見，検査にて精巣捻転の疑いがあれば，緊急手術の必要性を説明し，早急に専門医へ転送する．
- ●局所症状が軽く，精巣捻転が否定できれば局所の安静を指示し，消炎鎮痛薬・抗菌薬を投与し，後日専門医受診を勧める．

b. 泌尿器・生殖器外傷

- ●骨盤骨折などを伴うことが多いため，まずは全身状態の把握，他臓器の外傷の検索が必要なことを説明する．
- ●尿道からのカテーテル挿入は決して無理をしてはならないが，留置できれば保存的に経過をみることが可能．
- ●尿道完全断裂が疑われれば，緊急の泌尿器科的処置が必要であることを説明し，専門医に転送する．
- ●精巣破裂など実質の臓器損傷では緊急手術が必要であり，専門医に転送する．

c. 嵌頓包茎

- ●疼痛にかかわらず直ちに包皮を戻す必要があることを説明し，早急に徒手整復を試みる．
- ●徒手整復できない場合は，全身麻酔下での整復の必要性も説明し，専門医に転送する．
- ●嵌頓包茎は整復できても包皮輪が狭いことが原因で生じており，再発の危険からも後日専門医を紹介する．

文献

1) 妹尾康平：急性陰囊症．川村　猛，小柳知彦（編），小児泌尿器科学書．金原出版，1998；436-452
2) 山口孝則：急性陰囊症．豊原清臣，中尾　弘，松本壽通，ほか（編），開業医の外来小児科学．改訂6版，南山堂，2013；734-737
3) 秦野　直，松本哲朗，内藤誠二，ほか：九州地方における精巣捻転の臨床的検討．西日泌 2002；64：380-390
4) 山口孝則，西　昇平，大藤哲郎，ほか：小児急性陰囊症における鑑別診断法の有用性．西日泌 1992；54：995-999
5) 中島洋介，山口孝則，新垣義孝，ほか：急性陰囊症診療ガイドライン 2014 年版．金原出版，2014
6) 山口孝則：急性陰囊症診療ガイドライン．小児外科 2017；49：801-804
7) Rozanski T, Bloom DA, Colodny A：Surgery of the scrotum and testis in children. Campbell's Urology 7th ed. WB Saunders, 1998；2193-2209
8) 山口孝則：泌尿器・生殖器疾患．市川光太郎（編），内科医・小児科研修医のための小児救急治療ガイドライン．改訂第3版，診断と治療社，2015；367-373

383

Ⅲ　おもな救急疾患

  Column 17　母親指導はもしものことも一言加えていたほうがよい！

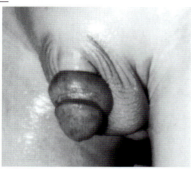

3歳男児
母親が調子に乗って（？）剝いていたら，戻らなくなって緊急来院．どうしても整復できずに，夜半に環状切除縫合術を行った．　　　　　　（口絵㊵参照）

乳児健診の指導が仇に！　嵌頓包茎
　3歳児健診で，包茎気味だから入浴時は皮を剝いてあげたほうがよい，といわれて，毎晩剝いていたら今夜に限って戻らなくなった！と救急来院．任せて下さいと鎮静をかけて整復するも戻らず，泌尿器科医を呼び出してお願いしたものの，やはり整復できずに，結局は夜半に「環状切除縫合」の緊急手術をする羽目になった．怒りのやり場のない母親は，こんなになることもあるとは教えずに，剝け剝けと簡単に言った健診医が許せない，と相当ご立腹状態であった．育児指導は指導根拠は無論のこと，もしものことも必ず付け加えておくべし！

（市川光太郎）

III おもな救急疾患

泌尿器・生殖器疾患
6. 子どもの産婦人科救急疾患

長崎大学名誉教授 増﨑英明

子どもの産婦人科救急疾患は，産婦人科に特有のものと，内科や外科疾患との鑑別を要するものとに二分することができる．産婦人科に特有の主訴は性器出血であり，他科疾患との鑑別が必要になる主訴の代表は急性腹症である．また，小児といえども，妊娠を念頭において診察すべきことは成人と同様である．性器出血の場合も急性腹症の場合も，妊娠しているかいないかは最初に鑑別しなければならない．ここでは小児の産婦人科救急疾患のうち，比較的遭遇する頻度の高い疾患について解説する．

1 性器出血

a 診断のポイント

図1に，女児に性器出血を認めた場合の診断フローチャートを示す．

月経以外で比較的多量の性器出血が認められる場合，まず出血部位を確認する必要がある．大まかに外陰か腟口からか，あるいはほかの部位からの出血か，視診にてすばやく検索する．時に尿道口や肛門からの出血を，性器出血と誤

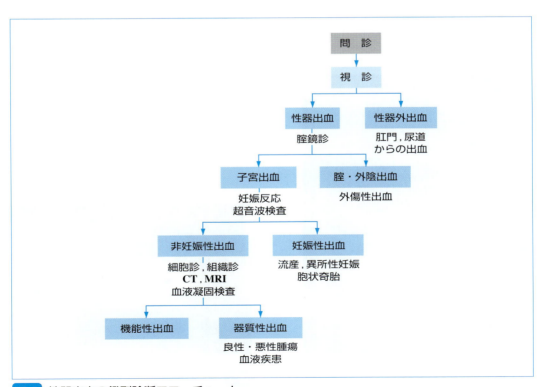

図1 性器出血の鑑別診断フローチャート

認していることがあるので注意する．

出血が腟口からであれば腟鏡診を行い，さらに出血が子宮からのものか腟壁からかを確認する．この際，通常の大きさの腟鏡が挿入困難であれば，耳鏡や鼻鏡を使ってみる．出血が多量で，緊急処置が必要と判断した場合は，腰椎麻酔か全身麻酔下に診察することも必要である．

性器出血の原因には，器質的異常の認められるものと機能性出血がある．小児の救急疾患としては，器質的出血として外傷性（会陰裂傷，腟壁裂傷など）ないし妊娠に関連するもの（流産，異所性妊娠など），また機能性出血として無排卵性の破綻出血が多い．

そのほか，出血を繰り返す例や異常出血の既往を有するものは，血液疾患による出血性素因の存在を疑う．また頻度は低いが，悪性腫瘍の存在も考慮しながら診察する必要があろう．

b 鑑別診断

1) 外傷性出血

小児の性器出血は，学校での体育の時間などに外陰部を強打したり，性的虐待によって生じた外傷性出血が少なくない．強姦や粗暴な性交では，腟円蓋部など深い部位からの出血をみる

ことがある．このような際は，腰椎麻酔や全身麻酔を行い，十分な弛緩が得られたあとに縫合止血を行わなければならないこともある．

2) 妊娠関連の出血

小児であっても，妊娠の存在は常に念頭において診察する．たとえ本人が妊娠していることを否定しても，疑わしい場合は妊娠検査を行うことが肝要である．また，増大した子宮によって腹部膨満が明らかであっても，本人や両親が妊娠であることに気づかず，腹部腫瘤と信じていることもある．

妊娠反応検査が陽性であれば，出血の原因は流産，異所性妊娠あるいは胞状奇胎などの異常妊娠である可能性が高いので，鑑別のために超音波検査を施行する（図2，図3）．この場合，経腟超音波検査を用いればより明瞭な所見が得られるが，本人の抵抗が強ければ経腹超音波検査で代用するか，経直腸超音波検査を行う．

妊娠関連の出血のうち異所性妊娠は大量出血をきたすことがあるので，特に見逃さないように検索する．必要と判断されれば，腹腔鏡や試験開腹など観血的検査を考慮すべきである．異所性妊娠を疑った際の診断フローチャートを図4[1]に示す．

3) 機能性出血

初経後しばらくの間は間脳－下垂体－卵巣系の調節機能が不十分なため，月経は無排卵性であることが多く，卵胞ホルモンは分泌されるものの黄体ホルモンが出ないことから，しばしば破綻出血をきたす．このように初経後しばらくの間にみられる性器出血は機能性出血であるこ

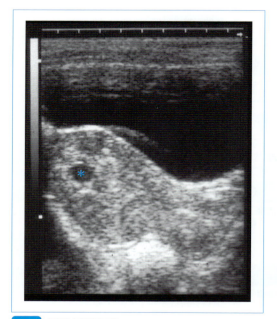

図2　正常妊娠初期
経腹超音波像で，子宮の中に胎嚢（*）が認められる．

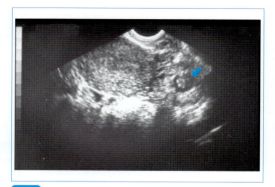

図3　異所性妊娠
経腟超音波像で，子宮の外に胎嚢（矢印）が認められる．

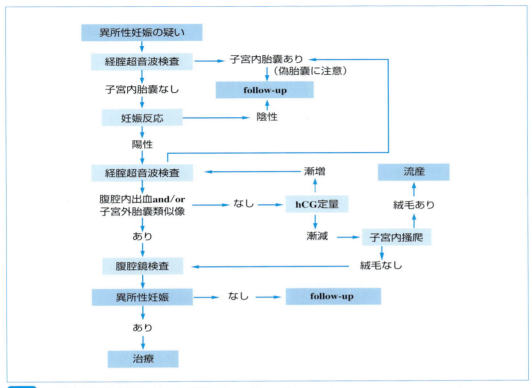

図4 異所性妊娠を念頭においた診断フローチャート
〔増﨑英明：子宮外妊娠．産と婦 2007；74：21-26〕

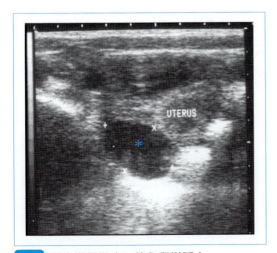

図5 思春期早発症に伴う卵巣腫大
5歳の女児．経腹超音波像で，子宮とほぼ同じ大きさの卵巣腫大（＊）が認められる．思春期早発症であった．

とが多く，時に長期間持続して貧血を呈することもある．種々の検査で器質的異常の存在が否定されれば機能性出血であり，ホルモン薬投与により比較的容易に止血させることができる[2]．

初経が10歳未満にみられた場合，思春期早発症を疑って乳房発育（7歳未満で開始）や陰毛発生（9歳未満で開始）の有無を調べる．しばしば卵巣腫大を伴い，黄体囊胞であることが多い（図5）．しかし，ゴナドトロピン産生腫瘍のこともあり，ホルモン検索や画像診断が必要である．

2 急性腹症

a 診断のポイント

急性腹症の原因は多岐にわたるが，内科・外科的疾患については別の項で詳述されるので，ここではおもに産婦人科疾患に限って解説する．特に下腹部の疼痛の際は産婦人科関連の疾患が疑われるが，小児に比較的多くみられるものとして卵巣腫瘍茎捻転，骨盤内炎症，性器閉鎖症に伴う月経モリミナ症状などがある．なお，急性腹症の場合にも妊娠関連の疾患（流産，異

所性妊娠など)を想定して検索すべきことは,性器出血の場合と同様である.

b 鑑別診断

1) 卵巣腫瘍茎捻転

若年婦人の腫瘍のなかでは卵巣腫瘍が最も多く,なかでも皮様囊胞腫などの胚細胞腫瘍の頻度が高い.皮様囊胞腫は茎捻転をきたしやすく,この場合は腫瘍に一致した下腹痛を呈し,しばしば悪心・嘔吐を伴う.疼痛の激しいときは内診は困難なことが多いが,超音波検査で腫瘍像を認め,内部に髪の毛によるエコーや鏡面像など特徴的所見を認めれば,皮様囊胞腫と診断できる.単純X線撮影では,腫瘍に一致した石灰化像をみることがある.またCTによれば,腫瘍内部が脂肪による low density area を呈することから診断は容易である.症状が軽度であれば経過観察することもあるが,大半は手術が必要である(図6〜8).なお10代前半で卵巣腫瘍が発見された場合,10代後半に比べて悪性の可能性が高いことに注意しなければならない[3].卵巣腫瘍内部の充実部分を見逃さないことが肝要である(図9).

また排卵後の黄体内に出血の貯留をみることがあり,しばしば激痛を伴う.これは出血性黄体囊胞で,一見,卵巣腫瘍やチョコレート囊胞に類似した超音波所見を呈するが,真性腫瘍ではない.時期をおいて検査すると,腫瘍内部の超音波像は充実性から微細顆粒状へと変化し,数か月の経過でやがて消失する.卵巣腫大があっても,あわてて手術をせずに経過をみることも必要であろう(図10).

2) 骨盤内炎症

大部分は腟からの上行感染により生じるもので,子宮付属器炎から骨盤腹膜炎へと進展する.急性期は強い下腹痛を訴えるが,慢性例ではむしろ症状は軽快する.しかし,卵管留膿症やDouglas窩膿瘍をきたした場合,後遺症として不妊症になる可能性が少なくない(図11).急性期の適切な治療が望まれる.

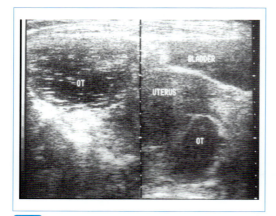

図6 皮様囊胞腫(超音波所見)
子宮の両側に腫大した卵巣(OT)が認められる.大きいほうの腫瘍内部に線状エコーがあり,毛髪によるものと考えられる.

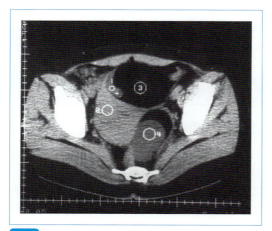

図7 皮様囊胞腫(CT所見)
腫瘍内部が low density area として描出されることから,容易に皮様囊胞腫と診断される.

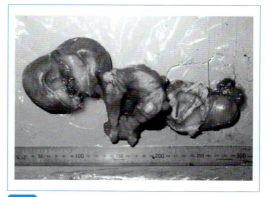

図8 皮様囊胞腫(摘出組織所見) (口絵㉑参照)
これは成人の皮様囊胞腫で,子宮と両側卵巣を摘出した.腫瘍内部には脂肪や毛髪が存在する.若年婦人に多い卵巣腫瘍である.

最近，若年者の性行動の変化により，性器クラミジア感染症が急増している．この場合，ペニシリン系，セフェム系，アミノグリコシド系抗菌薬は全く無効であり，テトラサイクリン系やニューキノロン系など感受性のある抗菌薬を投与しなければならない．また同時にパートナーを治療しておかないと，ピンポン感染を繰り返すことがある．

3) 月経モリミナ症状

処女膜閉鎖，腟横中隔，子宮頸管閉鎖症などがあると，思春期に月経が開始した際，その排出障害により，見せかけの無月経と周期性の下腹痛を呈する．これを月経モリミナ症状という．月経血は次第に貯留し，やがて腟や子宮の留血症をきたし，下腹部腫瘤を形成するようになる．このような例は画像検査で血液を充満した腟や子宮を描出することにより診断することができる（図12）．診断がつき次第，手術療法を行う．

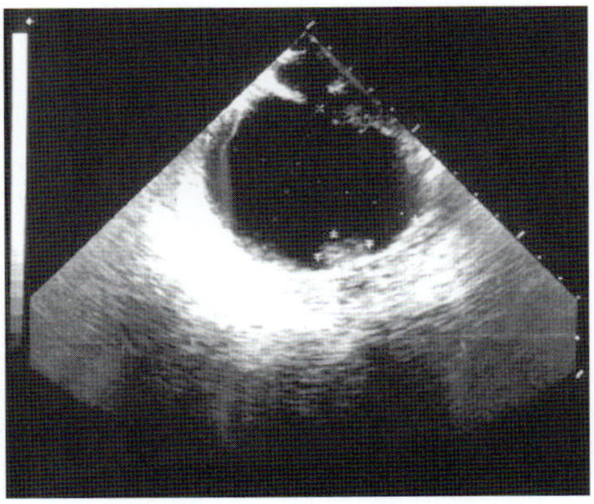

図9 悪性卵巣腫瘍
腫瘍内部に充実部分が存在する場合は，たとえそれが小さい部分であっても，悪性腫瘍の可能性を考えておく必要がある．

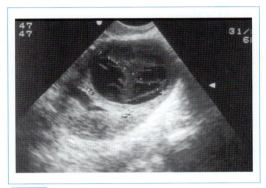

図10 出血性黄体嚢胞
圧痛を伴う卵巣腫大があり，内部に充実部分を認める．その後，内部エコーは微細顆粒状に変化し，腫瘤は縮小したため出血性黄体嚢胞と診断した．

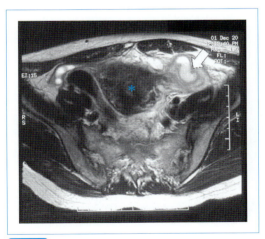

図11 卵管留膿症
発熱と下腹痛で来院した．骨盤のMRIで子宮（*）の左側にらせん状に腫大した卵管留膿症が認められる．

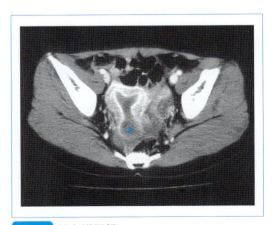

図12 処女膜閉鎖
月経モリミナ症状があって来院した．CTで子宮および腟内に貯留した血腫像（*）が認められた．麻酔下に処女膜を切開した．

保護者への説明のポイント

- 小児の産婦人科救急疾患は，必ずしも原因をはっきりと特定できるものばかりではない．
- むしろ性器出血や急性腹症を訴える女子の多くは，実際には単なる月経痛にすぎないことも多い．月経痛は初経からしばらくは無排卵であるために少なく，初経後 **2〜3** 年を過ぎて排卵周期を獲得した頃に初めて出現する．
- この時期の女子は月経や性に対する不安や緊張が強く，心因的な関与も考慮する必要がある．
- 小児期の女子の診察に際しては，そのような精神面にも留意し，家族とも連携を取りながら対応することが望まれる．
- 特に妊娠していることが疑われるような場合，家庭内暴力や近親相姦などの微妙な状況が存在する可能性に留意して，保護者への説明に臨む必要があろう．

文献

1) 増崎英明：子宮外妊娠．産と婦 2007；74：21-26
2) 本庄英雄，保田仁介：思春期出血．矢内原 巧（編），新女性医学大系 18 思春期医学，中山書店，2000；273-279
3) 泉 陸一，伏木 弘，藤村正樹：卵巣腫瘍．臨婦産 1992；46：1320-1322

Ⅲ おもな救急疾患

Ⅰ 境界・事故関連の傷病
1.誤飲・誤嚥

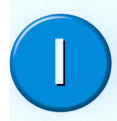

● 北九州市立八幡病院小児救急・小児総合医療センター　西山和孝

1 疾患の概要

　小児の事故・傷害のうち誤飲・誤嚥の頻度は高く，特に6か月から4歳ごろまでの乳幼児で頻度が高い．乳幼児の子どもが興味をもつようなきれいなもの，きらきらするようなもの，よい匂いのするものなどを手に取ったあとに口腔内に入れてしまう．日本中毒情報センターによると[1]，誤飲が多い5歳以下では，家庭用品や医薬品の問い合わせが多く，特に家庭用品のうちたばこ関連品，化粧品，洗浄剤が問い合わせの上位を占めている．誤飲したものが消化器系で吸収されることで中毒症状をきたす場合の対応については p.432，Ⅲ章 I7 **中毒** を参照されたい．本項では，摂取した異物により障害をきたす誤飲・誤嚥について記載する．

　口腔内や上・中咽頭は，異物が停留する部位としての頻度は低い．これは，舌により異物を判断し吐き出したり，嘔吐反射により吐き出すことができる防御反射による．ただ，魚の骨やプラスチックの破片のように尖ったものが粘膜に刺さることがある．患児が協力的であれば鎮静などを要せずに直視下に鑷子(セッシ)などを用いて取り除くことができる．

　多くの異物は，下咽頭や食道にとどまる[2]．とどまりやすい箇所は，3つの生理的狭窄部位である．第1狭窄部は輪状咽頭領域・胸郭上口部，第2狭窄部は大動脈弓・左気管支交差部，第3狭窄部は横隔膜食道裂孔・食道胃接合部である．発生頻度としては，第1狭窄部≫第3狭窄部＞第2狭窄部である．これは第1狭窄部が解剖学的に最も狭いことに由来する．一般的に，第3狭窄部を超えて胃内に到達できれば，異物は幽門部を超えて肛門より排泄される．

　誤飲という観点からは，尖った鋭的なものよりも丸い鈍的なものを飲み込みやすい．幸いにして摂取された多くの異物は，治療を要さず狭窄部を通過して自然に排泄されることを待つことができる．注意を要する異物かどうかは，摂取した異物の大きさ，形，構造などの性状と関係する．異物が消化器を通過するかどうかは，組織の最大拡張径と関係し，形や長さは組織への埋没しやすさを反映し，構造は組織の反応性と関係する．たとえば，電池でもボタン型とコイン型ではその大きさが異なり，鈍的なものと鋭的なものでは組織の埋没しやすさが異なる．コインと電池では食道粘膜に障害をきたす程度が異なり，ピーナッツのような脂肪油は気管・気管支に入ると炎症をきたすことになる．

　また，摂取した異物の個数でも対応が異なる．鈍的な異物を1つだけ誤飲した場合，問題となることは少ないが複数の磁石を摂取した場合は，隣接する腸管同士で結合することで組織の壊死をきたし穿孔する可能性がある．

　誤飲・誤嚥の診療を最も困難にするのが保護者の目撃が少ないことである．そのため，疑って診療を行わなければ発見までに時間を要することがある．

2 診断・治療のフローチャート

a 初期診療

　異物により窒息をきたせば誤飲・誤嚥の存在は明らかとなるが，窒息のエピソードがなければ異物を契機に肺炎をきたし，時間が経過してから誤嚥が明らかになる場合もあり，誤嚥の診断は遅れることが多い．以前は誤嚥の臨床徴候

として喘鳴，咳，肺音の減弱がいわれていたがすべてがそろうことは少ない．そのため，保護者に窒息症状の有無を確かめることが重要である．保護者の目撃がない場合も突然発症した嘔吐や嚥下困難，咳嗽や流涎では誤飲・誤嚥を疑って診療を行う．

患児の状態が落ち着いている場合はまず口腔内の確認を行い，異物が見つからなければX線検査を施行する．検査の際は，正面像だけでなく側面像を追加することで気管か食道どちらにあるかを判断しやすくなる．また，症状に応じて口腔内，頸部，胸部，腹部のどこを含めて撮影するか撮像範囲も考慮する必要がある．X線検査は異物の確認に有用であるが，必ずしも画像に写るわけではない．可能であれば，受診相談を受けた際に保護者へ誤飲した可能性のある異物を一緒に持ってきてもらうように依頼する．異物の持参がある場合は，検査の際に撮像範囲に異物を置いて撮影することでX線透過性を確認することができる．異物のX線透過性が高い場合は，X線検査では確認できないため患児の状態から判断する．嚥下痛が強くない場合，呼吸状態が安定している場合は胃まで落ちているかもしれないため，物質の性状によっては経過観察を行ってもよい．痛みや違和感で嚥下困難や流涎を認める場合には，X線透視検査，気管支鏡や内視鏡の検査を考慮する（図1[2]）．

> **Point**
> - 多くの場合，保護者の目撃がない
> - 突然発症した症状から誤飲・誤嚥を疑って診療を行う
> - 画像検査のみに頼らず，身体所見にも注目する
> - X線検査を行うときは，摂取したものも一緒に撮影して透過性を確認する
> - 摂取した異物の性状や個数を考慮した判断を行う

b 誤嚥

喉頭入口に異物が存在する場合は上気道閉塞をきたす可能性があり，細心の注意を払って診察する必要がある．症状としては，咳や嗄声，呼吸障害をきたす．誤嚥がある場合に患児が呼吸をしていたり，おしゃべりができていれば気道は部分的に開通していることを意味している．この場合，救急外来で異物を取り除くことを試みず麻酔下に安全に異物除去を行う．もし呼吸ができていなかったり，発声がなければ気道が閉塞していることを意味しているため，窒

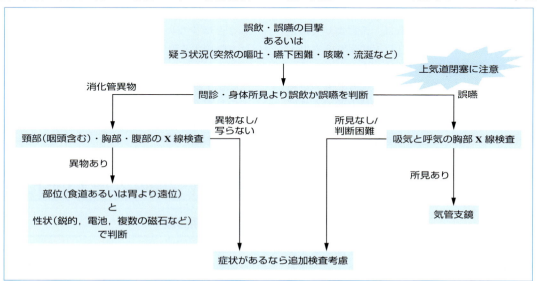

図1 誤飲・誤嚥の診断のフローチャート
〔Aun Woon Soon, Suzanne Schmidt：Foreign Body. In：Bachur RG, Shaw KN（eds），Textbook of Pediatric Emergency Medicine. 7th ed, LWW, Riverwoods, 2015；186-192 より作成，一部改変〕

息に準じた対応を行う(p. 24，I 総論　D 小児心肺脳蘇生の基本の項参照)．窒息解除ができなければ，挿管や気管切開などが必要となる．

　声門を通過するとむしろ呼吸障害は軽度になり，咳や喘鳴のみになることが多いため異物に気がつくことがむずかしくなる．気管に異物が停留する場合は喉頭の側面画像での中咽頭の拡大が異物を疑う所見となる．気管分岐部を超えて気管支に異物が停留する場合に胸郭の動きに左右差や吸気と呼気の X 線検査により異物を疑うことができるが，X 線検査のみでは異物の存在を確認できず CT 検査など追加の画像検査を要する場合もある．そのほかの画像所見として，air trapping 像や無気肺などを認める場合もある．誤嚥に誤嚥した異物は気管支の解剖学構造から右側に入りやすい．異物としては，ピーナッツや果実の種が多いが，ガラスやプラスチックを誤嚥する場合もある．

　治療は，気管支鏡を用いた摘出術となる．

C 消化管異物

　食道異物が消化管異物で最も多い．食道異物では丸や球体に近い物質が多く，その半数がコインともいわれており X 線検査で写りやすく確認しやすいが，肉などの食品が異物として詰まることもある．食道異物は，先に述べた生理学的狭窄部位に停留し排泄されることはないため取り除く必要がある．特にコイン型リチウム電池の場合は，食道粘膜を傷つけるため早急に取り除く必要があり注意を要する．コイン型リチウム電池は，直径が 2 cm 程度あり，放電電力が 3 V と高い．そのため第 1 狭窄部に停滞し，時間経過が短くとも潰瘍をきたす可能性があり摘出後も粘膜の経過をみていく必要がある．消費者庁でも注意喚起がなされており[3]，電池工業会では，誤飲防止パッケージガイドラインを作成している[4]．National Capital Poison Center でもガイドラインを公開しているので参照されたい[5]．

　胃まで通過した物質であれば画鋲のような鋭的なものであってもほとんど合併症無く排泄される．ただ，縫い針のように患児の体形に比して相対的に長い物質や 5 cm 以上の物質は十二指腸などの細い部分を通過できなかったり穿孔したりする場合もあることは認識しておかなければならない．

　除去に関しては，全身麻酔下で内視鏡を用いて行うのが安全であり，粘膜の損傷も直接確認ができる．食道に停留したコインや丸い物質の場合，バルーンカテーテルを用いて取り除く方法もあるが全身麻酔を用いず容易に行える一方で，異物が口腔内に戻ったときに上気道を閉塞し窒息をきたすリスクがあるため注意が必要である．磁力を有する異物の場合は，先端に磁石が埋め込まれたマグネットチューブなどを用いて取り除くこともできる(図2)．胃内のボタン

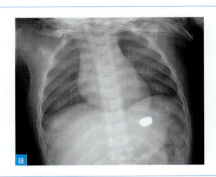 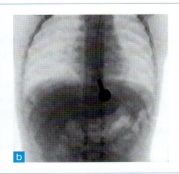 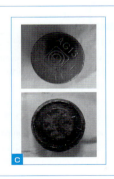

図2 ボタン電池を誤飲した 10 か月児の例　　　　　　　　　　　　　　　　　　　　　　　　（口絵㉒参照）

10 か月の患児．新品のボタン電池が 1 つ足りないことに気がつき誤飲した可能性があり受診．摂取後数時間は経過しているが正確な時間は不明．
a：X 線検査にて胃内に電池を確認
b：摂取時間が不明であったため胃内であったが X 線透視下にマグネットチューブを用いて摘出
c：摘出した電池（アルカリ）は一部腐食していた．

電池でも積極的に除去するのが望ましいという報告もあり[6]，異物の性状，停留場所や停留時間（食道で12時間以上，胃内で48時間以上など）により，当初より内視鏡での除去を行うべき状況もあることから内視鏡を施行する医師と消化管異物の治療方針について普段より確認しておくことが望ましい．

日本小児科学会のInjury Alert（傷害速報）（https://www.jpeds.or.jp/modules/injuryalert/）では，傷害予防の観点から多くの事例が紹介されているが，誤飲や誤嚥の事例も紹介されているので参照されたい．

Point
- 常に上気道閉塞に対応できる準備をする
- 長引く肺炎の鑑別に異物も想起する
- 多くの異物は，自然に排泄される
- 普段より電池など停滞するとリスクの高い異物の対応を施設内で確認しておく

保護者への説明のポイント

- 異物の誤飲・誤嚥が疑われる受診相談時は，無理やり嘔吐させたり水分摂取を行わせず病院への受診を勧める
- 誤飲・誤嚥の危険性として，上気道閉塞の可能性を伝え，緊急の蘇生処置を要する場合があることを伝える
- 異物の除去を行う場合，安全のために全身麻酔下の検査や処置を行う必要があることを伝える
- 異物が除去できたのち，停留していた異物の性状によっては後日狭窄などの症状をきたす可能性があり経過観察が必要になることを伝える
- 消化管異物の危険性だけではなく，胃内まで達した異物の場合，多くは数日の時間を要するが便とともに安全に排泄されることも伝え，保護者の不安を煽るだけでなく，解消にも努める
- X線検査などの画像に写らない異物の誤飲・誤嚥が疑われる場合，症状が認められなくても保護者の不安が強い場合は入院などの経過観察を考慮する
- 事故・傷害予防の観点から誤飲・誤嚥に限らず保護者に予防の重要性を伝える

文献

1) 日本中毒情報センター：日本中毒情報センター中毒110番．http://www.j-poison-ic.or.jp/homepage.nsf（参照 2018-10-20）
2) Aun Woon Soon, Suzanne Schmidt：Foreign Body. In：Bachur RG, Shaw KN（eds），Textbook of Pediatric Emergency Medicine. 7th ed, LWW, Riverwoods, 2015；186-192
3) 消費者庁独立行政法人国民生活センター：乳幼児（特に1歳以下）のボタン電池の誤飲に注意！．http://www.caa.go.jp/policies/policy/consumer_safety/release/pdf/140618kouhyou_1.pdf（参照 2018-10-20）
4) 一般社団法人電池工業会：コイン形リチウム一次電池の誤飲防止パッケージガイドライン（第2版）．http://www.denchi.info/publication/packageguideline.pdf（参照 2018-10-20）
5) National Capital Poison Center：National Capital Poison Center Button Battery Ingestion Triage and Treatment Guideline. https://www.poison.org/battery/guideline（参照 2018-10-20）
6) 中村香織，新開真人，武浩志，ほか：ボタン電池誤嚥，電池の種類で摘出のタイミングは異なるか．小児外科 2015；47：1083-1086

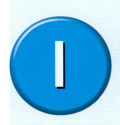

Ⅲ おもな救急疾患

Ⅰ 境界・事故関連の傷病
2．頭部外傷

● 埼玉医科大学総合医療センター高度救命救急センター　荒木　尚

1 疾患の概要

　頭部外傷は，小児の死因・後遺症の発生原因として最も多い．小児の頭部は，体幹に占める割合が大きいため受傷しやすい．成長発達による頭蓋内外の変化を考慮して診察する．

a 疫　学

　米国では年間約45万人の小児が頭部外傷により救急受診し，90％が軽症で帰宅する一方，3,000人弱が死亡している．Centers for Disease Control and Prevention in the United Statesによれば，頭部外傷による死亡は10万人当たり5.7（0〜4歳），3.1（5〜9歳），4.8（10〜14歳），15〜19歳の思春期には24.3である．虐待による頭部外傷（abusive head trauma：AHT）は特に2歳以下の乳児に多く，平均2〜4か月と低年齢の乳児に多い．Keenanらは1歳以下の乳児10万人当たり30人が年間AHTで入院すると報告している[1]．軽症例から重症例まで網羅された小児頭部外傷のデータは国内に存在しないため，海外の数値が参考となる．

b 年齢による解剖学的特徴のポイント

1）皮　膚

　年齢が幼いほど薄く，外力を緩衝する能力が少ない．表皮は脆弱で，水疱を伴いやすい．皮下脂肪と帽状腱膜の間や，帽状腱膜と骨表を結合する組織は緩く，血液や滲出液が貯留しやすい．前者は皮下血腫，後者は帽状腱膜下血腫となる．骨膜の下に血液が貯留した場合，頭血腫となり石灰化することもある．

2）頭蓋外・頭蓋

　出生後から頭蓋・顔面比は大きい．大泉門・小泉門ともに開存し，縫合も緩く可動性に富む．産道通過の際にみられるように，応形能も豊富．頭蓋骨自体も柔らかいが，骨膜は比較的厚く，骨と強く癒着している．成人の頭蓋骨骨折では鋭利な骨片を生じるが，小児では連続性が保たれた骨折が多い（ping-pong ball fracture）．骨髄が豊富であり，静脈性出血の原因となりやすい（図1）．

3）脳・神経線維

　幼若な脳組織は柔らかく脆弱である．神経線維は髄鞘が未発達であり，一定の脳組織容積における水分含有量が多い．髄鞘の発達とともにリン脂質の比率が高くなる．神経線維自体の応形能は高く，外力に応じて伸長・変形することができる．このため，成人に比べ神経組織の断裂は起きにくい．反面，皮膚・骨などが薄いため，直達外力による脳挫傷を起こす頻度が高い．頭部打撲時の回旋性外力により，硬膜内面と脳表を連結する細静脈（皮質静脈など）に牽引が生じ断裂を起こしやすい．皮質静脈内や硬膜静脈洞内の血栓形成にも注意する．

4）頸部・頸椎

　頸部筋群は未発達であり，頭部支持力は弱く脳が振盪を受けやすい（図2）．椎体を連結する個々の靱帯・軟部組織は外力に対し伸展し可動性に富む一方，断裂や剥離など損傷を受けやすい．頸部が過伸展となった場合，X線異常を伴わない脊髄損傷（spinal cord injury without radiographic abnormality：SCIWORA）・中心性脊髄損傷を起こすこともある．椎間関節突起は平坦で上下椎体の脱臼を起こしやすい．年齢が低いほど椎体の支点は上位頸椎にあり，成人より1−2椎体上位での損傷が起きやすい．

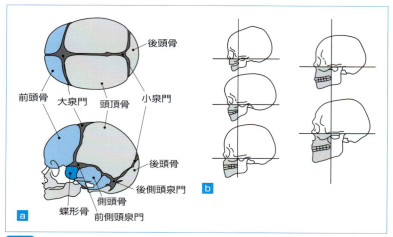

図1 頭蓋骨の解剖（a），頭蓋と顔面の比率（b）
頭蓋骨は頭蓋冠と頭蓋底により構成されている．前頭骨，頭頂骨，後頭骨により頭蓋冠が構成され，側頭骨，蝶形骨，錐体骨などから頭蓋底が構成される．頭部をみると，生下時は頭蓋冠が頭部全体を占める比率が大きいが，成長とともに顔面が発達し，低下していく．

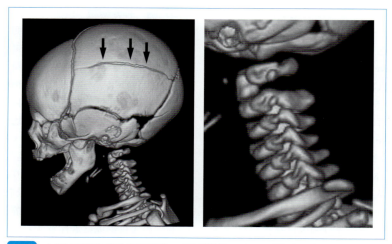

図2 小児の頸椎3DCT画像：高所墜落による受傷（左頭頂骨線状骨折の診断：矢印）
小児期の椎体は解剖学的特性がある．①椎間が広い，②椎体前縁が丸みをおびている，③椎間関節が未発達，④偽性亜脱臼がみられやすい．

c 新生児

分娩に伴う頭蓋内外の損傷が多い．正常分娩で頭蓋内出血を認めることもあるが，多くは経腟分娩で，産道通過時の児頭変形や児頭の牽引，分娩時の器具の使用などが損傷の原因となることが多い．頭血腫，帽状腱膜下血腫などが生じやすい．低出生体重や低酸素血症は頭蓋内出血の危険因子でもあり，外傷や凝固異常との鑑別が必要である．

d 乳幼児

墜落による受傷が多い．保育環境（児の受け渡し，不安定な場所・遊具からの転落）や育児用品（スリング・抱っこひもからの墜落）が原因となることが多く，事故予防の教育が重要であ

る．運動機能の発達に伴い受傷機転が多様・複雑化するため，病変との因果関係を推測することはむずかしい．重症外傷例では，児の呼吸循環の恒常性が未熟なため，受傷直後に心肺停止に陥ることも少なくない．

e 学童

墜落，自転車事故，交通事故が増加する．乗用車と衝突した際，胸腹部・下肢骨折・頭部外傷を合併しやすく（Waddell's triad）幼児特有の受傷形態として知られる（図3）．学童期は，体育や課外スポーツ活動における頭部外傷の頻度が増える．低学年では，脳挫傷，脳内出血などの実質損傷や ping-pong ball fracture など陥没骨折が多い．高学年では体格が発達し高度な運動機能を持つようになるため，より重症化する．頭蓋骨骨折の頻度は減り，脳振盪や急性脳腫脹などびまん性脳損傷，外傷性くも膜下出血の頻度が増える．遊離していた中硬膜動脈は側頭骨内に固定され始め，同時に骨内板と硬膜は癒着が弱くなるため，骨折に伴う動脈損傷が起こり始める．これにより急性硬膜外血腫が発生する．

f 思春期

成人にほぼ近い解剖となる．スポーツ関連頭部外傷やバイク事故の頻度が増加する．脳振盪やびまん性脳損傷が増加する．骨折に対する入院治療よりも，頭蓋内病変，脳実質損傷に対する手術的治療を受け入院する例が増加する．

g 初期診療時の原則と注意

1）観察すべき点・注意する点

a）一般状態はどうか？

まず外観を観察し，血圧，脈拍，呼吸回数，体温を測定する．独歩受診や会話可能な場合は比較的余裕があるが，意識を失い，呼びかけや刺激に対して目を開けないような場合は，状態変化を念頭におき，迅速に対応する．閉眼の場合は，瞳孔径や形状，眼球偏倚の有無などを観察する．意識障害が強い場合には，回復体位を取るなど，気道の閉塞に注意する．また，低酸素・低血圧の合併が起きないよう注意する．頻回の嘔吐により脱水を呈していることもある．頭部の診察に入る前に，呼吸循環の状態が安定

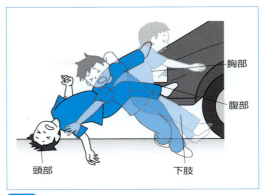

図3 Waddell's triad
車との衝突の際，胸部とバンパー・バンパー下端と下肢に外力が作用する．はねられたあと後方に飛ばされ，頭部から地面に着地する．このような機転から頭部外傷，胸部外傷，下肢骨折を同時に合併することが多い．

していることを必ず確認する．

b）頭部（頭皮）の状態はどうか？

どの部分に皮下血腫があるか確認する．頭皮に挫創がある場合は，動脈性出血の有無を確認する．毛髪に隠れ出血部位が明らかでない場合は，部分剃毛を行い圧迫を開始する．同時に外耳孔や鼻孔から出血がないかどうか観察することも大切である．

c）首を痛がるかどうか？

頭部打撲と同時に頸椎捻挫を起こしていることが多い．頸部の前屈後屈時や，後頸部に正中圧痛を訴えるような場合は，安易に動かさないようにさせ，頸椎固定を行う．疑わしい場合もそのようにする．

d）神経症状はどうか？

嘔吐や倦怠感など，一般状態の不良を有する子どもが多い．受傷直後にけいれん発作を起こしていることもある．片麻痺や失調など，明らかな神経学的異常を呈して来院することは多くない．意識障害や神経症状が緩徐に進行することがあり，注意を要する．指示動作や脳神経系の評価，追視など言語を介する必要のある症状は評価しにくい．乳児の神経学的評価は専門的判断を要することもあるが，常に呼吸循環の安定化を優先し，時間をかけすぎない．

2）意識レベルの評価の仕方

①頭部外傷による意識レベル評価法として，Japan Coma Scale（JCS）および Glasgow Coma

Scale（GCS）が知られる（p. 10，I章 B **小児救急外来トリアージ**参照）．意識レベルは初診時のスコアを記録し，その後の「経時的変化」を観察することが重要である．たとえば，「意識清明期」など，いったん良好であった意識が急速に増悪するといった変化を早期に捉えるには，繰り返しスコアをつけ，変化を観察していくことが大切である．

②軽症例では，意識消失がない，あっても数秒の意識消失で，麻痺などの神経症状も全くないことが多い．頭痛，不機嫌，傾眠，記憶障害などは精神症状と間違われやすく，判断がむずかしい．嘔吐，顔面蒼白などもよくみられる．中等症〜重症の子どもは意識障害を伴っているため，常に呼吸状態に留意しつつ，必要に応じて救命措置を行わなくてはならない．現場での「低血圧や低酸素」は子どもの予後を悪くするため，その場にいた場合には，落ち着いて

- 気道を塞がないようにすること（嘔吐物を口から掻き出す，横向けにして呼吸を観察するなど）
- けいれんを起こした場合，愛護的に扱いながら回復体位にすること（口の中にタオルなど押し込まない，1分以下で自然に止まることがほとんどである）

に留意する．

h 被虐待児（全年齢）

2歳以下の乳幼児の頭部外傷を診察する際は，AHTの鑑別を念頭におく．急性硬膜下血腫，血腫直下の広範な脳浮腫などはAHTに特有の所見である[2]．さらに網膜出血を合併すると，虐待による受傷の可能性が極めて強くなる．重症例は昏睡，心肺停止など瀕死の状態で来院することが多い．軽症例では頭皮挫創や紫斑，擦過傷，腫脹など多様である．病歴と損傷の重症度との整合性を考慮することが重要であり，チェックリストを使用して評価を行う施設もある（p. 454，III章I9 **児童虐待**も参照）．

i CT適応

頭部CTによる過剰な放射線被曝を避けながら，専門的治療を要する臨床的に重要な外傷性

表1 臨床的に重要な外傷性脳損傷の定義

- ・外傷性脳損傷による死亡
- ・外傷性脳損傷に対する外科的治療介入
- ・24時間以上の気管挿管
- ・2日間以上の入院
- ・CT上の外傷性脳損傷所見
  - ・頭蓋内出血あるいは脳挫傷
  - ・脳浮腫
  - ・外傷性脳梗塞
  - ・びまん性軸索損傷
  - ・剪断性損傷
  - ・S状静脈洞血栓症
  - ・中心線偏移あるいは脳ヘルニア
  - ・頭蓋骨縫合離解
  - ・気脳症
  - ・頭蓋骨陥没骨折

〔Kuppermann N, Holmes JF, Dayan PS, et al. : Identification of children at very low risk of clinically-important brain injuries after head trauma : a prospective cohort study. Lancet 2009 ; 374 : 1160-1170〕

脳損傷（clinically-important brain injury）を見落とさないための指針について検討する研究報告が多い．PECARN（Pediatric Emergency Care Applied Research Network）によるアルゴリズムは，2歳未満と2歳以上の小児頭部外傷に対するCT撮影の指針である（**表1**，**図4**）[3]．

2 各 論

a びまん性脳損傷

1）脳振盪

脳振盪に関する研究は年々増加している．脳振盪は，びまん性脳損傷の最も軽微なもので，頭痛，嘔気，健忘，バランス異常などの症状は一過性であり，比較的短期間に回復する[4]．脳振盪の診断には必ずしも意識消失は必須でなく，特にスポーツ関連頭部外傷における現場での脳振盪の診断には Child SCAT5 が有用である[5,6]．

臨床症状は，①身体症状②精神症状③睡眠④情緒の4項目で評価される．CTで明らかな器質的異常が指摘されない症例でもMRI T2*撮影（**図5**）やSWI撮影を用いたところ微小出血が検出されることが少なくない．脳実質損傷と高次脳機能障害との因果関係が明らかにされつ

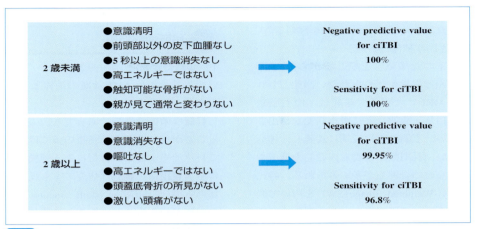

図4 PECARNによる頭部CT適応
〔Kuppermann N, Holmes JF, Dayan PS, et al.: Identification of children at very low risk of clinically-important brain injuries after head trauma: a prospective cohort study. Lancet 2009 ; 374 : 1160-1170 より改変〕

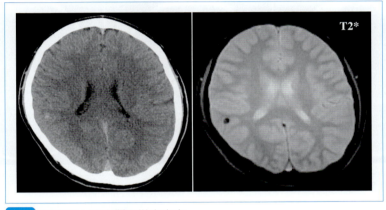

図5 脳振盪：脳実質の微小出血
バスケットボール中に頭部打撲，脳振盪の症状にて来院．嘔気が強く，頭部全体に頭痛を訴えた．頭部CT：右頭頂に点状の高吸収域を認め出血性病変が疑われた．MRI T2*：同部位に信号増強あり，出血性病変の診断となる．

つある．脳振盪を起こした選手は，受傷当日の競技が禁止され，競技復帰も段階的に行うよう推奨されている．各スポーツ競技団体が公示している指針や，頭部外傷の専門家の判断を参考にすることも重要である．

2) びまん性脳腫脹 (図6)

Bruceが重症頭部外傷CT所見を基に検討を行い，脳血管床の未発達に伴う脳血流自動調節能の機能障害・破綻に伴った「脳充血」による現象と考えられていた[7]．その後，想定されたほど脳充血による頭蓋内圧亢進は発生しないとされ，詳しい病態の解明が待たれる．

虐待による頭部外傷 (AHT) に合併する脳腫脹は特有の機序が考えられている．AHTには，①揺さぶり，②回旋力，③直撃，④二次性脳損傷 (低酸素・低血圧) などが関与する．また延髄の損傷から低酸素・低血圧が起こり二次的脳損傷を助長するという説や，静脈内血栓の関与，微小脳内出血の関与などが推測される．また持続脳波モニタリングにより非てんかん型けいれん重積 (non convulsive status epilepticus：NCSE) が高率に発生することから，けいれんが脳浮腫の成因とする説もある．AHT患者の脳実質損傷部には著しい脳萎縮が認められる．機能予後

III おもな救急疾患

は絶望的であるが，リハビリテーションの有効性も報告されている．

3）びまん性軸索損傷（図7）

GCS 8以下の意識障害を呈しながら，CT所見上はほとんど異常が認められない病態とされていたが，MRIでは脳梁・基底核・傍大脳鎌白質・深部白質・脳幹などに微小病変が描出される例が多い．意識障害は長期に遷延し，神経症状も著しい．長期臥床による四肢筋力低下や肺炎，褥瘡などの合併症が多くみられる．特にSusceptibility Weighted Image（SWI）を用いて微小出血性病変などの脳損傷を正しく評価する必要がある．損傷部位によっては急性期リハビリテーションの効果が期待できる．

b 局所性脳損傷

1）頭蓋骨骨折

頭蓋骨骨折はAHT診断の端緒となる病変でもあり，注意を要する．

軽微な頭蓋骨骨折であっても，入院観察となることが多い．頭蓋骨骨折の多くは保存的観察で自然治癒するが，骨折による硬膜損傷や直下の脳実質損傷・嚢胞性病変・くも膜癒着などを認める場合，growing skull fractureという骨縁の融解が起きることもある．頭蓋骨骨折は，頭蓋内出血性病変を示唆する因子でもあり，CT

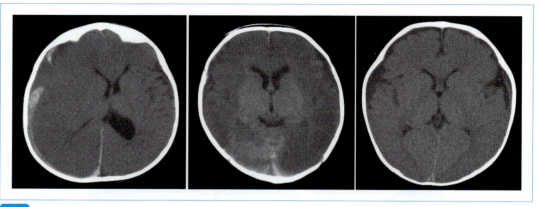

図6 びまん性脳腫脹
広範な低吸収域を呈する．基底核や脳幹は比較的保持されることが多い．脳溝は消失し，皮髄境界は消失している．重篤な所見である．

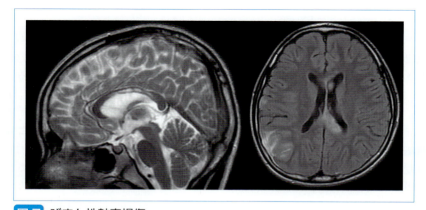

図7 びまん性軸索損傷
交通事故にて受傷．直後昏睡でICU管理となる．運動機能は回復，自発開眼はあるが意思疎通困難，MRI評価にて脳梁損傷を強く認めた．高次機能障害があり，リハビリテーションを要した．

を再検することが多い．髄液の漏出を伴う開放性骨折は，受傷後6時間以内に外科的修復を要する．陥没骨折は受傷時点で直下に脳挫傷を伴うことが多いため，早期の頭蓋形成術では神経学的予後を改善しないという．硬膜損傷や骨片の迷入を伴う場合には緊急手術の適応となる．美容的適応から行われることも少なくない．

2）急性硬膜外血腫（図8）

a）分娩外傷を含め乳幼児期

おもに後頭蓋窩にみられ，硬膜静脈洞からの静脈性出血によることが多い．乳児期は中頭蓋窩が未発達であり硬膜の癒着が比較的強く，中硬膜動脈が損傷されにくいことから保存的に観察されることが多い．骨折が明瞭な場合は，血腫が皮下組織に漏出し吸収され自然消褪も期待できる．

b）学童期以降

頭蓋冠の発達が進み，中頭蓋窩の深さが増す．中硬膜動脈の起始部が骨内に取り込まれ，骨折により脈管損傷を受けやすくなる．乳幼児期に比べ硬膜が剥離されやすく，骨折直下に血腫を形成する．中硬膜動脈由来の血腫は急速に増大し，致命的な脳ヘルニアの原因となる．硬膜外の病態であり術後の一般的な転帰は良好であるが，直達損傷による微小脳実質病変を合併することがあるため，高次脳機能評価が必須である．血腫が少量で意識レベルがよければ，保存的観察により軽快した例も多く，脳神経外科へのコンサルトが重要である．

3）急性硬膜下血腫（図9）

a）分娩外傷

経腟分娩や鉗子・吸引分娩に伴う頭蓋への外力により，硬膜静脈洞自体や流れ込む架橋静脈の破綻により発生する．後頭蓋窩に好発し，保存的な観察により3日間程度で消失することが多い．

b）乳幼児期

虐待によるものが多いが，軽微な受傷機転により起こることもある．通常薄く占拠性病変になることは少ない．大脳半球間裂後半や傍矢状静脈洞に好発し，血腫直下の脳実質に広範な低吸収性病変を伴う所見が特徴的である．

c）学童期以降

脳実質の直達損傷が起きやすい．脳表の外傷性くも膜下出血や点状出血を伴った血腫であることが多い．外傷性脳内血腫を形成することもあり，周辺組織の脳浮腫を伴う．細小動脈からの出血による急性硬膜下血腫を認めることがありsimple typeといわれる．血腫除去後は，集中治療により頭蓋内圧亢進やけいれん重責を調節することが良好な予後のために必須である．

❸ 重症頭部外傷治療のコンセンサスとガイドラインに準拠したアルゴリズム

2019年アメリカ集中治療医学会を中心とした多学会公認による小児重症頭部外傷の治療ガイドライン第3版が公表された[8]．改訂の新し

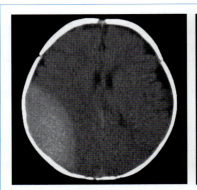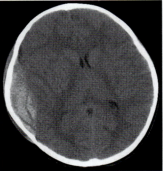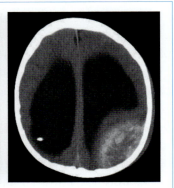

図8　急性硬膜外血腫
凸レンズ型の高吸収域病変を認める．血腫内の信号は病変により，均一なものから混合性まで多様である．後頭蓋窩の硬膜外血腫は硬膜静脈洞からの出血であることが多い．

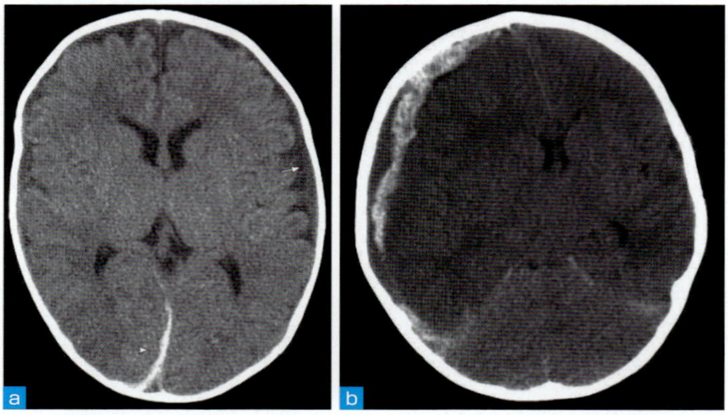

Ⅲ　おもな救急疾患

図9 急性硬膜下血腫

a：半球間裂後半に高吸収域を認める　b：右頭頂硬膜下腔に高吸収域を認める．いずれも薄く，占拠性病変としては小さい．

い要点を以下に述べる．新たにアルゴリズムが設けられ視覚的に理解しやすい指針となった．

　まず，来院時 GCS8 あるいはそれ以下の意識レベルである小児頭部外傷患者を重症と定義する（GCS については p. 10，Ⅰ章 B **小児救急外来トリアージ**参照）．外傷初期診療において頭部CT を行い，緊急開頭術の適応ではない場合，神経集中治療の pathway に進む．

　ICU 管理は頭蓋内圧（Intracranial pressure：ICP）値を基準に行われるため原則として ICPセンサーを留置する．（センサーを用いない観察法についても言及されている．）

a Baseline Care

　今回改訂された主たる点として Baseline care が挙げられる．すべての小児重症頭部外傷患者に対して適用される 9 つの治療原則である．

①鎮静薬・鎮痛薬の適正量を維持する：ミダゾラム・フェンタニル併用が推奨

②調節呼吸：PaO_2 90〜100 mmHg，$PaCO_2$ 35〜40 mmHg の維持が推奨

③正常深部体温の維持と発熱予防および治療：38℃ 以下への調節が推奨

④適正な血管内容量の確保：CVP（中心静脈圧）や尿量，BUN などを指標とする．Na 140 mEq/L 以上の維持，乳幼児は 5%dextrose を用い低血糖への配慮が必要．年長児には生理食塩水を推奨．栄養投与開始は受傷から 72 時間以

内が望ましい．

⑤血液量（Hemoglobin 値）の維持：最低 7 g/dL の維持を推奨

⑥凝固異常の治療：ICP センサー・$PbtO_2$ プローブの挿入前が理想的であるが，過剰な治療は凝固異常を増悪させ得るため，出血の状態を参考に検討する．

⑦頭位挙上した頭部正中固定：頭部は正中固定の上，30°の挙上が推奨

⑧抗けいれん薬の使用と持続脳波モニタリング：抗けいれん薬の種類や容量について具体的推奨はないが，levetiracetum は他薬に比較して使用しやすい．筋弛緩薬を使用する際には持続モニタリングが有用である．

⑨栄養投与開始：低血糖に注意し可能な限り早期から開始する

b First-tier therapy

　First-tier therapy として，①ICP 亢進に対する治療②CPP 異常に対する治療③$PbtO_2$ 異常に対する治療，以上 3 種の pathway を含む．

1）ICP pathway について

　全年齢において ICP20 mmHg 以上を治療閾値とし，20 mmHg 以上が 5 分以上持続した場合には治療介入を行う．ICP 値が 20〜25 mmHg 程度であれば，段階的に first-tier 治療を試みる．最初に脳室ドレナージによる脳脊髄液の排出を行い，無効またはドレナージがない場合，高張

Ⅰ 境界・事故関連の傷病　2. 頭部外傷

食塩水の bolus 投与を行う．高張食塩水の代わりにマニトールを使用してもよい．繰り返し投与可能だが，高張食塩水は 360 mOsm/L，マニトールは 320 mOsm/L を血液浸透圧の上限として投与量を調節する．更に無効な場合，鎮静鎮痛薬の用量を追加し筋弛緩薬投与を考慮する．血液ガス，電解質，クレアチニン，ヘモグロビンを測定し，平均動脈圧，体温，呼気終末炭酸ガス濃度を経時的に記録する．First-tier 治療が無効とされた場合，Second-tier に進む．

2）CPP pathway について

ICP 値が上昇しても，CPP 値は正常に維持されていることが多い．CPP 値は最低 40 mmHg の維持が重要で，年齢により 40〜50 mmHg の治療幅に設定するとよい．脳低還流や虚血を予防する目的で，より高い値に維持することもある．CPP 値の維持には適正な血管内容量の補充が大切であり，CVP 4〜10 mmHg を適正とする．MAP 値は補液を十分に行い正常容量を保つ．ICP 値と CPP 値は連動するが，高張食塩水を使用すると，ICP 値降下と CPP 値正常化が得られる．一方，鎮静鎮痛薬を用いる場合，ICP 値が降下しても心抑制等により CPP 値が正常化しないこともある．

3）PbrO$_2$ pathway について

PbrO$_2$ モニターの使用経験が集積され，新たな pathway として追加された．最低値を 10 mmHg と設定し，FiO2 上昇や昇圧薬を用いた MAP 値の上昇，PaCO$_2$ 上昇による脳血流増加，輸血によるヘモグロビン値上昇等を通して最適化を図る．

Ⓒ Second-tier therapy

First-tier therapy が無効な ICP 亢進や，CPP 値・PbrO$_2$ 値の異常に対しさらに治療介入が必要と考えられた場合，second-tier therapy を考慮する．まず手術的除去が可能な病変の有無を確認するため CT を行う．Second-tier therapy には，より侵襲性の高いモニタリングが必要である．外科的治療として減圧開頭術が最もよく行われるが，開頭部位や硬膜形成，血腫除去は状況に応じ選択される[9]．内科的治療として，バルビツレート療法，中等度低体温，治療的過換気，高度の浸透圧療法の 4 種類が存在する．

1）バルビツレート療法

ペントバルビタールが最も多く用いられる．ほかの治療が無効で ICP 25 mmHg 以下に維持できない場合適用される．治療効果が認められない場合，減圧開頭術やそのほかの second-tier therapy を追加する．ICP 20 mmHg 以下が 24 時間以上維持できた場合，次の 24〜96 時間かけて漸減する．適正な CPP 値を維持するため昇圧薬を用いることもある．

2）中等度低体温療法

受傷早期の中等度低体温（32〜33℃ あるいは 34〜35℃）療法の有効性は否定されたが，ICP 亢進に対する治療として，晩期中等度低体温療法を有効とする報告が多い．

3）治療的過換気と浸透圧療法

PaCO$_2$ 値 15〜30 mmHg とする高度過換気は，晩期あるいは治療困難な ICP 亢進に対する治療とされてきた．低炭酸ガス血症の程度に併せ血中 Na 濃度，血漿浸透圧，鎮痛鎮静薬容量を調節する治療もある．

4）侵襲的モニタリング

モニタリングは治療の調整具合を可視化するため重要である．PbrO$_2$ モニタリング，持続脳波，経頭蓋ドップラー超音波，PRx などがある．例として PbrO$_2$ モニタリングにより過換気が組織酸素分圧を低下させたか判断が可能となる．PRx は理想的 CPP 値を判断する指標として有用である．

5）治療の漸減

パラメータが正常化し 12〜24 時間安定した場合，治療の漸減を検討する．画像所見や時間経過や重症度など個別に判断されなくてはならない．

④ 退院とリハビリテーション

①退院に際しては，外傷後けいれんの発生，復学後の高次脳機能異常が懸念される．入院中 MRI などにより器質的損傷の有無を診断しておき，その時点での症状に妥当な画像所見かどうか考察しておく．脳波上のてんかん波，徐波，半球間左右差なども診療録に記載しておく．

②抗けいれん薬の予防投与をいつまで継続する

かについては，一定の指針はない．受傷後1か月頃から起きる晩期外傷後けいれんは加齢とともに発生頻度が増加し，小児にはむしろ少ないという報告もある．
③心理学的評価，運動機能評価，感覚機能評価は，高次脳機能の経過観察に有用である．
④過去 Traumatic Coma Data Bank（TCDB）のデータでは，5～10歳の患者の1/3が予後良好，4歳以下の小児患者の60%以上が死亡したと報告されたが[10]，小児頭部外傷の多くの症例に良好な転帰が期待できる．虐待や銃創の場合転帰は悪く，虐待例の35%，銃創の24%のみが予後良好であった．局所性脳損傷の予後は基本的に良好である．
⑤小児頭部外傷に特化したリハビリテーションプログラムに注目が集まっている[11]．成人とは経過も予後も大きく異なり，小児では予想外の回復を示すこともある．脳機能は身体全体の発達に大きな影響を残す．高次脳機能障害は復学や社会復帰の大きな妨げとなっており，受傷早期から対策を立てていくことが大切である．小児科医，臨床心理士，理学療法士，作業療法士，ソーシャルワーカーなど多くのスタッフによる多職種間の連携を取ることが大切である．

 保護者への説明のポイント

- **CT**を実施する際には，必ず放射線被ばくによる合併症のリスクについて十分な理解を得ること．また鎮静剤を使用する際も，同様に鎮静のリスクについて承諾を得る必要がある．正確な診断のためにはよい画像が必須であるが，子どもの状態が安定していれば，**CT**を行わずに経過観察を行うこともある．
- 脳振盪後の経過のなかで，頭痛・めまいといった身体的症状のほか，睡眠障害や集中力困難，いらつき，易怒性などの情緒的な異常などを認めることがある．受傷翌日の体育は原則休み，**24時間以内に再度脳振盪を起こさないようにする**．授業や試験など集中力を要する学習も受傷後の脳機能に負担を与えるという説もあり，可能な限り休息をとること．
- 頭痛，嘔吐，けいれん，神経症状などの遷延や新たな出現を認めた場合には，躊躇せず救急車を要請し再診をさせること．

 文献

1) Keenan HT, Runyan DK, Marshall SW, *et al.*: A population-based study of inflicted traumatic brain injury in young children. *JAMA* 2003 ; 290 : 621-626
2) Choudhary AK, Servaes S, Slovis TL, *et al.*: Consensus statement on abusive head trauma in infants and young children. *Pediatr Radiol* 2018 ; 48 : 1048-1065
3) Kuppermann N, Holmes JF, Dayan PS, *et al.*: Identification of children at very low risk of clinically-important brain injuries after head trauma : a prospective cohort study. *Lancet* 2009 ; 374 : 1160-1170
4) Babl FE, Borland ML, Phillips N, *et al.*: Accuracy of PECARN, CATCH, and CHALICE head injury decision rules in children : a prospective cohort study. *Lancet* 2017 ; 389 : 2393-2402
5) McCrory P, Meeuwisse W, Dvořák J, *et al.*: Consensus statement on concussion in sport-the 5th international conference on concussion in sport held in Berlin, October 2016. *Br J Sports Med* 2017 ; 51 : 838-847
6) Davis GA, Purcell L, Schneider KJ, *et al.*: The Child Sport Concussion Assessment Tool 5th Edition（Child SCAT5）: Background and rationale. *Br J Sports Med* 2017 ; 51 : 859-861
7) Bruce DA, Alavi A, Bilaniuk L, *et al.*: Diffuse cerebral swelling following head injuries in children : the syndrome of "malignant brain edema". *J Neurosurg* 1981 ; 54 : 170-178
8) Kochanek PM, Tasker RC, Bell MJ *et al.*: Management of Pediatric Severe Traumatic Brain Injury : 2019 Consensus and Guidelines-Based Algorithm for First and Second Tier Therapies. *Pediatr Crit Care Med* 2019 ; 20 : 269-279

9) Young AMH, Kolias AG, Hutchinson PJ : Decompressive craniectomy for traumatic intracranial hypertension : application in children. *Childs Nerv Syst* 2017 ; 33 : 1745-1750
10) Alkhoury F, Kyriakides TC : Intracranial Pressure Monitoring in Children With Severe Traumatic Brain Injury : National Trauma Data Bank-Based Review of Outcomes. *JAMA Surg* 2014 ; 149 : 544-548
11) 栗原まな, 荒木 尚：小児頭部外傷―急性期からリハビリテーションまで―. 医歯薬出版, 2013

Column 18　母親は育児で孤軍奮闘している！　育児ストレスへの配慮が不可欠！

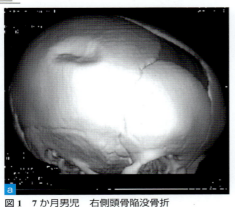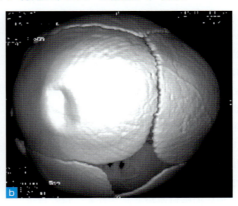

図1　7か月男児　右側頭骨陥没骨折
「気づいたら，TVの角で頭を打ったみたいで，TVの前で泣いていました！」と母親から研修医が問診した内容！

　7か月男児．転んで頭を打ち，頭が陥没していると，両親と祖父母，合わせて6人に付き添われて救急来院．右側頭骨の陥没骨折を認め，整復術が必要と判断した．
　問診上，母親は子どもがつたい歩きをしていて転び，TVの角で頭を打ったようだと説明．研修医は真に受けたものの，指導医は何かおかしいと感じながら，そのままに受け止めて治療を先行させた．母親が術後一人になって落ち着いた時点で再度問診し直すと，抱っこしていてつまずき，バランスを崩した際に子どもを投げ出す感じになって，段差角で子どもが頭を打ったとのことであった．本当のことを言うと家族みんなから相当責められそうで，言えませんでした…と涙ぐんで訴えた．育児の責任を一手に背負って孤軍奮闘している姿に，特に家族からの質問がない限り，こちらから本当の受傷機転は申し上げないようにしますと約束したが…．対応の善悪は別として，母親の孤軍奮闘ぶりと育児ストレスの強さを再認識した一例である．

（市川光太郎）

III おもな救急疾患

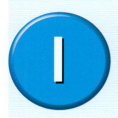

I 境界・事故関連の傷病
3. 腹部外傷

●埼玉県立小児医療センター総合診療科 杉山正彦

1 疾患の概要[1〜3]

　小児は成人に比べて，①腹壁が薄く腹筋が未発達である，②肝臓，脾臓，腎臓が腹腔内容積に比べ相対的に大きい，③横隔膜が水平に位置するため，実質臓器が肋骨に保護されにくい，④肋骨に弾力性があり変形しやすい，などから軽微な外力でも腹腔内に伝達されやすいため，臓器損傷につながりやすい．損傷臓器の頻度は，一般的に肝臓，腎臓，脾臓，消化管，膵臓の順である．また，乳幼児では腹腔内臓器が近接しているため，多臓器損傷の危険がある．わが国において腹部外傷の約9割は鈍的外傷であり，受傷機転としてはその半数以上が交通事故で，そのほか転落，スポーツ，けんかなどによる打撲，転倒など様々であるが，虐待も考慮すべき受傷機転のひとつである．

　交通事故においては，車に腹部をひかれた場合は，多臓器にわたる重大な損傷が予想され，皮膚損傷部，皮下出血部位などから損傷臓器が予測される．乗車中の事故の場合は，シートベルト跡から損傷臓器が推測される．自転車運転中の事故では，ハンドル外傷の場合は十二指腸や膵臓を損傷する可能性があり注意が必要である．

　転落事故は，建物などの高所からの転落や塀やガードレールの上などを歩行していて誤って転落する場合などがある．高所からの転落は全身を打撲することが多く，転落した高さや，落ちたところの違い（地面，コンクリート，生垣など）によって損傷の程度に差がみられるので，目撃情報などを十分に確認する必要がある．体重の軽い乳幼児においては高所からの転落でも比較的軽症ですむことがある．一方で塀やガードレール，平均台などの上を歩いていて転落した場合は，塀やガードレールそのものに腹部を強打することで重篤な内臓損傷を引き起こすことがあるので注意を要する．

　転倒事故は歩行時や走っているときに鎖などの索状物に足をとられたり，前方不注意による出会い頭の衝突によることが多い．

　なお，交通事故や高所からの転落の場合，腹部外傷のみならず，頭部外傷，胸部外傷，骨盤外傷などを合併することがあるので集中治療が必要になることが多い．

2 診断と治療のアルゴリズム

　受傷後，腹痛，嘔吐，顔色不良などのために来院することが多いが，小児では本人の訴えや事故の状況がはっきりしないため，損傷臓器や損傷程度の診断に迷うことが少なくない．また，全身状態不良の場合は，初期治療を行いながら診断のアプローチが必要になることも多い．小児腹部外傷の診療のアルゴリズム（図1[2,3]）に示す．

a Primary Survey[3〜5]

　具合が悪いと判断された患者に対しては，まず primary survey を以下の ABCDE の順で評価判定を行い必要であれば治療を優先する．

　　A　airway　　　　　　　気道の確保
　　B　breathing　　　　　　換気
　　C　circulation　　　　　循環
　　D　dysfunction of CNS　中枢神経障害
　　E　exposure and environmental control
　　　　　　　　　　　　　　脱衣と体温管理

　交通事故，高所からの転落などはこれらすべ

I 境界・事故関連の傷病 3. 腹部外傷

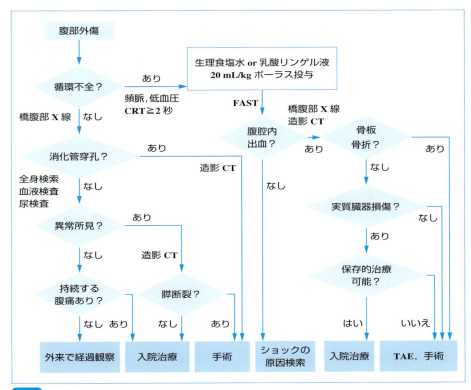

図1 腹部外傷の初期治療のアルゴリズム
〔浮山越史：腹部外傷. 小児科診療 2010 ; 73 : 1005-1010, 浮山越史：腹部外傷. 小児科臨床 2011 ; 64 : 673-678 より引用, 一部改変〕

ての異常の有無を検討する必要があるが, 腹部外傷の場合は, 実質臓器損傷による腹腔内出血からの循環障害や消化管穿孔によるショックからのC（循環）の異常を認めることが多い. 血圧低下, 頻脈, 末梢循環不全（CRT≧2秒）を認める場合は, まず生理食塩水またはリンゲル液を20 mL/kg ボーラス投与を行い循環動態の安定を試みながら, 診断を進める必要がある. また, その際にはFASTが有用となる.

> **Point**
>
> **FAST[4]とは**
> ▶FAST（focused assessment sonography for trauma）とは, 腹腔内出血の検出に絞った迅速簡易超音波検査のことでMorison窩（肝腎部）, 脾腎部, 骨盤内, 心囊内の4か所における液体貯留の有無を評価する. 異常が指摘できれば, 腹腔

内出血は200〜500 mL以上とされている. FASTは簡便な検査であるが, FAST陰性（異常なし）でも腹腔内出血は否定できない（正診率70〜90%）ので, 繰り返し行うことが必要である.

b 診断にむけて[1]

1）病歴聴取

まずは本人や目撃者から, 事故の詳細な状況について聞き取ることが重要である. 正確な病歴聴取から, 受傷機転と外力が加わった部位, 方向, 程度がわかれば, 損傷部位と損傷程度をある程度予測することができる. けんかや塀の上を歩いていての受傷など子ども本人も悪いことをしたと判断している場合, なかなか本当の受傷機転を話さないことがあるので, 受傷機転と損傷部位, 程度が一致しないときなどは, 本人の発言を強く否定することなくコミュニケー

ションをとりながら，真摯に話を聴取する必要がある．なお，目撃者が養育者のみの場合や目撃者がいない場合，虐待行為を念頭におくことも必要となる．

2）臨床症状

来院時の腹痛，嘔吐，顔色不良などの症状は一過性のこともあるが，持続する場合は重篤な内臓損傷を疑わせる．安静を保ちながら，各種検査を行い，症状の改善の有無を評価する必要がある．嘔気・嘔吐が継続する場合は，消化管の損傷が疑われ，入院による経過観察が必要なことが多い．特に吐物に血液や胆汁を含む場合は，十二指腸壁内血腫や十二指腸穿孔が疑われる．循環血液量の 25％ 以上が失われれば，血圧低下，頻脈，意識障害，乏尿といったショック症状が出現し，前述に示した通り，primary survey の対象となる．

3）診　察

交通事故や高所からの転落など高エネルギー外傷では，腹部の単独外傷は少なく，頭頸部，胸部，骨盤，四肢の多臓器損傷を伴うことが多いので，腹部外傷のみに目を奪われることなく，全身の診察を行う必要がある．

擦過傷や皮下出血がある部位には，最も大きな外力が加わったと推測され，その直下の内蔵が損傷されている可能性が高い．一般的に右上腹部では肝損傷，正中上腹部では十二指腸損傷や膵損傷，左上腹部では脾損傷，左右側腹部では腎損傷，下腹部では膀胱損傷が疑われる．

腹部の聴診で，腸蠕動の低下や消失は，消化管損傷など重大な内臓損傷の存在を疑わせる．打診で上腹部の鼓音は急性胃拡張，下腹部の濁音は尿閉である場合が多いが，胃管や膀胱カテーテルを留置しても改善しない場合は腹腔内の遊離ガスや出血を疑う．

触診では圧痛部位，筋性防御，反跳痛の有無をみる必要がある．ただし，小児の場合は打撲痛でも腹痛と訴えたり，触診上筋性防御のような反応をすることがあるので，経時的な観察が必要である．反跳痛は，腹腔内に出血や消化液などの液体貯留を示す所見である．

4）血液・尿検査

血液検査で白血球増多は組織挫滅の程度を反映するが，必ずしも内臓損傷の重症度とは一致しない．ヘモグロビン値やヘマトクリット値の低下は，肝損傷や脾損傷で著明に認められるが，受傷直後の値は出血量を反映しないことが多いので，経時的に検査を行う必要がある．AST，ALT 値は肝損傷の早期から上昇するので，損傷の程度を知るうえでよい指標となる．一方，血清アミラーゼ値は膵損傷受傷直後より翌日のほうが高くなるので，日ごとの検査が必要である．

血尿は，腎損傷など尿路系の損傷では必発である．

5）単純 X 線撮影

胸腹部単純 X 線撮影では，消化管穿孔による腹腔内遊離ガス像の有無，腹腔内血腫による消化管ガス像の圧排像，消化管通過障害による消化管ガス像の分布異常などを評価する．腹腔内に遊離ガス像があれば，消化管穿孔の診断で緊急手術の適応となる．右腸腰筋付近の斑点状ガス像は後腹膜への十二指腸穿孔を疑わせる．そのほか，骨折の評価にも有効であり，骨盤骨折，肋骨骨折の有無を必ず評価する．右肋骨骨折は肝損傷，左肋骨骨折は脾損傷，骨盤骨折は尿道損傷を疑わせる所見なので，各種画像検査を考慮する必要がある．

6）超音波検査

超音波検査は FAST による腹腔内の液体貯溜の検索を行うだけでなく，実質臓器損傷の検出に有用である．液体貯溜や臓器損傷を認める場合は，造影 CT で精査を行う．また，消化管に関しても管内の液体貯溜の有無，壁肥厚の有無，蠕動運動の評価などが可能である．

超音波検査は非侵襲的で繰り返し施行できる，患者を移動させる必要がないなどの利点があるので，症状の変化に応じて検査することや造影 CT で確認された臓器損傷の経時的評価に適している．

7）造影 CT

造影 CT は肝，腎，脾，膵などの実質臓器損傷の診断に最も有用である．臨床症状の異常や超音波検査による実質臓器損傷，液体貯溜を認める場合は造影 CT を行う．また腹部単純レントゲン撮影では判別できない少量の消化管穿孔による遊離ガスの確認が可能な場合がある．造影 CT は治療方針の決定に多くの情報をもたら

Ⅰ 境界・事故関連の傷病 3. 腹部外傷

すが，放射線被ばくを伴うことを常に念頭にお
くことは小児において大切である．

8）そのほかの画像検査

十二指腸壁内血腫や十二指腸穿孔を疑う場合
に水溶性造影剤を用いて上部消化管造影を施行
し，十二指腸の狭窄像や造影剤の漏出の有無な
どを評価する．

腎盂造影，膀胱造影は腎損傷や膀胱損傷の診
断に有用であるが，造影 CT で代用される場合
が多い．

9）虐待に関して

前述したように虐待も腹部外傷の考慮すべき
受傷機転である．目撃者が養育者のみの場合，
受傷機転の整合性を評価するうえで，目撃証言
と重症度が合うか，損傷部位が合うか，患児自
身の成長や発達の遅れがないかどうかなどを検
討し，疑わしい場合は，前述の検査以外に全身
骨撮影や頭部 CT などを考慮する．なお，詳細
については Ⅲ章 I9 **児童虐待**の項目を参照され
たい．

❸ 治　療

ⓐ 非手術的治療[1]

小児における実質臓器損傷は造影 CT による
正確な診断により全身状態が安定していれば保
存的治療が一般的であり，その多くが治癒する．
入院当初は，禁飲食にして静脈確保を行い経時
的にモニタリングをする．必要に応じて，胃管，
尿道カテーテルを留置し，血液検査，FAST お
よび損傷臓器の超音波検査を適宜行いながら経
過観察する．禁食期間が長期化する場合は，中
心静脈栄養も検討する．

経口摂取の開始は，腹痛などの症状の軽減，
血液・尿検査所見の改善などを目安にする．

安静度は損傷臓器の重症度によるが，超音波
検査で異常所見の増悪がないことを確認しなが
ら，徐々に解除する．

バイタルサインが安定している状態での造影
CT で実質臓器の持続的出血が確認された場
合，経カテーテル動脈塞栓術（transcatheter arte-
rial embolization：TAE）による止血術が小児で
も行われる．ただし，技術的な問題や小児では

全身麻酔など鎮静が必要であり，対応可能な施
設で行われるべき治療であることや施行中バイ
タルサインが不安定になった場合は直ちに手術
治療に移行できる体制である必要がある．また，
塞栓術を行った支配領域の臓器が虚血により壊
死に陥るため，しばらくの間疼痛や発熱を認め
ることを十分に患者・家族に説明する必要があ
る．

ⓑ 手術的治療[5,6]

腹部外傷の手術適応は，①持続する腹腔内出
血，②消化管穿孔，③膵断裂，④腎断裂，⑤膀
胱破裂である．循環障害を認め，急速輸液でも
バイタルサインが安定しない場合は，輸液の継
続や CT などの検査を待つのではなく，直ちに
緊急手術に移行すべきとされている．それは，
「死の三徴」といわれる低体温，代謝性アシドー
シス，血液凝固障害が時間経過とともに進行し，
手術の難易度が上がり，術式の選択肢が狭まる
からである．特に小児は急速輸液により容易に
凝固障害が進行するので注意が必要である．

手術を含め各臓器に対するポイントおよび治
療について**表 1**[3,7]に示す．

💡 Point

保存的治療を行う場合

▶急変時に IVR や緊急手術の対応ができ
ない場合は対応可能な高次医療施設へ搬
送する．

▶バイタルサインの経時的なモニタリング
を行う．

▶事故の詳細な状況を聴取する．

▶全身を観察する．

▶腸蠕動音の確認，圧痛，反跳痛，筋性防
御の有無を確認する．

▶嘔吐している場合は胃管を挿入する．

▶血尿の場合は膀胱カテーテルを挿入す
る．

▶入院後も FAST および損傷臓器の超音
波検査を繰り返す．また，血液検査，急
速輸液を行っても状態が安定しない場合
は輸血の準備をしながら，緊急手術を考
慮する．

409

Ⅲ　おもな救急疾患

表1　臓器別腹部外傷のポイントと治療方針

	ポイント	治療
脾臓	・左肩痛（Kehr 徴候） ・左上腹部痛・擦過傷 ・造影 CT による診断・重症度分類 　（外科的医療の必要性は反映しない）	・ほとんどが保存的治療が可能 　（経時的観察が重要） 　　頻度は少ないが外傷性脾仮性動脈瘤に注意 ・外科的治療　脾臓温存/摘出 　　脾臓摘出後は感染に注意
肝臓	・腹痛・腹部膨満 ・右肩痛（横隔膜刺激症状） ・右側腹部擦過傷 ・血清トランスアミラーゼ値上昇は肝損傷を疑う ・造影 CT による診断・重症度分類 　（外科的医療の必要性は反映しない）	・90% 以上は保存的治療が可能 　（経時的観察が重要） ・経皮経肝動脈塞栓術 ・外科的治療 　　DCS（damage control suegery）が原則
小腸	・経時的な身体診察と画像検査が必要 ・線状皮下出血・シートベルト痕に注意 ・腹痛・腹部の圧痛・背部痛 ・腹膜炎の所見（初期は 50% 未満との報告もある） ・造影 CT による診断率：50% 程度 　　腹腔内遊離ガス，腸管壁肥厚，腸管壁造影所見 　　実質臓器損傷のない腹腔内液体貯留 　　腸間膜の起立化	・外科的治療が原則 　（試験開腹術も容認される）
十二指腸	・診断が遅れやすい ・腹痛・圧痛，胆汁性嘔吐 ・壁内血腫と穿孔の 2 病態がある ・造影 CT による診断率：60% 程度 　　造影剤血管外漏出 　　後腹膜遊離ガス像 　　血腫による腸管閉塞	・壁内血腫：ほとんどが保存的治療で軽快 　　経鼻胃管の留置，中心静脈栄養 　　4 週間以上かかる ・穿孔：外科的治療 ・合併損傷に注意する必要あり 　　膵臓損傷，胆道損傷 　　脊椎・脊髄損傷（Chance 骨折）など
膵臓	・虐待，ハンドル損傷，シートベルト外傷に合併しやすい ・血液検査と造影 CT の反復により診断されることもある ・血液アミラーゼ値の上昇 　　遅発性に上昇する場合がある 　　膵臓損傷の初期は正常のこともある 　　膵臓損傷の程度に反映しない ・造影 CT による診断率：60〜70% 程度 　　初期検査では明らかでないこともある 　　膵周囲炎症，腸間膜起立，十二指腸損傷 　　膵体部断裂，小網液体貯留 　　（主膵管損傷の判断は難しい）	・膵管損傷のない場合：保存的治療 ・膵管損傷がある場合：外科的治療 ・仮性嚢胞形成（約 10% 程度） 　　保存的治療 　　長期化（4〜6 週間持続）する場合 　　　各種ドレナージ（経皮的，内視鏡的，外科的） 　　　外科的治療
腎臓	・造影 CT 検査の適応 　　肉眼的血尿 　　顕微鏡的血尿（赤血球数＞50/HPF）	・90% は保存的治療が可能 　　晩期合併症（感染，urinoma，高血圧，腎機能低下） 　　の発生率は 40〜50% 　　6 週間以内の画像検査再検必要あり ・外科的治療 　　循環動態が不安定な時（腎臓粉砕，腎茎の断裂， 　　持続出血，穿通性外傷） 　　自然消退しない晩期合併症の存在

〔浮山越史：腹部外傷．小児科臨床 2011；64：673-678，飯沼泰史：腹部外傷．小児科学レクチャー 2011；1：681-688 を参照し作成〕

> **⚠ Pitfall**
>
> 後腹膜への十二指腸穿孔は見逃されることがあり，後腹膜膿瘍を形成して重篤化することがある．疑われた場合は，水溶性造影剤による上部消化管造影で，造影剤漏出の有無を確認する必要がある[1,2]．
>
> 脾損傷後に外傷性脾仮性動脈瘤が形成され，遅発性脾損傷を発症することが小児でも報告されている．脾仮性動脈瘤は脾損傷の重症度とは相関しないので，経過中に造影CTの再検査が勧められる[8]．

 保護者への説明のポイント[1]

- 小児では，はじめは症状や腹部所見が軽くても，あとで思いがけない内蔵損傷が判明することがある．
- たとえ外来での経過観察となっても，症状の増悪があればすぐに来院してもらう．
- 症状や腹部所見が強い場合は，入院して超音波検査や造影CTによる精密検査が必要である．
- 画像上，活動性出血がなく，全身状態が安定していれば，保存的治療が可能である．
- 保存的治療の間は，禁食，点滴，カテーテル類の留置やベッド上安静が必要である．
- 保存的治療中の食事や安静度は，症状や腹部所見の改善をみながら徐々に解除する．
- 保存的治療中に腹腔内への大量出血による急変が起こりうる．その際は緊急手術が必要となる．
- 退院後も晩期出血が起こりうるので，超音波検査で治癒過程を確認しながら，徐々に運動制限を解除する．

文献

1) 伊藤泰雄：腹部外傷．小児救急治療治療ガイドライン改訂第3版．診断と治療社，2015；395-399
2) 浮山越史：腹部外傷．小児診療 2010；73：1005-1010
3) 浮山越史：腹部外傷．小児臨床 2011；64：673-678
4) 日本外傷学会外傷初期診療ガイドライン改訂第5版編集委員会（編），日本外傷学会・日本救急医学会（監）：改訂第5版外傷初期診療ガイドライン JATEC，へるす出版，2016
5) 山内勝治，米倉竹夫，石井智浩ほか：腹部臓器損傷による出血性ショックへの対処．小児外科 2014；46：368-375
6) 靍 知光，豊原貴之，板垣有亮ほか：多臓器損傷の治療戦略と手術のポイント．小児外科 2013；45：951-955
7) 飯沼泰史：腹部外傷．小児科学レクチャー 2011；1：681-688
8) 佐藤啓太，早川 桂，五木田昌士ほか：鈍的脾損傷後の仮性動脈瘤の特徴．日外傷会誌 2017；31：415-419

Ⅲ　おもな救急疾患

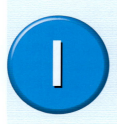

Ⅰ　境界・事故関連の傷病
4．四肢外傷～特にその応急処置～

● 国立国際医療研究センター国際医療協力局人材開発部　井上信明

1　疾患の概要

a　小児四肢外傷の原因

四肢外傷には，皮膚や爪への外傷（擦過傷，裂創，爪脱臼など），関節への外傷（脱臼など），骨への外傷（骨折），また四肢や指の切断も含まれる．本項では，小児に多くみられる骨折への初期対応を中心に概説する．

小児の四肢外傷では，年少児は転倒時の受傷が多く，学童期以降はスポーツに伴うものが多い．重心が高い（頭部が相対的に重い）年少児は，転倒時に頭部が先に落ちるため，上肢を伸展位にして顔面への衝撃を避けようとする（fall on outstretched hand：FOOSH）．そのため，上肢への外傷が多くなる．スポーツ関連の急性外傷も上肢への受傷が多いが，約1/3は下肢の外傷で，膝と足関節への外傷が中心となる．

b　小児の筋・骨格系の特徴

小児の骨は水分量が多く，弾性に富みしなやかだが，骨膜は厚く強靭である．四肢長幹骨の骨幹端には骨端線（軟骨層）が存在し，周囲より脆弱である．また，関節部の骨に付着する靭帯が強靭であることも小児の特徴である．

c　小児特有の四肢外傷

上記のような特徴により，小児特有の骨折が起こる（図1）．骨膜は損傷を受けても連続性が保たれ，若木骨折や隆起骨折をきたす．骨に加わった外力は脆弱な部分に破綻をきたし，骨端線損傷を伴う骨端骨折をきたす（図2）．また関節部に過度の外力が加わり靭帯が牽引されると，強靭な靭帯の損傷ではなく，靭帯の付着部

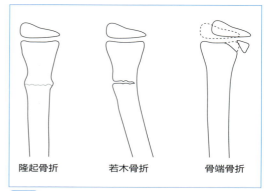

図1　小児に特徴的な骨折のタイプ

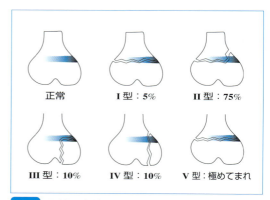

図2　骨端骨折（Salter-Harris分類）
Salter-Harris分類Ⅲ型以上の高度な骨端線損傷は，骨の成長障害をきたすことがあるため，慎重な対応が必要となる．
〔radRounds Radiology Network：Salter Harris Fractures Review. https://www.radrounds.com/photo/salter-harris-fractures-review を参照，作成〕

の裂離骨折（いわゆる剥離骨折）をきたすのも，小児の特徴である．

Ⅰ 境界・事故関連の傷病　4. 四肢外傷〜特にその応急処置〜

❷ 外傷初期診療ガイドラインにおける記載

外傷初期診療ガイドライン[1]（Japan Advanced Trauma Evaluation and Care：JATEC）は，四肢外傷初期診療の基本原則として以下をあげている．

ⓐ まず生命の危機的状況の有無を確認し，それを回避すること

primary survey により気道，呼吸，循環，神経，外表を評価し，必要な介入を行う．また外出血には圧迫止血を行い，循環障害をきたしうる四肢外傷（主要血管損傷や切断肢など）では，駆血して速やかに専門医へコンサルトする．

ⓑ 次に四肢の機能温存を目的に診断を行う

続けて，重篤な機能障害を残す可能性のある四肢損傷（主要血管・神経損傷，開放骨折，関節内骨折，コンパートメント症候群など）を積極的に検索するため，受傷機転の聴取，身体診察，X線検査を行う．

①病歴聴取（現場から搬送してきた救急隊員からの情報も重要である）により受傷機転がわかると，受傷部位の同定や損傷程度の推測に役立つ（小児における注意点は，Point 参照）．

②身体診察ではまず受傷部位を同定する．小児は的確に症状を訴えることができないことがあり，診察にスキルを要することがある（Point 参照）．続けて，受傷部位の末梢循環の評価を末梢動脈の拍動の有無，毛細血管再充満時間（CRT）など用いて行う．なおCRTの測定は，患者の皮膚温の影響を受けること

などが指摘されており，注意が必要である．さらに受傷部位周囲の知覚運動機能の評価も行い（表1），その内容をカルテに記載する．なお目立つ骨折があると気を取られがちだが，体幹部内腔臓器の合併損傷の評価も忘れないようにする．

③通常，受傷部位を中心に前後および側面の2方向（時に斜位も追加）からのX線が必要である．小児では一般的に，健側のX線の撮影も比較のために有用である．

ⓒ 四肢の機能障害をきたしうる場合，専門医へ至急コンサルトする

開放骨折，動脈損傷，末梢神経損傷などを認めるときは，至急専門医へコンサルトする．また脱臼骨折，関節内骨折，コンパートメント症候群なども機能障害を残す可能性があり，早期に専門医へコンサルトすべきである．なおコンパートメント症候群をまず疑うのは，腫脹した四肢に激しい疼痛，知覚異常や運動障害を認めるときであり，循環障害は必須ではない．

❸ 専門医の至急対応を必要としない状況での四肢骨折への対応

ⓐ 四肢の開放創への対応

開放創は局所麻酔後，十分に洗浄する．開放骨折や関節内への波及が疑われるときは，専門医に処置を委ねるべきである．異物は除去し，皮下に死腔を作らないように閉創する．処置まで6時間以上経過した創や動物咬創などの汚染

表1 神経名と感覚および運動機能の支配領域（一部）

神経名	感覚（支配領域）	運動（支配機能）
橈骨神経	第1，2指間背側部	第1指の伸展，MP関節の伸展（親指を立てることができるか？）
尺骨神経	手掌手背尺側部	示指・小指の外転（母指と示指で紙をつまみ，引っ張るときに母指の第一関節が曲がる：Froment サイン）
正中神経	第2指尺側部	第1指の対立（OKサインができるか？）
脛骨神経	中足骨部の足底部	足関節，足趾の底屈
腓骨神経（深枝）	第1，2趾間背側部	第1趾の背屈

413

Ⅲ　おもな救急疾患

表2 破傷風予防について

ワクチン接種の既往	清潔な小さい傷		その他の傷*¹	
	ワクチン	TIG	ワクチン	TIG
不明または3回未満	必要	不要	必要	必要
3回以上	不要*²	不要	不要*³	不要

＊1：土や糞便，唾液などの混入，挫創，刺創，熱傷，凍傷などの傷などを含む
＊2：最終接種から10年以上経過している場合は接種
＊3：最終接種から5年以上経過している場合は接種
TIG：破傷風γ-グロブリン

表3 保存的にみることができる小児の骨折の例

骨折部位	年齢	転位角度	その他
橈骨遠位端骨折（骨端線）	8歳未満	30°	骨端部変位2mm以内
	8歳以上	20°	骨端部変位2mm以内
橈骨遠位端若木骨折（骨幹端）	9歳未満	背側＜20°　側方＜15°	
	9〜13歳	2〜3歳ごと5°制限	
	13歳以上	背側＜5°　側方に0°	
橈骨骨幹部骨折	8歳未満	＜15°	＜45°の回旋
	8〜15歳	＜10°	＜30°の回旋
上腕骨顆上骨折	全年齢	Gartland I型（転位なし）	
上腕骨外顆骨折	全年齢		変位2mm以内

〔Petering RC, Webb CW, Prawer A, *et al.* : Chapters 3〜8 : Finger fractures, Metacarpal fractures, Carpal fractures, Radius and Ulna fractures, Elbow fractures, and Humerus fractures. In : Eiff MP, *et al*（ed）, Fracture Management for Primary Care. Elsevier, Update edition, 3e. 2017 ; 36-174 を参照，作成〕

創は，閉創しないで2次治癒を期待する．破傷風予防については表2を参照のこと．

b　徒手整復牽引治療および観血的治療の必要性を判断する

　徒手整復の目的は，疼痛緩和や出血のコントロールと合わせて，できる限り解剖学的に正しい位置に骨を戻すことにあるが，小児の骨折は成長に伴い矯正されていくため，一定の基準を満たす場合は徒手整復を必要としない場合がある（表3[2]）．なお骨折の徒手整復は受傷後早期に行うことが望ましく，かつ手技に習熟した医師の監視下で行うべきである．また，適切な鎮静・鎮痛が必要である．もし専門医の早期対応が困難なときは，循環障害などの問題がない場合に限り，外固定を行ったうえで翌朝に専門医を受診させる．徒手整復や外固定による整復位

の保持が困難な状況では，牽引（直達・介達）や観血的治療を検討する．これらの必要性の判断は，専門医に委ねるべきである．

c　外固定を行う

　生命の危機的状況が解除され，専門医の緊急介入が必要でない状態が確認された四肢の骨折には，外固定を行う．外固定の原則は，受傷部位の近位と遠位の2関節を含む固定にすること，また徒手整復を行った場合は整復位が維持できる肢位，整復を必要としない場合は良肢位（機能的肢位）（図3）で固定することである．図4に四肢に用いられる外固定法の一部を紹介する．なお，外固定に用いる資材は各施設の状況に合わせる．

　外固定の合併症は，おもに固定資材の圧迫や創部の腫脹（による締めつけ）が原因となる．特

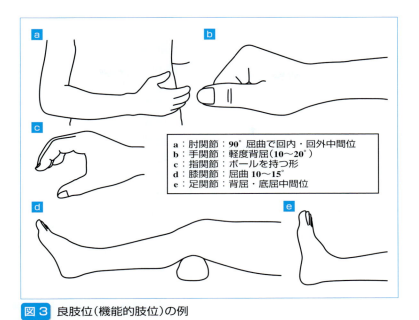

図3 良肢位（機能的肢位）の例

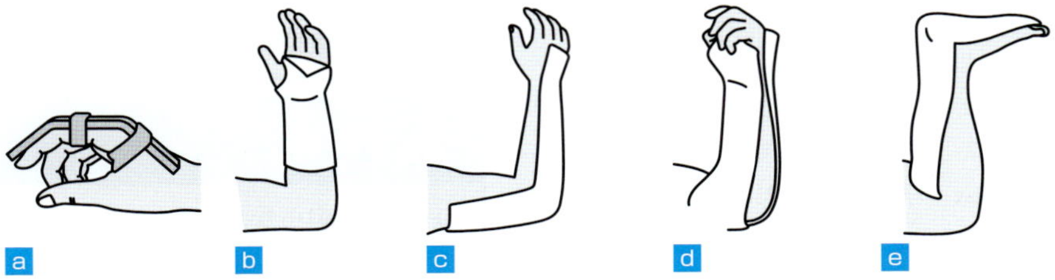

- a：肘関節：90°屈曲で回内・回外中間位
- b：手関節：軽度背屈（10〜20°）
- c：指関節：ボールを持つ形
- d：膝関節：屈曲 10〜15°
- e：足関節：背屈・底屈中間位

	名　称	適　応	固定のポイント
a	finger splint	指（中・基節骨）骨折など	アルフェンスシーネを良肢位に合わせて変形させ，患指の背側あるいは掌側にテープで固定する．
b	volar splint	第2〜5中手骨骨折，橈骨遠位端隆起骨折など	MP関節〜前腕の肘関節から数 cm 末梢側まで，掌側に固定．MP関節部は斜めに切り込みを入れるとよりフィットしやすくなる．
c	long arm splint	上腕骨遠位，肘頭骨折など	手掌皮線（あるいは MP 関節部）尺側〜腋窩を固定する．固定具による尺骨神経の圧迫，近位端による腋窩部の傷害に留意する．
d	sugar tong splint	手関節および前腕骨遠位の骨折など	背側 MP 関節部〜掌側手掌皮線（あるいは掌側 MP 関節）までを固定．尺骨神経への圧迫を避けるため，肘関節部の余剰な固定具は橈骨側へ折り込む．
e	short leg splint	脛腓骨遠位，足関節，足部骨折など	足先〜膝窩部から数 cm 末梢側までを固定．腓骨神経麻痺を避けるため，腓骨頭と固定具近位端との距離を保つ．綿を巻くなどして踵や内外顆の褥瘡を避ける．

図4 四肢に用いる外固定法の例

b〜e では，実際は図のように固定具（シーネ）をあてがい，弾性包帯などで巻きつける．固定後も血流障害をきたしていないことを確認する．

に皮下組織の薄い踵や尺骨頭などが資材に圧迫されると，潰瘍を形成する．また，上腕骨内側上顆への圧迫による尺骨神経，上腕骨顆上骨折の後方転位での橈骨神経，正中神経麻痺などが神経障害として知られている．前腕骨折や上腕骨顆上骨折において前腕の循環障害の結果生じる Volkmann 拘縮は非可逆的なので，同部位の激痛やしびれを訴える場合はとくに留意する．外固定後は，翌日に専門医外来を必ず受診させる．

d 注意すべき骨折の例

1）肘関節骨折（特に上腕骨遠位の顆上骨折や外顆骨折など）

小児では最多の骨折であり，X線の側面像の読影がポイントである．将来的に様々な障害をきたしうるため，側面像で全く転位がない上腕骨顆上骨折（Gartland 分類Ⅰ型）以外は，早期に専門医の診療を依頼すべきである．

2）舟状骨骨折

一般的に 8 歳以上にみられる．FOOSH 後手関節の痛みを訴える．初期対応を誤ると偽関節（nonunion）を起こし，手関節の慢性疼痛の原因となる．snuff box の圧痛を確認し，痛がるようであれば X 線の所見にかかわらず固定（thumb spica 固定）をしておく．診断に CT が必要となることもある．

3）Toddler's fracture

9 か月〜3 歳にみられる脛骨骨幹部のらせん骨折．走っていて急に向きを変えたなど，明らかな受傷機転がないことがある．局所の腫脹を認めないこともあり，X 線でもわかりにくい．痛みが強ければ long leg splint（足先から大腿近位まで）で固定し，翌日でも構わないので専門医受診を勧める．

Point

- 小児における（特に家庭内で発生した）外傷は，すべて身体的虐待ではないことを確認するよう心がけ，受傷機転を詳細に聴取する．その際，目撃した事実なのか推測なのかを区別しておくこと，時系列に沿ってそのときの状況が目に浮かぶまで詳細に（ただし詰問しないように）聞き出すことがポイントである．
- 乳幼児の疼痛部位の特定は，触診時の啼泣などの反応に頼らざるを得ないことがある．そのため疼痛部位は最後に診察する．診察時に啼泣が激しく疼痛部位が特定できない場合は，しばらく時間をあけ，待合室などで保護者に受傷部位近辺を触診してもらい，保護者からの情報収集も試みる．それでも特定できない場合は，痛がっていると思われる部位を中心に遠位部と近位部を含めた X 線を撮影する．

Pitfall

- X 線上明らかな骨折を認めなくても，若木骨折や骨端骨折（Salter-Harris 分類Ⅰ型）を起こしていることがあるため，小児の四肢外傷における X 線写真は，あくまでも補助的に用いるものである．したがって激しい痛みを訴える場合は，骨折があると考えて対応しておくべきである．腫脹や X 線上明らかな所見のない骨折は存在するが，痛みのない骨折は基本的に存在しないと考えてよいだろう．

保護者への説明のポイント

- ●X線の結果説明の際に「骨折はない」と断言することは避ける．初診時にははっきりしないが，1〜2週間で化骨形成が始まって初めて判明する骨折は事実存在する．したがって保護者には「明らかな骨折はみる限り存在していないと思われる」と伝えるようにし，「疼痛が数日経過しても改善しない場合は，骨折の存在を想定して受診すべきこと」を伝えておく．
- ●受傷した患肢を中心に，受傷後数日間は腫脹や疼痛を悪化させないことを目的に RICE〔R：rest（安静），I：icing（冷却），C：compression（圧迫），E：elevation（挙上）〕を指導する．
- ●通常，固定をすると痛みは軽減するものである．もし固定後に疼痛が増悪したら，コンパートメント症候群を含む重篤な問題が発生している可能性があるため，至急再受診することを必ず伝えておく．

文献

1) 日本外傷学会，日本救急医学会（監）：第12章　四肢外傷．外傷初期診療ガイドライン．第5版，へるす出版，2016；175-185

2) Petering RC, Webb CW, Prawer A, et al. : Chapters 3〜8 : Finger fractures, Metacarpal fractures, Carpal fractures, Radius and Ulna fractures, Elbow fractures, and Humerus fractures. In : Eiff MP, et al（ed）, Fracture Management for Primary Care. Elsevier, Update edition, 3e. 2017 ; 36-174

参考文献

・The Royal Children's Hospital Melbourne : Clinical Practice Guideline. Pediatric Fractures Guidelines. https://www.rch.org.au/clinicalguide/fractures/

Column 19　誰も知らない，子どもの骨折！　誰かがしたはずなのに！

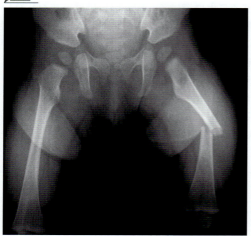

図1　8か月男児
夜間保育所に預けて30分後に，左大腿の腫脹に保育士が気づいて救急受診．連絡で駆けつけた両親は「家では何も変わりなかった！　保育所で骨折した！」と激怒するも，保育所でも「そんなエピソードはない」と反論．警察通報となるも，真相はわからないまま！

歩けない子どもが骨折するのは，災害以外には人為的外傷・虐待しかないのに……．

どこからが児童虐待？事故外傷との真の鑑別は誰がすべきか？

　わが国では40年以上，1歳以降の子どもの死因第1位は事故死が続いているが，このなかにも詳細がわからないまま事故死と対応されている症例が隠れているであろう．「闇に葬られる子どもたち」が少なからず存在していることも事実である．どこからが虐待で，どこまで事故外傷なのか？　だれが鑑別すべきなのか？　社会的診断を行える地域社会を構築すべきときが来ていると思われる．不慮の事故の骨折の85％は5歳以上といわれているし，逆に虐待の骨折の90％は2歳未満といわれている．歩けない子どもの骨折はそれだけで虐待を疑うことができるといわれているが，実際には診断できない症例も少なくない．本例は両親も保育所も関与を否定し続けている．真実は誰が知っているのだろうか？　どうしたら，このようなケースが減るのだろうか？

　法的脳死下臓器移植の小児への導入において，最も問題になるのは虐待症例の除去である．虐待の社会的診断・判断のための整備が喫緊の課題である．

〔市川光太郎〕

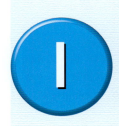

Ⅲ おもな救急疾患
Ⅰ 境界・事故関連の傷病
5. 溺　水

● 神戸市立医療センター中央市民病院救命救急センター　**有吉孝一**

1 疾患の概要

事故防止の努力などにより我が国における1歳以後の小児の死亡原因であった「不慮の事故」は平成26年人口動態統計では第2位となった．しかしその発生数は依然として多く，溺死は1～14歳の事故による死因において交通事故に次いで多い．未就学児では自宅浴槽，5歳以降では自然水域での溺水事故が多くを占める[1]．

溺水の病態は低酸素血症によるものである．心筋への酸素供給不足のため3～4分以内に循環不全に陥る．そのほかの臓器損傷も低酸素血症によっておこり，その重症度は溺水の経過時間によって決定する．

2 診断・治療のフローチャート（表1，図1）

a 病院前救護，b 救急外来，c 集中治療室での3段階のマネジメントを要する．

a 病院前救護

低酸素脳症を予防するためにも，素早く正確な心肺蘇生が重要である．二次性低体温を予防し，濡れた着衣を脱がせる．除細動ができるように湿った身体を拭く．

1）水中での蘇生

水中での呼気吹き込み人工呼吸は訓練された救助者のみが行うべきで，素人ができるものではない．下手をすると要救助者が1人増えるだけである．救助用具や浮き具があればなお良い．水中での胸骨圧迫は行うべきではない[1]．

2）Heimlich法は使用しない

水を吐かせるためにHeimlich法を行わない．溺水者は多量の誤飲によって胃が膨満しており，胃内容物の逆流と誤嚥の危険性がある．明らかな気道異物が存在する場合を除き，意識がなければ蘇生を優先する．

3）頸椎損傷

飛び込み，ウォータースライダーの使用，外傷，急性アルコール中毒の所見がある場合は，頸椎損傷を疑い，頸椎固定をするべきである．すべての溺水患者に必要なわけではない．溺水患者に合併する頸椎損傷の頻度は，Watsonらの報告によれば0.5%と少ない[2]．

b 救急外来

病院前に引き続き，頸椎保護を継続した気道確保，必要ならば人工呼吸を行う．温めた細胞外液を輸液し，体温を低下させないように気をつける．血液，生化学検査，血液ガス，胸部X線，心電図を評価する．

1）低体温

低体温は，低酸素脳症に対しては予防的に働く．特に小児では有効である．蘇生後の患者は34℃を越えて，復温してはならない．まず34

表1 用語解説

- **drowning**（溺水）
    液体による浸漬・浸水の結果生じる原発性呼吸障害の過程
- **submersion**（浸漬）
    気道を含む身体全体が水または液体に沈んでいること
- **immersion syndrome**（浸水症候群）
    体温より5℃以上低い水に漬かった瞬間，副交感神経刺激による心停止，心室細動により失神が起こる．この結果，二次的に溺水が生じることになる

℃まで体温を戻し，次いで24時間の軽度低体温療法後に正常体温まで復温することが肺再灌流障害と二次性脳損傷予防に有効である．低体温症を合併した溺死患者に対し，救急外来でいつ蘇生をあきらめるかはコンセンサスがない．一般に深部体温が32〜35℃に達するまでは蘇生を続けるのが安全である[3]．

C 集中治療室

意識障害が軽度でも，呼吸障害が重篤な場合は小児集中治療が可能な施設へ転送すべきである[4]．蘇生に成功したあとは，続発する低体温，肺炎，脳浮腫，播種性血管内凝固（disseminated intravascular coagulation：DIC），腎不全などと闘わねばならない．

1）脳浮腫

脳浮腫を認める場合はPCO_2 30〜35 mmHgを指標とした過喚気を行う．過換気にしすぎると脳血管を収縮させるため，25 mmHg以下にしない．

マンニットール®，フロセミドは有効であるが，循環血液量低下により脳血流量も低下するため気をつける．ステロイドは使用しない．

けいれんは酸素を消費するため，積極的に治療する．フェニトインでコントロールする．筋弛緩薬の使用は避ける．

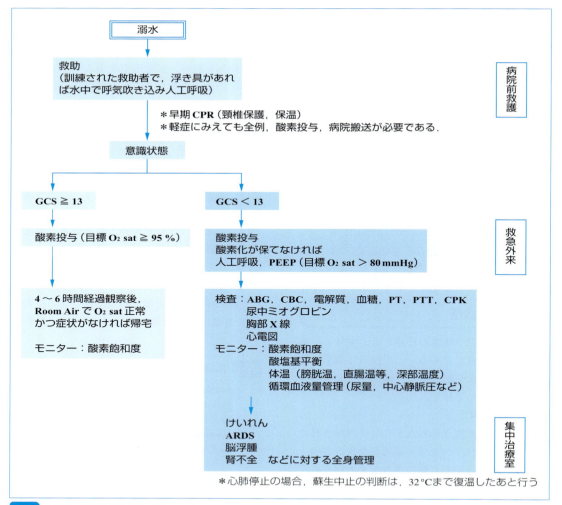

図1 診断・治療のフローチャート
病院前救護，救急外来，集中治療室での3段階のマネジメントを要する．
CPR：心肺蘇生，GCS：Glasgow Coma Scale，PEEP：呼気終末陽圧，ARDS：急性呼吸窮迫症候群

低血糖，高血糖ともに脳に悪影響を与えるため，厳しくコントロールする．
バルビツール療法，低体温療法はともに効果がない．

2) 呼吸不全

十分な酸素投与や非侵襲的陽圧換気（NPPV）でも酸素化が保てない場合は，気管挿管して人工呼吸管理を行う．喘息発作のような気管攣縮を起こすことがある．β刺激薬を用いる．抗菌薬予防投与，ステロイドは効果がない．肺炎が明らかとなった場合，水に運ばれる病原菌（water-borne pathogen）である *Aeromonas*, *Pseudomonas*, *Proteus* をカバーする抗菌薬を選択する．

3) 循 環

低血圧を生じる原因の多くは，寒冷利尿による循環血液量減少である．末梢血管収縮のため血流が中枢に集まることにより，抗利尿ホルモン産生が低下するのである．
溺水に至った原因としてQT延長症候群や心筋症の除外をする[4]．

❸ ポイントとピットフォール

a まずは予防が大事

日常診療でよく遭遇するのは，風呂での溺水である．たとえば，子どもが風呂のふたに乗って遊んでいたら落ちてしまった，母親が洗髪している間，下を向いていて，顔を上げたところ子どもが溺れていた，2人の子どもを同時に風呂に入れていて，1人の体を拭いているうちにもう1人が溺れていた，父親が酔って風呂に入れていたら寝込んでしまい，子どもがお湯に浮いていた，という悲惨なケースもある．

b 家庭における習慣

使用していない風呂の水は抜く，風呂の扉は高い位置に鍵をかけて閉める，子どもが一人で入れないようにする[1]，酔っているときに子どもを風呂に入れない，といった習慣をつけることが必要である．また，プールやため池に柵をつけるのも有効な予防策である．

c 病歴では経過時間，水温，年齢，bystander CPRが重要

海水か淡水かは重要でなく，この違いによって臨床的に重要な血清電解質異常は認めない[5]．低酸素にあった時間が重症度を決定する．水温が極端に低いと，患者は低体温になり蘇生成功率が高くなる．加えて小児では，より潜水反射を起こしやすいため，徐脈，末梢血管収縮により主要臓器が保護されている可能性がある．したがって直ちに蘇生を始めたかどうかが重要になる．水中にあっても，熟練救助者であれば直ちに人工呼吸を開始することが推奨される．居合わせた人による心肺蘇生（bystander CPR）がなされたか否かが最重要である．

❹ 予 後（図2，図3）

以下のような場合は予後が悪い．

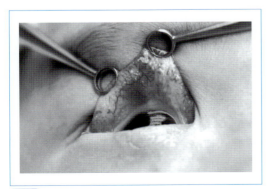

図2 溺死（眼瞼結膜の溢血点）　（口絵㉓参照）

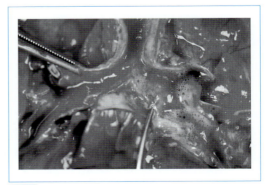

図3 溺死（気管内液体貯留）　（口絵㉔参照）

- ■浸水時間：10分以上
- ■心肺蘇生までの時間：10分以上
- ■蘇生に要した時間：25分以上
- ■低体温：33℃以下
- ■GCSスコア：5以下
- ■年齢：3歳以下
- ■救急外来でも蘇生が続く場合
- ■動脈血液ガス pH 7.1以下
- ■水温：10℃以上

保護者への説明のポイント

- 可能ならば，なるべく早い段階で蘇生の現場へ家族を立ち会わせる．
- 咳，呼吸苦などの症状がある患者は入院させる．
- 酸素飽和度低下，胸部X線写真上異常がある場合も入院させる．
- 上記がなく，ごく短時間の浸水と考える場合は4〜6時間救急外来で経過観察のあと，症状があればすぐ受診するよう家族に説明し，帰宅させてもよい．
- 長時間の浸水であったり，発見時，意識消失，チアノーゼ，呼吸停止があった場合は入院させる
- 乳児の風呂での溺水は虐待を疑って診療せねばならない．両親の訴えのみを信じてはならない．

文献

1) 日本蘇生協議会（監修）：JRC蘇生ガイドライン2015．オンライン版
   http://www.japanresuscitationcouncil.org
2) Watson RS, Cummings P, Quan L, et al.：Cervical spine injuries among submersion victims. *J Trauma* 2001；51：658-662
3) Richard DB：Drowning：Walls RM（eds）, Rosen's Emergency Medicine. 9th edition, Mosby, 2017；1801-1804
4) 黒澤寛史：溺水．小児救急医療の理論と実践．日本小児科学会・日本小児救急医学会（監修），編集室なるにあ，2013；114-117
5) Layon AJ, Modell JH：Drowning：Update 2009. *Anesthesiology* 2009；110：1390-1401

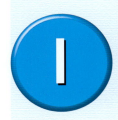

Ⅲ おもな救急疾患

Ⅰ 境界・事故関連の傷病
6．熱　傷

● 北九州市立八幡病院小児救急・小児総合医療センター　西山和孝

1 疾患の概要

　小児外傷のなかで，熱傷は頻度が高いものの1つである．小児の受傷機転では，火炎によるもの（flame burn）よりもお湯などの高温液体（scald burn）を介したものが多い．食卓に置いてある熱い飲み物やスープなどに手をかけて顔面を中心に受傷したり，炊飯器やホットプレートに手を置いて受傷することは少なくない．

　小児の身体的特徴として，成人と比較して頭部・顔面の占める割合が大きい体型をしていることが挙げられる．また，体重に対する表面積が大きくなるため，体重を指標とした輸液量では不十分となることがある．それ以外にも，皮膚が薄いために成人と同じ受傷機転でも深度が深くなりやすく，特に2歳未満の子どもは成人よりも皮膚が薄いため，より低い温度や短い接触時間でも深度が深くなる．そのほかに注意する点としては，低体温や低血糖に陥りやすいなどの特徴ももっていることである．

　熱傷診療に関するガイドラインとしては，日本熱傷学会の公表している熱傷診療ガイドラインと日本皮膚科学会の公表している創傷・褥瘡・熱傷ガイドラインがある．なお，熱傷診療ガイドラインが，広範囲・重症熱傷の急性期・集中治療を中心に記載されていることから，創傷・褥瘡・熱傷ガイドラインでは軽症例を含め初期治療を開始できることを目標として作製されているため，自身の診療環境に合わせて参照されたい[1,2]．診断と治療のフローチャートを図1に示す．

a 重症度の判定

　熱傷の重症度判定には，熱傷の深度と面積が用いられる．

1）熱傷深度

　熱傷深度は皮膚のどの部分まで損傷がおよんでいるかにより大きく下記の3種類に分類される（図2）[3]．

- Ⅰ度熱傷（epidermal burn：EB）：表皮熱傷で受傷部皮膚の発赤のみで瘢痕を残さず治癒する
- Ⅱ度熱傷：深さにより次の2つに分類される
  - ・浅達性Ⅱ度熱傷（superficial dermal Burn：SDB）：水泡が形成され，水泡底が赤色を呈している．1～2週間で上皮化する．
  - ・深達性Ⅱ度熱傷（deep dermal burn：DDB）：水泡が形成されるが，水泡底は白色を呈している．3～4週間で上皮化するが，肥厚性瘢痕や瘢痕ケロイドを残す可能性がある．（図3）
- Ⅲ度熱傷（deep burn：DB）：皮膚全層性の壊死．白色または褐色のレザー様になったり，完全に皮膚が炭化した熱傷も含む．治癒に1～2か月以上の期間や植皮術を要する．

　熱傷深度の判定には，レーザー・ドプラ血流計測法，ビデオマイクロスコープによる判断は精度が高いが，機器の普及を考えると前記した臨床症状による分類が現実的である[2]．

　実際の臨床現場において，受傷直後に受診した患児の熱傷創の深度判定を行うことは困難である．受診時，発赤のみでⅠ度熱傷と判断した部位に翌日以降水泡形成を伴うことでⅡ度熱傷であることが判明することもある．同様に，水泡形成を特徴とするⅡ度熱傷で，浅達性か深達性を判断することは容易ではない．受傷後

423

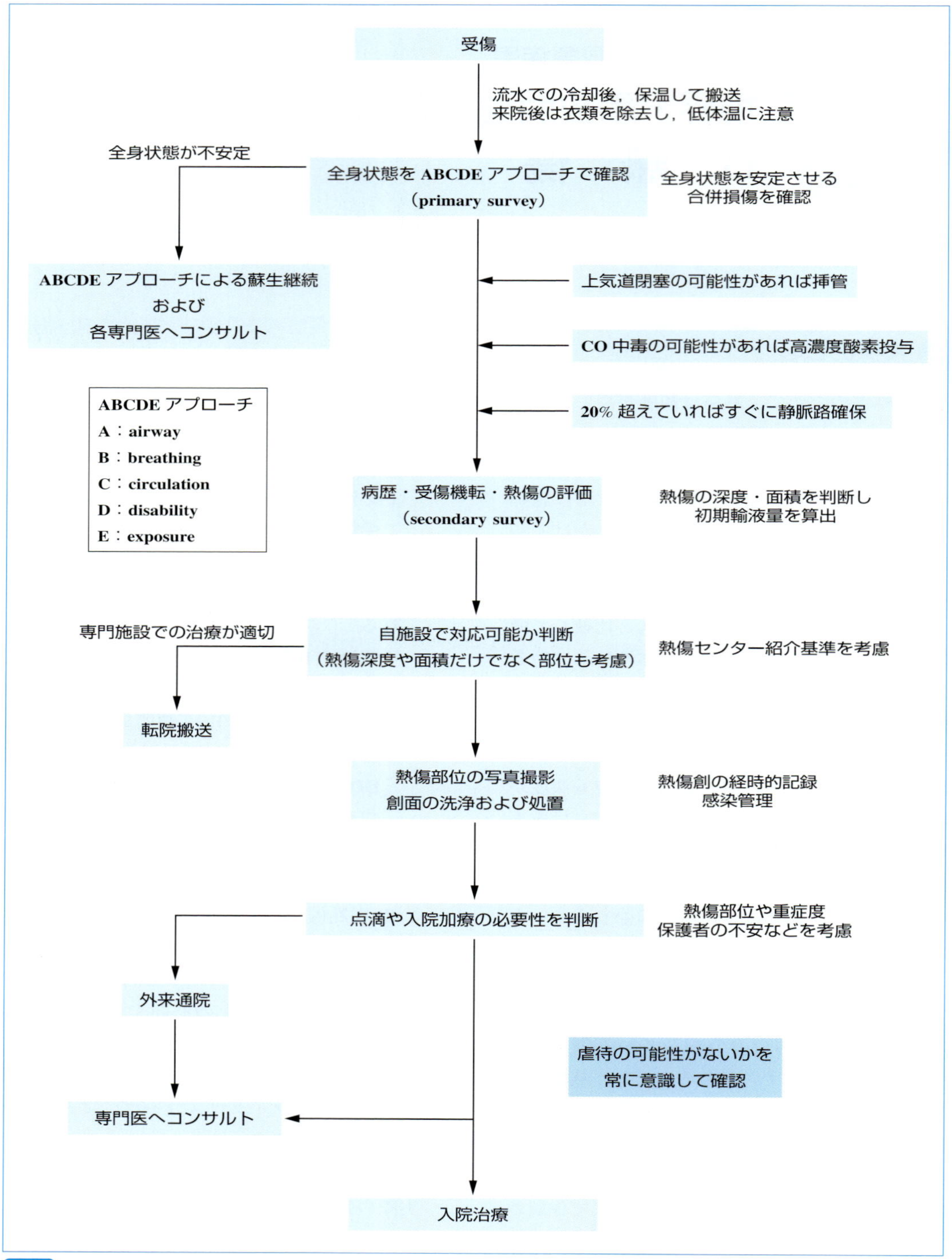

III おもな救急疾患

受傷

流水での冷却後，保温して搬送
来院後は衣類を除去し，低体温に注意

全身状態が不安定

全身状態を ABCDE アプローチで確認
（primary survey）

全身状態を安定させる
合併損傷を確認

ABCDE アプローチによる蘇生継続
および
各専門医へコンサルト

上気道閉塞の可能性があれば挿管

CO 中毒の可能性があれば高濃度酸素投与

20% 超えていればすぐに静脈路確保

ABCDE アプローチ
A：airway
B：breathing
C：circulation
D：disability
E：exposure

病歴・受傷機転・熱傷の評価
（secondary survey）

熱傷の深度・面積を判断し
初期輸液量を算出

専門施設での治療が適切

自施設で対応可能か判断
（熱傷深度や面積だけでなく部位も考慮）

熱傷センター紹介基準を考慮

転院搬送

熱傷部位の写真撮影
創面の洗浄および処置

熱傷創の経時的記録
感染管理

点滴や入院加療の必要性を判断

熱傷部位や重症度
保護者の不安などを考慮

外来通院

虐待の可能性がないかを
常に意識して確認

専門医へコンサルト

入院治療

図1 熱傷の診断とフローチャート

〔日本熱傷学会学術委員会編：熱傷診療ガイドライン改訂第2版．春恒社，2015，日本皮膚科学会創傷・熱傷ガイドライン策定委員会編：創傷・褥瘡・熱傷ガイドライン．金原出版，2018，American Burn Association：Advanced Burn Life Support Course Provider's Manual 2016 update. American Burn Association, Chicago, IL, USA, 2016 を元に作成〕

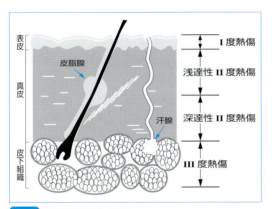

図2 熱傷深度の分類
〔日本熱傷学会用語委員会,熱傷用語集改訂検討特別委員会編:熱傷用語集2015改訂版.日本熱傷学会,2015;51より引用〕

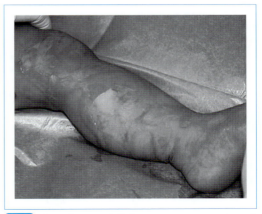

図3 左下肢のII度熱傷　　（口絵㉖参照）
下腿の一部は創底が白くDDBを疑う

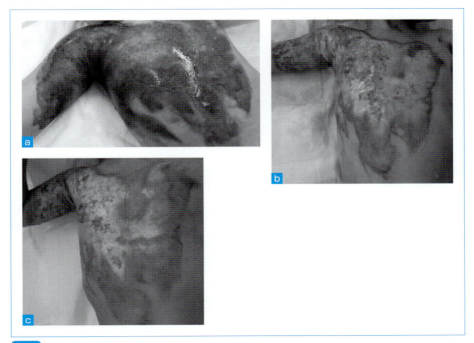

図4 右上腕・胸部のII度熱傷　　（口絵㉗参照）
SDBの部分は上皮化してきているが,DDBの部分は上皮化に時間を要している
a:初日　b:3日目　c:6日目

数日の経過をもって深度が確定することを考慮して,受診直後の保護者への説明には注意を要する.受傷翌日に熱傷診療に長けた医師への診察依頼を行い,熱傷深度や面積などについて説明してもらうほうがよい.受傷直後の保護者の質問・不安は特に整容的・機能的予後におよぶことが多く,熱傷治療に習熟していない限り断定は避けるべきである.（図4）

2）熱傷面積

熱傷面積：%TBSA（total body surface area）は,熱傷創のうちI度熱傷を除いた治療を要するII度熱傷とIII度熱傷を合わせた面積であ

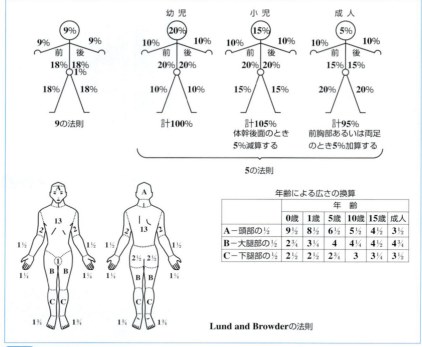

図5 熱傷面積の換算
〔日本熱傷学会用語委員会, 熱傷用語集改訂検討特別委員会編：熱傷用語集2015改訂版. 日本熱傷学会, 2015；53より改変〕

る. 面積の算出方法として推奨されるのは, 9の法則・5の法則・Lund and Browderの法則である（図5）[3]. 9の法則はおもに成人に用いられるが, 先に述べたように頭部・顔面の占める割合が大きいため幼児, 小児では5の法則が用いられる. Lund and Browderの法則はさらに詳細な面積の算出が可能であり, 入院加療を要するような熱傷で使用する. より簡便な算出方法として手掌法があるが, この場合, 全指腹と手掌を含めて約1％として計算することに注意しなければならない[1〜3].

3）重症度

熱傷の予後因子及び予後推定には, %TBSAが最も基本的なものであり推奨されている[1,2]. それ以外に, 気道熱傷の有無, Ⅲ度熱傷面積, Burn Index（BI）（1/2×Ⅱ度熱傷面積（％）＋Ⅲ度熱傷面積（％））, 年齢などが予後推定因子としてあげられる[1,2]. 成人では, Burn Index（BI）（1/2×Ⅱ度熱傷面積（％）＋Ⅲ度熱傷面積（％））に年齢を加えたprognostic burn index：PBIが用いら

れることがあるが小児においては有用ではない.

小児の場合, 10%TBSA以上では輸液が望ましいとされており[1,2], 10%TBSA以上の熱傷は, 重症熱傷として扱うのが望ましく正確な面積算出が望まれる. 救急隊の搬送時には衣服を着せたままの場合もあるため, 着衣の下に隠れている熱傷（背面など）を見逃してはいけない.

❷ 初期診療

アメリカ熱傷学会が提唱する熱傷初期診療指針であるABLS（Advanced Burn Life Support）[4]は, 初期24時間以内に熱傷専門施設への収容を原則とした治療に重点をおいたものであり, 小児救急医療での熱傷の初期対応としては必要十分と考えられる. 平時より重症熱傷の診療に携わる可能性がある場合は, 参考にされたい. 熱傷患者の熱傷センター紹介基準として知られているArtzの基準は, おもに成人を対象とし

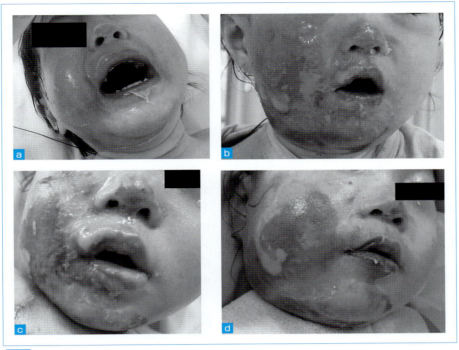

図6 顔面のⅡ度熱傷　　　　　　　　　　　　　　　　（口絵㉘参照）
浸出液と腫脹を認める
a：初日　b：2日目　c：3日目（洗浄前）　d：3日目（洗浄後）

た基準であるためABLSの熱傷センター紹介基準のほうが適応しやすいと考える[2,4]．初期診療に際して，熱傷も外傷の1つとして捉えることが重要である．熱傷以外の外傷も考慮して，診療の基本原則は，日本での外傷初期診療（JATEC™）と同様にABCDEアプローチに基づいた1次評価（primary survey）を行い，続いて2次評価（secondary survey）を行う．1次評価の際注意する点は，気道熱傷とCO中毒の確認である．気道熱傷は，室内や車内などの閉鎖空間で受傷した場合に考慮する必要がある．口腔や咽頭内の煤の付着や嗄声，ラ音聴取などの臨床所見より判断するが，何よりもまず気道熱傷を疑って診察をすることが重要である．CO中毒は，血液ガス検査にて，CO-Hb値を調べることで診断できる．CO-Hb値が10%を下回るまでは100%酸素を投与する．熱傷単独で意識障害をきたすことはないため，意識が清明でない場合はCO中毒やほかの合併損傷，低酸素血症などを想起しなければならない．

熱傷深度の確認，熱傷面積の算出や処置は，2次評価にて行う．2次評価が終了し熱傷の重症度が評価できれば，輸液の必要性，入院加療の要否や自施設で治療継続可能かの判断を行う．10%以上のⅡ度熱傷や少しでもⅢ度熱傷を認める場合は入院加療が必要となるが，顔面・手・足・生殖器・会陰の熱傷，気道熱傷，電撃・化学熱傷を認める場合や自施設が熱傷に対応できない場合には熱傷に対応できる施設へ転送する[4]．

Ⅰ度，Ⅱ度が混在し10%程度の熱傷で入院の判断に迷う場合は入院加療を行う（実臨床では，Ⅱ度5%以上であれば入院を考慮する場面が多い）．特に，数%未満でも顔面を中心に熱傷をきたしている場合は，受傷翌日以降に腫脹が顕著になり経口摂取が困難となったり，整容的観点から保護者の不安も強くなるため入院経過観察を考慮する．（図6）

Ⅲ　おもな救急疾患

❸ 輸液法

　熱傷診療ガイドラインではBaxterに準じた初期輸液法を受傷後2時間以内に開始することを推奨している[1]。

　24時間以降も自施設で重症管理も含め熱傷治療を行う場合には，ほかの輸液法にも習熟することが望ましい。

　初期輸液療法に用いるのは，等張電解質液（乳酸リンゲル液など）であり，30 kg以下の場合は，糖質補給も考慮する[1,2,4]。

　初期24時間での輸液量の目安は，下記の通りである。

・3（mL）×体重（kg）×%TBSA（乳酸リンゲル液）＋1日維持輸液量（5%ブドウ糖加乳酸リンゲル液）

・注）　1日維持輸液量

体重（kg）≦10 kg
：100×体重（kg）mL/24時間
10 kg＜体重（kg）≦20 kg
：1000（mL）＋（体重－10）×50 mL/24時間
20 kg＜体重（kg）
：1500（mL）＋（体重－20）×20 mL/24時間

　たとえば，15 kgの患児がⅡ度18%の熱傷と算出した場合

3×15×18（mL）＋1000＋（15－10）×50 mL
　　　　　　　　＝810＋1250 mL/24時間

　上記輸液量のうち，乳酸リンゲル液については，その半量を8時間で投与し残り半量を16時間で投与，5%ブドウ糖加乳酸リンゲル液は，24時間で投与することを目安として初期輸液を開始する。

　具体的には，乳酸リンゲル液は最初の8時間で405 mL，残り16時間で405 mLを投与する計画となり

初期8時間の投与計画
50.6（405/8）mL/時＋52（1,250/24）
＝102.6 mL/時
8時間以降
25.3（405/16）mL/時＋52（1,250/24）
＝77.3 mL/hr

　算出された輸液量を目安にして投与を開始したのち，適宜尿量を指標としながら，1 mL/kg/時を目標に増減する。初期輸液を行っている際に，目安量を超えて輸液が必要となる場合には，適宜採血を追加して，低アルブミン血症や低Na血症をきたしていないかを確認する。

　軽傷の熱傷であっても初期輸液に低張液である開始液（ソリタ-T1®など）を用いた輸液を行う場合は，病院由来の低Na症（hospital induced hyponatremia）を引き起こす可能性もあるため注意を要する。

　なお，20%TBSAを明らかに超える場合は，来院後素早く静脈路を確保し，乳酸リンゲル液を5歳以下；125 mL/時，6〜13歳；250 mL/時，14歳以上；500 mL/時で投与を開始し熱傷ショックにそなえる。1次評価の段階で輸液路確保後に2次評価で熱傷深度・面積を評価し，体重を用いて前述の輸液量（速度）を算出する。

❹ 処　置

　受傷現場での冷却処置がなられている場合は，濡れた着衣などにより低体温をきたすため取り除く。この際，水疱形成している熱傷面がある場合は，脱衣よりも裁断するなどして取り除くのが望ましい。熱傷創は生理食塩水による洗浄が基本処置となる。熱傷面積が広く，大量の生理食塩水を要する洗浄をする場合には，温めた生理食塩水を使用したり処置室の温度を上げたり低体温の予防に努める。洗浄処置には，疼痛が発生するため熱傷深度や面積を考慮して適宜鎮痛薬の使用も行う。広範囲の熱傷処置の場合には，ケタミン（ケタラール®）が用いられるが，局所の熱傷処置の場合に，表面麻酔薬としてゼリー状のリドカイン（キシロカインゼリー®）が用いられる場面にも遭遇するが，添付文書にも慎重投与の記載があり注意を要する。

　洗浄後の処置については各施設の方法に準じて行う。転院を要する重症患者については，軟膏などの塗布は行わず洗浄後に水分をふき取り乾いたガーゼで被覆するのみとする。

　受傷直後の感染のないⅡ度熱傷の場合には，初期局所療法として外用薬を使用した治療以外に，湿潤療法の考えに基づいた創傷被覆材の使用を行う場合もある。創傷・褥瘡・熱傷ガイド

ライン[2]を参照されたい.

普段より自施設で熱傷治療に従事している医師に処置の方法，軟膏や被覆材の使用方法，熱傷部位や範囲による応援要請の基準などを確認しておくことが望ましい.安易に自身の判断で軟膏を塗布したり，形成された水泡を除去するなどの処置を行ったり，家庭用ラップを用いたラップ療法を行うことは慎むべきである.

すでに熱傷創に感染をきたしていたり，全身状態の悪化をきたす熱傷創では，スルファジアジン銀（ゲーベン®）などの使用が考慮されるが，白血球減少などの副作用もあり注意を要するのみでなく，植皮術などの外科的処置が必要になる可能性もあるため，自施設の熱傷治療担当医師へ応援を要請する必要がある.

⑤ 感　染

熱傷治療の経過において注意が必要なのが感染である.一般的には，受傷直後より感染を考慮しての予防的抗菌薬全身投与は推奨されていない[1,2].ただし，小児の場合は成人と異なり，熱傷治療の経過中に中毒性ショック症候群（toxic shock syndrome：TSS），中毒性ショック様症候群（toxic shock-like syndrome：TSLS）を

きたす可能性が高いため注意を要する.熱傷面積の大小にかかわらず発症するため，熱傷後に発熱を認める場合には想起すべき疾患である[5].（表1[6]）

⑥ 特殊な熱傷

気道熱傷，電撃傷や化学熱傷に関しては，前述した紹介基準にも示されているように専門医・専門施設へ診療依頼を行うのが望ましい.これら特殊熱傷は時間経過とともに症状や状態が変化するため初期診療時の見た目だけで判断するのは危険である.

⑦ 虐　待

熱傷の特殊な受傷機転として虐待が挙げられる.虐待は疑うことが発見につながる.タバコなどによる小さな熱傷創は露出していない部位に多く，会陰部も含め詳細な観察が重要となる.保護者への問診においては，受傷機転と熱傷創の不一致や言動のあいまいさに注意する.対応などの詳細については p. 431，column 20「**虐待を疑う熱傷とは？**」および p. 452，III章I9 **児童虐待**の項を参照されたい.

表1 Toxic shock syndrome の診断基準（2011，CDC）

検査項目と5項目すべて満たす場合にTSSと診断.検査項目と4項目を満たす場合にProbable TSSと診断
1. 発熱：体温 38.9℃ 以上
2. 発疹：びまん性の紅斑
3. 落屑：発症 1〜2 週後の落屑（手掌，足掌）
4. 血圧低下：成人では収縮期血圧 90 mmHg 以下
　　　　　　　　16 歳未満では，年齢の 5% タイル値未満
5. 多臓器障害（以下の臓器系のうち 3 つ以上）
　　消化管：発症時における嘔吐あるいは下痢
　　筋・骨格：激しい筋肉痛または CK 上昇（正常値上限 2 倍以上）
　　粘膜：膣，口腔，咽頭あるいは結膜の充血
　　腎臓：BUN または CRN の上昇（正常値上限 2 倍以上）または尿路感染症がない場合の膿尿（＞白血球 5/HPF）
　　肝臓：総ビリルビン，AST，ALT 値の上昇（正常値上限 2 倍以上）
　　血液：血小板数＜100,000/mm³
　　中枢神経系：発熱・血圧低下のないときに神経学的巣症状を伴わない失見当識，意識障害
診断検査項目の陰性結果
　　・血液・髄液の培養（ただし血液・髄液培養で Staphylococcus aureus が検出されてもよい）
　　・ロッキー山紅斑熱，Leptospira 症あるいは麻疹の血清反応

〔Toxic Shock Syndrome（Other Than Streptococcal）（TSS）2011 Case Definition：Centers for Disease Control and Prevention. https://wwwn.cdc.gov/nndss/conditions/toxic-shock-syndrome-other-than-streptococcal/case-definition/2011/（参照 2018-10-20）より作成〕

Point

▶ 熱傷も外傷の一部と考える．合併損傷の有無を必ず確認！
▶ 熱傷の深度は初日に判断しない．翌日以降にフォローも兼ねて診断．
▶ %TBSA にはⅠ度熱傷は含まない．
▶ 初期輸液療法開始の閾値は低めに！
▶ 水分や食事摂取ができない場合には維持輸液を追加（体重 30 kg 以下）．
▶ 初期輸液量の目安を超えて輸液が必要な場合は，熱傷深度・面積の再評価を考慮．多くの場合，Ⅱ度熱傷と思っていた部位がⅢ度熱傷となっている．
▶ 気道熱傷を合併するときも輸液量が多くなる．
▶ 輸液量が増えてきたときは，血液検査を行いアルブミン，電解質を確認．
▶ 熱傷創は日々画像で記録．
▶ 日々の熱傷創観察のみでなく，バイタルサインの異常にも注意する．熱傷創の状態だけで感染の有無を判断するのは危険．
▶ 特殊な熱傷の治療経験がなければ，無理せず転送を！
▶ 虐待を見逃すことは，患児を不適切な養育環境へ戻すことになるという意識を持って診療を！

保護者への説明のポイント

- 明らかにⅠ度熱傷だけの場合を除き，受傷当日に熱傷深度や面積について断言するのではなく，一緒に経過をみていくという寄り添う姿勢を示す．
- 整容的観点に関する質問についても同様で，熱傷診療に長けていない場合は深度ごとの一般的な治癒期間を説明し，専門医への診療に繋げていくことを伝える．
- 入院を要する熱傷の場合は，日々の熱傷創を保護者にもみてもらいながらどのように変化（治癒傾向あるいは増悪傾向）しているかを説明すると理解が得られやすい．

文献

1) 日本熱傷学会学術委員会編：熱傷診療ガイドライン改訂第 2 版．春恒社，2015
2) 日本皮膚科学会創傷・熱傷ガイドライン策定委員会編：創傷・褥瘡・熱傷ガイドライン．金原出版，2018
3) 日本熱傷学会用語委員会，熱傷用語集改訂検討特別委員会編：熱傷用語集 2015 改訂版．日本熱傷学会，2015
4) American Burn Association：Advanced Burn Life Support Course Provider's Manual 2016 update. American Burn Association, Chicago, IL, USA, 2016
5) 中島紳史：小児の熱傷診療．救急医学 2017；41：668-674
6) Toxic Shock Syndrome（Other Than Streptococcal）（TSS）2011 Case Definition：Centers for Disease Control and Prevention. https://wwwn.cdc.gov/nndss/conditions/toxic-shock-syndrome-other-than-streptococcal/case-definition/2011/（参照 2018-10-20）

Column 20 虐待を疑う熱傷とは？

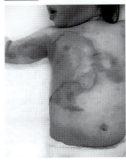
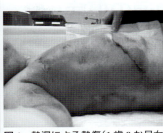

疑問点：
①1歳9か月でミルクを飲ませるだろうか？
②ミルクを冷やさず，温めるのは変ではないか？
③届かないと思った高さであれば，顔なども熱傷するのでは？
④熱傷面が一様の重症度で，境界も明瞭といえるのでは？
⑤加熱液体をこぼしたにしては，splash burn が少ない？
⇒しかし，母親は泣き崩れている！

図1　熱湯による熱傷（1歳9か月女児）　　　　　　　　　　　　　　　　　　　　（口絵㊶参照）
〔北九州市立八幡病院小児救急・小児総合医療センター〕

　身体的虐待における体表面外傷は極めて多く，多種多様である．鈍的凶器による外傷（挫傷や打撲痕）が多いが，人為的熱傷も少なくない．虐待を疑う熱傷としては，①タバコやアイロン，金網など熱傷源が容易に推定できる，②熱傷面の境界が明瞭で回避行動による不鮮明部分がみられない，③熱傷面の深度が一様であり，やはり回避行動による濃淡がみられない，④加熱液体熱傷においては splash burn が少ない，などが知られている．現実的には判断に悩む症例も多く，特に保護者が悲嘆にくれていると思われる態度を全面に出されると，熱傷面の特徴のみでの判断は困難であり，ほかの人為的外傷の有無，陳旧性骨折などの有無の検索が不可欠となる．図1 に示した症例は届かないと思ったテーブルの上の加熱液体の入ったボールをひっくり返して熱傷したという症例である．受診時，腕だけと思っていた母親は躯幹の熱傷面を見て，泣き崩れたが，当院の研修医は図1 に示すような疑問点を投げかけた．このような考え方は正しいのか？　それともすべてが偶然の重なりなのだろうか？

（市川光太郎）

Ⅲ おもな救急疾患

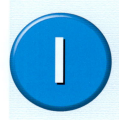

Ⅰ 境界・事故関連の傷病
7. 中　毒

● 兵庫県立こども病院救急総合診療科　林　卓郎

「疑うことから始まる」中毒診療にまず必要なことは，その存在を想起し鑑別に入れることである．本項では，中毒でも緊急の対応を要する可能性がある急性中毒について記述する．

1　急性中毒の疫学および総論

米国救急外来を中毒で受診する小児のうち80～85％が不慮の摂取/暴露とされ，5歳以下ではほぼ全数がこのカテゴリーに入る．自殺企図など意図的な摂取が残りの10～15％を占めるが，こちらは10代でその割合が多い．わが国でも，中毒情報センター2017年受信報告によると，5歳以下で24,388件と全体の76％であり，ほぼ100％で誤飲/不慮の暴露であった[1]．年少児では，家庭用品への暴露が多く，成長と

ともに一般用・医療用医薬品および工業用品の占める割合が増加する（図1～3参照）[1]．

誤飲や不慮の暴露は探究心旺盛な1～4歳の男児で最もリスクが高く，何でも口に入れる1

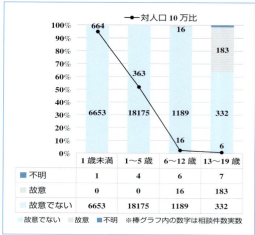

図1　各年齢帯における対人口比（/10万人）発生数と発生状況

〔日本中毒情報センター：2017年受信報告．http://www.j-poison-ic.or.jp/homepage.nsf（2019年2月4日閲覧）より作成〕

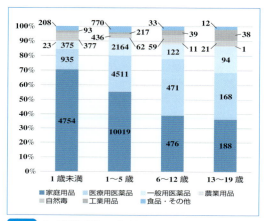

図2　年齢帯別起因物質内訳

〔日本中毒情報センター：2017年受信報告．http://www.j-poison-ic.or.jp/homepage.nsf（2019年2月4日閲覧）より作成〕

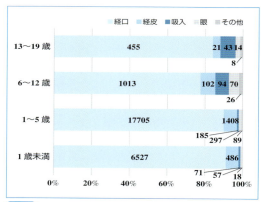

図3　年齢帯別摂取経路

〔日本中毒情報センター：2017年受信報告．http://www.j-poison-ic.or.jp/homepage.nsf（2019年2月4日閲覧）より作成〕

歳前後が典型である．そのほか多動傾向・異食症がリスクである．意図的な摂取に関してはより年長小児で頻度が高く，重症度が高い傾向（入院・集中治療室への入室）にある．

中毒の暴露経路は大きく7つである．

①経口摂取②非経口（注射など）③眼球暴露（ocular exposure）④局所暴露（topical exposure）⑤吸入⑥毒物注入（envenomation：蛇咬傷など）⑦経胎盤

新生児の胎内暴露，環境暴露による，治療エラー（投与量間違いなど）もしくは自殺企図がまれであることから，盲点となりやすい．そのほか，まれではあるが，1歳未満・5〜11歳と誤飲に典型的でない年齢では特に虐待の可能性に留意する．多剤の内服や違法薬物の中毒，同症状・徴候を呈する同胞がいる場合などでも虐待の可能性を想起する．小児は体表面積および体積が小さく，特に乳幼児では少量の摂取でも致死的となり得る（one pill can kill）ことにも留意が必要である（表 1[2,3]参照）

表 1　少量の摂取でも致死的となりうる薬剤・物質

薬剤		症状・所見	中毒量
三環系抗うつ薬		意識障害，けいれん，散瞳，抗コリン性症状，不整脈，低血圧	10〜20 mg/kg で中毒症状最小致死量 15〜20 mg/kg
降圧薬	Ca 拮抗薬	心停止，血圧低下，徐脈（反射性頻脈），房室ブロック	2歳幼児でアムロジピン 5 mg内服で血圧低下症例あり14か月ニフェジピン 10 mg内服で死亡例あり
	β受容体遮断薬	心停止，血圧低下，徐脈，房室ブロック	
オピオイド（Opiates, Opioid）		中枢神経抑制，昏睡，縮瞳，低血圧，徐脈，呼吸抑制	2分の1の症例で中毒症状出現1 mg/kg（コデイン）乳児で致死量2.5 mg（ハイドロコドン）
血糖降下薬	スルホニルウレア薬	意識障害（不穏〜昏睡），けいれん	クロルプロパミド 250 mg 内服で遷延性低血糖症例あり
鼻粘膜充血除去（中枢性 α_2-刺激薬）	クロニジン，イミダゾリン	意識障害（傾眠〜昏睡），低血圧，徐脈（末梢受容体作用で一過性血圧上昇），呼吸抑制	中毒症状出現0.1 mg（クロニジン）21か月幼児でクロニジン 0.3 mg内服で低血圧・徐脈・昏睡症例あり
消炎鎮痛薬	サリチル酸	興奮・不穏，耳鳴り，嘔気・嘔吐，頻呼吸・過換気，脳浮腫，肺水腫，代謝性アシドーシス	中毒症状出現最小投与量150 mg/kg
アルコール	エタノール	意識障害（傾眠〜昏睡），AG®開大代謝性アシドーシス，散瞳，視力障害（メタノール）	
	メタノール		体重 10 kg の乳幼児で95％液 4 mL の摂取で血中濃度 50 mg/dL と報告あり
	エチレングリコール（不凍液など）		体重 10 kg の乳幼児で95％液 2.9 mL の摂取で血中濃度 50 mg/dL と報告あり

※AG：アニオンギャップ

〔Bachur RG, Shaw KN : Toxicologic Emergencies. Fleisher & Ludwig's Textbook of Pediatric Emergency Medicine. 7th ed, LWW, 2015 ; 1061-1098, Calello DP, Henretig FM : Pediatric Toxicology Specialized Approach to the Poisoned Child. *Emerg Med Clin North Am* 2013 ; 32 : 29-52 より作成，一部改変〕

特に乳幼児では予防が重要であり，保護者への情報提供が肝要である．具体的には家庭用品は児の身長より高いところ，引き出しなどの中に保管することなどが対策である．また，医薬品に関しては，容易に開封できないような容器（child resistant packaging：CRP）の使用などが薦められる．

❷ 急性中毒の診療

急性中毒を疑った場合の診療プロセスを図4[4]に示す．重症小児の診療プロセス（PALS：小児2次救命処置[5]）や，多発外傷小児の診療プロセスに類似点が多い．中毒の場合も多臓器に症状・徴候を呈することが多く，多発化学外傷（multiple chemical trauma）として捉えると理解しやすい[2]．実際に中毒のみでなく，外傷を伴っている可能性も考慮が必要である．

まず，救急隊員含めた医療従事者の安全確保に心がける．

a Initial impression 第1印象

患児と接触した際に，重症か否かを30秒程度で推定する（後述の重症小児のアプローチ参照）．第1印象で状態がよいと判断した場合には，通常の診療同様に問診を行い，引き続き身体診察を行う．ここで重要なことは，第1印象で問題なく，身体診察上有意な異常がない場合でも，症状出現に時間を要する中毒である（表2[2]参照）．

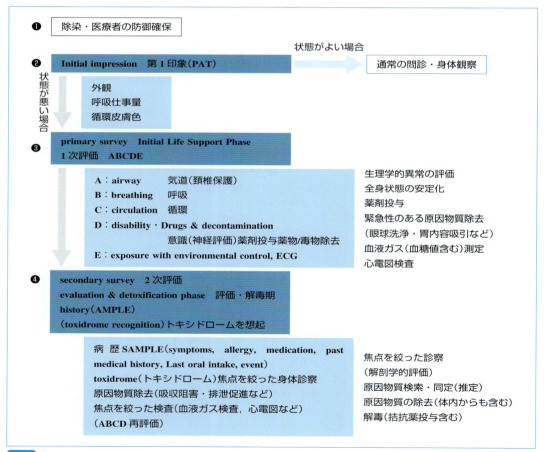

図4 中毒診療のアルゴリズム
〔日本小児科学会・日本小児救急医学会（監）：中毒．小児救急医療の理論と実践．編集室なるにあ，2013；117–124 より一部改変〕

表2	発症までに時間を要する中毒物質
発症まで時間を要する中毒物質	アセトアミノフェン，メタノール，エチレングリコール，きのこ（アマトキシン），重金属（タリウム，水銀，鉛），血糖降下薬，フッ素，ワーファリン，パラコート，徐放薬・腸溶解薬

〔Bachur RG, Shaw KN : Toxicologic Emergencies. Fleisher & Ludwig's Textbook of Pediatric Emergency Medicine. 7th ed, LWW, 2015 ; 1061-1098 より一部改変〕

b primary survey　1次評価

最初の数分間を目安に行う．生理学的異常をABCDEの順に迅速に評価し，異常を認めれば介入を行う．

1）airway 気道

中毒では意識障害により気道確保が必要になる可能性が高い．気道保護反射（嘔吐・咳嗽反射）の有無も確認する．また，腐蝕性物質の吸入・誤飲などで上気道閉塞をきたすこともあり，気管挿管時には，体重相当よりも径の小さいチューブや輪状甲状靭帯穿刺の準備も考慮する．

2）breathing 呼吸

チアノーゼ，明らかな無呼吸は進行した呼吸中枢抑制の徴候であるが，丁寧な身体診察でこれらの出現前に呼吸の異常を認知することが重要である．

中毒により呼吸の異常をきたす機序は，a. 呼吸中枢の抑制・障害　b. 呼吸筋収縮の障害　c. 中毒物質による肺実質障害もしくは肺水腫などによる酸素化障害がある．呼吸中枢抑制による換気不良により，高炭酸ガス血症に至ることもあり呼気二酸化炭素圧モニタリングなどが有用である．

3）circulation 循環

乳幼児では循環障害，特に代償性ショックの認識が遅れる可能性がある．また，評価中に循環障害が進行する場合もあり，少しでも循環障害を疑えば，静脈路確保を行う．循環が破綻してからの確保は非常に困難である場合が多く，静脈路確保が困難であれば速やかに骨髄路確保を行う．心毒性を有する中毒物質があること，外傷を含めた中毒以外の原因による循環障害の

可能性もあり，超音波検査による心嚢液貯留の有無を含めたFAST（p. 407，III章13 腹部外傷の項参照），左室収縮力の評価は必要である．

4）disability 意識（神経評価）

意識状態をGCSやAVPUスケールで半定量評価する（p. 10，I章B 小児救急外来トリアージなど参照）．急激な意識状態の悪化も中毒では起こりうる．意識状態は繰り返し評価する必要があり，5～10分ごとの評価が妥当と考える．もちろん，定期評価以外にも意識状態悪化を疑う場合には速やかに再評価する．意識状態悪化を認めた場合，呼吸・循環の評価も行うことを忘れない（"呼吸抑制による低酸素があり意識状態悪化"や"低血圧性ショックによる意識状態悪化"などもありえる）．

瞳孔対光反射も重要であるが，特に中毒の可能性を考える場合は瞳孔径も重要である（後述）．酸素飽和度はパルスオキシメーターを使用することが一般的である．特に意識障害を呈する場合，原因として低酸素を考慮するが，一酸化炭素中毒・硫化化合物（sulfmemoglobinemia）・メトヘモグロビン血症（methemoglobinemia）の場合，実際のSaO$_2$と乖離を生じるため[6,7]，可能な限り迅速に動脈血液ガス検査を行う．血液ガス検査を直ちに行うことが困難な場合，上記中毒を疑うなら，高濃度酸素投与を開始する（一酸化炭素・メトヘモグロビン血症の場合は静脈血液ガス検査でもCOHb・MetHb値のみ測定可能であることが多い）

5）drug treatment（薬剤投与）

意識障害を呈している患児に対して，成人では薬剤投与を行なうが，DON'T（dextrose ブドウ糖・oxygen 酸素・naloxon ナロキソン・thiamine サイアミン：ビタミンB$_1$）と憶える．小児ではブドウ糖投与（可能であれば血糖測定確認後に）および酸素投与（一酸化炭素中毒・メトヘモグロビン血症・呼吸窮迫～呼吸不全・循環障害を呈する/疑う場合）を行う．特に一酸化炭素中毒では酸素投与自体がCOHbの半減期を短縮するため，中毒治療となる．ナロキソンはオピオイド中毒を強く疑う場合には投与を考慮するが，成人量の鎮咳薬（デキストロメトルファン・コデイン）でも中毒症状を呈することがある．小児ではWernicke脳症は非常にまれであ

るが（p. 145, III 章 A1 **急性脳炎・急性脳症**），摂食障害，慢性炎症性腸疾患もしくは明らかなるいそうでは投与を考慮する（投与量などは**表3**[8]参照）

β遮断薬も低血糖をきたしうるため，注意が必要である．

6）decontamination（迅速な除染）

重篤な眼球・皮膚暴露がある場合に，必要最小限の汚染除去を行う．医療従事者を守るためにも primary survey で行う．眼球の十分な洗浄・皮膚の十分な洗浄を行う．眼球洗浄には室温もしくは40℃前後に温めた生理食塩水の使用がより適切である．皮膚の洗浄に関しても温度管理には留意し石鹸の使用も考慮する．

7）exposure・environment・ECG（体表面の観察・体温・心電図）

深部体温（食道温，膀胱温など）測定を行なう．活動性出血含めた外傷の有無を背部まで観察し確認する．

心電図検査は可能な限り，primary survey で行う．あくまで迅速な評価の一環であり，調律・QRS 幅（0.09 秒以上で異常）・QT 時間（QTc）および$_aV_R$ の R 波増高（>3 mm）・R/S 比増加（>0.7）の有無を評価する．

C secondary survey より焦点を絞った評価と解毒（detoxification）

表4～8[2,3,6,8]を参照．

1）問診・情報収集

消失した薬剤量・ボトルの残量・内服量・中毒物質含有濃度などを早急に把握するが，救急隊からの情報収集も有用である．そのほか問診には SAMPLE を用いて行うと最低限必要な情報を漏らさず得られる．

2）頭部顔面

中毒物質特有の臭いがあり，鑑別に役立つこともある（**表7**[8]）．口腔粘膜障害の有無も確認する（腐蝕作用の有無，食道以遠の消化管粘膜損傷の推測）

3）検　査

患児の状態によるが，生理学的異常を認めるもしくは疑う場合には後述の検査を行うことを薦める．心電図検査（電解質異常や特徴的所見の確認），血液検査（血液ガス・血算・生化学）

および胸腹部単純 X 線写真検査は，とくに状態が不安定な患児においては他疾患の鑑別も含め重要である．意識障害を認めるもしくは中枢神経障害を疑う場合には頭部 CT 検査も行う．中毒であることがわかっている場合，もしくは疑う場合には特異的な検査も重要となる．摂取からの時間経過や種類に制限はあるが，尿中薬物訂正検査（トライエージ®など）も有用である．が，対象薬物の中毒でも必ずしも陽性とならないことにも注意が必要である．また，施設によって測定可能な場合は，当該薬物血中濃度検査を提出する．多くの施設では不可能であることから，検査の必要性を考えた場合，早期の高次搬送が最適である．

生化学で電解質異常や（時間外でも血清浸透圧測定が可能な施設では）血清浸透圧測定による浸透圧ギャップ計測が有用であることが多い．計算上の血清浸透圧は

2Na＋UN（mg/dL）/2.8＋ブドウ糖（mg/dL）/18

であり，実測の結成浸透圧との差が不揮発性酸の貯留と推測される．EDTA（エチレンジアミン四酢酸：意識障害をきたすスクリーニングで陽性とならない薬剤として臭化物，抱水クロラール，テトラヒドロゾリン〔市販点眼・点鼻薬 $α_1$ 刺激薬〕がある．ショックをきたし得るスクリーニングで陽性とならない薬剤としてコルヒチン，鉄がある）入りの採血管では浸透圧が上昇して計測されるので注意が必要である．

3 解毒薬・拮抗薬（antidote）治療

中毒物質に特異的な解毒・中和薬の数は限られている．さらに，使用頻度の問題などから，どこの医療機関にも常備しているわけではないと考える．既知のもしくは想定する中毒物質に対して解毒・中和薬がある場合，早期の投与が望ましい．常備している医療機関への転送も合わせて早期の判断を行う必要がある．

（**表3**参照：緊急で解毒薬・拮抗薬を投与すべき中毒には下線を引いている）

4 特異的中毒物質除去

あくまで，全身状態の安定化が優先される．

Ⅰ 境界・事故関連の傷病　7. 中　毒

表3　各中毒物質の拮抗薬・解毒薬一覧

拮抗薬	拮抗薬商品名	中毒物質	投与量
アトロピン	硫酸アトロピン注射液 0.5 mg/1 mL アトロピン硫酸 塩注 0.5 mg 0.5 mg/1 mL	コリンエステラーゼ阻害薬 Ca 拮抗薬 クロジニン カーバメート 有機リン	0.02 mg/kg 静/骨/気管 　5〜10 分ごとに繰り返し投与 　最小投与量 0.1 mg 　一回投与量上限　乳幼児〜学童 0.5 mg 　　　　　　　　　中学生以降　91 mg
N-アセチルシステイン	アセチルシステイン 内用液 17.6% 3524 mg/20 mL	アセトアミノフェン	経口 　初期量 140 mg/kg 　維持量　70 mg/kg 4 時間ごと（合計 17 回） ただし，投与開始時間が重要※
インスリン	ノボラピッド注 100 単位/1 mL ノボリン R 注 100 単位/1 mL	Ca 拮抗薬 β 遮断薬	1 u/kg（bolus）静 0.5 u/kg/時　静 血糖値を頻回測定し，必要に応じて投与（低血糖を避ける） 低 K 血症にも気をつける
エタノール	エタノール	メタノール エチレングリコール	初期投与 　10% エタノール　1 mL/kg　1 時間　静/胃管 維持量 　0.15 mL/kg/時　静/胃管 　（血中濃度 100 mg/dL を目安）
オクトレオチド	オクトレオチド	スルフォニルウレア	1〜2 μg/kg 皮下/静　6〜12 時間毎
カルシウム	グルコン酸 Ca： カルチコール 8.5%10 mL　850mg/10 mL 塩化 Ca：塩化 Ca 補正液 1 mEq/mL　0.5 mol/20 mL	Ca 拮抗薬 β 遮断薬 （フッ素）	8.5% グルコン酸カルシウム　0.7 mL/kg 静/骨 2% 塩化 Ca　1 mL/kg 静/骨 いずれも 10〜20 分かけて投与 フッ素中毒ではグルコン酸 Ca を上記投与量で症状改善/血清イオン化 Ca 値正常化まで投与
グルカゴン	グルカゴン G ノボ注射用 1 mg 1 mg/B	β 遮断薬 （Ca 拮抗薬）	0.1 mg/kg 静/骨 0.05 mg/kg/時　静/骨（持続投与）
重炭酸 Na	炭酸水素 Na 注射液 7% 炭酸水素 Na 注射液 8.4% メイロン静注 8.4%	三環系抗うつ薬 コカイン サリチル酸	1〜2 mEq/kg IV/IO（血中 pH＜7.55） サリチル酸中毒 　NaHCO₃ 150 mEq/L（5% ブドウ糖）＋K⁺40 mEq/L
チオ硫酸 Na	デトキソール静注液 2 g 2000 mg/20 mL	青酸化合物 ヒ素	
ナロキソン	ナロキソン	オピオイド（Opioids） （クロニジン）	5 歳未満　0.01〜0.1 mg/kg 静/骨髄/気管/舌下 5 歳以上　0.4〜2 mg IV/IO/ET/舌下
ヒドロキソコバラミン(酢酸塩) （ビタミン B₁₂）	ヒドロキソコバラミン 1000 μg/1 mL	青酸化合物	70 mg/kg 静/骨　5 g を超えない（15 分かけて） チオ硫酸 Na と同時投与しない
BAL （ジメルカプロール）	バル筋注 100 mg 100 mg/1 mL	ヒ素，水銀，鉛，銅，金，クロム	18〜24（300〜450 mg/m²/日）mg/kg/日　筋 6 回に分けて 3〜5 日間
ピリドキシン ビタミン B6	ピリドキサール注 10 mg 10 mg/1 mL ピリドキシン塩酸塩注射液 30 mg/1 mL	銀杏	8 mg/kg 静/骨
ホメピゾール	ホメピゾール点滴注射 1.5 g 1.5 g/B	エタノール メタノール エチレングリコール	初期投与量　　15 mg/kg 静 維持量　　　　10 mg/kg 12 時間ごと 静　4 回投与 上記投与の後　15 mg/kg 12 時間ごと 静 （30 分以上かけて投与）
ブドウ糖	10% ブドウ糖注射液 20% ブドウ糖注射液 50% ブドウ糖注射液	低血糖 （血糖値＜50 mg/dL） サリチル酸 エタノール 血糖降下薬	新生児　10% ブドウ糖　5〜10 ml/kg.静/骨 乳児〜　20% ブドウ糖　2.5〜5 mL/kg 静/骨 　　　　（25% ブドウ糖　2〜4 mL/kg 静/骨） 思春期以降　50% ブドウ糖　1〜2 mL/kg 静/骨 （特に高濃度の場合静脈炎に注意する）
メチルチオニニウム 塩化物水和物	メチレンブルー静注 50 mg 50 mg/10 mL	アンニン，アセトアリニド，ニトロベンゼン，亜硝酸アミル （メトヘモグロビン血症）	メチレンブルー 1%　1〜2 mg/kg 静/骨 10 分かけて （メチレンブルー静注 50 mg®を 5% ブドウ糖液 40 mL で希釈して投与） 重篤なチアノーゼがあるもしくは metHb＞40% のときに投与する
PAM （プラリドキシムヨウ化メチル）	パム静注用 500 mg 500 mg/20 mg	有機リン カーバメート	初期投与量 　25〜50 mg/kg（最大投与量 2 g） 　30 分以上かけて（100 mL 以上に溶解） 維持量 　小児　　　　10 mg/kg/時 　思春期以上　500 mg/時

※血中濃度測定が不可能な場合，中毒を疑えば 8 時間以内に NAC の内服開始が望ましい．測定可能な医療機関への転送を早期に判断する．

〔Timothy JM：Approach to the Poisoned Patient. Walls R, Hockberger R, Gaushe-Hill M. Rosen's Emergency Medicine：Concepts and Clinical Practice. 9th ed, Elsevier, 2017；1813-1822 より一部改変〕

Ⅲ　おもな救急疾患

表4　特徴的なバイタルサインの異常と中毒物質

呼吸	頻呼吸	サリチル酸，交感神経作動薬(アンフェタミンなど)，バルビツレート(初期)	循環	頻脈	エタノール，抗コリン薬，交感神経作動薬(アンフェタミンなど)
	呼吸回数低下	エタノール，クロニジン，オピオイド，催眠鎮静薬，バルビツレート(晩期)		徐脈	ジゴキシン，オピオイド，有機リン，クロニジン ベータ遮断薬，Ca 拮抗薬
体温	高体温	交感神経作動薬(アンフェタミンなど)，抗コリン薬 サリチル酸，サクシニルコリン		血圧上昇	交感神経作動薬(アンフェタミンなど)，抗コリン薬，MAO 阻害薬※ 抗ヒスタミン薬，
	低体温	エタノール，バツビツレート，オピオイド，クロニジン カルバマゼピン		血圧低下	細胞窒息作用(一酸化炭素，青酸カリ，メトヘモグロビン血症)，β遮断薬，Ca 拮抗薬，オピオイド

※MAO 阻害薬：Monoamin oxydaze(モノアミンオキシダーゼ)阻害薬

〔Bachur RG, Shaw KN：Toxicologic Emergencies. Fleisher & Ludwig's Texbook of Pediatric Emergency Medicine. 7th ed, LWW, 2015；1061-1098, Barker SJ, Tremper KK, Hyatt J：Effects of methemoglobinemia on pulse oximetry and mixed venous oximetry. *Anesthesiology* 1989；70：112-117, Timothy JM：Approach to the Poisoned Patient：Wall R, Hockberger R, Gaushe-Hill M：Rosen's Emergency Medicine：Consepts and Clinical Practice. 9th ed, Elsevier, 2017；1813-1822 より作成，一部改変〕

表5　特徴的な神経症状と中毒物質

神経系症状	中毒物質
せん妄・精神症状	エタノール，フェノチアジン，慢性依存(LSD※1，マリファナ，コカイン，ヘロイン，MDMA※2)，抗コリン薬(市販感冒薬含む)，交感神経賦活薬，デキストロメロルファン
けいれん	エタノール*，アンフェタミン*，コカイン，フェノチアジン，カルバマゼピン，テオフィリン，抗ヒスタミン薬，サリチル酸，リドカイン，ホウ酸，銀杏
失調	エタノール，バルビツレート，ベンゾジアゼピン，抗けいれん薬 催眠鎮静薬，有機溶媒，一酸化炭素
麻痺	ボツリヌス，重金属，テトロドトキシン※3

＊エタノール・アンフェタミンは離脱時にもけいれんを生じることがあるため注意を要する

※1　LSD：幻覚作用を用する麦角アルカロイド誘導体である lysergic acid diethylamide(リゼルギン酸ジエチルアミド)の略式名称

※2　MDMA：合成麻薬である methylenedioximethamphetamine(メチレンジオキシメタンフェタミン)の略式名称

※3　テトロドトキシン：フグ，ヒョウモンダコなどが有する神経毒(アルカロイド)

〔Bachur RG, Shaw KN：Toxicologic Emergencies. Fleisher & Ludwig's Texbook of Pediatric Emergency Medicine. 7th ed, LWW, 2015；1061-1098, Calello DP, Henretig FM：Pediatric Toxicology Specialized Approach to the Poisoned Child. Emerg Med Clin North Am 2013；32：29-52, Timothy JM：Approach to the Poisoned Patient：Wall R, Hockberger R, Gaushe-Hill M：Rosen's Emergency Medicine：Consepts and Clinical Practice. 9th ed, Elsevier, 2017；1813-1822 より作成，一部改変〕

除去が有効な中毒物質は存在しており，継続的な全身状態評価を行いながら施行する．

a　消化管中毒物質除去

　長らく中毒診療の中心を担ってきたが，その科学的根拠は明確ではなかった．現時点でも幼小児に関する消化管中毒物質除去の有効性について，十分な学術的精査は行われていない．少なくとも習慣として盲目的に行うことは避ける．

1）単純希釈(simple dilution)

　有効性は摂取後数分以内であり，基本的には自宅など病院前での処置である．局所の違和感や粘膜障害がある場合に水か牛乳を摂取し希釈を試みる．強い腹痛，繰り返す嘔吐もしくは意識障害を伴う場合は行わない．特に薬剤であれば，溶解による吸収促進の懸念もあり，留意する．

2）胃内容除去(gastric emptying)

　目的は胃内容除去により吸収量を最小限に留

Ⅰ 境界・事故関連の傷病　7. 中　毒

表6 特徴的な眼の所見と中毒物質

眼	中毒物質
瞳孔	
散瞳	アンフェタミン，抗コリン薬，バルビツレート（昏睡の場合），コカイン，LSD，抗ヒスタミン薬，メタノール，ボツリヌス
縮瞳	オピオイド，フェノチアジン，クロニジン，有機リン，エタノール
眼振	フェニトイン，カルバマゼピン，催眠性鎮静薬，フェンシクリジン，バルビツレート，MAO阻害薬，ケタミン，エタノール

〔Barker SJ, Tremper KK, Hyatt J : Effects of methemoglobinemia on pulse oximetry Desaturation. *Anesthesiology* 2000 ; 93 : 883-884, Timothy JM : Approach to the Poisoned Patient. Walls R, Gaushe-Hill M. Rosen's Emergency Medicine : Concepts and Clinical Practice. 9th ed, Elsevier, 2017 ; 1813-1822 より作成，一部改変〕

表7 特徴的な臭いを有する中毒物質

臭い	中毒物質
アーモンド	青酸化合物
にんにく	ヒ素，タリウム，マラチオン
洋梨	抱水クロラール，パラアルデヒド
腐卵臭	硫化水素

〔Timothy JM : Approach to the Poisoned Patient. Walls R, Hockberger R, Gaushe-Hill M. Rosen's Emergency Medicine : Concepts and Clinical Practice. 9th ed, Elsevier, 2017 ; 1813-1822 より作成，一部改変〕

表8 Toxidrome（特徴的な症状・徴候から中毒の原因物質を推定する）

	意識状態	瞳孔所見	そのほか身体所見	薬剤例
交感神経作動性	興奮 幻覚 けいれん 昏睡	散瞳	高血圧（脈圧開大）　頻脈 高体温　発汗　振戦 頻呼吸	コカイン アンフェタミン エフェドリン テオフィリン
コリン作動性	中枢神経抑制 昏睡	縮瞳	高血圧/低血圧 唾液分泌増加　尿量増加 流涙　胃腸管運動亢進 気道分泌増加　徐脈 筋繊維攣縮	有機リン カーバメート ニコチン （虫咬症）
抗コリン性	不穏 幻覚 昏睡	散瞳	高血圧　頻脈 高体温　頻呼吸 粘膜・皮膚乾燥　皮膚紅潮 腸管蠕動低下 ミオクローヌス	抗ヒスタミン薬 三環系抗うつ薬 抗パーキンソン薬
鎮静性 （sedative） 筋緊張低下	中枢神経抑制混乱 昏睡	縮瞳 （通常）	低血圧　徐脈 低体温 筋緊張低下　知覚鈍麻	アルコール ベンゾジアゼピン バルビツレート
オピオイド （opioid）	中枢神経抑制 昏睡	縮瞳	低血圧　徐脈 呼吸数減少　低体温 筋緊張低下 （肺水腫）	ヘロイン モルヒネ
アルコール 鎮静薬の離脱症状	興奮 幻覚（幻視） けいれん	縮瞳	高血圧　頻脈 高体温　発汗	

〔Barker SJ, Tremper KK, Hyatt J : Effects of methemoglobinemia on pulse oximetry and mixed venous oximetry. *Anesthesiology* 1989 ; 70 : 112-117 より作成，一部改変〕

439

めることである。原則摂取後30〜60分以内で適応があるが、抗コリン薬などより長期の胃内停滞が推測される場合は1時間を超えている場合も考慮する。そのほか、致命的となりえる中毒の場合も施行を考慮することは許容される。この場合、特に乳幼児では確実な気道確保を得るため、気管挿管を考慮すべきである。

かつて行なわれていた催吐は、現在では家庭でも行うことは推奨されない。

3）胃洗浄（gastric lavage）[9]

その有効性と合併症からも適応は厳密に限定すべきである。胃洗浄が中毒患児の予後改善につながることは証明されていない。基本的に小児では気管挿管による確実な気道確保を考慮すべきである。薬物が胃内で塊を作る場合は、気道確保がなされており、施設の状況で可能であれば、上部消化管内視鏡での除去は選択肢の1つと考える。

a）適 応

①致死的な量の薬物/毒物摂取があった場合 ②摂取後早期（1時間以内が目安）の場合（ヒ素やコルヒチンの誤飲など） ③抗コリン薬、サリチル酸など消化管蠕動を抑制作用がある薬剤の中毒、胃内長期残留が予想される場合 ①且つ②または①且つ③の場合

b）禁 忌

①気道確保が得られていない ②腐蝕性物質摂取の可能性がある ③粘膜障害が明らか ④消化管出血のリスクが高い（易出血性・血液凝固異常など）場合である。

c）方 法

①2〜3歳幼児：24 French（8 mm）程度のチューブにて生理食塩水 50〜100 mL/回
②中学生以上の10代小児：36〜40 French（12〜13 mm）程度のチューブにて生理食塩水 150〜200 mL/回

洗浄液が透明になるまで繰り返す。通常の胃管は径が細いため、中毒物質が液体のみの場合に用いてもよい。胃洗浄に下記の活性炭投与を併用することで胃洗浄単独よりも中毒物質がより多くの中毒物質除去が期待できる。

4）活性炭（activated charcoal）[9]

活性炭はその分子表面に中毒物質を吸着することで、体内への吸収を阻害する。転帰改善を示す良質な比較対照試験は行われていないが、吸着効果を示す研究結果は得られている。摂取後1時間以内で効果が最大とされており、合併症のリスクはほかの処置に比して少ないと考えられる。

ほとんど吸着されない物質があり、注意が必要である（表9[2]参照）。

a）方 法

活性炭 1 g/kg 経鼻胃管より投与（意識障害がないかごく軽度で嚥下に問題がない場合は自身で飲ませることも考慮）

b）禁 忌

①気道確保が得られていない ②誤嚥による肺障害のリスク（例：石油蒸留物などの炭化水素など） ③消化管粘膜障害がある

5）下剤投与（catharsis）

通常の下剤（ソルビトール・硫酸Mg・クエン酸Mg）投与による吸収減少効果はほとんど証明されていない。活性炭との単回投与は容認されるが、嘔吐、腹痛および高Na性脱水のリスクが高いことから、乳児への投与は避ける。

a）方 法

ソルビトール 1 g/kg

b）禁 忌

①消化管粘膜障害（腐蝕物質摂取後） ②電解質異常

6）腸管洗浄（whole bowel irrigation）

高分子であるポリエチレングリコール電解質液（polyethylene glycol-electrolyte solution：PEG-ES）を用いて、より多量・交流量で腸管を洗浄する。効果は定まっていないが、乳児でも電解質異常などをきたすリスクは低い（乳児の腹部手術前処置での使用経験より）。活性炭による吸着が期待できない中毒物質で施行を考慮す

表9 活性炭投与が無効な中毒物質	
活性炭が無効な中毒物質	電解質（リチウム、カリウムなど）、強酸、強アルカリ、鉄、ヒ素、ヨウ素、エタノール、エチレングリコール、メタノール、青酸化合物、非水溶性物質（炭化水素化合物）

〔Bachur RG, Shaw KN：Toxicologic Emergencies. Fleisher & Ludwig's Textbook of Pediatric Emergency Medicine. 7th ed, LWW, 2015；1061-1098 より作成、一部改変〕

る．幼児では気管挿管による確実な気道確保を行なったうえで腸管洗浄を行なうべきであろう．

a）適　応

①徐放薬（テオフィリン，リチウム，ベラパミルなど）　②金属（鉄，鉛など）

b）方　法

PEG-ES（ニフレック®）幼児 500 mL/時，中学生以降の小児 2000 mL/時を経鼻胃管などを用いて投与する（口径は胃洗浄と異なり大きい必要は無い）

c）禁　忌

①確実な気道確保がなされていない　②嘔吐　③消化管粘膜損傷　④持続する消化管出血

b 排泄促進

1）利尿（尿アルカリ化）

かつて行われていた強制利尿は，糸球体濾過率を高める目的で行う特殊な症例（横紋筋融解の存在など）以外では用いられない．

尿のアルカリ化による排泄促進は，弱酸のサリチル酸などで有効とされる．そのほか，フェノバルビタール，クロルプロパミド（血糖降下薬：SU〔スルホニルウレア〕剤）などでも有効であるが，治療の主体ではなくあくまで補助的な治療である．

a）方　法

炭酸水素 Na（メイロン®，炭酸水素 Na 静注®）を 1〜2 mEq/kg/時で 1〜2 時間投投与し，中毒症状が改善するまで行う．Na 濃度が高く，水分負荷と Na 負荷（NA も 1〜2 mEq/kg 投与することになる）に留意する．そのほか K 値も随時計測し，低下があれば補正し，尿 pH の目安は 7.5〜8.5 である．

2）活性炭反復投与（消化管透析 gastrointestinal dialysis）

腸粘膜血管内から腸管管腔内への濃度勾配による拡散分泌促進（消化管透析），腸管内に停滞している薬剤の吸収阻害，および腸肝循環の阻害が期待される機序である．以下の特徴をもつ薬物に有効と考えられている．①活性炭に吸着されやすい　②血液中でイオン化していない　③タンパク結合率が低い　④脂溶性　⑤腸肝循環する　⑥徐放剤など．具体的な薬剤は表10[8]

参照．

施行する場合には気道確保が前提であり，乳幼児ではコンプライアンスを考慮すると通常気管挿管を要する．状況としてまれではあるが，意識障害がない，もしくはごく軽度であり嚥下に問題がなければ，胃管からの投与ではなく，飲ませることを考慮してもよい．この場合，ジュースなどに溶かすことが必要となる．

a）方　法

0.5〜1 g/kg の活性炭を 4〜6 時間ごとに 24〜48 時間投与する．

3）腎代替療法（renal replacement therapy）

重症患児を対象に行う治療であり，目的は排泄の促進，重篤な酸塩基・電解質異常の補正である．迅速な毒素（toxin）除去には高流量透析が最適である．が，血行動態が不安定であり，通常の血液透析に耐えることができない症例では，持続血液透析（continuous hemodialysis：CHD）・持続濾過透析（continuous hemodiafiltration：CHDF）も選択肢となる．

有効な中毒物質は，①体内組織分布容積の小さい物質　②低分子量物質（500Da 未満/分子量 2000 が目安）　③血漿蛋白結合率が低い物質である．

血液透析に濾過を組み合わせることでより大きな分子量の物質が除去可能となる．血液灌流は分子量に関わらず中毒物質の除去が可能となるが，活性炭カラムを使用することが通常であり，活性炭で除去可能な中毒物質が対象となる（表11[2,8]参照）．血液透析（濾過）の適応は，患児の側の要因と摂取中毒薬物の要因とからなる（表12[8]参照）．血漿交換や腹膜透析は基本的には用いることはない．

表10 活性炭反復投与が有効な薬剤
活性炭反復投与が有効と考えられる薬剤
テオフィリン，三環系抗うつ薬，フェノバルビタール，カルバマゼピン，フェニトイン，オピオイド，Ca 拮抗薬，抗コリン薬，サリチル酸

〔Timothy JM：Approach to the Poisoned Patient. Walls R, Hockberger R, Gaushe-Hill M. Rosen's Emergency Medicine : Concepts and Clinical Practice. 9th ed, Elsevier, 2017 ; 1813-1822 より作成，一部改変〕

Ⅲ　おもな救急疾患

表11	血液濾過透析適応となり得る中毒物質およびその導入目安血中濃度

中毒物質	透析濾過開始目安血中濃度
エチレングリコール	50 mg/dL
メタノール	50 mg/dL
サリチル酸	80〜90 mg/dL（急性） 60 mg/dL　　（慢性）
フェノバルビタール	100 mg/dL
テオフィリン	60〜100 mg/dL
リチウム	4.0 mEq/L（急性） 2.5 mEq/L（慢性）
パラコート	0.1 mg/dL
バルプロ酸	―
メトトレキサート	―
ビグアナイドによる 乳酸アシドーシス	―

〔Bachur RG, Shaw KN : Toxicologic Emergencies. Fleisher & Ludwig's Textbook of Pediatric Emergency Medicine. 7th ed, LWW, 2015 ; 1061-1098, Timothy JM : Approach to the Poisoned Patient. Walls R, Hockberger R, Gaushe-Hill M. Rosen's Emergency Medicine : Concepts and Clinical Practice. 9th ed, Elsevier, 2017 ; 1813-1822 より作成，一部改変〕

　合併症には，中心静脈路確保に伴うもの（穿刺部血腫・血管損傷・出血など），血行動態の不安定化，電解質異常および使用する抗凝固薬使用による出血などがある．

　いずれの治療を行うにせよ，特に小児の重症症例では治療経験施設に限りがあり，早めの高次搬送，特に小児集中治療室を有する病院への転搬送を考慮すべきと考える．特に血行動態悪化後の搬送には危険が伴うため，転送の決断にはオーバートリアージが容認されるべきである．

💡 Point

▶中毒診療は疑うことから始まる
▶中毒についての情報源を確保する（中毒情報センター：http://www.j-poison-ic.or.jp/homepage.nsf など）
▶まずは生理学的異常を評価し安定化を得

表12	血液濾過透析の適応要因

患児側要因	中毒物質側要因
標準的治療施行後も状態悪化，意識障害の遷延と他合併症出現の可能性が高い，腎機能障害・肝障害および呼吸不全など中毒物質排泄・代謝に障害を伴う（中毒に起因するか否かは問わない）	血中濃度と中毒症状の相関がある，代謝産物自体が毒性をもつ，透析で除去可能な物質による致死的中毒，中毒薬物が遅発性臓器障害をきたす可能性

〔Timothy JM : Approach to the Poisoned Patient. Walls R, Hockberger R, Gaushe-Hill M. Rosen's Emergency Medicine : Concepts and Clinical Practice. 9th ed, Elsevier, 2017 ; 1813-1822 より作成，一部改変〕

る
▶生理学的異常が無く，安定している患児では詳細な問診と情報収集に時間をかける
▶中毒の背後にある外傷などにも気をつける
▶薬物スクリーニング検査だけに頼らない（特性の理解が重要）
▶重症である場合に限らず，解毒薬など専門治療が必要と判断すれば速やかな高次搬送を決断する
▶状態が安定しており帰宅可能と判断した場合でも，患児の療育環境を評価する（予防の重要性）

⚠ Pitfall

▶診察時の状態のみで重症度を判断しない．発症までに時間を要する中毒もある（徐放剤・中毒性アルコール・アセトアミノフェンなど）
▶少量のみの摂取で安心しない（one pill can kill）
▶患児の同胞などがいる場合，無事を確認しておく（特に虐待などでは中毒患児が複数の可能性もある）

保護者への説明のポイント

- 通常保護者は責任を感じ，自責の念を持っている．病状説明や情報収集時には保護者を責める言葉や態度とならないように留意する
- 侵襲的な処置(気管挿管・胃洗浄・腎代替療法など)は可能な限り行う前に保護者へ必要性と合併症を説明する
- 帰宅可能な場合，予防の重要性を確認する(child resistant package：CRPについての情報提供など)

1) 日本中毒情報センター：2017年受信報告．http://www.j-poison-ic.or.jp/homepage.nsf(2019年2月4日閲覧)
2) Bachur RG, Shaw KN：Toxicologic Emergencies. Fleisher & Ludwig's Textbook of Pediatric Emergency Medicine. 7th ed, LWW, 2015；1061-1098
3) Calello DP, Henretig FM：Pediatric Toxicology Specialized Approach to the Poisoned Child. Emerg Med Clin North Am 2013；32：29-52
4) 日本小児科学会・日本小児救急医学会(監)：中毒．小児救急医療の理論と実践．編集室なるにあ，2013；117-124
5) American Heart Association・重症の疾患や外傷のある小児に対する体系的なアプローチ．PALSプロバイダーマニュアル AHAガイドライン2015準拠．シナジー，2018；29-67
6) Barker SJ, Tremper KK, Hyatt J：Effects of methemoglobinemia on pulse oximetry and mixed venous oximetry. *Anesthesiology* 1989；70：112-117
7) Aravindhan N, Chisholm DG：Sulfhemoglobinemia Presenting as Pulse Oximetry Desaturation. *Anesthesiology* 2000；93：883-884
8) Timothy JM：Approach to the Poisoned Patient. Walls R, Hockberger R, Gaushe-Hill M. Rosen's Emergency Medicine：Concepts and Clinical Practice. 9th ed, Elsevier, 2017；1813-1822
9) Henretig K：Toxicologic and environmental procedures. In King C, Henretig FM, King BR, et al.(eds)：Textbook of Pediatric Emergency Procedures. 2nd ed, Lippincott Williams & Wilkins, 2007；1165-1179

Column 21　銀杏中毒では催吐は禁忌！

　小児救急現場での無熱性けいれんへの遭遇は少なくない．軽症嘔吐・下痢に伴うけいれん群発や低血糖，代謝性疾患に伴うけいれんなどもあるが，いわゆるてんかん発作としての無熱性けいれんが多くを占める．また，けいれん中，けいれん後に嘔吐を認める症例も少なくない．しかし，けいれん発作前に嘔吐を認めるてんかん発作などはあまり経験されない．

　けいれん発作前に嘔吐を認める場合，あるいはけいれん後にも複数回のけいれんを認める場合には，銀杏中毒を忘れてはならない．中毒の教科書には，銀杏中毒の場合にはけいれん誘発のために催吐は禁忌と書かれている．これは Auerbach 神経叢での GABA の減少により腸管蠕動運動が低下し鼓腸が生じるとともに，脳内では興奮性アミノ酸であるグルタミン酸の増加による易けいれん状態に陥るからである．銀杏に含まれるメチルピリドキシンが，ビタミン B_6 のグルタミン酸脱炭酸酵素の補酵素作用を拮抗阻害するため，興奮性アミノ酸のグルタミン酸の増加と GABA の減少によりけいれんが誘発されることがわかっている（図1）．銀杏を食して数時間で発症するため，銀杏摂取の問診を忘れなければ，摂取歴は容易に聴取可能である．いずれにせよ，嘔吐の多い無熱性けいれんでは必ず銀杏中毒を疑い，摂取歴を問診すべきである．同日複数回の無熱性けいれん発作で，てんかんと診断され，抗てんかん薬を数年服用していた児の母親がメディアで銀杏中毒の記事を読んで相談に来た経験もある．

（市川光太郎）

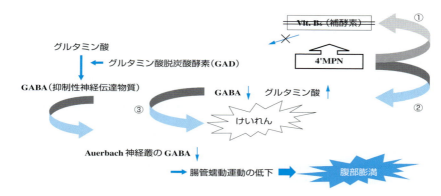

図1　銀杏中毒の機序・病態
銀杏中に含まれる 4-O-methylpyridoxine（4'MPN）がビタミン B_6（Vit B_6＝リン酸ピリドキサール）に類似しているため，Vit B_6 の作用を競合阻害する．

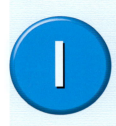

Ⅲ おもな救急疾患
境界・事故関連の傷病
8．熱中症

松戸市立総合医療センター小児医療センター　平本龍吾

1 疾患の概要

　熱中症とは「暑熱環境（heat stress）における身体適応の障害によって起こる状態の総称」と定義される[1]．近年，地球温暖化や都市に伴うヒートアイランド現象などによる環境温度の上昇とともに日本だけでなく，世界的に大きな社会問題となっている．特にわが国では2018年夏は過去に類がないほど酷暑が続き，2018年7月20日に，日本救急医学会・熱中症に関する委員会より，熱中症予防に関する緊急提言が発表された[2]．このなかでは，特に小児・高齢者・持病のある人を「熱中症弱者」としての認識が重要と述べられている．現時点で熱中症診療ガイドラインの最新版は日本救急医学会熱中症に関する委員会から2015年に発表されている[1]．

a 疫　学

　2018年7月の全国における熱中症による救急搬送人員数は54,220人であり，2017年7月の救急搬送人員数26,702人と比べると倍以上に増えている．年齢区分ごとの救急搬送人員数では，高齢者（満65歳以上）が26,269人（48.4%），次いで成人（満18歳以上65歳未満）19,609人（36.2%），少年（満7歳以上18歳未満）7,776人（14.3%），乳幼児（生後28日以上満7歳未満）566人（1.0%）の順となっている[3]．近年は熱中症予防のキャンペーンの効果もあり学童の熱中症死亡例がかなり減ってきていたが，それでも2015年～2017年の3年間で，10～14歳，15～19歳の年齢で3名ずつが熱中症で死亡している．そのため暑熱環境下でのスポーツを行う学童・生徒に対しての熱中症発症予防のさらなる啓発活動が非常に重要となる．

b 小児の熱中症の病態

　熱中症発症の3大要因は，環境・からだ・行動の3つに分類される．具体的には，「環境」要因としては，高い気温，高い湿度，弱い風などである．「からだ」の要因では，激しい運動によって体内に著しい熱が産生されたり，暑い環境に身体が十分に対応できないこと，乳幼児や肥満児であることなどが挙げられる．「行動」の要因として，激しい筋肉運動・慣れない運動や，長時間の屋外作業，水分補給ができない状況が加わり，その結果として熱中症を発症するとされる[4]．

　小児は成人に比べて熱中症が起こりやすい．その理由を列挙すると，①発汗能力が成人に比較して未熟，気化がうまく働かないこと，②体重当たりの体表面積が大きいため外界からの熱の影響を受けやすいこと，③体表面積あたりの熱産生量が多いこと，④乳幼児ほど腎の濃縮能が弱いこと，⑤体重あたりの水分率が成人より大きく，1日あたりの水分出納が大きいことなどである．

　湿球黒球温度（Wet Bulb Globe Temperature：WBGT）は，気温・湿度・輻射熱をそれぞれ1：7：2の割合で取り入れており，1982年より熱中症予防の国際基準として位置付けされている[5]．その後日本でも，日本体育協会と環境省が，熱中症予防ガイドラインや情報サイトにてWBGTを「暑さ指数」として活用している．

c 症　状

　「熱中症診療ガイドライン2015」[1]では重症度で分類することを推奨している．Ⅰ度（軽症）では，めまい，大量の発汗，欠神，筋肉痛，筋肉

445

Ⅲ　おもな救急疾患

の硬直（こむらがえり）が出現する．Ⅱ度では，頭痛，嘔吐，倦怠感，虚脱感，集中力や判断力の低下が現れる．Ⅲ度（重症）になると，中枢神経症状（意識障害≧JCS2，小脳症状，けいれん発作），肝・腎機能障害，血液凝固異常を合併する（表1[1]参照）．ただし症状は重なっている場合も多く，分類にこだわる必要はない．大事なことは熱中症と診断し，直ちに冷却を開始すること，そしてⅡ度の症状が出たり，Ⅰ度の症状の改善がみられなければ，直ちに医療機関に搬送することである．これは周囲の人の判断に委ねられるため，一般の人や学校関係者への啓発活動が大事となる．またⅢ度かどうかの判断は，救急隊員や，病院到着後の診察・検査によって診断される．

❷ 診断・治療のフローチャート

ⓐ 診　断

　熱中症とは「暑熱環境における身体適応の障害によって起こる状態の総称」であるため，暑熱環境における体調不良では常に熱中症を疑うことから始まる．実際には「暑熱による諸症状を呈するもの」のうちで，ほかの原因疾患を除外したものを熱中症と診断する[1]．
　日本救急医学会熱中症分類では，熱中症を軽症から重症まで1つの軸で，Ⅰ，Ⅱ，Ⅲ度の3段階の重症度に分類（表1）．従来，熱失神，熱けいれん，熱疲労，熱射病などと表現されたものを一連のスペクトラムとして「熱中症」として総称するものと定義されている．同時に従来の熱射病の三主徴「意識障害・体温40℃以上・発汗停止」に固執して病状を過小評価することは避けなければいけない．この日本救急医学会熱中症分類による重症度評価の妥当性は，これまでに日本各地での疫学的研究により確認されている．
　また熱中症はその重症度とはかかわらず熱性障害が原因であるため，熱中症の患児は悪寒を伴わずに高体温となり，本人は「暑い」と表現する．小児の熱中症の大半はⅡ度までの熱中症であり，本人に悪寒の有無の確認が可能である．Ⅲ度の熱中症のように，全身状態が悪く高度の

意識障害がある場合は，速やかに呼吸と循環のサポートを行いながら，原因検索として髄膜炎や脳炎や敗血症，頭蓋内出血などの鑑別が常に大事である．図1に診断・治療のフローチャートを示す．この中にも記載しているが，早期発見・早期治療が重要である．

ⓑ 治　療

　重症度分類別の治療について記載する．ただし，重症度によって対応が異なるのはいうまでもないが，進行する危険性があるため，重症度の分類にこだわるべきではない．常に呼吸と循環の安定を最優先に考えて行動する必要がある．

1）Ⅰ度
　通常は現場で応急処置と見守りで対応可能とされる．具体的には冷所での安静，体表冷却，経口的に水分とNaの補給を行う．具体的には風通しのよい日陰やエアコンが効いている室内に移し，衣服をゆるめる．次に体表（下着の上からでもいい）に霧吹きで水を噴霧してうちわや扇風機で風を送り，気化熱を奪って身体を冷やすのが効果的とされる[6]．塩分と水分の両者を適切に含んだもの（01〜0.2%の食塩水）が推奨される[1]．現実的には市販の経口補水液が望ましい．これらの対応で自然に回復することが大半である．

2）Ⅱ度
　医療機関での診察が必要となる．体温管理，安静，十分な水分とNaの補給を行う．経口摂取が無理な時は点滴加療を行う．循環不全がある場合は，生理食塩水や乳酸リンゲル液20 mL/kgを休息に投与して，呼吸・循環状態を再評価する．初期の補液に低Naの維持輸液を用いてはならない．意識状態が悪い状態での低血糖の合併に対しては，ブドウ糖0.5〜1.0 g/kgを投与する．症状が安定したら帰宅可能であるが，帰宅後も慎重な経過観察が望ましい．Ⅱ度であっても，症状（特に意識状態）が悪化する場合は，Ⅲ度の可能性も念頭において治療に当たる．

3）Ⅲ度
　超急性期の死亡率が圧倒的に多く，神経学的後遺症を残す可能性があるので，迅速に対応する．その際の治療の柱は，①積極的な冷却，②

446

I 境界・事故関連の傷病　8. 熱中症

表1　日本救急医学会熱中症分類2015

分類	症状	重症度	治療	臨床症状からの分類
I度（応急処置と見守り）	めまい，立ちくらみ，生あくび，大量の発汗，筋肉痛，筋肉の硬直（こむら返り）意識障害を認めない（JCS＝0）		通常は現場で対応可能→冷所で安静，体表冷却，経口的に水分とNaの補給	熱けいれん熱失神
II度（医療機関へ）	頭痛，嘔吐，倦怠感，虚脱感，集中力や判断力の低下（JCS≦1）		医療機関での診察が必要→体温管理，安静，十分な水分とNaの補給（経口摂取が困難な時は点滴にて）	熱疲労
III度（入院加療）	下記の3つのうちいずれかを含む．①中枢神経症状（意識障害≧JCS2，小脳症状，けいれん発作）②(H/K)肝・腎機能障害（入院経過観察，入院加療が必要な程度の肝または腎障害）③血液凝固異常（急性期DIC診断基準にて診断）→III度のなかでも重症型		入院加療（場合によっては集中治療）が必要→体温管理（体表冷却に加え，体内冷却，血管内冷却などを追加）呼吸，循環管理DIC治療	熱射病

〔日本救急医学会熱中症に関する委員会編：熱中症診療ガイドライン2015．http://www.jaam.jp/html/info/2015/pdf/info-20150413.pdf, 2015 より一部改変〕

脱水と電解質異常の補正による循環の安定化，③障害臓器への対応の3つである．身体の休息冷却や十分な輸液に加えて，小児の集中治療が可能な施設での厳重な全身管理と各種臓器への対応，播種性血管内凝固（disseminated intravascular coagulation：DIC）の治療が必要となる．

体温管理の原則はクーリングである．実際には深部体温を連続的にモニターし，可及的速やかに（目標としては1時間以内に）39℃以下まで下げ，38.5℃に達したらクーリングを中止とする．体表に微温湯を噴霧し，ファンで送風し蒸発させる．冷却に適した部位（鼠径部・腋窩・頸部など）を氷枕を用いて冷却する．冷水は皮膚表面の血管が収縮するばかりでなく，悪寒戦慄で熱を産生しまうので有効ではない．なおアルコール噴霧は皮膚から吸収されるため，小児では禁忌である．欧米では冷水に身体を入れ冷却するのが効果的とされるが，気道確保やモニターの管理が煩雑となる．解熱薬は視床下部で

の体温調節中枢の設定温度を下げることで薬効を示すが，III度熱中症では体温調節中枢が破綻しているため無効である[6]．逆に解熱薬の代謝で発熱が惹起される可能性もあるので禁忌とされる．熱中症診療ガイドライン2015[1]でも，適切な冷却目標温度と冷却時間に関しては，深部体温が38℃台になるまで積極的な冷却処置が大事であること，また高体温の時間が長くなると予後不良となるため，できるだけ早期に目標温度に到達することが望ましいとされている．また冷却目標温度と冷却時間に関しては，意識障害を伴う重症熱中症に対しては，病院に搬送前より積極的な冷却（水の噴霧など）を開始すること，病院到着後は直腸温をモニタリングし深部体温が38℃台になるまで全身管理の下に冷却処置を効果的に行うことが後遺症を生じないために重要と記載されている[1]．

輸液管理に関しては，PALS（小児二次救命処置法）に沿って，低血圧やショックを呈してい

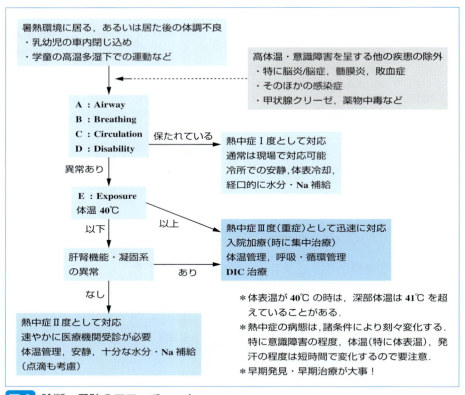

図1 診断・予防のフローチャート

る場合は，生理食塩水や乳酸リンゲル液の急速投与を行う．ただし心筋障害を合併することがあるので，心機能が悪い場合，急速補液は慎重に行う．その場合は，補液量を5〜10 mL/kg に減量し，投与中および投与後の呼吸状態を十分に観察することが大切である．また高熱のために拡張していた血管が冷却により収縮するため，末梢に溜まっていた水分が戻ってくることにより，大量輸液による肺水腫が発生することがあり注意が必要である．バルーンカテーテルを膀胱内に留置して尿量1 mL/kg/時以上を目安に補液を行い，必要に応じて利尿薬を使用する．治療中の悪寒戦慄に対してはベンゾジアゼピン系薬剤（ミダゾラムやジアゼパム）と使用する[6]．

熱中症診療ガイドライン2015[1]では，DICは重症熱中症に合併すると考えられるが，その発生機序と病態，治療の必要性，治療する場合の薬剤選択に関しては十分な検討がなされていないとされる．またDICが単独で発生することは非常にまれであり，通常は中枢神経障害，肝腎障害の双方もしくはどちらかと一緒に発生すること，AT-Ⅲやトロンボモジュリンに関するエビデンスは存在しないこと，そのためHeatstroke 2014では，採血項目にAT-Ⅲ，トロンボモジュリン，エンドトキシンを加えており，そのデータ解析が待たれることが記載されている．同じく熱中症における臓器障害に関しては，重症熱中症により生ずる臓器障害は，中枢神経障害，肝，腎，心筋障害，急性呼吸窮迫症候群（acute respiratory distress syndrome：ARDS）などの多臓器におよぶこと，これらの各臓器障害に対する十分に検討され確立した治療方法はなく，対症療法を行っているのが現状であること，中枢神経障害に対する低体温療法に関しては，無作為化比較試験などによる検証が必要であること，血液浄化療法に関しては，有効性を示す強いエビデンスはないが，熱中症の病態改善に血液浄化療法が寄与する可能性はあることが述べられている．

I 境界・事故関連の傷病 8. 熱中症

c 後遺症

熱中症のおもな後遺障害は中枢神経障害である．重症の場合，退院時に残存する中枢神経障害は1年後も改善がなく，中等症だと，発症2週間後に短期記憶や姿勢安定性の低下など中枢神経障害がみられるが，3〜6か月後には改善する．また急性期の肝障害に関してはあったとしても，慢性肝障害への移行はないとされる．後遺症としての中枢神経障害の発生に関連する要因としては，来院時の深部体温が高いこと，高度の意識障害や血圧低下などの循環障害を認めること，血液ガス分析でのBase excessが低値であること，冷却終了まで長時間要していることなどが挙げられる[1]．

d 予防

暑熱環境下での運動の際は，運動前・運動中・運動後に定期的に水分および塩分の補充および冷所での適切な休息を心がけることはいうまでもない．具体的な予防としては，口渇感に応じて自由飲水ができるような指導が大切である．ただし多量の発汗を伴うスポーツ活動時には自由飲水に慣れるまでは，状況に応じて水分補給タイムを設けるなど工夫が必要である．また塩分を含んだ汗を多量に流す夏期部活動において，水分のみを大量に補給すると低Na血症となり，筋肉の興奮性が増して有痛性の筋けいれん（こむらがえり）を生じる可能性があるので注意する．今年は特に外気温が体温を上回るような猛暑日がたびたび観測されている．このような日には，もともと湿度が高く風通しも悪い体育館内は，さらに劣悪な環境になりやすい．当然ながらこのような環境で部活動を行うことは，熱中症発症のリスクを著しく高めてしまう．現実的には，学童が運動する場合は，学校管理側が「暑さ指数（WBGT）」に応じた対応を取ることが重要である（表2参照）[7]．たとえばこのなかで，暑さ指数が31℃以上は子どもの運動は原則中止すべきとなっている．環境省は，熱中症発症の可能性がある期間は，連日ホームページ（http://www.wbgt.env.go.jp/wbgt_data.php）にWBGTを表示している．対象地区を選べるうえに道路上や体育館や温室など環境別に対応

しているので利用しやすい．そのほか，学校管理下で発生した熱中症死亡事故では，肥満が大きな要因とされている．夏期の子どものスポーツ活動時において，肥満度が高い者ほど深部体温が高くなる[4]．そのため肥満傾向の子どもほど，暑熱下長時間運動に対しては弱者的立場にあることを保護者や指導者は十分に留意する必要がある．

乳幼児をたとえ短時間であっても炎天下の車内に1人では絶対に残してはいけない．暑い場所では自動車がオーバーヒートしてエンジンが停止してしまい，車内の温度は15分間で60℃以上になることがあり，非常に危険である．毎年何名もの乳幼児が命を落としている．炎天下での幼児との散歩にも注意が必要である．通常気温は150 cmの高さで測るが，晴天時は地面に近いほど気温が高くなるからである．気温が32℃であっても，幼児の身長の高さ（約50 cm）では35℃を超えている．大人が暑いと感じていれば，幼児はさらに高温の環境にいることになる．

一般に向けて2018年7月に出された熱中症予防に関する緊急提言の中にも，具体的に下記の4つの提言が明記されている[2]．このような啓発活動はとても大切である．

---

1) 「暑さ指数（WBGT）」を意識した生活を心がけ，運動や作業中止の適切な判断を！
2) 水分をこまめに取ること．おかしいなと思ったらすぐ涼しい場所に誘導を！
3) 適切な重症度判断と応急処置を．見守りつつ改善がなければすぐ医療機関へ！
4) 周囲にいるもの同士が，お互いに注意をし合う！

💡 Point

▶熱中症の予防（特に運動する学童・生徒）には，「暑さ指数（WBGT）」が有効である．

▶暑熱環境における体調不良では常に熱中症を疑うことから始まる．

▶必ず深部体温（通常は直腸温）で評価する．

Ⅲ おもな救急疾患

表2 熱中症予防運動指針

暑さ指数 （WBGT）	湿球温度 （参考）	乾球温度 （参考）	熱中症予防運動指針	
31℃ 以上	27℃ 以上	35℃ 以上	運動は 原則中止	WBGT31℃ 以上では，特別の場合以外は運動を中止する．特に子どもの場合には中止すべき．
28〜 **31℃**	24〜 27℃	31〜 35℃	厳重警戒 （激しい運動は 中止）	WBGT28℃ 以上では，熱中症の危険性が高いので，激しい運動や持久走など体温が上昇しやすい運動は避ける． 運動する場合には，頻繁に休息をとり水分・塩分の補給を行う．体力の低い人，暑さになれていない人は運動中止．
25〜 **28℃**	21〜 24℃	28〜 31℃	警戒 （積極的に休息）	WBGT25℃ 以上では，熱中症の危険が増すので，積極的に休息をとり適宜，水分・塩分を補給する． 激しい運動では，30 分おきくらいに休息をとる．
21〜 **25℃**	18〜 21℃	24〜 28℃	注意 （積極的に 水分補給）	WBGT21℃ 以上では，熱中症による死亡事故が発生する可能性がある． 熱中症の兆候に注意するとともに，運動の合間に積極的に水分・塩分を補給する．
21℃ 未満	21℃ 未満	24℃ 未満	ほぼ安全 （適宜水分補給）	WBGT21℃ 未満では，通常は熱中症の危険は小さいが，適宜水分・塩分の補給は必要である． 市民マラソンなどではこの条件でも熱中症が発生するので注意．

1）環境条件の評価には WBGT が望ましい

2）乾球温度を用いる場合には，湿度に注意する．湿度が高ければ，1 ランク厳しい環境条件の運動指針を適用する．

〔公益財団法人日本スポーツ協会：スポーツ活動中の熱中症予防ガイドブック．第 4 版，https://www.japan-sports.or.jp/Portals/0/data/supoken/doc/nechusho_yobou_guidebook_2018.pdf, 2018 より一部改変〕

> ▶予防が最も大事であるが，早期発見・早期治療で重症化を防げば，死に至ることは回避可能である．
>
> ▶重症度は対処のタイミングや内容，患者側の条件により刻々変化するので注意が必要である．
>
> ▶睡眠不足・心臓病・糖尿病・肥満はリスク因子となる．
>
> ▶従来の熱射病の 3 主徴「意識障害・体温 40℃ 以上・発汗停止」に囚われて過小評価することは避ける．
>
> ▶適切な初期治療が行われないと熱中症はさらに重症化していく可能性が高いため，オーバートリアージしてでも迅速に治療レベルを上げることを躊躇しない．
>
> ▶重症では，発症 3〜4 時間以内に冷却を開始し，1 時間以内に 39℃ 以下にすることを目標とする．

おわりに

　重症の熱中症は死に至ることがあるため，早期発見・早期治療開始が必須である．環境温が年々上がってきている現在の社会においても，熱中症は予防可能であるため，医療関係者だけでなく，一般の人々含めての啓発活動が非常に大事となる．

I 　境界・事故関連の傷病　8. 熱中症

保護者への説明のポイント

a．熱中症全般に関して

●高温の環境下に長時間いるとき，あるいはいたあとの体調不良はすべて熱中症の可能性がある．

●Ⅲ度の熱中症では，集中治療が必要なこと，救命できないことがあること，後遺症を残すことがあることをきちんと説明．

b．予防・対応に関して

●予防法を知って，それを実行すれば完全に防ぐことが可能である．

●日頃から適度に外遊びを奨励し，暑さに慣れさせておく．

●乳幼児の衣服は，熱放散を促進する適切な服装を選択する．

●乳幼児を夏期に窓を閉め切った車内に短時間だからといって放置しない（車内の温度は15分間で60℃以上になることがある）．

●学童・生徒の高温環境下でのスポーツの際は，運動前・運動中・運動後とも定期的に水分（スポーツドリンクや経口補水液など）を補給する．

●熱中症の応急処置を知っていれば，重症化を避けることができて，後遺症を減らすことができる．

●高温環境下で，顔が赤くなったり，ひどく汗をかいたり，頭痛・めまい・吐き気・こむらがえりが出てきたら，熱中症の可能性があるので要注意．

●その場合は，涼しい環境下で安静にして，身体を冷やして，水分と塩分の補給が必要．

●水分を受けつけない，応答がおかしいなどは緊急事態なので，救急車を要請し，高次医療機関を受診させる．

文献

1）日本救急医学会熱中症に関する委員会編：熱中症診療ガイドライン2015．http://www.jaam.jp/html/info/2015/pdf/info-20150413.pdf, 2015

2）日本救急医学会・熱中症に関する委員会：熱中症予防に関する緊急提言．2018/7/20；http://www.jaam.jp/html/info/2018/pdf/info-20180720.pdf

3）消防庁報道資料．平成30年7月の熱中症による救急搬送状況．2018/8/22；http://www.soumu.go.jp/menu_news/s-news/01shoubo01_02000081.html

4）環境省：熱中症環境保健マニュアル2018．2018;http://www.wbgt.env.go.jp/heatillness_manual.php

5）伊藤陽里：小児熱中症の特徴と発症予防．外来小児科 2017；20：67-72

6）長村敏生：熱中症．小児内科 2014；46：367-371

7）公益財団法人日本スポーツ協会：スポーツ活動中の熱中症予防ガイドブック．第4版，https://www.japan-sports.or.jp/Portals/0/data/supoken/doc/nechusho_yobou_guidebook_2018.pdf, 2018

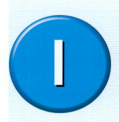

Ⅲ おもな救急疾患
境界・事故関連の傷病
9．児童虐待

北九州市立八幡病院小児救急・小児総合医療センター　市川光太郎

1 診断のフローチャート

　児童虐待（child abuse）の診断は，医学教育での教えと異なり，保護者の訴えを全面的に信じるのではなく，疑ってかかることが出発点となる．このためには，小児の年齢相応の発育発達とその行動（言動）内容を熟知しておく．すなわち，年齢不相応の出来事（たとえば，歩けない子どもの長管骨骨折や頭部外傷など）や年齢不相応な言動（小学生での性的内容の発言やしぐさなど）などを看過しない．

　また，子どもの言動に「子どもらしさ」が欠けている場合には，児童虐待や大人の子どもへの不適切な関わり（child maltreatment）による影響を考慮する．つまり，「何か気になる子ども」または「何か気になる親」そして「何か気になる親子関係」を感じたら，児童虐待をまずは考慮する（図1）．

　医療者は治療技術の修得の訓練・教育を中心に受けている事実から，どうしても発生要因や受診までの経過は二の次となり，治療にのみ専念しやすい．しかし虐待の診断という点では，傷病の治療に専念し過ぎず，受診までの傷病の発生原因や経過での不自然さを見抜く必要がある．

　疑いを持ったら，自己判断ではなく，スタッフ間での協議，関係機関との連携を図り，多角的視点に基づいた地域全体での診断評価とその親子の見守りが必要となる．その根本をなすのが医学的診断であるが，その医学的根拠を正確に列挙できるように，外表を含めた身体的評価と，知的発育を含めての精神・心理的評価を行う（図2）．児童虐待における医学的診断根拠は虐待の社会的診断の根源・基盤となるものであ

り，個人診療所などを含めて，虐待の診断に自信がない場合には地域の基幹病院小児科，あるいは児童虐待に経験豊富な小児科医に紹介して診断を仰ぐことも重要である．

> **Point**
>
> 1）児童虐待は，急性脳症や細菌性髄膜炎などと同じ最重症危急疾患であるとの認識が重要である．
> ▶見逃せば，次に遭遇するときには心肺機能停止状態で搬入される可能性が非常に高い．
> ▶まだこのくらいであれば大丈夫だろう，と医療者が勝手な判断をしないことが重要であり，結果としてのアンダートリアージに十分注意が必要である．
> ▶疑ったら，必ず関係機関に連絡・通報する．それができなければ，地域基幹病院にその旨相談して診断を仰ぐ．
> 2）子どもの傷病の程度と保護者の説明との不一致点を見抜く．
> ▶発症から受診まで時間がかかっているなど，「受診の遅れ」を見逃さない．
> ▶傷病の程度と保護者の説明の食い違いや二転三転する説明内容を見逃さない．
> ▶保護者同士で受傷機転や経過の説明が異なるので，別々に尋ねる．
> ▶同じ保護者でも，時間をおいて尋ね直すと説明が異なることも見逃さない．
> ▶傷病の予後を心配しない，応急処置のみを希望，それ以上の医療を拒む，医療側への協力がないなどの保護者の特徴に気づく．

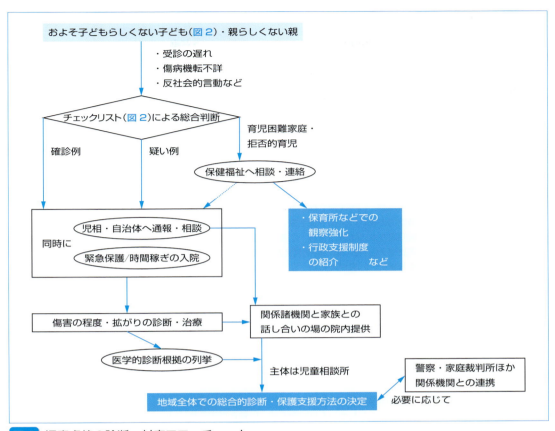

図1 児童虐待の診断・対応フローチャート
〔北九州市立八幡病院小児救急・小児総合医療センター〕

3) できる限り過剰診断を行い，医療機関との接点を維持して，関係機関との連携時間を稼ぐ．
▶ 必要以上に合併症などの説明を行う，可能な限り入院治療を行うなど，時間稼ぎをして保護者の言動を観察し，関係機関と連携する．

⚠ Pitfall

1) 安易に虐待行為などと口に出して，保護者を責める態度をとらない，見せない．
▶ 保護者も自分の虐待行為を恐れて必死の思いで受診している場合があり，保護者が支援を望んでいるための受診かもしれないとの思いやりを持って対応する．
▶ 虐待している親を犯罪者扱いせず，子どもへの安全提供，安全確保を最優先に行う．
▶ 高圧的な態度はかえって保護者を硬化させ，虐待をエスカレートさせることを認識しておく．

2) 虐待の発見・通報で医療者の役割が終わるわけではなく，その後も子どもと保護者を見守り，支援対策のリーダーとなる必要がある．
▶ 特に子どもの精神心理的な面を含めての発育発達に関して，長期的な関わりを行うべきである．
▶ 子どもの健全育成を目的とした，子どもと保護者の支援のための社会活動も

Ⅲ　おもな救急疾患

北九州市立八幡病院小児救急センター

ID–NO（　　　　　）　姓名（　　　　　　　　）　チェック（　　）回目　　年　　月　　日　　時
チェック者（　　　　　　）　所属（　　　　）

●子どもの身体所見

・全身状態　　□低身長（−2.0 SD 未満）　□痩せ（−2.0 SD 未満）　□栄養障害
　　　　　　　□体重増加不良　□るいそう　□およそ不適切な服装（季節はずれ，性別不明など）
　　　　　　　□未治療のう歯が多い　□原因不明の知的障害
　　　　　　　□不衛生（垢まみれ，ひどいオムツかぶれ，未治療の皮膚炎など）

・皮膚　　　　□新旧混在の外傷痕　□多数の小さな出血斑　□四肢体幹内側の傷
　　　　　　　□不審な傷（指や紐の形の挫傷，腕や手首をとり巻いている挫傷など）
　　　　　　　□不自然な熱傷（多数の円形の熱傷，手背部の熱傷，乳児の口腔内熱傷，熱源が推定で
　　　　　　　　きる熱傷，境界明瞭な熱傷痕など）
　　　　　　　□頭皮内の複数の外傷や抜毛痕

・骨折　　　　□新旧混在する複数回骨折　□多発骨折
　　　　　　　□頭蓋骨骨折（特に縫合線を越えた頭蓋骨骨折）　□肋骨骨折　□肩甲骨骨折
　　　　　　　□椎骨骨折　□乳児の骨折　□らせん状骨折　□鉛管骨折＊　□原因不明の骨折
　　　　　　　＊鉛管骨折：パイプを折るような外力で対側の骨皮質が保たれる骨折

・頭部　　　　□頭蓋内出血（特に硬膜下血腫）　□眼球損傷　□網膜出血
　　　　　　　□前眼房出血　□多発脳内出血（shaking baby syndrome）

・性器　　　　□肛門や性器周辺の外傷　□若年妊娠　□性器自体の損傷

・その他　　　□事故・中毒による反復傷害　□反復する尿路感染症
　　　　　　　□原因不明の疾患の反復（Münchhausen syndrome by proxy などの疑い）
　　　　　　　□原因不明もしくは説明のつかない発育発達遅延

●子どもの心理・精神・行動所見

　　　　　　　□一見して子どもらしくない無表情　□動きがぎこちない
　　　　　　　□表情が暗く・硬く，感情をあまり外に出さない・出そうとしない
　　　　　　　□触られることを異様に嫌がる　□自分からの発語が極端に少ない
　　　　　　　□保護者がそばにいるのといないのとで，動きや表情が極端に変わる
　　　　　　　□大人の顔色を窺ったり，怯えた表情をする　□異様に甘える
　　　　　　　□注意を引く言動　□過度の乱暴な言動　□多動で落ち着きがない
　　　　　　　□目立つ無気力さ・活動性の低下　□持続する疲労感・倦怠感
　　　　　　　□繰り返す食行動異常（むさぼり食い，過食・拒食，異食）
　　　　　　　□家に帰りたがらない　□繰り返す家出　□夜間遅い時間の外出
　　　　　　　□単独での非行（特に食物を主とした盗み）　□急激な学力低下
　　　　　　　□年齢不相応な「性」に関する言葉　□常識・社会性の顕著な欠如

●診断評価　　育児障害　グレー　イエロー　レッド　　**●対応連絡**　　院内　福祉　児童相談所

図2 児童虐待診断チェックリスト（子ども用）

行う．
▶以上から虐待を疑い，通告すればそれ
で医療者の務めが終わったと考えない．

2 虐待の種類とその特徴

a 身体的虐待（physical abuse）

　子どもに身体的危害を及ぼす暴行が行われた
場合を意味している．暴行の種類として，首を
絞める，殴る，蹴る，放り投げる，投げ落とす，

熱湯をかける，熱湯をかける，熱いもの（タバコ，アイロンなど）を押し付ける，溺れさせる，逆さ吊りにする，縛りつける，布団蒸しにする，罰として食事を抜く，異物を飲ませる，戸外に放置する，子どもにとって危険な作業をさせる，などがある．ネグレクトと並んで虐待のなかで多い行為であり，身体的虐待による死因は硬膜下血腫が主である．

b ネグレクト（neglect）

子どもの養育において愛護的なケアを行わずに欠落することがネグレクトにほかならず，その行為は幅広いものである．

①栄養ネグレクト（適切な栄養をバランスよく与えない），②衣類ネグレクト（季節に合った衣類ではない），③衛生ネグレクト（入浴させない，不潔な環境に置くなど），④情緒ネグレクト（子どもにとって愛護的かつ情緒的な関わりを持たない），⑤保健ネグレクト（予防接種や健診を受けさせない），⑥医療ネグレクト（必要な医療を受けさせない），⑦監督ネグレクト（炎天下の車中や危険な場所に放置など），⑧教育ネグレクト（義務教育に参加させない），⑨環境ネグレクト（危険な環境に置くことで，熱傷や誤飲などの危険性を放置する），⑩遺棄（捨て子，意図的自宅墜落分娩など）に分けられる．

c 心理的虐待（emotional abuse）

子どもが自身の存在権利（心理的に安全に守られて発達する権利）を侵害されることである．

①無視（子どもにとって必要な心理的な正の刺激を与えないこと），②拒否（子どもの存在そのものや価値，行為を否定すること），③差別（兄弟などと明らかに差別的対応をとること），④孤立（家庭の内外で他者との関係を断ち切ったり，関係形成を認めないこと．監禁に等しい行為），⑤言葉の暴力（子どもの心が傷つくような言葉を発する，人前でなじる，怒鳴って怯えさせるなど），⑥恐怖を与える（子どもを刃物や危険な行為を強要して脅すこと），⑦反社会的行為の強要（万引きや当たり屋，スリなどを強要すること），⑧見世物にする（子どもを見世物にして金銭を取ること），⑨親の理想を過度に強要する（子どもに過度の発達を押し付けるこ

と，親がさせたいスポーツに適した体型になるよう強制することなど），などが考えられる．いずれにせよ，子どもの自主性や自己存在感が著しく損なわれるような対応を行い，子どもの健全育成や能力の芽を摘むことが心理的虐待といえる．

d 性的虐待（sexual abuse）

性的虐待とは子どもの性的権利を侵害することと定義され，性的権利とは性的な安全が守られ，健全な性発達が保障され，かつ性的な自己決定権が守られることといわれている．子どもの発達年齢にとって早すぎる性的刺激は，すべて性的虐待と考えられている．

性的虐待には，①近親姦（家族内の性行為），②ペドフィリア（pedophilia；子どもを性的対象として性行為を行うこと），③性的嫌がらせ（性行為に限らず，痴漢的行為も含む），④あらゆる形の性交，⑤レイプ，⑥性的サディズム（性的興奮を得るための身体的傷害），⑦露出症（子どもに性器などを見せること），⑧子どものポルノ写真・ビデオなどの撮影，⑨子どもに無理やりポルノ写真・ビデオを見せること，⑩小児の売春に関与すること，⑪他人の性行為を見せること，などが考えられる．

③ 診　断

a 虐待の発生リスク因子

児童虐待は，①虐待者の50〜60％が実母である，②被虐待者は4〜5歳以下の乳幼児が多い，③虐待自体は世代間継承されやすい，などの特徴がある．保護者の成育歴や資質・性格の問題，子どもの問題（ハンディキャップを有している，生直後より親子分離期間が長いなど），家庭・家族環境因子の問題，地域と家庭との問題など複雑な要素が絡み合って発生することが知られているが，その発生リスク因子（表1）を医療者は熟知している必要がある．

Ⅲ　おもな救急疾患

表1 児童虐待の発生リスク因子

妊娠
- 望まぬ妊娠・出産

児の因子
- 多胎で特に双生児間の差が大きい場合
- 先天異常，低出生体重児など集中医療が必要な状態での出生
- 児が精神発達遅滞を伴った場合
- 長い家庭外養育から家庭に戻ったとき

親の因子
- 親が精神疾患，アルコール中毒，薬物中毒を伴う場合
- 親が知的障害を有している場合
- 親の気質が異様に暴力的であったり，反社会的気質が強い場合
- 親の育児知識や育児姿勢に問題がある場合（親としての自覚欠如，未熟性を含む）

家庭の因子
- 孤立家庭(外国籍の家庭，実家・他人との対人関係拒否を含めて)
- 病人や寝たきり老人などを抱えて，育児過多・負担増の場合
- 経済的に不安定な家庭
- 夫婦仲が極めて悪い家庭
- 子どもが入籍していない場合
- 反社会的な親の家庭(刑務所入所中などを含めて)
- 国際結婚など日本社会に溶け込めない片親がいる場合

---

b 児童虐待の医学的診断は疑うことから始まる

1）児童虐待の医学的診断は医師単独では不可能

児童虐待の診断には医療施設全体での親子の観察が不可欠で，受付事務から待合室での雰囲気，他の家族との関係，看護師との関係，診察室での状態などで総合的に疑う．このためにはスタッフ全員の同じレベルでの対応が必要となる．子どものチェックリスト(図2)などを用いて普遍的に疑い症例に対応し，看過しないようにする．

2）児童虐待の真の診断は地域社会が行うもの

医療側は児童虐待における医学的診断を行えるものの，真の診断は地域社会全体で行うものと考えられる．医学的診断根拠が高く児童虐待が疑われる症例は関係機関との連携を行い，真

の社会的診断に結びつける役割が医療側に求められる．ただし，子どもの安全確保という観点で医療側は常にオーバートリアージを行い，虐待から子どもを保護するという観点を忘れない．

3）よい医療のために保護者との信頼関係構築は最優先されてきたが，虐待診断は保護者を疑うという相反する行為のため，医療側のストレスは大きい

虐待診断の第一歩は保護者の説明等を疑うことであるが，この医療行為は元来の医療接遇から逸脱しているため，医療スタッフのエネルギー消耗は激しく，つい疑っていることを態度に示しがちである．この点を十分に認識しての診療が不可欠である．あるいは，そんなことはないだろうと安易に決めつけて，虐待行為を看過しないことが重要である．

c 身長・体重の評価～成長曲線の作成は診断の一歩として必須

虐待を受けた・受けている子どもに心身の発育障害が生じることは周知の事実である．いわゆる発育障害(failure to thrive：FTT)を認める症例は，成長曲線を作成することが虐待診断の第一歩である．器質的異常を認めない発育障害(non-organic failure to thrive：NOFTT)は十分にネグレクトを考慮する必要がある．虐待(ネグレクト)を疑わせるNOFTTの子どもの養育者にも特徴(表2)があることが多いので，その特徴を認識しておく必要がある．NOFTTにおける診断フローチャートを図3に示す．また，実際に家庭在住時の発育不良，入院や施設入所による発育キャッチアップなどがみられる場合には，濃厚に児童虐待が疑える．明らかな低身長・低体重などが存在する場合には原因精査を行うが，その要因に常に虐待の存在を念頭に置いておく．

d 精神心理的行動異常の存在

原因不明の知的障害や発達障害が認められる場合にも，児童虐待の存在を疑って精査する必要がある．すなわち，注意欠陥・多動性障害(AD/HD)や高機能広汎性発達障害を有していたり，知的障害があると虐待遭遇率が高くなることは

表2	NOFTT のネグレクト例の養育者の特徴

○子どものケアや発達に対する知識不足
○通常と異なる，偏った食事への考え方
○抑うつ状態，悲哀の存在，身近な人の喪失
○ストレス過多状態
○疾病罹患
○摂食障害
○家庭における適切な食事もできないほどの貧困の存在
○低年齢出産母親で，自己にも育児にも投げやりな状態
○子どもに対する愛着行動上の問題，愛情遮断
○養育者になることへの困難感が強い
・子どもが自分になつかないと訴える
・子どもと過ごすことにほとんど楽しみを見いだせない
・子どもに対する誤った，あるいは非現実的な期待を持ち続けている
・成長障害のない子どもと一緒にいたいと訴える
○子どもに笑いかけたり，話しかけたり，抱っこしたり，遊んだりなどの相互関係を営む時間がほとんどない
○子どもの FTT の状態を改善しようとする意識・意欲がない

知られているが，虐待を受けることによりいわゆる広汎性発達障害に陥り，社会生活を行ううえで困難なことが多くなり，問題行動などが目立ってくることも事実である．

1）情緒的症状

無表情・無気力，凍てつく凝視，過度の頭打ち（head banging），過度の衝動的反応（強い怒りや興奮など）や自傷行為などが年齢不相応にみられる．過食や異食などの食行動の異常も，低学年までによく認められる．さらに過度な粗暴さや独りぼっち，遺糞症・遺尿症なども多い症状である．傍若無人や拒否的な態度，寡黙など気分変容もよく経験される．

2）発達障害的症状

乳幼児期からの虐待行為により，「子どもの自己への適応性の習得，話す，歩く，排尿排便スキルの発達，衣食のスキル発達，遊びの発達，自己抑制などの能力の発達，他人の感情を見分ける能力の発達」などが妨げられることが知られている．広汎性発達障害と紛らわしい「過緊張，衝動性，攻撃性，解離体験」や AD/HD 児と紛らわしい「多動性，衝動性，攻撃性」が被

虐待児にみられることが多い．いずれにせよ，虐待を受けた子どもは常に緊張状態で，攻撃的な一面を有している．

3）反社会的症状

いわゆる仲間作りが不器用であり，単独行動での非行が目立つ．集団非行ではない場合には，その生い立ちに虐待があることを疑う必要がある．学習障害なども伴っており，褒められることへの経験不足から，自己意欲に欠如し，自己愛や自己自信が芽生えていないために，暴力行為などに走って自己表示を行うことが少なくない．いわゆる問題児とされている子どもたちに，被虐待児が少なからず紛れていることも事実である．

e 虐待における骨折の特徴

身体的虐待における骨折の頻度は 15% 前後と報告されている．

1）骨スクリーニング

虐待が疑われる症例において，2 歳以下では全例，2〜5 歳以下では骨損傷が疑われた症例に骨スクリーニングを行う必要があり，就学年以上では無症状の骨損傷はないのでスクリーニングは不向きとされている．実際の骨スクリーニングといわれる全身骨 X 線撮影は，頭蓋骨正面・側面，胸郭（胸部ではない）正面・側面，頸椎側面，腰椎側面，股関節正面，大腿骨正面（左右），下腿骨正面（左右），上腕骨正面（左右），前腕骨正面（左右），手指骨正面（左右），足趾骨正面（左右）の撮影である．骨折所見の陽性部位は最低でも正面側面を撮影し，必要に応じて斜位も撮影する．また，胸郭は肺野に照準が合う胸部撮影ではなく，胸郭撮影としてオーダーすべきとされている．

2）年齢における特徴

虐待にみられる骨折の 80% は 1 歳半未満，90% は 2 歳未満といわれている．逆に，不慮の事故による自然外傷での骨折はその 85% が 5 歳以上といわれている．すなわち年齢は，骨折が虐待によるものか否かの判断に極めて重要である．

3）骨折部位と虐待の特異度

虐待の特異度の高い骨折は，骨幹端部，肋骨（肋骨脊椎接合部），棘突起，胸骨，肩甲骨であ

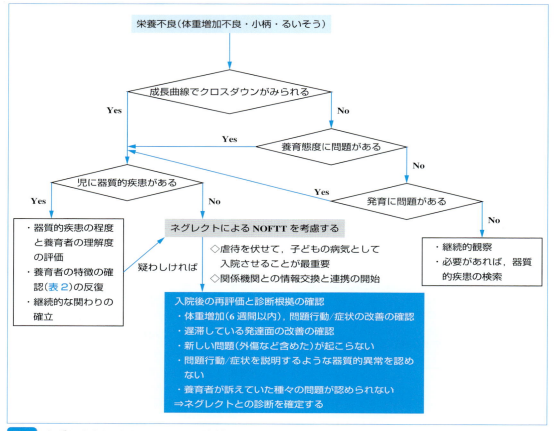

図3 ネグレクトによるNOFTTの診断フローチャート
〔北九州市立八幡病院小児救急センター〕

る．特異度が中程度の骨折は，骨端離開，脊椎，指趾，頭蓋骨の複雑骨折，複数骨折（特に左右），異なる骨折時期などである．特異度の低い骨折は，鎖骨，骨幹部，頭蓋骨線状骨折といわれている．

特に肋骨骨折は脊椎からの起始部に多いため，単純X線では認めにくいことが多い．必要があれば，胸部CT検査を行う．

しかし，特異度の高い骨折部位・骨折骨は経験的にもまれであり，逆に特異度の低い骨折は頻度が高いとはいえ，自然外力による骨折か人為的な骨折かの鑑別は困難である．すなわち，特異度の高い部位の骨折は診断が容易な分，虐待自体の見逃しは少なくなる．特異度の低い部位の骨折は虐待の診断が困難になり，見逃しが増えるので，ほかの条件を考慮して総合的に虐待か否かの診断をする．実際には歩けない5か月児が大腿骨骨幹部骨折，あるいは頭蓋骨線状骨折があれば，虐待の特異性は高くなるといえる．

4）骨折形態と虐待の特異度（図4）

骨幹端骨折であるcorner fractureやbucket handle fractureなどは自然外力では起こり得ず，特異度が高い．長管骨の捻転力による骨折であるらせん状骨折や，パイプを折り曲げるような外力により，片側のみ骨折し体側の骨膜・皮質は保たれている鉛管骨折なども，特異度が高いことで知られている．

f 体表面の挫傷（打撲痕）の観察ポイント

体表面の異常を認めた場合にはデジタルカメラでの撮影が望ましく，部位とサイズがわかるような外観を入れた撮影と，局所をクローズアップしての，傷痕の特徴がわかり，外傷器の

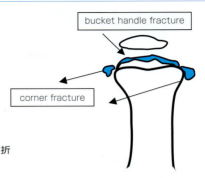

```
骨折部位⇒骨端・骨幹端骨折は虐待に特異的
    ・バケツの柄骨折（bucket handle fracture）
    ・角（かど）骨折（corner fracture）
    →強く引っ張ったり，激しく揺さぶることで起きる

骨折の形態⇒虐待で頻度の高い骨幹にみられる
    ・らせん状骨折→強くひねる形で受傷（脛骨が多い）
    ・横骨折→骨折部が背部に角ばる（前腕骨）
    ・膨隆骨折→末梢部の骨皮質が微妙に歪んだ骨折（前腕）
    ・鉛管骨折→パイプを曲げるような外力で片側の骨皮質が折れ，対側が保たれている場合

骨折の場所⇒自然外傷では起こりにくい骨折場所
    肋骨骨折（虐待の骨折の20％にみられる），鎖骨外側部，肩甲
    骨骨体部，肩峰突起部，椎骨（腰椎），手の骨など

年齢⇒歩けない子どもでは虐待を疑うべし
    ・2歳未満時では全身骨スクリーニングが不可欠
    ・2〜5歳では骨折がある場合，全身骨スクリーニングを行う
```

図4 虐待における骨折の特徴

予測ができる撮影を行う．また出血や皮膚の色などから，受傷からの時間経過（表3）も正確に予測して記入しておく必要がある．

1）新旧混在の傷痕

日頃から身体的虐待を受けているために，新旧混在した傷痕を持っていることが多い．患児も家族も，「転んだ」「知らないうちに」など受傷機転を正確に言えないため，自然外傷での受傷機転と合う傷痕・部位かなどを常に念頭に置き，傷痕のサイズ・色などを含めて詳細に記載・記録（デジカメ撮影）しておく．

虐待に最も特徴的な傷として，棒や縄などで強く叩かれるとその凶器の幅に沿って中心部の外側に線状痕が二本付く「二重条痕」が知られている（図5）．

2）熱傷痕

身体的虐待における熱傷の頻度は7〜9％と報告されている．不慮の事故でも熱傷は多いが，四肢末端部に多く，不均一な熱傷面で，加熱液体では splash burn とよばれる飛び散りによる飛散熱傷面が存在する等が特徴となる．一方，虐待による熱傷では熱傷面が均一で境界明瞭であり，熱源を容易に推定できるという特徴がある．また，自然外傷では熱傷しにくい体幹内側

表3 傷の色調変化と受傷からの経過時間の推定

受傷〜24〜48時間以内
　赤味が強く（皮下出血：赤血球の血管外漏出）腫れと膨隆がみられ，痛みも強い

受傷〜数日（3〜4日）以内
　赤味が薄れ，どす黒い紫色へ変化し，腫れと痛みも減る

受傷〜5〜6日
　皮下の赤血球がビリベルジン代謝を受けて紫色〜緑色の色調に変わる

受傷〜1週間前後
　打撲痕外側部から黄ばみ（赤血球のヘモジデリン化による）が出て，紫〜緑色が減色し，全く痛みもなくなる

受傷〜3〜4週以上
　多くは正常化するが，傷によっては炎症性色素脱出斑として白色様に皮膚色が褪せて痕跡瘢痕化している

面，臀部・陰部など，部位にも特徴がある．熱源ではタバコ，シガレットライター，アイロン，電気ゴテ，熱湯による手袋・靴下様の熱傷などがある．風呂の熱湯に浸けられて，表層の温度の高い部分と表層から下の温度の低い部分で，浸けられた身体の深さにより熱傷度の違いが生じ，ドーナツ現象とよばれる熱傷面が生じるこ

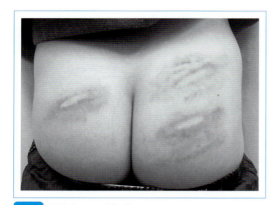

図5 臀部の二重条痕　（口絵㉕参照）

7歳8か月男児．
継父からシュノーケルで殴られて受傷．
〔北九州市立八幡病院小児救急・小児総合医療センター〕

とも，虐待による熱傷の特徴である．

3）頭部外傷

　虐待死につながる外傷としては頭部外傷が最も多く，その多くは急性硬膜下血腫である．受傷から時間を経て搬入されるためにその多くは致死的であり，救命できないことが多い．1歳未満の頭部外傷の64％が虐待によるもので，重症の頭蓋内損傷に限れば95％にのぼるとの報告もある．いずれにせよ，硬膜外血腫や頭蓋骨骨折を伴わない頭蓋内出血で，「虐待による頭部外傷（abusive head trauma：AHT）」と呼称されている．それまでは乳幼児揺さぶられ症候群（shaken baby syndrome：SBS, shaken impact syndrome：SIS）とよばれていた受傷機転である．

　すなわち，乳幼児を激しく震盪すると，硬膜下出血などの多発性の脳内出血と眼底出血が認められる．また，揺さぶりだけでなく，揺さぶりつけることでimpactが生じることも知られている．AHT（SBS）は，高所からの転落や交通外傷などの高エネルギー外傷の既往がないのに，びまん性脳浮腫，硬膜下血腫（出血），網膜出血（眼底出血）の3徴がみられる．これに加えて，びまん性軸索損傷，クモ膜下出血，手足がムチみたいにしなる長管骨のcorner fractureやbucket handle fractureなども起こる．大脳鎌に沿った半球間裂の硬膜下血腫の存在はAHT（SBS）に特異度が高いとされ，両側性の硬膜下血腫や出血時期の異なる二相性の硬膜下血腫の存在もAHT（SBS）を疑う根拠となる（p.395，III章I2 **頭部外傷**参照）．乳幼児の頭蓋内出血では必ず眼底検査を行い，眼底出血の有無をチェックしておく必要がある．AHT（SBS）では80％前後に眼底出血を伴い，自然外傷では20％以下の頻度とされ，眼底出血があると虐待の可能性が高くなる．

　実際には無呼吸・けいれん重積などで致死的な状態での搬入が多い．乳児の頭部の構造上の問題から，AHT（SBS）が発生しやすいことは知られている．「たかいたかい」などの父親のスキンシップでも起こることが指摘された時期があったが，現在では否定的であり，意図的に強く・激しく頭部を前後に揺することや，それに加えて衝撃（impact）を与えることがその病態成因に必要とされている（**図6**）．

　ただし，軽症の場合には単に不機嫌や嘔吐下痢症など通常の疾患と誤認してしまいかねないので，十分に問診を行い，発生原因などの洞察が不可欠である．また，突然死で運ばれることも少なくないため，死後の頭部CT検査も不可欠である（**図7**）．

④ 特殊な虐待としての代理人によるMünchhausen症候群

　多くは神経病質な母親が子どもを意図的に病気に仕立てて病院を転々とする疾患であり，その子どもの病因の判明がつかずに診断に窮することが多く，子どもにとって予後不良な疾患である（**表4**）[1]．母親自身の欲求不満—注目を浴びたいという欲求がそうさせるために，母親の神経心理状態に強く左右される．さらに母親自身が病院・医療に詳しいために，その巧妙なやり口に病院関係者は騙されることが多い．わかりそうになると勝手に転院するため，その追跡が困難になることもしばしばである．自分の抗精神薬や塩などを多量に服用させたり，点滴の中に自分の唾液を入れたりなど様々な行為をし，最も医療関係者の心的トラウマを引き起こす疾患である．発症病理・病態に合わない子どもの症状・疾患と，母親の神経病的な態度をみた場合には，本疾患を考慮する必要がある．

- 乳児では頭が大きく重く，首の筋力も弱いため，shaking を受けたときに頭部が激しく動きやすく，強い加速度が加わる．
- 骨縫合が柔らかいため，骨膜付着部，静脈洞付着部などで硬膜の裂傷が起こりやすく，硬膜下静脈も破綻しやすい．
- 髄鞘化が未完成で脳が全体に柔らかく，受傷しやすい．
- 生理的にクモ膜下腔が広いため，頭蓋骨の中で，脳が大きく動きやすく，軸索損傷，剪断損傷（shearing injury）を受けやすく，架橋静脈の破綻も起こりやすい．

硬膜下血腫（＋クモ膜下血腫），様々な脳実質損傷，網膜出血を伴う．
⇒これに直達外力の影響を加味して，shaken-impact syndrome とよんでいる．
SIS の概念では，壁などにぶつけられたあとの遠心力による加速力が受傷原因とされている．
実際には shaking と impact が組み合わさっている症例が多いと考えられる．

図6 AHT（SBS）の発症機序
〔北九州市立八幡病院小児救急・小児総合医療センター〕

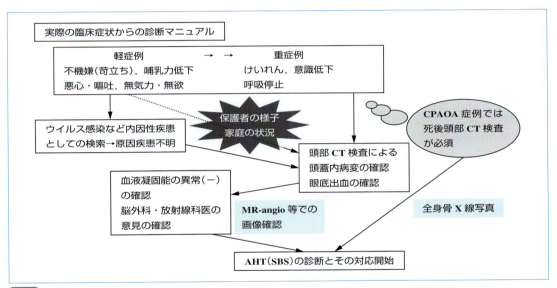

図7 AHT（SBS）の診断フローチャート
〔北九州市立八幡病院小児救急・小児総合医療センター〕

⑤ 関係機関との連携

　児童虐待の診断治療と並行して関係機関への通報が不可欠であるが，通報にて医療機関の役割が終了するわけではなく，そこから真の医学的支援が必要と思われる．このためにも各関係機関の役割を理解したうえで，日頃からその連携を図っておくことが最も重要である．このためにも，専門用語での連携ではなく，子どもの将来を見据えた，子どものための共通言語で連携を図ることが最も重要である．

　さらに医療機関としては，外傷評価などでの臨床法医学的診断のための法医学教室との連携も不可欠であり，さらには早期リハビリなど後遺症軽減のための療育施設との連携や，精神心理支援のための児童精神科〜心理療法施設など

表4 Münchhausen症候群の子どもたちの臨床的特徴

① 遷延または再発を繰り返す疾患が非特異的なパターン・経過を示し，また異なる原因によると思われる症状を同時に示す．
② 診断が全く典型的な症状で行われるか，あるいは全くまれな疾患である．
③ 一般的な治療では効果が得られず，治療の妨げになるような出来事（静脈ラインが抜けたり，カテーテル感染を繰り返したり，薬を何度も吐く，傷口の汚染が不自然に反復するなど）が起こる．
④ 身体所見と検査所見に矛盾点が多い．
⑤ 母親の訴える症状や身体所見が子どもの一般的な健康状態と矛盾している．
⑥ 子どもの症状と親の訴えが一致しない．親がいないときには親がいるときの症状が認められず，親以外の観察者には親のいう症状は観察できない．
⑦ 過去の正確な治療歴が聴取できない，あるいは親の病歴説明が診療記録と矛盾する．
⑧ 出血，けいれん，意識消失，無呼吸，下痢，嘔吐，発熱，嗜眠傾向などの訴えが多く，食物や薬のアレルギーもよく聞かれる訴えである．

〔芥　直子：子どもを代理としたミュンヒハウゼン症候群．小児内科 2002；34：1380-1382 より改変〕

の専門施設との連携も必要である．このためにも医療機関を中心として，地域連携を構築しておくことが望ましい．

保護者への説明のポイント

- 虐待者・保護者に対する接遇は困難なことが多いが，子どもの心身の安全を守る社会的介入の一環としての医学的対応である．
- 医療者として中立の立場を貫きながら，虐待を受けた（その可能性のある）子どもの心身の傷害から子どもの安全・保護を最優先した接遇を家族に行い，その心身の治療に徹する必要がある．
- 子どもの現在と将来の健康面のことを一番に考えての対応であることを過剰に強調することが基本となる．
- 注意すべき点は，子どもの身体症状の軽快治癒で診療を終了するとか，治療の打ち切りなどを不用意に発言しないことである．
- 表面的な治療に終始することなく，虐待を受けた子どもの精神心理状態の評価を慎重に行い，粘り強く保護者に接遇することが説明のポイントとなる．
- 反社会的な対応を迫られることも少なくないので，関係機関と連携しながら毅然とした態度で対応すべきである．
- 決して個人対応を行わず，施設，あるいは施設内の虐待対応委員会として対応すべきである．

文献

1) 芥　直子：子どもを代理としたミュンヒハウゼン症候群．小児内科 2002；34：1380-1382

参考文献

・市川光太郎：児童虐待イニシャルマネージメント．南江堂，2006

III おもな救急疾患

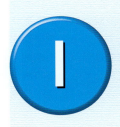

I 境界・事故関連の傷病
10. 急性中耳炎・急性鼻副鼻腔炎

● 和歌山県立医科大学耳鼻咽喉科・頭頸部外科　河野正充，保富宗城

1 急性中耳炎

a 診断のフローチャート

　急性中耳炎は，生後3歳までに約70％の小児が少なくとも1回罹患するとされる．わが国においては，2006年に小児急性中耳炎診療ガイドラインが示され，その後2009年，2013年および2018年に改訂されている[1]．この間，欧米においても鼓膜所見の詳細な観察が小児急性中耳炎の診断に重要であることが示された[2]．また，2011年には欧米において大規模な臨床研究がなされ，小児急性中耳炎に対する抗菌薬治療の必要性が示されている[3]．

　小児急性中耳炎の治療においては，初診時に正確な鼓膜所見の評価を行い，重症度に基づいた治療選択を行うことが重要である．

b ポイントとピットフォール

　急性中耳炎はその病態により，①単純急性中耳炎，②無症候性中耳貯留液，③遷延性中耳炎，④反復性中耳炎，⑤乳幼児中耳炎の5つに大きく分類することができる．小児急性中耳炎診療ガイドラインでは，急性中耳炎はおもに単純急性中耳炎を示し，「急性に発症した中耳の感染症で，耳痛，発熱，耳漏を伴うことがある」と定義される．急性発症とは，本人の訴えあるいは両親や保護者により耳痛，耳漏などの急性症状が発見され，その48時間以内に受診した場合を示し，急性炎症の持続期間としては，3週間を超えないものとする．

　急性中耳炎の診断には，急性発症の経過を判断し，中耳貯留液があるかどうかについて検討したうえで，中耳腔の急性炎症の状態を評価する必要がある．臨床症状のみでなく鼓膜の詳細な観察と客観的な評価が不可欠であり，初診時に重症度分類を行うことが重要である．急性中耳炎のスコアリングシステムを示す（表1，図1）[1]．

表1 急性中耳炎スコアリングシステム

臨床症状	耳痛	0：なし	1：痛みあり	2：持続性の高度疼痛
	発熱	0：37.5℃未満	1：37.5〜38.5℃未満	2：38.5℃以上
	啼泣・不機嫌	0：なし	1：あり	
鼓膜所見	腫脹	0：なし	2：ツチ骨柄あるいは鼓膜の一部発赤	4：鼓膜全体の発赤
	発赤	0：なし	4：部分的な膨隆	8：鼓膜全体の膨隆
	耳漏	0：なし	4：外耳道に膿汁あるが鼓膜観察可能	8：鼓膜が膿汁のため観察できない
年齢		0：24か月以上	3：24か月未満	

〔日本耳科学会，日本小児耳鼻咽喉科学会，日本耳鼻咽喉科感染症・エアロゾル学会（編）：小児急性中耳炎診療ガイドライン2018年版．金原出版，2018；39〕

> **Point**
> - 年齢：24か月未満か？
> - 臨床症状：耳痛，発熱，啼泣・不機嫌はあるか？
> - 鼓膜所見：発赤，膨隆の程度はどうか？
> - 重症度の判定：軽症，中等症，重症？
> - 起因菌検索：鼻咽腔細菌検査，耳漏細菌検査．

1）急性中耳炎スコアリングシステム

a）臨床症状

耳痛，耳閉塞感，耳圧迫感，耳漏，耳鳴，難聴をはじめとする耳症状は急性中耳炎の約74％に認められる特徴的な症状であり，発熱，啼泣，不機嫌の副症状と合わせれば100％の急性中耳炎が診断可能とされる．

耳痛は最も特徴的な臨床症状の1つであり，急性中耳炎の約70％に認められる．一方，乳幼児では耳痛を訴えないことも多く，啼泣・不機嫌が急性中耳炎を疑う重要な臨床症状となる．発熱は，急性中耳炎の診断に特徴的な症状ではないが，重症度を決定するうえで重要な症状である．小児急性中耳炎では啼泣・不機嫌，耳痛，発熱の臨床症状が改善しても，鼓膜所見が改善していないことが多いことに注意を要する．

b）鼓膜所見

発赤，膨隆，光錐減弱・混濁，水疱形成，穿孔，耳漏などが重要な所見とされる．耳痛を伴わない鼓膜の発赤のみの場合は，急性中耳炎の診断とはならない．

膨隆は急性炎症に伴う中耳粘膜の浮腫による換気・排泄機能の低下とともに膿性の中耳貯留液が急速に産生されることによる鼓膜の変化であり，急性中耳炎の診断を最も確実にし，その重症度を反映する所見である．耳漏は急性中耳炎の重要な鼓膜所見および臨床症状の1つであるが，わずか10％程度に認めるにすぎない．しかし，耳漏が出現すると鼓膜の膨隆が改善す

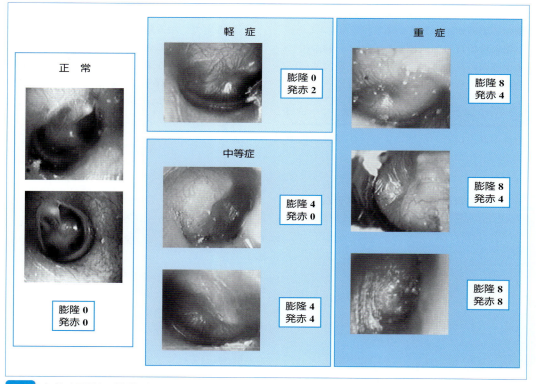

図1 急性中耳炎の鼓膜所見

（口絵㉙参照）

るのではなく，膨隆と耳漏の両者を伴う症例も少なからず存在するため，独立した鼓膜所見と考える．

乳幼児の鼓膜所見
　急性中耳炎と診断される鼓膜所見のなかで，鼓膜の膨隆は中耳貯留液を強く疑わせる所見である．とりわけ24か月未満の乳児における急性中耳炎では，鼓膜の発赤はほとんどみられず，膿性中耳貯留液により乳白色の鼓膜膨隆を認めることが多い．

c）重症度分類
　急性中耳炎スコアリングシステムを用い，24か月齢未満の場合には年齢に関したスコアとして初診時に3点を加算したうえで，重症度分類を以下のように行う[1]．
- 軽　症：スコアが5点以下
- 中等症：スコアが6〜11点
- 重　症：スコアが12点以上

2）起因菌検査

　起因菌検査は初診時に行うべき重要な検査であり，鼓膜切開による中耳貯留液からの細菌検査あるいは鼻咽腔細菌検査を行う．耳漏からの細菌検査においては，外耳道からの黄色ブドウ球菌などの混入を防ぐため，耳洗浄を行ったのちに中耳腔より排出される新鮮な中耳貯留液を採取する．急性中耳炎の起因菌は鼻咽腔由来であるため鼻咽腔からの細菌検査により，中耳炎起因菌を推測することが可能である．しかし，陰性予測値（鼻咽腔に認められない細菌が急性中耳炎の病原菌ではない可能性）は極めて高いが，陽性予測値（鼻咽腔から培養された細菌が中耳炎の病原菌である可能性）はあまり高くない．したがって，鼻咽腔細菌検査において陽性細菌をそのまま中耳炎起因菌とすることはできないが，培養が特定の細菌に対して陰性であれば，その細菌はおそらく急性中耳炎の病原菌ではないと推測される．乳幼児などの鼓膜切開による中耳貯留液の採取がむずかしい症例では有用であるが，起因菌の判断には慎重を要する．
　急性中耳炎の起因菌としては，以下の菌が重要である．

- 肺炎球菌
- 無莢膜型インフルエンザ菌
- *Moraxella catarrhalis*（β-ラクタマーゼを産生し，間接原因菌ともいわれる）

　近年では，蛋白結合型肺炎球菌ワクチン（プレベナー®）の普及とペニシリン系を中心とした抗菌薬の適正使用の推進に伴い，薬剤耐性肺炎球菌の減少とβ-ラクタマーゼ非産生アンピシリン耐性インフルエンザ菌（BLNAR）の増加傾向が続いている．また，肺炎球菌とインフルエンザ菌の混合感染では急性中耳炎の臨床経過が不良であることや，急性中耳炎を繰り返すに伴いインフルエンザ菌の検出頻度が上昇することが報告されている．

【肺炎球菌の迅速抗原検出キットの位置づけ】
　現在，肺炎球菌抗原（イムノクロマトグラフィー法）による迅速検査が可能であり，小児急性中耳炎診療ガイドライン2018年度版でも，抗菌薬選択の参考にすることが推奨されている．使用のタイミングは，①軽症例で経過観察後に改善がみられず，アモキシシリン（AMPC：ワイドシリン®，パセトシン®，サワシリン®）を3〜5日間投与し，さらに改善が認められない症例の抗菌薬選択，②中等症例で初回治療後に改善がみられない症例の抗菌薬選択，③重症例で初診時あるいは初回治療後に改善がみられない症例の抗菌薬選択，の場合である．抗原検出では，常在菌や死菌を検出する可能性があるので，起因菌の決定は臨床所見と組み合わせて総合的に行う必要がある．

3）急性中耳炎の危険因子

　初診時には，急性中耳炎の臨床経過に影響する危険因子の検討を行っておくことが肝要である[4,5]．

①難治化の危険因子
- 24か月未満の低年齢児
- 両側罹患例
- 鼻副鼻腔炎合併例
  ※鼻副鼻腔炎の合併は，抗菌薬治療抵抗の危険因子でもある．

②薬剤耐性菌検出の危険因子
- 集団保育
- 抗菌薬の投与歴

465

c 診断・治療

重症度に合わせた治療を選択するとともに，臨床経過に合わせ変更することが重要であり，スイッチのタイミングを逃さずに的確に治療を選択していくことが大切である．小児急性中耳炎症例の治療アルゴリズムを次に示す[1]．

Point
- 重症度に基づいた抗菌薬を選択する．
- 第1選択抗菌薬には，AMPC/CVA を用いる．
- 軽症例には3日間は抗菌薬を投与せず，経過観察が望ましい．
- 抗菌薬の投与期間は，3～5日が望ましい．
- 治療3日目の鼓膜所見の改善率が50％未満の場合は，抗菌薬の変更が望ましい．
- 重症例および改善不良の中等症例には，鼓膜切開による排膿ドレナージを考慮する．

d 小児急性中耳炎の治療選択

1) 軽症例に対する治療選択：抗菌薬非投与（図2）[1]

軽症例の多くは自然改善が期待されることから，正確な鼓膜所見の観察により軽症例と判断された場合には，不必要な抗菌薬治療を避けるとともに，厳重な鼓膜所見の経過観察を行う．経過観察に際しては十分な観察を行い，改善しない場合や病状の悪化が認められる場合にはいつでも抗菌薬治療を開始できるように準備しておく（セーフティ・ネット）ことが肝要である．

3日間の抗菌薬非投与にて経過観察を行ったうえ鼓膜所見の増悪が認められた場合には，AMPC 常用量を3日間投与して効果判定を行う．AMPC 常用量で改善しない場合には，さらに AMPC 高用量，クラブラン酸アモキシシリン〔CVA/AMPC（1:14製剤：クラバモックス®）あるいはセフジトレンピボキシル高用量（CDTR-PI：メイアクト®）に切り替える．

Point
- 軽症急性中耳炎の初期経過観察において重要なことは，必要なときに抗菌薬治療を始められる体制（セーフティ・ネット）が整っていることである．
- safety net antibiotic prescription（SNAP）：親または保護者に抗菌薬の処方箋を渡しておいて，2～3日で改善がないか症状が悪化した場合に，処方箋を使用するように指導する．
- wait-and-see prescription（WASP）：処方箋を渡すかわりに，2～3日で改善がないか症状が悪化した場合には，連絡するか来院してもらう．
- セーフティ・ネット用処方としては，AMPC 常用量（10～15 mg/kg，1日3回投与）3日間と解熱鎮痛薬としてアセトアミノフェン（10 mg/kg，頓用）が望ましい．

2) 中等症例に対する治療選択：AMPC 高用量（60～90 mg/kg）（図3）[1]

AMPC の高用量による治療を3日間行う．また，高度の鼓膜所見を認める場合には鼓膜切開を検討する．

AMPC 高用量で改善しない場合には，起因菌の薬剤感受性を考慮したうえで，CVA/AMPC（1:14製剤）あるいは CDTR-PI 高用量に切り替えるか，鼓膜切開を行ったうえで AMPC 高用量治療を継続する．

3) 重症例に対する治療選択：AMPC 高用量，CVA/AMPC（1:14製剤），CDTR-PI 高用量＋鼓膜切開（図4）[1]

鼓膜切開とともに AMPC 高用量，あるいは CVA/AMPC（1:14製剤），CDTR-PI 高用量による治療を3～5日間行う．

初回治療で改善しない場合には，起因菌の薬剤感受性を考慮したうえで，再度鼓膜切開とともに CVA/AMPC（1:14製剤）あるいは CDTR-PI 高用量による治療か，あるいはテビペネムピボキシル（TBPM-PI：オラペネム®）常用量あるいはトスフロキサシン（TFLX：オゼックス®）常用量による治療に切り替える．さらに改善し

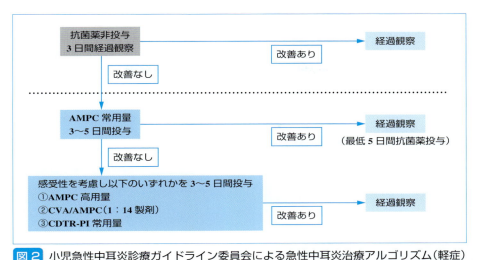

図2 小児急性中耳炎診療ガイドライン委員会による急性中耳炎治療アルゴリズム（軽症）
〔日本耳科学会，日本小児耳鼻咽喉科学会，日本耳鼻咽喉科感染症・エアロゾル学会（編）：小児急性中耳炎診療ガイドライン 2018 年版．金原出版，2018〕

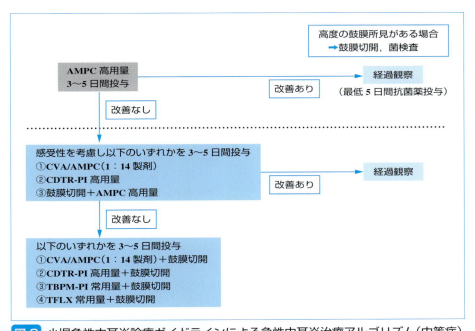

図3 小児急性中耳炎診療ガイドラインによる急性中耳炎治療アルゴリズム（中等症）
〔日本耳科学会，日本小児耳鼻咽喉科学会，日本耳鼻咽喉科感染症・エアロゾル学会（編）：小児急性中耳炎診療ガイドライン 2018 年版．金原出版，2018〕

ない場合には，再度鼓膜切開を行うとともに，TBPM-PI 常用量あるいはトスフロキサシン（TFLX：オゼックス®）常用量による経口抗菌薬治療を行うか，アンピシリン（ABPC：ユナシン®150 mg/kg/日，分2または分1）あるいはセフトリアキソン（CTRX：ロセフィン®60 mg/kg/日，分2または分1）の点滴治療を行う（新生児は 50 mg/kg/日以下とする）．

＊抗菌薬治療においては，ピボキシル基を有する抗菌薬の長期連続投与による二次性低カル

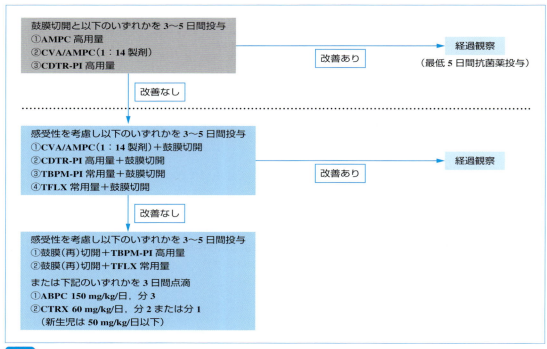

図4 小児急性中耳炎診療ガイドラインによる急性中耳炎治療アルゴリズム（重症）
〔日本耳科学会，日本小児耳鼻咽喉科学会，日本耳鼻咽喉科感染症・エアロゾル学会（編）：小児急性中耳炎診療ガイドライン 2018 年版．金原出版，2018〕

ニチン血症の発症に注意を要する．また，抗菌薬の高用量投与に際しては，以下の用量を超えない．

AMPC：1 回 45 mg/kg，1 日 90 mg/kg
CDTR-PI：1 回 200 mg，1 日 3 回 600 mg
TBPM-PI：1 回 300 mg，1 日 600 mg
TFLX：1 回 180 mg，1 日 360 mg

4）新規抗菌薬の位置づけ

新規抗菌薬のいずれも耐性菌防止の観点から安易な処方は避け，標準治療抗菌薬では効果が期待できない症例に限定して使用することが適切である．解熱鎮痛薬としてはアセトアミノフェン（10 mg/kg，頓用）が望ましい．

■ TBPM-PI

投与量上限が比較的範囲が広く，体重が大きい子どもで他剤が上限を超える恐れがある場合でも使用できる．また，時間依存性および濃度依存性の抗菌活性を示すことから，危険因子を有する急性中耳炎患児では，より高い効果が期待できる高用量（1 回 6 mg/kg，1 日 2 回投与）

治療が望ましい．

■ TFLX

小児でも安全性が確立されたキノロン系抗菌薬であり，ピボキシル基をもっていないことから，反復性・遷延性中耳炎に対して，ピボキシル基を有する抗菌薬（メイアクト®，フロモックス®，トミロン®，オラペネム®）による治療が長期に行われており，低カルニチン血症の恐れもある乳幼児に対して，安全で高い有効性が期待できる．

 Pitfall

無症候性中耳貯留液

急性期症状の改善後に起こる持続性の中耳貯留液（無症候性中耳貯留液：asymptomatic middle ear effusion）はよくみられるものであり，積極的治療の対象とはならない．また，滲出性中耳炎と臨床的に区別しなければならない．急性中耳炎罹患より 2

I 境界・事故関連の傷病　10. 急性中耳炎・急性鼻副鼻腔炎

週間後では，60〜70%の小児に中耳貯留液がみられ，1か月後には40%，3か月後には10〜25%にまで減少する．この場合には引き続き経過観察が必要であるが，抗菌薬治療の有効性を示すエビデンスはない．

⚠ **Pitfall**

急性中耳炎における乳突蜂巣病変

　小児急性中耳炎とりわけ乳幼児中耳炎では，高頻度に乳突洞病変が合併する．このような急性中耳炎に引き続いてみられる無症候性の乳突洞病変は，隠蔽性乳様突起炎（occult mastoiditis）あるいは潜在性乳様突起炎（silent mastoiditis）といわれる場合がある．しかし，低年齢児では，解剖学的に中耳腔は乳突洞と交通し，単一腔として存在する場合が多い．また，これらの乳突洞病変が鼓膜切開や鼓膜換気チューブ留置による排膿ドレナージにより改善することから，いわゆる隠蔽性乳様突起炎あるいは潜在性乳様突起炎は少ないと考える．このような乳突蜂巣の病変は，急性中耳炎に伴う乳突洞病変としてとらえることが重要である．

5）急性鼻副鼻腔炎を合併する急性中耳炎 ……

　急性中耳炎ではしばしば急性鼻副鼻腔炎を合併し，難治化の要因となる．急性鼻副鼻腔炎を合併する急性中耳炎では重症度を1つ上げた対応を要することがある[6]．

❷ 急性鼻副鼻腔炎

ⓐ 診断のフローチャート

　急性鼻副鼻腔炎の大部分は急性鼻炎・急性上気道炎に併発することが多く，副鼻腔の自然口を通じて逆行性に感染が副鼻腔に波及する．その後，炎症による鼻腔粘膜や副鼻腔粘膜の腫脹により自然口が狭小化，閉鎖されると炎症性の分泌物が副鼻腔内に充満する．ライノウイルス，RSウイルスなどのウイルス感染で初発し，2次的に肺炎球菌，インフルエンザ菌，*Moraxella catarrhalis* などの細菌感染が生じる．わが国においては，2010年に急性鼻副鼻腔炎診療ガイドラインが示され，初診時に鼻漏および不機嫌・湿性咳嗽の臨床症状と鼻汁・後鼻漏の鼻腔所見の評価を行い，重症度に基づいた治療選択を行うことが重要である[7]．さらにわが国におけるアモキシシリンの急性鼻副鼻腔炎に対する適応拡大や肺炎球菌迅速診断キットが細菌抗原診断として保険収載されたことを受け，2014年に本ガイドラインの追補版が作成された[8]．

ⓑ ポイントとピットフォール

　急性鼻副鼻腔炎とは，「急性に発症し，発症から4週間以内の鼻副鼻腔の感染症で，鼻閉，鼻漏，後鼻漏，咳嗽といった呼吸器症状を呈し，頭痛，頬部痛，顔面圧迫感などを伴う疾患」と定義される．副鼻腔における急性炎症の多くは急性鼻炎に引き続き生じ，そのほとんどが急性鼻炎を伴っているので，急性副鼻腔炎（acute sinusitis）よりも急性鼻副鼻腔炎（acute rhinosinusitis）の用語が適切である．急性鼻副鼻腔炎のスコアリングシステムを示す（**表2**）[8]．

1）急性鼻副鼻腔炎スコアリングシステム ……
　a）臨床症状

　おもな症状としては，鼻漏・後鼻漏，咳嗽，前頭部・頬部痛，発熱などがあげられる．とりわけ膿性の鼻漏は治療経過を反映し，治療効果を知るうえで重要な症状である[1]．鼻漏は急性鼻副鼻腔炎に特徴的な症状であり，幼小児では後鼻漏が原因の湿性咳嗽を訴えることや不機嫌となることが多く，注意を要する．頬部痛（上顎部歯痛）は臨床症状の急性鼻副鼻腔炎の診断において高い特異性をもつ症状であるが，その発現率はかならずしも高くない．また幼小児では，頭痛の訴えが明確でない場合があり，注意を要する．発熱は小児感染症の重症度を知るうえでの重要な所見の1つであるが，急性鼻副鼻腔炎に特異的な指標ではなく，急性鼻副鼻腔炎の重症度との相関が低い．しかし，低年齢児では発熱をきたす場合も多く，有熱児で湿性咳嗽を訴える場合には，急性鼻副鼻腔炎の存在を疑う必要がある．

469

Ⅲ　おもな救急疾患

表2　急性鼻副鼻腔炎スコアリングシステム

臨床症状	鼻漏	0：なし	1：時々鼻をかむ	2：頻繁に鼻をかむ
	不機嫌・湿性咳嗽	0：なし	1：咳がある	2：睡眠が妨げられる
鼻腔所見	鼻汁・後鼻漏	0：漿液性	2：粘膿性少量	4：中等量以上

〔日本鼻科学会急性鼻副鼻腔炎診療ガイドライン作成委員会：急性鼻副鼻腔炎診療ガイドライン 2010年度版（追補版）．日鼻科会誌 2014；53：103-160〕

b）鼻腔所見

　鼻汁・後鼻漏の有無と性状，鼻粘膜の腫脹，鼻粘膜の発赤がある．

　膿性の鼻汁・後鼻漏は急性鼻副鼻腔炎に特徴的な所見であり，またその後の治療経過を反映する所見である．鼻汁と後鼻漏のどちらか量の多いほうが鼻腔所見となる．鼻粘膜腫脹は急性副鼻腔炎の鼻腔所見の一つであり，重症度に比較的相関するが，鼻粘膜腫脹の評価がむずかしいことが問題となる．発熱と膿性鼻汁が同時に少なくとも3〜4日連続する場合，急性細菌性鼻副鼻腔炎が疑われる．

2）急性鼻副鼻腔炎の重症度分類

　小児の急性鼻副鼻腔炎の治療においては，年齢条件，鼻腔所見，臨床症状から軽症，中等症，重症に分類し，重症度に基づいた治療選択を行うことが重要となる．2歳以下の低年齢では原因病原菌の耐性化がほかの年齢層に比べて高率であることから，年齢層を考慮した抗菌薬治療が必要である．

　乳幼児ではほかの年齢層に比し，耐性菌が高率に検出される．発熱，顔面腫脹・発赤は小児鼻副鼻腔炎の重症度および合併症の存在を強く示唆するので，画像診断等が必要である．

- ■軽　症：スコアが3点以下
- ■中等症：スコアが4〜6点
- ■重　症：スコアが7点以上

⚠ Pitfall

急性鼻副鼻腔炎のX線診断

　小児急性鼻副鼻腔炎の診断において，画像診断は鼻腔所見の評価を優先したうえで行うことが望ましい．すなわち急性鼻副鼻腔炎は，臨床症状および鼻腔所見で診断することが可能である．また，小児では啼泣

などによっても副鼻腔陰影の増強が起こることや，鼻副鼻腔炎を疑われていない症例においてもCTにて副鼻腔粘膜の肥厚が高率に認められることから，X線診断（単純撮影，CT）の判断には注意を要する．合併症が疑われる場合には，CTが推奨される．

C　診断と治療

　急性鼻副鼻腔炎の起因菌の分離頻度としては，肺炎球菌，インフルエンザ菌，*Moraxella catarrhalis* が3大起因菌となる．小児急性鼻副鼻腔炎に対する治療では，重症度に合わせた治療選択を行うとともに，臨床経過に合わせ変更することが重要である．小児急性鼻副鼻腔炎ガイドライン 2010年度版（追補版）による治療アルゴリズムを以下に示す[8]．

　小児急性鼻副鼻腔炎の治療においては，抗菌薬治療とともに自然口から膿汁の排泄を促すため鼻処置・ネブライザーが極めて重要となる．

1）軽症例に対する治療選択：抗菌薬非投与（図5）[8]

　急性鼻副鼻腔炎は上気道炎に引き続き発症し，発症当初はウイルス感染が主体と考えられるが，診察時にウイルス性であるか細菌性であるかの鑑別が困難な場合も多い．軽症例においては抗菌薬非投与で5日間の経過観察を行う．

　改善がみられなかった場合は，AMPC常用量を5日間投与する．さらに改善が認められなかった場合には，AMPC高用量あるいはCDTR-PI，セフカペンピボキシル（CFPN-PI：フロモックス®），セフテラムピボキシル（CFTM-PI：トミロン®）の常用量に切り替える．

2）中等症例に対する治療選択：AMPC高用量（60〜90 mg/kg）（図6）[8]

　初回から第一選択としてAMPC常用量の治

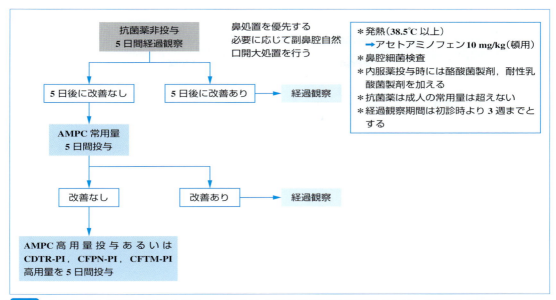

図5 急性鼻副鼻腔炎診療ガイドラインによる小児急性鼻副鼻腔炎治療アルゴリズム（軽症）
〔日本鼻科学会急性鼻副鼻腔炎診療ガイドライン作成委員会：急性鼻副鼻腔炎診療ガイドライン 2010年度版（追補版）．日鼻科会誌 2014；53：103-160〕

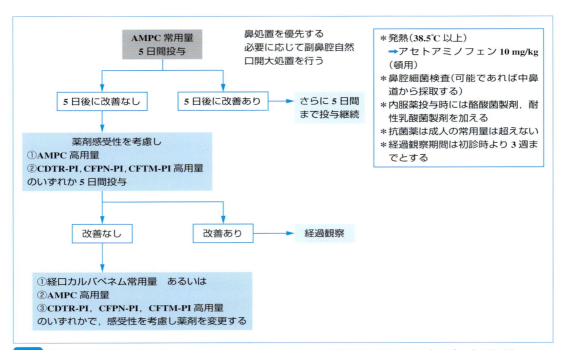

図6 急性鼻副鼻腔炎診療ガイドラインによる小児急性鼻副鼻腔炎治療アルゴリズム（中等症）
〔日本鼻科学会急性鼻副鼻腔炎診療ガイドライン作成委員会：急性鼻副鼻腔炎診療ガイドライン 2010年度版（追補版）．日鼻科会誌 2014；53：103-160〕

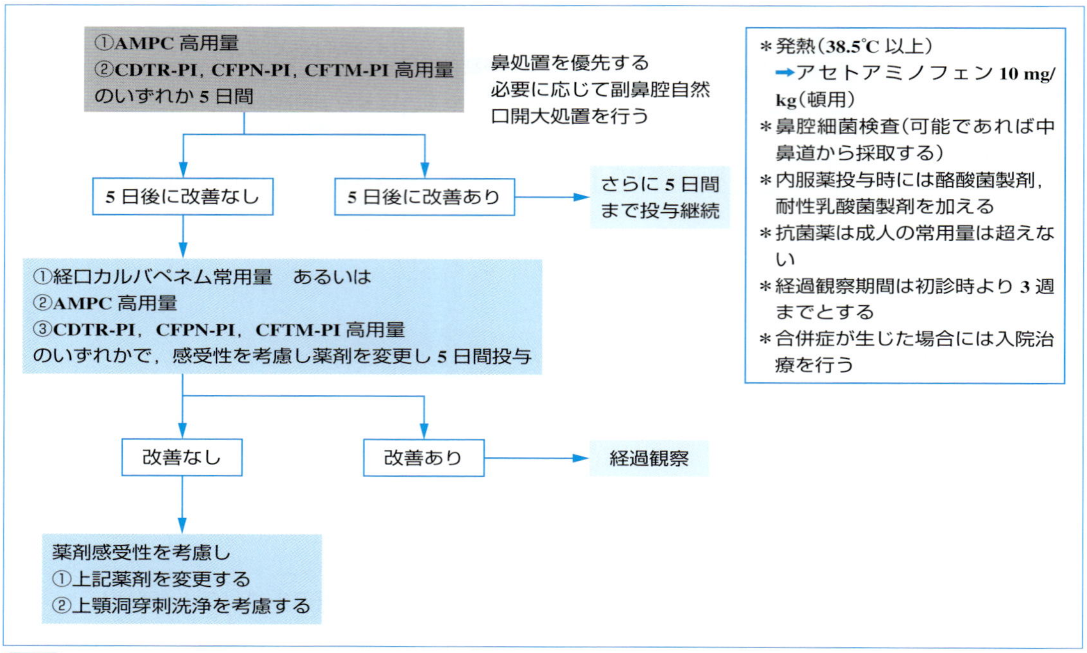

Ⅲ　おもな救急疾患

```
┌─────────────────────────────────────┐   ┌─────────────────────────────────┐
│①AMPC 高用量                          │   │＊発熱（38.5℃ 以上）             │
│②CDTR-PI, CFPN-PI, CFTM-PI 高用量    │   │  ➡アセトアミノフェン 10 mg/    │
│のいずれか 5 日間                     │   │    kg（頓用）                    │
└─────────────────────────────────────┘   │＊鼻腔細菌検査（可能であれば中    │
  鼻処置を優先する                         │    鼻道から採取する）            │
  必要に応じて副鼻腔自然                   │＊内服薬投与時には酪酸菌製剤，    │
  口開大処置を行う                         │    耐性乳酸菌製剤を加える        │
                                           │＊抗菌薬は成人の常用量は超えな    │
┌──────────────┐  ┌──────────────┐         │    い                            │
│5 日後に改善なし│  │5 日後に改善あり│─▶さらに 5 日間  │＊経過観察期間は初診時より 3 週  │
└──────────────┘  └──────────────┘    まで投与継続   │    までとする                    │
                                           │＊合併症が生じた場合には入院治    │
┌─────────────────────────────────────┐   │    療を行う                      │
│①経口カルバペネム常用量　あるいは     │   └─────────────────────────────────┘
│②AMPC 高用量                          │
│③CDTR-PI，CFPN-PI，CFTM-PI 高用量     │
│のいずれかで，感受性を考慮し薬剤を変更し 5 日間投与│
└─────────────────────────────────────┘

┌──────────┐    ┌──────────┐
│改善なし  │    │改善あり  │─────▶経過観察
└──────────┘    └──────────┘

┌─────────────────────────────┐
│薬剤感受性を考慮し           │
│①上記薬剤を変更する         │
│②上顎洞穿刺洗浄を考慮する   │
└─────────────────────────────┘
```

図7 急性鼻副鼻腔炎診療ガイドラインによる小児急性鼻副鼻腔炎治療アルゴリズム（重症）

〔日本鼻科学会急性鼻副鼻腔炎診療ガイドライン作成委員会：急性鼻副鼻腔炎診療ガイドライン 2010 年度版（追補版）．日鼻科会誌 2014；53：103-160〕

療を 5 日間行う．

　改善がみられなかった場合，薬剤感受性を考慮して，AMPC 高用量あるいは CDTR-PI, CFPN-PI，CFTM-PI の高用量による治療に切り替える．これらの治療で改善がみられなければ，感受性を考慮したうえで，TBPM-PI 常用量あるいは AMPC，CDTR-PI，CFPN-PI，CFTM-PI の高用量に切り替える．

3）重症例に対する治療選択：AMPC 高用量，CDTR-PI 高用量，CFPN-PI 高用量，CFTM-PI 高用量（図 7）[8]

　初回治療から AMPC 高用量あるいは CDTR-PI，CFPN-PI，CFTM-PI のいずれかの高用量での治療を 5 日間行う．

　改善がみられなければ，感受性を考慮したうえで，TBPM-PI 常用量あるいは AMPC，CDTR-PI，CFPN-PI，CFTM-PI の高用量に切り替える．これらの治療で改善がみられなければ，感受性を考慮したうえで，薬剤の変更や上顎洞穿刺洗浄を考慮する（図 6）．

【肺炎球菌の迅速抗原検出キットの位置づけ】

　急性鼻副鼻腔炎診療ガイドライン 2010 年版（追補版）にて，抗菌薬選択の参考にすることが推奨されている．すなわち，①中等症例で初回治療後に改善がみられない症例の抗菌薬選択，②重症例で初診時あるいは初回治療後に改善がみられない症例の抗菌薬選択，の場合である．現在，肺炎球菌迅速診断キットは急性鼻副鼻腔炎の細菌抗原診断として保険収載されている．

💡 **Point**

▶すべての治療に先立ち，鼻処置を優先する．また，必要に応じて副鼻腔自然口開大処置を行う．

▶重症度に応じた抗菌薬を選択する．

▶第 1 選択抗菌薬には AMPC を用いる．

▶軽症例には 5 日間は抗菌薬を投与せず，経過観察が望ましい．

保護者への説明のポイント

a．急性中耳炎

急性中耳炎の臨床症状は，約 90％ の小児では 5 病日目までに速やかに改善する一方，鼓膜所見の改善は臨床症状に比べて遅く，5 病日目では約 20％ の小児で改善するにすぎない．保護者への説明のポイントを示す．
- 臨床症状が改善したあとも，鼓膜所見が十分改善するまでは，治療が必要であること．
- 感染源となる鼻咽腔に対して鼻咽腔洗浄などによる鼻咽腔局所細菌叢の制御が大切であること．

b．急性鼻副鼻腔炎
- 急性鼻副鼻腔炎患児では，持続する鼻閉のため，落ち着きがなかったり，成績不振の原因などにもなりうる．
- 鼻腔洗浄などにより，鼻咽腔細菌叢を正常化させ安定化させることが重要であることを，保護者にも指導することが大切である．

 文献

1) 日本耳科学会，日本小児耳鼻咽喉科学会，日本耳鼻咽喉科感染症・エアロゾル学会（編）：小児急性中耳炎診療ガイドライン 2018 年版．金原出版，2018
2) Lieberthal AS, Carroll AE, Chonmaitree T, et al.: The diagnosis and management of acute otitis media. *Pediatrics* 2013；131：e964-999
3) Tähtinen PA, Laine MK, Huovinen P, et al.: A placebo-controlled trial of antimicrobial treatment for acute otitis media. *N Engl J Med* 2011；364：116-126
4) Hotomi M, Yamanaka N, Shimada J, et al.: Factors associated with clinical outcomes in acute otitis media. *Ann Otol Rhinol Laryngol* 2004；113：846-852
5) Hotomi M, Yamanaka N, Samukawa T, et al.: Treatment and outcome of severe and non-severe acute otitis media. *Eur J Pediatr* 2005；164：3-8
6) 山中昇：小児急性中耳炎を難治化させない治療法と難治化してしまった中耳炎の治療法．小児耳鼻 2015；36：342-349
7) 日本鼻科学会急性鼻副鼻腔炎診療ガイドライン作成委員会：急性鼻副鼻腔炎診療ガイドライン 2010 年度版．日鼻科会誌 2010；49：143-247
8) 日本鼻科学会急性鼻副鼻腔炎診療ガイドライン作成委員会：急性鼻副鼻腔炎診療ガイドライン 2010 年度版（追補版）．日鼻科会誌 2014；53：103-160

Column 22　耳鼻科で押さえつけられたから頭が腫れた!?

　経験がない疾患に遭遇することはまれにあるが，想像を遙かに超える疾患があることも事実である．これらの疾患を確定診断していくためには，その症状の一つ一つを重要視し，ないがしろにしないことである．すなわち，問題点の先送りを行うことで確定診断までの道のりが遠くなってしまう．ある意味で診断能力に限界を感じたら，自己検索もさることながら，集学的に専門医の意見を広く聞くことが重要となる．

　1歳6か月男児で，頭がみるみる腫れてきて痛がると救急受診があった．痛そうな表情はあるものの，外観や呼吸・循環には問題なかった．頭部を触診すると固めの粘土のような感触で頭皮が腫脹しており，触れると圧痛を訴え，明らかに異常な触診所見であった．すぐに頭部CT検査を行うと，頭蓋内に病変はないが，頭皮下が全周にわたって腫れていた（図1）．血液検査では白血球が15,700/μL，CRPが1.0 mg/dLと軽度高値であったが，ほかの生化学検査等も全く異常はなかった．

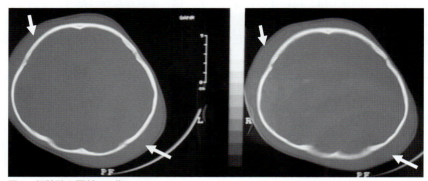

図1　初診時の頭部CT像
頭部全体の皮下組織が腫脹して，ゴワゴワと硬い状態で強く触ると痛がる！（矢印）
〔北九州市立八幡病院小児救急・小児総合医療センター〕

　診断はできなかったが，いわゆる危急疾患ではないと判断し，様子をみるように外来フォローとした．翌日，母親が3日前に耳鼻科で暴れるので二人がかりで押さえつけられたせいではないかと再診した．特にそのような経験はないことを伝え，もう少し様子をみるよう指導した．その数日後，今度は頸部と背中が腫れ，痛みのあまり仰向けに眠れず，ロボットみたいに動くと来院された（図2）．重力で頭の腫れが落ちてきたのか？と母親に詰問されたが，答えることができずに頸部MRIを撮影したが，後頸部の皮下組織がひどく腫れている以外には異常はなかった．

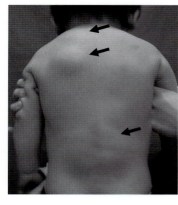

図2　数日後の背部腫脹像
数か所が盛り上がるほど腫れていて，痛がる．日にち単位で徐々に少しずつ移動する感じがあるとの母親の訴えあり．
〔北九州市立八幡病院小児救急・小児総合医療センター〕

全身診察すると，手指の母指短縮と著明な外反母趾(図3)を認めた．ここで母親に時間をもらい，外反母趾から検索したところ，表1に示すような「先天性化骨性線維組織異形成症候群」が浮かび上がってきた．
現在は難病に特定され，厚労省研究班も立ち上がり，延命しか望めないが，病勢の進行を遅らせるということでステロイド療法が研究されている．

(市川光太郎)

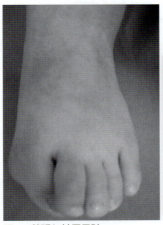 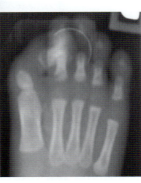

図3 著明な外反母趾
〔北九州市立八幡病院小児救急・小児総合医療センター〕

表1 先天性化骨性線維組織異形成症候群

fibrodysplasia ossificans congenita syndrome (fibrodysplasia ossificans progressiva) 結合組織：最初，軟部組織の膨隆・疼痛の crisis から始まる．骨格筋・筋膜・腱などの進行性化骨・異所性化骨が頭部・首・脊椎から始まる． 指　趾：外反母趾(40％)，母趾短縮(13％)母指短縮． 頻　度：英国で100万人に0.61人(白人に多い)，わが国では1981年までに80例以上の報告あり(世界で600例)． 予　後：思春期までに可動制限が著明となり，開口障害による低栄養，呼吸機能低下により30〜40歳代で死亡．

〔北九州市立八幡病院小児救急・小児総合医療センター〕

Ⅲ　おもな救急疾患

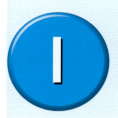

境界・事故関連の傷病
11．ヘルニア嵌頓

●九州大学大学院医学研究院小児外科学分野　伊崎智子，田口智章

1　疾患の概要

　小児でみられるヘルニア嵌頓では，ほとんどが(外)鼠径ヘルニア嵌頓であるため，この項では鼠径ヘルニア嵌頓について記す．

　鼠径ヘルニアは，胎児期に閉鎖すべきであった腹膜鞘状突起が出生後も開存し，腸管や大網などの臓器が脱出した状態であり，腹腔内へ容易に戻す(還納)ことができる．しかし，ヘルニアの入り口が狭い場合，いったん脱出した臓器がヘルニア嚢内に脱出したものの，戻ることができなくなることがあり，最終的には血流障害を伴うようになる．この状態が一般的なヘルニア嵌頓である．

　日本ヘルニア学会によると，嵌頓ヘルニアは，膨隆以外の症状を有し，急に発症した自己還納できないもの，または用手還納後も症状の消失しないものとされ，嵌頓ヘルニアのうち血流障害を伴ったものを絞扼性ヘルニアと定義されている[1,2]．鼠径部ヘルニアガイドライン2015によると，嵌頓のピークは生後1か月から3か月に小さなピークがあり，生後8か月以降1歳までにさらに大きなピークがあると分析されている[1]．

　絞扼性イレウスと同様の病態であるため，早急に嵌頓を解除する必要がある．

a　主要徴候

　通常の鼠径ヘルニアでは，鼠径部及び陰嚢や大陰唇の膨隆が主要徴候であり，脱出，還納を繰り返す．腸管脱出時は，腸管内ガスが移動するグル音とともに容易に還納される．大網が内容となることも比較的多い．

　脱出し還納困難であっても，痛みがなく機嫌がよければ非還納性ヘルニアであることがほとんどである(軽度の違和感を訴えることはある)．これらの非還納性ヘルニアでの内容として，脱出した卵巣や，ヘルニア嚢先端に癒着した大網などがみられる．特に卵巣は卵胞腫大のため還納できなくなることがあるが，そのまま経過をみていると，卵胞が縮小し自然に腹腔内に還納されることをしばしば経験する．

　それに対して，嵌頓は，膨隆以外の症状を有し，急に発症した自己還納できないもの，または用手還納後も症状の消失しないものとされ，嵌頓ヘルニアのうち血流障害を伴ったものを絞扼性ヘルニアと定義されている．一般的には，疼痛を訴え，固い腫瘤を触知し，還納不能である．血流障害を伴うと，疼痛は強くなる．皮膚は発赤調となる．ヘルニア内容が腸管の場合は機械的閉塞となり，時間とともに，胆汁性嘔吐，血便排泄などの絞扼性イレウスの症状を呈し，全身状態不良となる．この場合は緊急手術を念頭におく必要がある．

2　診断・治療のフローチャート

a　診　断

　鼠径ヘルニアの診断は，上記にあげた身体所見に加えて超音波検査を行えば容易である(図1)．また，嵌頓についても，身体所見および，超音波検査から可能である．その際，血流評価ができる超音波検査機器で検査を行うことが望ましい．イレウスの評価として腹部X線撮影を行い，口側腸管の拡張程度を確認するが，立位ではニボーを認めることがある．

　そのほか，全身状態が悪ければ，手術を念頭

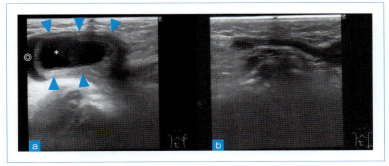

図1 鼠径ヘルニア嵌頓の超音波検査
a：整復前　＊腸管内容　◎ヘルニア嚢内の腹水　▼嵌頓した腸管を示す．
b：整復後　脱出腸管は腹腔内に還納され，ヘルニア嚢は肥厚気味である．

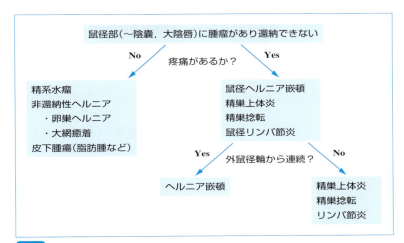

図2 鑑別診断のフローチャート
＊いずれも超音波検査で鑑別できる

に各種採血，心電図，胸部X線なども評価を行う．

鼠径ヘルニア嵌頓の鑑別疾患としては，精系水瘤，非還納性ヘルニア，脂肪腫などの皮下腫瘤，急性陰嚢症に含まれる精巣上体炎，精巣捻転などがあげられる．精系水瘤，非還納性ヘルニアは，痛みを伴わないことから鑑別可能である．精巣，精巣付属器に関する疾患は疼痛を伴うが，高位停留精巣でない限り鼠径管内へ連続する膨隆を認めることはない．鼠径部リンパ節炎で紛らわしい場合がある（図2）．

いずれにしても，超音波検査では，これらの病態を描出し，確定診断できる[3]．

b 治療

治療に関しては，全身状態に問題なければ，徒手整復を行う（図3）．図4のように，患側股関節は外旋，膝関節は屈曲させる．整復圧が逃げないように片手で外鼠径輪のあたりを親指，人指し指，中指で押さえて，反対の手の手指で膨隆部をヘルニア門に向かって圧迫する．多くの症例では小腸が嵌りこんでおり，腸管内容を少量ずつでも腹腔内腸管に戻すことができれば，整復できることがほとんどである．この際，腸管内容が移動し，腸雑音（グル音）が聴取されるので，音を聞きながら，押し戻す感触で整復可能かどうか判断している．患児の力が入っている場合は戻りにくいため，しばらく安

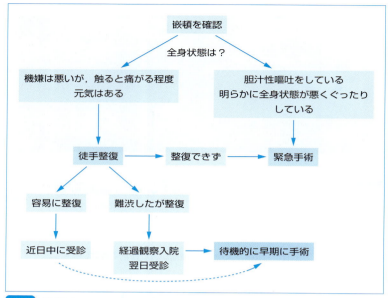

図3 治療のフローチャート

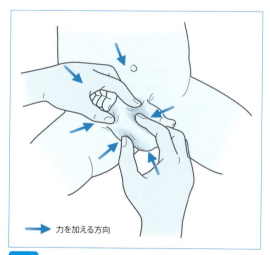

図4 ヘルニア嵌頓の徒手整復

静にして睡眠を誘導しリラックスさせると戻ることがある．この際可能であれば腰の下に枕など入れて，骨盤高位にしておくとよい．自宅で嵌頓に気がつき，緊急来院した場合でも，来院中のドライブで患児が揺れで落ち着くと，診察時には戻っていることも多々ある．それでも戻らない場合は，イソゾールなどで鎮静して整復をトライしてもよい．整復に伴う合併症として，新生児男児あるいは超低出生体重児では圧迫時に精巣動静脈も圧迫，閉塞されるため，将来精巣萎縮を招くことがある．

全身状態が悪い場合，嵌頓したまま長時間経過している可能性がある場合は腸管の虚血壊死が進行し，穿孔のリスクが高いため，緊急手術を選択すべきである．

また，用手的に整復できても，かなり難渋する場合は，腸管のダメージも強いため，経過観察入院を行うか，翌日の再受診を必ずしてもらう．嵌頓後は可及的早期に鼠径ヘルニア根治術を予定するが，嵌頓直後は組織の浮腫が強いため，数日（48時間以上）待機してから手術を行うことが多い．容易に整復できれば，帰宅し，近日中の受診としているが，嘔吐などの症状が出現しないかどうか，自宅で観察していただく．また，繰り返すようであれば，早めの待機手術を予定する．

嵌頓ヘルニアの手術方法に関しては，鼠径切開，腹腔鏡下手術のどちらでも可能である．脱出腸管壁は脆弱であり，穿孔を含めた腸壁損傷の確認が必要である．イレウス症状が強い場合ははまり込んだ腸管の前後も含めて腸管の色調を含めた腸管壁の状態が観察でき，内側からヘルニア門を腹腔側から観察しながら拡張し，狭窄を解除できるという点では腹腔鏡下が有利で

はあるが，嵌頓部位の口側腸管の減圧ができていない場合は拡張した腸管が視野を妨げやすいことが欠点である．各手術施設の慣れた方法が選択される．どちらの方法であっても，嵌頓時，嵌頓直後は組織の浮腫が強く，脆弱であり，手術の難度は高くなる．

手術後については，イレウス症状がなければ，通常の鼠径ヘルニア根治術と同様でかまわない．

💡 Point

▶鼠径ヘルニアの児では，嵌頓のリスクは常にある．嵌頓のピークは生後**1**か月から**3**か月に小さなピークがあり，生後**8**か月以降**1**歳までにさらに大きなピークがあるとされている．

▶一般にヘルニア門が狭ければ，嵌頓しやすい．ヘルニアの初回脱出時に，嵌頓となる症例もある．

▶また，いつも容易に脱出，還納を繰り返していても，突然嵌頓を起こすことがある．

▶ヘルニア嵌頓では多くの症例で，用手整

復が可能であるが，整復に難渋した場合は，経過観察入院もしくは翌日の再診が望ましい．

▶初めから全身状態が悪い場合，発症からの時間がわからない場合は，緊急手術を考慮する．

▶診断は，超音波検査を用いれば容易に確定できる．

⚠ Pitfall

鼠径ヘルニア嵌頓は絞扼性イレウスへ進展し，腸管の虚血を生じうる．筆者は嵌頓整復後約**3**週間してイレウス症状を呈し，手術で腸管の狭窄解除を要した症例を経験した．遅発的な腸管狭窄が起こりうることは，合併症として頭に入れておくとよい．

卵巣が脱出しており，非還納性となっている場合は，血流が確認できれば無理に還納しないほうがよい．無理に還納しようとすると，卵巣出血を起こし，更に戻らなくなる．

👪 保護者への説明のポイント

●鼠径ヘルニア嵌頓は鼠径ヘルニアが治癒しないと起こりうる．**1**歳以下に起きることが多いといわれているが，いつ起こるかは予想はむずかしい．

●鼠径ヘルニアがただ脱出している場合であれば，児は痛がらない．触るのを嫌がる場合，痛みを訴える場合，少し押し戻してみても，全く変わらず固い場合は嵌頓を起こしているかもしれない．児が啼泣しているようであればあやして，児がリラックスできるようにしてみると戻りやすくなる．それでも小さくならない場合は，医療機関を受診したほうがよい．

●通院途中に児が入眠した場合は，戻りやすい条件になるので，医療機関での診察時には嵌頓が解除されることがある．

📖 文献

1）日本ヘルニア学会ガイドライン委員会編：鼠径部ヘルニア診療ガイドライン2015．金原出版，2015

2）水野　大，有末篤弘，小林めぐみ，ほか：嵌頓ヘルニア（外鼠径ヘルニア・臍ヘルニア）．小児外科 2017；49：389-401

3）迫田晃子，長　雄一，右田美里，ほか：精巣・陰嚢・鼠径領域の異常．小児科診療 2017；80：595-601

III おもな救急疾患

境界・事故関連の傷病
12. 歯の損傷

●岡山大学病院小児歯科　平野慶子，仲野道代

1 疾患の概要

　口腔内の損傷は部位として顎骨，顎関節，歯の損傷の3種に大別されるが，本項では最も頻度の高い歯の損傷を中心に解説する．

　小児の外傷受傷年齢は，乳歯の場合1～3歳，永久歯の場合は7～9歳に集中している[1]．1～3歳では体のバランスが悪く，転倒の際にすぐに手が出ないためであり，7～9歳では永久前歯が萌出したばかりで，上顎前歯が突出している状態であるために受傷しやすい．また部位としては，上顎中切歯（門歯）に集中している．また，受傷様式として乳歯は脱臼（不完全脱臼を含む）が65%を占めており[1]，永久歯では破折が（歯冠歯根をあわせて）50%を占める[1]．すなわち一般的には，乳歯の外傷では脱臼が起こりやすく，永久歯の外傷では歯冠の破折が起こりやす

い[1,2]．

　乳歯列期においては，階段などの高い場所から転落するケースが多い．混合歯列期ではスポーツの最中にボールやバット，肘や足が歯に当たった際，あるいは自転車などで転倒した際に受傷することが多い．

　小児の歯の損傷が成人と大きく異なるところは，大別して以下の2点である．
① 乳歯の損傷のみならず，すでに顎骨内に形成されつつある後続永久歯への配慮が必要である．
② 永久歯であれば歯根が未完成である場合が多く，歯根の形成を正常に導く配慮が必要である．

2 ガイドラインなどでの記載

　日本外傷歯学会が作成した「歯の外傷治療ガ

表1　歯の損傷の診断項目

1. 視　診
    a) 口唇，歯肉，舌，頰粘膜など軟組織の診査
    b) 歯の亀裂（ヨードなどを塗布して亀裂の有無を診断する）
    c) 歯髄露出の有無（図1）
    d) 歯の動揺度
    e) 歯冠，歯根の破折の有無やその程度
    f) 軟組織の損傷の有無
2. 歯髄電気診断
    歯髄の壊死の有無（受傷直後は一時的に陰性の場合もある）
3. X線による診査
    a) 歯冠，歯根の破折の有無やその程度
    b) 歯根の発育程度
    c) 歯の位置の確認（脱臼，埋入など）
    d) 歯槽骨の骨折の有無

〔日本外傷歯学会：歯の外傷治療ガイドライン．http://www.ja-dt.org/file/guideline.pdf, 2012 より作成〕

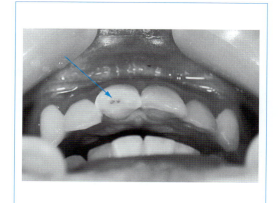

図1　右上前歯の歯髄露出　　（口絵㉚参照）
唾液中の細菌により汚染されるため，早期に治療が必要である．

イドライン」[2]や，海外では International Association of Dental Traumatology が作成した Dental Trauma Guidelines がある[4]（いずれも 2018 年 9 月 5 日現在各ホームページでダウンロード可能）．

3 診断・治療のフローチャート

表 1[3]，図 2[5]に記す．

4 ポイントとピットフォール

a 歯科紹介のタイミング

救急病院にて顔面などの損傷で処置を行うことは少なくないと思われるが，その場合には口腔内の診察も必要であり，歯の動揺，脱落，亜脱臼，破折，位置異常の有無を確認し，歯の損傷を認める場合は，できるだけ早く一次治療を行った後に歯科に紹介することが望ましい．

完全脱臼で歯が脱落している場合は，受傷場所近辺を探して見つかる場合もあり，条件は劣るものの脱落した歯を使用して整復を行うこともできる．脱落に至らない亜脱臼の場合も，歯根膜が損傷しており食事などの通常の刺激に耐えられないこともあり，固定やシーネ（図 3）の作成を行うことで，よりよい予後が得られる．

b 脱落した歯を持参するときの注意

低温の歯根膜保存液，牛乳，生理食塩水などにつけて持参させたい[6～8]．乾燥と汚染，高温は再生しようとする歯根膜にとって大きなダメージを与える．また，小さな破折片のみであっても破折歯に接着させる場合もあるので，持参

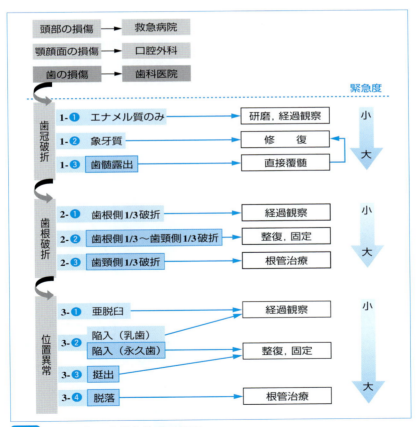

図2 歯の損傷の症状と治療の概容
■ の症状が特に治療の緊急性が高い．
〔野田　忠：小児の歯の外傷．日歯医会誌 1994；13；5-22 より作成・一部改変〕

することが望ましい．

C 永久歯（歯根未完成歯）

1）歯冠破折（図4[5]）

①エナメル質限局のもの➡鋭利な縁を研磨する．放置すると，軟組織の損傷やさらなる破折を引き起こす場合がある．
②象牙質を含むもの➡歯科用プラスチックなどで修復．
③歯髄まで達している場合➡受傷して歯髄露出後1週間経過した状態でも，歯髄表層はフィブリンに覆われて炎症層は1～2mm

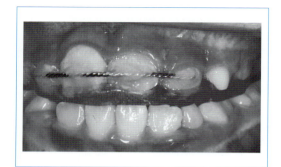

図3 ワイヤーによる固定とシーネ（口絵㉛参照）
シーネにより咬合の負担を分散する．

に留まるという報告もあり[9]，可能な限り歯髄を保存する．しかし，歯髄の露出が大きいもの，歯髄の壊死を認めるものは根管治療を行う．ただし，永久歯の場合は咬合が完成した18歳以降，顎の成長が終了後に審美性や耐久性を考慮して被覆冠にする場合もある．

また，修復物は年月が経過すると変色する可能性が高いため，再治療を行う可能性もある．

2）歯根破折（図4）

保存する場合は，固定を通常より長く行う（2～3か月）ほうがよいとされる．破折した部位によってある程度治療方針を想定する（図4）．
①歯根側1/3の破折➡動揺がなければ経過観察．
②歯根側1/3から歯頸側1/3➡整復固定．
③歯頸側1/3から歯頸側➡歯髄から感染しやすいため歯冠部を除去し，根管治療．破折部位が深い場合は小矯正を行い，歯を挺出させる．

3）脱臼（図5）

通常の処置としては，周囲軟組織の消毒，抗菌薬を投与し，固定を行う．シーネなどの装置によって，受傷歯以外の部位に咬合による負担を分担させることもある．固定はワイヤーと歯

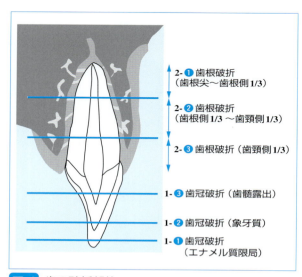

図4 歯の破折部位
部位により治療方針を決定する．
〔野田 忠：小児の歯の外傷．日歯医会誌 1994：13；5-22 より作成・一部改変〕

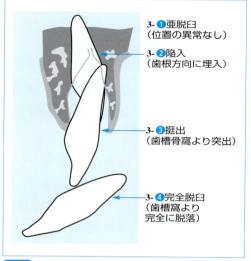

図5 脱臼の程度
程度により治療方針を決定する．
〔野田 忠：小児の歯の外傷．日歯医会誌 1994：13；5-22 より作成・一部改変〕

Ⅰ 境界・事故関連の傷病　12. 歯の損傷

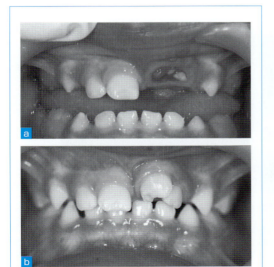

図6 乳歯の陥入　（口絵㉜参照）
陥入した乳前歯(a)が経過観察中，再度萌出する(b)

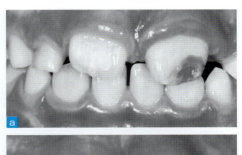

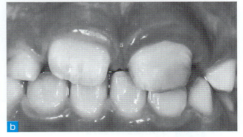

図7 後続永久歯への影響　（口絵㉝参照）
図6と同じ患児．受傷5年後に萌出した上顎永久前歯に外傷の影響と推測される形成不全を認める(a)．修復を行った後(b)

科用接着剤，あるいは矯正用ブラケットとワイヤーを使用して行うことが多いが，グラスファイバー製のリボンと歯科用接着剤を使用する場合もある（図5）[5]．
　①亜脱臼➡歯の位置異常は生じないが，歯根膜など軟組織の損傷を認める．場合により固定，安静の指示．
　②陥入➡乳歯の場合と異なり，自然に萌出することが少ないが小矯正あるいは外科的に挺出させることが多い．ただし，困難な場合は小矯正を行う．
　③挺出➡整復固定．
　④完全脱臼➡脱落後30分以内は歯髄が変性せず予後がよい．脱落歯は生理食塩水で洗浄して整復固定．時間が経過するほど，歯根膜が壊死するため予後は不良となる[10]．

d 乳　歯

以前は乳歯の外傷は抜歯の適応とされたが，現在は永久歯に悪影響が予想される場合や，危険性がある場合を除いて可能な限り保存する．

1）歯冠破折
基本的には永久歯と同様である．

2）歯根破折
乳歯の場合は永久歯の萌出に伴い折れた根が

吸収されることが多い．しかし，歯根中央から歯冠側での破折の場合は安静が困難であるため抜歯する．

3）脱　臼
整復固定を行うこともあるが固定が困難な場合は，抜歯の適応となる．陥入の場合は自然に萌出してくることが多いため，経過観察を行う（図6）．

e 予後について

1）歯の変色
歯髄の内出血，石灰化，歯髄壊死に伴い，歯冠の変色を認めることが多い．変色しても回復する場合もあるが，歯髄壊死を認める場合には根管治療を行う．保険適用外治療となるが，永久歯の場合は，患者の希望があれば歯の漂白を行う．乳歯では漂白を行わず経過観察となることが多い．

2）歯肉膿瘍
歯髄壊死により，歯根周囲の軟組織に歯肉膿瘍が生じる場合がある．根管治療が必要となる．乳歯の場合は受傷6か月後前後から起こることが多い．

483

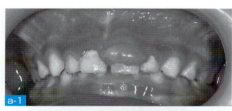
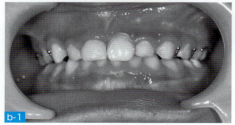
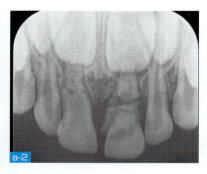

図8 小児義歯の装着　　　　　　　　　　　　　　　　（口絵㉞参照）
3歳の患児．歯の破折の放置が原因で歯肉に炎症を認める（a-1，a-2）．抜歯後小児義歯を装着し問題なく過ごしている（b-1）．

3）乳歯外傷の後続永久歯形成への影響

　乳歯の外傷が後続永久歯に与える影響は，受傷年齢が低い場合や，陥入や完全脱臼の場合に多い．歯冠の形態異常，石灰化不全（白斑，黄斑），歯根彎曲などの変形が報告されている[11〜13]．永久歯の萌出後にのみ判別できることが多く，症状や形状に応じて，充填などの処置を行う（図7）．

> **保護者への説明のポイント**
>
> - 歯牙破折 ➡ 初回に修復した人工の材料は一時的なものであり，最終的な修復は成長が終了してから行うことがあることを説明．
> - 歯根破折，脱臼 ➡ 一度脱落し，歯槽窩を離れたものは，外傷の受傷様式のなかでも予後が悪いことを説明する．また治療終了後も3〜6か月間隔の定期的な検診が必要である[3]．特に症状がない場合でもX線写真により歯根あるいは骨の吸収を認める場合もあり，その場合は直ちに処置が必要であることを説明する．
> - 受傷時の処置も重要であるが，歯の損傷はむしろ経過を追うことがより重要であり，その変化に応じた処置が必要である．
> - 保護者によっては，自分の落ち度で歯の損傷をきたしたことを悔いて落ち込む場合もある．歯がなくなってしまっても，乳歯の場合は小児義歯（図8）によって，永久歯の場合は，固定式義歯（ブリッジ）やインプラント，矯正（特殊なブリッジやインプラント，矯正は保険適用外治療になるが）など様々な方法で，審美的にも機能的にも喪失した歯を回復する方法があることを説明し，精神的なフォローを行う．

文献

1) 日本小児歯科学会：小児の歯の外傷の実態調査．小児歯誌 1996；34：1-20
2) 木村光孝，西田郁子：小児期の外傷―特徴・診査・診断．小児歯臨 2005；111：45-49
3) 日本外傷歯学会：歯の外傷治療ガイドライン．http://www.ja-dt.org/file/guideline.pdf, 2012
4) International Association of Dental Traumatology：Guidelines for the management of traumatic dental injuries. https://www.iadt-dentaltrauma.org/Published%20Guidelines%20Combined_2018.pdf, 2012
5) 野田　忠：小児の歯の外傷．日歯医会誌 1994；13：5-22
6) 山本一生：乳歯脱落による脱落歯の保存液．木村光孝，高木裕三，田村康夫，ほか（編），乳歯列期における外傷歯の診断と治療第 2 版，クインテッセンス出版，2013；28-29
7) 月星光博：脱離．外傷歯の診断と治療　増補新版．クインテッセンス出版，2009；155
8) 下野正基：移植・再植・歯の移動．新編治癒の病理　臨床の疑問に基礎が答える．医歯薬出版，2011；327
9) 松本光吉：脱落歯の再植．アトラス外傷歯の治療学．医歯薬出版，1990；98-99
10) Andreasen JO, Andreasen FM：カラーアトラス外傷歯治療の基礎と臨床．クインテッセンス出版，1995；521-532, 459-490
11) 宮新美智世：小児の外傷：乳歯および幼若永久歯の外傷について．歯科医療 2005；19：50-60
12) 宮新美智世：乳歯外傷の後続永久歯への影響①．木村光孝，高木裕三，田村康夫，ほか（編），乳歯列期における外傷歯の診断と治療第 2 版．クインテッセンス出版，2013；90-93
13) 谷口邦久：乳歯外傷の後続永久歯への影響②．木村光孝，高木裕三，田村康夫，ほか（編），乳歯列期における外傷歯の診断と治療第 2 版．クインテッセンス出版，2013；94-97

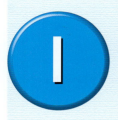

Ⅲ おもな救急疾患
境界・事故関連の傷病
13. 精神症状および心理社会的問題

●国立成育医療研究センターこころの診療部　奥山眞紀子

　救急医療の場で遭遇する子どもの精神症状および背景としての心理社会的問題は決して少ないものではない．急性期の症状に対応することはもちろん，適切な心理社会的背景に関する問診を行って，子どもがその状況を繰り返さないような対応を取る必要がある．

1　器質的問題がなく，精神的な要因による身体症状の出現

a　身体・精神機能（運動・感覚・認知・意識）の喪失など

　それまで歩けていた子どもが歩けなくなる，しびれなどの感覚異常がある，突然意識を失う，聞こえないはずの他者の声が聞こえる，などの症状で救急外来を受診するものの，器質的疾患が認められないことがある．
　2018年6月に改定されたWHOの診断基準であるICD-11[1)]では，運動，感覚または認知領域の解離症（Dissociative disorder of movement, sensation, or cognition）という診断名として，身体症状も意識の問題も同じ解離症群に分類されている．なお，アメリカ精神医学会での診断基準であるDSM-5（Diagnostic and Statistical Manual on Mental Disorders 5th edition）ではこれまでの疾患名を踏襲して，身体的機能の喪失を変換症/転換障害：Conversion Disorder（Functional Neurological Symptom Disorder），という診断名で「身体症状および関連症群」に分類し，意識の問題である解離症：Dissociative Disorderとは区別している．
　解離とは自己の感覚，知覚，記憶，思考，意識の体験が自己の体験としての統合を失い，全体から隔離されてしまうことである．一定時間の意識の障害が起きたり，ある一定時間感覚がなくなったり，通常ではない感覚が生じたり，記憶が抜け落ちたり，自分が自分から離れている体験をしたりすることである．特殊な例として解離性同一性障害，つまり多重人格となることもある．
　診断においては，器質的原因が存在しないことに加え，神経疾患との不適合性のある診察所見や検査所見が得られることがその手掛かりとなる．たとえば，大発作様症状を呈しているにもかかわらず，同時脳波が正常で，瞼を開けようとすると著明に抵抗するなどがある．ただし本疾患の場合，器質的疾患を鑑別することは重要である．視力低下があり，本疾患と診断されていた子どもが，数年後に器質的視力障害であったことがわかるなどを経験することもある．したがって，慎重に精査することが求められる．
　ストレス因や外傷体験が存在することも多い．虐待を受けた子どもの多くは何らかの解離の症状を有していることが多く，特に性的虐待の被害児は解離症状が頻発する．しかし，受診時には虐待があったことが不明であることも少なくない．口腔性交を強要されていた子どもが開口困難となるといったこともある．このように，その症状によって，虐待を避けるという利得を得ていることが多く，二次性利得（secondary gain）と呼ばれる．また，そのために，症状やそれによって引き起こされる問題への無関心は「美しき無関心」（la belle indifference）と呼ばれて，本疾患ではよくみられる．ただし，診断の根拠とはならない．
　治療としては，ストレス因や外傷体験が明ら

かな場合はそれへの対処が中心となるが、救急外来では、重篤な疾患の鑑別を行い、精査のための入院の必要性を判断することとなるであろう。

ⓑ 病気不安症

重大な病気にかかっているという思い込みがあり、それが苦痛や機能の障害に至っている病態をいう。そのために救急外来を受診することもある。自閉スペクトラム症の子どもが、その身体感覚の過敏や鈍感さから、不安が強くなっている場合もある。また、親が子どもの病気に対する不安が強く、それを子ども自身が取り込んで自分の不安にしている場合もある。一方で、子どもにとっては不安がなくても、親が不安で些細なことで救急外来を受診することも少なくない。頻回な救急外来受診につながることもある。

いずれの場合も、病気であることを頭から否定してしまうと、不安がさらに強くなったり、ドクターショッピングにつながる可能性がある。病気と思う感覚には共感しつつ、すぐに重大な結果に至る可能性はないことを説明し、できるだけ子どものこころの診療を専門としている小児科医と相談しながら、背景としての発達の偏りや親子関係を探って、根本的な治療を行う必要がある。

ⓒ 心理的メカニズムとしての身体化

自分にとって困難な状況に遭遇したときに、自分を守るための心理的メカニズムとして、子どもには「身体化」（Somatization）が起きることが少なくない。不安があっても、その不安を言い出せない子どもが「頭が痛い」「お腹が痛い」と訴えることは珍しくない。たとえば、震災直後に親が子どもを置いて自宅の片付けに行く前に子どもが腹痛を訴えるなどということはよく聞くことである。怖い体験をして親と離れたくないが、親に怒られるまたは負担をかけたくないと思って言い出せない子どもが腹痛を起こすのである。痛みは嘘ではないが、親が家にいることなどで症状が消失することが多い。この場合も、身体的な症状を否定するのではなく、その症状を受け入れつつも、本来のニーズや葛藤に対する対応をすることが必要となる。

❷ 急性精神病様状態

急性精神病様状態（Acute　psychosis）は突然に発症する妄想、幻覚、気分の大幅な障害、奇妙な行動などの現実見当識を失った症状が出現することである。このような状態で救急外来を受診することがあるが、原因は様々である。

①脳の器質疾患：低酸素脳症、脳腫瘍、脳炎、側頭葉てんかん、てんかん後精神病様状態、脳血管障害、亜急性硬化性全脳炎（subacute sclerosing panencephalitis：SSPE）、など

②薬物過剰摂取および薬物乱用：抗コリン作用薬の過剰摂取、覚せい剤、MDMA、LSDなどのハルシノゲン、マリファナ、など

③薬物の副作用：セロトニン症候群、ステロイド精神病、など

④全身性疾患：全身性エリテマトーデス（systemic lupus erythematosus：SLE）、Wilson病、低血糖、高熱、電解質異常、など

⑤せん妄：器質性疾患や環境などにより、注意能力の低下を伴う意識の障害であるが、時に精神病様状態となることがある

⑥精神疾患：自閉スペクトラム症の精神病様状態、統合失調症の急性発症、躁病、急性トラウマ反応、解離性障害など

原因疾患の鑑別に最も重要なのは、本人および家族への問診である。器質性疾患の有無、薬物を投与されているか、薬物乱用はないか、頭部外傷の既往、自閉スペクトラム症などの可能性、などを含め、鑑別すべき疾患のそれぞれのそのほかの特徴を的確に聞き出すことが重要である。

並行して、丁寧な身体診察と精神状態の診察を行う。特に救急外来では重症な疾患の見落としがないように気をつけて必要な血液検査、CT、脳波検査、薬剤スクリーニングなどの精査を行う必要がある。

上記疾患で早期に対応できることは行う。一方、マネージメントとしては、入院などで子どもにとっての安全を確保し、信頼できる人の寄り添いなどで子どもが安心できるように導く。

それでも興奮状態が著しくて自己の安全も守れないような状態の場合には，ベンゾジアゼピンの筋注などを行うことが必要になる場合がある．もともとの精神疾患がある場合にはそれに応じた投薬を行う．

❸ 自閉スペクトラム症に伴う問題

ⓐ 行動の問題での受診

自閉スペクトラム症の子どもが，いわゆるパニック状態を呈して受診したり，自傷による出血などで受診をすることもある．自閉スペクトラム症では通常，かかりつけ医が存在する可能性が高いため，一時的な処置をして，かかりつけ医受診を促す．混乱状態が著明で，危険がある場合には，精神科救急の受診が必要になることもある．なお，自閉スペクトラム症の易刺激性への治療薬として，リスペリドンとアリピプラゾールが承認されている．

ⓑ 身体疾患や外傷での受診時の注意

自閉スペクトラム症では，初めての場所に対する不安が強く，救急外来を受診しなければならないような事態になっても受診をためらう親は少なくない．そのために，治療が遅れることもある．小児救急は自閉スペクトラム症であっても治療ができる体制が求められる．

自閉スペクトラム症の子どもが何らかの救急対応が必要な事態になって受診した場合は，新奇場面に対して不安が強いことなどを考慮し，時間をかけて慣れさせてから診療を行うなどの対応が必要になる．子どもへの対応を最も知っているのは家族であり，家族の協力のもと，あせらずに時間をかけて治療をしていくことが求められる．

❹ 自傷行為・自殺企図

ⓐ 自傷行為

自閉スペクトラム症の自傷行為に関しては上述した．ここでは，思春期の子どもを中心としたリストカットなどの自傷行為に関して述べ

る．リストカットのみで受診することは少ないが，リストカット時に解離症状を伴い，朦朧とした状態になったり，リストカットが深く入りすぎて止血できずに受診になる場合がある．止血などの治療を行ったからとすぐに帰宅させることで，同様のことが繰り返される危険がある．精神的な治療の必要性を納得してもらうことが重要である．

ⓑ 自殺未遂

自殺未遂は非常に危険な状況と考えるべきである．一時的には「もうしない」といい，身体的には入院の必要性がない場合でも，入院により安全を確保してから，次の対応を考えるべきである．

ⓒ 自殺企図・自殺念慮

「死にたい」と大騒ぎをしている子どもが外来に連れてこられることもあるし，外傷などほかの目的で受診している最中に自殺企図・念慮が明確になる場合もある．自殺念慮がある場合，自殺の危険性に関与する要因に関しての評価を行わなければならない．

1）自殺念慮の強さ

①生まれてこなければよかったと思う，②死にたいと思う，③死ぬ方法を考えている，④死ぬ準備をした，⑤未遂をした，の順番で自殺の危険性は増加する．

2）衝動性の高さ

衝動性の高い人ほど，自殺の危険が高くなる．

3）うつ症状

うつは自殺の引きがねとなる．抑うつ気分，物事が楽しめなくなる，食欲の減退若しくは増加，不眠または過眠，精神運動抑制または精神運動焦燥，易疲労性，自己に対する強い無価値感や罪責感，などがあるときはうつ病を疑う必要がある．子どもの場合のうつは周囲からは苛立ちや落ち着きのなさとしてみられていることも多い．

4）家族歴

自殺は家族集積性があるといわれる．家族・拡大家族に自殺した人がいるときには注意が必要である．

I　境界・事故関連の傷病　13. 精神症状および心理社会的問題

5）家族や学校の環境

　子ども虐待はその後の自殺の危険性を高める大きな要因であるし，いじめ被害やそのほかの被害も自殺に繋がる要因である．

6）家族機能

　自殺から「子どもを守る」ことができる家族であるか評価する必要がある．

7）誘発要因

　小児期や思春期の子どもは誘発されやすい．身近な人や憧れている人の自殺により後追い自殺を考えることもある．

　上記を総合して，自殺の危険度を判断して対応する必要がある．自殺の危険度が中等度で，家族が機能しているときには，子どもから危険な物を遠ざけ，子どもから目を離さないように指導し，安定するまで，毎日連絡を入れてもらうようにする．家族にその機能がない場合や自殺企図が強すぎたり衝動性が強すぎる場合には入院をさせる必要がある．

　医療者は子どもに「死んではいけない」ではなく，「私はあなたに死んでほしくない」と子どもを認める人としての言葉をかけるほうがよい．なかには，自殺企図や念慮を家族に秘密にしてほしいと訴える子どももいる．子どもには，「あなたがおかしいわけではない」こと，「あなたを守るためには親御さんに伝える必要がある」ことを説得して，親に伝える必要がある．ただし，それを伝えることで，子どもが親からの心身の虐待を受ける危険性がある場合には子どもを保護する必要がある．

⑤　摂食の拒否や異常なものの摂取

ⓐ　摂食の拒否

1）急性の脱水や栄養障害

　器質的疾患が直接の原因ではなく，子どもが急激に極端な摂食拒否をする場合の原因も幾つかある．たとえば，炎症性腸疾患で食事をすると腹痛や下痢が起きることが不安になり，食事を一切拒否し始めたり，性的虐待で無理やり口腔性交をされた子どもやいじめが原因で気持ち悪いものを口に入れられ飲み込まされたなどが

トラウマとなり，その回避症状で食事がとれなくなったりすることもある．著明なうつ状態で食事を消極的に拒否する子どももいる．また，自閉スペクトラム症の子どもの身体感覚の異常で食事を拒否しだすこともある．また，子どもの場合，太ることへの恐怖からの神経性食思不振症が急激な症状を呈することもある．

　器質的な問題がない場合は，脱水などへの対応を行いながら，子どもの不安症状，そのほかの精神症状を問診しその原因を探る．入院が必要となることも多い．

2）慢性的な摂食の問題

　神経性食思不振症などで治療がなかなか進まず，脱水や低栄養で何らかの身体症状が急激に進んで救急外来を受診することもある．危機介入としての治療を行いつつ，長期的な治療の必要性を理解してもらい，状態によっては入院治療に結びつける．

3）異食症

　通常の食物ではないものを食べるという症状を指す．食べたものによって身体的症状が出現して救急外来を受診することもある．食べたものが詰まったりすることもあれば，塩辛いもの（ブイヨンなど）を大量に食べて塩中毒の症状が出ることもある．知的障害や自閉スペクトラム症などの発達の障害を伴うことも多い．虐待などのストレスが誘因になることもあるし，貧血が誘因になることもある．

⑥　薬物および物質関連の症状

　子どもが意識障害や急性の精神症状や錐体外路症状などで受診したときには，薬物の影響などを常に考慮する必要がある．薬物に関しては，子どもが処方されていた薬だけではなく，親が服用している薬も問診で聞く必要がある．子どもが間違って服用することもあれば，親が飲ませてしまうこともある．

　思春期の子どもはもとより，小児期でも周囲の大人が乱用している物質を飲んでしまうこともある．アルコールを飲んで酩酊状態になることは少なくない．思春期の子どもの物質乱用に関しては，アルコール，覚せい剤，コカイン（クラック），アヘン系薬物，大麻，LSD・メスカ

489

リン・MDMA・PCP などの幻覚剤（ハルシノゲン），脱法ハーブ，有機溶剤など，それぞれの薬物とその症状をある程度把握しておく必要がある.

状況によって，胃洗浄，点滴などが必要になることもある．急性の症状が回復した段階で，原因を明らかにし，子どもにとっての安全を考慮して対応する．違法薬物を使用している場合には警察と連携が必要となるし，低年齢の非行や家庭の問題があるときには児童相談所と連携する.

⑦ 睡眠関連症状

ⓐ 夢中遊行

睡眠中に起きる異常行動．無意識の状態で歩き回るなどの行動を起こす．就寝後 1〜3 時間で起きることが多く覚醒時には覚えていないことが多い．側頭葉てんかんが重要な鑑別となる．側頭葉てんかんは入眠時に起きることが多い.

興奮状態のまま就寝したり，ストレスの多い時期に症状が増加したり，トラウマ反応として出現することもあるが，原因不明の場合が多い.

危険がないように見守ることで自然に改善することが多いが，場合によってはベンゾジアゼピン系の薬物の効果がみられることもある.

ⓑ 夜驚症

睡眠中に突然起きて叫び声をあげるなど恐怖に駆られたような症状を呈する．夢中遊行と同時に起き，叫びながら動き回ることもある．夢中遊行同様，就寝後 1〜3 時間に多く，覚醒時には覚えていない．原因不明のことが多いが，トラウマによる過覚醒症状として夜驚症状が出現することもある．夜驚症と考えられるときには，トラウマとなるような恐怖体験がないかどうかを本人や家族に聞く必要がある.

ⓒ 過眠症

突然寝てしまったり，数日間眠りについて起きられないことや，昼間の眠気で集中ができないことから救急外来を受診することもある．下記のような疾患のこともある．できれば，睡眠を専門としているクリニックなどで，睡眠ポリグラフ検査などの検査を行うことが望ましい．的確な診断をしてから治療を行う必要がある.

1) ナルコレプシー（narcolepsy）

睡眠発作，脱力発作，睡眠麻痺，入眠時幻覚などがその症状である．過眠には中枢神経刺激薬が，脱力発作や入眠時幻覚には三環系抗うつ薬などのレム睡眠を減少させる薬物が使用されることもあるが，診断を的確にしてから投薬を行うべきである.

2) 反復性過眠症（Kleine-Levin 症候群）

数日，ときには数週間眠り続ける状態となる．強制的に起こせば何とか目を覚まして水分を取るなどができるが，すぐに寝ついてしまうことが多い.

3) 特発性過眠症

十分に寝ているにもかかわらず，昼間の眠気がとれず，過眠となる．1 日の睡眠が 11 時間以上になる状態．中枢神経刺激薬が用いられることが多いが，効果は限定的であり，治療法は確立されていない.

4) 睡眠時無呼吸症候群（Sleep Apnea Syndrome：SAS）

睡眠中に 10 秒以上の気流停止が頻回に（睡眠中 30 回以上，もしくは 1 時間に 5 回以上）起きる状態である．睡眠が浅くなるため，昼間の眠気が生じる．子どもの場合は無呼吸になっても覚醒しない場合もあるが，それでも眠気が生じることが多い．また，夜尿を伴うこともある.

睡眠時無呼吸症候群には中枢性無呼吸と閉塞性無呼吸がある．乳児期早期，特に未熟児の場合は中枢性無呼吸がみられることがある．救急外来を受診するのはおもに閉塞性無呼吸症候群のことが多い．閉塞性無呼吸ではいびきが激しくなるため，保護者などに確認する．肥満，扁桃腺肥大，下顎低形成などが原因となることがあるため，それへの対応が必要となる．できるだけ早期に専門外来で診断して治療を行うことが望ましい．重症な場合は CPAP が使われることもある.

❽ 急性ストレス反応・外傷後ストレス障害

強い恐怖体験のあと 1 か月以内に，再体験，回避，過覚醒症状が現れるもので，重症な症状を呈する．外傷後ストレス障害（post traumatic stress disorder：PTSD）は，フラッシュバックや悪夢などの再体験症状，原因となった状況を無意識に避ける回避症状，自分や周囲が変わってしまったように感じたり感覚が麻痺するなどの認知と気分の陰性の変化，周囲に敏感になり常に覚醒レベルが上がり集中できなかったり興奮したり睡眠障害が生じる過覚醒症状が出現する．1 か月以上続くときに診断する．

子どもの場合はトラウマによって，分離不安や退行が起きることが多い．退行により歩けていた子どもが歩けなくなったり，言葉を話さなくなったりすることから救急外来を受診することもある．また，恐怖体験としての事故や災害によって救急外来を受診した子どもに急性ストレス反応が認められる場合もある．

子どもの場合は安心させることが最も重要な治療であり，長期に渡って症状がある場合は認知行動療法などが行われる．思春期以降で症状が著しい場合には，SSRI の投与も効果があるとされている．

❾ パニック障害

突然，動悸，息切れ，めまいなどの自律神経症状とともに，自分が死んでしまうのではないかもしくは狂ってしまうのではないかという強烈な不安に駆られる．離人症を伴うこともある．電車や人混みで起きる広場恐怖を伴うことがある．

器質的原因はなく，上記のようなパニック発作が繰り返されることから診断される．トラウマ体験後のフラッシュバックや甲状腺機能亢進症などが鑑別となる．治療は認知行動療法や SSRI が有効とされる．

❿ 過換気症候群

思春期の子どもに比較的多い病態である．呼吸が浅く早くなり，CO_2 の排出が高まり，血液がアルカリ性に傾くことによって，息苦しくしびれが生じることもある．

治療としては安心させ，意図的にゆっくりと深呼吸させる．息を吐く前に少し息を止めるなども効果があることもある．かつては紙袋を口・鼻に当てて吐いた空気を吸うことが推奨された．しかしリスクもあることから，少なくとも医療者がいない場面で使うことは勧められていない．ましてビニール袋は口・鼻を塞いでしまう危険があるため禁忌である．不安が強い場合は抗不安薬が有効な場合もある．

⓫ 親の問題

親の不安を子どもに投影して頻回に医療機関を受診させるなどを行う親が存在する．子どもにとっては不必要な受診，不必要な検査，時には不必要な治療を受けることになるため，医療を使った虐待（Medical Abuse）ともいえる．

そのような状態から子どもを救うことも医療者の役割である．子どもを守りつつ，親の不安に対応する必要がある．

なお，子どもに病気を捏造したり，偽造して受診する代理 Münchhausen 症候群に関しては，親子分離が基本であり，子ども虐待の特殊な形として対応する必要がある（p. 460，III 章 I9 **児童虐待**参照）．

保護者への説明のポイント

- 症状の背景として保護者と子どもの関係が問題であると考えられるときでも，保護者のせいであると決めつけたり，子どもの前で保護者を責めることは避ける．
- 一方で，子どもを責めたり怒ったりしても症状は改善しないことを説明し，養育に関する支援を受けることを勧める．
- 身体症状が精神的な原因によると考えられるときでも，精神的なストレスが身体症状を引き起こしている可能性が高く，子どもが嘘をついているわけではないことを丁寧に説明する．
- 受診の背景に自閉スペクトラム症などの精神的問題があると考えられるときは，保護者の養育の困難さに共感することを忘れず，症状との関係を探り，その後の対応を説明する．
- 自傷・自殺企図がある場合は，子どもを守ることの必要性を十分に説明する．

 文献

1) World Health Organization : ICD-11. https://icd.who.int/（2019 年 1 月 11 日閲覧）

Column 23　なぜ，そこまでするの？　自傷

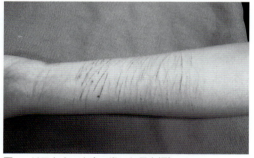

図1　リストカット（14歳6か月女児）
父親からの度重なる暴力を受けて，発作的に？　何を求めて，カットしたのか？

　自傷行為を行う思春期児が増えてきているように思われる．自傷行為とは身体に対して意図的，かつ直接的に非致死的損傷を加える行為（図1）と定義されているが，社会的に容認されるものではない．自傷行為に併発する行動として，間接的に自分を傷つける行為，すなわちアルコール・薬物乱用，拒食・過食の摂食障害，避妊しない性行為・援助交際，過量服薬などが知られている．

　自傷行為の成因は，怒り，恥辱感，孤立感，不安・緊張などの不快感情に対処するための方法とされている．「心の痛みを身体の痛みに変えて耐えやすくしている」と称されるような肯定的な側面さえも窺える．

　実際に，自傷行為には嗜癖化のリスクがあることが知られている．すなわち，絶望の体験により，自分をコントロールするための自傷（最初の自傷に限っては自殺意図があることが多いとされる）で誰にもいわないが，自傷の効果が薄れてくると頻回，重度となり，周りに露呈する結果となる．こうなると周囲の騒然さから周りをコントロールする意味合いも含まれてくるようになる．しかし，反復により，周囲の冷淡な態度が生じると，自分自身も周囲もコントロールできずに自殺企図へと変わることが知られている．自己自信の喪失がこのような自傷行為に走らせるのであろうが，幼少期からのストレス耐性の未獲得が背景にあるものと推測される．

〈市川光太郎〉

Ⅲ おもな救急疾患

境界・事故関連の傷病
14. 思春期危急疾患

●北九州市立八幡病院小児救急・小児総合医療センター　市川光太郎

　わが国では「puberty」を「思春期」と表し、「adolescence」を「青年期」もしくは「青春期」と区別している専門書もある．また『広辞苑』には、思春期とは「二次性徴が現れ、生殖可能となる時期、11～12歳から16～17歳頃までの時期」と記されている．「puberty」に近い理解である．身体生物学的には「puberty」の始まりは、女児は乳房の発育が、男児は精巣容積の増大が始まる時期を指し、骨端線閉鎖が終了する時期を「puberty」の終わりとしている．「adolescence」の場合も始まりは「puberty」と一緒と考えられるが、前述のように「adolescence」の終わりはもっと遅い年齢といえる（図1）[1]．さらに「adolescence」は pre-adolescence, early adolescence, middle adolescence, late adolescence に分けられているが、late adolescence（思春期後期）は puberty が完了した19歳頃にあたるとされている．

　結局は、「思春期」を子どもとして捉えるのか大人として捉えるのかではなく、子どもにより個人差はあると思われるが、子どもたちの抱える困難性の内容により、pubertyとadolescenceの違いを考慮し、その困難性の根本が思春期のプロセスのどの位置に根ざしているのかをきめ細かく配慮してあげるしかないと思われる．すなわち、患児が揺れている、あるいは悩んでいる大きな内面部分がどの位置、どの面に属するのかを見極めて、pubertyのどのあたり、adolescenceのどの部分ということを十分考慮して、次の発達ステップがどの位置になるのかを理解

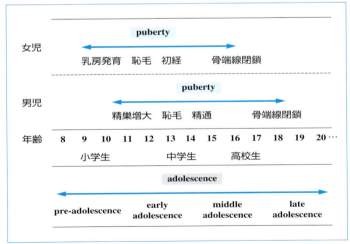

図1 puberty と adolescence との相違点

〔関口進一郎：これからの思春期診療・小児期から成人期への橋渡し．高橋孝雄，五十嵐隆（編）：小児保健シリーズ No.62，思春期の子育て支援―小児科の新たな課題―．小児保健協会，2008；1-8〕

493

Ⅲ　おもな救急疾患

して支援することが重要となる.

1 思春期児の心理社会的救急疾患（PSED）の背景と現状

a 自己自信を持てない子どもたち

　無為無欲の状況に陥る子どもたちの心理は，自己の心が揺れるのを防ぐ自己防御の一方法かもしれない．何らかの挫折感を覚えたイベントに対して本人なりの努力・抵抗をするも，うまくいかず，本人の心が折れたり傷ついたりして生じる心理状態であろう．それがトラウマとなり，心が揺れることに対して回避行動をとるとともに，自己安定を図るための方法として何も感じないようにしているのかもしれない．すなわち，意欲を押し殺して，されるがまま，流されるままで自己自身を包み隠しているのではないかと思われる．おそらくそれまでの成長過程で，「ありのままの自分を受け容れてもらえる」という意識が形成されることが重要であり，その意識さえ形成されれば，よいときにも悪いときにも自分自身を自然に振舞うことができるのであろう．自分自身を自然に振舞えないと，周囲との緊張関係が持続することにより心のエネルギーが不要に消費されることは必至であり，潜在的に過度の不安状態となったり，過敏状態になってしまう．この状態になると，心身症の発症や社会的不適応など病的状態に陥るものと予測される．

　いずれにせよ，わが国の子どもたちが自己への自信を持てなくなっており，自己愛に乏しい状況であることを考えれば，自己愛を育てていくためには，「ありのままの自分を受け容れてもらえる」という養育環境が成長過程で重要かつ不可欠であることを，養育者・小児医療関係者がもっと認識して，乳幼児期からの養育にかかわる必要がある．

b 心身症群の症状が多発する子どもたち

　思春期の心の問題として，小児心身症を呈する群，発達障害に起因する群，精神病に起因する群とに分けられるが，最も多いのは心身症群である．心身症の定義は，「身体疾患のうち，

その発症と経過に心理社会的因子が密接に関与し，器質的ないし機能的障害の認められる病態を呈するもの．ただし，神経症，うつ病などの精神障害に伴う身体症状は除外される（日本心身医学会教育研究委員会，1991）」である．

　心身症は，不登校，チック，夜驚，摂食障害，排泄障害などの行動異常と自律神経症状，疼痛，運動障害などの身体症状，そして不安，抑うつ，強迫などの精神症状の3パターンに分類される[2]．最も多いのは行動異常で，その中でも不登校が最も多く，次いで身体症状として，思春期女児に運動障害，疼痛，自律神経症状などが多い．これらは1パターンだけではなく2パターン以上の問題を重複して有していると報告される．

　いずれにせよ，精神的に疲れた子どもたちはこのような心身症群に容易に陥る．言い換えれば，このような精神的な疲れが無意識下に生じないように，幼少期から自己自身を自然に表出できるような養育環境を構築することが養育者に求められ，その指導が小児科医・小児医療関係者に求められている．

c 非行・反社会的行為に走る思春期の子どもたち

1）問題行動と非行・反社会的行為

　いわゆる「問題行動」は，学校や社会や家庭によって「悪」として判定される行為であるが，子どもたち自身が問題と認識していない行動ともいえる．特に「社会悪」とされる行動に走る子どもも少なくない．しかし，この問題行動は子どもたちの色々な背景の結果として起こる行動であり，その行動をしなくなればよいというものでもない．この点は周囲の大人が安易に結論を導きたがり，目先を替えることで，行動がなくなればよくなったと思いがちな重大なピットフォールである．すなわち，問題行動に結びつく背景因子を解決することが重要で，実際に問題行動を起こした子どもたちがその行動をどのように考えているかという点まで踏み込まないといけない．

　一般的に問題行動は，①社会や他人への触法行為に伴う攻撃性，②自分への攻撃性，そして③社会への閉塞感をもたらす問題行動，の3つ

に分けられる(表1)[3].

集団で行う反社会的行為は，昔的な発想でいえば，多少は悪いことをしたがる年齢，毒づいてみたいだけなど，大目にみられることが多かったが，現代では陰湿な行為も多く，昔気質では済まされない．単独で行う反社会的行為の犯罪病理は深く，幼少期の養育環境につながる問題を有していることが多い．すなわち，被虐待児など何らかの大きな心的トラウマを抱えていることが多く，その対応は極めて慎重でなければならない．実際に，わが国の2000年の調査で，少年院入所の子どもたちの72.7%が虐待を受けていたという(図2)[4]．

犯罪を犯してしまう子どもたちの背景には，1つには本人の資質(出生前素因，後天的性格)があり，2つ目には社会的要因(地域風土，友人関係)，3つ目には家庭環境(親子関係，生活歴)があるが，特に3つ目の家庭環境が深く影響することが知られている．

2) 麻薬・覚醒剤などの薬物乱用

2009年の警察庁の発表では，2008年(平成20年)の大麻保持者の検挙者数は2,778名であり，そのうち60%が20歳以下であった．日本の定時制高等学校生の8.6%，大学生の1.9%が何らかの薬物乱用経験があるとの報告もみられる．このような事実から，麻薬・覚醒剤などの薬物中毒やシンナー中毒は特殊・特定の人達だけのアディクションではなく，日本の社会全体に浸淫していて，普通の思春期の子どもでも，そのような場面を見たり友人から誘われたりなど，いつ染まるかわからない状況であることが予測される．

麻薬はモルヒネ，ヘロイン，コカイン，大麻などが知られているが，中枢神経抑制作用が強くみられ，交感神経刺激作用は弱い．覚醒剤は

表1　問題行動

- 社会，他人への攻撃性，触法行為
  暴力行為，粗暴犯，いじめ，家庭内暴力，窃盗，飲酒，喫煙，薬物乱用
- 自分への攻撃性
  リストカットなどの自傷行為，摂食障害，援助交際・避妊しない性行為
- 社会への閉塞感
  不登校，引きこもり

〔平岩幹男：問題行動のある子どもへの理解と支援．高橋孝雄・五十嵐隆(編)：小児保健シリーズNo.62，思春期の子育て支援—小児科の新たな課題—．小児保健協会，2008；42-47 より改変〕

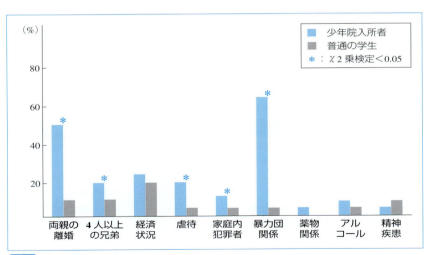

図2　犯罪を犯すリスク因子

少年院入所の子どもの72.7%が虐待を受けていた(日本，2000年)．
被虐待児900人の追跡で，盗み・引ったくりなどの軽犯罪を50%が起こした，殺人などの重犯罪を20%が犯した(アメリカ，2002)．
〔八木淳子：少年刑務所の入所者がおしえてくれるもの．日小児科医会報2007；34：179-183〕

アンフェタミン，メタンフェタミン，脱法ドラッグといわれるもので，中枢神経興奮作用があり，交感神経刺激作用も強い．両者のメカニズムや症状の違いは**表2**に示す．麻薬中毒と覚醒剤中毒とは一見して鑑別は難しいが，交感神経刺激作用が強いのが覚醒剤であり，交感神経興奮症状（血圧上昇，頻脈，縮瞳など）の程度で鑑別する．

麻薬・覚醒剤中毒の子どもの救急受診は決して多くないが，今後増加することが危惧される．このため，特に覚醒剤服用時の症状の流れは知っておく必要がある（**表3**）．どんなに軽症な症例でも正確なバイタルサイン（特に血圧や脈拍数，呼吸数など）のチェックは不可欠で，瞳孔径のチェックが求められる．麻薬・覚醒剤中毒患児を看過しないためのマニュアル（**図3**）などを参考にする．少しでも疑った場合には，簡易の薬物中毒検査である尿検査キットのトライエージ®を用いて薬物中毒の有無をチェックする必要がある．トライエージ®で診断できる薬物はフェンシクリジン（phencyclidine：PCP），ベンゾジアゼピン類（BZO），コカイン類（COC），アンフェタミン類（AMP），大麻類（THC），オピエート（オピオイド）類（opioid：OPI），バルビツール酸類（BAR），三環系抗うつ薬類（TCA）の8種類である．麻薬・覚醒剤中毒を疑う症例の場合は，PCP，COC，AMP，THC，OPIなどがトライエージ®で陽性となる．このような物質が陽性となった場合には，直ちに所轄警察に届出を行うとともに，重症度判断を行う．

3）有機溶剤（シンナー）乱用の現状と対応 …

思春期児および学童にとって，麻薬・覚醒剤等よりもっと身近な中毒物質として，有機溶剤

表2 麻薬・覚醒剤中毒の比較

	麻薬	覚醒剤
薬品名	コカイン，大麻，ヘロイン，モルヒネ	アンフェタミン，メタンフェタミン，脱法ドラッグ（MDMA，MDEA）
薬理作用	中枢神経抑制作用，交感神経刺激作用（弱）	中枢神経興奮作用，交感神経刺激作用（強）
瞳孔	縮瞳，重症化で散瞳	散瞳
皮膚	低体温傾向	蒼白，湿っぽい，振戦あり
その他の作用	意識低下，呼吸抑制，血圧低下，多幸感，末梢血管拡張	頻脈，血圧上昇，体温上昇，多幸感，妄想，けいれん，ジスキネジアなど不随意運動

表3 覚醒剤*中毒による臨床症状

	軽度中毒	中等度中毒	重度中毒
身体的症状	悪心・嘔吐，動悸，頭痛，気分不良，下痢・腹部不快感，排尿困難など	血圧上昇，頻脈，発汗，発熱，紅潮，瞳孔散大，羞明，不随意運動（ジスキネジア）	けいれん，筋硬直，過高熱，アシドーシス，致死的不整脈，興奮・錯乱での運動過多
精神的症状	不穏，不安焦燥感，めまい，不眠，異様な興奮・落ち着きのなさ		錯乱・興奮状態，妄想（被害・迫害など），幻覚・幻聴，意思疎通困難，情動的・衝動的・暴力的行動，偏執狂的行動
反跳現象	（覚醒剤，断薬後48〜72時間後に離脱症状がみられる）脱力・不快感，倦怠感，抑うつ気分，過眠（意識障害と間違われる）		

＊アンフェタミン，メタンフェタミン，類似化合物（MDMA，MDEA）など．

I　境界・事故関連の傷病　14. 思春期危急疾患

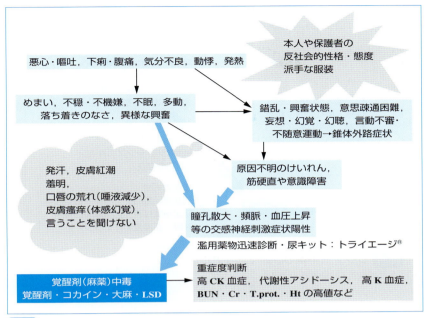

図3　覚醒剤(麻薬)中毒の診断マニュアル

が社会に氾濫しているといえ，その入手も容易である．薬物関連精神疾患患者のうち，有機溶剤症例の約80％，覚醒剤症例の約40％が10代で開始しているとの報告がある．さらに，覚醒剤症例の28.6％は被虐待経験を，22.4％がいじめられ体験を，35.7％が不登校経験を有していることが同調査で報告されている．加えて，保護者の薬物乱用は，それ単独で児童虐待の有力な予測因子ともいわれている．

実際に，仲間や先輩から誘われたのがきっかけとなっていることが多いが，その背景には，「好奇心」や「刺激を求める」といった思春期特有の心理があると思われる．加えて，自暴自棄的な，あるいは自己自信喪失などの一時的な心の荒れ・揺らぎと一致して，乱用へ走ることが予測される．これらの乱用自体が，思春期に強く現れる仲間意識という友人関係の維持における，その脆弱さの一面として，一種の「集団への帰属意識形成」の手段となっていることも見逃せない．

このような乱用に走る深層心理的な流れはあるものの，最も重要視されるべき点はやはり家庭環境である．実際に，中学生における有機溶剤乱用のリスク因子を2,049名で調査した報告では，「夕食をほぼ毎日一人で食べる」子どもは，「一人で夕食を食べることがない」子どもを1.0とした場合，9.7倍のオッズ比が得られている[5]．すなわち薬物乱用は，乳幼児期からの親子関係の問題が思春期に表面化してくる表現形の一つであり，乳幼児期～小児期に安定した家庭環境を過ごせるように支援していくことが，本質的な薬物乱用の一次的予防となる．

シンナー中毒以外には，最近はガスボンベなどをビニール袋に入れて吸う，通称「ガスパン」なども経験されるようになっている．有機溶剤乱用者の特徴は，ろれつが回らない，運動失調などのいわゆる酩酊状態で，不穏・興奮状態～無関心，妄想・幻覚・幻聴や衝動的行動～暴力行為，意識障害などがみられ，シンナー臭がすることがほとんどである．その重症度の判断は極めて重要であり，緊急対応が求められる(図4)．

4) アルコール中毒

思春期の子ども(特にローティーン)が最初に乱用するものとしてはタバコが最も多いが，アルコールも少なくない．常習ではないにしても，アルコール中毒は初回でも起こるため，救急医療での遭遇頻度は極めて高い．症例によっては死に至る場合もあり，その対応と予防は重要な

497

Ⅲ　おもな救急疾患

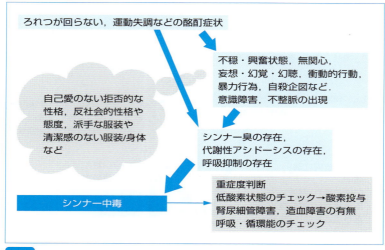

図4　シンナー中毒の診断マニュアル
〔北九州市立八幡病院小児救急センター〕

社会的問題である．加えて，喫煙やアルコール摂取が，近い将来の麻薬・覚醒剤乱用にリンクしている事実に注意が必要である．

わが国における中学3年生の調査で，週に1回以上飲酒する「regular drinker」が男女合わせて約5％，週に1回以上タバコを吸う「regular smoker」が男児で4％，女児で2％との報告もある．

これらの薬物乱用のリスク因子として欧米では，①機能不全の家庭で生活していること，②家族の結びつきが弱い家庭環境，③両親の不仲の存在，④両親がいない，または母親がいない場合，⑤アルコール依存症の家族歴があること，⑥タバコを吸う仲間や兄弟がいること，⑦薬物を乱用する仲間や家族がいること，などの報告がある．

5）自傷行為に走る子どもたち

リストカットに代表される自傷行為は「身体に対して，意図的かつ直接的に非致死的（致死性の低い）損傷を加える行為である」と定義され，社会的に容認される行為ではない．直接的な損傷行為を自傷行為とよぶが，間接的自傷行為として，アルコールをはじめとする薬物乱用，拒食や過食などの摂食障害，避妊しない性交渉や援助交際，医薬品の過量服薬などがある．詳細は「心因反応・心身症」の項を参照されたい．

6）安易に自殺をしてしまう子どもたち

思春期の自殺は学校問題など，成人とは別個の意味合いも存在しているが，平成25年の年齢層別自殺者の総数をみてみると，10～14歳で91人（人口10万人当たり1.6），15～19歳で454人（人口10万人当たり7.6）である．平成19年は10～14歳で人口10万人当たり0.8，15～19歳で7.3であり，思春期でも確実に増加している．実際に自殺の危険因子としては，自傷行為のエスカレートを含めた自殺未遂歴の存在，精神障害，子どもへの支援体制不足（養育環境の劣悪化），自己傾性（無意識的な自己破壊傾向を認める），他人の死の影響，虐待などが指摘されている（表4）[6]．

救急現場に身体損傷で搬入された場合に，自殺念慮・企図があったかどうかを判定することは，その後の対応において極めて重要な意味合いを持つ．つまり，自殺念慮の存在が患児に感じられる（認められる）場合，その具体的計画性，出現時期，持続性，強さ，客観的要素を正確に評価する必要がある．これらの要素のどれか一つでも明らかに存在する場合，リスクが極めて高いと考える必要がある[7]．実際に身体損傷の子どもが搬入され，その診察を行っていくうえで注意すべきことは，自殺念慮～自殺企図が患児や家族から感じられた場合には，自殺の話題

I 境界・事故関連の傷病　14. 思春期危急疾患

表4 自殺の危険因子

自殺未遂歴	自殺未遂は最も重要な危険因子 未遂の状況，方法，意図，周囲からの反応など検討
精神障害	うつ病（思春期以降では統合失調症，パーソナリティ障害，薬物乱用などが問題になることがある）
サポート不足	学校での孤立，保護者の死，離婚，未婚，配偶者の死
性　別	自殺既遂者：男＞女，自殺未遂者：男＜女（年長になるほど，男女差は顕著になる）
喪失体験	病気や怪我，学業不振，予想外の失敗
事故傾性	自己の安全や健康を守れない，自己破壊的意識の存在
性格傾向	未熟・保存的，衝動的，孤立・抑うつ的，極端な完全癖，反社会的傾向
他者の死の影響	精神的に重要なつながりのあった人の突然な不幸の死
虐　待	心理的虐待，身体的虐待，性的虐待

〔高橋祥友：自殺. 小児診療 2010；73：89-94 より改変〕

を避け，現実から逃避するような対応をしてはならない．搬入から自殺企図であろうと診断していくための手順としては，明確に自分の意志で行った行為か否か，自殺の意図の有無，致死的な手段の選択の有無，致死の予測の有無，ほかの自殺念慮の有無，遺書などの客観的確認ができるか否かのチェックである（**図5**）[7]．

自殺企図症例の対応・治療の原則としては，「**TALK**」が知られている（**図5**）[7]．すなわち，誠実な態度で話しかけ，相手のことを心配しているということを明確に言葉に出して伝える（Tell：T）．自殺について曖昧にしないで，はっきり尋ねることが重要であり，医療側が真摯な態度で自殺願望について質問することは，自殺予防の第一歩となりうるとされている（Ask：A）．患児の絶望的な気持ちに真剣に耳を傾ける，いわゆる相手の訴えを傾聴することであり，助言，批判，叱責，激励などを口走ってはならない（Listen：L）．そして，危険を避け，安全を確保する必要があり，患児を独りにしないで，他職種の援助も仰ぎ，保護者の同意を得て，精神科受診に確実につなぐことが重要である（Keep safe：K）．この**TALK**を守ることが対応の基本となることを，忘れないようにする必要がある．

さらに治療の原則として，自殺の危険は一度だけで終了することはなく，繰り返し生じる可能性が高いことを念頭に長期的フォローアップが必要である．子どもの自殺行動の背景には家族の病理が存在していることが多い点を忘れず

に，家族全体を巻き込んだ治療方針を立てていく必要がある．よく言われていることが，「自殺の危険の高い子どもの背景には自殺の危険の高い親がいる」「自殺の危険の高い親の背後には自殺の危険の高い子どもがいる」である．実際の救急施設での対応としては，入院という形での色々なかかわりを進めるとともに，自殺の危険因子を減らしながら，防御因子の強化に力を注ぐ必要がある．

一方では，自殺を行う低年齢児は，普通と変わりない雰囲気のなかで発作的に，そして極めて短絡的に自殺行動をとってしまうことが経験される．しかしこの事実は，もしかしたら，われわれ周囲の大人が気づいていない，あるいは気づけなかった，気づこうとしなかっただけの裏返しなのかもしれない．すなわち，決して突然でもなく，発作的でも短絡的でもなく，自分なりに密かに悩みぬいて決断したことなのかもしれない．自殺の背景には「孤立」が必ず存在するといわれていることからも，自殺に走った，あるいは自殺を考慮する子どもは，独り解決できない問題に悩んでいると考えるべき一面が，少なからずあるものと思われる．

実際の思春期児の自殺の原因・動機をみてみると，学業や進路の悩み，親子の不和など家庭の問題，統合失調症やうつ病などの精神疾患の存在，失恋などがあげられている（**表5**）[8]．「死にたい」と打ち明けてくれる子どもも少なくはない．抱えている不安や辛い想いに共感してあげ，常に相談相手になる姿勢を示すことが重要

499

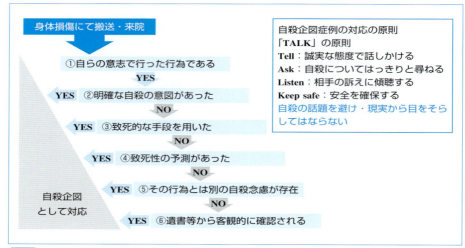

図5 自殺企図の有無の確認

〔日本臨床救急医学会：自殺未遂患者への対応救急外来（ER）・救急科・救命救急センターのスタッフのための手引き．厚生労働省 HP https://www.mhlw.go.jp/bunya/shougaihoken/jisatsu/dl/07.pdf, 2009〕

表5 自殺の原因・動機別自殺者数（19歳以下）

家庭問題 （62名）	親子関係の不和：23名, 家族からのしつけ・叱責：13名ほか
健康問題 （153名）	身体的・うつ病の悩み：85名 統合失調症：17名 その他の精神疾患：36名ほか
男女問題 （54名）	失恋：29名ほか
学校問題 （158名）	入試・進路に関する悩み：55名 学業不振：36名 いじめ：10名ほか
その他 （72名）	経済生活問題：8名 勤務問題：23名ほか
合　計	499名

〔新井康祥：児童精神科医が小児科医に望むこと．小児診療 2010；73：13-18〕

さらには不適応状態が始まるとともに，そこから逃げ出すために身体表現性障害を引き起こし，強迫性障害，引きこもり，うつ状態など単に対話や家族機能の改善では対応できない病態に発展してしまう．

いかに，胎児期から乳幼児期の親子関係・夫婦関係・家庭環境が子どもの心の発達に重要であるか，あるいは思春期における心の揺れに直結しているかを確認し，子どもたちに人間性豊かに育ち，コミュニケーションの楽しさと必要性を感じて，「社会の和」を創る大人になるよう指導すべきである．

小児救急医は思春期の子どもたちに何をしてあげられるか？と自問すれば，小児救急医療現場は，心が痛んだ子どもたちが安心を求めて駆け込む寺でよいとの考えに至る．駆け込まれたときに，まずは安心感を与えること，そして心のエネルギーを蓄え直すまで休ませて，そのあいだ待ってあげることが必要である．子どもたちの心は「ゆとり」で甦るはずである．時間のゆとり，心のゆとりを作り出してあげることが重要となる．

である．

おわりに

子どもが幼少期から不安状態で成長することにより，その不安心理は増大し，臨床的に，あるいは日常的に病的な意味合いを有してくる．

Ⅰ 境界・事故関連の傷病　14．思春期危急疾患

保護者への説明のポイント

- 多くの保護者は，わが子の変容にどうすることもできずに狼狽していることが多く，何とか早く元に戻すことのみを考えていることが多い．
- 父親に多いが，元へ戻す努力をして結果が伴わないと，逃げ出すというか，避けてしまうことさえ見受けられる．
- いずれにせよ，問題行動さえなくなればまずは安心という短期解決を強く望み，どうして，そのような変容が起こったかに関してはあまり考慮しないことが多い．
- この点が対応・説明で最も困る点であり，子どもが苦しんだ結果の行動変容であること，さらには時間をかけて，子どもの心のゆとりを取り戻すための支援を気長に粘り強くしなければならないことを理解してもらうことが重要である．

文献

1) 関口進一郎：これからの思春期診療・小児期から成人期への橋渡し．高橋孝雄，五十嵐隆（編）：小児保健シリーズ No.62，思春期の子育て支援―小児科の新たな課題―．小児保健協会，2008；1-8
2) 飯島　恵：思春期外来の現状．小児内科 2007；39：1310-1314
3) 平岩幹男：問題行動のある子どもへの理解と支援．高橋孝雄・五十嵐隆（編）：小児保健シリーズ No.62，思春期の子育て支援―小児科の新たな課題―．小児保健協会，2008；42-47
4) 八木淳子：少年刑務所の入所者がおしえてくれるもの．日小児科医会報 2007；34：179-183
5) 嶋根卓也，森田展彰：薬物乱用．小児内科 2007；39：1371-1374
6) 高橋祥友：自殺．小児診療 2010；73：89-94
7) 日本臨床救急医学会：自殺未遂患者への対応救急外来（ER）・救急科・救命救急センターのスタッフのための手引き．2009（厚生労働省 HP https://www.mhlw.go.jp/bunya/shougaihoken/jisatsu/dl/07.pdf）
8) 新井康祥：児童精神科医が小児科医に望むこと．小児診療 2010；73：13-18

Column 24　ガス壊疽感染症⁉　母親を心配させるための自傷行為だった！

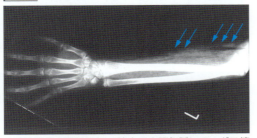

突然の腕痛と握雪感とX線上の皮下気腫にて，ガス壊疽感染を疑われ紹介入院．抗菌薬療法で速やかに改善したが，退院翌日に同様の状態になり，再入院．再度加療して退院するも同日夜，同様の症状で再々入院．母親から，ちゃんと治療してくれ！　とお叱りを受ける．よくみると，手の甲に傷があり，そこをギプス固定すると再発はなくなった．後日，自転車の空気入れで自分で傷から空気を入れていたことが判明．

親子関係を含めた人間関係の脆弱性が予想以上に進行している！

　12歳女児．母子家庭で，最近母親が男性と交際を始め，家庭内に変化が生じていた．
　左腕の皮下気腫発生にて，ガス壊疽感染症が疑われ加療するも，再三の再発に当初は原因不詳であった．しかし後日，患児が母親の気を引くため，自分で手の甲に傷をつけ，そこから自転車の空気入れで空気を入れていたことが判明．いわゆる Münchhausen 病といえる状態であり，母子関係の脆弱性を疑わせた症例．患児は自暴自棄の行動がその後もあとを絶たず，次第に不登校から非行へと行動異常を悪化させた症例で，医療側としても何もしてあげることができず，悔やまれる症例となった．

（市川光太郎）

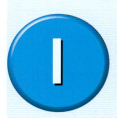

III おもな救急疾患
境界・事故関連の傷病
15. 突然死への対応

●仙台市立病院救急科・小児科　村田祐二

小児の院外心肺停止はまれであり，その多くが小児専門施設や救命救急センターに搬送される．小児の突然死は，小児科専門医でも多くの経験を積むことはむずかしい．小児の救急診療に携わる内科医・小児科研修医には，子どもの突然死における診療の流れやポイントを押さえるだけではなく，亡くなった場合には徹底した死因究明を行い，失った命から得た知見を今後の予防，治療に繋げていくという姿勢をもって欲しい．そのことがグリーフケアやその後の家族の再生につながる重要なポイントであると考えている．

1　突然死の概要

a　突然死の定義

WHO（世界保健機関）では，突然死を「発症から24時間以内の予期せぬ内因性（病）死」と定義している．乳幼児の心停止は自宅発生が多く，就学児ではその4割が公共の場で発生し，心原性のものが多い．本項では最も小児で頻度の高い，いわゆる「原因不詳の乳幼児突然死」を中心に述べ，学校管理下での突然死については補足的に言及する．

b　初期対応の原則

1）蘇生処置中に心がけること

蘇生の現場に家族を立ち会わせるか否かはケースバイケースであるが，立ち会わせないのなら担当者を決め逐次状況を説明することが重要である．説明場所はプライバシーの保てる部屋を準備し，担当医は身なりを整えできれば看護師などに同席してもらう．

2）蘇生中止後に心がけること

家族の前で，心電図モニターが平坦で脈拍も触知しない，瞳孔が散大し対光反射もない，心音呼吸音がないことを確認し，「○時○分に死亡確認をしました」と事実をはっきりと告げる．短時間でも子どもと家族の時間を取る．原因不明の突然死の場合は，警察に届け出る必要があること，その後の必要となる手続きについて簡単に説明し，検察の管理下になる場合でも，担当医から家族に現状での判断を説明し，死因究明の必要性については医療側からも説明することが重要と考える．

> **Point**
> ▶家族は混乱し，自責の念に駆られている．医療者の一言が，良くも悪くも家族の立ち直りに大きく影響すると認識する．医療者や警察の心無い言葉に傷つく家族がいることを忘れない．
> ▶亡くなった場合でも，十分な治療を受けきちんと対応してもらったという姿を，家族に見せるべきである．

2　突然死への対応の流れ

a　乳幼児突然死

1）乳幼児突然死の捉え方

乳幼児の突然死でまず思い浮かべるのは，乳幼児突然死症候群（SIDS：sudden infant death syndrome）であろう．2005年に厚生労働省研究班から公表された定義では「それまでの健康状態および既往歴からその死亡が予測できず，し

かも死亡状況調査及び解剖検査によっても原因が同定できない，原則として1歳未満の児に突然の死をもたらした症候群」とされた．ここでは死亡状況調査の重要性が強調され，解剖を必須としたことが特筆される．SIDSの発生率は年々減少しているが，2005年以降原因不明とされる例が急増している事実が報告されている[1]．2005年に定義が改訂される以前のSIDS疑いとされていた非解剖症例が移行した可能性がある．SIDSかどうかだけに固執するのではなく，できる限り病態を究明する努力が必要となる．この点から，SIDSを含んだ乳幼児の予期せぬ突然死全体を網羅的に取り込んだsudden unexpected death in infant（SUDI）という概念が提唱されている[2]．SUDIの病態を構成するものとして，SIDSのほかに虐待や事故，感染症，代謝異常症，感染症，不整脈，てんかんなどが含まれると考えられている（図1[1]）．

2）乳幼児突然死例の死亡確認後のフロー

乳幼児突然死症候群（SIDS）診断ガイドライン（第2版）[3]に沿って説明する（図2）．SIDSはおもに睡眠時に発症し，日本では出生6,000〜7,000人に1人と推定され，生後2か月から6か月に多い．その診断には死亡状況調査と解剖が必須である．死因究明のための諸検査で死因が明らかな場合は，病死として病理解剖を勧める．原因不明の乳幼児突然死では，異状死として警察に届出を行う．検視の際には乳幼児突然死問診チェックリスト（図3[3]）をできるだけ埋め，死亡状況調査に活用することが望まれる．記入時のポイントは「乳幼児突然死症候群（SIDS）診断のための問診・チェックリスト記入要綱」を参照されたい[3]．異状死と判断されれば法医解剖が行われる．不十分な死亡状況調査や外表だけの検視で，事件性が完全に否定されることはありえず，虐待や窒息などの事故の可能性も踏まえ，安易に診断書を作成しないよう心掛けたい．剖検後の病理診断を中心としたSIDSの診断根拠は「乳幼児突然死症候群（SIDS）診断の手引き　改訂第2版」[4]を参照されたい．臨床診断にあたっては，SIDS以外の突然死の原因となる病態を1つずつ検証していく必要がある．解剖がなされない場合には診断は不可能であり，死因は「12．不詳の死」となる．解剖による診断分類はI．SIDS，II．既知の疾患による病死，III．外因死，IV．分類不能の乳幼児突然死に分けられる．詳細は表1[3]に示す．

3）病因の説明可能なSUDI（表2[5]）

感染症ではRSウイルス感染[6]やインフルエンザ感染[7]に伴う急性死が多く報告されている．また，敗血症や髄膜炎などの重症感染症を否定

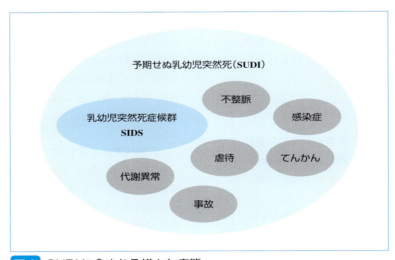

図1　SUDIに含まれる様々な病態
〔小保内俊雅：乳幼児突然死をどう捉えるか．小児科臨床 2017；70：167-172 より引用〕

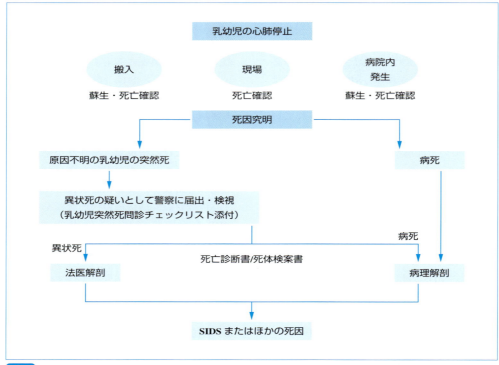

図2 診断のフローチャート
〔厚生労働省 SIDS 研究班：乳幼児突然死症候群（SIDS）診断ガイドライン（第2版）．*J. Jap. SIDS Res. Soc.* 2012；12：41-45 より引用〕

する目的で，種々の培養検査を施行することが重要である．窒息や虐待などの外因死の可能性に対する判断を迫られることも多い．解剖は必須であるが，詳細な死亡状況調査や画像検査が診断に欠かせない．

また，脂肪酸代謝異常症や遺伝性心臓チャネル病（QT 延長症候群など）の検索も可能な限り行ってほしい．

Point

▶病歴聴取，死亡状況調査，解剖所見に異常がない場合，定義に照らし SIDS という診断名がつけられているのが現状である．
▶説明可能な SUDI の鑑別を忘れない．

b 学校管理下での突然死

学校管理下での死亡は近年年間 50～80 件で，突然死はその半数以上を占めている[8]．原因としてその多くを占める心原性突然死について述べる．

1）学校管理下での心原性突然死の現状

児童生徒 10 万人当たりの年間心停止発生率は 0.24～0.39，そのうち突然死は 10 万人当たり 0.1～0.17 で推移しており，救命率は 55% 以上で，ここ数年は 70% を超えているとのデータがある[8]．各学校に配備された AED と，蘇生講習が突然死予防に極めて有効に機能している現状である．

2）原因疾患とその対応

日本スポーツ振興センターのデータでは，心停止例で原因が判明した疾患は，心筋症，QT 延長症候群，冠動脈疾患，先天性心疾患，心臓振盪であった．しかし，心停止例の半数近く，突然死例の 4 分の 1 が原因不明と分類されている．

原因究明のために，詳細な病歴聴取は重要で

I 境界・事故関連の傷病 15. 突然死への対応

乳幼児突然死症候群（SIDS）診断のための問診・チェックリスト

厚生労働省SIDS研究班　2012年（平成24年）版

カルテ保存用紙、法医・病理連絡用紙

医療機関名（　　　　　　　　）
担　当　医（　　　　　　　　）

＊このチェックリストは、SIDS診断が、より適切に行われることを目的としております。是非御活用ください。
＊母子手帳をお持ちの場合、ワクチン歴などは、母子手帳からの転載も可能です。

記入日　　年　　月　　日

発見年月日時	年　　月　　日　　時　　分
搬入年月日時	年　　月　　日　　時　　分
死亡年月日時	年　　月　　日　　時　　分
氏名（イニシャル）	ID-No.
年齢・性別	歳　　ヶ月　　男　・　女
異状発見時の状況（発症(死亡)状況）	

異状発生数日前の様子	
風邪症状	①なし　②あり（　　　　）
発熱	①なし　②あり（max　　℃）
鼻閉	①なし　②あり（　　　　）

直近1ヵ月間のワクチン歴

あり（同時接種　有　無）　　なし

ありの場合、各々のワクチン名と接種期日：
（ワクチン名：　　　　）（接種日：　　　）
（ワクチン名：　　　　）（接種日：　　　）

発見場所	①自宅　②保育所　③病院　④その他（　　　）
最初の発見者	①母　②父　③保育士　④その他（　　　）
異状発見時の時刻	時　　分（24時間法）
最終健康確認時刻	時　　分（24時間法）
異状発生時は睡眠中?	①はい　②いいえ
発見時の添い寝	①なし　②あり
異状発見時の体位	①あおむけ　②うつぶせ　③横向き
最後に寝かせた時の体位	①あおむけ　②うつぶせ　③横向き
普段の就寝時体位	①あおむけ　②うつぶせ　③その他（　　　）
寝返りの有無	①あおむけからうつぶせに自由に出来る（おおよそ生後　ヶ月頃より出来た）②うつぶせからあおむけに自由に出来る（おおよそ生後　ヶ月頃より出来た）③ まだ寝返りは一人で出来ていなかった
異状発見から病院到着までの時間	分
病院までの搬入手段	①救急車　②自家用車　③その他（　　　）

病院搬入時の状態

呼吸停止	①なし	②あり（　　　）
心停止	①なし	②あり（　　　）
外表の外傷	①なし	②あり（　　　）
鼻出血の有無	①なし	②あり（　　　）
窒息させた物	①なし	②あり（　　　）
その他の特記事項	（　　　）	
挿管時気管内ミルク	①なし	②あり（多量・微量）泡沫状（あり・なし）
気管内の血液	①なし	②あり（多量・微量）
胃内チューブ吸引物	①なし	②あり（　　　）
主な治療	①蘇生術（　　時間）②気管挿管　③レスピレーター管理　④その他	

出生体重・在胎週数	g　　在胎　　週　　日
分娩中の異常	①なし　②あり（　　　）
第何子	第　　子　　（同胞　　人）
栄養方法（現在）	①母乳　②ミルク　③離乳食　④普通食
普段の睡眠中の着衣	①薄着　②普通　③厚着
発育発達の遅れ	①なし　②あり（　　　）
基礎疾患の有無	①なし　②あり（　　　）
主な既往歴	①なし　②あり（　　　）
原因不明のALTE歴の有無	①なし　②あり
これまでに無呼吸やチアノーゼ発作の既往	①なし　②あり（病名　　　）
母親・父親の年齢	母親　　歳　/　父親　　歳
母親の仕事	①なし　②あり（　　　）
母親の喫煙	①なし　②あり（　　本/日）
父親の喫煙	①なし　②あり（　　本/日）
同胞のSIDS又はSIDS疑い、原因不明のALTE（突発性危急事態）の有無	①なし　②あり（SIDS ・ 原因不明のALTE）

主な臨床検査データ

1. 血液・尿・髄液・その他　異常所見；
2. 単純X線の有無 [頭部　胸部　腹部　その他（　　）] 異常：有（　　）無
3. 骨折の有無　①なし　②あり（　　）　4. 眼底所見の異常　①なし　②あり（　　）
5. CT(Ai)の有無　①なし　②頭部　胸部　腹部　その他（　　）異常：有（　　）無
6. 心電図・心エコーの有無　異常：有（　　）：有（結果　　）無
7. タンデムマスなどの代謝系検査の有無：有（結果　　）無
8. 百日咳抗体（　　）　その他の抗体検査（　　）
9. 迅速診断キット（Flu.A/B,RS,Rota,hMP,Ad,GAS,Noro）陽性あり（　　）なし
10. GERの既往の有無（有　無　不明）
11. 死亡後組織検査の有無：有（肝、肺、その他（　　）無
12. 保存検体（血液濾紙、血清、尿、髄液、小皮膚片、毛根付毛髪5〜6本、爪）

臨床診断（疑い）	
検視結果および死亡診断書（検案書）の記載	①法医解剖（司法 ・ 行政 ・ 承諾）②病理解剖　③解剖なし（不詳死）＊解剖がなされない場合、死亡診断書の死因は「不詳」とする。
関係機関連絡の有無	①なし②あり（児相、保健福祉、その他

この用紙をコピーしてカルテ保存用紙および法医・病理連絡用紙としてお使い下さい。

図3 問診・チェックリスト

〔厚生労働省 SIDS 研究班：乳幼児突然死症候群（SIDS）診断ガイドライン（第2版）. *J. Jap. SIDS Res. Soc.* 2012；12：41-45 より引用〕

表1 解剖による診断分類

I．乳幼児突然死症候群（SIDS）
　　I.a　典型的 SIDS：解剖で異常を認めないか，生命に危機をおよぼす肉眼的所見を認めない．軽微な所見を認めるものの死因とは断定できない．
　　I.b　非典型的 SIDS：無視はできないものの死因とは断定できない病変を認める．
II．既知の疾患による病死
　　急死を説明しうる基礎疾患を証明できる．
III．外因死
　　剖検によって外因の根拠が示される．
IV．分類不能の乳幼児突然死
　　IV.a　剖検施行症例：死亡状況調査や剖検を含むさまざまな検討でも，病死と外因死の鑑別ができない．
　　IV.b　剖検非施行症例：剖検が施行されず臨床経過や死亡状況調査からも死因を確定できない．

〔厚生労働省 SIDS 研究班：乳幼児突然死症候群（SIDS）診断ガイドライン（第2版）．*J. Jap. SIDS Res. Soc.* 2012；12：41-45 より引用〕

表2 鑑別診断

分類	疾患	分類	疾患
感染症	敗血症・菌血症・ウイルス血症 細菌性髄膜炎・無菌性髄膜炎 気管支炎・肺炎 急性喉頭蓋炎 百日咳 RS ウイルス気管支炎 ボツリヌス症，など	ショック	心原性 低用量性・失血性 敗血症 神経原性
心臓	冠動脈先天異常 左心低形成症候群 大動脈狭窄症 QT 延長症候群 肥大型心筋症 心筋梗塞（川崎病など） ウイルス性心筋炎，など	中毒	一酸化炭素 アルコール，など
		その他	脱水 熱中症 低体温，など
		外傷	鈍的腹部外傷 頭部外傷，など
中枢神経	脳炎・脳症 けいれん重積 睡眠時無呼吸症候群，など	児童虐待	ネグレクト 幼児殺し Münchhausen 症候群 揺さぶられ症候群，など
消化管	誤嚥・胃食道逆流現象 腸軸捻転症，など	窒息	鼻口腔閉鎖による窒息 炭酸ガス再呼吸による窒息 気道異物 縊頸 顔面挟み込み 覆いかぶさり，など
代謝疾患	低血糖 低 Ca 血症 低 Na 血症 高 K 血症 中鎖アシル CoA 脱水素酵素欠損症 長鎖アシル CoA 脱水素酵素欠損症，など		

〔山南貞夫：SIDS への対応．小児診療 2010；73：1021-1028 より引用・一部改変〕

あるが，病理解剖を勧める，遺伝性不整脈の検索を検討するなどの必要性が強調される．また，学童心電図健診の記録を入手することができれば参考になることがある．

▶DNA を残すことは，次世代の突然死予防，治療に繋がる可能性がある．

表3 専門職への対応ガイドライン（抜粋）

医師へのガイドライン
1) 基本的な対応
（中略）
2) 病理解剖の勧め
・赤ちゃんに限らず突然の予想できない死の場合は，原因を究明するために解剖することが望ましいことを説明してください．
・両親には解剖は細かい手術のようなものであり，病理学者によって丁寧に取り扱われることを話してください．
・赤ちゃんを亡くされた直後で，これ以上我が子を傷つけたくないという両親の思いを理解する必要があります．しかし，将来，赤ちゃんがなぜ死んだかという両親がもつだろう疑問に答えるためにも解剖することが大切で，しかもそれは今しかできないことを納得してもらえるよう説明してください．それには両親に対するコミュニケーションの技術と，それから何より真摯な態度と熱意が必要になります．
・赤ちゃんを解剖し，調べることが，SIDS の原因を研究していくためには大切であり，赤ちゃんが生きたあかしとなることを話してください．
・死因を調べるための解剖には病理解剖と司法解剖（東京，大阪などの政令都市には行政解剖という解剖もあります）があり，司法解剖は法律により定められていて強制力があり，もしも犯罪の疑いがある場合は司法解剖になることも説明してください．しかし，病死の可能性が高いので，病理解剖を選ぶことを勧めます．
・解剖することにより，死因がわかれば，両親や，保育士の育児上の過失ではないことが明白となり，法律により関係者が起訴されるようなことがなくなることも説明してください．
（中略）
・完全な所見が出る 1〜2 か月後には，必ず両親にその結果を忘れずに報告してください．また，そのときに，両親の疑問にも詳しく答えてください

〔乳幼児突然死症候群（SIDS）家族の会：職種別 SIDS に対応するためのガイドライン　あなたが SIDS に出会ったら．乳幼児突然死症候群（SIDS）家族の会 2000：20-31 より引用〕

③ 警察への対応

　原因不明の乳幼児突然死の場合，異状死の疑いとして警察に届出を行う．警察は遺体の状況の検視を行い，死亡現場の検証，両親からの事情聴取を行うことになる．虐待や事故の可能性が否定できなければ，司法解剖となり検察の管理下となり，臨床医からの手から離れる．

▶ Point

▶原因不明の突然死の場合は，死因究明のため警察への届け出は必須であり，医療者も積極的に協力すべきである．

④ 遺族への説明

　プライバシーの保てる部屋を用意し，血液な

どが染みついていないなど，身なりを整えてから死亡原因について説明する．できれば看護師や心理士などに同席してもらうほうがいい．きちんと自己紹介をし，難解な医学用語は使わず，混乱した状況をふまえて平易な言葉で説明する．現状でわかっていること，わからないこと，病態解明に必要なことを説明する．

　今後，警察が介入すること，検視という作業が行われること，病態解明のためには解剖が必要なことを説明する．混乱した家族に解剖の必要性を理解してもらうのはむずかしい仕事だが，今まで生きてきた証をきちんと残すこと，死因を突き止めてあげることが，本人にとっても，家族にとってもとても重要なことであるという確信を，担当医自身がしっかりもつことが大切である．具体的には「SIDS 家族の会」が出した各専門職による対応ガイドライン[9]が有用なので，抜粋して**表3**[9]に示す．

保護者への説明のポイント

- プライバシーの保てる部屋を準備し，身なりを整えて，きちんと自己紹介をする．できる限り，複数の医療者で対応する．
- 経過や原因の説明では，不明な点は不明とし，類推での説明は避ける．あいまいな表現を使わず，事実をありのままに伝える．説明内容はしっかりカルテに残しておく．
- 保護者は混乱していることが多く，説明時には比較的冷静な親戚の人などに同席してもらうと対応がしやすくなることがある．説明内容は書面にして家族にお渡しする．
- 検察の管理下になっても，医療者としてかかわり続けていくこと，疑問があればいつでも聞いて欲しいこと，生きた証をしっかり残し，今後も家族をケアしていくことを伝える．

 文献

1) 小保内俊雅：乳幼児突然死をどう捉えるか．小児科臨床 2017；70：167-172
2) Galland BC, Elder DE：Suuden Unexpected Death in Infancy：Biological Mechanisms. *Paediatr Respir Rev* 2014；15：287-292
3) 厚生労働省 SIDS 研究班：乳幼児突然死症候群(SIDS)診断ガイドライン(第2版)．*J Jap SIDS Res. Soc.* 2012；12：41-45
4) 日本 SIDS 学会診断基準検討委員会：乳幼児突然死症候群(SIDS)診断の手引き改訂第2版．*J Jap SIDS Res. Soc.* 2006；6：73-97
5) 山南貞夫：SIDS への対応．小児診療 2010；73：1021-1028
6) 河島尚志，ほか：RS ウイルス感染に伴う小児の急性死亡．小児科臨床．2017；70：181-188
7) 奥村彰久：インフルエンザ感染に伴う小児の予期せぬ心肺停止．小児科臨床．2017；70：189-194
8) 太田邦雄：学校突然死"ゼロ"をめざして ─児童生徒の突然死の現状と課題．医学のあゆみ 2017；262：1087-1092
9) 乳幼児突然死症候群(SIDS)家族の会：職種別 SIDS に対応するためのガイドライン あなたが SIDS に出会ったら．乳幼児突然死症候群(SIDS)家族の会 2000：20-31

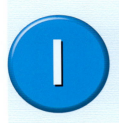

Ⅲ おもな救急疾患

Ⅰ 境界・事故関連の傷病
16．予防接種

福岡看護大学基礎・基礎看護部門基礎・専門基礎分野　岡田賢司

　予防接種後，健康状態に変化があり，予防接種との関連を心配する問い合わせがある．通常は，十分な説明・問診・診察後に接種されているが，接種後の健康状況の変化（有害事象）は避けられない．ワクチン接種との関連が否定できない副反応かどうかは，接種後の時間的経過や予測できる症状かどうかで判断されるが，紛れ込みとの鑑別が困難なことも多い．

　このため，予防接種後の健康状態の変化を，ワクチンでは起こり得ない症状も含めて理解しておくことは当直や救急診療の現場では有用と考える．

　本項では，接種後院内で起こる可能性のある重篤な有害事象への対応および帰宅後接種当日から1か月以内に起こる可能性のある有害事象をまとめた．

1 院内で起こる可能性のある重篤な副反応と現場での対応

　嘔吐，蕁麻疹，血管迷走神経反射（失神），アナフィラキシー（ショック）およびけいれんなどがある．処置は，一般の救急治療に準じて行う．救急医療品セット，気道確保に必要な器具一式，酸素吸入用具等は接種施設に備えておくことが必要である．

a アナフィラキシー

1）アナフィラキシーの定義[1]

　アナフィラキシーとは医学的な緊急事態で，全身蕁麻疹と喘鳴など2つ以上の臓器症状が出現した場合に診断される．海外では予防接種後の有害事象を標準化し，統一した症例定義で評価している（Brighton 分類）．この分類は，予防接種後の有害事象に関して，広く受け入れられる標準化された症例定義を作るために構成された国際的な Brighton 協会がまとめたものである．この協会は，WHO（World Health Organization）や米国 CDC（Center for Diseases Control and Prevention），欧州 CDC（ECDC）などの公的機関と120か国以上の国々が加わった専門的知識をもつ国際的な組織となっている．これまでに作成されたワクチン関連の有害事象の症例定義が Brighton 標準化症例定義として知られている．

　この分類では，アナフィラキシーとは「急速に進行し，生命に危険を及ぼすほどの重篤で多臓器の症状を呈する．食物，吸入抗原，虫刺，薬物および予防接種など多くの想定されるアレルゲン曝露後に発症する」と定義されている．蕁麻疹，喘息など単一臓器のアレルギー症状とは区別されている．とくに皮膚・粘膜症状は，ほかの原因による徴候（敗血症性ショック，失神，心筋梗塞，低血圧性ショックなど）と鑑別する際のキーポイントとされている（p.34，Ⅱ章 A **ショック**参照）．

　予防接種後のアナフィラキシーの頻度は，国際的に共通の症例定義がないため比較できる報告はないが，100万接種あたり1～10と推定されている[2-4]．

　予防接種後のアナフィラキシーの症例定義を**表1**に示す[1]．必須条件として①突然の発症，②徴候および症状の急速な進行，③2つ以上の多臓器の症状があげられている．Major および Minor 基準に従って，レベル分類する．レベル1からレベル3までをアナフィラキシーと定義し，レベル4とレベル5はアナフィラキシーとは判断しない．最も診断特異性が高いレベル1は，皮膚・粘膜症状の Major 基準に挙げられて

Ⅲ　おもな救急疾患

表1　Brighton 分類におけるアナフィラキシーの症例定義

レベル		基　準
必須基準		突然の発症 徴候および症状の急速な進行 2 つ以上の多臓器の症状
レベル1		1 つ以上の Major 皮膚症状および 1 つ以上の Major 循環器症状（または／および 1 つ以上の Major 呼吸器症状）
レベル2	2-1	1 つ以上の Major 循環器症状および 1 つ以上の Major 呼吸器症状
	2-2	1 つ以上の Major 循環器症状（または 1 つ以上の Major 呼吸器症状）および 1 つ以上の異なる器官（循環器および呼吸器は除く）で 1 つ以上の Minor 症状
	2-3	1 つ以上の Major 皮膚症状および 1 つ以上の Minor 循環器症状（または／および 1 つ以上の Minor 呼吸器症状）
レベル3		1 つ以上の Minor 循環器症状（または呼吸器症状）および 2 つ以上の異なる器官／分類から 1 つ以上の Minor 症状
レベル4		十分な情報が得られておらず，症例定義に合致すると判断できない
レベル5		アナフィラキシーではない（診断の必須条件を満たさないことが確認されている）

Major 症状	Minor 症状
皮膚／粘膜症状 □全身性蕁麻疹もしくは全身性紅斑 □血管浮腫（遺伝性のものを除く），局所もしくは全身性 □発疹を伴う全身性瘙痒感 **循環器症状** □測定された血圧低下 □非代償性ショックの臨床的な診断（以下の 3 つ以上） 　・頻脈 　・毛細血管再充満時間（3 秒より長い） 　・中枢性脈拍微弱 　・意識レベル低下もしくは意識消失 **呼吸器症状** □両側性の喘鳴（気管支けいれん） □上気道性喘鳴 □上気道腫脹（唇，舌，喉，口蓋垂，喉頭） □呼吸窮迫（以下の 2 つ以上） 　・頻呼吸 　・補助的な呼吸筋の使用増加（胸鎖乳突筋，肋間筋等） 　・陥没呼吸 　・チアノーゼ 　・喉音発生	**皮膚／粘膜症状** □発疹を伴わない全身性瘙痒感 □全身がちくちくと痛む感覚 □有痛性眼充血 □接種局所の蕁麻疹 **循環器症状** □末梢性循環の減少（以下の 2 つ以上） 　・頻脈 　・血圧低下を伴わない毛細血管再充満時間（3 秒より長い） 　・意識レベルの低下 **呼吸器症状** □持続性乾性咳嗽 □嗄声 □咽喉閉塞感 □くしゃみ，鼻水 □喘鳴もしくは上気道性喘鳴を伴わない呼吸困難 **消化器症状** □下痢 □腹痛 □悪心 □嘔吐 **臨床検査** □通常の上限以上の肥満細胞トリプターゼ上昇

〔Rüggeberg JU, Gold MS, Bayas JM, *et al*.：Anaphylaxis: case definition and guidelines for data collection, analysis, and presentation of immunization safety data. *Vaccine* 2007；25：5675-5684〕

いる症状（実際には全身蕁麻疹が多い）に，循環器 and/or 呼吸器の Major 基準に該当する症状（喘鳴が多い）があった場合に適用される．

2013 年 4 月から制定された厚生科学審議会予防接種・ワクチン分科会副反応検討部会では，報告されたアナフィラキシー症例をこの分類を使って評価している．接種医にも広く周知するため，予防接種ガイドラインにも 2014 年

■初期対応の手順
①バイタルサインの確認
　循環，気道，呼吸，意識状態，皮膚，体重を評価する．

②助けを呼ぶ
　可能なら蘇生チーム（院内）または救急隊（地域）．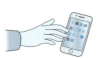

③アドレナリンの筋肉注射
　0.01 mg/kg（最大量：成人 **0.5 mg**，小児 **0.3 mg**），必要に応じて5〜15分毎に再投与する．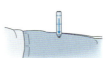

④患者を仰臥位にする
　仰向けにして30 cm程度足を高くする．
　呼吸が苦しいときは少し上体を起こす．
　嘔吐しているときは顔を横向きにする．
　突然立ち上がったり座ったりした場合，数秒で急変することがある．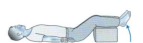

⑤酸素投与
　必要な場合，フェイスマスクか経鼻エアウェイで高流量（**6〜8 L/分**）の酸素投与を行う．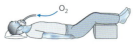

⑥静脈ルートの確保
　必要に応じて**0.9%（等張／生理）食塩水**を5〜10分の間に成人なら5〜10 mL/kg，小児なら10 mL/kg投与する．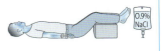

⑦心肺蘇生
　必要に応じて胸部圧迫法で心肺蘇生を行う．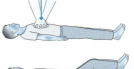

⑧バイタル測定
　頻回かつ定期的に患者の血圧，脈拍，呼吸状態，酸素化を評価する．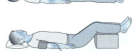

図1 アナフィラキシーの治療手順

〔日本アレルギー学会 Anaphylaxis 対策特別委員会（編）：アナフィラキシーガイドライン．日本アレルギー学会，2014, 13-21．Simons FE, Ardusso LR, Bilò MB, *et al.*：World allergy organization guidelines for the assessment and management of anaphylaxis. *World Allergy Organ J* 2011；4：13-27〕

度から，この分類を掲載している．

2）対　応（図1[5,6]）

　基本的な治療薬はアドレナリンで，軽度の皮膚症状（接種局所の蕁麻疹，全身の搔痒感，紅斑，口唇浮腫など）のみの場合は抗ヒスタミン薬だけで治療可能であるが，アナフィラキシーの初期症状の可能性もあり，アドレナリン注射を行ってもよいとされている[5,7]．

　気道を確保し，SpO_2を96%以上に保てるよう必要な酸素吸入を行うことは必須の要件である．さらに症状を抑制し血圧を維持するために，通常5〜15分ごと，0.1%エピネフリン 0.01 mL/kg/回を筋肉内に注射する．皮下注より筋注がより早く高い血中濃度が得られる．

　ステロイド薬は，2次反応抑制のために必要となる．

　治療への反応が乏しい，あるいは循環器症状（動悸，冷汗，血圧低下，意識障害）がありショックの可能性がある場合は，循環・呼吸管理ができる施設へ救急搬送する．

b けいれん[7]

　数分以内であれば，襟元を楽にして静かに寝かせ，けいれんの型，持続期間等を観察する．

Ⅲ　おもな救急疾患

短時間でけいれんが止まらない場合は，ジアゼパム坐薬 0.4〜0.5 mg/kg，人工呼吸と静脈路確保が可能な場所であれば，ジアゼパム静脈注射 0.3 mg/kg（呼吸停止に注意）を行い，専門施設への搬送も考慮する．

c 血管迷走神経反射（失神）[7]

頭部を低くし，仰臥位で安静を保つようにする．症状が持続し，SpO₂ が低下してきた場合は，速やかに酸素吸入を行う．

❷ 予防接種後の健康状態の変化

帰宅後も健康状況の変化は起こることがある．定期接種のワクチンの場合は，都道府県内で定点医を設定し，定点医療機関で予防接種された児の保護者に予防接種後に認められた健康状態の変化（有害事象）を前方視的に観察してもらい，その結果が予防接種後健康状況調査にまとめられている[8]．任意接種の場合は，市販後調査などで接種後の健康状況の変化が報告されている．

a ロタウイルスワクチン

ロタウイルスワクチン導入前の 1 歳未満の乳児における腸重積症の発生率は，99.6/100,000 人年（95%CI 93.6〜105.9）であり，諸外国からの報告と比較し，やや高かった．ロタウイルスワクチン導入後，明らかな腸重積症の増加は認められず，腸重積症の患者背景や転帰も導入前後で有意な差はなかった（表 2）[9]．ロタウイルスワクチン接種によるリスク（腸重積症の発症）とベネフィット（重症ロタウイルス感染症の予防）推計においてもすでに定期接種化している欧米諸国と同等と考えられている[9]．

ただ，ロタウイルスワクチン接種後，1 回目の接種後 1 週間以内に腸重積症を発症するリスクは，国内でも諸外国と同様に高くなることも報告された[9]．国内の発症後の観血的修復の割合は，米国と比較して低い．この要因は，腸重積を疑われる症状があった場合は，国内では比較的早期に，保護者が医療機関を受診していることによると考えられている．

接種時には，保護者への説明が入念に行われ

表2 Self Control Case Series 法によるロタウイルスワクチン接種後の腸重積のリスク

国　名	接種回数	リスク期間	症例：対照	RR using SCCS	95% CI	文献	備考
シンガポール	1	1〜7 日	2：18	8.36	2.42〜28.96	Yung et al	RV1
	2	1〜7 日	1：17	3.09	0.41〜23.37		
オーストラリア	1	1〜7 日	5：97	6.76	2.4〜19.01	Carlin et al	RV1
	2	1〜7 日	5：97	2.84	1.1〜7.34		
	1	1〜7 日	7：99	9.89	3.7〜26.42		RV5
	2	1〜7 日	6：99	2.81	1.16〜6.8		
メキシコ	1	1〜7 日	24：250	5.3	3〜9.3	Patel et al	RV1
	2	1〜7 日	13：235	1.8	0.9〜3.8		
ブラジル	1	1〜7 日	4：317	1.1	0.3〜3.3	Patel et al	RV1
	2	1〜7 日	21：279	2.6	1.3〜5.2		
日　本	1	1〜7 日	13：72	6.55	2.75〜15.6	大石班研究結果	RV1 RV5
	2	1〜7 日	0：68	0.17	0.02〜1.63		
	3	1〜7 日	1：28	0.55	0.06〜4.64		

〔国立感染症研究所感染症疫学センター：国内におけるロタウイルスワクチンと腸重積症の関係性についての検討（平成 30 年 6 月）第 9 回厚生科学審議会予防接種・ワクチン分科会予防接種基本方針部会ワクチン評価に関する小委員会平成 30 年 6 月 28 日資料
https：//www.mhlw.go.jp/file/05-Shingikai-10601000-Daijinkanboukouseikagakuka-Kouseikagakuka/0000207078_1.pdf〕

I 境界・事故関連の傷病　16. 予防接種

ている効果と考えられる．具体的には，パンプレットなどで，次のような説明がなされている．

「腸重積症になった場合，発症から時間が経過する（12時間を超える）ほど，閉塞した部分の腸が壊死して，外科手術になる割合が高まるため，疑わしい症状がみられた場合は，速やかに医師の診察を受けてください．腸重積症のおもな症状は，嘔吐を繰り返す，ぐったりして，元気がない，泣いたり不機嫌になったりを繰り返す，血便（粘液と血が混じったような便）がでるなどです．体調の変化や腸重積症が疑われる症状で，医療機関を受診された場合は，母子手帳をお持ちいただくとともに，ロタウイルスワクチンを接種したことをお伝えください．」

小児救急の現場でも，乳児で腸重積症が疑われた場合は，ロタウイルスワクチン接種歴を聞くことが大切と考える．

b DPT-IPV 四種混合ワクチン[8]

不活化ワクチンのため，接種抗原が体内で増殖することはない．

1）1期初回1回目

最も多かった症状は発熱で，接種翌日が最多で8.3%の児に認められた．局所反応も接種翌日が最多で，6.1%認められた．発熱以外の嘔吐や下痢，咳・鼻水は，不活化ワクチンであるため，真のワクチン副反応とは考えにくい．

2）1期初回2回目

最も多かった症状は接種翌日の局所反応で，8.8%，発熱も接種翌日の6.6%が最多であった．

3）1期初回3回目

最も多かった症状は接種翌日の局所反応で4.1%，発熱も接種翌日の1.2%が最多であった．

4）1期追加

最も多かった症状は接種翌日の局所反応で10.9%，発熱も接種翌日の2.0%が最多であった．

c BCG

2005年度以降，ツベルクリン反応なしのBCG直接接種が行われている．

1）コッホ現象

BCG接種後早期に出現するコッホ現象を確実に把握することは，重症化しやすい乳児結核

感染例を診断する機会として非常に重要であるが，非特異的現象であることも多い．2005年度からコッホ現象事例報告書が求められている．2013年4月よりBCGの標準的接種時期が「生後5か月以降，8か月未満」となった．2014年度の報告数[10]では，423例の報告があり潜在性結核感染症として予防内服を受けた児は81例（19.1%）であった．接種翌日に局所反応が心配となり医療機関を受診した児が最も多かった（55.7%）．次いで，2日目が多かった．感染および予防内服の判断は，周囲の排菌患者との接触歴を詳細に聴取し，BCG接種の変化を注意深く観察しながら，ツベルクリン反応およびIGRAも参考に総合的に行う必要がある．

2）皮膚結核様病変および骨炎

2005年度から2013年度の症例数を**表3**[8]に示す．2013年度皮膚結核様病変は40件で，2005年度以降最多であった．男児は27件であった．骨炎は10例（男児7例）であった．

3）そのほかの副反応

副反応報告基準が2013年度から変更された．1994年度〜2012年度までの累計[8]では，総数1,738例が報告され，最も多かった副反応は1cm以上の腋窩リンパ節腫脹で941例（54.1%）

表3 BCG接種後の皮膚結核様病変および骨炎症例数

年　度	皮膚結核様病変	骨　炎
平成17	23	1
18	21	4
19	15	2
20	39	9
21	19	2
22	21	5
23	21	7
24	22	5
25	40	10

〔予防接種後副反応・健康状況調査検討会：予防接種後健康状況調査報告書平成8年度〜25年度累計報告書．279-391厚生労働省健康局結核感染症課
https://www.mhlw.go.jp/stf/seisakunitsuite/bunya / kenkou _ iryou / kenkou / kekkaku-kansenshou / yobou-sesshu/syukeihou.html〕

であった．全身播種性感染症が11例(男児10例)，骨炎・骨髄炎が45例(男児29例)であった．

d 麻しん・風しん混合(MR)ワクチン[8]

生ワクチンのため，接種されたワクチン株が体内で増殖する．このため，麻しんおよび風しんウイルス感染で発現する症状(熱，発疹など)がワクチン株でも認められる可能性がある．MRワクチンは2006年6月以降，定期接種として接種されている．

1) 1期接種(1歳児)(図2)

最も多かった接種後の症状は発熱で，接種翌日から10日目まで，1日1%前後認められた．小さなピークは接種8日目1.7%であった．接種されたワクチン株の増殖期にあたる接種後5日～10日はワクチン接種による有害事象の可能性が高い．一方，接種後1～4日後も1%前後の発熱があり，ワクチン接種による発熱と区別がつかない．発疹は，接種9～10日目に小さなピークがあり，その他の時期は0.1～0.2%であった．局所反応は，接種翌日がやや多い．

2) 2期接種(就学前1年の年長児)

1期接種で比較的多かった発熱は，ワクチン株の増殖期とされる接種後5～14日には明らかなピークはなかった．接種翌日が最多で0.5%に認められた．発疹も少なく，明らかなピーク

もない．最も多かった症状は，接種部位の局所反応で，接種翌日に1.5%認められた．

3) アナフィラキシー

接種医の多くは，MRワクチン接種後のアナフィラキシーには細心の注意を払っている．1994年以前は生ワクチン接種後のアナフィラキシーは報告されていなかったが，1995年以降麻しんワクチンを含む生ワクチン接種後に急増した．この原因が生ワクチンの安定剤として添加されていたゼラチンの増量であることが解明され，生ワクチンからゼラチンが除去された結果，報告数は激減した．ワクチン接種後のアナフィラキシーの頻度は，1/100万接種未満と推定されている．

MRワクチンは2006年6月から1歳児および年長児への接種が開始された．さらに2008年4月から中学1年生相当の3期，高校3年生相当の4期として2013年3月まで接種された．2008～2013年度までの1期から4期までのアナフィラキシー症例数を図3[11]に示す．2010年度の4期だけが多かった理由は不明である．

3 対 応

帰宅後に発生したそれぞれの症状が発生し，救急外来などを受診した際には，その頻度を説明し，対症療法を行う．

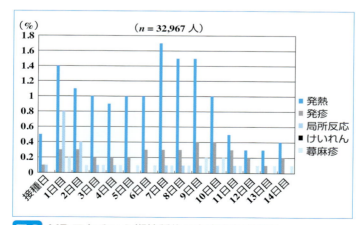

図2 MRワクチン1期接種後の有害事象出現率
〔予防接種後副反応報告書集計報告書(平成20年度―25年度)から抜粋
http://www.mhlw.go.jp/stf/shingi/2r9852000002qfzr-att/2r9852000002qg18.pdf〕

I　境界・事故関連の傷病　16. 予防接種

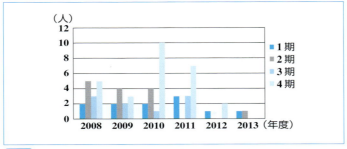

図3　MRワクチン接種後の期別アナフィラキシー例
〔予防接種後副反応報告書集計報告書（平成20年度—25年度）から抜粋
http://www.mhlw.go.jp/stf/shingi/2r9852000002qfzr-att/2r9852000002qg18.pdf〕

a 局所反応

局所反応はワクチン接種による可能性が高いが，予測は困難である．事前にワクチン接種後の局所反応は，接種当日か翌日が多いことを説明しておくことが大切である．事後処置は，局所の痛みや痒みが強い場合は適宜，消炎鎮痛薬や抗ヒスタミン薬の内服や塗布を行う．水疱形成，化膿後自壊・排膿している場合は，抗菌外用薬の塗布や抗菌薬の内服を行う．肘を越えて指先まで腫れてくるような強い局所反応は極めてまれで，上記の対症療法で後遺症を残すことはないと考えられる．外科的処置や入院治療を必要とすることはない．

b 発　熱

接種後，2日以内に発熱することがある．異物反応として自然免疫機構が働いていると説明されているが，予測できない．熱以外の症状の有無を参考に，感冒などの随伴症状かワクチンによる可能性かを鑑別していく．特別な処置は必要でない．38.5℃以上や熱性けいれんの既往がある場合は，解熱薬を使用する．

保護者への説明のポイント

- 予防接種後に出てきた症状が，すべてワクチンと関係があるとはいえないことを伝える．
- ワクチンによって出現する症状は異なる．接種前に説明書をよく読んでいただき，不明な点は，必ず接種担当の医師にたずねるよう事前に伝える．
- 複数回接種するワクチンでは，前回接種後の様子を確認することが大切．前回，何かあっても次が必ずしも同じ症状が出てくるとは限らないことを伝える．
- かかりつけの医師によく相談するよう伝える．

 文献

1) Rüggeberg JU, Gold MS, Bayas JM, et al. : Anaphylaxis : case definition and guidelines for data collection, analysis, and presentation of immunization safety data. Vaccine. 2007 ; 25 : 5675-5684
2) Pool V, Braun MM, Kelso JM, et al. : Prevalence of anti-gelatin IgE antibodies in people with anaphylaxis after measles-mumps rubella vaccine in the United States. Pediatrics 2002 ; 110 : e71
3) Bohlke K, Davis RL, Marcy SM, et al. : Risk of anaphylaxis after vaccination of children and adolescents. Pediatrics 2003 ; 112 : 815-820

Ⅲ　おもな救急疾患

4）American Academy of Pediatrics：Report of the Committee on Infectious Disease, Red Book 2012.（29th edition），2012, 67-69

5）日本アレルギー学会 Anaphylaxis 対策特別委員会：アナフィラキシーガイドライン．日本アレルギー学会，2014, 13 -21

　　https://anaphylaxis-guideline.jp/pdf/anaphylaxis_guideline.PDF

6）Simons FE, Ardusso LR, Bilò MB, *et al*.：World allergy organization guidelines for the assessment and management of anaphylaxis. *World Allergy Organ J* 2011；4：13-27

7）予防接種ガイドライン等検討委員会：予防接種ガイドライン 2018 年度版．予防接種リサーチセンター，2018

8）予防接種後副反応・健康状況調査検討会：予防接種後健康状況調査報告書平成 8 年度〜25 年度累計報告書．279-391 厚生労働省健康局結核感染症課

　　https://www.mhlw.go.jp/stf/seisakunitsuite/bunya/kenkou_iryou/kenkou/kekkaku-kansenshou/yobou-sesshu/syukeihou.html

9）国立感染症研究所感染症疫学センター：国内におけるロタウイルスワクチンと腸重積症の関係性についての検討（平成 30 年 6 月）第 9 回厚生科学審議会予防接種・ワクチン分科会予防接種基本方針部会ワクチン評価に関する小委員会平成 30 年 6 月 28 日資料

　　https://www.mhlw.go.jp/file/05-Shingikai-10601000-Daijinkanboukouseikagakuka-Kouseikagakuka/0000207078_1.pdf

10）平成 26 年度コッホ現象報告数

　　https://www.mhlw.go.jp/file/06-Seisakujouhou-10900000-Kenkoukyoku/0000118752.xlsx

11）予防接種後副反応報告書集計報告書（平成 20 年度—25 年度）から抜粋

　　http://www.mhlw.go.jp/stf/shingi/2r9852000002qfzr-att/2r9852000002qg18.pdf

付 録

小児救急現場における使用薬剤一覧

付録　小児救急現場における使用薬剤一覧

1. 心肺蘇生薬と集中治療薬

● 長野県立こども病院麻酔科　阿部世紀

(1) 心肺蘇生薬と投与経路・投与量

一般名(商品名)	剤形・規格	用法・用量	おもな適応疾患
アドレナリン(ボスミン注 1 mg)	1 mg/mL・A	静脈内/骨髄内：0.01 mg/kg(10 倍希釈 [0.1 mg/mL] のものを 0.1 mL/kg)，最大量 1 mg，3〜5 分ごとに反復投与 気管内：0.1 mg/kg(原液 [1 mg/mL] のものを 0.1 mL/kg)	心停止 心室細動 無脈性心室頻拍 症候性徐脈
アミオダロン塩酸塩(アンカロン注 150)	150 mg/3 mL・A	静脈内/骨髄内：5 mg/kg(1 回最大量 300 mg)，最大 2 回反復投与可 (合計 15 mg/kg or 2.2 g まで)	治療不応性の心室細動および無脈性心室頻拍
バソプレシン(ピトレシン注 20)	20 単位/5 mL・A	静脈内/骨髄内：0.4〜1 単位/kg(最大量 40 単位)	心停止
リドカイン(静注用キシロカイン 2%)	100 mg/5 mL・A	静脈内/骨髄内：1 mg/kg	心室細動，無脈性心室頻拍
アトロピン硫酸塩水和物(アトロピン硫酸塩注 0.5 mg)	0.5 mg/mL・A	静脈内/骨髄内：0.02 mg/kg(最小量 0.1 mg，最大量 0.5 mg)，1 回追加投与可 気管内：0.04〜0.06 mg/kg	症候性徐脈
硫酸 Mg 水和物	Mg^{2+} として 20 mEq/20 mL・A	静脈内/骨髄内：25〜50 mg/kg(最大量：2 g)	低 Mg 血症，torsades de pointes

(2) 集中治療薬の持続静脈内投与量

	一般名(商品名)	剤形・規格	用法・用量	おもな適応疾患
心筋収縮増強薬	ドパミン塩酸塩(イノバン注 100 mg)	100 mg/5 mL・A	5〜10 μg/kg/分	心原性ショックを含む心筋機能障害
	ドブタミン塩酸塩(ドブトレックス注 100 mg)	100 mg/5 mL・A	5〜7 μg/kg/分	
	アドレナリン(ボスミン注 1 mg)	1 mg/mL・A	0.05〜0.2 μg/kg/分	
血管収縮薬	ドパミン塩酸塩(イノバン注 100 mg)	100 mg/5 mL・A	10〜20 μg/kg/分	
	アドレナリン(ボスミン注 1 mg)	1 mg/mL・A	0.5〜1 μg/kg/分	
	ノルアドレナリン(ノルアドリナリン注 1 mg)	1 mg/mL・A	0.1〜1 μg/kg/分	
	バソプレシン(ピトレシン注 20)	20 単位/5 mL・A	0.0003 単位〜0.002 単位/kg/分	

血管拡張薬	ニトログリセリン(ミリスロール注)	1 mg/2 mL・A	0.25〜0.5 μg/kg/分で開始し，15〜20分ごとに1 μg/kg/ずつ増量 常用量1〜5 μg/kg/分，最大量10 μg/kg/分	
	ニトロプルシド Na 水和物(ニトプロ持続静注液6 mg)	6 mg/2 mL・A	0.1〜1 μg/kg/分で開始し効果が得られるまで最大8 μg/kg/分まで増量	体血管抵抗上昇を伴う心原性ショック
心筋収縮・血管拡張薬	ドブタミン塩酸塩(ドブトレックス注100 mg)	100 mg/5 mL・A	5〜20 μg/kg/分	体血管抵抗・肺血管抵抗上昇を伴う心筋機能障害
	ミルリノン(ミルリーラ注10 mg)	10 mg/10 mL・A	初期負荷投与50 μg/kgを10〜60分かけて投与(循環不安定ならスキップ)，0.25〜0.75 μg/kg/分で持続投与．	(例：体血管抵抗上昇を伴う心原性ショック，心臓手術後のうっ血性心不全など)
抗不整脈薬	ランジオロール塩酸塩	50 mg/5 mL・A 150 mg/15 mL・A	1 μg/kg/分の速度で開始．心拍数，血圧をモニタしながら，1〜10 μg/kg/分の用量で適宜調節．	手術時・手術後の頻脈性不整脈，心機能低下例における頻脈性不整脈
	ATP 製剤	10 mg/2 mL・A 20 mg/2 mL・A 40 mg/2 mL・A	0.1〜0.3 mLを急速静注(5〜10 mLの生理食塩水で後押しフラッシュ) 初回投与量：0.1 mg/kg(最大6 mg)，2回目：0.2 mg/kg(最大12 mg)	上室性頻脈

＊集中治療薬持続静脈内投与時の薬液作成方法

■**1 mL/時の投与速度で 0.1 μg/kg/分の投与量にしたい場合(アドレナリンなど)**

1 mL あたりに必要な薬液量は，

薬液量($μg/mL$)＝[0.1($μg/kg/分$)×60($分$)]×体重(kg)/mL

＝6×体重(kg)(単位：$μg/ml$)

50mL シリンジの作成すると

薬液量($μg/mL$)×50 mL＝6×体重(kg)×50(mL) [単位：$μg$]

＝300×体重(kg) [単位：$μg$]

＝0.3×体重(kg) [単位：mg]

となり，50 mL の溶液(5% ブドウ糖液など)に薬物を 0.3×体重(kg) [単位：mg] 溶解すればよい．

同様に

■**1 mL/時の投与速度で 5 μg/kg/分の投与量にしたい場合(ドパミン，ドブタミンなど)**

50 mL の溶液に薬物を 15×体重(kg) [単位：mg] 溶解すればよい．

■**1 mL/時の投与速度で 1 μg/kg/分の投与量にしたい場合(ニトロプルシド Na など)**

50 mL の溶液に薬物を 3×体重(kg) [単位：mg] 溶解すればよい．

付録　小児救急現場における使用薬剤一覧

2．抗けいれん薬

● 京都中部総合医療センター小児科　伊藤陽里

（1）けいれん重積時に使用する薬剤

一般名（商品名）	剤形　規格	用法用量			おもな注意点
		初期量	最大使用量	追加投与量または維持投与量	
第1選択薬 ミダゾラム（ミダフレッサ，ドルミカム）	ミダフレッサ：1バイアル10 mL中ミダゾラム10 mg，ドルミカム：1バイアル2 mL中ミダゾラム10 mg	ミダゾラムとして0.15 mg/kg	総量0.6 mg/kgを超えない	追加投与は0.1〜0.3 mg/kg 投与速度は1 mg/分	5分経過して発作消失しなければ2回目投与，無効なら第2選択薬 静脈内投与が不可能な場合はドルミカムで頬粘膜投与（0.2〜0.5 mg/kg），鼻腔内投与（0.2 mg/kg），筋肉内注射（0.2〜0.5 mg/kg）（静脈内投与以外は適応外使用）
ジアゼパム（ホリゾン，セルシン）	ホリゾン：1バイアル2 mL中ジアゼパム10 mg，セルシン：1バイアル1 mL中ジアゼパム5 mgと2 mL中10 mg	0.3〜0.5 mg/kg			緩徐に静注 静注開始から発作収束まで平均2〜3分 5分経過して発作消失しなければ2回目投与，無効なら第2選択薬 静脈内投与が不可能な場合，直腸内投与（0.3〜0.5 mg/kg）
第2選択薬 フェノバルビタール（ノーベルバール）	1バイアル中フェノバルビタール250 mg	15〜20 mg/kg	投与速度100 mg/分以下		5 mLの生食で溶解し，50 mLの点滴溶液に希釈し10分以上かけて点滴静注 半減期は48〜72時間 過鎮静となる場合があり，意識障害の有無に注意が必要
フェニトイン（アレビアチン）	1アンプル5 mL中フェニトイン250 mg	15〜20 mg/kg	投与速度50 mg/分を超えない	維持量は1 mg/kg/分	半減期は12〜36時間 注射部位の疼痛，腫脹，血管外漏出で組織壊死の可能性あり
ホスフェニトイン（ホストイン）	1バイアル中ホスフェニトイン750 mg	22.5 mg/kg（2歳以上で適応あり）	投与速度は3 mg/kg/分または150 mg/分の低いほうを超えない	維持量は3 mg/kg/分	静注2時間以内にPHTに分解され薬効を発揮 組織障害はPHTに比べて軽微
第3選択薬 チアミラール（イソゾール）	1バイアル中にチアミラール500 mg	初回導入は4〜5 mg/kg 引き続き持続静注		持続静注は1 mg/kg/時で開始 最大10 mg/kg/時まで増量	脳波モニタリング下でバーストサプレッションを12〜48時間維持する

520

第3選択薬	チオペンタール（ラボナール）	1アンプル中チオペンタール 0.3 g, 0.5 g	1 mg / kg / 分以下の速度で 2〜7 mg/kg 静注，あるいは 3 mg/kg を 2 分間隔で 2 回静注		持続静注は 1 mg / kg / 時で開始　2 分ごとに 1 mg/kg/時ずつ最大 15 mg/kg/時まで増量	脳波モニタリング下でバーストサプレッションを 12〜48 時間維持する

（2）抗てんかん薬

	一般名（商品名）	剤形　規格	用法用量			おもな適応疾患や注意点
			初期量	最大使用量	適正血中濃度	
全般発作	バルプロ酸（デパケン，セレニカ）	デパケンシロップ 50 mg/mL，デパケン顆粒 200 mg/g，400 mg/セレニカ R 顆粒 400 mg/g デパケン R 錠 100 mg，200 mg セレニカ R 錠 200 mg，400 mg	5〜10 mg/kg/日　分 2	10 〜 30 mg / kg/日	40〜100 μg/mL	全般発作の第 1 選択薬 カルバペネム系抗菌薬は併用禁忌
	ラモトリギン（ラミクタール）	錠 2，5，25，100 mg	バルプロ酸，あるいはラミクタールの代謝に影響の無い薬剤と併用；0.15 mg / kg / 日　分 1	バルプロ酸のみ併用時：1 〜 3 mg/kg/日	3〜15 μg/mL	併用薬により投与方法が異なるため注意を要する 定型欠神発作には単剤で使用し 0.3 mg/kg から開始，1〜10 mg/kg/日で維持 Lennox-Gastaut 症候群にも有効 ミオクロニー発作，Drave 症候群では症状が増悪することがある
			カルバマゼピン，フェニトイン，フェノバルビタールなどと併用；0.6 mg/kg/日　分 2	5〜15 mg/kg/日		
	レベチラセタム（イーケプラ）	ドライシロップ 500 mg/g，錠 250，500 mg	20 mg/kg/日　分 2	60 mg/kg/日	12 〜 46 μg/mL	4 歳以上で適応あり 特に部分発作に効果が高い 眠気，情緒不安定の副作用があり増量には注意が必要
	エトスクシミド（エピレオプチマル，ザロンチン）	ザロンチンシロップ 50 mg/mL，エピレオプチマル細粒 500 mg/g	10 〜 15 mg/kg/日　分 2	30 mg/kg/日 分 2	40〜100 μg/mL	欠神発作の第 1 選択薬 強直間代性発作は増悪させることがある
	トピラマート（トピナ）	細粒 100 mg/g 錠 25，50，100 mg	1 mg/kg/日 分 2	5〜9 mg/kg/日 または 600 mg/日 のいずれか少ない量	5〜20 μg/mL	2 歳以上で適応あり 二次性全般化発作，部分発作，West 症候群で効果あり 発汗減少，食欲低下などの副作用あり

次頁に続く

付録　小児救急現場における使用薬剤一覧

全般発作	フェノバルビタール（フェノバール，ルピアール）	エリキシル 4 mg/mL，散 100 mg/g，錠 30 mg	2 mg／kg／日　分 2	2～5 mg/kg/日　分 2	10～35 μg/mL	新生児発作の第 1 選択薬 部分発作，ミオクロニー発作の第 2 選択薬 欠神発作の増悪あり 嗜眠，多動などの副作用あり
	クロナゼパム（ランドセン，リボトリール）	細粒 1 mg/g，5 mg/g　錠 0.5，1，2 mg	0.01 ～ 0.02 mg/kg/日　分 2	0.05 ～ 0.1 mg/kg/日　分 2	0.02 ～ 0.07 μg/mL	ミオクロニー発作，点頭てんかん，自律神経発作に効果あり 耐性が生じやすい 離脱発作があり減量には要注意 気道分泌物の増加を認めやすい
	クロバザム（マイスタン）	細粒 10 mg/g　錠 5，10 mg	0.2 mg/kg/日　分 2	0.2 ～ 1 mg/kg/日　分 2	なし	部分発作，全般発作に有効 耐性は起こりにくく，鎮静も弱い 気道分泌物の増加を認めやすい.
部分発作	カルバマゼピン（テグレトール）	細粒 500 mg/g　錠 100，200 mg	5 mg／kg／日　分 2	10 ～ 20 mg/kg/日　分 2	4～8 μg/mL	部分発作の第 1 選択薬 複雑部分発作に有効 ミオクロニー発作の増悪あり グレープフルーツ，マクロライド系抗菌剤は血中濃度を上げる
	ラモトリギン（ラミクタール）	前掲参照				
	レベチラセタム（イーケプラ）	前掲参照				
	トピラマート（トピナ）	前掲参照				
	ゾニサミド（エクセグラン）	細粒 200 mg/g　錠 100 mg	2～4 mg/kg/日　分 2	4～8 mg/kg/日　分 2	10 ～ 30 μg/mL	部分発作，重症ミオクローヌスてんかん，West 症候群に有効 発汗減少により熱中症に要注意
	クロバザム（マイスタン）	前掲参照				
	フェニトイン（アレビアチン）	酸 100 mg/g，錠 25，100 mg	2～4 mg/kg/日　分 2	5～8 mg/kg/日　分 2	10 ～ 20 μg/mL	部分発作，複雑部分発作に有効 薬物相互作用が多く，混合発作型への単剤投与は症状を悪化させる 多毛，歯肉増殖作用あり
	ガバペンチン（ガバペン）	シロップ 50 mg/mL，錠 200，300，400 mg	初 日 10 mg/kg/日，2 日目 20 mg/kg/日　3 日目以降は維持量	3～4 歳40 mg/kg/日，5～12 歳25 ～ 35 mg/kg/日　50 mg/kg/日まで増量可 2,400 mg まで	なし	3 歳以上で適用 部分発作の付加薬 ほかの抗てんかん薬への影響はない 欠神発作，ミオクローヌス発作の増悪あり 体重増加あり
Lennox-Gastaut 症候群	ルフィナミド（イノベロン）	錠 100，200 mg	15～30 kg；最初の 2 日間は 200 mg/日分 2 日ごとに 200 mg 以下/日ずつ漸増 30 kg 以上；最初の 2 日間は 400 mg分 2 2 日ごとに 400 mg 以下/日ずつ漸増	15 ～ 30 kg；1000 mg/日　30 kg 以上；1800 mg/日	なし	4 歳以上で適用 難治性 Lennox-Gastaut 症候群における併用薬 バルプロ酸との併用で血中濃度上昇あり

3. 喘息治療薬

付録 小児救急現場における使用薬剤一覧

3. 喘息治療薬

◉ 埼玉県立小児医療センター集中治療科 林 拓也

・小児喘息の長期管理は，本書他項（p. 182，III 章 B3 **気管支喘息・喘息性気管支炎**）参照.
・本項では喘息の急性増悪時など救急現場で使用する薬剤について述べる

	小発作	中発作	大発作	呼吸不全
初期治療	SABA 吸入	SABA 吸入反復	SABA 吸入反復 イソプロテレノール持続吸入 ステロイド全身投与	イソプロテレノール持続吸入 ステロイド全身投与
追加治療	SABA 吸入反復	ステロイド全身投与 アミノフィリン点滴静注	イソプロテレノール持続吸入（増量） アミノフィリン点滴静注	イソプロテレノール持続吸入（増量） アミノフィリン点滴静注

SABA：短時間作用性吸入 β_2 刺激薬

（1）短時間作用性吸入 β_2 刺激薬（SABA）吸入

一般名（商品名）	規格	用法・用量
プロカテロール塩酸塩水和物 （メプチン）	吸入液（0.01%）	1 回 0.1〜0.3 mL を生理食塩水または DSCG 吸入液 2 mL に混ぜ，ネブライザー吸入
サルブタモール硫酸塩 （ベネトリン）	ベネトリン吸入液（0.5%）	1 回 0.1〜0.3 mL を生理食塩水または DSCG 吸入液 2 mL に混ぜ，ネブライザー吸入
イソプレナリン塩酸塩 （アスプール）	吸入液（0.5% 50 mL，1% 10 mL）	アスプール 0.5% 2〜10 mL＋生理食塩水 500 mL を 10 L/分で持続吸入

DSCG：クロモグリク酸 Na

（2）注 射

一般名（商品名）	規格	用法・用量
ヒドロコルチゾンコハク酸エステル Na （サクシゾン，ソル・コーテフ）	ソル・コーテフ： 100 mg/2 mL，250 mg/2 mL，500 mg/4 mL サクシゾン： 100 mg/2 mL，300 mg/6 mL	5〜7 mg/kg を 10〜30 分かけて点滴静注， 6〜8 時間ごと
プレドニゾロンコハク酸エステル Na （水溶性プレドニン）	10 mg/1 mL，20 mg/2 mL，50 mg/5 mL	1〜1.5 mg/kg を 10〜30 分かけて点滴静注， 6〜12 時間ごと
メチルプレドニゾロンコハク酸エステル Na （ソル・メドロール）	40 mg，125 mg	1〜1.5 mg/kg を 10〜30 分かけて点滴静注， 6〜12 時間ごと
アミノフィリン水和物 （ネオフィリン）	250 mg/10 mL	4 mg/kg を 30 分かけて点滴静注 0.6〜0.8 mg/kg/時の持続静注

コハク酸エステルの薬剤はアレルギー反応を起こすことがあるため投与後の注意を要する.

付録　小児救急現場における使用薬剤一覧

4. ステロイド薬

◉ 前橋赤十字病院集中治療科・救急科　**中林洋介**

臨床で用いる全身投与用ステロイド薬の特徴

一般名 (商品名)	半減期(時間)		力価比		適応疾患と用法・用量
	血中	生物 学的	糖質	鉱質	
1群 ヒドロコルチゾン(コートリル),ヒドロコルチゾンコハク酸エステル Na(ソル・コーテフ^注,サクシゾン^注),ヒドロコルチゾンリン酸エステル Na(水溶性ハイドロコートン)	1.2	8〜12	1	1	1. 敗血症に伴う相対的副腎不全 　…a. 4 mg/kg(24 時間持続静注) 　　 b. 1〜2 mg/kg を 6〜8 時間(静注もしくは点滴静注) 2. 副腎クリーゼ 　…50 mg/m² (静注)の後，50〜100 mg/m²(24 時間持続静注)とし，経過をみながら減量 ※ルーチンでは使用せず，輸液並びに昇圧剤に反応しない症例で使用を考慮
コルチゾン酢酸エステル	1.2	8〜12	0.8	0.8	3. 喘息発作・アナフィラキシー： 　…5 mg/kg を 6〜8 時間ごと(点滴静注)
2群 プレドニゾロン(プレドニン),プレドニゾロンコハク酸エステル Na(水溶性プレドニン)	2.5	12〜36	4	0.8	1. IgA 血管炎 　…1 mg/kg　分 3(内服もしくは静注) 2. 気管支喘息発作(最大 60mg) 　…0.5〜1 mg/kg　6〜12 時間ごと(静注) 　　1〜2 mg/kg　分 1〜3(内服) 3. ネフローゼ症候群 　…2 mg/kg or 60 mg/m²　分 2〜3 　　(内服もしくは静注) 4. 川崎病(ハイリスク群の急性期) 　…2 mg/kg　分 3 　　(有熱期は静注，解熱したら内服に変更し，CRP陰転後 5 日間まで継続，その後 1 mg/kg，0.5 mg/kg を各 5 日間)
3群 メチルプレドニゾロン(メドロール),メチルプレドニゾロンコハク酸エステル Na(ソル・メドロール^注),メチルプレドニゾロン酢酸エステル(デポ・メドロール),トリアムシノロン(レダコート)	2.8	12〜36	5	<0.01	1. ステロイドパルス療法 　…30 mg/kg(最大 1,000mg) 　　3 日間(点滴静注) 2. 喘息発作 　…0.5〜1 mg/kg を 6〜12 時間ごと(静注)
	3〜5	12〜36	5	<0.01	

524

4. ステロイド薬

| 4群 | デキサメタゾン(デカドロン),デキサメタゾンリン酸エステル Na(オルガドロン, ソルコート), ベタメタゾン(リンデロン) | 3.5
3.3 | 36〜72
36〜72 | 25 | <0.01 | 1. 抜管後気道浮腫予防
…0.5〜2 mg/kg/日
 (24 時間前から 6 時間ごとに静注)
2. クループ症候群
…0.15〜0.6 mg/kg 単回投与
 (経口もしくは静注)
※エレキシルはエタノールを 5% 配合
3. 菌性髄膜炎
…0.6 mg/kg 6 時間ごと, 4 日間
※初回抗菌薬投与前に開始すること
4 脳浮腫
…初回 1〜2 mg/kg その後 1〜1.5 mg/kg
 4〜6 時間ごとに静注 |

注:コハク酸エステルを有する薬剤はアレルギー反応を起こすことがあるため投与後の観察を要する.

(参考)
副腎皮質ステロイドの副作用

1. 重篤な症状
   感染症の誘発・増悪,骨粗鬆症,糖尿病,動脈硬化,脂質異常症,血栓症,無菌性骨壊死,精神変調,消化管潰瘍・穿孔・出血,高血圧,副腎不全,白内障,緑内障,ミオパチー
   ■6 か月以上に渡る長期投与で容量依存性,可逆性に成長遅滞が出現することがある
   ■小児の場合,頭蓋内圧亢進症状や高血圧性脳症をきたしやすい
2. 軽微な症状
   ニキビ様発疹,多毛症,満月様顔貌,皮下出血,紫斑,多汗,浮腫,食欲亢進,体重増加,月経異常,不眠,低 K 血症

副腎皮質ステロイドの相互作用

1. ステロイドの作用が減弱するもの
   バルビツレート誘導体,フェニトイン,リファンピシン
2. 併用薬剤の作用が減弱するもの
   抗凝固薬,経口糖尿病薬,インスリン
3. 併用薬剤の血中濃度・作用が上昇・増強するもの
   シクロスポリン,マクロライド系化合物
4. その他
   利尿薬…低 K 血症を起こしやすくなる
   活性型ビタミン D_3 製剤…高 Ca 尿症や尿路結石を起こしやすくなる
   非脱分極性筋弛緩薬…効果が不安定(減弱・増強いずれも)になることがある

付録　小児救急現場における使用薬剤一覧

5．鎮静・麻酔薬

◉ 国立成育医療研究センター総合診療部救急診療科 植松悟子

		一般名（商品名）	剤形・規格	用法・用量	おもな適応疾患	注意点
鎮静薬	ベンゾジアゼピン系	ジアゼパム（セルシン，ホリゾン）（ダイアップ坐薬）	5 mg　1 mL 10 mg　2 mL 4 mg　6 mg 10 mg	静注　0.3 mg/kg/回 坐薬 　0.3〜0.5 mg/kg/回	麻酔前投与（検査・処置時の鎮静）	鎮痛効果はない 禁忌：急性狭隅角緑内障 注意：投与時の血管痛，抑制系の抑制による興奮 　　　代謝産物も薬理効果があり遷延することがある 作用時間：効果発現1〜2分，半減期30〜60分程度
		ミダゾラム（ミダゾラム注）	5 mg　2 mL 10 mg	静注 　0.1〜0.2 mg/kg/回 持続静注 　0.1〜0.2 mg/kg/時	検査・処置時の鎮静 気管挿管補助 換気時 麻酔前投薬	鎮痛効果はない 禁忌：急性狭隅角緑内障，重症筋無力症 注意：抑制系の抑制による興奮 作用時間：効果発現1分以内，半減期6〜15分程度
	バルビタール系	チオペンタールナトリウム（ラボナール）	0.3 g 0.5 g	静注　1〜5 mg/kg/回 （投与量は適定投与により決定する）	鎮静 全身麻酔 全身麻酔の導入	禁忌：急性間欠性ポルフィリン血症の患者，重症気管支喘息 注意：呼吸，循環抑制 作用時間：作用発現10〜20秒，10〜20分程度で覚醒 　　　半減期2分，48分，5.7時間の3相
		フェノバルビタール（ワコビタール坐薬）（ルピアール坐薬）	15，30，50，100 mg 25，50，100 mg	坐薬　4〜7 mg/kg/回	鎮静	禁忌：急性間欠性ポルフィリン血症の患者 作用時間：作用発現60分，8〜16時間，半減期70時間
	その他	抱水クロラール（エスクレ坐薬，エスクレ注腸用キッド500）	250 mg 500 mg	坐薬 　30〜50 mg/kg/回	検査の鎮静（睡眠導入）	禁忌：急性間欠性ポルフィリン血症の患者，ゼラチンアレルギー（カプセルの主成分） 作用時間：作用発現30分，半減期11時間
		トリクロホスナトリウム（10％トリクロリールシロップ）	100 mg/mL	内服 　20〜80 mg/kg/回 （最大投与量 2000 mg＝20 mL）	検査の鎮静（睡眠導入）	禁忌：急性間欠性ポルフィリン血症の患者 作用時間：作用発現60分，半減期約8時間

5. 鎮静・麻酔薬

		薬剤名	規格	用量	適応	備考
鎮静薬	その他	プロポフォール（1％プロポフォール注，1％ディプリバン注）	200 mg　20 mL 500 mg　50 mL 1 g　100 mL	2〜3 mg/kg/回 250→200→150 μg/kg/分と15〜20分ごとに減量	鎮静の導入 全身麻酔の導入・維持	禁忌：小児の集中治療における持続投与 禁忌：大豆アレルギー，卵アレルギー 作用時間：短時間作用 短時間作用性で調節性に富む 投与時の血管痛
		ケタミン塩酸塩（ケタラール静注用）	50 mg　5 mL 200 mg　20 mL	静注　1〜2 mg/kg/回 追加投与 　0.5〜1 mg/kg/回	鎮静と鎮痛を要する処置 全身・吸入麻酔の導入・補助	鎮痛効果あり 禁忌：頭蓋内圧亢進，高血圧，けいれんの既往 注意：血圧，心拍数の上昇，分泌物増加 作用時間：作用発現3〜5分，半減期4時間 気管支拡張作用あり 低血圧になりにくい
		デクスメデトミジン塩酸塩（プレセデックス）	200 μg（2 mL）	初期投与　0.4 μg/kg/回 持続静注 　0.25〜0.75 μg/kg/時 ＊鎮静効果が不十分であることが多く， 初期投与 　1〜3 μg/kg/回 持続静注　1 μg/kg/時 必要なこともある	検査・処置時の鎮静 非気管挿管補助換気時 気管挿管補助換気時 全身麻酔の補助	注意：徐脈，低血圧，冠動脈攣縮 作用時間：作用発現3〜5分，半減期2.4時間 弱い鎮痛効果あり 呼吸抑制が少ない
鎮痛薬		アセトアミノフェン（アンヒバ坐薬，アルピニーアセトアミノフェン坐薬）	50 mg 100 mg 200 mg	坐薬 　10〜15 mg/kg/回	疼痛	禁忌：消化性潰瘍，重篤な血液の異常がある患者，重篤な肝障害・腎障害・心不全・高血圧のある患者 注意：高用量の長期投与で重篤な肝障害発現 坐薬作用時間：最高値2.6〜3.6時間，半減期3〜4.3時間
		（カロナール細粒・錠，アセトアミノフェン錠）	細粒20％，50％ 錠剤200 mg 錠剤300 mg 錠剤500 mg	経口　1〜2 mg/kg/回 いずれも投与間隔4〜6時間以上 総量60 mg/kg/日を限度とする		細粒・錠剤作用時間：最高値0.4〜0.6時間，半減期2.5時間 小児での1回最大投与量は500 mg
		（アセリオ静注薬）	1000 mg （100 mL）	静注 　2歳未満7.5 mg/kg/回 静注 　2歳以上10〜15 mg/kg/回 15分以上かけて静注		注意：静注10倍量投与の危険性がある
		インドメタシン（ブルフェン顆粒・錠） （イブプロフェン錠）	顆粒20％ 錠剤100 mg 錠剤200 mg 錠剤100 mg 錠剤200 mg	経口 　5〜10 mg/kg/回 5〜7歳 　200〜300 mg/日 8〜10歳 　300〜400 mg/日 11〜15歳 　400〜600 mg/日 上記を1日3回に分けて 必要に応じて6〜8時間ごとに投与	疼痛	禁忌：消化性潰瘍，重篤な血液の異常がある患者，重篤な肝障害・腎障害・心不全・高血圧のある患者 注意：腎機能障害では投与量の調整が必要 作用時間：最高値1〜2時間，半減期2.4時間

次頁に続く

付録　小児救急現場における使用薬剤一覧

		薬剤名	規格	用法・用量	適応	禁忌・注意・作用時間
鎮痛薬	麻薬拮抗性鎮痛薬	ペンタゾシン（ソセゴン注射液 ペンタゾシン注）	15 mg 30 mg	皮下・筋肉内投与 0.3〜0.5 mg/kg/回 必要に応じて 3〜4 時間ごとに投与	疼痛 術後疼痛，癌性疼痛 麻酔前投薬 麻酔時の鎮痛薬	禁忌：頭蓋内損傷，頭蓋内圧亢進，呼吸抑制のある患者 注意：高用量でオピオイドと併用すると拮抗的に働く 低用量ではオピオイドの作用を増強する Oddi 括約筋収縮による胆管内圧の上昇 作用時間：筋注最高値 15〜60 分，
		ブプレノルフィン塩酸塩（レペタン坐薬）（レペタン注）（ブプレノルフィン注）	坐薬 0.2 mg 坐薬 0.4 mg 0.2 mg 0.3 mg	皮下・筋肉内投与・坐薬 4〜8 µg/kg/回 7 歳　0.1 mg/回 12 歳　0.2 mg/回 必要に応じて 8〜12 時間ごとに投与	術後疼痛，癌性疼痛 麻酔の補助	禁忌：頭蓋内損傷，頭蓋内圧亢進 意識混濁，呼吸抑制，重篤な肝傷害のある患者 注意：高用量でオピオイドと併用すると拮抗的に働く 低用量ではオピオイドの作用を増強する Oddi 括約筋収縮による胆管内圧の上昇 作用時間：筋注最高値 5 分，半減期 2〜3 時間
	オピオイド	モルヒネ塩酸塩水和物（アンペック坐薬）（モルヒネ塩酸塩注射液アンペック注）	10 mg 20 mg 30 mg 10 mg（1 mL） 50 mg（5 mL） 200 mg（5 mL）	坐薬 0.5 mg/kg/日 静注・皮下注 0.1 mg/kg/回 持続静注 10〜20 µg/kg/時	激しい疼痛 麻酔前投薬 麻酔時の鎮痛薬	禁忌：重篤な呼吸抑制・肝障害・慢性心不全のある患者 けいれん状態，細菌性下痢，気管支喘息発作 注意：Oddi 括約筋収縮による胆管内圧の上昇 坐薬作用時間：最高値 1.5 時間，半減期 4〜6 時間 注意：製剤による濃度の違いに注意 10・50 mg 製剤（1%） 200 mg 製剤（4%）
		ペチジン塩酸塩（ペチジン塩酸塩注射液オピスタン注射液）（オピスタン原末）	35 mg（1 mL） 50 mg（1 mL）	静注・皮下注・筋肉注 0.5〜1.5 mg/kg/回 必要に応じて 3〜4 時間ごとに投与 経口 2〜3 mg/kg/回 必要に応じて 3〜4 時間ごとに投与	激しい疼痛 麻酔前投薬 麻酔の補助	禁忌：重篤な呼吸抑制・肝障害・慢性心不全のある患者 けいれん状態 注意：製剤による濃度の違いに注意 新生児，乳児では呼吸抑制に注意 作用時間：経口：15〜30 分で効果発現，最大効果 2 時間 筋注：10 分で効果発現，最大効果 0.5〜1 時間 静注：5 分以内で効果発現，最大効果 20 分 半減期 15〜40 時間
		フェンタニルクエン酸塩（フェンタニル注射液）	0.1 mg 0.25 mg	静注 1〜2 µg/kg/回	全身・局所麻酔の鎮痛補助 激しい疼痛	禁忌：呼吸抑制を起こしやすい患者，気管支喘息患者 注意：筋硬直による換気困難 作用時間：筋注：5 分で効果発現，半減期 3.6 時間

528

和文索引

あ
亜硝酸塩　372
アセトアミノフェン　97
アドレナリン筋肉注射　295
アナフィラキシー　294, 509
アナフィラキシーショック　37
アニオンギャップ　304
アフェレーシス　338
アミノフィリン　188
アメーバ赤痢　273
アルコール　497
アルブミン製剤　367
アンジオテンシンⅡ受容体拮抗薬　362
アンジオテンシン変換酵素（ACE）阻害薬　362
アンチトロンビン（AT）　331

い
育児不安　3
意識障害　61
維持輸液　102
萎縮性甲状腺炎　319
異所性甲状腺　217
イソプロテレノール持続吸入療法　188
一見の診断学　6
いつもと様子が違う　148
遺伝子組み換えトロンボモジュリン製薬　331
遺伝子検出　176
イレウス　256
陰茎外傷　381
咽後膿瘍　215
インスリン投与　310
インヒビター　330
インフルエンザ菌　150

う
ウイルス感染症　225
ウイルス関連HLH　345
ウイルス性胃腸炎　270
運動誘発喘息　184

え
永久歯　480, 482, 484
壊死性腸炎　107, 284
エピペン®　295
炎症性腸疾患　108

エンテロウイルス感染症　129

お
親子関係　495

か
潰瘍性大腸炎　108
外固定法　415
外固定を行う　414
外傷性脾仮性動脈瘤　411
覚醒剤　495
喀血　234
活性化部分トロニボプラスチン時間（APTT）　327
家庭環境　495
化膿性髄膜炎　148
　　——誤嚥　155
　　——再発　154
川崎病　131, 225
肝芽腫　337
眼球頭反射　62
間欠的啼泣　268
肝腫大　334
間接接触感染　273
関節痛　301
感染関連性糸球体腎炎　358
感染性胃腸炎　106, 267
感染性心内膜炎　242
緩速均等輸液　102
嵌頓包茎　382
カンピロバクター　268
陥没呼吸　185

き
気管支炎　169
気管支喘息　182
気管挿管　18
気胸　192
　　——原因　192
　　——症状　192
　　——診断　192
　　——治療後の再発　194
　　——保存治療　193
危険信号　100
機能的肢位　414, 415
吸気性喘鳴　201
急性胃腸炎　106
急性陰嚢症　377
急性喉頭蓋炎　201

急性硬膜下血腫　460
急性腎炎症候群　358
急性腎障害　350
急性腎不全　350
急性精巣上体炎　377
急性中耳炎　463
　　——重症度分類　465
　　——スコアリングシステム　463, 464
　　——の危険因子　465
急性虫垂炎　106, 262, 283
　　——スコアリング　262
急性脳炎　136
急性脳炎・急性脳症　136
　　——の全身管理　141
　　——の中枢神経の管理　143
　　——の特異的治療　144
　　——の特殊治療　144
急性脳症　139
急性白血病　331
急性鼻副鼻腔炎　469
　　——スコアリングシステム　469, 470
　　——の重症度分類　470
　　——治療アルゴリズム　471, 472
急性非リンパ性白血病　336
急性リンパ性白血病　336
急速初期輸液　103
急病不安　3
凝固異常症　329
胸膝位　233
狭心痛　86
胸痛　86
胸膜摩擦音　169
巨赤芽球性貧血　322
緊急度　6

く
クリティカルサンプル　306
クループ症候群　201
グルカゴン　314
クレチン症　319

け
経カテーテル動脈塞栓術（TAE）　409
経口ステロイド　327
経口補液　271

529

経口補水液　271
経口輸液療法（ORT）　100
軽症下痢に伴うけいれん　164
経静脈輸液療法（IVT）　100
頸椎損傷　419
経肺圧　211
経鼻高流量カニューラ　199
経皮的酸素飽和度　208
頸部リンパ節炎　215
けいれん　511
けいれん重積　69
　──初期治療　70
　──治療法の選択　71
血液培養　55, 245
血管迷走神経反射　511
血球貪食性リンパ組織球症
　（HLH）　343
血行性感染　151
血小板機能異常症　329
欠神てんかん　164
結腸憩室炎　284
血糖　58
血便　269
血友病 A，B　329
血流障害　476
血流分布異常性ショック　36
ケトーシス　271
ケトン体産生異常症　304
ケトン体代謝異常症　305
犬吠様咳嗽　201
原発性 HLH　345

こ

誤飲　391
高 Ca 血症　334, 339, 340
高 K 血症　354, 355
高アンモニア血症　306
後遺症　153
交換輸血　338
抗菌薬　287
抗菌薬療法　151
高血圧　354
高血圧緊急症　361
口腔アレルギー症候群　293
高サイトカイン血症　152
甲状腺クリーゼ　318
甲状腺腫　317
抗体検査　177
高張性　101
硬膜下水腫　151
硬膜下病変　154
絞扼性イレウス　110, 256, 257,

282, 284, 286
絞扼性ヘルニア　476
誤嚥　155, 391
　──異物　391
　──予防　394
呼吸窮迫　17
呼吸不全　17, 188
骨幹端骨折　458
骨スクリーニング　457
骨折　457
骨端骨折　412
鼓膜所見　464
コンパートメント症候群　413

さ

臍カテーテル　284
細気管支炎　196
細菌性髄膜炎　222
細菌性腸炎　270
細菌性肺炎　93
細菌培養　151
再生不良性貧血　331
サイトメガロウイルス（CMV）
　344
細胞傷害性 T リンパ球（CTL）
　343
酢酸デスモプレシン（DDAVP）
　329
嗄声　201
サルモネラ　268
酸素投与　188

し

ジアゼパム坐薬　159
自殺　498, 499
自殺企図　498, 499
自殺念慮　498
思春期　493
自傷行為　498
姿勢・肢位の異常　62
持続血液濾過透析　339
失外套症候群　61
湿球黒球温度　445
失神　234
児童虐待　455
児童精神科　461
死の三徴　409
紫斑病性腎炎　300
脂肪酸代謝異常症　304, 305
若年ミオクロニーてんかん　164
舟状骨骨折　416
重症細菌感染症（SBI）　222

重症敗血症　52
修正 Duke 診断基準　243
十二指腸穿孔　106, 286, 408, 410,
　411
十二指腸壁内血腫　106, 408, 410
腫瘍崩壊症候群（TLS）　334, 336,
　337
循環血液量減少性ショック　36
循環血液量増加　354
上大静脈症候群　334, 336
正中頸嚢胞　216
小児救急専任医　5
小児急性虫垂炎診療ガイドライン
　262
小児原発性自然気胸　192
小児心身症　494
初期評価　8
触知可能な紫斑　299
食物アレルギー　289
食物依存性運動誘発アナフィラキ
　シー　293
食物経口負荷試験　294
ショック　34, 229, 232
除脳肢位　62
除皮質肢位　62
心因性非てんかん発作　165
腎外症候性急性糸球体腎炎　361
心筋炎　282
神経芽細胞腫ステージ IVs　337,
　339
神経原性ショック　37
心原性ショック　37
心身症群　494
腎生検　367
新生児・乳児消化管アレルギー
　289
新生児発熱　90
心臓超音波検査　242
迅速診断キット　224
腎代替療法　351, 355
深達性 II 度熱傷　423
シンナー中毒　495
心理療法施設　461

す

髄液検査　149
髄液糖/血糖比　149
水痘　129
スキンケア　297
ステロイド　58

索引

せ
生活歴　495
精巣挙筋反射　378
精巣捻転　286, 377
精巣捻転症　282
性的虐待　455
脊髄圧迫症　334, 335
赤血球輸血　324
潜在性菌血症　93
前縦隔腫瘤　336
全身性エリテマトーデス（SLE）　359
喘息性気管支炎　182
浅達性II度熱傷　423
疝痛　300
先天性心疾患患者　229
先天性腎尿路異常　373
先天性梨状窩瘻　217
先天性リンパ管血管腫　217

そ
総胆管拡張症　284
側頸囊胞　216
即時型症状　292
鼠径ヘルニア嵌頓　282, 284, 476

た
第3脳室　335
第4脳室　335
体液過剰率　355
代謝性アシドーシス　271, 303, 354, 355
代償性ショック　34
胎生期遺残囊胞　214
大腸菌　150
大麻　495
唾液腺石　217
多臓器不全症候群　337
脱臼　480, 481, 482, 483, 484
脱水　99, 271
　　——の重症度評価　99
　　——の分類　100
　　——の初期輸液　102
単純性イレウス　257
単純ヘルペスウイルス（HSV）　344
蛋白尿　364
蛋白漏出性胃腸症　234

ち
チアノーゼ　230, 233
肘関節骨折　416

て
中枢性嘔吐　268
中腸軸捻転　107
中毒性表皮壊死症　133
腸回転異常症　106, 107, 282, 284, 286
腸管アデノウイルス　267
腸管出血性大腸菌　268
腸間膜リンパ管腫　284
腸重積　301
腸重積症　105, 268, 282, 284, 286
著明な肝腫大　337

て
低Ca血症　354
低Na血症　310
低血圧性ショック　34
低血圧の閾値　35
低血糖　271, 303, 313
低酸素脳症　419
低心拍出量　233
低体温　419, 420
低体温療法　420
低張性脱水　101
デキサメタゾン療法　152
溺水　419
鉄欠乏性貧血　322
テネスムス　269
電解質異常　271
伝染性紅斑　129
伝染性膿痂疹（とびひ）　130

と
頭蓋内圧亢進　335
瞳孔　62
瞳孔所見　48
等張性　101
糖尿病ケトアシドーシス　309
特異的IgE抗体検査　292
特発性胸痛　86
突然死　234
トライエージ　496
トリアージ　7

な
内ヘルニア　284

に
二次性カルニチン欠乏　307
二重条痕　459
乳酸菌製剤　271
乳歯　480, 483, 484
乳児アトピー性皮膚炎　291

に
乳児良性部分てんかん　163
乳幼児喘息　182
乳幼児揺さぶられ症候群（SBS）　62, 460
尿蛋白クレアチニン比　364
尿道外傷　381
尿毒症　355
尿膜管遺残症　107
尿路感染症　93, 371
尿路性敗血症　374, 376
人形の目現象　62

ね
ネグレクト　455
猫引っ掻き病　214
熱性けいれん　157
熱中症　445
ネフローゼ症候群　364

の
膿胸　167
脳死　62
脳腫瘍　335
脳浮腫　313
脳ヘルニア　334, 335
ノルアドレナリン　55
ノロウイルス　268

は
肺　231
肺炎　167
肺炎球菌　150
肺化膿症　167
敗血症　52
敗血症性ショック　36, 56
肺高血圧　231
排尿時膀胱尿道造影　373
肺副雑音　169
肺保護換気戦略　210
培養　176
播種性血管内凝固（DIC）　331, 346
白血球減少に対する初期対応・治療　341
白血球増多症　334, 336
発熱　90
歯の損傷　480, 481
パリビズマブ　229
汎血球減少　331
ハンドル外傷　406

ひ

ビタミンK欠乏性出血症　330
非てんかん性けいれん　162
ヒドロコルチゾン　56
びまん性軸索損傷　460
びまん性肺胞傷害（DAD）　207
百日咳　176
　　——確定のための検査　177
　　——死亡例　178
　　——重症化の危険因子　180
　　——重症例　178
　　——診断　178
　　——診断基準　176
　　——届出基準　178
病院間搬送　211
病原性大腸菌　268

ふ

副腎不全　305
腹部の激痛　299
腹膜透析　339
浮腫　365, 367
不整脈　234
付属小体捻転　377
不登校　494
不明熱　94
プレドニゾロン　301
プロカルシトニン（PCT）　224
プロトロンビン時間（PT）　327
糞口感染　273

へ

平均赤血球容積（MCV）　321
閉塞性ショック　37
ベロ毒素　271
扁桃周囲膿瘍　216
便秘症　106

ほ

蜂窩織炎　215

膀胱尿管逆流現象　371
補充輸液　102

ま

膜性増殖性糸球体腎炎　359
マクロライド耐性マイコプラズマ　169
麻疹　129
麻しん・風しん混合（MR）ワクチン　513
麻薬・覚醒剤中毒　496
慢性甲状腺炎　319

み

ミダゾラム　158

む

無酸素発作　233
無自覚性低血糖　313
無症候性急性糸球体腎炎　361
無痛性甲状腺炎　319
無動性無言　61

め

メシル酸ガベキサート　331
メシル酸ナファモスタット　331
免疫性血小板減少症　327

も

毛細血管再充満時間（CRT）　55
網膜出血（眼底出血）　460
問題行動　494

ゆ

有機酸代謝異常症　305
有機溶剤（シンナー）乱用　496
疣腫　242
輸血関連循環過負荷　324
輸血療法　340

よ

養育環境の劣悪化　4
溶血性尿毒症症候群　271, 285
腰椎穿刺　62, 149
溶連菌感染症　130
予防接種後の発熱　225
四種混合ワクチン　512

ら

ラテックスアレルギー　293
卵巣嚢腫茎捻転　284

り

リステリア菌　150
リストカット　498
リツキシマブ　367
利尿薬　367, 368
隆起骨折　412
良肢位　414, 415
良性家族性新生児てんかん　163
良性新生児睡眠時ミオクローヌス　163
両側びまん性浸潤影　207
緑色レンサ球菌　243
臨床法医学的診断　461
リンパ芽球性リンパ腫　335

れ

裂肛　107
レンサ球菌　243

ろ

肋軟骨炎　86
ロタウイルス　267
ロタウイルスワクチン　512

わ

若木骨折　412

欧文索引

A

abdominal compartment syndrome（ACS）　46
abdominal perfusion pressure（APP）　48
acoustic shadow　284

acute poststreptococcal glomerulonephritis（APSGN）　358
adolescence　493
Aeromonas　421
astrocytomas　335
AVPU　8, 61

B

B群溶血性レンサ球菌　150
barking cough　201
Basedow病　318
BCG　513
bio-morbidity　2

索引

blue dot sign 378
brain herniation 334, 335
Brighton 分類 510
Burkitt リンパ腫 337
bystander CPR 421

C

Ca 拮抗薬 362
cerebral perfusion pressure(CPP) 48
child maltreatment 452
closed loop 284
co-morbidities 2
congenital anomalies of the kidney and urinary tract(CAKUT) 373
continuous hemodiafiltration (CHDF) 339
Crohn 病 108
CRT 46

D

de-escalation 151
dehydration 99
diffuse alveolar damage(DAD) 207
disseminated intravascular coagulation(DIC) 331, 346
DPT-IPV 512
Dravet 症候群 163
ductal shock 232

E

EBV 関連 HLH(EBV-HLH) 347
ECMO 20, 45
eGFR 360

F

febrile seizure 157
fever without localizing signs (FWLS) 159
focused assessment sonography for trauma(FAST) 407
Fontan 術 234
free air 110

G

Gianotti-Crosti 症候群 129
Glasgow Coma Scale(GCS) 9, 61
Gram 染色検査 150
group B streptococcus(GBS) 150

H

H.pylori 感染 108, 325
HACEK, HACEK グループ 243
Haemophilus influenza type b(Hib) 148, 150
hemophagocytic lymphohistiocytosis (HLH) 343
Henoch-Schönlein Purpura(HSP) 107
Hib ワクチン 148
high flow nasal cannula(HFNC) 199
hoarseness 201
Holliday の式 103
humoral hypercalcemia of malignancy(HHM) 340
hygroma 217
hypercalemia 334, 339, 340
hyperleukocytosis 334

I

ICU 関連筋力低下, ICU-acquired weakness(ICU-AW) 207
IgA 血管炎 107, 299
ill-appearing 224
infection-related glomerulonephritis (IRGN) 358
initial assessment 8
initial impression 6
inspiratory stridor 201
interval appendectomy(IA) 106, 264
intra-abdominal pressure(IAP) 48
intracranial pressure(ICP) 48

L

LAMP 法 270
Lipo PGE$_1$ 232
local osteolytic hypercalcemia (LOH) 340
lymphoblastic lymphoma 335

M

massive hepatomegaly 334
mean arterial pressure(MAP) 48
Meckel 憩室 106, 284
medulloblastomas 335
multiple organ dysfunction syndrome(MODS) 40
multiple organ failure(MOF) 40

N

New and progressive MODS (NPMODS) 40
New MODS 40
new morbidity 2
non-accidental trauma 62
non epileptic twilight state with convulsive manifestations (NETC) 158
non-Hib 感染症 155
not doing well 148

O

oncologic emergency 334
oxygenation index(OI) 208
oxygen saturation index(OSI) 208

P

PALS 15
parathyroid hormone-related protein (PTHrP) 340
PCV13 148
pediatric ARDS(PARDS) 208
pediatric assessment triangle(PAT) 6
PELOD-2 42
PELOD スコア 42
pencil sign 201
Peutz-Jeghers 症候群 285
PGE$_1$ 232
PGE$_1$-CD 232
P-MODS スコア 42
posterior reversible leukoencephalopathy syndrome(PRES) 360
primary survey 406
primitive neuroectodermal tumors (PNETs) 335
progressive MODS 40
Proteus 421
Pseudomonas 421
puberty 493

R

Red Flag 100
RS ウイルス 196
RT-PCR 270

S

Salter-Harris 分類 412
SAMPLE 11
ScvO$_2$ 58
serious bacterial infection(SBI)

533

222

serotype replacement　155

shaken baby syndrome（SBS）　62, 460

spinal cord compression　334, 335

steeple sign　201

Stevens-Johnson 症候群（SJS）　133

sudden infant death syndrome（SIDS）　502

sudden unexpected death in infant（SUDI）　503

superior vena cava syndrome（SVCS）　334, 336

syndrome of inappropriate secretion of antidiuretic hormone（SIADH）　152

systemic inflammatory response syndrome（SIRS）　40

systemic lupus erythematosus（SLE）　359

T

T 細胞性急性リンパ性白血病　337

TALK　499

TBPM-PI　468

TFLX　468

thumb sign　201

TICLS　8

Toddler's fracture　416

transcatheter arterial embolization（TAE）　409

tumor lysis syndrome（TLS）　334, 336, 337

U

urinary tract infection（UTI）　371

V

vaccine failure　155

Valsalva 手技　334

vesicoureteral reflux（VUR）　371

volume depletion　99

von Willebrand 病（VWD）　329

W

Wet Bulb Globe Temperature（WBGT）　445

数字・ギリシャ文字索引

I 度熱傷　423

II 度熱傷　423

III 度熱傷　423

3 か月未満児　222

6 か月未満　179

γ-グロブリン大量療法（IVIG）　328

- ・ **JCOPY** 〈(社)出版者著作権管理機構　委託出版物〉
  本書の無断複写は著作権法上での例外を除き禁じられています.
  複写される場合は, そのつど事前に, (社)出版者著作権管理機構
  （電話 03-5244-5088, FAX 03-5244-5089, e-mail：info@jcopy.or.jp）
  の許諾を得てください.
- ・本書を無断で複製（複写・スキャン・デジタルデータ化を含みます）
  する行為は, 著作権法上での限られた例外（「私的使用のための複
  製」など）を除き禁じられています. 大学・病院・企業などにおい
  て内部的に業務上使用する目的で上記行為を行うことも, 私的
  使用には該当せず違法です. また, 私的使用のためであっても,
  代行業者等の第三者に依頼して上記行為を行うことは違法です.

内科医・小児科研修医のための
小児救急治療ガイドライン　改訂第4版　　　ISBN978-4-7878-2385-4

2007 年 10 月 12 日	初版第 1 刷発行
2008 年 5 月 20 日	初版第 2 刷発行
2009 年 9 月 2 日	初版第 3 刷発行
2011 年 4 月 26 日	改訂第 2 版第 1 刷発行
2013 年 6 月 28 日	改訂第 2 版第 2 刷発行
2015 年 4 月 10 日	改訂第 3 版第 1 刷発行
2017 年 5 月 22 日	改訂第 3 版第 2 刷発行
2019 年 7 月 5 日	改訂第 4 版第 1 刷発行

旧書名　**内科医・小児科研修医のための**
　　　　小児救急医療治療ガイドライン
　　　　2004 年 4 月 1 日　　初版第 1 刷発行
　　　　2005 年 6 月 20 日　　初版第 2 刷発行

編　　集	市川光太郎, 天本正乃
発 行 者	藤実彰一
発 行 所	株式会社 診断と治療社
	〒100-0014 東京都千代田区永田町 2-14-2　山王グランドビル 4 階
	TEL：03-3580-2750（編集）　　03-3580-2770（営業）
	FAX：03-3580-2776
	E-mail：hen@shindan.co.jp（編集）
	eigyobu@shindan.co.jp（営業）
	URL：http://www.shindan.co.jp/
表紙デザイン	株式会社 ジェイアイ
本文イラスト	小牧良次（イオジン）
印刷・製本	株式会社 加藤文明社

© Kotaro ICHIKAWA, Masano AMAMOTO, 2019. Printed in Japan.　　　［検印省略］
乱丁・落丁の場合はお取り替えいたします.